핵심면역학 7판

면역체계의 기능 및 장애

Basic Immunology

Functions and Disorders of The Immune System

◆ 저자 ◆

Abul K. Abbas, MBBS
Emeritus Professor
Department of Pathology
University of California San Francisco
San Francisco, California

Andrew H. Lichtman, MD, PhD
Professor of Pathology
Harvard Medical School
Brigham and Women's Hospital
Boston, Massachusetts

Shiv Pillai, MBBS, PhD
Professor of Medicine and Health Sciences and Technology
Harvard Medical School
Massachusetts General Hospital
Boston, Massachusetts

◆ 역자 ◆

김평현 강원대학교 의생명과학대학 분자생명과학과
박석래 건양대학교 의과대학 미생물학교실
유제욱 연세대학교 의과대학 미생물학교실
윤지희 한양대학교 의과대학 해부 · 세포생물학교실
이기종 연세대학교 보건과학대학 임상병리학과
장용석 전북대학교 자연과학대학 분자생물학과

(가나다순)

ELSEVIER

범문에듀케이션

Publisher's note: Elsevier takes a neutral position with respect to territorial disputes or jurisdictional claims in its published content, including in maps and institutional affiliations.

This **Korean** edition of ***Basic Immunology***, seventh edition by **Abul K. Abbas MBBS, Andrew H. Lichtman MD, PhD, and Shiv Pillai MBBS, PhD** is published by arrangement with Elsevier Inc.

Translated version ISBN : 979-11-5943-497-6
Publication Date in Korea : March 20, 2025

서문
Preface

Basic Immunology 제7판은 면역체계에서 최근 중요하게 진전된 지식을 수록하기 위해 개정되었다. 초판부터 본 저서의 핵심 목표는 면역학의 최신 개념을 명확하게 제시하고 또한 학생들에게 충분히 구체적으로 이해시키는 데 있었다. 이를 위해 임상적인 측면을 강조하고 기초면역학을 기반으로 질환의 병리작용과 새롭게 개발된 치료법을 다루었다. 이러한 목표를 위해 우리는 지속적으로 열심히 노력하고 있다. 우리는 정상적인 면역반응에 대한 이해를 진전시킴으로써 간결하게 기초 지식을 제시할 수 있다고 믿고 있다. 의학, 유관 보건학 전공 학생들의 초미의 관심 주제인 사람의 질병을 이해하고 치료하는 기본 원리를 적용하는 데 커다란 진보가 있었다. 그 무엇보다도 최근 진전 중에서 종양 면역치료법과 판데믹, 집단면역, 그리고 백신에 관한 새로운 정보를 들 수 있는데, 이는 기초과학이 어떻게 임상에 적용될 수 있는지를 보여주는 좋은 예이다.

좀 더 구체적으로 다음의 목표를 달성하고자 노력하였다. 첫째, 우리는 면역학 분야의 방대한 양의 실험 결과로부터 중요한 개념들을 종합하여 면역체계의 주된 원리들을 소개하고자 하였다. 우리는 또한 사람의 건강과 질환에 중요한 내용에 중점을 두었다. 우리는 복잡한 현상을 간략하게 논하려면 예외적인 것과 주의해야 할 점들이 원하는 만큼 다루어질 수 없다는 것을 깨달았다. 따라서 이들은 대개 생략되었다. 둘째, 감염성 미생물에 대한 면역반응에 초점을 맞추었으며, 면역체계에 대한 논의의 대부분은 이러한 맥락에서 다루었다. 셋째, 그림을 아낌없이 활용함으로써 중요한 원리를 강조하였다. 그러나, 심화된 교재에서 찾아볼 수 있는 상세한 사실들에 대한 기술은 줄였다. 넷째, 면역질환들을 원리에 입각한 시각에서 정상 면역반응과의 연관성을 강조하였고, 임상 증상과 치료에 대해서는 구체적으로 다루지 않았다. 부록으로 임상 사례를 추가하였는데, 이는 면역학의 원리들이 어떻게 사람의 일반적인 질환에 활용될 수 있는지를 보여주기 위해서였다. 마지막으로 각 장들이 독립적으로 이해될 수 있도록 하기 위해 책의 여러 곳에 주요 개념들을 반복 기술하였다. 이러한 반복을 통해 학생들이 중요한 개념을 충분히 파악할 수 있을 것으로 생각한다.

우리는 학생들에게 이 새로운 교정판이 분명하고, 설득력 있고, 다루기 쉽고, 흥미가 있길 희망한다. 우리는 또한 어떻게 이 분야가 발전하였고 또한 어떻게 사람의 건강과 질병이 연관되어 있는지에 대해 느끼는 흥분이 전달되길 희망한다. 마지막으로, 비록 이 책을 저술한 동기는 저자들이 의과대학 교육과정에 참여하였기 때문이었지만, 이 저서가 의료계 전반 및 생물학을 전공하는 학생들로부터도 그 가치를 존중받기를 희망한다. 학생들이 면역체계에 대해 갖고 있는 궁금증을 이 저서가 답해줄 수 있고, 동시에 면역학에 빠져들게 한다면 우리는 성공했다고 여길 것이다.

이 책을 쓰는 데 몇몇 사람들이 중요한 역할을 하였다. 뛰어난 삽화가인 David Baker는 지속적으로 저자들의 아이디어를 훌륭하게 그림으로 바꾸어주었다. 개발 편집자 Rebecca Gruliow와 편집자 Jeremy Bowes는 제작과정을 순조롭고 전문성 있게 감당해주었고, Clay Broeker는 효율적이고 전문적으로 출판과정을 감당해 주었다. 이들 모두에게 감사하며, 마지막으로 변함없는 격려와 지지를 보내준 가족들에게 뜨거운 감사의 마음을 전한다.

Abul K. Abbas
Andrew H. Lichtman
Shiv Pillai

차례
Contents

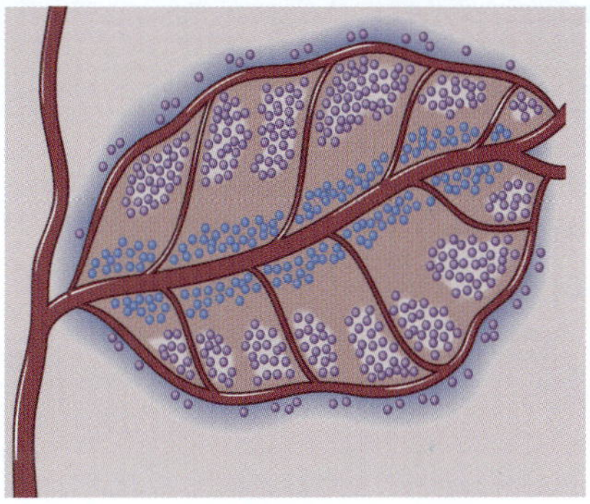

1

면역체계의 개요
명명법, 일반적 특성, 구성요소

Introduction to the Immune System

Nomenclature, General Properties, and Components

이 장의 개요_Chapter Outline

*면역*이란 용어는 일반적으로 감염성 병원체에 대한 보호를 의미한다. 그러나 무해한 환경성 분자, 종양, 그리고 자기 분자까지도 포함한 비감염성 물질에 대한 반응도 면역의 유형으로 간주된다(각각, 알레르기, 종양 면역, 자가면역). 이러한 반응을 매개하는 모든 세포, 조직, 분자들을 총괄하여 **면역체계(immune system)**라 하며, 병원체와 그 밖의 물질에 대한 세포와 분자들의 통합된 반응을 **면역반응(immune response)**이라 부른다. 면역학은 면역체계와 그 기능을 연구하는 학문이다. 이 분야는 여러가지 이유로 과학자, 의사, 그리고 일반인들의 주목을 받아왔다(그림 1.1). 앞으로 논의하게 되는데, 면역체계는 감염에 대해 1차적으로 방어한다. COVID-19과 같은 판데믹의 치명적인 영향은 면역반응을 활용하는 방법을 배워야만 하는 중요성을 부각시켰다. 면역체계는 일부 종양을 차단하기도 하고, 일부 종양은 종양에 대한 면역반응을 자극함으로써 치료될 수 있다. 이러한 개념이 종양면역치료(cancer immunotherapy)의 근간이 되며, 여러 암환자의 치료 양상을 바꾸어 놓았다. 면역반응은 비정상적으로 일어나기도 하며, 심각한 이환율과 치명률을 보이는 염증의 원인이 되기도 한다. 앨러지와 자가면역질환은 이러한 장애의 예에 해당된다. 면역반응은 이식된 조직을 손상시키는데 이는 기관 이식 성공에 중대한 장벽이다. 활발하게 사용되는 이식치료는 면역반응을 억제하는 효과적인 약물을 개발함으로써 가능해지고 있다.

이 장에서는 면역체계의 명명법과 면역반응의 일반적인 특성들, 그리고 면역체계를 구성하는 주요 세포와 조직에 대해 소개하고자 한다. 특히 다음과 같은 질문에 대해 대답하고자 한다.

- 감염으로부터 사람을 보호하는 면역반응에는 어떤 종류가 있는가?
- 면역의 중요한 특성은 무엇이고, 그 특성들은 어떤 기작으로 이뤄지는가?
- 면역체계의 세포와 조직들이 어떻게 조직화되어 병원미생물들을 인지하고 반응하여 제거하는가?

이 장에서 제시되는 기본적인 면역반응의 원리는 이후 각 장에서 구체적으로 다루어질 것이다. 이 책에서 사용되는 중요한 용어들은 책 뒤편에 있는 부록에 수록되어 있다.

감염과 면역
INFECTIONS AND IMMUNITY

면역체계의 가장 중요한 생리적인 기능은 감염을 막고 제거하는 것이다. 면역반응에 결함이 있는 사람은 심각한, 때로는 생명을 위협하는 위험도가 증가된다. 반대로, 접종을 통한 면역반응의 자극은 감염에 대한 가장 효과적인 방법이다; 이러한 접근으로 천연두를 지구상에서 근절하게 되었는데 이는 인간이 중재한 문

면역체계의 역할	시사점
감염에 대한 방어	결핍된 면역은 감염에 대한 감수성을 증가시키는 결과를 가져온다, 예를 들어 AIDS. 접종은 면역방어를 증진시키고 감염으로부터 보호한다.
종양에 대한 방어	종양 면역치료에 대한 가능성
조직 재생과 흉터의 조절	손상된 조직을 복구
세포의 손상과 병리성 염증	면역반응은 알레르기, 자가면역 등 염증반응의 원인이 된다. 또한 감염의 해로운 결과를 초래한다.
조직이식편과 새로 유입된 단백질의 인지와 손상	면역반응은 이식과 유전자 치료에 장벽이 된다.

그림 1.1 건강과 질환에 대한 면역체계의 중요성. 이 표는 면역체계의 생리적 기능과 질환에서의 역할에 대해 요약한 것이다. *AIDS*, acquired immunodeficiency syndrome(후천성면역결핍증).

명화로 박멸된 유일한 질병이다(그림 1.2). 1918년의 독감 판데믹, 1980년대의 후천성면역결핍증(acquired immunodeficiency syndrome, AIDS)의 출현, 2019년의 COVID-19은 감염에 대한 개인 방어 면역반응의 중요성을 비극적으로 강조하였다. 이렇게 새로 등장하는 병원체는 널리 감염시키는데 왜냐하면 전에 노출된 적이 없고 그래서 면역성이 부여되지 않았기 때문이다. 일반적으로 판데믹은 인구의 대부분이 접종이나 자연감염을 통해 면역되었을 때[이를 *집단면역*(herd immunity)이라 부름] 진정된다. AIDS의 경우에는 집단면역이 되지 않고 효과적인 백신이 없는 실정인데, 대부분의 나라에서는 감염에 대한 대책으로 항바이러스 약물 개발에 의존하고 있다.

면역 장애
IMMUNOLOGIC DISORDERS

면역체계는 잠재적으로 해로운 감염성 병원체나 종양에 대해 반응한다. 그러나 일반적으로 자기분자나 무해한 외부 항원에 대해서는 반응하지 않는다. (이러한 비반응에 대해서는 나중에 논의된다.) 일부 유전적인 성향이 있는 사람에서는 면역체계가 자가면역질환을 야기하는 자기 구조에 대한, 또는 알레르기를 일으키는 평범한 환경성 물질에 대한 해로운 작용을 하기도 한다. 이러한 장애는 숙주세포에 의해 일어나는 반응인데 이를 **염증(inflammation)**이라 부른다(2장에서 다룸). 이러한 질환을 일으키는 염증은 보통 문제의 항원이 제거되지 않아 만성적으로 진행되는데 결과적으로 정상 조직을 손상시킨다. 이러한 만성염증성 질환에 대한 가장 성공적인 일부 치료는 특이적으로 면역반응의 요소를 목표로 한다. 예를 들어 류마티스 관절염(rheumatoid arthritis), 건선(psoriasis)과 같은 자가면역질환 그리고 천식과 같은 앨러지의 경우에, 면역반응에 해로운 영향을 미치는 사이토카인이라는 분자를 봉쇄하는 치료 방법을 활용한다. 가끔, 감염에 대한 방어성 면역반응이 조직손상이나 기관의 장애를 동반하기도 한다. 예를 들어 COVID-19에서, 이환율의 대부분은 바이러스 자체에 의한 손상이 아니라 바이러스에 대한 염증반응의 결과로 나타난다.

숙주 방어의 단계: 선천면역과 적응면역
STAGES OF HOST DEFENSE: INNATE AND ADAPTIVE IMMUNITY

숙주의 방어는 초기반응을 담당하는 선천면역(innate immunity)과 나중에 좀더 강력하게 대항하는 적응면역(adaptive immunity)으로 이루어진다(그림 1.3). 선천면역은 자연면역(native, natural immunity)이라고도 불리며 건강한 사람에겐 언제나 존재한다(그래서 *선천*이라고 함). 선천면역은 숙주의 조직으로 미생물이 침입하는 것을 차단하고 일단 조직으로 침투

질병	최대 발병자수(년)	2019년의 발병자수
디프테리아	206,939 (1921)	2
홍역	894,134 (1941)	1,192
유행성이하선염	152,209 (1968)	3,780
백일해	265,269 (1934)	18,617
소아마비 (마비성)	21,269 (1952)	0
풍진	57,686 (1969)	6
파상풍	1,560 (1923)	26
B형 수막구균	~20,000 (1984)	18
B형간염	26,611 (1985)	3,563

	양성으로 판정된 100,000명당 평균 매일 사망자수	
	비접종됨	접종됨
Covid-19	1.3	0.1

그림 1.2 미국에서 흔히 일어나는 감염병에 대한 백신의 효능. 효과적인 백신이 개발되어 사용되는 대부분의 질병은 미국이나 선진국에서는 사실상 근절되었다. SARS-CoV-2에 대한 백신은 COVID-19의 심각한 질환으로 진전되는 위험을 극적으로 감소시켰다. (Modified from Orenstein WA, Hinman AR, Bart KJ, Hadler SC. Immunization. In: Mandell GL, Bennett JE, Dolin R, editors: *Principles and Practices of Infectious Diseases*, 4th ed. New York, NY: Churchill Livingstone, 1995; and *Nationally Notifiable Infectious Diseases and Conditions, United States: 2018 Annual Tables*.)

한 미생물을 빠르게 제거한다. 적응면역은 특이면역(specific immunity), 획득면역(acquired immunity)이라고도 불리며, 림프구들이 병원미생물을 효과적으로 방어하기 위해서는 증식과 분화가 필요하다(미생물의 존재에 대해 적응되어 있음을 의미). 적응면역반응이 강력한 이유는 감염에 반응하여 미생물-특이적인 림프구가 폭발적으로 증가하고 여러 종류의 림프구가 매우 특수한 기능을 보이기 때문이다. 아울러 동일한 미생물에 노출되었을 때는 증폭된 반응을 보이기 때문이다(면역 기억현상, 후에 다룸). 적응면역반응이 일어나기 위해서는 며칠이 걸리고, 선천면역은 감염이 일어난 후 즉시 일어난다. 선천면역은 계통발생학적으로 먼저 나타났으며, 좀 더 전문화되고 강력한 적응면역체계는 그 후에 나타났다.

선천면역의 첫 번째 방어벽은 피부와 점막조직에 존재하는 상피장벽(epithelial barrier)과 상피장벽세포가 분비하는 항미생물 성분, 그리고 상피세포 안에 또는 그 아래 존재하는 다른 세포들이다. 만일 병원미생물이 상피를 뚫고 조직이나 순환계로 침입하면 포식세포, 선천림프구(innate lymphoid cell)와 보체계(complement system)와 같은 혈장 단백질에 의해 방어된다. 선천면역은 이와 같은 감염에 대한 초기반응뿐만 아니라 적응면역반응을 일으키는 역할도 담당한다. 선천면역 세포와 분자들은 여러 미생물에 공통적으로 나타나는 분자구조를 제한적으로 인지한다. 선천면역의 구성요소와 기작에 대해서는 2장에서 자세히 다룬다; 2장 후반부에서는 적응면역을 소개한다.

적응면역반응은 외부물질에 대해 매우 다양한 수용체를 지닌 림프구와 이 세포들의 산물인 항체나 다른 단백질에 의해 매개된다. 적응면역은 선천면역에 저항할 수 있도록 진화된 감염성 미생물의 방어에 결정적으로 필요하다. 적응면역을 담당하는 림프구는 미생물들이 만드는 비전염성 물질을 포함하여 보다 다양한 분자들을 특이적으로 인지하는 수용체를 가지고 있다. 이처럼 림프구나 항체에 의해 특이적으로 인지되는 분자를 **항원(antigen)**이라고 부른다.

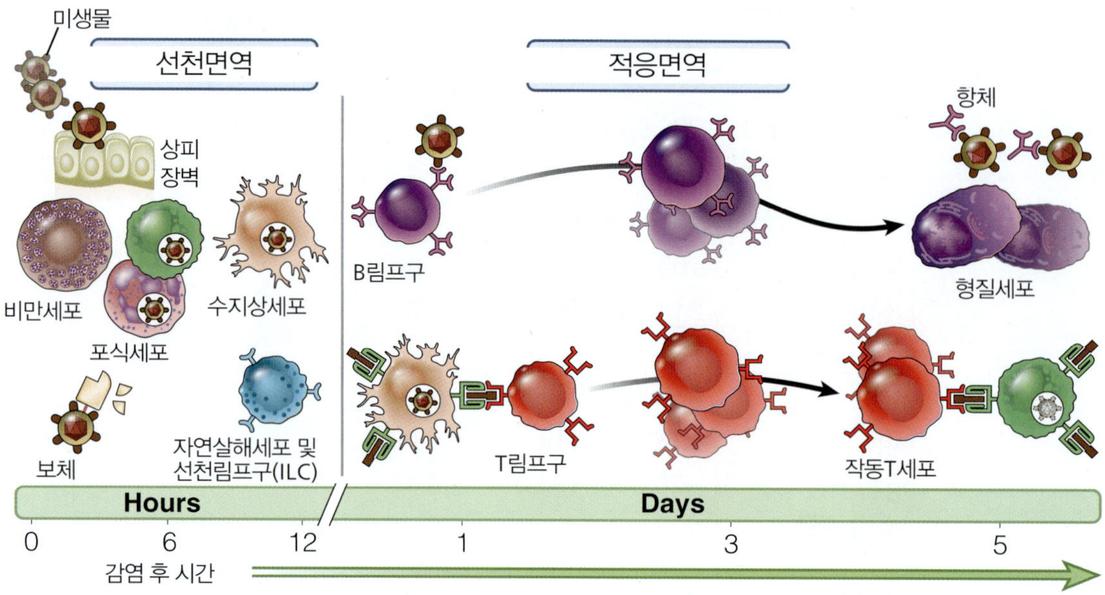

그림 1.3 선천면역과 적응면역의 주요소. 선천면역 요소는 감염에 대한 초기방어를 제공한다. 일부는 감염을 방지하고(예, 상피장벽), 일부는 미생물을 제거한다[예, 식세포, 자연살해세포(NK cell), 선천림프구(innate lymphoid cell, ILC), 보체계]. 적응면역반응은 그 후에 이루어지며, 림프구와 그 산물들이 매개한다. 항체는 감염을 차단하고 세포외미생물(extracellular microbes)을 제거하며, T림프구는 세포내미생물(intracellular microbes)을 제거한다. 선천면역반응과 적응면역반응의 진행 단계는 임의로 정한 것이며 감염마다 다를 수 있다.

분업: 적응면역의 유형

Division of Labor: Types of Adaptive Immunity

적응면역에는 체액면역(humoral immunity)과 세포매개면역(cell-mediated immunity)이라 불리는 2가지 유형이 있다. 이에 관여하는 세포들과 분자들은 다른 장소에서 미생물에 대한 방어를 제공한다(그림 1.4). 세포외미생물(extracellular microbes, 숙주세포 밖에 살며 식세포에 의해 포식되면 쉽게 죽게 됨)은 항체에 의해 공격당한다. 숙주세포 안에서 생존하도록 진화된 미생물은 식세포낭에 있든지 세포질에 있든지 간에 T림프구에 의해 제거된다.

- **체액면역**은 **B림프구(B lymphocyte)**가 만드는 **항체**라 불리는 단백질에 의해 이루어진다. 분비된 항체는 순환계, 세포외조직액, 위장관과 기도와 같은 점막조직의 내강에 들어간다. 항체는 이 장소에 존재하는 미생물의 조직세포 침투를 차단하고 미생물이 분비하는 독소를 중화시키는 방어작용을 담당한다. 또한 항체는 세포외미생물의 포식작용을 증진시킨다. 그 밖에 항체는 태반에서 태아의 순환계로 전달되어 감염으로부터 태아와 신생아를 보호한다.
- 숙주의 세포에 이미 들어간 미생물에 대한 방어를 **세포매개면역(cell-mediated immunity)**이라고 부르는데 그 이유는 세포가 매개하기 때문이다. 이 세포가 바로 **T림프구(T lymphocytes)**이다. 많은 세포내미생물(intracellular microbes)은 식세포를 포함하여 감염된 세포 안에서 살면서 분열한다. 비록 항체는 이러한 미생물이 조직 세포로부터 이러한 미생물의 감염을 막지만 미생물이 일단 세포 속으로 들어간 후에는 효력이 없다. 세포매개면역은 특히 이러한 세포내 감염체에 대한 방어에 중요하다. 나중에 다루게 되는데, T림프구에는 2종류가 있다. 사이토카인을 분비하는 보조T림프구(cytokine-producing helper T lymphocytes)는 세포소낭(intracellular vesicle)에 살고 있는 미생물을 제거하는 식세포를 활성화시킨다. 세포독성T림프구는 세포질에 있는 바이러스와 같은 감염미생물이 증식하고 있는 어떠한 숙주세포(비 식세포를 포함)도 죽인다. 일부의 보조T림프구는 많은 수의 식세포를 감염된 장소로 불러들여 세포외미생물에 대한 방어를 증진시키도 한다. 그러면 식세포는 미생물을 포식하여 죽인다.

B림프구와 T림프구의 특이성은 중요한 사항에서 다르다. 대부분의 T세포는 세포표면에 나타난 단백질 항원의 펩티드 조각만을 인지할 수 있으나, B림프구와 항체는 세포외미생물의 단백질, 탄수화물, 핵산, 지질과 같이 여러 다른 유형의 분자를 인지할 수 있다. 이와 같은 다른점과 그 밖의 다른 점을 앞으로 좀더 자세히 다룬다.

면역은 감염이나 백신접종을 통해 유도될 수 있다(능동면역, active immunity). 또는 이미 면역이 이루어진 개인으로부터

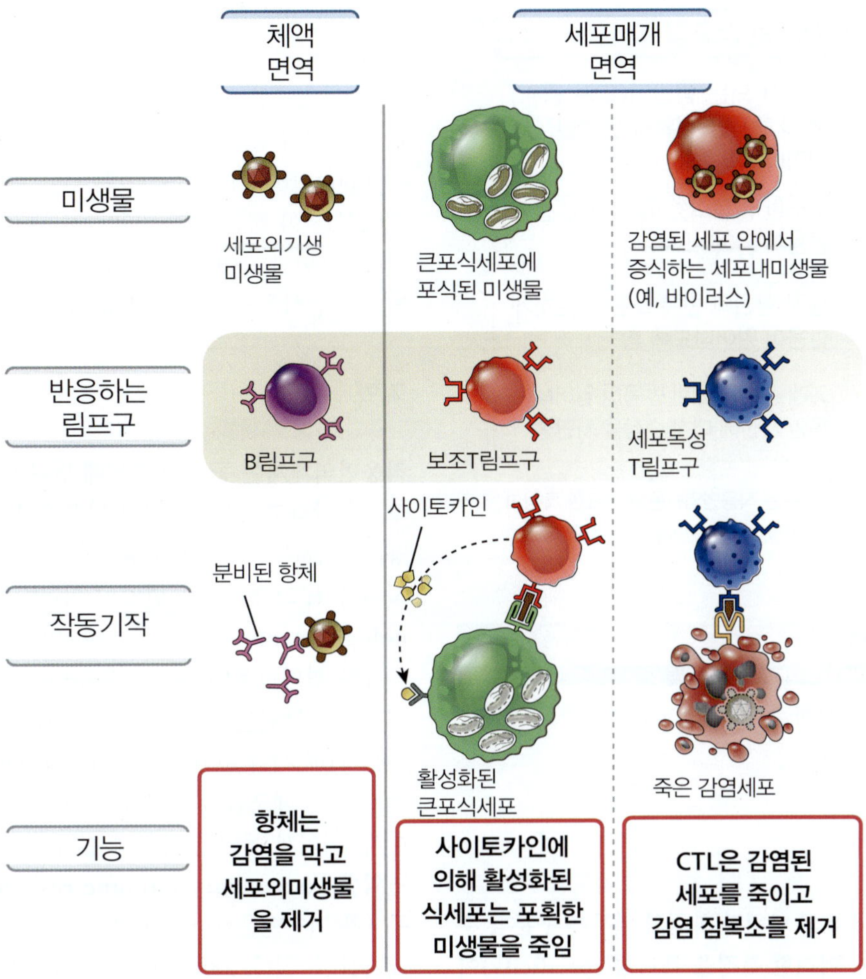

그림 1.4 적응면역의 유형. 체액면역에서는 B림프구는 항체를 분비하여 세포외미생물을 제거한다. 세포매개면역에서는 일부 T 림프구는 사이토카인이라는 수용성 단백질을 분비하여 식세포를 모으고 활성화시켜 포식된 미생물을 섬멸할 수 있고, 일부는 감염된 세포를 죽인다. *CTLs*, cytotoxic T lymphocytes (세포독성T림프구)

항체나 림프구를 제공받아도 가능하다(수동면역, passive immunity).

- **능동면역**은 미생물 항원에 노출된 개인이 감염을 제거하며, 후에 동일한 병원미생물에 감염될 시에 저항성을 증가시킨다. 이러한 과정을 거친 개인은 그 특정 병원미생물에 대해 면역이 되었다고 말하며, 이는 그 전에 해당 미생물 항원에 노출된 적이 없는 개인(naïve individual)과 구별된다.
- **수동면역**은 병원미생물에 노출된 적이 없는 개인이 이미 해당 감염원에 면역이 부여되어 있는 사람으로부터 항체나 실험실에서 제조된 방어항체를 제공받는다. 수여자의 감염에 대한 방어력은 공여받은 항체가 남아있을 때까지만 유효하다. 따라서 수동면역은 개인이 감염원에 대해 능동적인 조치를 하기 전에 신속하게 면역을 제공할 수 있다는 점에서는 유용하지만, 감염에 대해서 오래 지속되는 저항성을 유도할 수는 없다. 유일하게 생리학적으로 알려진 수동면역의 예는 신생아에서 볼 수 있다. 아직 면역체계가 다양한 병원체들에 대항할 만큼 성숙하지 못한 태아는 태반을 통해, 신생아는 모유를 통해 모체의 항체를 받아 면역력을 획득한다. 임상적으로 수동면역은 여러 공여자로부터 모은 항체를 사용하여 일부 면역결핍질환을 치료하는 데 효과적으로 사용된다. 또는 면역된 공여자의 혈청을 사용하여 SARS-CoV-2와 같은 일부 바이러스 감염이나 뱀에 물린 경우에 응급치료로 사용되기도 한다. 최근에는 SARS-CoV-2를 포함하여 일부 바이러스 감염에 대해 감염된 개인으로 분리된 항체 또는 실험실에서 생산된 단클론항체를 투여하여 치료하고 있다. 이제는 종양을 인지하도록 디자인된 항체를 종양에 대한 수동면역치료로 광범위하게 사용되고 있다. T세포를 입양하는 수동면역은 유전적으로 다른 사람끼리는 불가능하다. 왜냐하면 입양된 세포가 거부되기 때문이다.

특징	기능의 중요성
특이성	표적이 되는 병원체(또는 종양)에 대해서만 정확히 면역반응이 일어나도록 함
다양성	무수한 종류의 항원에 대해 면역반응이 일어나도록 함
기억	동일 항원의 반복 노출에 강하게 반응이 일어나도록 함
자기에 대한 무반응성	외래 항원에 대한 반응이 일어나는 동안 자신에 대한 손상을 차단함

그림 1.5 적응면역반응의 특성. 이 표는 적응면역반응의 중요한 특성과, 각각의 특성이 어떻게 미생물에 대한 숙주방어에 기여하는지를 요약하였다.

적응면역반응의 특성

PROPERTIES OF ADAPTIVE IMMUNE RESPONSES

적응면역반응의 몇 가지 중요한 특성은 감염에 효과적으로 대항하는 데 결정적이다(그림 1.5).

특이성과 다양성

Specificity and Diversity

적응면역체계는 무수한 종류의 항원과 항원의 일부를 구분할 수 있는 능력을 갖추고 있다. 이러한 특징을 특이성(specificity)이라 일컫는다. 이러한 특성은 미생물에 감염되었을 때 반응이 해당 미생물에만 국한되어 일어나게 하고, 불필요하게 감염되지 않은 미생물에 대해서는 일어나지 않도록 보장한다. 각 림프구는 한가지 항원수용체를 발현하고 따라서 한 가지 항원만 인지하여 반응한다. 면역체계는 거의 가능한 감염 병원체의 무수히 많은 항원에 반응하기 때문에 림프구의 특이성은 때때로, 림프구 레퍼토리(lymphocyte repertoire)라고 불리는데, 극도로 다양하다. 성인의 경우, 0.5~1 × 10^{12} B와 T림프구가 있으며 수백만개의 클론(각 클론은 하나의 림프구에서 유래한 세포군)으로 구성되어 있는데 각 클론의 세포군은 동일한 항원수용체를 발현하고 있으며 이 수용체는 클론마다 다르다. 우리는 이제 어떻게 엄청난 다양성이 형성되는지 분자수준에서 이해하고 있다(4장 참조). 1950년대에 제시된 클론선택가설(clonal selection hypothesis)은 어떻게 림프구가 항원에 노출되기도 전에, 각기 다른 항원을 인지하는 림프구 클론들이 생성될 수 있는지를 정확히 예측하였다. 이 가설은 각각의 항원은 특정 클론의 림프구를 선택하여 활성화시킬 것이라 추정하였다(그림 1.6).

림프구 레퍼토리의 다양성은 면역체계가 무수한 종류와 숫자의 항원에 반응할 수 있도록 하는 중요한 특징이며, 이는 매우 적은 숫자의 세포들, 즉 10만 림프구들 중에 하나 아니면 100만 중에 하나 정도만 특정한 항원에 특이적임을 의미하기도 한다. 따라서 임의의 한 가지 항원을 인지하고 반응하는 림프구 수는 대략 1,000~10,000개에 불과하다. 미생물에 효과적으로 대항하기 위해서는 이 적은 수의 림프구가 굉장히 많은 수로 증식되어야만 한다. 이와 같이 특정 항원을 인지한 독특한 림프구 클론의 폭발적인 증식을 클론팽창(clonal expansion)이라 부른다.

기억

Memory

적응면역체계는 동일한 항원에 반복적으로 노출될수록 더 빠르고, 더 강하고, 더 효과적인 반응을 보인다. 이러한 적응면역반응의 모습은 면역체계가 항원을 만날 때마다 기억할 수 있음을 시사한다. 그래서 적응면역의 이러한 특성을 **면역기억(immunologic memory)**이라 부른다. 처음 노출된 항원에 대한 반응을 **1차 면역반응(primary immune response)**이라고 부르며, 처음으로 항원을 만나는 숫림프구(naïve lymphocyte)라는 림프구에 의해 시작된다(그림 1.7). 숫(*naïve*)이라는 표현은 면역학적으로 이 세포들이 사전에 항원에 노출된 경험이 없음을 의미한다. 이어서 동일한 항원에 접하게 되어 일어나는 반응을 **2차 면역반응(secondary immune response)**이라 부르며, 이는 보통 1차 면역반응보다 항원을 강하고 빠르게 그리고 효과적으로 제거할 수 있다. 2차 면역반응은 1차 면역반응으로 유도된 장수형 기억림프구의 활성에 의해 일어난다. 면역기억은 면역체계의 능력을 최적화하여 집요하게 반복적인 감염에 대항하도록 한다. 이는 매번 병원미생물을 마주할 때마다 더 많은 기억세포가 만들어지고, 또한 이미 만들어진 기억세포가 활성화되기 때문이다. 백신이 오랫동안 방어를 유지하게 하는 중요한 기작 중 하나는 이 면역기억 때문이다.

자기에 대한 비반응성

Nonreactivity to Self

면역체계는 수없이 많은 다양한 미생물과 외부항원에 대해 반응할 수 있으나, 일반적으로 숙주의 잠재적인 항원물질인 자기항원(self antigen)에 대해서는 반응이 일어나지 않는다. 이와같은 자신에 대한 무반응성을 **면역관용(immunological tolerance)**이라 부른다. 이와 같은 관용현상 덕분에 면역체계는 잠재적인 항원인 자신의 분자, 세포, 조직과 공존할 수 있다. 자기관용(self-tolerance)의 실패는 근본적으로 비정상을 초래하여 자가면역질환으로 진전될 수 있다.

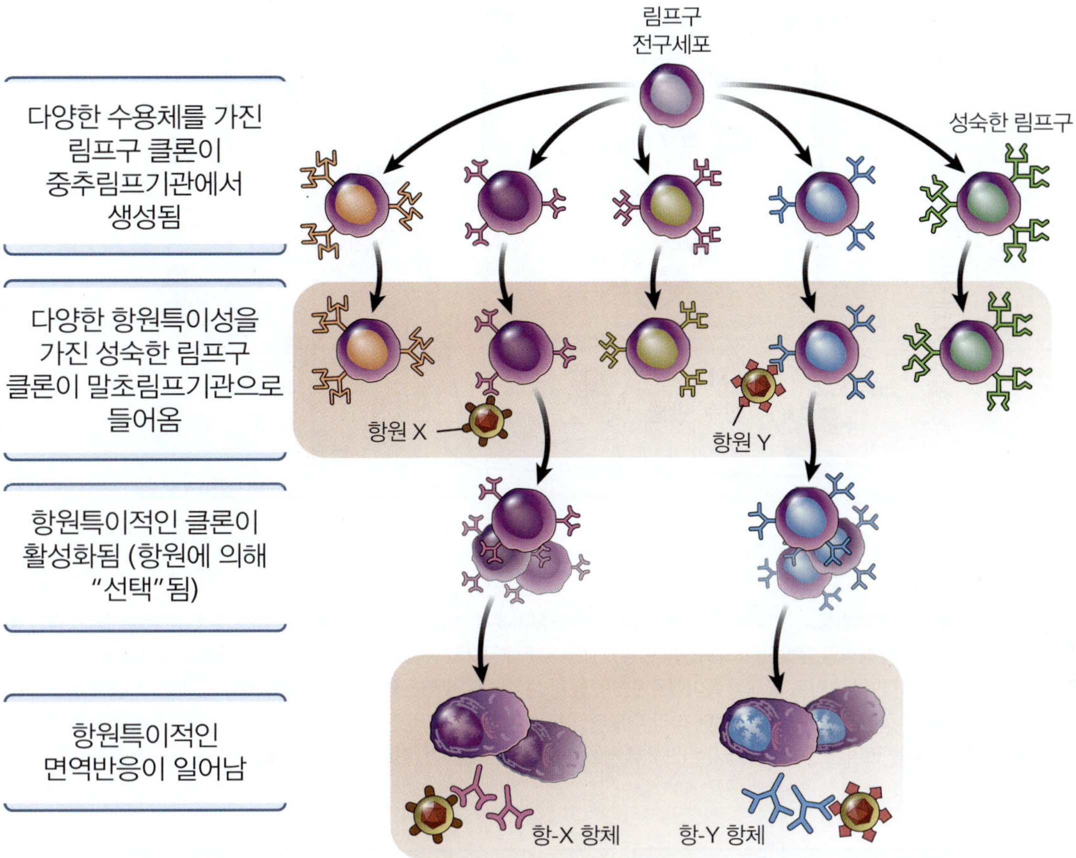

그림 1.6 클론선택(clonal selection). 항원과 만나기 전에 항원에 대한 수용체를 갖고 있는 성숙한 림프구들이 생성된다. 클론은 동일한 항원수용체를 갖고 있는, 따라서 동일한 특이성을 갖고 있는 림프구군이다. 클론내 모든 세포들은 동일한 전구세포에서 유래한 것으로 간주된다. 각 항원(예, X, Y 항원)은 이미 존재하는 항원특이적인 림프구 클론을 선택하여 증식과 분화를 자극한다. 이 모식도는 B림프구가 항체를 분비하는 세포로 되는 것을 보여주고 있는데, T림프구에도 동일한 원리가 적용된다.

적응면역의 다른 특징들

Other Features of Adaptive Immunity

적응면역반응은 그 기능에 있어서 또 다른 중요한 특징이 있다.

- 면역반응은 특정 미생물에 대해 그리고 특정 장소에서 반응하는 방어가 전문화되어 있다. 예를 들어, 몇 가지 종류의 분비되는 항체가 있는데 각각은 다른 기능을 보이며, 몇 종류의 T세포는 각각 다른 방식으로 감염에 대항한다.
- 모든 면역반응은 자체 조절이 되며, 감염이 종식되면 반응이 감소하여 휴지기(항상성)로 돌아가 그 다음 감염에 대비한다.

적응면역체계의 세포

CELLS OF THE ADAPTIVE IMMUNE SYSTEM

모든 면역세포는 모두 골수의 전구세포로부터 유래한다. 크게 두 그룹으로 나뉜다: **myeloid cell(골수세포)**과 **lymphoid cell(림프구)**(그림 1.8). myeloid cell은 주로 식세포(호중구, 큰포식세포), 항원제시세포(APC, 예, 수지상세포) 그리고 비만세포로 구성된다. 일부의 myeloid cell은 조직에 머물면서 미생물의 존재를 감지하는 보초병 역할을 수행함으로써 면역반응이 일어나도록 한다. 포식세포와 비만세포는 2장에 기술되어 있다. 여기에서는 적응면역에서 핵심적인 역할을 하는 림프구와 APC를 다룬다.

림프구

Lymphocytes

림프구는 다양한 항원을 인지할 수 있는 수용체를 클론성으로 만드는 유일한 세포이며, 적응면역을 매개하는 핵심적인 세포이다. 모든 림프구는 형태학적으로 유사해서 외관으로는 쉽게 구별하기 어렵다. 그러나 그들의 계통, 기능, 표현형은 이질적이다(그림 1.9). 이 세포들은 표면 단백질을 인지하는 단클론항체를 사용하여 구분할 수 있다. 이와 같은 표면 단백질에 대해 일반적으로 통용되는 명명법은 CD (cluster of differentiation)에 번호를 사용한다. CD 표면 단백질은 세포의 분화 단계나 세포 종류를 구분하는 데 사용되며, 이들은 항체로 인지가 가능하다(이 책에서 다루는 CD 분자 목록은 부록 I을 참고).

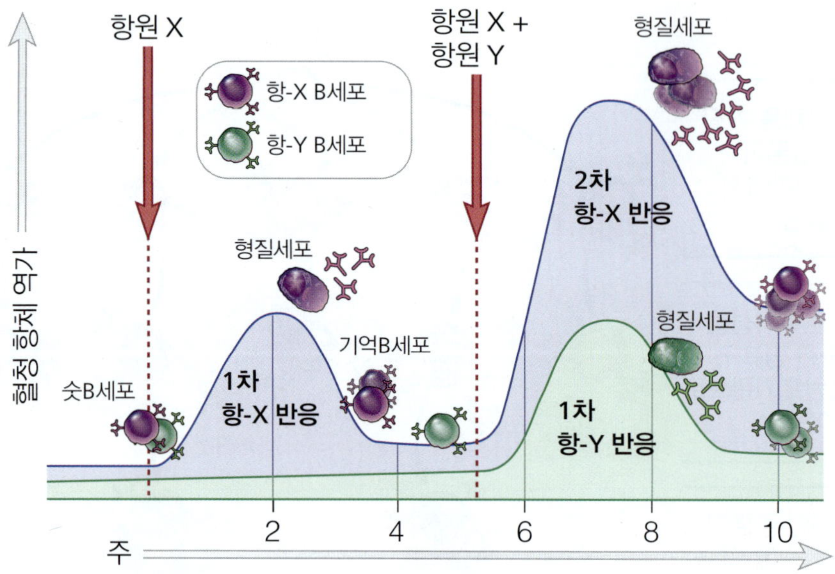

그림 1.7 1차 및 2차 면역반응. 기억과 특이성의 원리는 동물실험에서 특정 항원의 반복적인 접종으로 입증할 수 있다. 항원 X와 Y는 서로 다른 항체의 생성을 유발한다(특이성의 반영). 항원 X에 대한 2차 반응은 1차 반응보다 더 빠르고 더 강하며(기억의 반영), 항원 Y에 대한 1차 반응과 다르다(재차 특이성을 반영). 항체 생성량은 면역한 후 시간이 지남에 따라 감소한다. 항체 생성량은 임의의 값으로 나타낸 것이며 항원 노출 경로에 따라 다르다. 여기에서는 B세포의 경우만 보여주지만 T세포반응도 유사하다. 1차 반응이 나타나는 시기는 면역 후 1~3주 정도이지만 2차 반응은 2~7일이 걸리며, 반응속도는 항원과 면역 유형에 따라 다르다.

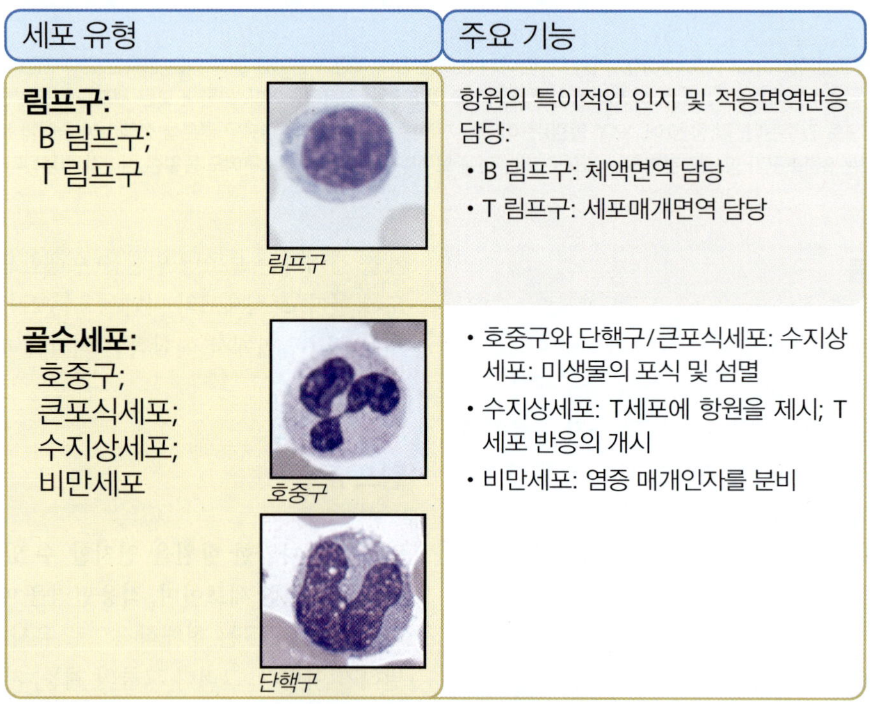

그림 1.8 적응면역체계의 주요 세포들. 표 안의 현미경 사진은 각 유형에 속하는 몇몇 세포들의 형태를 보여준다. 세포 유형에 따른 핵심기능을 보여준다.

앞서 언급한 바와 같이, B림프구는 항체를 생성할 수 있는 유일한 세포이다; 그러므로 B림프구는 체액면역을 매개하는 세포이다. B세포는 세포막에 부착형 항체를 발현하여 항원을 인지하는 수용체로 사용한다. 이를 통해 B세포를 활성화시킬 수 있다.

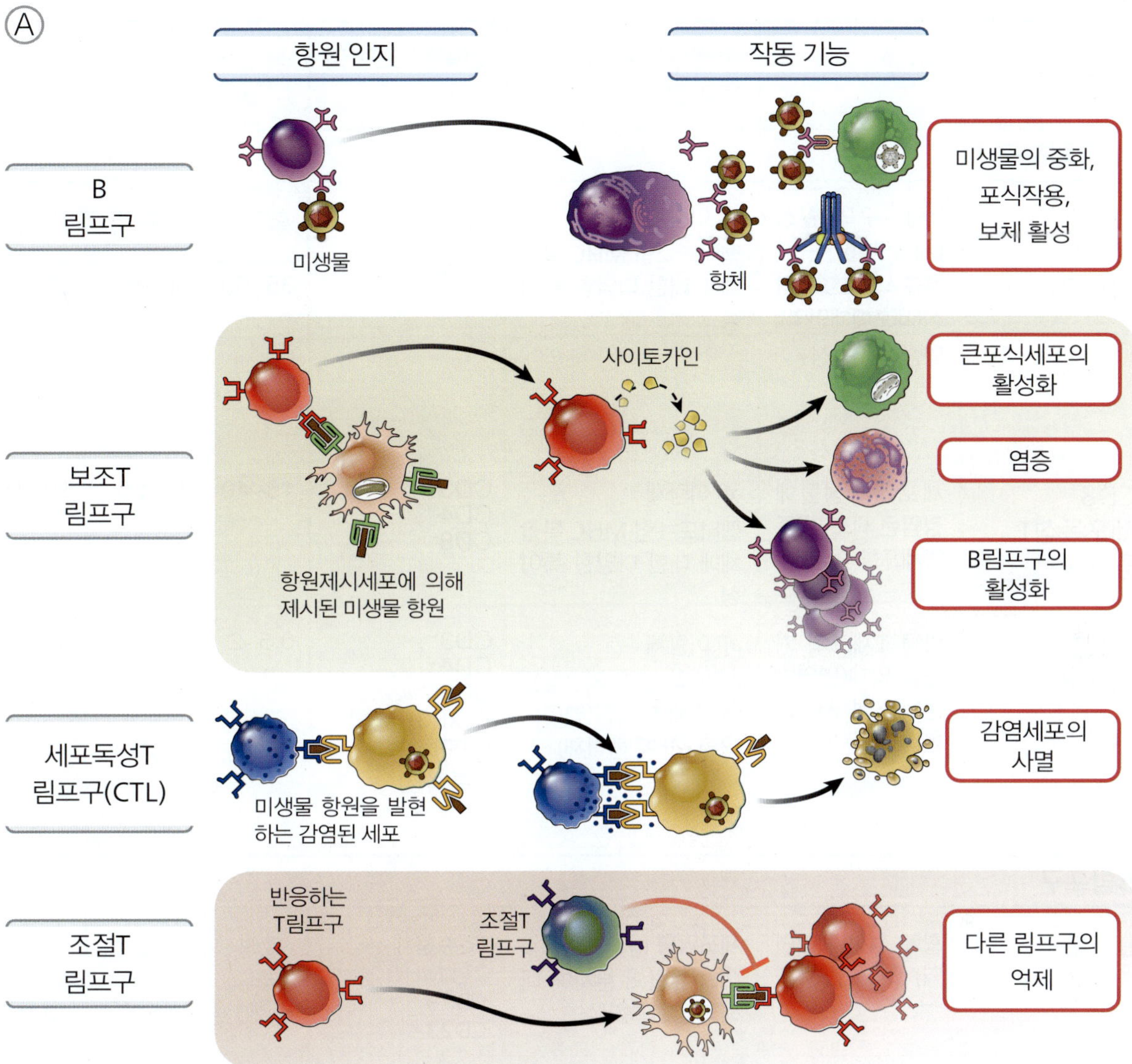

그림 1.9 림프구의 종류. A, 적응면역체계에서 림프구는 특정 항원을 인지하고 이 항원을 제거하는 작동세포로 분화된다. B림프구는 수용성 및 세포 표면 항원을 인지하며, 형질세포라 불리는 항체분비세포로 분화한다. 보조T림프구와 세포독성T림프구는 항원제시세포 표면에서 MHC분자에 제시된 세포내미생물 단백질로부터 유래한 펩티드를 인지한다(3장에서 기술). 보조T세포는 큰포식세포나 다른 항원제시세포 표면에 나타난 펩티드를 인지하면 사이토카인을 분비하여 작동기능과 염증반응을 자극한다. 세포독성T세포는 감염된 세포(또는 종양세포)에 의해 제시된 펩티드를 인지하여 이 세포를 죽인다. 조절T세포는 다른 림프구, 특히 T세포의 활성을 억제하고 자가면역을 방지한다.

수용성 항원과 미생물이나 다른 세포의 표면에 있는 항원은 B림프구에 부착하여 결과적으로 항원특이적인 B세포를 활성화시키고 분화시킬 수 있다. 후에 B세포는 세포막의 수용체가 인지하는 항원특이성을 갖는 수용성 항체를 분비한다.

T림프구는 세포매개면역을 담당한다. T림프구의 항원수용체는 오직 단백질 항원의 펩티드 조각만을 인지할 수 있다. 이 펩티드조각들은 펩티드를 제시하는 전문 항원제시세포의 표면에 발현되어 있는 주조직적합복합체(major histocompatibility complex, MHC) 분자에 부착되어 T림프구에 제시된다(3장 참조). T림프구 중 $CD4^+$T세포는 **보조T세포(helper T cell)**라고 불린다. 이 세포는 B림프구가 항체를 합성하고 포식세포가 포식 미생물을 제거하는 데 도움을 주기 때문이다. $CD8^+$T세포는 **세포독성T림프구(cytotoxic T lymphocyte, CTL)**라고 불리는데, 그 이유는 이 세포들이 세포내미생물에 감염된 세포들을 죽이기 때문이다. 일부 $CD4^+$T세포는 면역반응을 억제하거나 제한하는 역할을 한다. 이러한 $CD4^+$T세포를 **조절T림프구(regulatory T lymphocyte)**라고 부른다.

모든 림프구는 골수의 공통 림프전구세포로부터 유래한다

B

세포유형	기능	항원수용체 및 특이성	선택된 표현형 마커	총 림프구 비율(%)*		
αβ T림프구						
				혈액	림프절	비장
CD4⁺ 보조T 림프구	B림프구의 활성(체액면역) 큰포식세포의 활성(세포매개면역) 염증반응 활성	αβ 이량체 펩티드-2형 MHC 복합체에 대한 다양한 특이성	$CD3^+$ $CD4^+$ $CD8^-$	35~60	50~60	50~60
$CD8^+$ 세포독성T 림프구	세포내미생물에 감염된 세포 및 종양세포를 죽임	αβ 이량체 펩티드-1형 MHC 복합체에 대한 다양한 특이성	$CD3^+$ $CD4^-$ $CD8^+$	15~40	15~20	10~15
조절T 림프구	다른 T세포의 기능을 억제(면역반응의 조절, 자기관용의 유지)	αβ 이량체 자기 및 일부 외부항원에 대해 특이성(펩티드-2형 MHC 복합체)	$CD3^+$ $CD4^+$ $CD25^+$ $FoxP3^+$ (대부분 공통적임)	0.5~2	5~10	5~10
B림프구						
				혈액	림프절	비장
B세포	항체 생성(체액면역)	세포막형 Ig 여러 유형의 분자에 대해 다양한 특이성	Fc 수용체 2형 MHC CD19 CD23	5~20	20~25	40~45

그림 1.9 B, 이 표는 적응면역체계의 림프구의 중요한 특성을 요약하였다. γδ T세포, 자연살해세포, 그리고 다른 선천림프구(ILC)는 2장에서 다룸. *퍼센트는 사람의 말초혈액과 마우스 림프기관의 데이타에 근거하여 어림잡은 것임. *Ig*, Immunoglobulin(면역글로불린); *MHC*, major histocompatibility complex(주조직적합복합체).

(그림 1.10). **B림프구는 골수에서 성숙하며, T림프구는 가슴샘(thymus)에서 성숙한다.** 이처럼 성숙한 림프구들이 만들어지는 장소를 **generative lymphoid organ(발생림프기관)**이라고 부르며, 또는 중추 또는 1차림프기관(central or primary lymphoid organ)이라고 부르기도 한다. 성숙한 림프구는 중추림프기관을 떠나 순환계로 들어가 최종적으로 2차(말초)림프기관[secondary (peripheral) lymphoid organ]으로 유입된다. 여기가 림프구가 항원을 만나 활성화되는 대표적인 장소이다.

숫림프구가 병원체의 항원을 인지하고, 동시에 병원체로부터 파생된 추가적인 신호를 받으면 항원특이적인 림프구는 증식하고 분화하여 작동세포와 기억세포로 된다(그림 1.11).

- **숫림프구(naive lymphocyte)**는 항원수용체를 발현하지만 항원을 제거하는 기능은 갖고 있지 않다. 이 세포들은 말초림프기관에 일시 머물거나 순환하다가 말초림프기관에서 항원에 반응한다. 만약 숫림프구들이 항원에 의해서 활성화되지 못한다면, 수개월이나 수년 후에, 세포자멸사(apoptosis)를 통해 제거되며, 중추림프기관에서 만들어지는 새로운 세포들로 대체된다. 숫림프구의 작동세포 및 기억세포로의 분화는 항원 인지에서부터 비롯되기 때문에 면역반응은 항원특이적으로 전개된다.
- **작동세포(effector cell)**는 숫세포로부터 유래하여 분화된 세포이며, 항원을 제거하는 데 필요한 분자들을 생성할 수 있는 능력을 가지고 있다. B림프구 계열의 작동세포는 항체분비세포로, **형질세포(plasma cell)**라고 불린다. 형질세포는 2차림

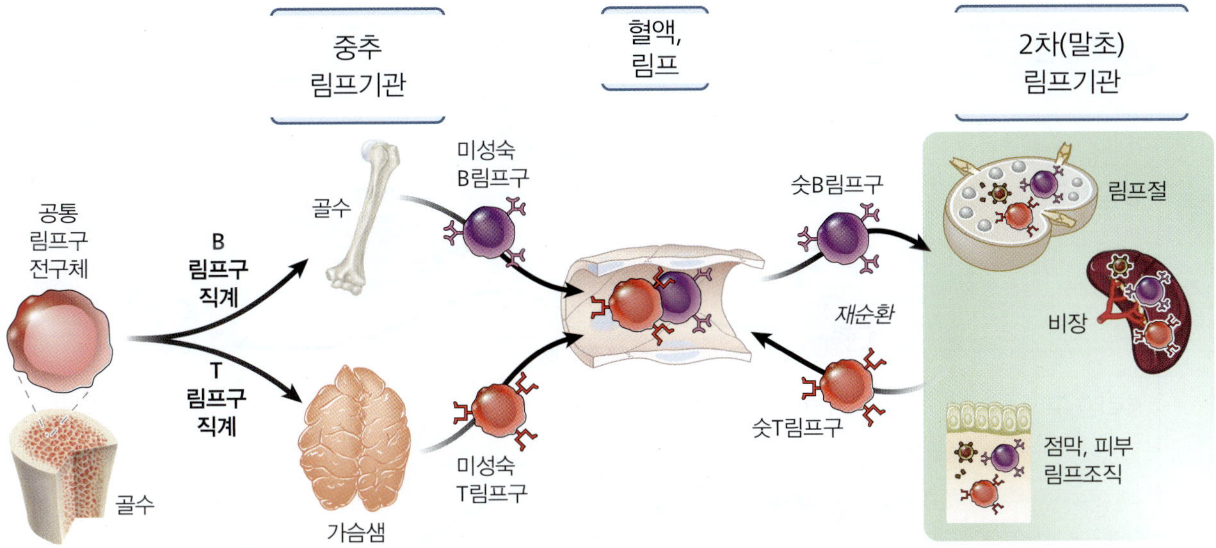

그림 1.10 림프구의 성숙 및 조직 분포. 림프구는 중추림프기관(골수와 가슴샘)에서 전구세포로부터 발생한다. 성숙한 림프구는 2차(말초)림프기관으로 들어가며, 그곳에서 외래 항원과 반응하고 혈액과 림프로 재순환한다. 일부 미성숙한 B세포는 골수를 떠나 비장에서 성숙을 마치기도 함(제시하지 않음).

프기관에서 항원의 자극을 받아 분화하고, 이곳에 머물면서 항체를 분비한다. 소수의 형질모세포(plasmablast)라고 불리는 항체분비세포는 혈액에서도 관찰된다. 이들 중 일부 세포는 골수로 이동하며 장수형 형질세포(long-lived plasma cell)로 성숙하여, 감염이 종식된 후에도 수년 동안 항체를 꾸준히 생산하며, 감염이 재발하면 즉시 방어 역할을 제공한다.

- 작동 $CD4^{+}$T세포(보조T세포)는 **사이토카인(cytokine)**을 합성하여 B세포, 큰포식세포 등 여러 면역관련 세포들을 활성화시키는 도우미 작용을 한다. 사이토카인의 특성은 부록 II에 기재되어 있고 나중에 다루어진다. 작동 $CD8^{+}$T세포(CTL)는 감염된 숙주세포를 죽이는 장치를 갖추고 있다. 이 작동세포의 분화와 기능에 대해서는 앞으로 소개될 장에서 다룬다. 작동T림프구는 수명이 짧고 항원이 제거되면 죽게 된다.
- **기억세포(memory cell)**도 항원에 자극된 림프구가 분화되어서 생성되며, 항원이 사라져도 장기간 생존한다. 따라서 기억세포는 나이가 들수록 그 수가 증가하며, 이는 아마도 주변 환경으로부터 유래한 미생물에 노출되어 생긴 현상으로 보인다. 실제로 신생아의 말초 혈중 T세포 중 단 5%만이 기억세포이지만, 성인의 경우는 50% 이상을 차지한다(그림 1.12). 나이가 들게 됨에 따라 지속적으로 기억세포가 늘어나게 되는데 이는 가슴샘으로부터 새로 생성되는 숫림프구 수가 줄어드는 것을 보완하게 된다. 가슴샘은 사춘기 이후에는 점점 퇴화한다(4장 참조). 기억세포는 기능적으로는 비활성화 상태이다; 이들은 항원에 의해 자극받기 전에는 작동기능을 나타내지 않지만 자신들을 분화시킨 동일한 항원을 다시 마주치게 되면 신속하게 2차 면역반응을 일으킨다. 작동세포를 생성하고 유지시키는 신호에 대해서는 사이토카인이 관여한다는 것 이외에는 제대로 밝혀진 것이 없다.

항원제시세포

Antigen-Presenting Cells

대표적으로 미생물들이 침입해 들어오는 통로 — 피부, 위장관, 기도 — 에는 상피장벽에 존재하는 전문화된 세포가 있는데, 이 세포는 항원을 포획한 후 2차림프조직으로 운반하여 림프구에게 제시한다. 이 과정이 항원에 대한 적응면역반응이 시작되는 단계이다. 이처럼 항원을 포획하고 제시하는 기능을 보이는 세포로 수지상세포(dendritic cell)가 잘 알려져 있는데, 이는 면역체계에서 가장 전문화된 APC이다. 수지상세포가 T세포에게 항원을 제시하여 세포매개면역을 개시하게 과정은 3장에서 다룬다.

B림프구는 직접 미생물 항원(방출되었거나 미생물 표면에 있는)을 인지할 수 있다. 또는 2차림프기관에 있는 큰포식세포와 수지상세포도 항원을 포획하여 B세포에게 제시할 수도 있다.

면역체계의 조직

TISSUES OF THE IMMUNE SYSTEM

면역체계의 조직은 B, T림프구가 성숙되고 항원에 반응할 수 있는 능력을 갖추는 중추림프기관(generative lymphoid organs)과 미생물에 대한 적응면역반응이 시작되는 말초림프기관(periphery lymphoid organs)으로 이루어져 있다(그림 1.10 참조). 건강한 성인에서 대부분의 림프구는 림프기관과 여러 조직에서

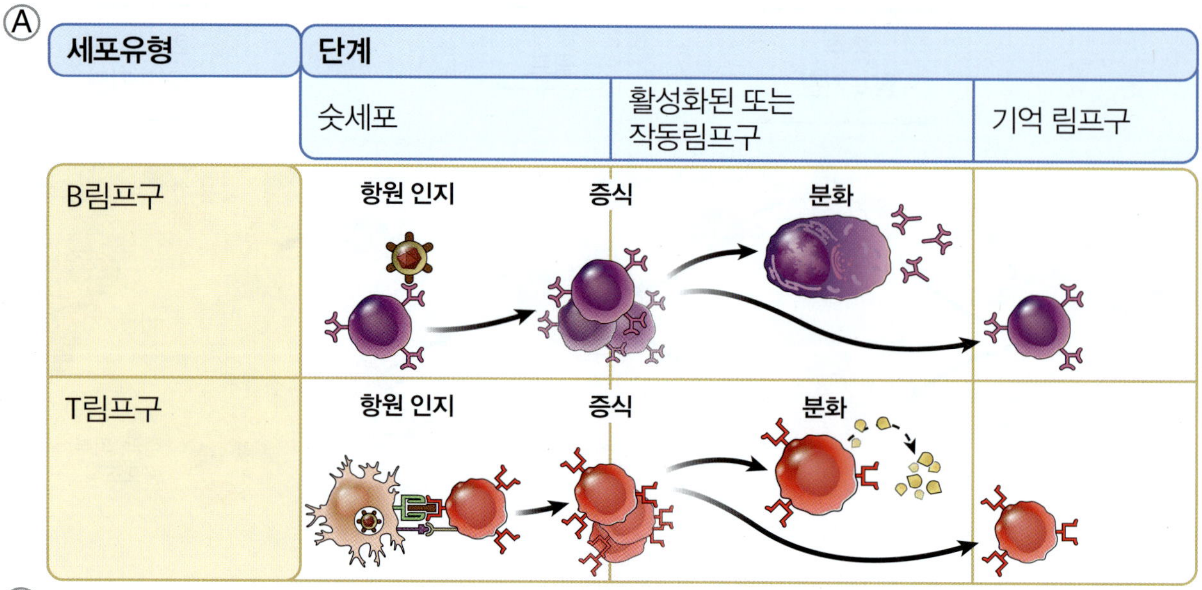

Ⓑ

	숫세포	활성화된 또는 작동 림프구	기억 림프구
T림프구			
이동	말초림프기관으로 우선적으로 이동	염증부위로 우선적으로 이동	이질적임: 일부는 림프절로, 다른 일부는 점막과 염증부위로 이동
특정항원에 반응하는 세포의 빈도	매우 낮음	높음	낮음
작동 기능	없음	사이토카인 분비 세포독성 작용	없음
B림프구			
세포막형 Ig isotype	IgM, IgD	전형적으로 IgG, IgA, IgE (형질세포에서 낮은 수준)	전형적으로 IgG, IgA, IgE
생성된 Ig의 친화력	상대적으로 낮음	면역반응 중에 증가	상대적으로 높음
작동 기능	없음	항체 분비	없음

그림 1.11 림프구 일생의 각 단계. **A,** 숫림프구들은 적응면역반응을 일으키기 위해 외래 항원을 인지한다. 숫림프구는 작동세포로 증식, 분화하기 위해서 항원 이외의 신호가 필요하다; 이 추가 신호는 그림에서 생략되었다. 숫세포로부터 분화된 작동세포는 항원을 제거하는 기능을 담당한다. B림프구 직계(lineage)의 작동세포는 항체를 분비하는 형질세포이다(일부는 수명이 길다). CD4 T림프구 직계의 작동림프구는 사이토카인을 생산한다(CD8 T작동림프구는 CTL이다. 이 세포는 그림에서 생략되었다). 항원으로 자극된 림프구의 일부 자손 세포는 장수형 기억세포로 분화된다. **B,** B와 T림프구 직계의 숫세포, 작동세포 및 기억세포의 중요한 특징을 요약하였다. 이동 패턴과 생성된 항체의 유형을 포함한 작동세포의 생성과 기능은 다음에 다룸.

발견된다. 그러나 앞으로 토의하게 되는데, 림프구는 신체의 세포 중 독특한 면이 있다. 왜냐하면 이들은 재순환하고 반복적으로 혈액과 2차림프기관을 오가기 때문이다. 중추림프기관은 림프구의 성숙과정에 대해 설명하는 4장에서 다루어진다. 이제부터 적응면역에서 중요한 역할을 담당하는 2차림프기관의 몇 가지 특징에 대해서 강조하고자 한다.

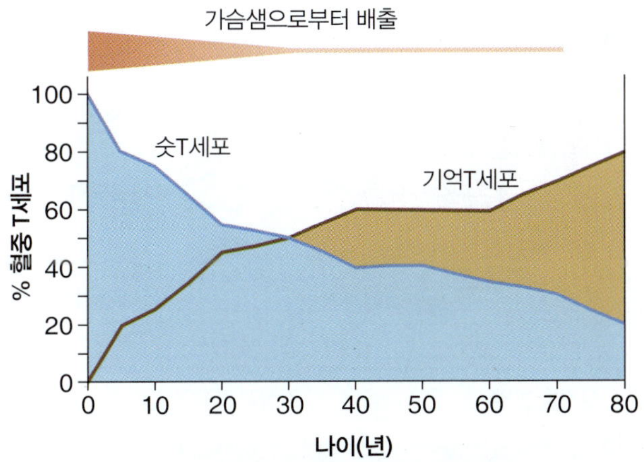

그림 1.12 나이에 따른 숫/기억T세포의 비율 변화. 숫/기억T세포의 비율은 다수의 건강한 사람을 대상으로 산정하였다. 가슴샘으로부터 산출량은 추정치임. (Courtesy Dr. Donna L. Farber, Columbia University College of Physicians and Surgeons, New York, NY.)

조직	림프구수 × 10^9
비장	70
림프절	190
골수	50
혈액	10
피부	20
장	50
간	10
폐	30

그림 1.13 림프기관과 다른 조직에서의 림프구 분포. 건강한 성인의 기관에서의 추정치를 보여줌.

2차(말초)림프기관 및 조직

Secondary (Peripheral) Lymphoid Organs and Tissues

림프절, 비장, 점막 및 피부 면역체계(mucosal and cutaneous immune systems)로 구성되어 있는 말초림프기관과 조직은 적응면역반응이 잘 일어날 수 있도록 조직화되어 있다. T, B림프구는 미생물이 신체 어느 부위에 침입하더라도 그 위치를 파악할 수 있어야 하며, 이러한 미생물에 적절히 반응하여 제거할 수 있어야 한다. 해부학적으로 잘 조직화된 말초림프기관은 APC로 하여금 항원을 집중화시킴으로써 림프구가 항원의 위치를 파악하여 반응할 수 있도록 한다. 더 나아가, 서로 다른 종류의 림프구는 효과적인 면역반응이 일어나기 위해서는 보통 서로 소통할 필요가 있다. 예를 들어, 특정 단백질 항원 특이적인 보조T세포는 동일한 항원에 특이적인 B림프구와 상호작용하고 도와주어 항체생성이 원활히 일어나도록 한다.

숫림프구는 몸의 림프계를 순환하다가 항원이 모여 있는 기관으로 우선적으로 가게 되며, 작동세포들은 미생물들의 제거가 필요한 감염부위로 이동한다. 더 나아가, 서로 다른 림프구 사이에 신호를 교환함으로써 효과적인 면역반응을 일으키는 경우도 있다. 예를 들어, 항원특이적인 보조T세포는 동일한 항원에 의해 활성화된 B림프구와 상호작용하여 항체생성이 원활히 일어나도록 도와준다. 항원의 자극을 받은 후에 동일한 항원에 특이적인 적은 수의 T, B세포를 결합하게 하는 것이 림프기관의 중요한 기능이다.

대부분의 2차림프기관은 공통점도 있고 독특한 면도 있다.

- **림프절(lymph node)**은 림프관을 따라 전신에 걸쳐 분포하는 결절(encapsulated nodule) 모양으로 뭉쳐진 림프조직이다(그림 1.14). 상피 및 결합조직 그리고 대부분의 실질기관(parenchymal organ)에 존재하는 혈관으로부터 끊임없이 체액이 흘러나오는데 이러한 체액을 **림프(lymph)**라고 부른다. 림프는 림프관에 의해 조직으로부터 림프절로 운반되어 결국에는 다시 혈관계로 돌아간다. 따라서 림프에는 상피 및 조직들로부터 흡수된 여러 물질들이 섞여있다. 림프가 림프절을 통과함에 따라 림프절에 있는 APC는 상피를 통해서 조직으로 유입된 미생물의 항원들을 포집할 수 있게 된다. 아울러, 수지상세포는 상피나 다른 조직들로부터 미생물 항원을 포획하여 이 항원들을 림프절로 운반한다. 이러한 항원을 포획하고 운반하는 과정의 최종 결과로 상피나 조직에 존재하는 미생물 항원이 림프절 안에 모이게 된다.
- 혈관이 대단히 잘 발달한 복부기관(abdominal organ)인 **비장(spleen)**은 림프절이 림프내 항원을 담당하는 것처럼 혈액내 항원에 대한 면역반응을 담당한다(그림 1.15). 비장으로 유입되는 혈액은 sinusoids(굴맥관)를 지나 흘러가게 된다. 혈액내 항원들은 비장내 수지상세포와 큰포식세포에 의해 포획되어 비장에 모이게 된다. 비장의 굴맥관에 위치하고 있는 많은 큰포식세포는 혈중 미생물들을 포식하여 섬멸한다. 이 큰포식세포는 오래된 적혈구도 제거한다.
- **피부면역체계(cutaneous immune system)와 점막면역체계(mucosal immune system)**는 각각 피부 상피와 위장 및 기도 상피 안쪽과 아래에 림프조직과 APC가 특별하게 모여 있다. 비록 이러한 조직들에 존재하는 면역세포들은 상피장벽 밑에 흩어져서 분산되어 있으나 림프절과 같은 방식으로 림프구와 APC가 조직화된 모습을 보인다. 예를 들어 인두(pharynx)의 편도(tonsil)와 내장의 Peyer's patch는 해부학적으로 잘 구분되는 양대 점막림프조직이다(그림 1.16). 피부

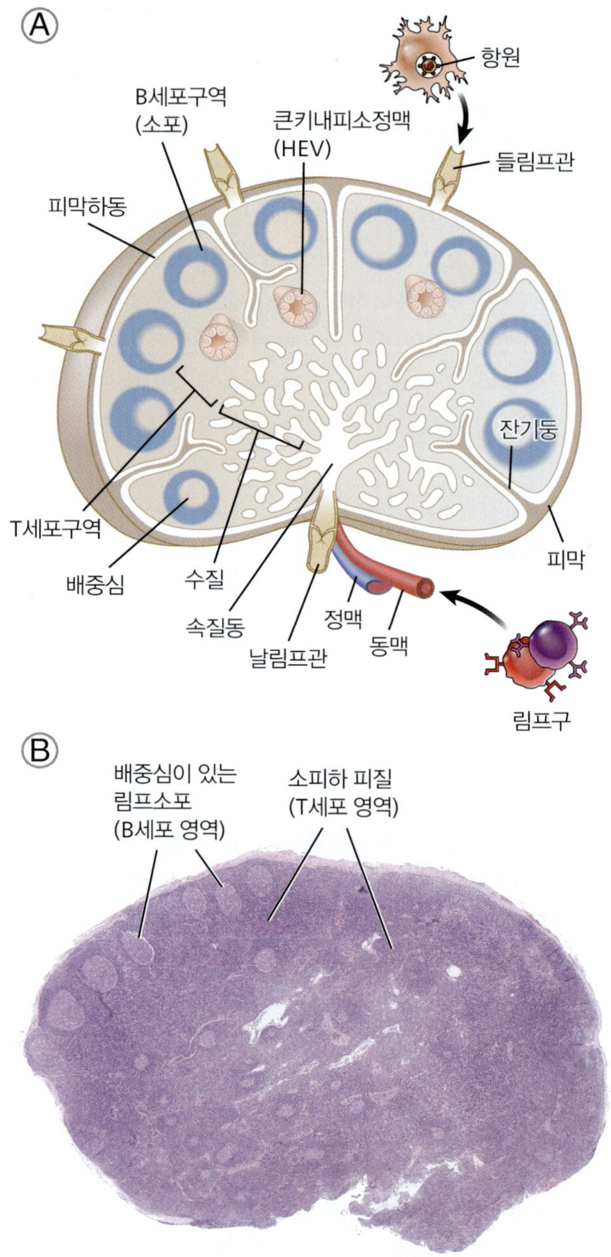

그림 1.14 림프절의 구조. **A,** 이 모식도는 림프절의 구조를 보여준다. **B,** 이 광학현미경 사진은 림프절의 한 단면인데, T세포와 B세포의 영역을 보여준다. B세포 영역은 피질에 많은 소포가 있고, 그 중 일부는 약하게 염색되는 중심 부위(배중심)를 가지고 있다. (Courtesy Robert Oghami, MD, PhD, and Kaushik Sridhar, Department of Pathology, University of California San Francisco, San Francisco, CA.)

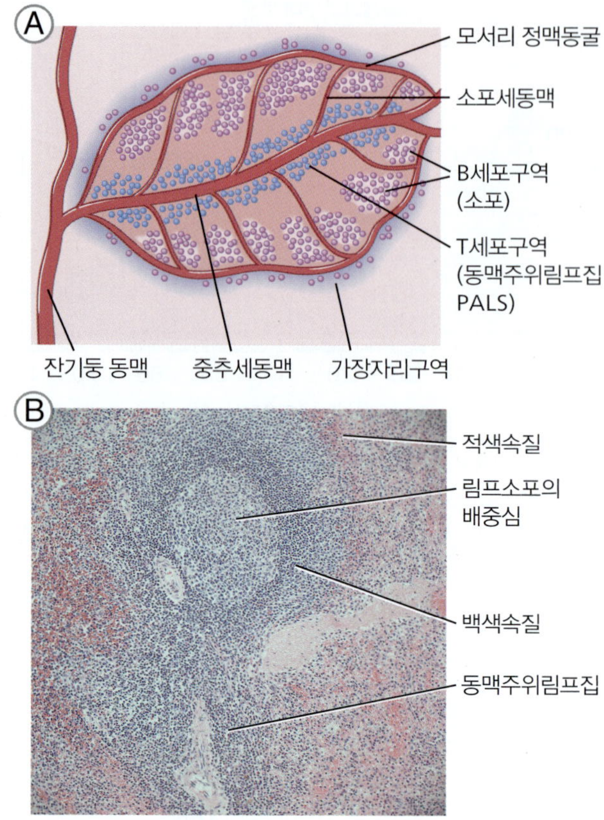

그림 1.15 비장의 형태 구조. **A,** 이 모식도는 동맥주위림프집(periarteriolar lymphoid sheath, PALS)이 감싸고 있는 비장의 세동맥(arteriole)과 거기에 붙어 있는 소포를 보여준다. PALS와 림프소포는 함께 비장의 백색수질(white pulp)을 이룬다. 정맥동굴(sinus)이 있는 가장자리구역(marginal zone)은 백색수질과 적색수질의 사이의 경계가 모호하다. **B,** 이 광학현미경 사진은 비장의 한 단면으로서, PALS를 갖고 있는 세동맥과 뚜렷한 배중심을 갖고 있는 소포를 볼 수 있다. 혈관 유동(vascular sinusoid)을 풍부하게 가지고 있는 비장의 적색수질(red pulp)이 이들을 에워싸고 있다.

면역체계는 선천과 적응면역의 세포 대부분을 포함하고 있는데 해부학적으로 뚜렷한 구조를 보이지는 않는다(그림 1.17). 어느 때나 우리 몸이 갖고 있는 림프구의 최소한 1/4 이상이 점막조직 및 피부(이 조직들의 크기를 참작해 보길)에 존재하며(그림 1.13), 이들의 대부분은 기억세포이다. 피부 및 점막림프조직은 상피를 통과한 항원에 대항하는 면역반응이 일어나는 장소이다. 피부 및 점막림프조직의 놀랄만한 특징은 병원체에 대해서는 반응을 하는 동시에 상피장벽에 존재하는 대다수의 무해한 공생미생물(commensal microbes)에 대해서는 면역반응을 보이지 않는 점이다. 이 것은 조절T세포와 림프구의 활성 대신 억제하는 다른 신호들을 포함하여 몇 가지 기작에 의해 이루어진다.

2차림프기관 안에서, T림프구와 B림프구는 해부학적으로 격리된 위치에 존재한다(그림 1.18). 림프절에서 B세포는 주변부, 즉 피질(cortex)부분에 위치하는 소포(follicles)에 모여있다. 만일 소포에 있는 B세포가 최근에 단백질 항원에 반응한 적이 있고 T세포로부터 신호를 받았다면 이 소포엔 **배중심(germinal center)**이라는 약하게 염색되는 구조를 포함하고 있다. 작동 기능이 우수한 항체 생성에서 배중심의 역할은 매우 중요한데 7장

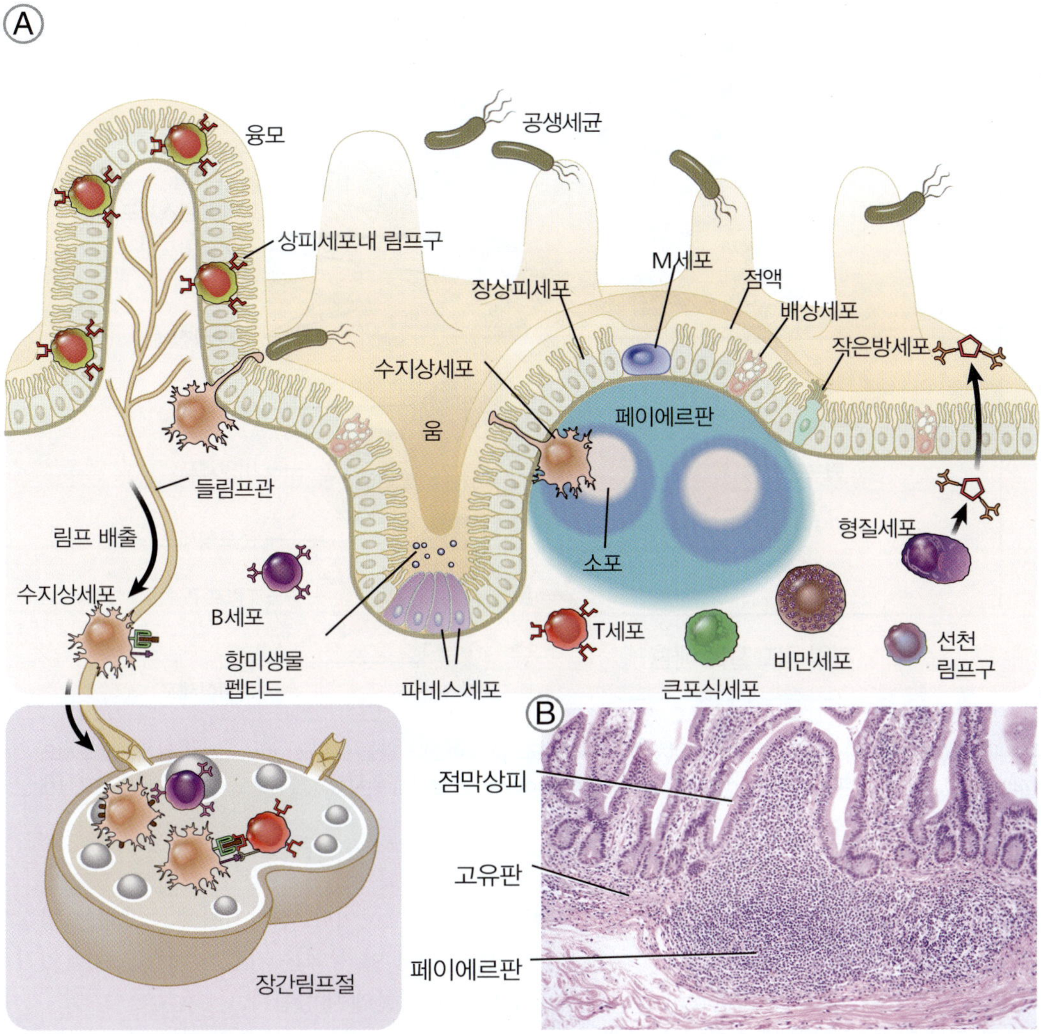

그림 1.16 점막면역체계. 모식도는 소장의 점막면역체계를 보여준다. 많은 공생세균은 장강에 존재한다. 점액을 분비하는 상피는 미생물 침입에 대한 선천 방어를 제공한다(2장에서 다룸). M세포와 같은 특수 상피세포는 장강으로부터 내부 조직으로 항원 수송을 촉진한다. 수지상세포, T림프구, 큰포식세포 등 고유판(lamina propria)에 있는 세포는 미생물 침입에 대한 선천면역과 적응면역 방어를 제공한다; 이러한 세포의 일부는 소장에서 Peyer's patch와 같은 특수한 구조로 조직화된다. 면역글로블린 A (IgA)는 점막 조직에서 풍부하게 생산되는 항체이며, 이 항체는 장강으로 수송되고, 이곳에서 IgA 항체는 미생물에 부착하여 중화시킨다(8장).

에서 다룬다. T림프구는 소포의 이웃한 바깥쪽(속겉질, paracortex)에 모여있다. 비장에서 T림프구는 작은 동맥의 주변을 둘러싸고 있는 동맥주위림프구집(periarteriolar lymphoid sheath)에 존재하며, B세포는 소포 안에 있다.

2차림프기관의 해부학적 구조는 면역반응이 항원에 의해 자극된 후에만 일어나도록 하기 위해 엄격하게 조절된다. B림프구가 소포에 머물게 되는 까닭은 사이토카인의 일종인 **케모카인**(**chemokine**; chemoattractant cytokine, 케모카인과 사이토카인은 후에 좀 더 논의함)에 의해 소포로 유인되기 때문이다. 소포의 FDC는 지속적으로 B세포가 발현하고 있는 CXCR5라는 수용체에 결합할 수 있는 케모카인을 분비한다. 이 케모카인은 CXCR5에 결합하여 B세포로 하여금 혈액으로부터 림프기관의 소포로 이동하도록 유도한다. 마찬가지로 T세포는 림프절의 속겉질과 비장의 동맥주위림프구집에 모이는데, 이 또한 숫T림프구가 CCR7이라는 수용체를 발현하여 림프절과 비장의 해당 부위에서 분비하는 케모카인에 의해 유인되기 때문이다. 림프구가 항원에 의해서 활성화되면 이에 따라 케모카인 수용체 발현 양상도 달라진다. 결과적으로, B, T세포는 소포의 가장자리에서 서로 만나게 되며, 이곳에서 보조T세포는 B세포와 상호작용을 통해 B세포가 항체생성세포로 분화될 수 있도록 돕는다(7장 참조). 이처럼 B, T림프구는 항원에 노출되어 상호작용이 필요할 때까지 서로 격리되어 있다. 이와 같은 현상은 림프기관의 구조가 필

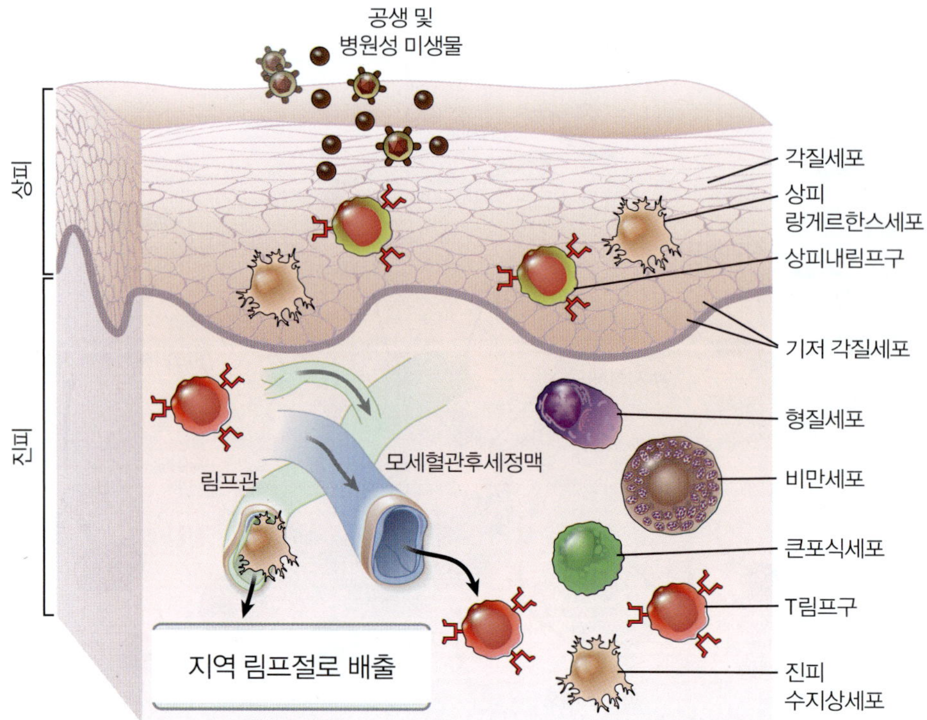

그림 1.17 피부 면역체계. 이 모식도에는 피부면역체계의 중요한 요소를 보여준다. 각질세포(keratinocyte), 랑게르한스 세포(Langerhans cell), 그리고 상피내 림프구(intraepithelial lymphocyte)는 상피에 위치하고, T림프구, 수지상세포, 큰포식세포는 진피에 위치한다.

요한 경우에만 상호 신호를 주고받도록 설계되어 있음을 보여주는 좋은 예이다.

대부분의 작동T림프구는 림프절의 날림프관(efferent lymphatic vessels)이나 비장의 정맥을 통해 나가서 순환계를 통해 떨어져 있는 감염부위로 향하게 된다. 일부 활성화된 T세포는 림프기관에 남아서 림프소포로 들어가서 B세포를 도와 친화력이 큰 항체를 만들게 한다.

림프구 재순환과 조직으로의 이동

Lymphocyte Recirculation and Migration into Tissues

숫림프구는 지속적으로 혈액과 말초림프기관을 재순환하다가 항원을 만나 활성화되어 작동세포로 분화될 가능성이 있고, 작동림프구는 림프조직으로부터 감염부위로 이동하여 미생물을 제거한다(그림 1.19). 즉, 각각 다른 분화 단계에 있는 림프구들은 그들의 기능이 발휘되는 각각의 위치로 이동하게 된다. 작동림프구가 감염부위로 이동하는 가장 대표적인 경우가 T세포다. 그 이유는 작동T세포의 주된 기능이 감염부위에 존재하는 미생물의 위치를 파악하여 제거하는 역할이기 때문이다. 반면에 B세포로부터 유래한 형질세포는 감염부위로 이동할 필요가 없다. 왜냐하면 분비된 항체가 혈액을 통해 이동하여 혈액내 병원체나 독소에 부착하거나 순환계를 통해 조직내 감염 부위로 이동될 수도 있기 때문이다. 점막기관에 소재하는 형질세포는 항체를 분비하는데, 이 항체는 기관의 내강으로 들어가서 섭취되거나 흡입된 미생물에 대항한다.

여러 림프구 집단의 이동은 뚜렷한 모습을 보이며 이는 다양한 분자적 상호작용에 의해 조절된다.

- 숫T림프구는 가슴샘에서 성숙되며 순환계를 통해 림프절로 이동하는데 이는 **high endothelial venules (HEVs, 큰키내피세정맥)**라고 불리는 특수한 세정맥(postcapillary venule)에 있는 부착분자(adhesion molecule)와 케모카인에 부착함으로써 림프절로 들어온다. 림프구가 혈관 밖으로 이동하는 과정은 5장에서 다룬다. HEV를 통과하면 T세포는 paracortex에 머문다. 왜냐하면 여기에서 생성되는 케모카인에 주화성을 보이기 때문이다. 이곳에서 림프구는 상피와 parenchymal organ(실질기관)에서 빠져나와 들림프관을 통해 림프절로 들어온 항원을 인지하는데, 항원은 수지상세포에 포획되어 들어오거나 항원 자체만 들어오기도 한다.
- 림프절의 paracortex에서 T세포는 특수화된 결체조직 섬유를 따라 빠르게 이리저리 움직이면서 수지상세포 표면을 판독하여 항원을 인지한다. T세포가 수지상세포가 제시하는 항원을 특이적으로 인지하게 되면 수지상세포와 강하고 안정적으로 결합하게 되어 활성화된다. 항원과 그 항원을 인지하는

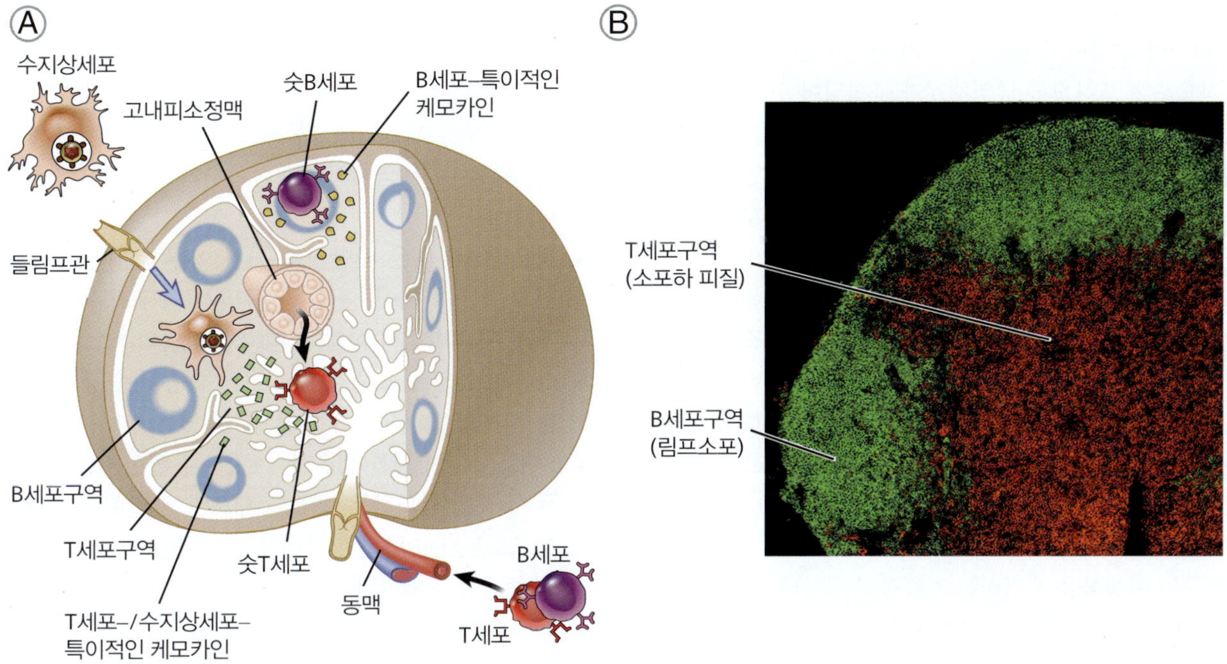

그림 1.18 말초림프기관에서 서로 격리되어 있는 T, B림프구. **A,** 이 모식도는 숫 T, B림프구가 림프절의 다른 부위로 이동하는 경로를 보여준다. 숫 T, B림프구는 큰키내피세정맥(high endothelial venule, HEV; 횡단면)을 통해 림프절로 들어오며, 케모카인에 이끌리어 림프절의 특정 부위로 이동한다. 이 그림은 수지상세포의 이동도 보여준다. 수지상세포는 상피에서 항원을 포획하고, 들림프관을 통해 림프절로 들어와 T세포가 풍부한 부위로 이동한다(3장 참조). **B,** 이 림프절의 조직단면은 소포에 위치한 녹색으로 염색된 B림프구와 소포하 피질(parafollicular cortex)에 위치한 붉은색으로 염색된 T세포를 보여준다. 이 세포들을 염색한 방법은 면역형광법으로서 조직절편을 T, B세포 특이적인 항체로 염색하는 방법인데, 각 항체는 서로 다른 형광물질을 결합시킨 것이다. 비장에서도 T, B림프구가 해부학적으로 분리되어 있다(그림에서는 생략). (B, Courtesy Drs. Kathryn Pape and Jennifer Walter, University of Minnesota Medical School, Minneapolis.)

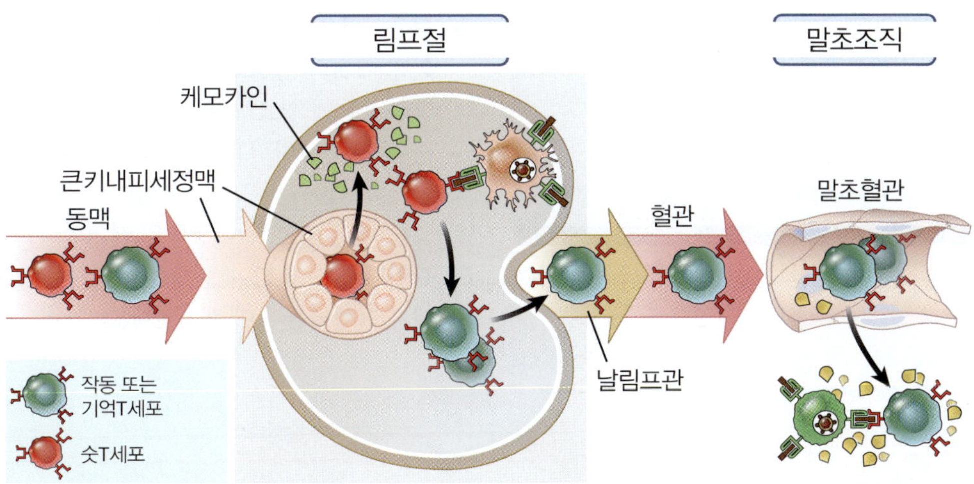

그림 1.19 T림프구의 이동. 숫T림프구는 혈액으로부터 큰키내피세정맥을 통해 림프절의 T세포구역으로 이동하며, 이곳에서 항원에 의해 활성화된다. 활성화된 T세포는 림프절을 나와 순환계로 들어가, 우선적으로 감염부위나 염증부위로 이동한다. T세포가 내피세포에 결합할 때 관여하는 부착분자에 대해서는 5장에서 설명한다.

림프구 사이의 만남은 드물고 무작위에 가까우나, 대부분의 체내의 T세포는 적어도 하루에 한 번 이상 림프절을 순환한다. 이미 앞에서 언급하였고 좀 더 3장에서 다루게 될 것인데, 실제로 T세포가 자신이 인지할 수 있는 항원을 정확히 찾는 것은 2차림프기관, 특히 림프절에서 그 가능성이 증가한다. 이는 미생물성 항원이 숫T림프구가 순환하는 동일한 기관에 집중적으로 분포하도록 면역체계가 구성되어 있기 때문이다. 그리하여 T세포는 자신이 인지할 수 있는 항원을 찾고 활성화되어 증식하고 분화한다. 특이적인 항원을 만나지 못한 숫세포는 림프절을 떠나 림프관을 통해 다시 순환계로 들어간다.

- T세포 활성화로 생성된 작동세포들은 림프관을 통해 순환계로 들어가서 우선적으로 미생물 감염이 일어난 조직으로 이동한다. 작동T세포의 이동은 선택적으로 감염부위에서 일어난다. 왜냐하면 미생물에 대한 국지적인 선천 반응(innate response)이 후모세관정맥(postcapillary venule)에 케모카인과 혈관내피 부착분자(endothelial adhesion molecules)의 발현을 유도하기 때문이다(5장 참조). 감염 조직에 들어온 T림프구는 미생물을 제거하는 기능을 수행한다.
- 림프절의 소포에서 항원을 인지하고 반응하는 B림프구는 항체생성 형질세포로 분화되며, 대부분은 골수나 점막조직으로 이동한다(7장 참조).
- 기억T세포는 여러 세포군으로 구성되어 있다(6장 참조); 일부 세포들은 림프절을 재순환하며 항원을 포획하여 재빠르게 감염을 종식하는 2차 면역반응을 일으킨다. 또한 다른 세포는 감염부위로 이동하여 감염을 제거하는 데 신속하게 반응할 수 있다. 다른 기억세포들은 점막조직이나 피부와 같은 상피조직에 영구적으로 머물기도 한다.

아직 비장이나 다른 림프조직을 통한 림프구 순환에 대해서는 아직 덜 알려져 있다. 비장은 HEV를 갖고 있지 않으나, 대체로 비장에서의 일반적인 숫림프구의 이동 패턴은 림프절에서의 순환과 유사할 것으로 추정하고 있다.

요약
SUMMARY

- 면역체계의 생리학적 기능은 감염과 종양으로부터 보호하는 것이다.
- 선천면역은 첫 방어선으로 항시 존재하면서 감염성 미생물을 제거할 준비가 되어 있는 세포와 분자들에 의해 매개된다.
- 적응면역은 체액면역과 세포매개면역으로 이루어져 있다. 체액면역에는 세포외미생물이나 독소를 중화시키거나 제거하며, 세포매개면역에서는 T림프구가 세포내미생물을 제거한다.
- 적응면역반응은 다단계를 거쳐 이루어진다: 림프구의 항원 인지, 활성화되어 증식, 작동 및 기억세포로 분화, 미생물의 제거, 면역반응의 쇠퇴, 그리고 장기간의 기억.
- 다른 종류의 림프구는 서로 다른 기능을 수행하며, 특정 세포막 분자의 발현으로 구별될 수 있다.
- B림프구는 항체를 생산할 수 있는 유일한 세포이다. B림프구는 항원을 인지하는 항체를 세포막에 발현하며, 활성화된 B세포로부터 분화된 형질세포는 이러한 항체를 분비하여 항원을 중화하고 제거한다.
- T림프구는 다른 세포의 표면에 제시된 단백질 항원의 펩티드 조각을 인지한다. 보조T림프구는 사이토카인 생산을 통해 포식세포를 활성화시키고, 호중구를 모이게 하고, B림프구의 항체생성을 활성화시킨다. 세포독성 T림프구(CTL)는 세포질에 감염된 세포 자체를 죽인다.
- 항원제시세포(APC)는 상피를 통해 들어온 미생물의 항원을 포획하여 림프기관에 모으고 이를 T세포로 하여금 인지할 수 있도록 한다.
- 림프구와 APC는 2차(말초)림프기관 안에 조직화되어 있으며, 이곳에서 면역반응이 시작되며 진행된다.
- 적응면역은 미생물성 항원의 자극에 의해 활성화된 림프구에 의해 매개되며, 효과적인 방어를 위해서는 림프구의 클론 팽창과 분화가 필요하다.
- 순환하다가 2차림프기관으로 들어온 숫림프구는 외부항원을 만난다. 작동T림프구는 감염이 일어난 말단부위로 이동하며, 그 곳에서 감염성 미생물을 제거한다. 형질세포들은 림프기관이나 골수에 남아 항체를 분비하는데, 항체는 순환계로 들어가 미생물을 찾아 제거한다.

연습문제 _REVIEW QUESTIONS

1. 선천면역과 적응면역의 대표적인 차이는?
2. 적응면역의 두 종류는 무엇이며, 각각의 적응면역은 어떤 유형의 미생물 유형에 대항하는가?
3. 림프구의 중요한 종류에는 어떤 것들이 있으며 그 기능은 어떤 차이가 있는가?
4. 숫, 작동, 기억 T 및 B림프구 간에 어떠한 중요한 차이가 있는가?
5. T와 B림프구는 림프절의 어느 장소에 위치하며, 이러한 해부학적인 격리는 어떻게 유지되는가?
6. 숫, 작동T림프구는 그들의 이동 패턴에 있어서 어떤 차이점이 있는가?

연습문제의 답과 설명은 295쪽에서 볼 수 있음.

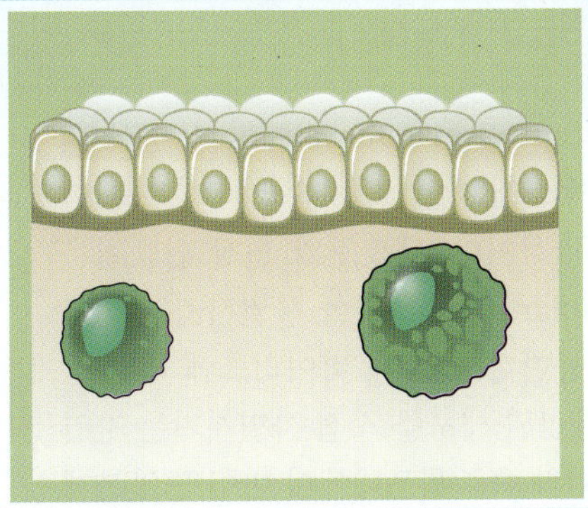

2

선천면역

감염에 대한 초기방어

Innate Immunity

The Early Defense Against Infections

이 장의 개요 _*Chapter Outline*

다세포 생물의 생존에는 미생물 감염에 대한 효과적인 방어와 손상되거나 괴사된 세포를 제거하고 손상된 조직을 복구하는 능력이 필요하다. 이러한 역할을 담당하는 많은 기작은 항상 생명체 내에 존재하면서 미생물과 죽은 세포를 인식하고 제거할 준비가 되어 있다. 그래서, 이런 형태의 숙주 방어 방법을 **선천면역(innate immunity)** 또는 자연면역(natural immunity or native immunity)이라고 부르게 되었다. 그리고 이러한 선천면역을 담당하는 세포들과 분자들을 포괄하여 **선천면역체계(innate immune system)**라고 일컫는다. 선천면역은 적응면역보다 훨씬 먼저 진화하였으며, 식물, 무척추동물 및 척추동물을 포함하는 모든 다세포 생물체에 존재한다.

선천면역은 감염에 대응하는 숙주 방어의 첫 번째 단계이다. 선천면역은 상피장벽을 통해 미생물 침입을 막고, 체내에 침입한 다수의 미생물을 파괴하고, 감염을 제어하거나 박멸하는 역할을 수행한다. 이처럼 선천면역반응(innate immune response)은 침입한 미생물에 즉각적으로 반응하는 반면, 이전에 침입한 적이 없는 미생물에 대한 방어를 위해서, 적응면역체계(adaptive immune system)는 항원 자극에 대한 림프구 활성화가 필요하고, 이를 위해 림프구의 세포 증식 및 분화 과정이 진행되어야만 하기 때문에 효과적인 적응면역반응은 몇일 정도의 준비 시간이 필요하다. 선천면역은 이 기간 동안 감염에 대한 필수적인 방어를 제공한다. 또한 선천면역반응은 적응면역체계가 다양한 미생물에 효율적으로 대응하는 방법을 지시한다. 뿐만 아니라, 선천면역은 죽은 조직을 제거하고 조직 손상 이후의 복구를 시작하는 데 중요한 역할을 하고 있다.

이 장에서는 다음 세 가지 질문에 초점을 맞추어 선천면역의 초기 방어반응에 대해 논의할 것이다.

- 선천면역체계는 어떻게 미생물과 손상된 세포를 인식하는가?
- 선천면역의 여러 구성성분은 다양한 유형의 미생물에 대응하

기 위해 어떻게 기능을 수행하는가?

• 선천면역반응은 어떻게 적응면역반응을 자극하는가?

선천면역반응의 일반적 특징과 특이성

GENERAL FEATURES AND SPECIFICITY OF INNATE IMMUNE RESPONSES

선천면역체계는 몇 가지 형태의 반응들을 통해 방어기능을 수행하는데, 이는 훨씬 다양하고 전문화된 적응면역의 반응들에 비해 훨씬 제한적이다. 또한 선천면역의 특이성은 적응면역의 항원-인식 세포인 림프구의 특이성과 비교했을 때 여러 측면에서 차이를 보인다 (그림 2.1).

선천면역체계의 가장 주된 두 가지 반응형태는 염증(inflammation)과 항바이러스 방어(antiviral defense)이다. 염증은 백혈구(leukocytes)와 혈장 단백질이 감염 또는 손상된 부위로 이동해서 활성화되는 일련의 과정이다. 백혈구와 혈장 단백질은 주로 세포외미생물(extracellular microbes)을 사멸시키고 손상된 조직을 제거하기 위해 협동한다. 세포내 바이러스에 대한 선천면역 방어는 바이러스에 감염된 세포를 직접 사멸시키는 자연살해세포(natural killer cells)와 숙주세포내에서 바이러스 복제를 막는 사이토카인인 1형 인터페론(type I interferons)에 의해 수행된다.

선천면역체계는 미생물들의 반복되는 침입에 본질적으로 동일한 방법으로 대응하는 반면, 적응면역체계는 반복된 미생물들

특징	선천면역	적응면역
특이성	미생물(병원체 관련 분자적 패턴) 유형에 공유되는 구조에 특이적 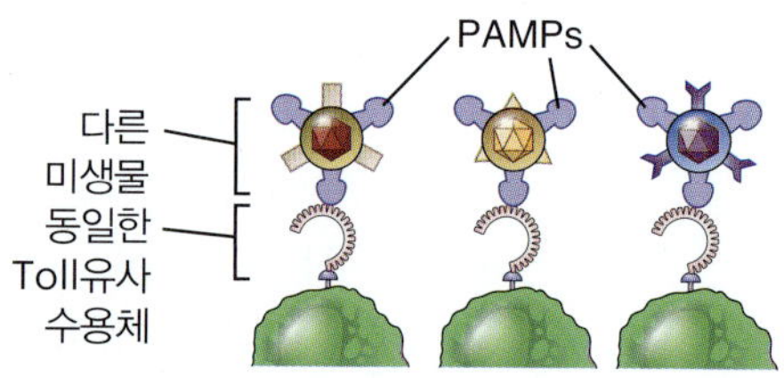	미생물 분자(항원)의 상세한 구조에 특이적; 비미생물 항원도 인식 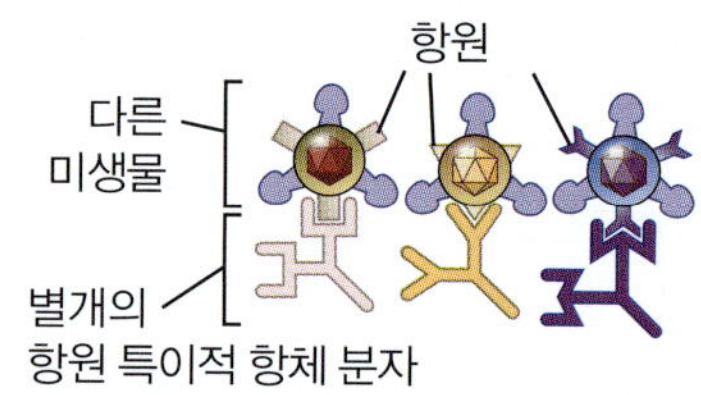
인식하는 미생물 분자의 수	약 1000개의 분자적 패턴 (추정); 미생물의 생존에 필수적; 보통 변이될 수 없음	10^7개 항원 이상; 대부분 생존에 필수적이지 않고 면역계를 회피하기 위해 변이될 수 있음
수용체	세포막, 엔도솜막, 세포질에 위치 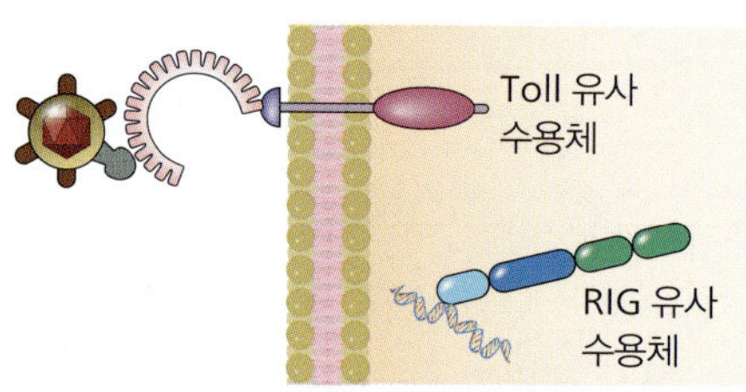	세포막에만 위치 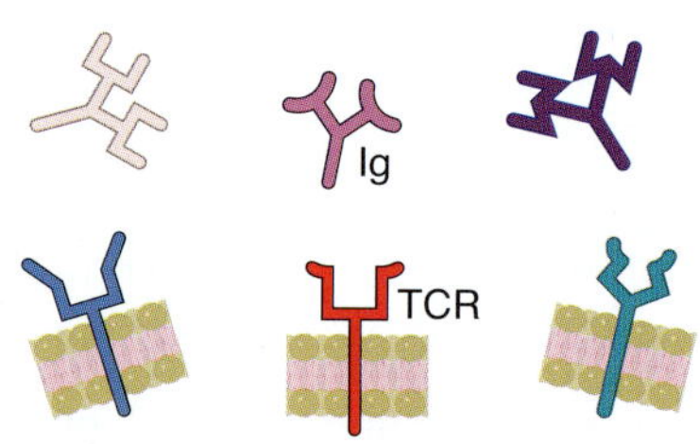
수용체 수와 유형	약 100가지 유형의 불변 수용체	2가지 유형 수용체(Ig와 TCR), 각각 수백만 가지의 변이형태 존재
수용체 분포	비클론성(nonclonal): 수용체를 발현하는 모든 세포에 동일한 수용체	클론성(clonal): 개별적 특이성을 지닌 림프구 클론은 각각 다른 수용체 발현
수용체 코딩 유전자	배선에 코딩되어 있음, 모든 세포	B세포, T세포에서만 발생하는 유전자 단편의 체세포 재조합에 의해 형성
자기와 비자기 구별	예(Yes); 건강한 숙주세포는 인식되지 않거나 선천면역반응을 저해하는 분자 발현	예(Yes); 자기반응 림프구의 제거와 비활성화에 기반; 불완전함(자가면역 가능성)

그림 2.1 선천면역과 적응면역의 특이성과 수용체. 이 그림은 선천면역 및 적응면역의 특이성과 수용체에 대한 중요한 특징들을 몇몇 그림 설명과 함께 요약하였다. *Ig*, immunoglobulin (antibody); *TCR*, T cell receptor.

의 침입에 대해 더욱 강력하고, 신속하고, 보다 효율적인 반응을 장착하게 된다. 즉, 대부분의 경우, 선천면역체계는 미생물들과의 만남을 기억하지 못하고 만남 후에 반응은 다시 초기화되는 반면, 기억은 적응면역체계의 주요한 특징이다. 선천면역의 일부 세포들(예를 들면 큰포식세포 및 자연살해세포)은 미생물과의 접촉에 의해 변형되어 반복된 미생물들과의 만남에 더 잘 반응할 수 있다. 하지만, 이 과정이 대부분 또는 모든 선천면역반응에서 나타나고, 결과적으로 반복된 감염에 대한 방어능력을 향상시키는 건지 또는 특정 미생물에 특이적인 현상인지는 아직 확실하지 않다.

선천면역체계는 다양한 미생물들이 공통적으로 갖고 있지만 정상 숙주세포에 존재하지 않는 구조를 인식한다. 거의 무제한적인 다양한 미생물 혹은 비미생물 유래 항원을 인식할 수 있는 적응면역체계에 비해, 선천면역의 세포와 분자들은 매우 한정된 수의 미생물 구조들을 인식하고 반응한다. 선천면역의 각 구성성분은 세균, 바이러스 혹은 곰팡이 등을 각각 인식한다. 예를 들면, 포식세포(phagocytes)는 세균의 내독소(endotoxin)인 lipopolysaccharide (LPS)를 인식하는 수용체와 많은 세균의 외막(outer membrane) 또는 세포벽에 존재하지만 포유류 세포에는 존재하지 않는 peptidoglycan을 인식하는 수용체를 발현하고 있다. 일부의 포식세포 수용체는 세균과 곰팡이에는 일반적이지만 포유류 당포합체(glycoconjugates)에는 존재하지 않는 말단 만노스(mannose) 잔기를 인식한다. 또한 포유류 세포에 존재하는 일부 수용체는 많은 바이러스의 복제기간 동안 생성되지만 숙주 세포에서는 생성되지 않는 이중 나선 리보핵산(double-stranded RNA) 및 미생물 DNA에는 흔히 존재하지만 포유류 DNA에는 별로 없는 비메틸화 CG-rich (CpG) 올리고뉴클레오티드(oligonucleotide)를 인식하고 반응한다. 이러한 선천면역반응을 자극하는 미생물 분자를 **병원체 관련 분자적 패턴(pathogen-associated molecular patterns, PAMPs)**이라고 한다. 즉, 병원체 관련 분자적 패턴은 병원균에 존재하고 같은 종류의 미생물들에 공통적으로 발견되는 구조를 말한다. 이러한 공통된 구조를 인식하는 선천면역 수용체를 **패턴인식수용체(pattern recognition receptor)**라고 한다.

선천면역 수용체들은 미생물의 생존과 감염에 필수적인 미생물의 구조에 특이적이다. 미생물들은 선천면역이 인식하는 구조를 유전적 변이(mutation) 또는 발현을 억제하여 선천면역을 회피할 수 없기 때문에, 이러한 특징은 매우 효과적인 방어기작이다. 만일 이러한 구조들을 변형시킨 미생물들은 감염성과 숙주에서 증식하는 능력을 잃어버리게 된다. 이와는 대조적으로, 미생물들은 항원을 변이시켜서 적응면역을 회피할 수 있는데, 이는 대부분의 항원은 미생물의 생존에 필수적인 요소가 아니기 때문이다.

선천면역체계는 또한 손상되거나 괴사하는 세포(necrotic cells)에서 분비되는 분자들을 인식한다. 이러한 분자들을 **손상 관련 분자적 패턴(damage-associated molecular patterns, DAMPs)**이라고 한다. 그 예로, 핵이 손상된 세포에서 분비되는 히스톤 단백질인 high mobility group box protein 1 (HMGB1)과 손상된 미토콘드리아에서 분비되는 세포외(extracellular) ATP가 있다. DAMP에 대한 일련의 반응은 손상된 세포를 제거하고 조직 복구를 개시하는 역할을 한다. 그래서, 선천적 반응은 경색(infarction)이나 혈액 공급 손실로 인한 조직 괴사 같은 멸균 손상 후에도 발생한다.

선천면역체계의 수용체는 모든 세포에서 동일한 상속된 유전자에 암호화되어 있다. 선천면역체계의 패턴인식 수용체는 클론에 다르게 분포되어 있지 않다. 즉, 발현하는 모든 세포의 패턴인식 수용체는 동일하다. 따라서 선천면역의 많은 세포들은 동일한 미생물에 대해 함께 인식하고 반응한다. 이것은 적응면역계의 항원 수용체와 본질적으로 다른 현상으로, 적응면역계는 림프구 발달과정에서 유전자 조각의 재배열에 의해 형성되는 유전자에 의해 암호화되어 있어 각각 고유한 수용체를 발현하는 B 및 T림프구의 많은 클론을 생성한다. 약 1000개의 PAMP 및 DAMP를 인식할 수 있는 약 100가지 유형의 선천면역 수용체가 있는 것으로 추정된다. 이와는 확연히 대조적으로, 적응면역계에는 두 가지 종류의 특이적 수용체 [면역 글로불린(Ig) 및 T세포 수용체(TCRs)]만 있지만, 이들의 다양성으로 인해 수백만 개의 다른 항원을 인식할 수 있다.

선천면역체계는 건강한 세포에는 반응하지 않는다. 선천면역체계는 몇 가지 특징들에 의해 개인 자신의 세포와 분자에는 반응하지 않는다. 선천면역 수용체는 미생물 구조(및 손상된 세포의 산물)에 특이적이지만 건강한 세포의 물질에는 반응하지 않는 방향으로 진화되었다. 건강한 세포는 종종 선천면역 반응을 억제하는 분자를 발현하는데, 대표적인 예로는 보체계에서의 조절분자들이 있다. 적응면역체계도 또한 자기(self)와 비자기(nonself)를 구별한다. 적응면역체계에서 숙주 항원을 인식하는 림프구가 만들어지게 되면, 자기항원을 만났을 때 그 림프구는 죽거나 불활성화된다.

선천면역반응은 미생물 감염단계별로 다음과 같은 일련의 방어기작을 제공한다.

- 미생물이 침입하는 장소에서: 대부분 미생물 감염은 피부와 소화기, 호흡기 또는 비뇨생식기에 존재하는 상피층(epithelia)을 통해 이루어진다. 이 부위에서 초기 방어를 담당하는 것은 상피와 이 부위에 분비되는 점액으로, 이들은 물리적인 장벽과 항미생물(antimicrobial) 분자를 제공한다.
- 조직에서: 상피층을 뚫고 들어온 미생물과 조직내의 죽은 세포들은 조직에 분포하는 큰포식세포, 수지상세포(dendritic

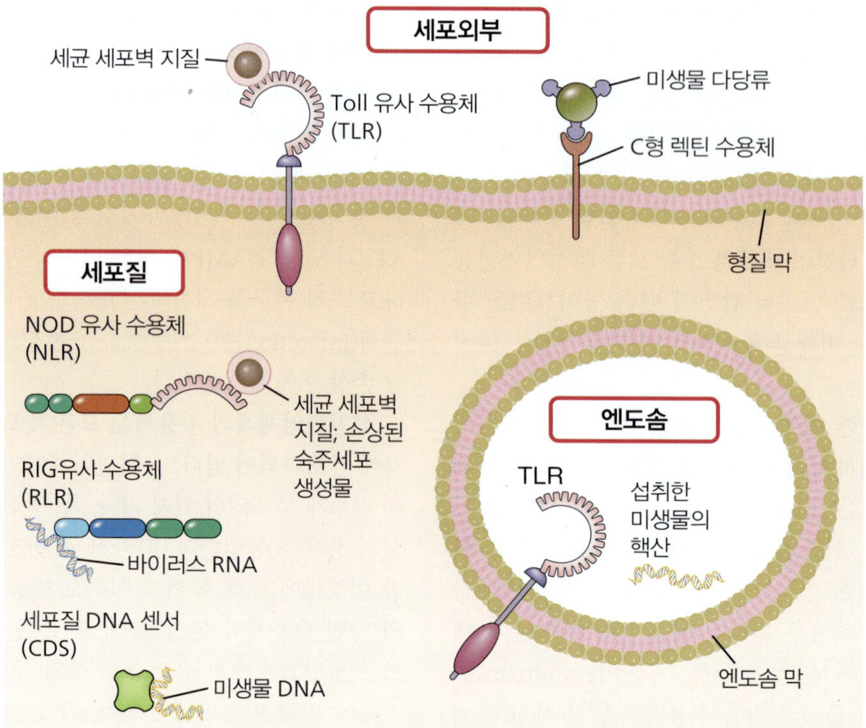

그림 2.2 선천면역체계 수용체의 세포내 위치. 일부 TLRs (Toll유사 수용체)와 렉틴 수용체는 세포 표면에 위치하고 있다; 다른 TLRs는 엔도솜에 위치해 있다. 바이러스 핵산, 세균 펩티드 및 손상된 세포 생성물에 대한 일부 수용체는 세포질에 존재한다. NOD와 RIG는 각각 세균과 바이러스 생성물을 인식하는 구조적으로 유사한 세포질 수용체 군(family)의 처음 발견된 구성원의 이름을 일컫는다(완전한 이름은 복잡하고 기능을 반영하지는 않는다). 선천면역의 세포내 수용체는 다섯 가지 주요한 군이 있다: TLRs, CLRs (C형 렉틴 수용체), NLRs (NOD유사 수용체), RLRs (RIG유사 수용체) 와 CDSs (세포질 DNA 센서).

cell) 또는 비만세포(mast cell)에 의해 인식된다. 일부의 이러한 세포들은 사이토카인을 분비하여 염증을 유도하고, 조직에 거주하거나 혈액에서 유입된 포식세포는 미생물과 손상된 세포를 포획하여 파괴한다.

- 혈액에서: 보체계(complement system) 단백질 등의 혈장 단백질은 순환계에 들어온 미생물에 반응하여 미생물의 파괴를 촉진한다.

선천면역의 이러한 구성성분과 이들의 반응에 대해서 이 장의 뒷부분에서 좀 더 자세히 기술할 것이다. 우선 미생물, 손상된 세포 그리고 다른 외부 물질들이 어떻게 인식되고 선천면역반응이 어떻게 개시되는지 알아보도록 하겠다.

미생물과 손상된 세포들에 대한 세포 수용체
CELLULAR RECEPTORS FOR MICROBES AND DAMAGED CELLS

선천면역체계에서 미생물과 손상된 세포를 인식하는 패턴인식 수용체는 포식세포, 수지상세포, 상피장벽세포 그리고 많은 다른 세포에서 발현되고, 이러한 수용체들은 미생물이나 미생물 생성물이 위치하는 다양한 세포 구획에 분포되어 있다. 일부 수용체는 세포 표면에 존재해서 세포외미생물을 검출하고, 일부는 소낭(엔도솜)에서 섭취된 미생물 생성물을 검출하고, 일부는 세포질에서 세포질 미생물과 세포 손상 생성물의 센서(sensor) 기능을 수행한다(그림 2.2). PAMP와 DAMP를 인식하는 이러한 수용체들은 다음 몇 가지 유형으로 분류된다.

Toll유사 수용체
Toll-Like Receptors

Toll유사 수용체(Toll-like receptors, TLRs)는 Drosophila 단백질인 Toll과 상동(homologous) 단백질로, Toll은 처음 초파리의 발생에서의 역할이 발견되었지만, 이후 곰팡이 감염으로부터 초파리를 방어하는 핵심적인 역할을 하고 있음이 확인되었다. 인간의 경우 10가지 유형의 TLR 단백질이 존재하고, 이들은 이량체 형태로 결합하여 미생물의 각 성분에 특이성을 갖는 9가지의 다른 TLR 수용체를 형성한다(그림 2.3). TLR-2는 TLR-1 또는 TLR-6와 결합하여 그람 양성 세균이나 일부 기생충이 생성한 몇몇 lipopeptides 또는 peptidoglycans을 인식한다; TLR-4는 그람 음성 세균이 생성하는 LPS(내독소)에 특이적이다; TLR-5는 대부분의 이동성(motile) 세균이 생성하는 세균의 flagellar 단백질인 flagellin에 특이적이다; TLR-3은 이중 나

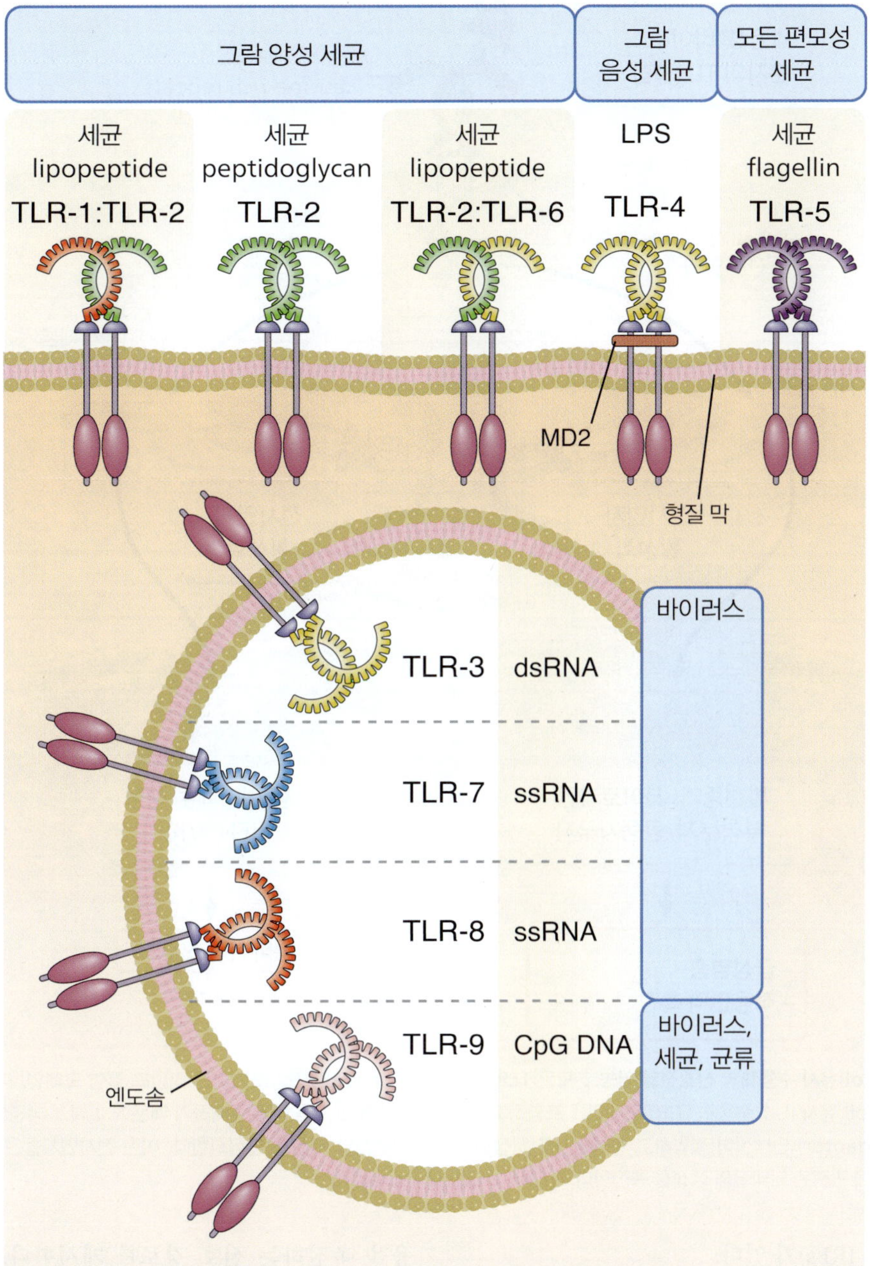

그림 2.3 TLR의 특이성. 각각의 TLRs은 많은 상이한, 구조적으로 다양한 미생물 생성물을 인식한다. 세포막 TLRs는 세균 세포벽 성분에 특이성이 있고, 엔도솜 TLRs는 핵산을 인식한다. MD2는 LPS의 TLR-4 결합을 증진시키는 단백질이다. *ds*, double-stranded; *LPS*, lipopolysaccharide; *ss*, single-stranded.

선 RNA (double-stranded RNA), TLR-7과 TLR-8은 단일 나선 RNA (single-stranded RNA)에 특이적이다; TLR-9는 미생물 genome에 훨씬 많이 존재하는 비메틸화(unmethylated) CpG DNA를 인식한다. 미생물의 단백질, 지질, 다당류(대부분은 세균 세포벽에 존재하는)에 특이적인 TLR은 세포 표면에 존재하면서 세포 외부의 미생물 생성물을 인식한다. 핵산을 인식하는 TLR은 엔도솜에 위치하면서 포획된 미생물이 분해되어 미생물의 핵산이 분비되는 것을 인식한다.

TLR에 의해 생성된 신호는 포식세포 혹은 다른 세포의 염증 또는 항바이러스 반응 및 항균기능에 관련된 사이토카인과 다른 단백질들의 발현을 촉진하는 전사인자(transcription factors)를 활성화시킨다(그림 2.4). TLR신호에 의해서 활성화되는 가장 중요한 전사인자로는 다양한 사이토카인과 염증에 중요한 역할을 하는 내피 부착인자(endothelial adhesion molecules)의 발현을 촉진하는 nuclear factor κB (NF-κB)와 항바이러스 사이토카인인 1형 인터페론을 생성시키는 인터페론 조절인자(inter-

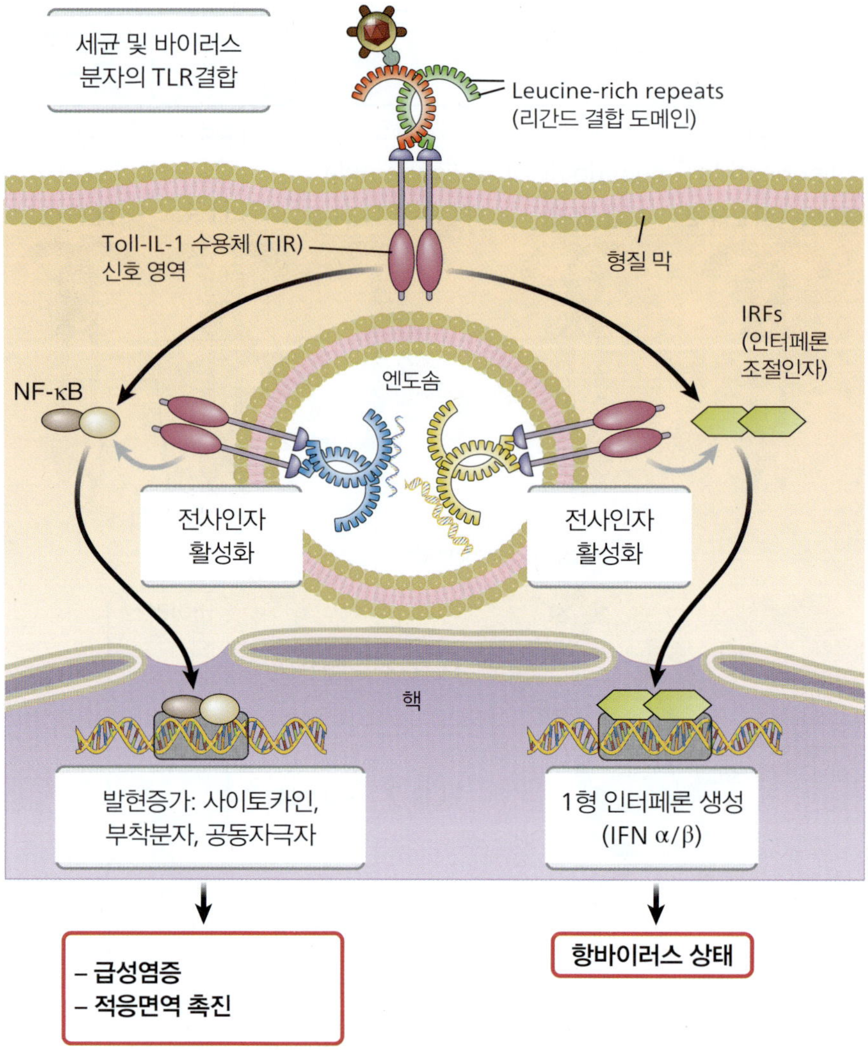

그림 2.4 Toll유사 수용체의 신호전달 기능. 모든 TLR은 leucine-rich 모티프를 포함하는 리간드 결합 도메인, 세포질 신호전달 도메인, Toll 유사 IL-1 수용체 (TIR) 도메인을 포함하고 있으며, 두 종류의 수용체에 존재하기 때문에 이렇게 명명되었다. TLRs는 어댑터(adaptor) 단백질이 결합하고 전사인자를 활성화시키는 신호전달 기전을 활성화한다. 이런 전사인자들은 염증과 항바이러스 방어에 관련된 단백질의 생성을 촉진한다. *NF-κB*, nuclear factor κB.

feron regulatory factors, IRFs)가 있다.

TLR 및 TLR 신호전달분자에 영향을 미치는 돌연변이가 재발성 감염을 특징으로 하는 희귀 염색체 열성 질환을 유도한다는 점은 미생물에 대한 숙주방어에서 이들 경로의 중요성을 강조한다. 예를 들어, TLR-3에 영향을 미치는 돌연변이를 가진 개인은 단순 헤르페스 바이러스(herpes simplex virus) 감염, 특히 뇌염에 취약하며, 몇몇 TLR의 하위 신호 어댑터 단백질인 MyD88의 돌연변이는 개인을 세균성 폐렴에 취약하게 만든다.

NOD유사 수용체

NOD-Like Receptors

NOD유사 수용체(NOD-like receptors, NLRs)는 세포질에서 DAMP 및 PAMP를 인식하는 선천면역 수용체 군으로 염증 반응을 촉진하는 신호 경로를 개시한다. 모든 NLR은 C-말단에 NOD (nucleotide oligomerization domain, 원래 관련된 활성 때문에 명명되었던) 구조를 포함하고 있지만 각각의 NLR은 N-말단에 다른 리간드 결합 도메인(domain)을 갖고 있다. 2개의 중요한 NLRs인 NOD1과 NOD2는 점막장벽 상피세포 및 포식세포 등의 몇몇 세포 유형에서 발현된다. NOD1 및 NOD2는 세균 세포벽 peptidoglycans에서 유래한 다이펩티드(dipeptide)를 인식하고, 이에 반응하여 NF-κB 전사인자를 활성화시키는 신호를 생성하여 염증성 단백질을 암호화하는 유전자들의 발현을 촉진한다. NOD2는 소장의 장 Paneth 세포에서 많이 발현되어, 섭취한 병원균에 반응하여 defensin이라 불리는 항균물질의 발현을 촉진한다. *NOD2* 유전자의 일부 다형성은 염증성 장질환(inflammatory bowel disease)과 관련이 있다. 아마도 이 *NOD2*

의 변이는 기능 감소를 일으키고, 내강 미생물이 장벽을 통과하여 염증을 유발할 수 있기 때문일 것이다.

인플라마좀

Inflammasomes

인플라마좀은 미생물 또는 세포 손상에 관련된 변화에 반응하여 세포의 세포질에서 형성되는 다중 단백질(multiprotein) 복합체로, 염증성 사이토카인 IL-1β 및 IL-18의 활성 형태를 단백질 분해를 통해 생성시킨다. IL-1β 및 IL-18는 불활성 전구체로 합성되며, 효소 caspase-1에 의해 절단되면 활성 사이토카인이 되어 세포 외부로 분비되고 염증을 촉진한다. 인플라마좀은 센서(sensor)와 효소(비활성 caspase-1), 그리고 두 단백질을 연결하는 어댑터(adaptor) 단백질로 구성된다. 다양한 유형의 인플라마좀이 있으며, 그중 일부는 몇 가지 다른 NLR 계열 단백질 중 하나를 센서로 사용한다. 이 센서는 세포질에서 미생물 생성물을 직접 인지하거나 감염 또는 세포 손상에 의해 간접적으로 나타나는 세포질에서의 내인성 분자 또는 이온의 양 변화를 감지한다. 몇몇 인플라마좀은, NLR 계열이 아닌, AIM 계열 DNA 센서나 일부 세균 독소에 의한 생화학적 변화를 감지하는 pyrin 단백질 센서를 사용한다. 미생물 또는 내인성 리간드를 인식하면, 인플라마좀 센서는 어댑터 단백질 및 caspase-1의 비활성 전구체와 중합하여 활성 형태의 caspase-1을 생성시킨다(그림 2.5). 활성화된 caspase-1은 사이토카인 인터루킨-1β (interleukin-1β, IL-1β)의 비활성 형태인 pro-IL-1β를 절단하여 생물학적 활성

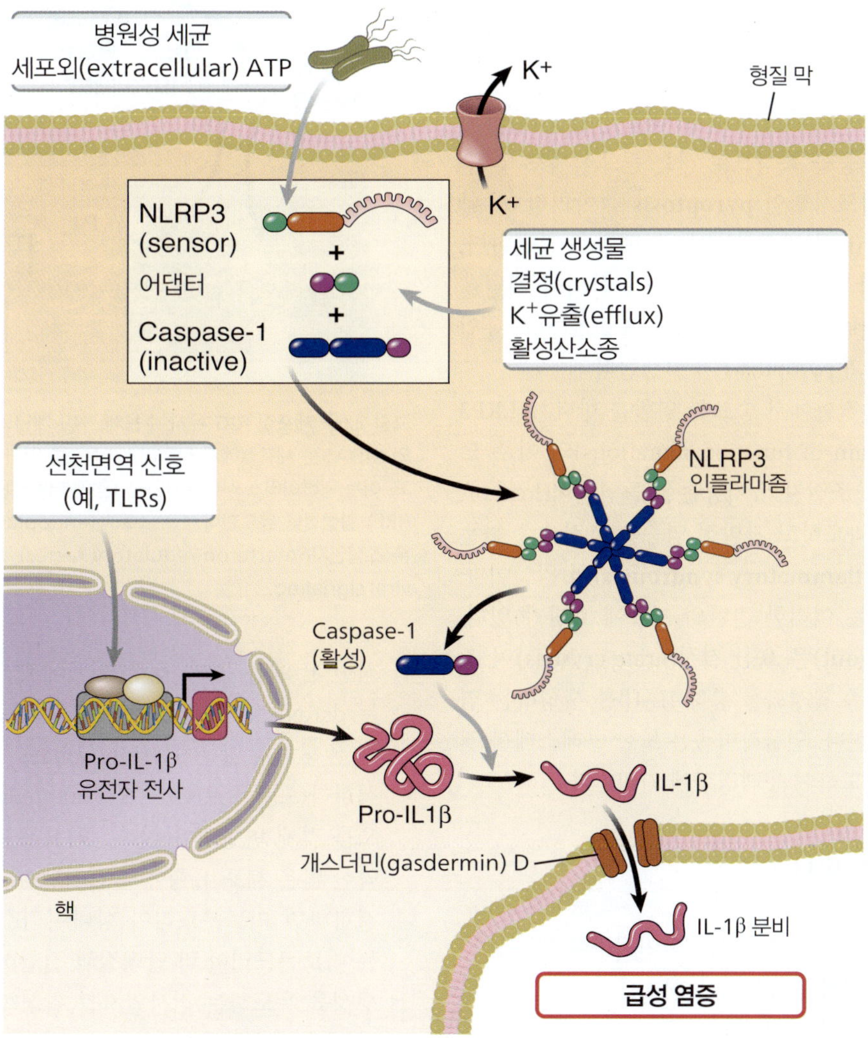

그림 2.5 인플라마좀. NLRP3 인플라마좀의 활성화 과정으로 이는 pro-interleukin-1β (pro-IL-1β)를 활성화 형태인 IL-1으로 변화시킨다. Pro-IL-1β의 합성은 다양한 PAMPs나 DAMPs의 패턴인식수용체 신호전달을 통해 유도된다. 이후 인플라마좀에 의해 생물학적 활성을 갖는 IL-1β가 생성된다. 인플라마좀은 또한 IL-1과 밀접하게 연관된 활성 IL-18의 생성도 유도한다. NLRP3 이외에도 NLRP1, NLRC4 또는 AIM2 센서를 포함한 인플라마좀 형태가 존재한다. *ATP*, adenosine triphosphate; *NLRP3*, NOD-like receptor family, pyrim domain containing 3; *TLRs*, Toll-like receptors.

형태인 IL-1β를 생성시킨다. 뒤에서 기술하겠지만, IL-1은 급성 염증을 유도하고 고열(fever)을 유발한다.

가장 대표적인 인플라마좀 중 하나는 NLRP3 (NOD-like receptor family, pyrin domain containing 3)를 센서로 사용한다. NLRP3 인플라마좀은 큰포식세포나 호중구 등의 선천면역세포와 피부의 각질세포(keratinocytes) 등 일부 세포들에서 발현된다. 다양한 광범위한 자극이 NLRP3 인플라마좀을 활성화시키는데, 자극으로는 요산(DNA 분해 부산물, 핵 손상을 나타냄) 및 콜레스테롤 결정 같은 결정질 물질, 주변의 손상된 세포에서 분비되어 세포 표면 퓨린 수용체에 결합하는 세포외 adenosine triphosphate (ATP), 세포내 칼륨 이온(K^+) 농도 감소(세포막 손상을 나타냄) 및 활성산소종(다양한 형태의 세포 손상에 의해 생성) 등이 있다. 결과적으로, 인플라마좀은 다양한 세포 성분에 영향을 미치는 손상에 대해 반응한다. 반면, NLRP3가 어떻게 이러한 다양한 형태의 세포 스트레스나 손상을 인식하는지는 아직 명확하지 않다.

인플라마좀 활성화는 또한 세포의 팽창, 형질막 원형 손상 및 염증성 사이토카인 방출 등을 특징으로 하는 큰포식세포 및 수지상세포의 프로그램 세포사멸인 **pyroptosis**를 야기한다. 활성 caspase-1은 gasdermin D라고 불리는 단백질을 절단한다. Gasdermin D의 N-말단 단편은 세포막에서 중합되어 채널을 형성하고 이는 활성 IL-1β의 방출을 유도하고, 또한 이온의 유입이 발생하면서 세포 팽창과 pyroptosis 가 발생한다.

인플라마좀은 다양한 질환에서 중요한 역할을 한다. NLRP3의 기능획득 돌연변이(gain-of-function mutations)와 아주 드물게 인플라마좀 활성화 조절자의 기능손실 돌연변이(loss-of-function mutations)는 과도하고 자발적 염증을 특징으로 하는 **자가염증성 증상(autoinflammatory syndromes)**의 원인이다. IL-1길항제(antagonist)는 이러한 질환의 치료에 효과가 있다. 흔한 관절 질환인 **통풍(gout)**은 요산 결정(urate crystals)이 축적되고 결정이 인플라마좀 활성화를 통해 IL-1β를 생성하는 염증반응이 유발되어 발생한다. 인플라마좀은 또한 콜레스테롤 결정에 의한 염증반응을 유도하여 동맥경화에 기여한다.

세포질 RNA 및 DNA 센서

Cytosolic RNA and DNA Sensors

선천 면역계는 미생물의 RNA 또는 DNA를 인식하여 염증성 및 항바이러스 사이토카인 생성을 유도하는 신호를 생성하도록 반응하는 몇몇 세포질 단백질을 갖고 있다.

- RIG유사 수용체(RIG-like receptor, RLR) RIG-I와 MDA-5(그림 2.6)는 세포질 단백질로 바이러스 RNA를 인식하여 항바이러스 1형 인터페론(IFN)의 생성을 유도한다. RLRs은 포유동물 RNA에 전형적이지 않은 바이러스 RNA 특징을 인식한다. 예를 들어, 정상 세포에서 일시적으로 형성될 수 있는 dsRNA보다 긴 dsRNA, 또는 포유동물 숙주세포 세포질에 존재하지 않는 5′ triphosphate 부분이 포함된 RNA를 인식한다(포유류 RNA는 5′ 7-methylguanosine “모자(cap)”구조를 갖게 변형되어 있다). RLR은 RNA 바이러스 감염에 취약한 많은 세포 유형에서 발현된다. RLR은 바이러스 RNA와 결합하면 미토콘드리아 항바이러스 신호(MAVS)라고 불리는 미토콘드리아 막 단백질과 결합하고, 이는 1형 인터페론의 생성을 유도하는 전사인자를 활성화시키는 신호과정을 개시하는 데 필요하다.
- 세포질 DNA 센서(CDSs)에는 세포질에서 미생물 이중 나선 DNA (dsDNA)를 인식하고 1형 인터페론 생성과 자가포식(autophagy) 등의 항균반응을 개시하는 신호경로를 활성화시키는 몇가지 구조적으로 관련된 단백질이 포함된다. DNA

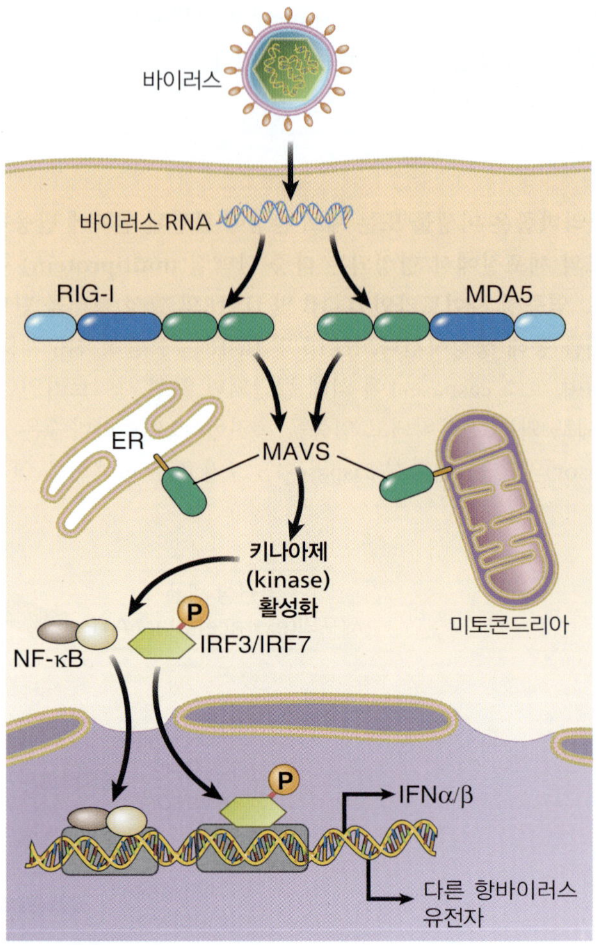

그림 2.6 세포질 RIG 유사 수용체. 이 계열의 두 가지 주요 수용체인 RIG-I와 MDA5는 세포질에서 바이러스 RNA를 인식하여 일련의 신호경로를 촉진하고, 이는 항바이러스 사이토카인인 1형 인터페론(IFN) 생성을 촉진하는 전사인자(IRF) 활성화를 유도한다. *ER*: 소포체(endoplasmic reticulum); *IRF*: 인터페론 조절인자(interferon regulatory factor); *MAVS*: mitochondrial antiviral signaling.

는 세포내 바이러스 또는 세균에서 세포질로 분비될 수 있다. 이 센서는 세포질에 축적된 자기 DNA도 인식한다. 이러한 DNA의 과도한 축적은 (예, 엔도뉴클레아제 기능을 감소시키는 돌연변이 등에 의해 발생하는) **인터페로노파시(interferonopathies)**로 불리는 전신염증질환을 야기시킨다.

대부분의 선천성 세포질 DNA 센서는 stimulator of IFN genes **(STING)** 경로를 통해 1형 인터페론 생성을 유도한다(그림 2.7). 이 경로에서, 세포질 dsDNA는 cyclic GMP-AMP synthase (cGAS)에 결합하고, 이는 cyclic GMP-AMP (cGAMP)라 불리는 cyclic dinucleotide 신호 분자의 생성을 활성화시킨다.

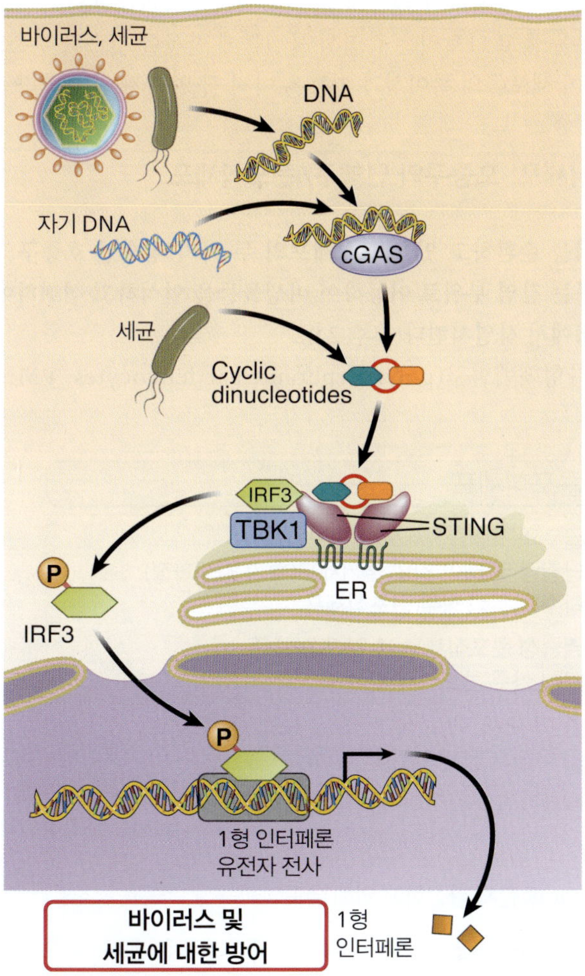

그림 2.7 세포질 DNA 센서와 STING 경로. 세포질의 미생물 dsDNA는 cGAS 효소를 활성화시켜 ATP와 GTP로부터 cyclic GMP-AMP (cGAMP) 합성을 촉진한다. cGAMP는 소포체 막에서 STING에 결합하고, STING은 인산화효소인 TBK1을 동원해서 활성화시킨다. TBK1은 IRF3를 인산화시킨다. 인산화된 IRF3는 핵으로 이동하고, 여기에서 1형 인터페론 유전자 발현을 유도한다. 세균의 2차 메신저 분자인 cyclic di-GMP (c-di-GMP)와 cyclic di-AMP (c-di-AMP)는 STING에 의해 직접 감지된다. STING은 또한 세포질 소기관에 관련된 병원균의 자가포식 및 용해소체 분해를 자극한다. *cGAS*, cyclic GMP-AMP 합성효소(synthase); *ER*: 소포체(endoplasmic reticulum); *IFN*, 인터페론(interferon); *IRF3*, 인터페론 조절인자 3(interferon regulatory factor 3).

그리고 cGAMP는 소포체막 접합 단백질인 STING에 결합한다. 또한 일부 세균들은 다른 cyclic dinucleotide를 형성하여 이것이 STING에 결합한다. 이렇게 cyclic dinucleotide가 STING에 결합하면, STING은 1형 인터페론 유전자의 전사 활성화와 발현을 야기하는 신호전달을 개시한다. STING은 또한 세포가 용해소체에서 자체 소기관을 분해하는 기작인 자가포식(autophagy)을 자극한다. 자가포식은 선천면역에서 세포질 미생물을 용해소체에 전달하여 단백분해효소에 의해 사멸하는 기능을 한다. cGAS 이외의 다른 세포질 DNA 센서들도 또한 STING을 활성화할 수 있다.

선천면역의 다른 세포 수용체

Other Cellular Receptors of Innate Immunity

이외에도 많은 다른 수용체들이 미생물에 대한 선천면역반응에 관련되어 있다(그림 2.2 참조).

- 세포막에 존재하는 몇몇 렉틴(lectin, 탄수화물을 인식하는 단백질)도 곰팡이에 존재하는 glucan을 특이적으로 인식하거나(이러한 수용체는 dectins라고 부름) 말단 만노스 잔기를 인식(이러한 수용체는 만노스 수용체라고 부름)하는 수용체로 작용하여, 곰팡이와 세균의 포식작용과 이들에 대한 염증반응에 관여한다.
- Formyl 펩티드 수용체1이라고 불리는 포식세포에 주로 발현되는 세포 표면 수용체는 세균 단백질의 (포유류 미토콘드리아 단백질의) 특징적인 N-말단 formylmethionine을 포함한 펩티드를 인식한다. 이 수용체의 신호는 포식세포의 이동과 항균 활성을 촉진한다.

지금까지 세포 수용체에 대해 알아보았고, 뒤에서 기술하겠지만 선천면역계는 또한 미생물을 인식하고 방어하는 선천면역체계의 몇 가지 순환 분자를 갖고 있다.

선천면역의 구성성분

COMPONENTS OF INNATE IMMUNITY

선천면역체계의 구성성분은 상피세포, 조직에 있는 감시세포들(상주 큰포식세포, 수지상세포, 비만세포 등); 순환하면서 이동하는 포식세포 (단핵구, 호중구); 선천 림프구; 자연살해세포 그리고 혈장 단백질을 포함한다. 다음은 이러한 세포들과 수용성 단백질들의 특징과 선천면역반응에서의 역할을 알아보고자 한다.

상피장벽

Epithelial Barriers

신체와 외부 환경의 주요한 경계면인 피부, 소화기, 호흡기, 비뇨생식기는 감염에 대한 물리적, 화학적 장벽을 제공하는 상피세포 층에 의해 보호받는다(그림 2.8). 미생물은 주로 외부 물리

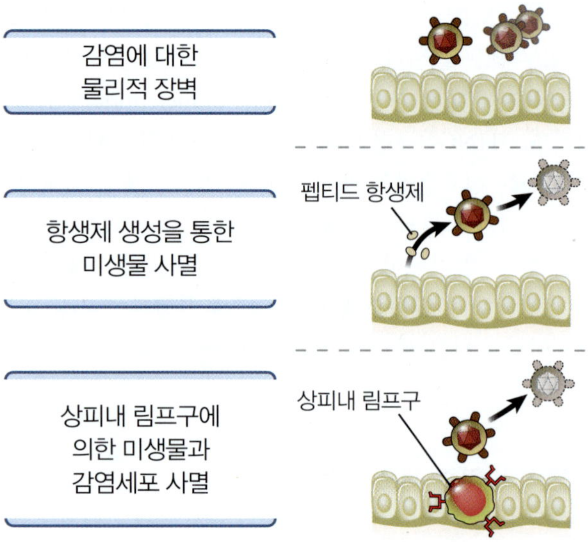

그림 2.8 선천면역에서 상피의 기능. 상피는 미생물이 들어오는 입구에서 keratin(피부), 분비된 점액(위장관, 기관지폐 및 비뇨생식기) 및 상피세포들 간의 tight junction에 의한 물리적 장벽을 제공한다. 상피는 또한 항균물질(예, defensins, cathelicidins)을 생성하고 미생물과 감염된 세포를 사멸하는 림프구가 포함되어 있다.

적 접촉, 섭취, 흡입 및 성적 활동에 의해 이러한 경계면에서 척추동물 숙주와 접촉하게 된다. 이러한 모든 출입문은 미생물에 대한 기계적 장벽을 형성하는 단단히 부착된 세포로 구성된 연속적인 상피층으로 둘러싸여 있다. 피부표면의 각질 및 점막 상피세포에서 분비되는 점액은 대부분 미생물의 상피세포 감염과 통과를 억제한다. 상피세포는 또한 defensin이나 cathelicidin 등의 항균 펩티드를 생성하여 세균과 몇몇 바이러스의 외부 막을 파괴하여 사멸시킨다. 따라서, 항균 펩티드는 감염에 대한 화학적 장벽을 제공한다. 그리고 상피층에는 제한된 종류의 항원 수용체를 발현하는 T세포 유래의 상피내 림프구(intraepithelial lymphocytes)가 존재한다. 일부의 상피내 T림프구는 γ와 δ사슬(chain)로 이루어진 T세포 수용체를 발현하고 있는데, 이는 대부분의 T림프구가 발현하는 매우 다양한 αβ T세포 수용체와 유사하지만 동일하지 않다(4장, 5장 참조). 상피내 T림프구는 상피층을 뚫고 나오려는 감염성 물질들에 반응할 것으로 추측되지만, 이 세포들의 특이성과 기능은 아직 잘 알려져 있지 않다.

포식세포: 호중구와 단핵구/큰포식세포

Phagocytes: Neutrophils and Monocytes/Macrophages

혈액을 순환하고 있는 포식세포의 두 가지 형태인 호중구와 단핵구는 감염 부위로 이동하여 미생물들을 인식하고 섭취하여 세포내에서 사멸시킨다(그림 2.9).

- 다형핵백혈구(polymorphonuclear leukocytes, PMN)라

특징	호중구	큰포식세포
기원	골수의 조혈줄기세포(HSC)	골수의 조혈줄기세포(염증반응) 난황낭 및 태아 간의 줄기세포(초기 발생과정): 다수의 조직 상주 큰포식세포
조직에서의 수명	1~2일	염증성 큰포식세포: 수일 또는 수주 조직 상주 큰포식세포: 수년
활성자극에 대한 반응	빠름, 짧게 지속, 효소 활성	좀 더 오래 지속, 상대적으로 느림, 종종 새로운 유전자 전사 의존적
활성산소종	포식세포 산화효소의 조립에 의해 빠르게 유도(호흡 파열)	현저하지 않음
산화질소	낮은 농도 또는 없음	iNOS 전사 활성화에 의해 유도
탈과립화(degranulation)	주요 반응; 세포 골격 재배열에 의해 유도	현저하지 않음
사이토카인 생성	세포당 낮은 농도	주요 기능적 활성, 세포당 대량 생성, 사이토카인 유전자 전사 활성화 필요
세포외 그물(extracellular trap)	빠르게 유도, 핵 내용물의 압출에 의해	거의 없음

그림 2.9 호중구와 단핵구의 구별되는 특성. 이 표에는 호중구와 큰포식세포의 중요한 차이점이 비교되었다. 이 두 세포 유형은 포식작용, 화학 주성(chemotaxis), 혈관을 통해 조직으로 이동하는 능력 등 많은 특징을 공유한다. *HSC*, 조혈줄기세포(hematopoietic stem cell); *iNOS*, inducible nitric oxide synthase.

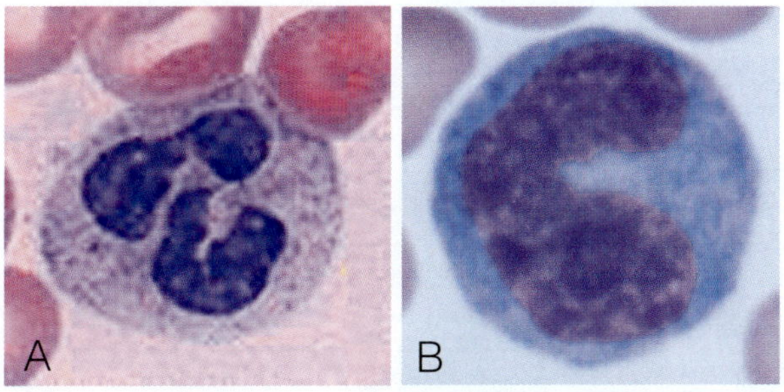

그림 2.10 호중구와 단핵구의 형태. **A**, 혈액 호중구의 광학 현미경 사진으로 다엽형태(multilobed)의 핵[이 때문에 이 세포는 다형핵백혈구(polymorphonuclear leukocytes)라고 불린다]과 희미한 세포질 과립[대부분 용해소체(lysosome)]을 관찰할 수 있다. **B**, 혈액 단핵구의 광학 현미경 사진으로 전형적인 말발굽 형태의 핵을 관찰할 수 있다.

고도 불리는 **호중구**는 혈액내에 가장 풍부한 백혈구로 혈액 1 μL당 약 4,000~10,000개 정도의 세포가 존재한다(그림 2.10A). 특정 세균 및 곰팡이에 감염되면, 골수에서 호중구의 생성이 급격히 증가해서 혈액내 수치가 정상보다 10배까지 증가할 수 있다. 감염에 대응하여 많은 종류의 세포들이 분비하는 집락자극인자 colony-stimulating factor (CSFs)라는 사이토카인에 의해 호중구의 생성이 촉진되고, 이 사이토카인은 조혈줄기세포(hematopoietic stem cell)에 작용하여 호중구 전구체의 증식과 성숙을 촉진한다. 호중구는 대부분의 감염에서, 특히 세균과 곰팡이 감염의 경우, 가장 빠르고 많은 수가 반응하는 세포 형태로, 뒤에서 기술되겠지만, 급성 염증에서 가장 풍부한 세포이다. 호중구는 혈액을 순환하면서 미생물들을 섭취하거나 혈액에서 감염된 부위로 신속하게 이동하여 미생물들을 포식(섭취)하고 파괴한다. 호중구는 보체 활성화 생성물 및 미생물 표면에 대한 항체를 인식하는 수용체를 발현한다. 이들 수용체는 항체 또는 보체로 덮인 미생물의 포식작용을 향상시키고 또한 호중구의 섭취한 미생물을 사멸하는 능력을 촉진하는 활성 신호를 전달한다. 미생물의 포식작용 및 세포내 사멸과정은 뒤에서 설명될 것이다. 호중구는 또한 감염 이외에도 손상된 조직 부위로 이동해서 세포 부유물(cell debris)을 제거하기 시작한다. 호중구는 조직에서 불과 몇 시간 정도만 생존하기 때문에, 가장 빠르게 반응하는 세포이지만 지속적인 방어를 담당하지는 못한다.

- **단핵구**는 호중구에 비해 훨씬 적은 수인 1 μL당 500~1,000개 정도의 세포가 혈액내에 존재한다(그림 2.10B). 단핵구도 혈액과 조직내에서 미생물들을 섭취한다. 염증반응 동안, 혈액에서 조직으로 이동한 단핵구는 **큰포식세포**로 분화된다. 큰포식세포는 호중구와 다르게 조직에서 장시간 동안 생존이 가능하다. 그래서, 혈액 단핵구와 조직의 큰포식세포는 같은 계통의 다른 단계의 세포로 종종 이들은 단핵 포식세포 계통(mononuclear phagocyte system)이라고 불린다(그림 2.11). 일부 큰포식세포는 대부분의 건강한 기관과 조직에 항상 존재한다. 조직상주 큰포식세포(tissue-resident macrophages)라고 불리는 이 세포들은 개체의 발달과정 초기에 난황낭(yolk sac) 또는 태아 간(fetal liver)의 전구체에서 유래한다; 일부 조직에서 이 조직상주 큰포식세포는 골수유래 단핵구에 의해서 시간이 지나면서 보충되기도 한다.

큰포식세포는 숙주 방어에서 몇 가지 중요한 역할을 수행한다: 미생물들을 섭취하여 파괴하고, 죽은 조직을 제거하고, 조직 복구 과정을 개시하고, 염증을 개시 및 조절하는 사이토카인을 생성한다(그림 2.12). 많은 수용체 계열이 큰포식세포에서 발현되고 세포의 활성화 및 기능에 관여한다. 앞에서 설명한 TLR 또는 NLR 같은 패턴인식수용체는 미생물 및 손상된 세포의 생성물을 인식하고 큰포식세포를 활성화시킨다. 미생물(및 다른 입자)에 직접 결합하는 만노스 수용체와 청소(scavenger)수용체 같은 세포 표면 수용체, 그리고 미생물에 결합된 항체나 보체 활성화 생성물에 대한 수용체는 포식작용을 매개한다. 이들 포식작용 수용체 중 일부는 큰포식세포의 미생물 사멸 기능도 활성화 시킨다. 또한, 큰포식세포는 다양한 사이토카인에 의해 활성화 되기도 한다.

큰포식세포는 고전(classical) 또는 대체(alternative)경로로 불리는 두 가지 다른 경로에 의해 활성화되어 각각 고유의 기능을 수행한다(그림 6.9 참조). **고전 큰포식세포 활성화**는 TLR과 같은 선천면역 신호 또는 선천면역반응과 적응면역반응에서 생성되는 IFN-γ 사이토카인에 의해 유도된다. 고전적으로 활성화된 큰포식세포는 M1 또는 염증성이라고 불리며 미생물들을 파괴하고 염증반응을 유도하는 역할을 담당하고 있다. 반면 **대체 큰포식세포 활성화**는 강한 TLR신호가 없고 IL-4 또는 IL-13 사이토카인에 의해 유도된다. 이렇게 활성화된 M2 또는 치유성 큰포식세포는 조직 복구나 염증을 종료하는 과정에서 중요한 역할을 한다. 이러한 두 가지 형태의 활성화된 큰포식세포의 상대적인 비율은 숙주 반응의 결과에 영향을 주고 다양한 질환을 유발하기도 한다. [이러한 세포들은 구분을 위한 표현형 마커가 종종 명확하지 않아서 M1-유사(M1-like) 또는 M2-유사(M2-like) 세포로 불리기도 한다. M1/M2 명명법은 간단한 구분을 위해서 주로 사용된다.] 이러한 큰포식세포의 기능은 세포매개면역을 다루는 6장에서 다시 논의하기로 하겠다.

이 장에서는 선천면역에서 포식세포의 역할을 주로 설명하였지만, 큰포식세포는 세포매개 적응면역과 체액매개 적응면역에서도 중요한 작동세포로 6장 및 8장에서 다시 논의될 것이다.

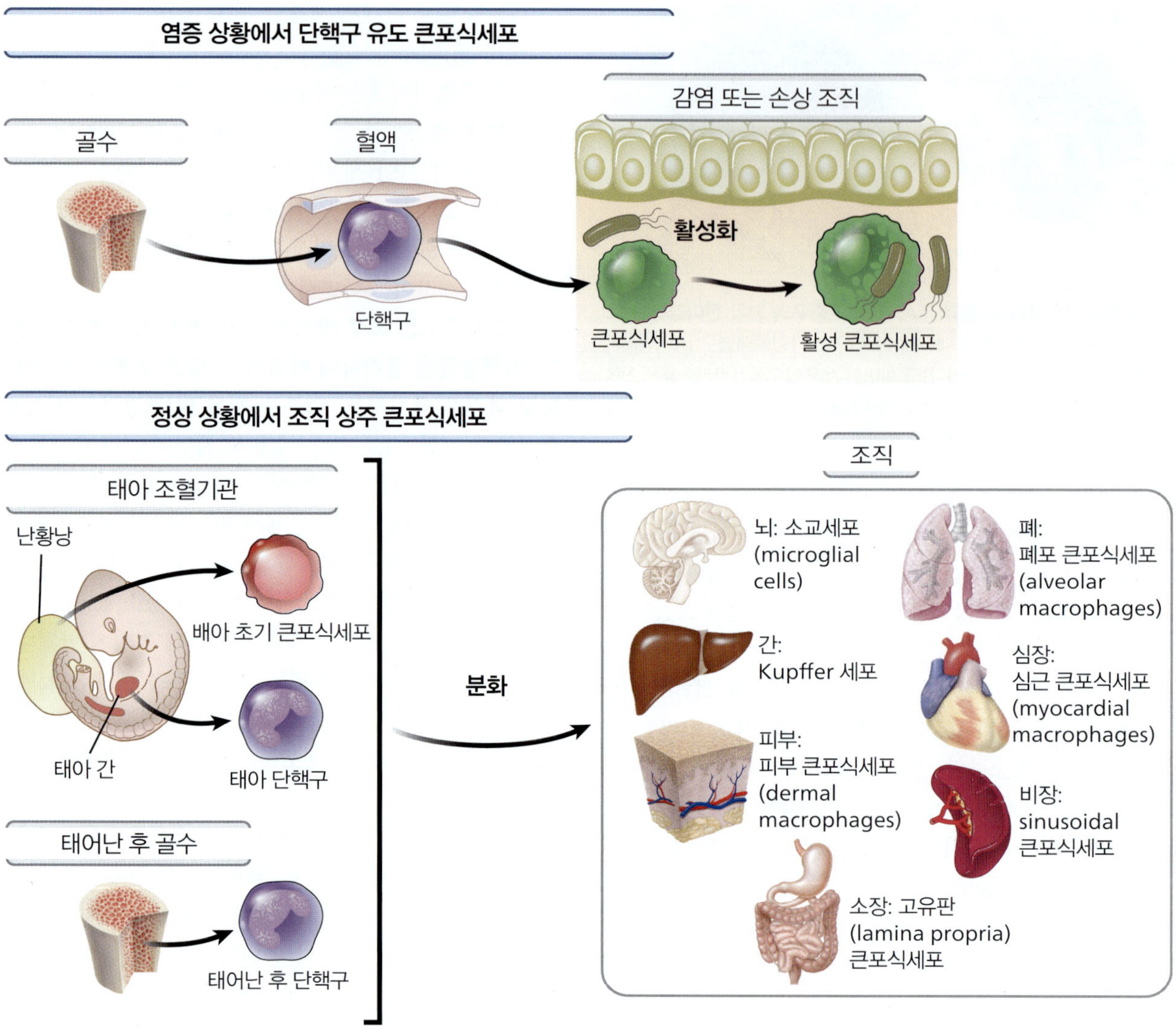

그림 2.11 단핵 포식세포의 성숙 단계. 성인의 정상상태 및 염증 반응 동안, 골수의 전구체는 순환하는 단핵구를 생성하고, 단핵구는 말초조직으로 들어가서 성숙하여 큰포식세포를 형성하고, 국소적으로 활성화된다. 태아 시기에는 난황낭 및 간에 있는 전구체가 조직의 근원이 되는 세포를 생성하여 전문화된 조직 상주 큰포식세포를 형성한다.

수지상세포

Dendritic Cells

수지상세포는 조직에서 미생물에 대응하여 다양한 사이토카인을 생성하는 감시자 기능을 수행하면서, 염증을 개시하고 적응면역반응을 자극하는 2가지 주요한 기능을 담당한다. 수지상세포는 또한 단백질 항원을 포획해서 항원들의 단편을 T세포에 제시한다. 미생물을 인식하고 림프구, 특히 T세포와 반응하는 것을 통해 수지상세포는 선천면역과 적응면역의 중요한 연결고리 역할을 한다. 수지상세포의 특성과 기능은 항원제시라는 측면에서 3장에서 다시 논의하겠다.

비만세포

Mast Cells

비만세포는 피부와 점막 장벽 및 대부분의 결합조직에 존재하는 세포질 과립(granules)이 풍부한 골수 유래 세포이다. 비만세포는 선천면역계의 측면에서 TLR에 미생물 산물이 결합되거나 보체계의 성분에 의해 활성화되기도 하고, 적응면역계에서 항체 의존적 기전에 의해 활성화되기도 한다. 비만세포의 과립은 혈관을 확장시키고 모세혈관의 투과성을 증가시키는 히스타민(histamine) 같은 혈관 활성화 amine과 세균을 사멸시키고 미생물 독소를 불활성화시키는 가수분해 효소를 함유하고 있다. 비만세포는 또한 염증반응을 촉진하는 지질 매개체(예, prostaglandin 또는 leukotrien)들과 사이토카인(예, TNF)들을 합성

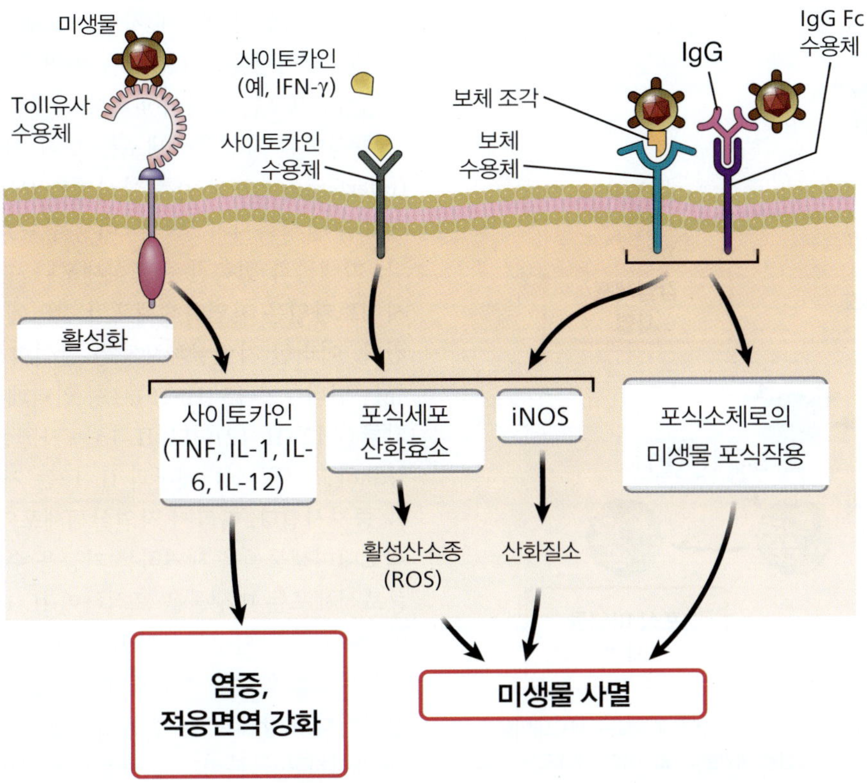

그림 2.12 큰포식세포의 활성화와 기능. 선천면역반응에서 큰포식세포는 미생물 생성물이 TLR에 결합하거나 자연살해세포에서 유래된 IFN-γ 등의 사이토카인에 의해 활성화된다. 이 과정에서 염증반응과 살균기능을 매개하는 단백질이 생성된다. 세포 표면의 보체 수용체는 보체로 도포된 미생물의 포식작용과 큰포식세포 활성화를 촉진한다. IgG를 인식하는 Fc수용체는 항체로 도포된 미생물에 결합해서 보체 수용체와 유사한 기능을 수행한다. *IL*, interleukin; *iNOS*, inducible nitric oxide synthase; *TNF*, tumor necrosis factor.

하고 분비한다. 그리고 비만세포는 기생충(helminth)이나 다른 병원균에 대한 방어 및 뱀과 곤충의 독(venom)에 대한 방어를 제공한다. 또한 비만세포는 알레르기 질환 증상을 유도한다(11장 참조).

선천 림프구

Innate Lymphoid Cells

선천 림프구(innate lymphoid cells, ILCs)는 도움 T림프구에 의해 분비되는 것과 유사한 사이토카인을 생성하지만, T세포 항원 수용체(TCR)을 발현하지 않는 조직-상주 세포이다. ILC는 분비하는 사이토카인에 따라 3가지 주요 군으로 구분된다. 이 군은 6장에서 설명할 CD4+T세포의 Th1, Th2 및 Th17 소집단에 상응한다. ILC의 반응은 종종 감염된 부위의 손상된 상피 및 다른 세포에 의해 생성된 사이토카인에 의해 자극된다. ILC는 T세포와 다르게 항상 조직에 존재한다. T세포는 2차 림프기관에서 활성화되어 조직으로 이동하는데 몇일의 시간이 필요한 반면, ILC는 조직에서 감염에 대한 초기 방어를 제공한다. 하지만, 특히 인간의 경우, ILC의 숙주 방어와 면역 질환에 대한 기여는 아직 명확하지 않다.

자연살해세포

Natural Killer Cells

자연살해(NK)세포는 바이러스 또는 다른 미생물에 감염된 세포와 손상된 세포를 인식하여, 직접 사멸시키거나 큰포식세포를 활성화하는 사이토카인인 IFN-γ를 분비하는 과정을 통해 대응한다(그림 2.13). 자연살해세포는 그룹 1 ILC와 발생학적으로 관련되어 있으며, 혈액과 2차 림프기관에서 림프구 형태를 갖는 세포의 약 5~20% 정도를 구성하고 있다. 자연살해세포는 풍부한 세포질 과립을 함유하고 일부 특징적인 표면 단백질을 발현하지만 B 또는 T림프구의 항원수용체인 면역글로불린이나 T세포 수용체는 발현하지 않는다.

감염된 세포에 의해 활성화되면 자연살해세포는 세포질 과립 성분을 감염된 세포에 전달하여, 감염된 세포에서 세포자멸사(apoptosis)를 유도하는 효소를 활성화한다. 자연살해세포의 세포독성 기작은 세포독성 T림프구(CTLs, 6장 참조)와 동일한 방법으로 감염된 세포를 사멸시킨다. 따라서 CTL과 함께 자연살

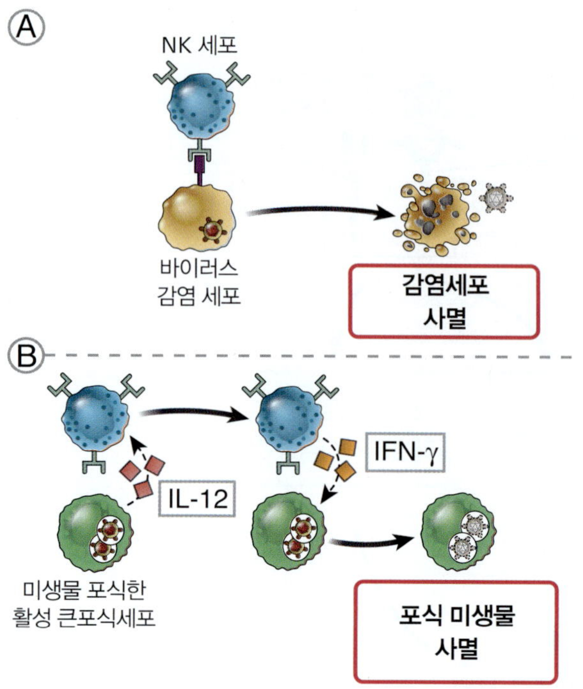

그림 2.13 자연살해(NK)세포의 기능. **A**, 자연살해세포는 세포내미생물에 감염된 숙주세포를 사멸하여, 감염 저장원을 제거한다. **B**, 자연살해세포는 큰포식세포에서 생성되는 IL-12에 반응하여 IFN-γ를 분비하고, 이는 다시 큰포식세포를 활성화하여 포식된 미생물을 사멸한다.

해세포는 감염의 세포내 저장소를 제거하고 바이러스와 같은 절대 세포내미생물들의 감염을 박멸하는 역할을 수행한다. 또한, 자연살해세포는 종양의 파괴에 기여한다.

활성화된 자연살해세포는 또한 사이토카인 인터페론 감마(interferon-γ, IFN-γ)를 합성하고 분비하는데, IFN-γ는 큰포식세포를 활성화시켜 포식한 미생물을 효율적으로 사멸시키게 한다. 미생물과 접촉한 큰포식세포나 수지상세포에 의해 분비된 사이토카인은 자연살해세포의 감염에 대한 방어기능을 증가시킨다. 이러한 자연살해세포를 활성화시키는 사이토카인 세 종류는 인터루킨-15 (IL-15), 1형 인터페론(type I IFN) 그리고 인터루킨-12 (IL-12)이다. IL-15는 자연살해세포의 발달과 성숙에 중요하고, 1형 인터페론과 IL-12는 자연살해세포의 사멸 기능을 증가시킨다. 따라서 자연살해세포와 큰포식세포는 협동하여 세포내미생물들을 제거하는 기능을 수행하는 두 가지 세포이다: 큰포식세포는 미생물을 포식하여 IL-12를 생성하고 IL-12는 자연살해세포를 활성화시켜 IFN-γ를 분비하면, IFN-γ는 다시 큰포식세포를 활성화시켜 포식한 미생물을 사멸시키는 기능을 증진시킨다. 6장에서 다시 논의하겠지만, 큰포식세포와 T림프구가 관여하는 근본적으로 동일한 일련의 반응들이 적응면역에서 세포매개면역의 중심을 이룬다.

자연살해세포의 반응성은 활성화(activating) 수용체와 억제(inhibitory) 수용체의 균형에 의해 결정된다(그림 2.14). 활성화 수용체는 바이러스 혹은 세포내 세균에 감염되었거나 일

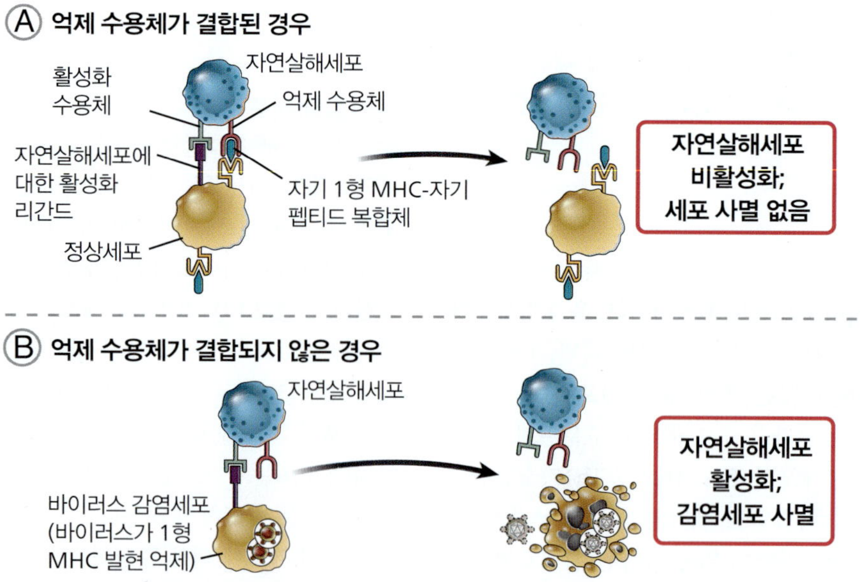

그림 2.14 자연살해세포의 활성화 및 억제 수용체. **A**, 건강한 숙주세포는 자신의 1형 MHC 분자를 발현하는데, 이 1형 MHC 분자는 자연살해세포의 억제 수용체에 의해 인식되고, 결과적으로 자연살해세포는 정상 숙주세포를 공격하지 않는다. 건강한 세포는 활성화 수용체에 대한 리간드를 발현할 수도 안할 수도 있는데, 억제 수용체가 결합되어 있는 한 자연살해세포에 의해 공격받지 않는다. **B**, 감염된 세포에서 자연살해세포의 활성화 수용체에 대한 리간드가 발현되고(종종 높은 농도로 발현됨), 1형 MHC 발현이 억제되어 있으면 자연살해세포의 억제 수용체가 결합되지 않는다. 결과적으로 감염된 세포는 자연살해세포에 의해 사멸된다.

부 종양세포 또는 DNA 손상으로 스트레스를 받은 세포의 표면에 특징적으로 발현되는 분자를 인식한다. 이러한 수용체는 자연살해세포가 세포내미생물에 감염되거나 복구가 불가능해진 손상된 세포 또는 종양세포를 제거하게 한다. 가장 잘 알려진 자연살해세포의 활성화 수용체는 NKG2D이다. 이 수용체는 1형 주조직적합복합체(class I major histocompatibility complex, MHC)와 유사한 분자를 인식하며 다양한 세포 스트레스에 의해 발현된다. CD16이라는 다른 활성화 수용체는 세포에 결합된 IgG항체의 Fc부위에 특이성을 갖고 있다. 항체로 둘러싸인 세포가 인식되면 결과적으로 사멸되고, 이를 **항체의존세포독성(antibody-dependent cellular cytotoxicity, ADCC)**이라고 불리고 자연살해세포는 ADCC의 중요한 매개체이다. 항체매개면역에서 이 반응의 역할은 8장에서 설명될 것이다. 자연살해세포의 활성화 수용체는 세포질영역 꼬리부분에 immunoreceptor tyrosine-based activation motifs (ITAM)를 포함한 신호 소단위체를 갖고 있다. 림프구 항원수용체-관련 신호전달분자의 소단위에도 존재하는 ITAM은 수용체가 리간드를 인식하였을 때 타이로신 잔기에 인산화된다. 인산화된 ITAMs는 세포질 단백질 타이로신인산화효소(tyrosine kinase)에 결합하여 활성화를 촉진하고, 이 효소들은 하위 신호전달경로에 있는 다른 기질들을 인산화하여 활성화시켜서, 결국 세포독성 과립의 세포외 분비(exocytosis)와 IFN-γ 생성을 유도한다.

자연살해세포의 억제 수용체는 활성화 수용체의 신호를 저해하고, 모든 건강한 유핵세포에 발현되는 자기 1형 MHC 분자에 특이성을 갖고 있다. 따라서 1형 MHC 분자는 자연살해세포의 공격으로부터 건강한 세포를 보호한다(3장에서 MHC 분자가 펩티드 항원을 T림프구에 제시하는 중요한 기능에 대해 설명할 것이다). 인간의 경우 자연살해세포 억제 수용체의 두 가지 주요한 유형은 Ig 분자와 구조적 상동성이 있어 붙은 이름인 살해세포 면역글로불린-유사 수용체(killer cell immunoglobulin-like receptors, KIRs; 4장 참조)와 CD94단백질과 NKG2로 불리는 렉틴 소단위로 구성된 수용체이다. 이 두 가지 유형의 억제 수용체는 세포질 영역에 immunoreceptor tyrosine-based inhibitory motifs (ITIMs)라고 불리는 구조적 모티프를 갖고 있고, 수용체가 1형 MHC 분자에 결합하면 ITIM부분은 인산화된다. 인산화된 ITIMs는 세포질 단백질 타이로신 탈인산화효소(tyrosine phosphatase)에 결합하여 활성화시킨다. 이 효소는 여러 신호전달 분자의 타이로신 잔기에 존재하는 인산기(phosphate group)를 제거하여, ITAMs의 기능에 의한 자연살해세포의 활성화를 막는다. 그러므로 자연살해세포의 억제 수용체가 정상 숙주세포에 존재하는 자기 MHC 분자를 만나면, 자연살해세포는 작용을 멈춘다(그림 2.14). 많은 바이러스는 감염된 세포에서 1형 MHC 분자의 발현을 차단하는 기전을 갖고 있어 바이러스 특이적인 $CD8^+$ CTL세포에 의한 감염 세포의 사멸을 회피할 수 있다. 이런 경우 자연살해세포 억제 수용체는 관여하지 않으며, 바이러스가 동시에 활성화 리간드의 발현을 유도하면 자연살해세포는 활성화되어 바이러스에 감염된 세포를 제거한다.

숙주 방어에서 자연살해세포와 CTL의 역할은 어떻게 숙주와 미생물이 생존을 위해 끊임없이 투쟁하고 있는지 보여준다. 숙주는 CTL을 통해 MHC에 제시된 바이러스 항원을 인식하려 하고, 바이러스는 MHC 발현을 억제해서 CTL의 이러한 감염된 세포에 대한 공격으로부터 벗어나려고 한다. 그리고 자연살해세포는 MHC 분자가 없으면 더욱 효율적이기 때문에 CTL반응을 대신한다. 이러한 투쟁의 승자가 숙주 또는 미생물이냐에 따라 감염의 결과를 결정한다.

제한된 다양성을 갖는 림프구
Lymphocytes with Limited Diversity

T 및 B림프구의 일부 특징을 갖는 몇 종류의 림프구들은 미생물에 대한 초기 방어기능을 수행하여 선천면역계의 일부로 포함된다. 이러한 림프구들은 T 및 B림프구처럼 체세포에서 재배열된 항원수용체를 발현하지만, 수용체가 제한된 다양성을 갖고 있다는 공통된 특징을 갖고 있다. 이들은 6장에서 소개할 T 림프구 계열 세포들[γδ T세포, NK-T세포, 점막 관련 불변 T세포(mucosal associated invariant T cells)]과 7장에서 소개할 B세포 계열 세포들[B1 세포, 가장자리구역(marginal-zone) B 세포]을 포함한다. 이 모든 세포들은 적응면역(사이토카인 분비 또는 항체 생성)의 특징적인 방식으로 감염에 반응하지만, 또한 선천면역의 특성(신속한 반응, 항원 인식의 제한된 다양성)도 갖고 있다.

보체계
Complement System

보체계는 미생물에 대한 방어에 중요한 순환 단백질 또는 세포막 결합 단백질로 이루어져 있다. 다수의 보체 단백질은 단백질분해효소이고, 보체 활성화는 이 단백질의 순차적인 활성화에 의해 이루어진다. 보체 연쇄반응(cascade)은 다음 세 가지 경로 중 하나에 의해 활성화된다(그림 2.15).

- **대체경로(alternative pathway)**는 일부의 보체 단백질이 미생물 표면에서 활성화되어 시작된다. 숙주세포의 표면에는 보체 조절 단백질이 존재하지만, 미생물 표면에는 조절 단백질이 없어서 일부 보체 단백질의 제어가 안되어 활성화된다. 이러한 대체경로는 선천면역의 구성 요소이다.
- **고전경로(classical pathway)**는 미생물 또는 다른 항원에 결합하는 항체에 의해 시작되기 때문에 적응면역의 체액기전 구성요소이다.
- **렉틴경로(lectin pathway)**는 당결합 혈장 단백질인 만노스결

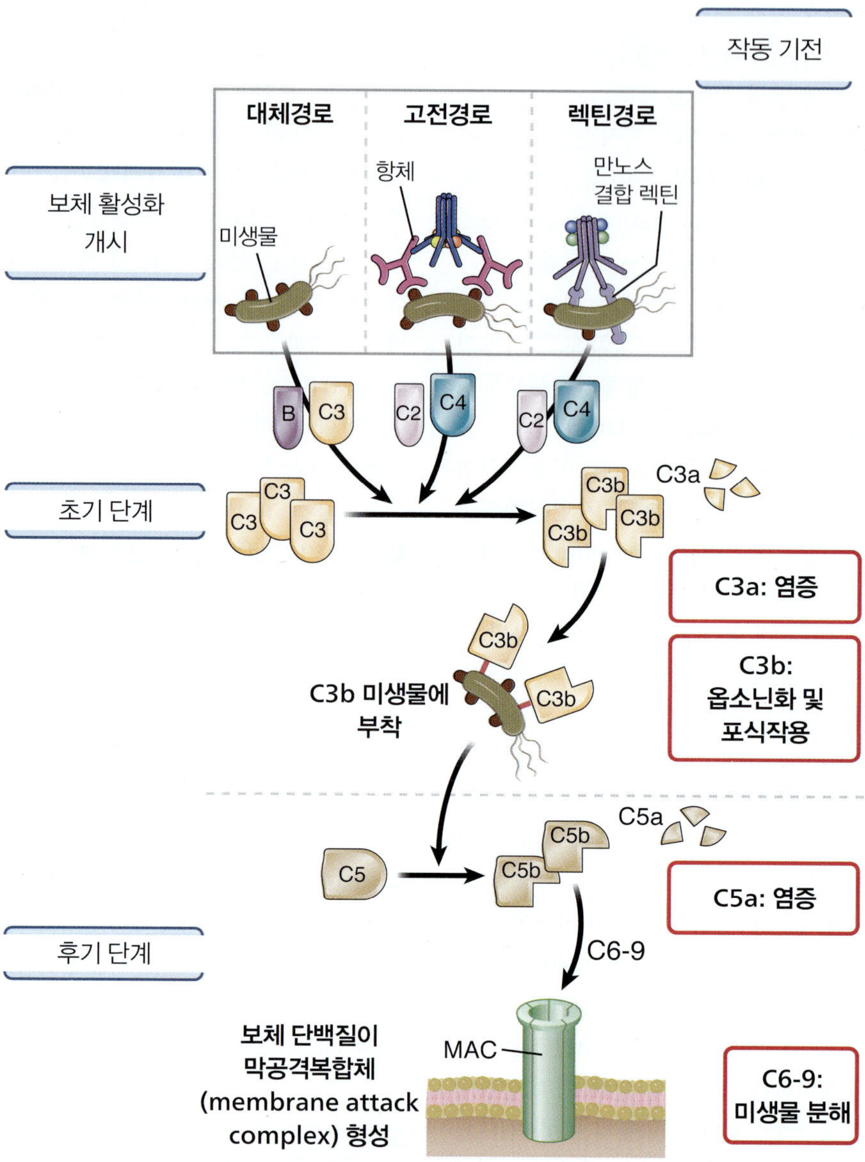

그림 2.15 보체 활성화 경로. 보체계의 활성화는 (초기 단계) 다음 세 가지 별개의 경로에 의해 개시되는데, 모든 경로는 공통적으로 C3b를 생성시킨다. C3b는 보체 활성화의 후기 단계를 개시하는데 막공격복합체(MAC)로 불리는 다중 단백질 복합체를 형성한다. MAC은 중합된 C9 분자로 구성된 막횡단 채널이고, 얇은 미생물 세포벽을 용해시킨다. 보체 활성화 동안 유리된 펩티드 부산물은 염증을 유도하는 C3b 및 C5a이다. 각 단계에서 생성된 단백질의 주요 기능을 표시하였다. 보체계의 활성화, 기능 및 조절에 대해서는 8장에서 자세히 논의하겠다.

합 렉틴(mannose-binding lectin, MBL) 또는 ficolin이 미생물 표면의 당 리간드에 결합하면서 활성화된다. 이 렉틴은 고전적 경로 단백질을 활성화한다. 하지만 항체가 관여하지 않는 미생물 산물들에 의해 개시되기 때문에 이 경로는 선천면역의 구성요소이다.

활성화된 보체 단백질은 다른 보체 단백질을 자르는 단백질 분해효소로 작용한다. 각각의 단백질 분해 단계에서 생성된 생성물은 연쇄반응에서 다시 효소로 작용하기 때문에 이러한 효소 연쇄반응은 빠르게 증폭될 수 있다. 3가지 보체 경로의 중추 구성요소는 C3로 불리는 혈장 단백질이고, C3단백질은 초기 단계에서 생성된 효소들에 의해 분해된다. C3가 분해되면 분해산물인 C3b가 형성되고, 이는 미생물에 공유결합하고 미생물 표면에서 하위 보체 단백질들을 회합하고 활성화시킬 수 있다. 보체 활성화의 세 가지 경로는 각각 어떻게 개시되느냐가 다르지만 후반 단계는 동일하고 같은 작동기능을 수행한다. 보체계는 숙주 방어에서 다음 세 가지 주요 기능을 수행한다.

- **옵소닌화 및 포식작용.** C3b는 미생물들을 둘러싸서 포식세포에 발현되고 있는 C3b수용체에 결합하여 미생물들을 포식

세포로 부착시킨다. 결과적으로, 보체 단백질로 도포된 미생물들은 빠르게 포식세포에 의해 포식되어 파괴된다. 이러한 미생물들을 특정 분자로 도포해서 포식세포의 수용체에 의해 인식되는 과정을 **옵소닌화(opsonization)**라고 부른다.

- **염증.** 분해된 일부의 보체 단백질 파편, 특히 C5a 또는 C3a,은 백혈구(주로 호중구 또는 단핵구)에 대한 화학유인물질 chemoattractant로 작용하고, 또한 혈관내피세포 및 비만세포를 활성화 시킨다. 따라서, C5a 또는 C3a는 백혈구 및 혈장 단백질의 보체 활성화 부위 조직으로의 이동(염증)을 촉진한다.
- **세포 용해.** 보체 활성화는 미생물 세포 막을 관통하는 단백질 중합체를 형성시켜 미생물의 투과장벽을 교란시켜 삼투압 용해(osmotic lysis)를 일으킨다.

보체의 활성화와 기능에 대해서는 체액면역의 작동기작을 다루는 8장에서 자세히 설명하겠다.

선천면역의 다른 혈장 단백질

Other Plasma Proteins of Innate Immunity

보체 단백질 이외에도 몇몇 순환 단백질은 감염에 대한 선천면역 방어에 연관되어 있다. 혈장 MBL은 미생물의 당부분을 인식하여 미생물들을 도포하여 포식작용으로 제거하거나 앞에서 언급한 것처럼 렉틴경로를 통해 보체 연쇄반응을 활성화한다. MBL은 collectins라고 불리는 단백질군으로, 구조적으로 collagen과 유사하고 당결합(lectin)부분을 갖고 있다. 폐에 존재하는 계면활성(surfactant) 단백질도 collectin군으로 감염으로부터 호흡기를 보호한다. C-reactive protein (CRP)은 미생물의 인산콜린(phosphorylcholine)에 결합하는 pentraxin [5개의 머리(head)를 가진 분자]으로 미생물들이 CRP 수용체를 갖고 있는 큰포식세포에 의해 포식이 잘 되게 해준다. CRP는 또한 고전 보체 경로 단백질을 활성화한다.

많은 이러한 혈장 단백질들은 감염이 되었을 때 빠르게 순환하는 숫자가 많아진다. 이러한 방어 반응을 감염에 대한 **급성기 반응(acute-phase response)**이라고 한다.

선천면역의 사이토카인

Cytokines of Innate Immunity

수지상세포, 큰포식세포, 비만세포 또는 다른 세포들은 미생물에 대응하여 사이토카인을 분비하여 선천면역의 많은 세포반응을 개시한다(그림 2.16). 앞에서 언급했듯이, 사이토카인은 수용성 단백질로 면역 및 염증반응을 매개하고 있으며 백혈구들 간 또는 백혈구와 다른 세포들 간의 상호소통을 담당한다. 대부분의 분자적으로 잘 규명된 사이토카인은 번호를 가진 인터루킨이라 불리지만, 예를 들어 인터루킨-1, 일부는 이들이 발견된 방법과 관련된 역사적 이유로 다른 이름, 예를 들어 종양괴사인자(tumor necrosis factor, TNF)을 갖는다. 선천면역에서 사이토카인의 주요한 공급처는 미생물을 인식하거나 다른 사이토카인에 의해 활성화되는 수지상세포, 큰포식세포, 선천림프구와 비만세포이다; 상피세포와 다른 세포들도 사이토카인을 분비한다. TLRs에 의한 LPS 및 펩티도글리칸 등의 세균 세포벽 성분 인식과 TLRs, RLRs 또는 CDSs에 의한 미생물 핵산의 인식은 큰포식세포, 수지상세포 및 많은 조직세포에 의한 사이토카인 분비를 유도하는 강력한 자극이다. 적응 면역에서, 보조T림프구는 사이토카인의 주요한 공급처이다(5장 및 6장 참조).

외부 자극에 의해 소량 분비된 사이토카인은 표적세포의 친화력 높은 수용체에 결합한다. 대부분 사이토카인은 인접한 세포에 작용하고(paracrine 작용), 일부는 생성된 세포에도 작용한다(autocrine 작용). 감염에 대한 선천면역반응에서 충분한 수의 수지상세포와 큰포식세포가 활성화되어 대량의 사이토카인을 생성하는 경우, 이는 분비된 곳으로부터 먼 곳에까지 전달되어 작용한다(endocrine 작용).

선천면역에서 사이토카인은 숙주 방어에 다양한 기능을 수행한다. 종양괴사인자(tumor necrosis factor, TNF), 인터루킨-1 (IL-1) 및 케모카인(chemoattractant 사이토카인)은 혈액의 호중구와 단핵구를 감염 부위로 이동시키는 데 관련된 주요한 사이토카인이다(뒤에서 다시 기술하겠다). TNF와 IL-1은 또한 전신에 영향을 줄 수 있는데, 시상하부(hypothalamus)에 영향을 주어 고열(fever)을 유도하고, IL-6와 마찬가지로 간 세포를 자극해서 C반응 단백질(CRP) 또는 fibrinogen 같은 급성기 반응(acute phase response)의 다양한 단백질을 생성시켜 미생물 사멸과 감염 억제에 기여한다. 고농도로 존재하면 TNF는 내피에서 혈전(thrombus)형성을 촉진하고 심장근육 수축성(myocardial contractility)의 감소와 혈관 확장 및 누출과 함께 혈압을 낮추는 역할을 한다. 심각한 세균 및 진균류 감염은 종종 치명적인 **패혈증(septic shock)**이라는 임상 증후군을 유도하는데, 패혈증은 낮은 혈압(쇼크의 전형적 특징)과 전신에 퍼진 혈관내 혈전 생성(intravascular coagulation) 및 대사 교란을 특징으로 한다. 패혈증의 초기 임상 병리학적 소견은 세균 PAMP에 반응하여 생성되는 높은 농도의 TNF에 의해 야기된다. 수지상세포와 큰포식세포는 또한 LPS, peptidoglycan이나 다른 미생물 분자에 반응하여 IL-12를 생성한다. 앞에서 언급했듯이, IL-12는 자연살해세포를 활성화하여, 사멸능력을 증가시키고 큰포식세포 활성화를 유도한다. 자연살해세포는 사이토카인 IFN-γ를 분비함으로써 큰포식세포를 활성화시킨다. 바이러스 감염의 경우에는 특정 수지상세포와 소량의 다른 감염된 세포들이 1형 인터페론을 생성하고, 이는 바이러스 복제를 억제하고 다른 감염되지 않은 세포로 감염이 확산되는 것을 막는다.

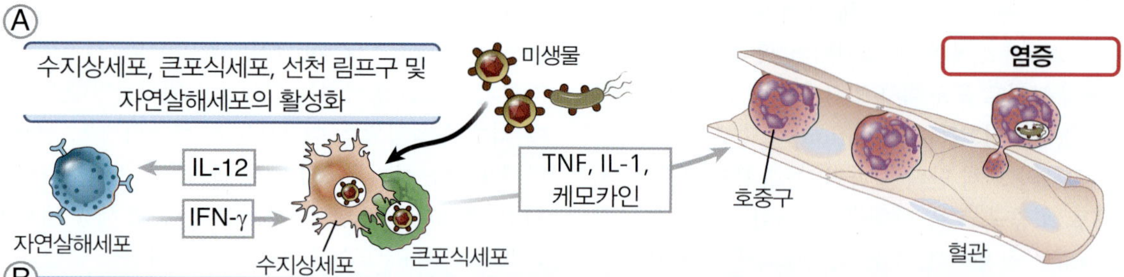

B

사이토카인	주요 공급 세포	주요 세포 표적과 생물학적 효과
종양괴사인자(TNF)	큰포식세포, T세포, 비만세포	내피세포: 활성화(염증, 응고) 호중구: 활성화 시상하부: 열 간: 급성기 단백질(acute-phase proteins) 합성 근육, 지방: 분해대사(cachexia) 심장: 심근 수축성 감소
인터루킨-1 (IL-1)	큰포식세포, 수지상세포, 내피세포, 일부 상피세포, 비만세포	내피세포: 활성화(염증, 응고) 시상하부: 열 간: 급성기 단백질 합성 T세포: TH17 분화
케모카인	큰포식세포, 수지상세포, 내피세포, T림프구, 섬유모세포, 혈소판	백혈구: integrin 친화도 증가, 화학주성(chemotaxis), 활성화
인터루킨-12 (IL-12)	수지상세포, 큰포식세포	자연살해세포 및 T세포: IFN-γ 생성, 세포독성 증가 T세포: Th1분화
인터페론-γ (IFN-γ)	자연살해세포, T림프구	큰포식세포: 고전적 활성화
1형 인터페론 (Type I IFNs) (IFN-α, IFN-β)	IFN-α: 수지상세포, 큰포식세포 IFN-β: 섬유모세포, 상피세포	모든 세포: 항바이러스 상태, 1형 MHC 발현 증가 자연살해세포: 활성화
인터루킨-10 (IL-10)	큰포식세포, 수지상세포, T세포	큰포식세포, 수지상세포: 사이토카인 및 케모카인 생성 억제, 공동자극자 및 2형 MHC 발현 감소
인터루킨-6 (IL-6)	큰포식세포, 내피세포, T세포	간: 급성기 단백질 합성 B세포: 항체 생성 세포 증식
인터루킨-15 (IL-15)	큰포식세포, 기타	자연살해세포: 증식 T세포: 증식
인터루킨-18 (IL-18)	큰포식세포	자연살해세포 및 T세포: IFN-γ 합성
TGF-β	다양한 세포	다양한 세포: 염증 반응 억제 T세포: 조절T세포 분화

그림 2.16 선천면역의 사이토카인. **A**, 수지상세포, 큰포식세포 및 다른 세포 (예를 들면 비만세포 및 ILC)들은 미생물에 반응하여 염증을 자극하고 (백혈구 동원) 자연살해 (NK) 세포를 활성화하여 큰포식세포를 활성화하는 사이토카인인 IFN-γ를 생성한다. **B**, 선천면역의 주요 사이토카인의 일부 중요한 특징을 열거하였다. IFN-γ와 TGF-β는 선천면역 및 적응면역에 모두 포함되고, ILC는 CD4 T세포의 생성물로 알려진 여러 사이토카인들을 생성한다(5, 6장 참조). 이들 사이토카인과 수용체에 대한 자세한 정보는 부록 II에 수록되었다. *MHC*, major histocompatibility complex.

선천면역반응
INNATE IMMUNE REACTIONS

선천면역체계는 주로 급성 염증반응을 유도하고 항바이러스 방어기작에 의해 미생물을 제거한다. 다양한 유형의 선천면역반응이 다양한 유형의 미생물 제거에 효과적으로 이용된다.

- 세포외세균(extracellular bacteria)과 진균류(fungi)는 주로 감염 부위로 이동된 호중구와 단핵구에 의한 급성염증반응과 보체계에 의해 방어된다.
- 포식세포 내에서 생존할 수 있는 세포내세균(intracellular bacteria)은 TLR, 다른 선천면역센서와 사이토카인에 의해 활성화되는 포식세포에 의해 제거된다.
- 바이러스에 대한 방어는 1형 인터페론과 자연살해세포에 의해 제공된다.

염증
Inflammation

염증은 순환하는 세포와 단백질 등 숙주 방어에 필요한 매개체들을 감염이나 조직손상이 있는 부위로 전달하는 조직 반응이다 (그림 2.17). 염증 과정은 혈관을 통한 세포의 이동 및 혈장 단백질의 유출과 혈관 외조직에서 이들 세포 및 단백질의 활성화 과정으로 구성된다. 비만세포와 큰포식세포에 의한 히스타민(histamine), TNF, 프로스타글란딘(prostaglandins) 및 다른 매개체의 초기 방출은 국소적 혈류 증가와 혈장 단백질의 조직으로의 유출을 야기한다. 이는 염증의 특징적 현상인 발적(redness), 국소발열(warmth) 및 부종(swelling)에 기여한다. 이는 종종 사이토카인에 반응하여 주로 호중구와 혈액 단핵구 유래 큰포식세포 등의 식세포가 특정 국소적 조직에 축적되는 현상을 유도하는데, 이는 뒤에서 논의할 것이다. 활성화된 식세포는 미생물과 괴

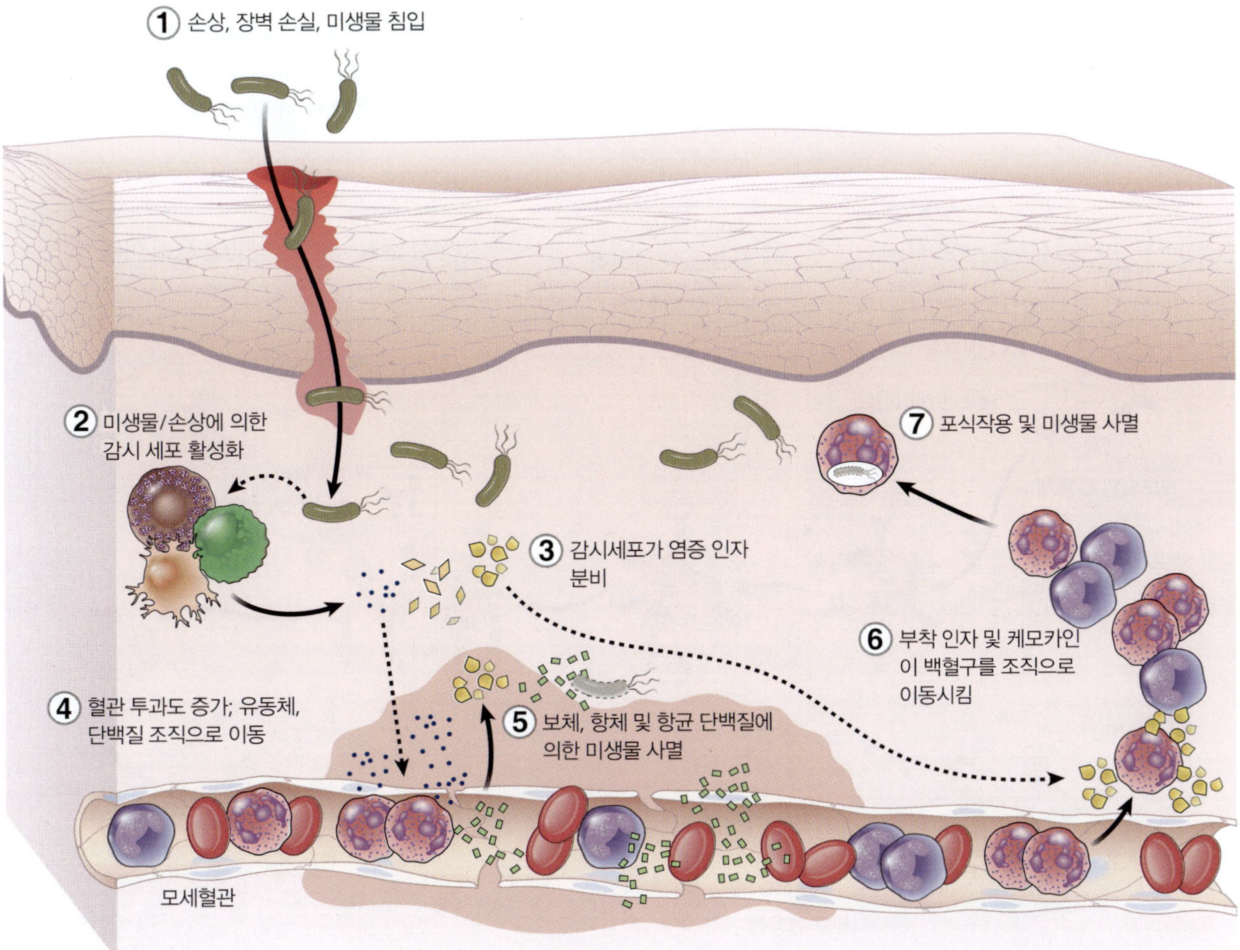

그림 2.17 급성염증반응. 사이토카인과 다른 매개체들은 큰포식세포, 수지상세포, 비만세포 및 조직의 다른 세포들에서 미생물 생성물이나 손상된 숙주세포에 대응하여 생성된다. 일부 매개체들(예, 히스타민, 프로스타글란딘)은 혈관의 투과성을 증가시켜 혈장 단백질(예, 보체 단백질)을 조직으로 유입시키고, 다른 매개체들(IL-1, TNF)은 내피 접착분자와 케모카인 발현을 증가시켜 혈액에서 조직으로 백혈구 이동을 촉진한다. 백혈구는 조직에서 미생물을 파괴하고 손상된 세포를 제거하고 염증반응과 복구를 촉진한다.

사 물질을 포획하고 잠재적으로 유해한 이들 물질을 파괴한다. 다음으로 전형적인 염증 반응에서의 세포 사건들을 설명한다.

포식세포의 감염 및 조직 손상 부위로의 이동
Recruitment of Phagocytes to Sites of Infection and Tissue Damage

호중구와 단핵구는 혈관 내피의 부착 분자(adhesion molecules)에 결합하거나 감염 또는 손상에 반응하여 조직 세포들이 분비하는 화학유인물질(chemoattractants)에 의해 혈관 외부의 감염 및 조직 손상 부위로 이동한다. 혈액에서 조직으로의 백혈구 이동은 초기의 내피세포와 백혈구의 약한 부착 반응이 강한 결합이 되고 내피를 통한 전이에 의해 이루어지는 다단계 과정이다(그림 2.18).

미생물들이 상피층을 뚫고 침입하면 상피조직 아래에 존재하는 상주 수지상세포, 큰포식세포와 다른 세포들이 미생물들을 인식하고 사이토카인을 생성한다. 두 가지 중요한 사이토카인인 TNF와 IL-1은 감염된 조직 부위의 혈관 내피에 작용하여 백혈구의 조직으로의 이동에 관련된 일련의 사건을 개시한다.

- **백혈구의 구르기(rolling).** TNF, IL-1에 반응하여 혈관 내피세포가 E-selectin이라 불리는 **selectin**군 결합 물질을 발현한다. Thrombin 등의 다른 자극은 P-selectin의 내피세포 표면으로의 신속한 이동을 유도한다(*selectin*은 당결합 또는 이러한 성질을 가진 렉틴을 일컫는다). 순환하고 있던 호중구와 단핵구는 표면에 selectin에 특이적으로 결합하는 탄수화물을 발현한다. 호중구는 이에 의해 내피에 약하게 붙고, 혈액의 흐름은 이를 떨어뜨리고, 결합은 하부에서 다시 형성된다. 이러한 반복적인 과정을 통해 백혈구는 내피 표면 위를 구르게 된다. 구르기는 혈액내에서 백혈구의 이동 속도를 늦춰서 다음 단계에서의 케모카인과 다른 부착분자와의 반응을 가능하게 한다.
- **강한 부착.** 백혈구는 또한 다른 부착 단백질인 인테그린을 발현한다. 인테그린은 외부의 신호를 **통합(integrate)**하여 세포 내부의 세포골격(cytoskeleton)을 변화시키는 기능을 수행하기 때문에 인테그린으로 명명되었다. LFA-1 및 VLA-4 같은 백혈구 인테그린은 활성화되지 않은 백혈구에서는 친화력이 약한 상태로 존재한다. 감염 부위에서 조직의 큰포식세포와 다른 여러 세포들이 **케모카인(chemokine)**을 분비하고 이는 내피세포의 내강표면(luminal surface)에 위치한 proteoglycans에 결합한다. 그래서 케모카인은 내피 위를 구르고 있는

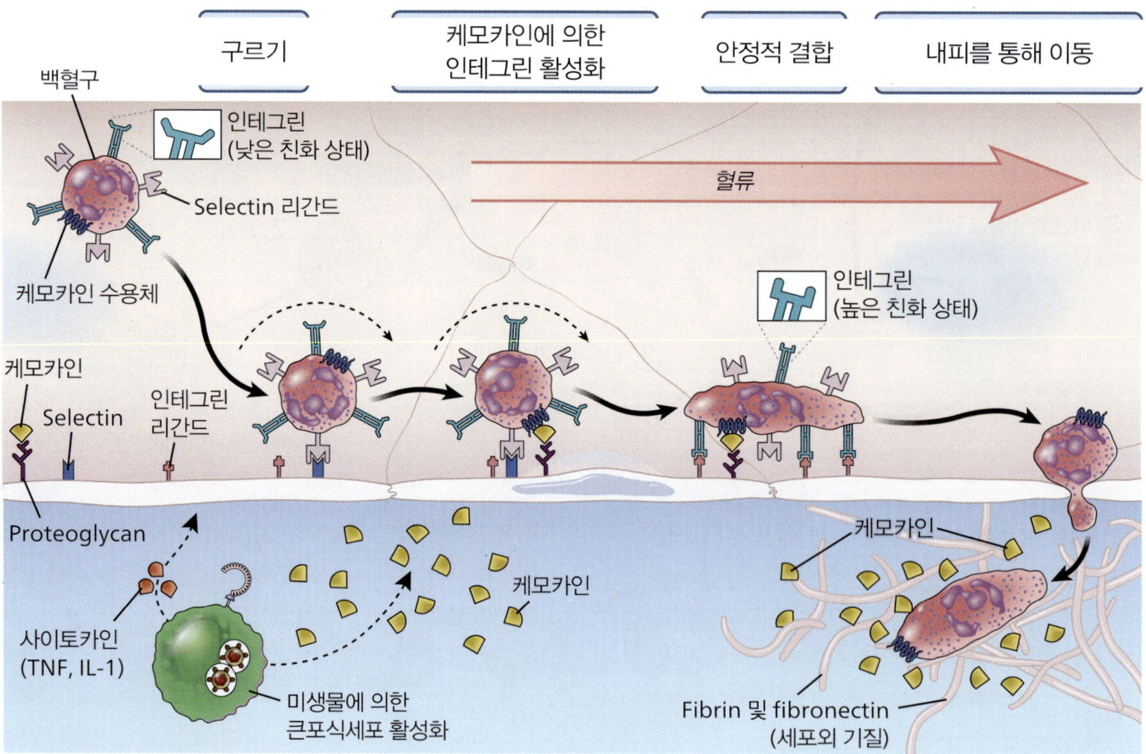

그림 2.18 혈액 백혈구의 감염 부위로의 이동과정. 감염 부위에서 큰포식세포, 수지상세포와 미생물을 만나는 다른 세포들은 TNF나 IL-1 등 사이토카인을 분비하여 인근 혈관 내피세포를 활성화하여 selectin과 인테그린 리간드를 발현하게 하고, 또한 내피세포가 케모카인을 분비하게 한다. Selectin은 혈액의 호중구를 약하게 붙잡아서 호중구가 내피세포 위로 구르게 한다. 그리고 인테그린은 호중구를 강하게 부착하고, 케모카인은 호중구를 활성화해서 내피를 통해 감염 부위로 이동을 촉진하게 한다. 혈액 단핵세포와 활성화된 T림프구는 감염 부위로 이동하는 데 동일한 기전을 이용한다.

백혈구에 고농도로 제시된다. 이러한 고정화된 케모카인은 백혈구의 케모카인 수용체에 결합하여 백혈구 인테그린의 내피에 있는 리간드에 대한 친화도를 빠르게 증가시킨다. 동시에 TNF와 IL-1은 내피에 작용하여 ICAM-1 및 VCAM-1 같은 인테그린 리간드의 발현을 증가시킨다. 결과적으로 인테그린과 내피 리간드의 강한 결합은 구르고 있는 백혈구를 붙잡게 된다. 백혈구의 세포골격은 재배열되어 세포는 내피 표면 위로 펼쳐진다.

- **백혈구 이동.** 내피세포에 부착된 백혈구는 천천히 이동하다가 내피세포 사이의 접합점을 통해 혈관을 빠져나간다. 조직 내에서, 백혈구는 케모카인, 세균 포밀 펩티드(formyl peptide) 및 보체 단편 C5a와 C3a를 포함하는 화학유인물질의 농도구배에 의해 조절되는 세포외 매트릭스 섬유(matrix fibers)를 따라 이동한다. 이들 화학유인물질의 농도는 미생물이 위치하는 곳이 가장 높으며, 백혈구는 원천으로의 이동을 자극하는 이 분자들에 대한 수용체를 갖고 있다.

Selectin에 의한 구르기(rolling), 인테그린을 통한 강한 결합 및 케모카인에 의한 이동성은 결과적으로 혈액의 백혈구가 감염이 있는 혈관 외부로 수 분 내에 이동하게 된다(5장, 6장에서 설명하겠지만, 동일한 방법으로 활성화된 T림프구는 감염 부위로 이동한다). 유전적인 인테그린 혹은 selectin 리간드의 결핍은 백혈구의 감염 부위로의 이동에 문제가 생겨서 감염에 취약한 상태가 된다. 이러한 질병을 **백혈구부착결핍증(leukocyte adhesion deficiencies, LADs)**이라고 부른다.

포식세포는 염증 부위로 유입되는 보체 단백질 같은 혈장 단백질과 함께 작용하여 유해한 물질들을 파괴한다. 기생충 등의 일부 감염의 경우 호산구(eosinophils)가 감염 부위로 이동하여 병원균에 대한 방어를 수행한다.

포식작용과 미생물 파괴

Phagocytosis and Destruction of Microbes

호중구 및 큰포식세포는 미생물들을 섭취(포식)하여 세포내 소낭(vesicle)에서 포식한 미생물들을 파괴한다(그림 2.19). 포식작용은 직경 0.5 μm 이상의 입자들을 소화하는 과정이다. 이러한 과정은 세포막 수용체가 미생물에 결합하면서 시작한다. 주요한 포식 수용체들로는 만노스 수용체 또는 렉틴 등의 일부 패턴인식 수용체와 항체 또는 보체에 대한 수용체 등이 있다. 항체나 보체 단백질들에 의해 둘러싸인(opsonized) 미생물들은 포식세포의 특정 수용체에 의해 쉽게 결합되어 내부화 과정이 훨씬 용이해진다(8장 참조). 미생물들이 세포에 결합되면 포식세포의 세포막이 입자들을 둘러싸게 확장된다. 이후 세포막은 다시 연결되어 섭취된 미생물을 세포막에 둘러싸인 포식소체(phagosome)라 불리는 소낭에 가두게 된다. 포식소체는 용해소

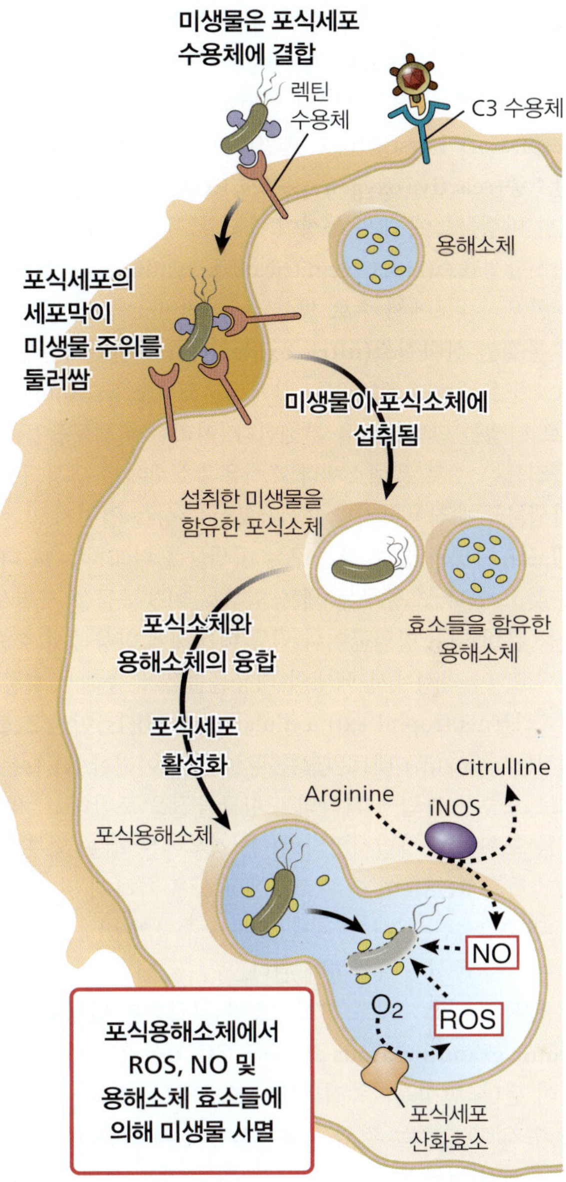

그림 2.19 미생물의 포식과 세포내 사멸. 큰포식세포와 호중구는 미생물에 결합하여 포식을 유도하는 표면 수용체를 다수 발현하고 있다; 수용체의 일부 예를 표시하였다. 미생물들은 섭취되어 포식소체(phagosome)로 전달되고, 이는 용해소체와 융합된다. 미생물들은 포식용해소체(phagolysosome)에서 생성되는 효소들과 몇몇 독성 물질에 의해 사멸된다. 동일한 물질들이 포식작용에서 분비되어 세포외미생물을 사멸하기도 한다(그림에 표시되지 않음). *iNOS*, inducible nitric oxide synthase *NO*, nitric oxide; *ROS*, reactive oxygen species.

체(lysosome)와 융합되어 포식용해소체(phagolysosome)를 형성한다.

이렇게 미생물들이 포식세포 수용체에 의해 결합되어 섭취되면서, 동시에 포식세포는 다양한 수용체를 통해 포식용해소체에 존재하는 효소들을 활성화하는 신호를 받는다. 대표적인 이러한 효소는, 호중구에 특히 풍부한, 포식세포 산화효소(phagocyte oxidase)로 이 효소는 용해소체 막에서 빠르게 조립되어 산소를 superoxide 음이온(anion)과 자유라디칼(free radicals)로 변화시킨다. 이러한 과정은 산화파열(oxidative burst) 또는 호흡파열(respiratory burst)이라고 불린다. 이러한 자유라디칼들을 **활성 산소종(reactive oxygen species, ROS)**이라고 부르고 이들은 섭취한 미생물들에 매우 독성이 강하다. 두 번째 효소로 유도 산화질소 합성효소(inducible nitric oxide synthase, iNOS)가 있고, 이는 큰포식세포에서 주로 생성되어 arginine을 또 다른 미생물 파괴 물질인 **산화질소(nitric oxide, NO)**로 변화시킨다. 세 번째 효소군은 용해소체에 있는 단백질분해효소(lysosomal protease)로 미생물 단백질들을 분해한다. 이러한 미생물들을 파괴하는 물질들은 주로 용해소체나 포식용해소체에서 생성되어 섭취된 미생물들에 작용하지만 포식세포는 손상을 입히지 않는다.

세포내 사멸과 함께, 호중구는 미생물을 파괴하는 또 다른 기작을 갖고 있다. 호중구는 세포 외부로 미생물들을 사멸시키는 입자를 분비한다. 병원균이나 염증 매개체에 반응해서 호중구가 사멸되고, 이 과정에서 핵내의 내용물들을 분출해서 호중구 세포외 그물(neutrophil extracellular trap, NETs)이라고 불리는 염색질(chromatin) 네트워크를 형성한다. 이러한 NETs는 일반적으로 호중구 과립에 격리되는 항균물질을 포함하고, 세균, 진균류를 포획하여 사멸시킨다. 어떤 경우에는 세포 외부로 분비된 효소들과 ROS들이 숙주 조직에 손상을 가하게 된다. 이런 이유로 염증반응은 원래 감염에 대한 숙주방어 반응이지만 또한 조직 손상을 동시에 유발하게 된다.

유전적으로 포식세포 산화효소가 결핍되면 **만성육아종질환(chronic granulomatous disease, CGD)**이라는 면역결핍증의 원인이 된다. 만성육아종질환에서 호중구는 세포내미생물을 박멸할 수 없고 숙주는 감염을 유지하면서 더 많은 큰포식세포를 모으게 되어 결과적으로 미생물 주위로 많은 수의 활성화된 큰포식세포가 모인 육아종(granulomas)이 형성된다.

조직 복구
Tissue Repair

병원성 미생물과 손상된 세포를 제거하는 것뿐만 아니라, 면역계의 세포는 조직 복구 과정을 시작한다. 특히, 대체 경로로 활성화 된 큰포식세포 유형은 잔류 조직세포 및 섬유아세포(fibroblast)의 증식을 자극하는 성장인자를 생성하여, 조직을 재생하거나 재생될 수 없는 경우 흉터를 남긴다. 보조T세포와 ILC 같은 다른 면역세포도 유사한 역할을 수행한다.

항바이러스 방어
Antiviral Defense

바이러스에 대한 방어는 염증과 동시에 발생하지만 염증과는 구별된 인터페론, 자연살해세포 및 다른 기작에 관련된 숙주 반응의 특별한 형태이다.

1형 인터페론은 바이러스 복제를 억제하고 세포가 감염의 확장에 저항성을 갖는 항바이러스 상태를 유도한다. 몇가지 형태의 인터페론 알파(IFN-α)와 한가지 인터페론 베타(IFN-β)를 포함하는 1형 인터페론은 바이러스에 감염된 다양한 형태의 세포에서 분비된다. 이 사이토카인의 주요한 공급처는 plasmacytoid 수지상세포(형태적으로 형질세포와 유사하기 때문에 명명된)라고 불리는 수지상세포의 한 유형인데, 이 세포는 TLR 및 다른 패턴인식수용체에 의해 바이러스 핵산을 인식하면 1형 인터페론을 분비한다. 수지상세포 또는 다른 감염된 세포에서 1형 인터페론이 분비되면, 감염된 또는 인근의 감염되지 않은 세포의 인터페론 수용체에 결합하고, 바이러스의 증식을 억제하고 바이러스 유전체(genome)를 파괴하는 신호전달경로가 활성화된다(그림 2.20). 이러한 작용을 기반으로 IFN-α를 일부 만성 바이러스 간염 치료에 이용한다. 유전적 또는 후천적인 1형 인터페론 생산 또는 신호전달의 결핍은 COVID-19의 심한 증상과 연관되어 있으며, 바이러스 감염에 대한 방어에서 이 사이토카인의 중요성을 강조한다.

바이러스에 감염된 세포는 앞서 설명한 것처럼 자연살해세포에 의해서도 파괴된다. 1형 인터페론은 자연살해세포의 감염 세포 사멸 능력을 증가시킨다. CDS에 의한 바이러스 DNA의 인식은 또한 자가포식을 유도하는데, 이를 통해 바이러스를 포함하는 세포 소기관이 용해소체에 의해 포획되어 단백 분해되며 파괴된다(그림 2.7 참조). 그리고 바이러스 감염에 대한 선천 반응 중 일부는 감염된 세포의 세포자멸사 증가를 유도하고, 이를 통해 감염의 저장소를 제거하는 데 도움을 준다.

선천면역반응의 조절
Regulation of Innate Immune Responses

선천면역반응은 조직에 과도한 손상을 막기 위해 진화해온 다양한 기작에 의해 조절되고 있다. 이러한 조절 기작은 다음과 같은 것들이 있다. 큰포식세포 및 수지상세포는 인터루킨-10 (IL-10) 등의 항염증성 사이토카인을 생성시켜 큰포식세포의 미생물 사멸 및 염증성 기능(큰포식세포 활성화의 고전경로)을 억제한다. 또한 IL-1수용체의 길항제(antagonist)를 생성시켜 IL-1의 기능을 억제한다. 또한 많은 회귀 조절기작(feedback mechanism)이 존재하여, 염증성 사이토카인을 생성하는 신호는 또한 사이토카인 신호의 저해물질 발현을 유도하기도 한다. 예를 들면, TLR신호는 사이토카인 신호 억제제(suppressor of cytokine signaling, SOCS)라고 불리는 단백질 발현을 촉진하여 IFN을 포함하는 다양한 사이토카인에 대한 세포 반응을 저해한다. 인플라마좀의 활성화는 인플라마좀 조립 또는 활성화를 저해하는 유비퀴틴

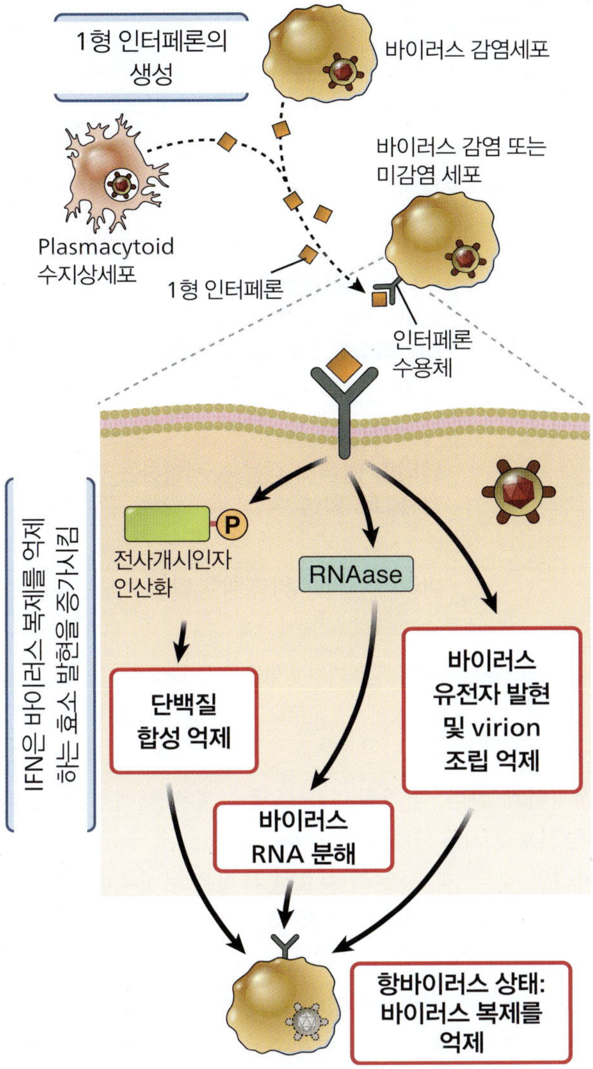

그림 2.20 1형 인터페론의 항바이러스 작용. 1형 인터페론(IFN-α, IFN-β)은 plasmacytoid 수지상세포 또는 바이러스에 감염된 세포에서 세포내 TLR 신호 및 바이러스 핵산(nucleic acid)을 인식하는 다른 센서에 의해 생성된다. 생성된 1형 인터페론은 감염된 또는 감염되지 않은 세포의 수용체에 결합하여 여러 단계에서 바이러스 복제를 저해하는 다양한 효소들의 발현을 유도하는 신호경로를 활성화한다. 이 효소들은 바이러스 단백질 번역 억제, 바이러스 RNA분해, 바이러스 유전자 발현 억제와 virion조립 등을 억제한다. 1형 인터페론은 또한 감염된 세포의 CTL매개 사멸 감수성을 증가시킨다(그림에 표시되지 않음).

화(ubiquitination) 및 인산화와 같은 해독후 변형(posttranslational modification)에 의해 엄격히 조절되며, 일부 microRNA는 NLRP3 메신저 RNA를 억제한다.

미생물의 선천면역 회피

Microbial Evasion Of Innate Immunity

병원성 미생물들은 선천면역에 저항하는 방법을 개발해서 숙주에 침입하고 기생할 수 있었다(그림 2.21). 일부 세포내 세균은 포식세포 내에서의 파괴에 저항성을 나타낸다. *Listeria monocytogenes*은 포식 소낭(phagocytic vesicle)으로부터 탈출할 수 있게 도와주는 단백질을 생성해서 감염된 세포의 세포질로 침입한다. 그래서 포식용해소체에서 주로 생성되는 ROS나 NO에 의해 파괴되지 않는다. Mycobacteria의 세포벽은 섭취된 미생물을 포함하는 포식소체(phagosome)가 용해소체와 융합되는 것을 저해하는 지질을 갖고 있다. 일부 미생물들은 보체 단백질의 작용에 저항하는 세포벽을 갖고 있다. 몇몇 바이러스는 감염된 세포에 의한 1형 인터페론의 생성 또는 1형 인터페론 수용체에 의해 유도된 신호를 차단하는 단백질을 함유하고 있어서, 이러한 바이러스들은 항바이러스 상태로부터 회피할 수 있다.

적응면역반응을 촉진하는 선천면역의 역할

ROLE OF INNATE IMMUNITY IN STIMULATING ADAPTIVE IMMUNE RESPONSES

지금까지 선천면역체계가 어떻게 미생물을 인식하고 감염을 퇴치하는지에 대해 알아보았다. 이 장의 처음 부분에 언급했듯이, 미생물에 대한 선천면역반응은 숙주 방어 기능 이외에도 효과적인 면역반응이 필요한 적응면역체계를 일깨우는 중요한 경보 기능을 수행한다. 이번 마지막 부분에서 선천면역반응이 적응면역반응을 자극하는 기작에 대해 알아보도록 하겠다.

선천면역반응은 항원과 함께 T 및 B림프구를 활성화하는 데 필요한 신호를 제공하는 분자들을 생성한다. 1장에서 항원특이적 림프구의 활성화에는 두 가지 신호가 필요하다는 개념을 소개하였다. 항원은 제1신호(signal 1)로 작용하고 미생물과 미생물에 의해 손상받은 숙주세포에 대한 선천면역반응이 제2신호(signal 2)를 제공한다(그림 2.22). 적응면역체계에 반응해야 한다는 경보를 주는 자극을 위험 신호(danger signals)라고 한다. 미생물 의존적인 제2신호의 필요성은 림프구가 감염성 병원균에 대해서는 반응하지만 무해한 비감염성 물질에 대해서는 반응하지 않으려고 하는 안전장치이다. 실험적 상황이나 백신 접종에서는 적응면역반응은 미생물이 없이 항원만으로도 유도된다. 이런 경우에 항원은 항원보강제(adjuvants)라고 하는 미생물과 동일한 선천면역반응을 유도하는 물질과 함께 투여해야 한다. 실제로 많은 강력한 항원보강제들은 미생물의 생성물이다. 제2신호의 본질과 작용 기전은 5장 및 7장에서 설명할 T 및 B림프구 활성화 부분에서 논의하도록 하겠다. 이 장에서는 선천면역반응에서 생성되는 제2신호의 두 가지 예를 설명하려고 한다.

감염된 조직에서, 미생물들은 수지상세포와 큰포식세포를 자극해서 **공동자극자**라 불리는 표면 물질의 발현을 증가시켜 숫T세포 수용체에 결합하고 항원 인식과 함께 T세포를 활성화시킨다. T세포에 대한 가장 잘 알려진 공동자극자는 B7-1 (CD80) 및 B7-2 (CD86)이고, 이들에 대해서는 5장에서 논의할 것이다.

혈액에서 유래한 미생물들은 대체경로에 의해 보체계를 활성화한다. C3b 단백질 분해에 의한 보체 활성화 과정에서 생성되

면역회피 기전	생물(예)	기전
포식작용에 내성	Pneumococci	피막 다당류가 포식작용 억제
포식세포에서 활성산소종에 내성	Staphylococci	활성산소종을 분해하는 catalase 생성
보체 활성화(대체경로)에 내성	*Neisseria miningitidis*	C3 및 C5전환효소를 억제하는 sialic acid 발현
	Streptococci	M단백질이 C3의 미생물 결합과 C3b의 보체 수용체 결합을 억제
항균 펩티드 항생제에 내성	*Pseudomonas*	펩티드 항생제 작용에 저항하는 변형된 LPS 합성
바이러스 RNA 센서의 인식을 회피	Coronaviruses	바이러스 RNA의 화학적 변형

그림 2.21 미생물의 선천면역 회피. 이 표는 미생물이 선천면역을 회피하거나 내성을 보이는 몇 가지 방법을 제시하고 있다. *LPS*, lipopolysaccharide.

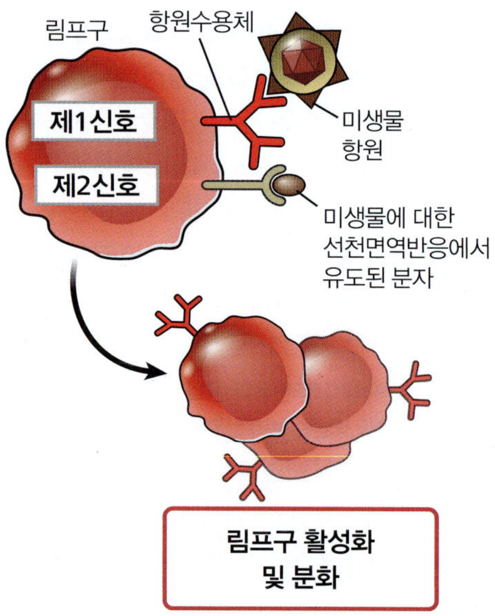

그림 2.22 림프구 활성화를 위한 두 가지 신호 가설. 림프구의 항원 인식은 림프구 활성화를 위한 제1신호를 제공한다. 미생물(또는 미생물 성분)에 대한 선천면역반응 동안 생성된 물질이 제2신호를 제공한다. 그림에서 림프구는 T세포 또는 B세포일 수 있다. 일반적으로 T세포에 대한 주요한 제2신호들을 공동자극자라고 한다. 왜냐하면 항원과 함께 세포를 촉진하는 기능을 수행하기 때문이다. T 및 B림프구에 대한 제2신호의 특성은 이후에 자세히 설명될 것이다.

는 단백질 중 하나인 C3d는 미생물에 공유결합을 통해 부착된다. B림프구가 항원수용체에 의해 미생물 항원을 인식하는 동시에, B세포는 미생물에 결합된 C3d를 C3d수용체를 통해 인식한다. 항원 인식과 C3d인식은 B세포가 항체 분비세포로 분화과정을 개시하게 한다. 결과적으로 보체 산물은 체액성 면역반응에서 제2신호로 작용한다.

이러한 예는, 제2신호의 중요한 특징을 보여준다. 즉, 이들 신호는 적응면역을 자극하는 것은 물론 적응면역의 방향을 제시해준다. 세포내의 포식된 미생물들은 T림프구에 의해 매개되는 적응면역인 세포매개면역에 의해 제거되어야 한다. 수지상세포나 큰포식세포에 의해 섭취된 미생물들은 T세포 반응을 자극하는 제2신호—즉, 공동자극자—를 유도한다. 반대로 혈액내 미생물들은 체액면역반응에서 B림프구가 생성한 항체에 맞서 싸워야 한다. 혈액 유래 미생물들은 혈장 보체계를 활성화시키고, 이는 다시 B세포 활성화와 항체 생성을 유도한다. 따라서 여러 종류의 미생물들은 각각의 감염성 병원균을 퇴치하기에 적합한 적응면역반응을 자극하는 선천면역반응을 유도한다.

요약
SUMMARY

- 모든 다세포 생물은 감염에 대응하여 내재된 방어기작을 갖고 있고, 이들이 선천면역을 구성한다.
- 선천 면역계는 배선(germline)에 암호화된 막 및 세포질 수용체와 세포외 순환 감지인자를 이용하여 다양한 종류의 미생물의 특징적인 구조와 손상된 숙주세포에서 분비된 분자들에 반응한다. 선천면역반응은 일반적으로 반복적인 미생물의 노출에 의해 증가하지 않는다.
- 선천면역의 주요 반응은 염증과 항바이러스 작용이다.

- Toll유사 수용체(TLRs)는 많은 유형의 세포에서 세포막 또는 엔도솜 막에 발현되고 있으며, 세균 세포벽 성분과 미생물 핵산 등의 다양한 미생물 생성물을 인식하는 주요한 선천면역체계 수용체의 종류로, 염증 및 항바이러스 반응을 활성화시키는 신호를 생성한다.
- 세포질의 미생물 분자에 반응하고 염증 및 항바이러스 반응을 유도하는 여러 종류의 선천면역 센서가 있으며, 여기에는 미생물 세포벽 지질단백질을 인식하는 NOD 유사 수용체(NLR) 계열, 바이러스 RNA를 인식하는 RIG 유사 수용체, dsDNA를 인식하는 세포질 DNA 센서 등이 포함된다.
- 인플라마좀은 손상된 세포의 생성물 및 감염 또는 세포 손상의 특징적인 세포질 변화를 감지하면 세포질에서 조립되는 다중단백질 복합체로 염증성 사이토카인인 interleukin-1β (IL-1β)의 활성형태를 생성시킨다.
- 선천면역의 주요 요소는 피부, 소화기, 호흡기의 상피장벽 세포, 포식세포, 수지상세포, 비만세포, 자연살해세포, 사이토카인 및 보체 단백질 등의 혈액 단백질 등이 있다.
- 상피는 미생물 감염에 대해 물리적 장벽을 제공하고, defensins과 cathelicidins 등의 항균 펩티드를 생성하며, 감염을 억제하는 림프구를 포함하고 있다.
- 주요한 포식세포인 호중구, 단핵구/큰포식세포는 감염 부위로 이동되는 혈액세포이다; 조직에 상주하는 큰포식세포도 있다. 포식세포는 여러 수용체들의 리간드 결합에 의해 활성화되고 미생물과 죽은 세포들을 파괴한다. 일부 큰포식세포는 염증을 억제하고 조직 복구를 개시한다.
- 선천 림프구(ILCs)는 염증을 유발하는 다양한 사이토카인을 분비한다. 자연살해세포(NK세포)는 세포내미생물에 감염된 숙주세포를 사멸시키고 사이토카인인 IFN-γ를 생성하여 큰포식세포를 활성화시켜 포식된 미생물들을 사멸시킨다.
- 보체계는 몇몇 미생물들을 만났을 때(선천면역) 혹은 항체(적응면역의 체액매개반응의 축)에 의해서 활성화되는 단백질 계열이다. 보체 단백질은 포식작용이 잘 이루어지게 하기 위해 미생물들을 도포하고(opsonize), 염증 반응을 촉진하고 미생물들을 분해한다.
- 선천면역의 사이토카인은 염증 반응의 촉진(TNF, IL-1, IL-6, 케모카인), 자연살해세포 활성화(IL-12), 큰포식세포 활성화(IFN-γ)와 바이러스 감염 방지(1형 인터페론) 등의 기능을 수행한다.
- 염증반응에서, 포식세포는 순환계에서 감염 또는 조직 손상 부위로 이동한다. 세포는 TNF, IL-1 등에 의해 유도되는 내피 부착 분자(endothelial adhesion molecules)에 결합하고 케모카인, 보체 분해물과 세균펩티드를 포함하는 화학유인물질(chemoattractants)에 반응하여 이동한다. 백혈구는 활성화되어 미생물들과 손상받은 세포들을 함입하고 파괴한다.
- 항바이러스 방어는 바이러스 증식을 억제하는 1형 인터페론과 감염된 세포를 사멸시키는 자연살해세포에 의해 매개된다.
- 선천면역반응은 감염에 대한 초기 방어를 제공하는 기능 외에도 항원과 함께 B 및 T림프구를 활성화하는 신호를 제공한다. 이러한 제2신호의 필요성은 적응면역이 미생물(선천면역반응의 가장 강력한 유도인자)에 의해서는 개시되지만 비미생물 물질에 의해서는 유도되지 않게 해주는 안전장치이다.

연습문제_*REVIEW QUESTIONS*

1. 선천면역의 특이성은 적응면역의 특이성과 어떻게 다른가?
2. 선천면역체계에 의해 인식되는 미생물 생성물의 예는 어떤 것이 있는가? 이런 생성물을 인식하는 수용체는 무엇인가?
3. 인플라마좀이란 무엇이고, 어떻게 촉진되는가?
4. 피부와 위장관의 상피층이 미생물의 침입을 막는 기작은 어떻게 되는가?
5. 포식세포는 어떻게 미생물을 섭취하고 사멸시키는가?
6. 자연살해세포가 감염된 세포를 인식할 때 MHC 분자의 역할은 무엇인가? 그리고 이 인식의 생리적 중요성은 무엇인가?
7. 감염에 대한 방어에서 다음 사이토카인들(TNF, IL-12 및 1형 인터페론)의 역할은 무엇인가?
8. 선천면역반응은 어떻게 적응면역을 증가시키는가?

연습문제의 답과 설명은 295쪽에서 볼 수 있음.

3

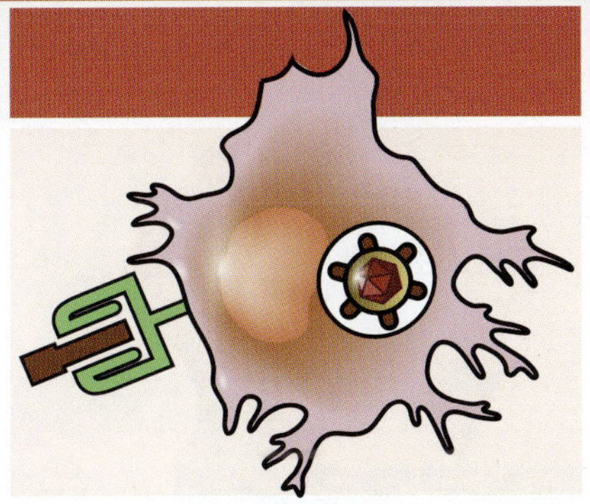

T림프구에게 항원 제시와 주조직적합복합체 분자의 기능

림프구가 보는 것들

Antigen Presentation to T Lymphocytes and the Functions of Major Histocompatibility Complex Molecules

What Lymphocytes See

이 장의 개요_*Chapter Outline*

림프구의 항원수용체가 항원을 인식하면 적응면역반응은 개시된다. B 및 T림프구는 인식하는 항원의 유형이 다르다. B림프구의 항원수용체인 세포막에 결합된 항체는 수용성 형태 또는 세포 표면의 다양한 거대분자들(단백질, 다당류, 지질 및 핵산)과 작은 분자들의 구조적 특징을 인식할 수 있다. 따라서 B세포매개 체액면역반응은 다양한 형태의 미생물의 표면 구조, 분비된 내부 분자 및 수용성 항원에 대해 생성된다. 반면, 대부분의 T림프구의 항원수용체는 단백질 항원의 일부 펩티드 조각만을 인식할 수 있는데, 이것도 이 펩티드가 숙주세포 표면에 주 조직적합복합체(MHC) 분자라고 불리는 특별한 단백질에 결합되어 제시될 때만 가능하다. 항원 펩티드와 MHC 분자의 결합은 세포 내부에서 발생하기 때문에, T세포매개면역반응은 숙주세포가 생성하거나 섭취한 단백질 항원에 대해서만 생성된다. 따라서, T세포는 세포매개면역의 첫 번째 단계인 세포내 외부 항원의 존재를 감지한다. MHC의 펩티드 표시 기능은 숙주 세포 내로 들어간 미생물의 일부를 표면에 표시할 수 있게 하며, 이를 통해 T세포는 세포외미생물 항원이 감춰진 상황에서 감염된 세포를 감지할 수 있게 된다. 이 장에서는 T림프구에 의해 인식되는 항원의 특성에 대해 알아보도록 하겠다; B세포의 항원 인식은 7장에서 논의하겠다. 4장에서는 이러한 항원을 감지하고 반응하기 위한 림프구의 수용체에 대해 기술하겠다.

항원에 의한 면역반응의 유도는 여러 가지 주목할 만한 특징을 가진 고도의 효율적 과정이다. 특정 항원에 특이적인 숫림프구(naive lymphocytes)의 수는 매우 낮은 비율, 대략 순환하는 림프구 10^5~10^6개 중 1개 미만으로 존재한다는 점이다. 이렇게 적은 수의 특정 림프구가 항원이 침입하는 장소에 빠르게 이동해서 반응해야 한다. 더욱이, 여러 종류의 미생물들에 대해 방어하기 위해서 다양한 형태의 T림프구가 필요하다. 실제로, 면역체계는 동일한 미생물에 대해서도 미생물의 생활주기에 따라 다른 방법으로 반응한다. 예를 들면, 바이러스 등의 미생물이 혈류에 침입한 경우 항체를 통한 방어에 주로 의존한다. 항체는 미생물에 결합하여 숙주세포에 감염되는 것을 막고 미생물을 제거하는 과정을 도와주게 된다. 강력한 항체의 생성은 $CD4^+$ 보조T세포의 활성화가 필요하다. 그러나, 많은 미생물들이 숙주세포를 감염시키지만, 항체는 세포 내부로 들어갈 수 없으므로 미생물들은 항체로부터 안전하다. 결과적으로 $CD8^+$ 세포독성T림프구(cytotoxic T lymphocytes, CTLs)의 활성화가 감염된 세포를 사멸시키고 감염원을 제거하기 위해 필요한데, 이를 위해 다음 두 가지의 중요한 문제를 해결해야만 한다.

- 특정 미생물 항원을 인식하는 매우 적은 수의 숫림프구가 어떻게 특정 미생물을 찾을 수 있는가? (특히 미생물은 체내 어떤 곳으로도 침입할 수 있다는 관점에서 생각해 보았을 때)
- 다른 유형의 T세포는 어떻게 다른 세포 구획에서 미생물을 인식하는가?

위 두 질문에 대한 해답은 면역체계는 항원을 포획하고 림프구에 제시하는 고도로 전문화된 체계로 발달해왔다는 것이다. 면역학자, 세포 생물학자 및 생화학자들에 의한 연구를 통해 단백질 항원이 어떻게 포획되고 분해되고 제시되어 T림프구에 의해 인식되는지와 이 과정에서 MHC 분자의 역할에 대한 정교한 이해가 가능해졌다.

T림프구에 의해 인식되는 항원들
ANTIGENS RECOGNIZED BY T LYMPHOCYTES

대부분의 T림프구는 항원제시세포(APC)의 MHC 분자에 결합되어 제시된 펩티드 항원을 인식한다. MHC는 특정 유전자자리(locus)를 지칭하는 것으로 주요한 단백질 산물은 면역체계에서 펩티드 제시분자로서의 기능을 한다. $CD4^+$ 및 $CD8^+$T세포는 펩티드가 개인 자신의 MHC에 제시되었을 때만 펩티드를 인식할 수 있다. T세포의 이러한 성질을 MHC 제한(MHC restriction)이라고 부른다. T세포수용체(T cell receptor, TCR)는 펩티드 항원의 일부 아미노산 잔기와 동시에 펩티드가 제시되고 있는 MHC 분자의 잔기를 인식한다(그림 3.1). 각각의 TCR, 즉 $CD4^+$ 또는 $CD8^+$세포의 각각의 클론은 모든 개체에서 다수의 MHC 분자 중 하나에 의해 제시되는 하나의 펩티드를 인식한다. MHC 분자의 특성과 MHC 제한의 중요성에 대해서는 이 장의 뒷부분에 기술될 것이다. 그리고 어떻게 자기(self)의 MHC 분자에 제시되고 있는 펩티드만을 인식하는 T세포를 생성하는지에 대해서는 4장에서 논의될 것이다. 또한 일부 T세포군은 1형 MHC 유사분자에 의해 제시되는 지질과 비펩티드 항원을 인식하는데, 이 경우 특별한 항원전시체계를 필요로 하지 않는다.

미생물 항원을 포획하여 T림프구가 인식할 수 있도록 제시하

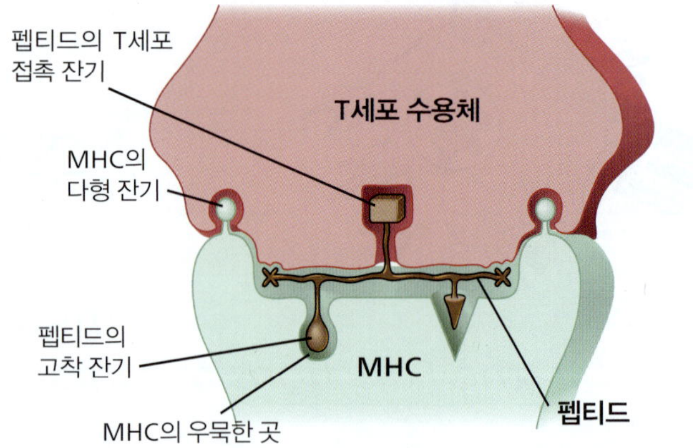

그림 3.1 T세포 수용체가 MHC 분자에 전시된 펩티드 항원 복합체를 인식하는 방법을 보여주는 모형. MHC 분자는 항원제시세포에 발현되어 단백질 항원에서 유래한 펩티드를 전시하는 기능을 수행한다. 펩티드는 고착 잔기(anchor residue)가 MHC 분자의 우묵한 곳(pocket)에 연결되면서 MHC 분자에 결합한다. 모든 T세포 항원 수용체는 펩티드의 일부 아미노산 잔기와 MHC 분자의 일부 잔기(다형적)를 인식한다.

는 세포를 **항원제시세포(antigen-presenting cell, APCs)**라고 부른다. 숫T림프구는 수지상세포로부터 제시된 단백질 항원을 인식해야 클론팽창(clonal expansion)이나 작동(effector) 및 기억(memory)세포로의 분화를 시작한다. 마찬가지로 분화된 작동T세포도 수지상세포와 다양한 종류의 APC에 의해 제공되는 항원을 다시 인식해야 체액성 및 세포매개면역반응에서 T세포의 작동기능을 활성화할 수 있다. 우선 APC가 어떻게 면역반응을 유발하기 위해 항원을 포획해서 제시하는지 설명하고 이 과정에서 T세포에 항원을 제시하는 MHC 분자의 역할에 대해 알아보도록 하겠다.

항원제시세포에 의한 단백질 항원의 포획
CAPTURE OF PROTEIN ANTIGENS BY ANTIGEN-PRESENTING CELLS

체내에 들어온 미생물의 단백질 항원은 주로 수지상세포에 의해 포획되어 면역반응이 개시되는 2차(말초)림프기관에 집중된다 (그림 3.2). 미생물들은 일반적으로 피부(접촉), 위장관(섭취), 호흡기(호흡) 및 비뇨생식기관(genitourinary tract, 성접촉)을 통해 체내로 들어온다. 일부 미생물은 혈류로 들어오기도 한다. 미생물 항원은 모든 감염된 조직에서 생성될 수 있다. 상피 장벽의 넓은 표면적과 혈액, 결합조직 및 내부 장기의 방대한 양 때문에, 모든 가능한 특이성을 갖는 림프구가 이러한 모든 조직을 효율적으로 순찰하며 외부 침입자를 찾는 것이 불가능하므로, 대신, 항원은 림프구가 재순환되는 통로인 림프기관으로 보내진다.

항원은 다음 두 가지 방식으로 2차림프기관으로 옮겨진다.

- 상피, 결합 조직 및 기관의 수지상세포는 미생물 항원을 포획하여 조직에서 연결된 림프절로 운반한다. 이 과정은 수지상

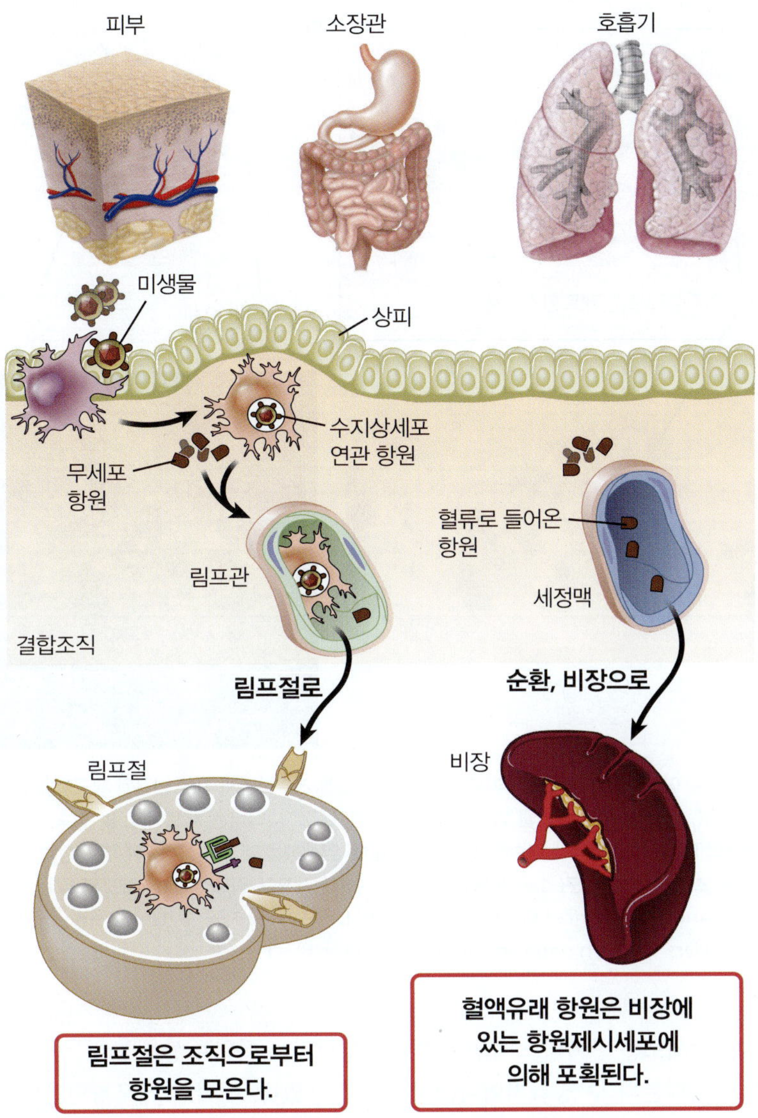

그림 3.2 미생물 항원의 포획과 전시. 상피장벽을 뚫고 들어온 미생물들은 조직에 존재하는 수지상세포에 포획되거나 림프관 또는 혈관으로 들어간다. 미생물과 미생물 항원은 2차림프기관인 림프절 및 비장으로 보내지고 그곳에서 단백질 항원의 펩티드 단편은 수지상세포 MHC 분자에 전시되어 숫T림프구에 인식된다.

세포가 미생물을 만난 후 벌어지는 항원의 포획, 수지상세포의 활성화, 항원을 운반하는 세포의 림프절로의 이동 및 항원의 T세포로의 제시 같은 일련의 사건을 포함한다. 이 단계는 아래에서 다시 설명하고자 한다.

- 미생물 또는 미생물 항원은 림프액을 통해 림프절로 운반되거나 혈액을 통해 비장으로 운반되기도 하며, 이후 이러한 2차림프기관에서 상주 수지상세포에 의해 포획되어 T세포에 제시된다.

신체와 외부 환경 사이의 모든 경계면(interface)은 연속적인 상피로 덮여있고, 상피층은 감염에 대한 장벽을 제공한다. 상피와 상피하부조직에는 **수지상세포**로 불리는 길게 뻗어 있는 세포망(network)이 존재한다; 이 세포들은 2차림프기관의 T세포 풍부 영역에도 존재하고, 다른 대부분의 비림프기관에서 적은 수로 존재한다(그림 3.3). 두 가지 주요한 수지상세포의 유형은 전형적(conventional) 또는 고전적(classical) 세포와 plasmacytoid 세포로 구분되고, 이들은 존재부위와 반응이 서로 다르다. 조직과 림프기관에 존재하는 대부분의 수지상세포는 전형적 유형에 속한다; 이러한 세포들은 대부분의 단백질 항원을 포획하여 T림프구에 제시하는 세포들이다. 피부에서는 표피(epidermal)에 존재하는 수지상세포를 랑게르한스(Langerhans) 세포라고 부른다. Plasmacytoid 수지상세포는 형태적으로 형질세포(plasma cells)와 유사해서 붙여진 이름이고, 이들은 혈액과 조

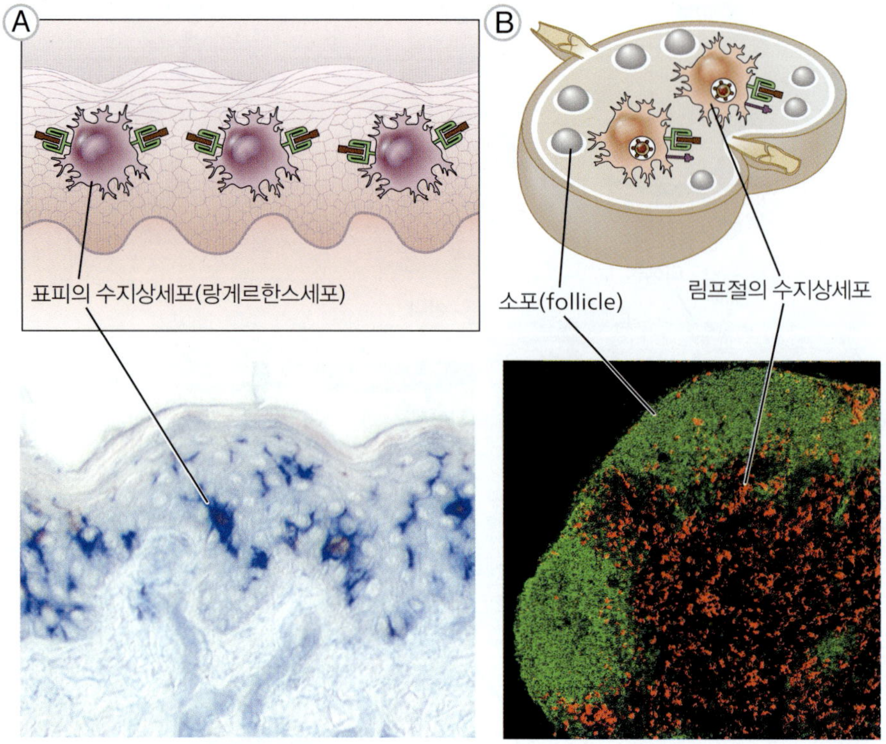

그림 3.3 수지상세포. **A,** 미성숙 수지상세포는 피부 등의 상피 조직에 거주하면서 서로 연결된 세포망을 형성하고 있다. 그림에서는 수지상세포를 인식하는 항체로 피부 단면을 염색시켰을 때 푸른색으로 나타나는 세포이다. **B,** 성숙 수지상세포는 림프절(또는 비장, 그림에는 없음)의 T세포 풍부 영역에 거주하고, 림프절 단면을 염색했을 때 수지상세포에 대한 항체로 염색된 부분(*붉은색*)이 성숙 수지상세포이며, 소포에 있는 부분(*초록색*)이 B세포이다. 수지상세포는 림프절에서 T세포와 같은 영역에 존재한다(그림 1.18, B 참조). (A, MD, Anderson Cancer Center, Houston의 Dr. Y-J. Liu 제공; B, University of Minnesota Medical School, Minneapolis의 Drs. Kathryn pape and Jennifer Walter 제공.)

직에 존재한다. Plasmacytoid 수지상세포는 바이러스 감염에 대한 선천면역반응에 중요한 1형 인터페론의 주 공급처이다(2장 참조).

수지상세포는 다양한 세포막 수용체를 통해 미생물에 결합한다. 이 미생물과 미생물 항원은 포식작용(phagocytosis) 또는 수용체 매개 세포내섭취(receptor-mediated endocytosis) 과정을 통해 수지상세포 내부로 유입된다. 수지상세포가 항원을 포획하는 동안, 미생물 생성물은 수지상세포, 조직 상피세포 및 조직 상주 큰포식세포 등에 존재하는 Toll 유사 수용체(TLRs) 및 다른 선천 패턴인식 수용체에 결합하여 선천면역반응을 자극한다(2장 참조). 이는 결과적으로 TNF 또는 IL-1 같은 염증성 사이토카인(cytokine)을 생성시킨다. 이처럼 선천면역 수용체 신호와 사이토카인의 조합은 수지상세포를 활성화시켜 세포의 표현형, 이동 및 기능에 변화를 일으킨다.

전형적 수지상세포가 활성화되면 세포는 상피와 말초 조직에 대한 부착성(adhesiveness)을 잃고 케모카인(chemokine) 수용체인 CCR7 발현을 시작한다. CCR7은 림프관 내피나 림프절(lymph nodes)의 T세포구역에 있는 간질세포(stromal cells)가 생성하는 화학주성을 보이는 사이토카인(케모카인)에 특이성을 갖고 있다. 이러한 케모카인은 수지상세포가 상피를 떠나 림프관을 통해 상피에서 가까운 배수 림프절로 이동하게 해준다(그림 3.4). 이러한 이동과정 중에 수지상세포는 항원을 포획하는 세포에서 숫T림프구를 자극할 수 있는 APC로 성숙한다. 이러한 성숙과정에서 수지상세포는 T세포에게 항원을 전시하는 MHC 분자와 완전한 T세포 반응을 위해 필요한 (2장에서 소개되었던) 공동자극자로 불리는 분자들의 합성의 증가와 안정된 발현이 일어난다.

이러한 일련의 과정의 결과로 체내로 들어온 미생물 항원은 항원이 주로 T림프구를 만나게 되는 림프절(및 비장)로 이동되어 모이게 된다. 숫T림프구는 림프절을 통해 계속적으로 순환하고 있고 림프절의 T세포구역으로의 진입을 촉진하는 CCR7을 발현하고 있음을 상기해보라(1장 참조). 따라서 포획한 항원을 보유한 수지상세포와 항원을 인식할 태세를 갖추고 있는 숫T세포가 림프절에 모이게 된다. 이러한 과정은 매우 효율적이다; 미생물 항원이 신체 어떤 부위에 들어오더라도 12~18시간 이내에 배출된 림프절에서 항원에 대한 T세포 반응이 시작되는 것으로

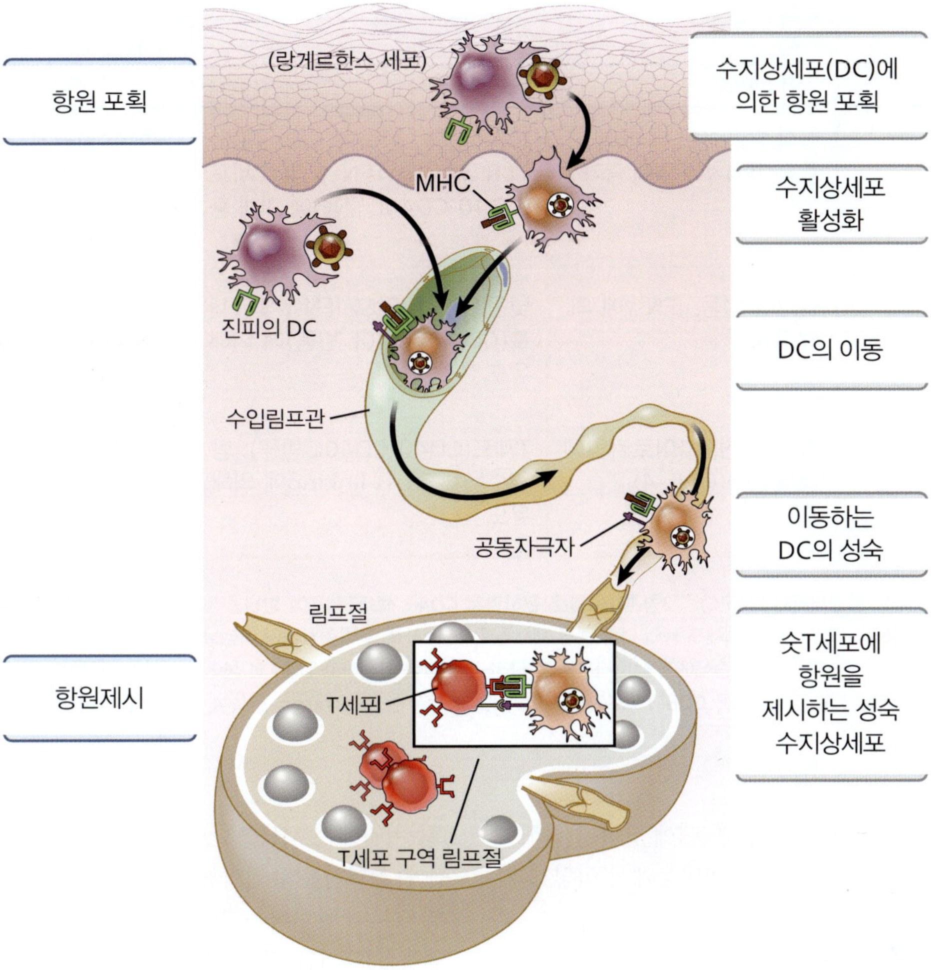

그림 3.4 수지상세포에 의한 단백질 항원의 포획, 이동과 제시. 상피층이나 피부 진피 같은 상피장벽 조직에 존재하는 미성숙 수지상세포는 미생물 항원을 포획하여 활성화되고, CCR7을 발현한 채(미표시) 상피를 떠난다. 수지상세포는 림프관 및 림프절이 생성하는 케모카인에 의해 관류(draining) 림프절로 이동한다. TLR 또는 사이토카인 등의 미생물에 의해 유도되는 신호에 의해 수지상세포는 성숙해져서 림프절에서 항원을 숫T림프구에 제시하는 능력을 획득한다. 수지상세포는 성숙 단계별로 각각 다른 막 단백질을 발현하기도 한다. 미성숙 수지상세포는 미생물 항원을 포획하는 표면 수용체를 발현하고, 성숙 수지상세포는 T세포를 자극하는 기능을 하는 MHC 분자와 공동자극자를 고농도로 발현한다.

추정된다.

T세포의존 면역반응에서 여러 유형의 APC는 각각 별개의 기능을 수행한다(그림 3.5).

- 수지상세포는 미생물 침입부위에 존재하고, 숫T림프구가 순환하는 림프절로 이동할 수 있는 능력이 있어 T-의존적 반응의 주요 유발자이다. 또한 수지상세포는 MHC 분자와 공동자극자를 높은 농도로 발현하기 때문에 숫T림프구를 활성화하는 가장 강력한 APC 세포이다.
- 작동T세포, 특히 보조T세포에 대한 중요한 유형의 APC는 모든 조직에 상주하거나 선천면역반응에서 감염 부위에 축적되는 단핵구 유래 큰포식세포이다. 세포매개면역반응에서 큰포식세포는 미생물을 포식하여 이들 미생물의 항원을 작동T세포에 전시하고, 작동T세포는 다시 활성화되어 큰포식세포가 섭취한 미생물을 사멸시키게 유도한다(6장 참조).
- B림프구는 단백질 항원을 섭취하여 림프계 조직에 있는 보조T세포에게 제시한다; 이 과정은 단백질 항원에 대한 체액면역반응의 발달에 중요하다(7장 참조).
- 이 장의 후반부에 논의되겠지만, 세포질에 외부(미생물 또는 종양) 단백질 항원을 갖고 있는 모든 유핵세포들은 이 항원들에서 유래한 펩티드를 $CD8^+$ 작동 T세포에 제시할 수 있다.

지금까지 어떻게 단백질 항원이 포획되어 2차림프기관으로 전달되어 집중되는지 설명하였다. 다음 질문은 어떻게 이런 항

세포 종류	발현		주요 기능
	2형 MHC	공동자극자	
수지상세포	항상 발현; 성숙에 따라 증가; IFN-γ에 의해 증가	항상 발현; 성숙에 따라 증가; TLR 리간드, IFN-γ 및 T세포(CD40-CD40L 반응)에 의해 증가	단백질 항원에 대한 T세포 반응 개시에서 숫T세포에 항원제시(priming)
큰포식세포	낮거나 없음; IFN-γ에 의해 유도	낮음, TLR 리간드, IFN-γ 및 T세포(CD40-CD40L 반응)에 의해 유도	세포매개면역반응의 작동 단계에서 CD4+ 작동T세포에 항원제시
B림프구	항상 발현; 사이토카인에 의해 증가(예, IL-4)	T세포(CD40-CD40L 반응), 항원수용체 cross-linking에 의해 유도	체액면역반응에서 CD4+ 보조T세포에 항원제시 (T세포-B세포 상호작용)

그림 3.5 주요 항원제시세포(APC). 2형 MHC를 발현하면서 CD4+ 보조T세포에 항원을 제시하는 가장 중요한 항원제시세포의 특성을 요약하였다. 혈관내피세포 등의 다른 종류 세포들도 2형 MHC를 발현하지만 미생물에 대한 면역반응을 개시하는 역할은 아직 확립되어 있지 않다. 가슴샘에서 상피세포는 2형 MHC 분자를 발현하고 T세포의 성숙과 선별에 기여한다. 모든 유핵세포는 1형 MHC에 결합된 펩티드를 $CD8^+$T세포에 제시할 수 있다. *IFN-γ*, interferon-γ; *IL*-4, interleukin-4; *TLR*, Toll-like receptor.

원들이 T림프구에 전시되는가 하는 것이다. 이에 답하기 위해서 우선 MHC 분자들의 구조를 기술하고 면역반응에서 어떻게 기능을 수행하는지 확인해야 한다.

주조직적합복합체 분자의 구조와 기능
STRUCTURE AND FUNCTION OF MAJOR HISTOCOMPATIBILITY COMPLEX MOLECULES

MHC 유전자는 해당 유전자가 암호화하는 단백질들의 펩티드 전시 기능이 알려지기 전에 유전적으로 동일하지 않은 동물들 간의 이식된 세포와 조직에 대한 면역반응의 관찰로부터 발견되었다. MHC는 개체 간의 조직 이식편(grafts)이 수용 또는 거부되는 것을 결정하는 가장 주요한 유전자자리(genetic locus)로 정의되었다[조직(tissue 또는 histo), 적합성(compatibility)]. 즉, MHC 유전자자리가 동일한 개체들은 서로 이식편을 수용하고(순계 동물과 일란성 쌍둥이) MHC 유전자자리가 다른 개체들은 그러한 이식편을 거부한다. 이식은 자연적인 생물학적 현상은 아니기 때문에 MHC 유전자와 MHC 유전자가 암호화하는 분자들은 다른 기능을 수행하기 위해 진화되어 왔을 것이다. 지금은 MHC 분자의 생리학적 기능이 미생물에 대한 T세포매개면역 방어반응의 첫 번째 단계로 미생물 단백질 항원으로부터 유래한 펩티드를 항원특이적인 T림프구에 전시하는 것임을 우리는 알고 있다. MHC의 이러한 기능은 앞에서 언급한 T세포의 MHC 제한 현상을 설명해준다.

모든 포유동물은 모계 및 부계 MHC 유전자자리를 갖고 있고, 여기에는 MHC 단백질과 면역 반응에 관련된 다른 단백질을 암호화하는 유전자들이 포함된다(그림 3.6). MHC 분자는 이식 거부에 관여하는 마우스 MHC 유전자 자리에 의해 암호화된 단백질로 처음 발견되었다. 그 이후 인간에서의 MHC는 여러 번 임신한 여성 또는 수혈을 받은 수혜자가 부계 또는 공여자 유래의 백혈구에 존재하는 단백질을 인식하는 항체를 만들었다는 것이 확인되면서 재발견되었다. 이 단백질은 **human leukocyte antigens** (HLAs)이라고 불리었고, 곧 마우스에서 발견된 MHC 분자와 동일하다는 것이 확인되었다(임신과 수혈은 다른 개체의 세포 항원에 노출시키므로 마우스 이식 실험에서와 같이 이들 세포에 대해 생성된 항체는 조직부적합성을 반영한다). 모든 척추동물에서, MHC는 1형 및 2형 MHC 유전자로 불리는 두 종류의 매우 다형적인(polymorphic) 유전자들을 포함하고 있다[뒷부분에서 다시 논의되겠지만, 다형성(polymorphism)은 특정 유전자들이 개체 간에 많은 변이체가 존재함을 일컫는다]. 이 유전자들은 T세포에 펩티드를 전시하는 1형 및 2형 MHC 분자를 암호화하고 있다. 이러한 다형 유전자들 이외에도 MHC는 다수의 비다형 유전자들을 갖고 있고, 이들 중 일부는 항원제시에 관련된 단백질을 암호화하고 있다.

MHC 분자의 구조
Structure of MHC Molecules

1형 및 2형 MHC 분자는 막 단백질로 세포외부쪽에 펩티드 결

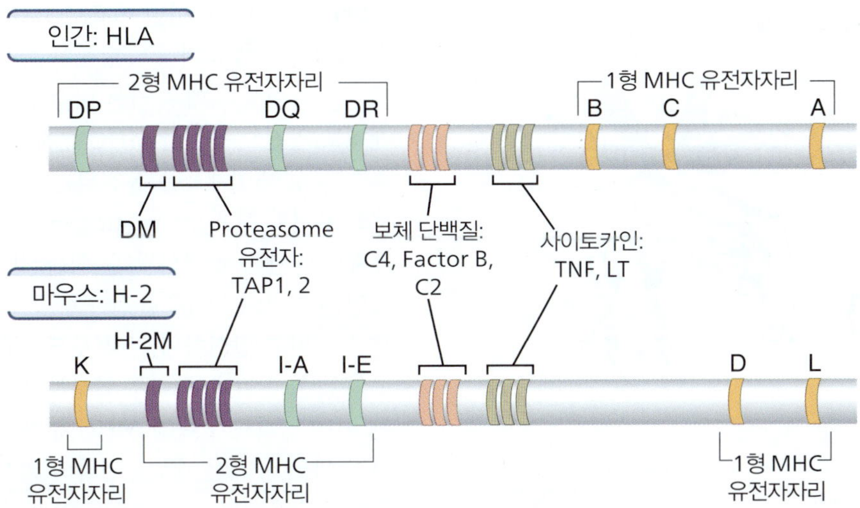

그림 3.6 주조직적합복합체(MHC) 유전자들. 인간 MHC (HLA 복합체로 불림)와 마우스 MHC (H-2 복합체로 불림)의 개요도. 면역반응에 관련된 분자들을 암호화하는 주요 유전자들을 표시하였다. 유전자들과 유전자 사이 DNA 분절의 크기는 실제 크기로 표기하지 않았다. 2형 유전자는 단일 구획으로 나타내었지만, 각각은 α와 β 사슬을 암호화하는 두 개의 유전자로 구성되어 있다. 일부 유전자[DM (마우스는 H-2M), proteasome 구성성분, TAP]들의 생성물은 항원처리에 관련되어 있다. MHC는 또한 일부 보체 단백질 및 사이토카인 등 펩티드 전시 분자 이외의 분자를 암호화하는 유전자도 포함하고 있다. *LT*, lymphotoxin; *TAP*, transporter associated with antigen processing; *TNF*, tumor necrosis factor.

합 틈새(peptide-binding cleft)를 갖고 있다. 두 종류의 분자는 소단위(subunit) 구성은 다르지만 전체적인 구조는 매우 유사하다(그림 3.7).

1형 MHC 분자

Class I MHC Molecules

1형 MHC 분자는 α 사슬(chain)과 여기에 비공유 결합으로 연결된 β_2-microglobulin이라는 단백질로 구성되어 있고, β_2-microglobulin은 MHC 유전자 위치 외부에 존재하는 유전자의 산물이다. α 사슬은 3개의 세포외부 영역(domain)과 막관통(transmembrane) 영역 및 세포질 영역으로 구성되어 있다.

- α 사슬의 α1 영역 및 α2 영역 아미노 말단은 두 개의 벽과 한 개의 바닥으로 구성되어 펩티드 결합 틈새 또는 고랑(groove)을 형성하며, 이곳은 약 8~11개의 아미노산으로 구성된 펩티드가 결합 가능한 크기이다. 펩티드 결합 틈새의 바닥(floor)은 T림프구에 전시되는 펩티드가 결합하는 아미노산 잔기를 포함하고, 틈새 벽의 윗부분은 T세포 수용체와 접촉한다(T세포 수용체는 또한 전시된 펩티드의 일부와 접촉한다; 그림 3.1). 개개인의 MHC 분자마다 다른 아미노산인 1형 분자의 다형 잔기(polymorphic residues)들은 α 사슬의 α1 영역과 α2 영역에 위치한다. 대부분의 이들 다형 잔기들은 펩티드 결합 틈새의 바닥 부분의 차이를 만들어서 서로 다른 MHC 분자들이 각각 특징적인 펩티드와 결합하는 능력에 영향을 준다.
- α3 영역은 불변하고, β2-microglobulin과 결합하며, CD8 T세포 보조수용체(coreceptor)에는 결합하지만 CD4 보조수용체에는 결합하지 않는 부위를 포함한다. 5장에서 논의되겠지만, T세포 활성화는 TCR에 의한 MHC 결합 펩티드 항원의 인식과 보조수용체에 의한 MHC 분자의 인식이 동시에 필요하다. 따라서 $CD8^+$T세포는 CD8 보조수용체가 결합하는 MHC인 1형 MHC 분자에 제시되는 펩티드에만 반응할 수 있다.

2형 MHC 분자

Class II MHC Molecules

2형 MHC 분자는 α와 β 두 개의 막관통 사슬로 구성되어 있다. 각각의 사슬은 두 개의 세포외부 영역과 막관통 영역 및 세포질 영역을 갖고 있다.

- α1과 β1 영역으로 불리는 양 사슬의 아미노 말단 부위는 다형 잔기를 포함하며 10~30개 아미노산 잔기의 펩티드를 수용할 정도의 (1형 MHC 분자와 같이 벽과 바닥으로 구성된) 틈새를 형성한다.
- 비다형성 α2 및 β2 영역은 CD4 T세포 보조수용체 결합 부위를 포함하고 있다. CD4는 2형 MHC 분자에만 결합하고 1형 MHC 분자에는 결합하지 않으므로, $CD4^+$T세포는 2형 MHC 분자에 제시되는 펩티드만 반응할 수 있다.

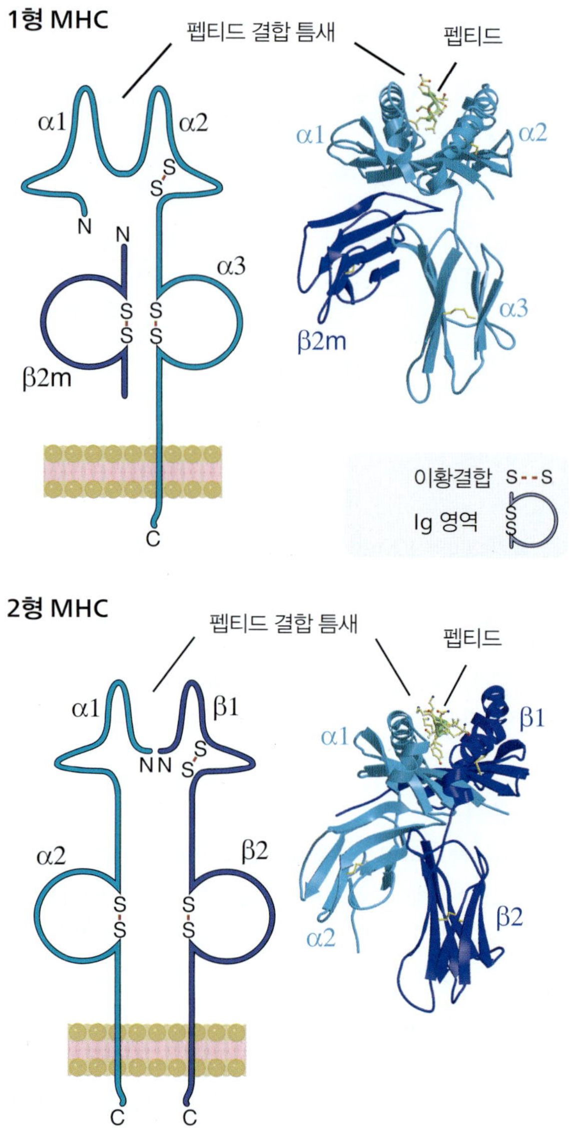

그림 3.7 1형 및 2형 주조직적합복합체 (MHC) 분자들의 구조. 1형 및 2형 MHC 분자들의 개요도(*왼쪽*)와 결정 구조 모형(*오른쪽*)으로 분자들의 영역(domain)과 둘 간의 근본적인 유사성을 보여준다. 두 유형의 MHC 분자는 펩티드 결합 틈새와 CD8 (1형 분자의 α3 영역) 또는 CD4 (2형 분자의 α2 및 β2 영역)가 결합하는 불변 부분을 포함하고 있다. *β2m*, β_2-microglobulin; *Ig*, immunoglobulin. 결정구조는 California Institute of Technology, Pasadena의 Dr. P. Bjorkman 제공.

MHC 유전자와 단백질의 성질

Properties of MHC Genes and Proteins

MHC 유전자와 단백질의 몇 가지 특징들은 이 분자들의 정상적 기능에 매우 중요하다(그림 3.8).

- **MHC 유전자는 고도의 다형성(polymorphic)을 갖고 있다.** 다시 말하면, 서로 다른 많은 대립유전자(변이체)가 개인들마다 존재한다. 전체 인구의 HLA 대립유전자의 총수는 18,000개 이상으로 추정된다. 이 중 1형 분자 13,000개, 2형 분자 5,400개 정도이고, 이런 이유로 MHC 분자는 포유동물의 모든 단백질 중에서 가장 다형적인 성질을 갖고 있다. MHC 단백질의 다형성은 매우 커서 비순계(outbred) 집단의 어떤 두 개체도 완전히 동일한 MHC 분자를 갖지 않는다. 이러한 다른 다형성 변이체들은 유전되는 것이며, 항원수용체처럼 체세포 유전자 재조합(somatic gene recombination)에 의해 각 개체에서 새롭게 생성될 수 있는 것이 아니다(4장 참조). 한 개인은 각각의 MHC 유전자들 중 오직 두 개의 대립유전자를 물려받고 발현하며(각각 부모로부터 받은), 이는 전체 인구의 많은 변이체 중 아주 일부분만을 나타낸다. 다형성 잔기는 어떤 펩티드가 특정 MHC 분자에 의해 제시될지를 결정하기 때문에, 많은 대립유전자의 존재는 어떤 미생물 단백질 항원에서 유래한 일부 펩티드를 제시할 수 있는 일부 개체가 인구 집단 내에 존재할 수 있음을 보장한다. 따라서, MHC 다형성은 인구가 미생물의 다양성에 대처하고, 적어도 일부 개인은 이러한 미생물의 펩티드 항원에 대한 효율적인 면역반응을 장착할 수 있다. 또한, 인구 내에 다양한 MHC 분자가 존재하기 때문에, 누구도 미생물의 단백질을 T세포에 제시할 능력이 부족하여 처음 접하는 또는 변이된 미생물들에게 패하지는 않을 것이다.
- **MHC 유전자들은 공동우성(codominantly)으로 발현된다.** 즉, 양쪽 부모로부터 물려받은 대립유전자(alleles)들은 동등하게 발현된다. 공동 발현은 각각의 개인이 발현하는 HLA 단백질의 수를 최대화하고, 이를 통해 각 개인은 많은 수의 펩티드를 전시할 수 있다.
- **1형 분자는 모든 유핵세포에 발현되지만, 2형 분자는 주로 수지상세포, 큰포식세포 및 B림프구에 발현된다.** 이러한 놀랍도록 다른 발현 양상의 생리적 중요성은 뒤에서 기술하겠다. 2형 분자는 또한 가슴샘의 상피세포나 내피세포에도 발현되고, 인터페론-γ에 의해서 다른 세포에서도 유도될 수 있다.

HLA 유전자의 상속 패턴과 명명법

Inheritance Patterns and Nomenclature of HLA Genes

사람의 경우 *HLA-A*, *HLA-B* 및 *HLA-C*의 세 종류 다형 1형 유전자가 있으며 개개인은 양쪽 부모로부터 이러한 유전자를 하나씩 물려받기 때문에, 모든 세포는 6가지의 서로 다른 1형 분자를 발현할 수 있다. 2형 유전자자리에는, 개인은 각 염색체로부터 DP와 DQ의 α와 β 사슬을 암호화하고 있는 별도의 유전자, DRα의 유전자, DRβ를 암호화하고 있는 다양한 수의 유전자(일반적으로 1~3)를 물려받는다. 이러한 다양성으로 인해, 그리고 한 염색체에서 유래한 α 사슬이 다른 염색체에서 유래한 β 사슬과 결합할 수 있기 때문에, 발현되는 2형 분자의 수는 일반적으로 6개가 넘는다.

특징	중요성	
다형 유전자: 많은 다른 대립유전자들이 집단 간에 존재함	각각의 개체는 각각 다른 미생물 펩티드를 제시하고 반응할 수 있음	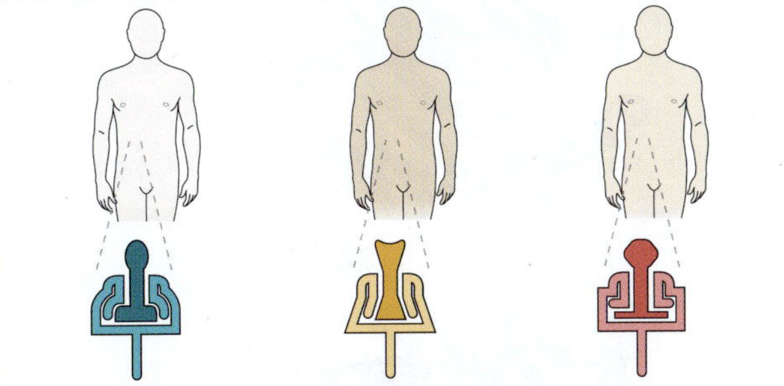
공동우성 발현: 양쪽 부모로부터 받은 각 MHC 대립유전자가 발현됨	T세포에 펩티드를 제시할 수 있는 다른 MHC 분자의 수 증가	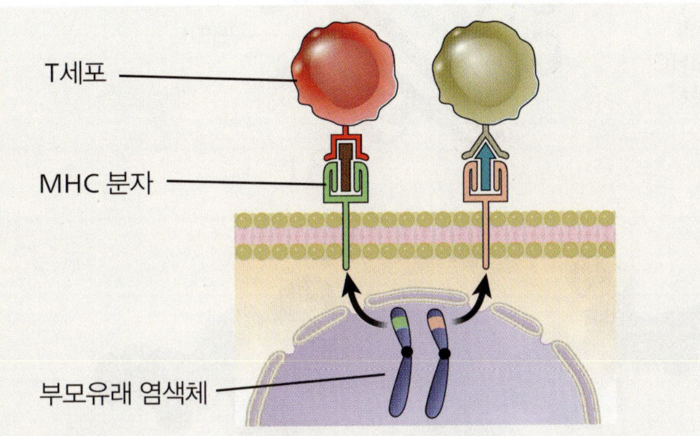
MHC 발현 세포 유형: 1형: 모든 유핵세포	$CD8^+$ CTLs는 어떤 바이러스 감염세포도 사멸시킬 수 있음	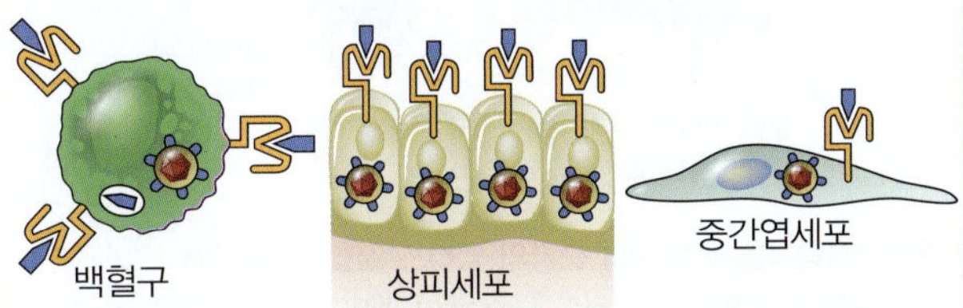
2형: 수지상세포, 큰포식세포, B세포	$CD4^+$ 보조T림프구는 수지상세포, 큰포식세포, B세포와 상호작용함	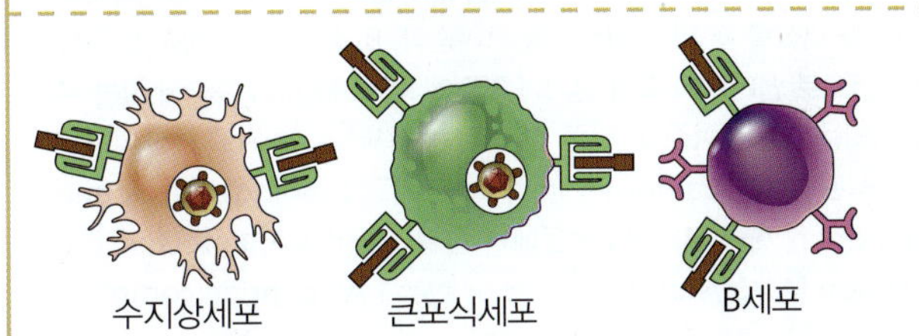

그림 3.8 주조직적합복합체(MHC) 분자와 유전자들의 성질. 몇 가지 MHC 분자들의 중요한 특징과 면역반응에서의 중요성. *CTLs*, cytotoxic T lymphocytes.

각 염색체에 존재하는 MHC 유전자 한 벌을 (그리고 그 유전자들이 암호화하는 MHC 단백질들을) **MHC 일배체형(haplotype)**이라고 부른다. MHC 일배체형에서의 유전자는 밀접하게 연결되고 멘델 방식에 따라 함께 유전된다. 따라서, 두 형제가 동일한 HLA 대립 유전자 한벌을 상속받을 가능성은 25%이다. 그렇기 때문에, 형제는 이식 증여자로서의 적합성을 다른 관련 없는 사람들보다 먼저 확인해 보게 된다. 이식을 받는 사람과 적합한 HLA를 찾을 가능성은 형제에게 훨씬 크다. 사람의 경우, 각 HLA 대립유전자에는 지정된 숫자를 부여한다. 예를 들어 개인의 HLA 일배체형은 HLA-A2, HLA-B5, HLA-DR3 등이 될 수 있다. 분자 유형별 분류법에 기초한 현대 용어에서, 개별 대립 유전자는 HLA-A2의 01 하위유형을 지칭하는 HLA-A*0201 또는 *DR4B1* 유전자의 01 하위유형을 지칭하는 HLA-DRB1*0401 등으로 지칭할 수 있다.

MHC 분자의 펩티드 결합

Peptide Binding to MHC Molecules

MHC 분자의 펩티드 결합 틈새는 단백질 항원에서 유래한 펩티드와 결합해서 해당 펩티드를 T세포가 인식할 수 있도록 전시한다(그림 3.9). 대부분 MHC 분자의 펩티드 결합 틈새 바닥에는 움푹 들어간 곳(pockets)이 있다. 펩티드 항원의 일부 아미노산의 잔기의 곁사슬은 이 MHC pocket에 정확히 들어가서 펩티

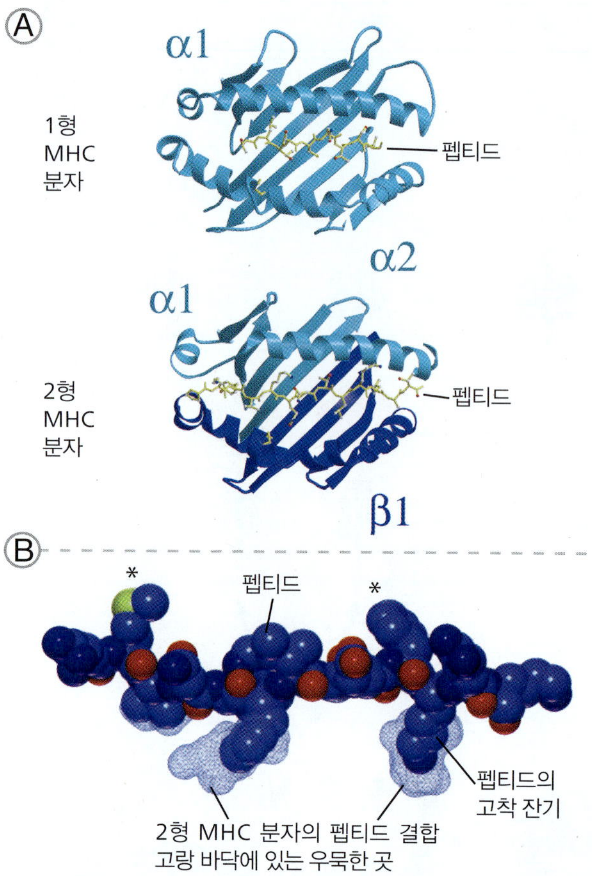

그림 3.9 주조직적합복합체(MHC) 분자의 펩티드 결합. **A,** 위에서 바라본 MHC 분자의 결정 구조로 어떻게 펩티드(*노란색*)가 펩티드 결합 틈새의 바닥에 놓여지며 T세포가 인식할 수 있게 되는지를 보여준다. **B,** 2형 MHC 분자에 결합된 펩티드의 측면으로 펩티드의 고착 잔기가 어떻게 MHC 분자의 틈새에 있는 우묵한 곳에 고정되는지를 보여준다. 다른 잔기(*)는 틈새로부터 위로 돌출되어 T세포에 의해 인식된다. (A, California Institute of Technology, Pasadena의 Dr. P. Bjorkman 제공; B, 다음 논문에서 발췌. Scott CA, Peterson PA, Teyton L, Wilson IA: Crystal structures of two I-A^d-peptide complexes reveal that high affinity can be achieved without large anchor residues. *Immunity* 8:319-329, 1998.)

드를 MHC 분자의 틈새에 고착시킨다. 이러한 아미노산을 고착 잔기(anchor residues)라고 부른다. 결합한 펩티드의 다른 잔기는 위쪽을 향해있어 T세포의 항원수용체에 의해 인식된다.

펩티드 항원과 MHC 분자 간 반응의 몇 가지 특징들은 MHC 분자의 펩티드 전시 기능을 이해하는 데 중요하다(그림 3.10):

- MHC 분자는 하나의 결합 틈새만을 갖고 있기 때문에 한 번에 하나의 펩티드만을 제시할 수 있지만 각 MHC 분자는 다양한 펩티드를 제시할 수 있다. MHC 분자의 pocket이 펩티드의 고착 잔기를 수용할 수 있으면, 펩티드는 MHC 분자에 의해 전시될 수 있다. 그래서 한두 개의 펩티드 잔기가 펩티드가 특정 MHC 분자의 틈새에 결합하는 것을 결정한다. 이렇게 MHC 분자는 펩티드 결합에 대한 넓은 특이성을 갖고 있다고 일컫는다; 각 MHC 분자는 펩티드가 적절한 길이와 아미노산 서열을 갖는 한 많은 펩티드와 결합할 수 있다. 이러한 광범위한 특이성은 MHC 분자의 항원 전시 기능에 필수적이다. 왜냐하면 개인은 몇 개의 상이한 MHC 분자를 갖고 수많은 다양한 종류의 단백질 항원에서 유래한 펩티드를 제시해야 하기 때문이다.
- MHC 분자는 주로 펩티드에 결합한다. 다양한 형태의 항원들 중에서 오직 펩티드만이 MHC 분자 틈새에 결합이 가능한 구조와 전기적 특성을 갖고 있다. 이런 이유로 MHC 제한을 받는 $CD4^+$T세포 및 $CD8^+$T세포는 펩티드의 원천인 단백질 항원을 인식하고 반응한다. MHC는 또한 작은 분자 및 금속 이온 같은 일부 비펩티드 항원에 대한 T세포 반응에 관여한다. 이러한 항원의 인식은 이 장의 뒷부분에서 간략하게 설명될 것이다.
- MHC 분자는 세포내에서 생합성, 조립 및 이동되는 과정에서 펩티드를 장착한다. 그래서 MHC 분자는 숙주세포내에 있는 단백질 항원에서 유래한 펩티드를 전시한다(세포 내부에서 생성되거나 세포 외부 환경으로부터 섭취된 항원에서 유래한). 이는 MHC 제한을 받는 T세포가 세포에 결합된 항원은 인식하고, 혈액, 조직액 또는 점막 내강에 존재하는 세포에서 유리된 단독 항원은 인식하지 않는 이유를 설명해준다.
- 펩티드가 장착된 MHC 분자만이 세포 표면에 안정적으로 발현되고, 빈 분자는 세포내에서 분해된다. 그 이유는 MHC 분자는 사슬들과 결합된 펩티드가 함께 조립되어야지만 세포내 단백질분해에 저항하는 안정된 구조가 되기 때문이다. 이러한 펩티드 결합에 대한 요구조건은 유용한 MHC 분자—즉 펩티드를 전시하고 있는 MHC 분자—만이 세포 표면에 발현되어 T세포에 의해 인식되게 하기 위함이다. 펩티드가 MHC 분자에 한번 결합되면 결합된 채로 한동안, 일부 펩티드는 수일 동안, 유지된다. 이러한 느린 분리속도는 MHC 분자가 펩티드를 획득한 후 충분한 시간 동안 전시해서 특정 T세포가 펩티드-MHC 복합체를 인식하여 결합된 펩티드를 찾고 반응을 개시할 기회를 제공하기 위해서이다.
- 한 개인에 있어서, MHC 분자들은 외부(미생물) 단백질로부터 유래한 펩티드는 물론 개체 자신의 단백질 유래 펩티드도 전시할 수 있다. MHC 분자가 자기 항원과 외부 항원을 구별하지 못한다는 점은 다음 두 가지 질문을 제기한다. 첫째로, 언제나 APC에 존재하는 자기단백질의 양은 어떤 미생물 단백질의 양보다 훨씬 많다. 그럼, 혹시 MHC 분자는 계속 자기 펩티드에 결합되어 외부항원을 제시하지 못하는 것은 아닐까? 가장 근접한 해답은 새로운 MHC 분자는 계속 합성되어 펩티드를 수용할 준비가 되어 있고 세포에 존재하는 어떤 펩티드도 포획할 수 있다는 것이다. 또한 단일 T세포는 APC

특징	중요성	
광범위한 특이성	많은 다양한 펩티드가 동일한 MHC 분자에 결합할 수 있음	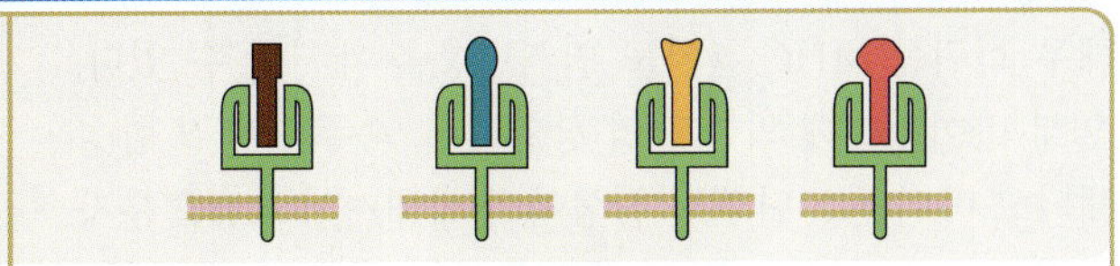
각 MHC 분자는 한 번에 하나의 펩티드만 제시	각 T세포는 MHC 분자에 결합된 하나의 펩티드에만 반응함	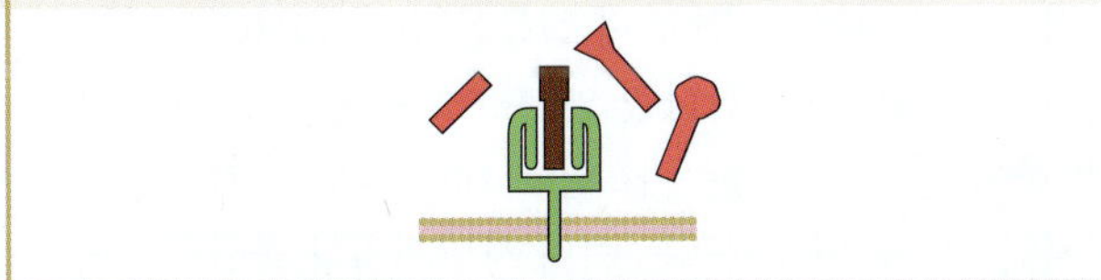
MHC 분자는 펩티드에만 결합	MHC 제한 T세포는 주로 단백질 항원에 반응함	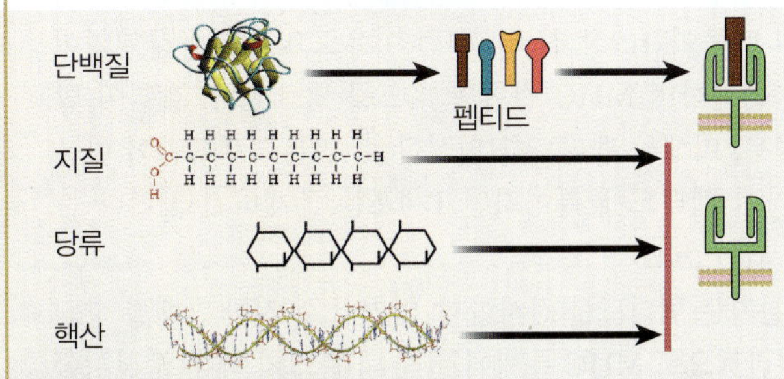
1형 및 2형 MHC 분자는 다른 세포 구획에서 유래한 펩티드를 제시함	1형 및 2형 MHC 분자는 다른 위치에 있는 미생물에 대한 면역 감시를 촉진함	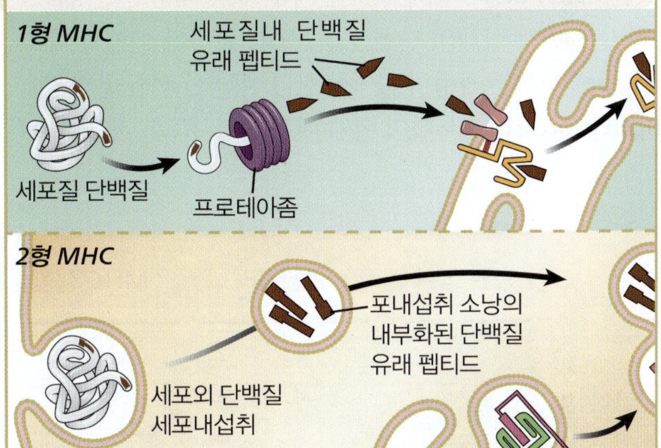
MHC 분자의 안정적인 표면 발현에는 펩티드 결합이 필요	펩티드가 결합된 MHC 분자만이 세포 표면에 발현되어 T세포가 인식할 수 있음	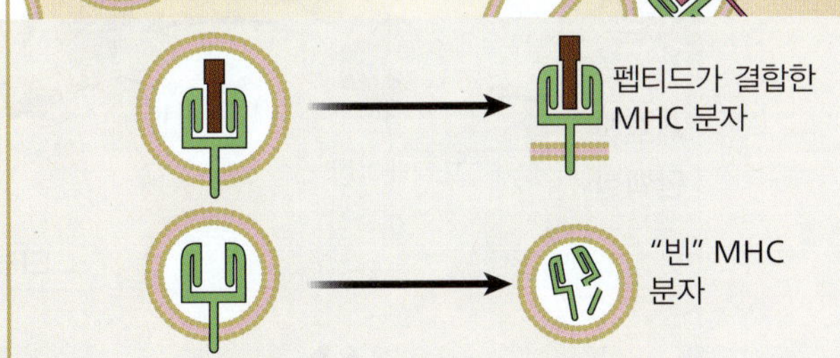
매우 느린 분리속도	MHC 분자는 결합된 펩티드를 T세포가 찾기에 충분한 시간 동안 제시함	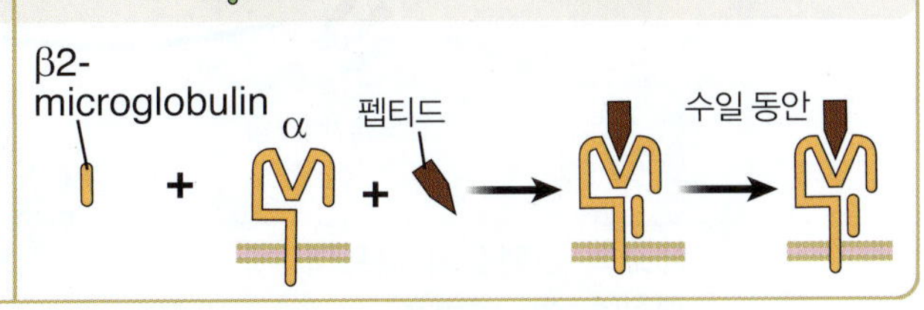

그림 3.10 펩티드와 MHC 분자 간 결합의 특징. 펩티드와 MHC 분자 결합의 몇몇 중요한 특징들과 면역 반응에서의 중요성. *ER*, endoplasmic reticulum; I_i, invariant chain.

표면의 약 10^5개의 MHC 분자들 중에서 펩티드를 전시하는 0.1% 내지 1% 정도만 인식하면 되기 때문에 펩티드를 전시하는 매우 희귀한 MHC 분자도 면역반응을 개시할 수 있다. 또한, 일부 바이러스에 의한 감염 상황에서, 숙주 단백질 합성은 억제되고 바이러스 단백질 합성이 우세해져서 MHC 분자에 우선적으로 전시된다. 두 번째 질문은 만일 MHC 분자가 계속 자기 펩티드를 전시한다면 왜 자기항원에 대한 면역반응 즉, 반응이 생성되지 않는가? 이에 대한 대답은 자기항원에 특이적인 대부분의 T세포는 이미 사멸되거나 불활성화되어 있기 때문이다(9장 참조). 이런 이유로 T세포는 끊임없이 체내를 순찰하며 MHC 결합 펩티드를 탐색한다. 감염이 발생할 경우, 미생물 펩티드를 인식할 수 있는 T세포만이 반응하며, 자기 펩티드에 특이적인 T세포는 존재하지 않거나 불활성화 되어있다.

MHC 분자는 펩티드를 전시할 수 있지만, 온전한 단백질 항원의 경우 일반적으로 MHC 틈새에 비해 너무 크기 때문에 전시할 수 없다. 따라서 원래 상태의 단백질을 MHC 분자가 인지할 수 있는 펩티드로 전환하는 과정이 있어야 한다. 이러한 전환을 **항원 처리(antigen processing)**라 하며 이에 대해 설명하도록 하겠다.

단백질 항원의 처리와 제시
PROCESSING AND PRESENTATION OF PROTEIN ANTIGENS

모든 유핵세포에서, 세포질의 프로테아좀(proteasome)이라 불리는 단백질 분해 복합체에서 가공되는 펩티드 단편들은 1형 MHC 분자에 제시된다. 반면 전문 APC(수지상세포, 큰포식세포, B세포)에서는 후기 엔도좀 및 리소좀에서 단백질 분해로 생성된 펩티드가 2형 MHC 분자에 제시된다(그림 3.11, 3.12). 이러한 두 가지 경로는 세포 외부 및 세포내 환경에 존재하는 모든 단백질을 채취할 수 있다. 1형 및 2형 MHC 경로의 (프로테아좀 및 엔도솜-리소좀 경로의) 분리로 인해, 각각의 경로로 활성화된 T세포의 기능적 유형이 다르다. 세포질 내 단백질의 프로테아좀 처리는 $CD8^+$ T림프구가 거의 모든 종류의 숙주세포에서 존재하는 미생물의 항원을 볼 수 있게 만들어준다. 후기 엔도좀과 리소좀에서 발견되는 단백질들은 주로 외부 환경에서 유래하며, 따라서 엔도좀/리소좀 처리 경로는 $CD4^+$ T 림프구가 본래 APC 외부에 존재했던 미생물의 항원을 인식할 수 있게 해준다. 다음은 1형 MHC 경로부터 시작해서 항원 처리 기작에 대해 논의하겠다.

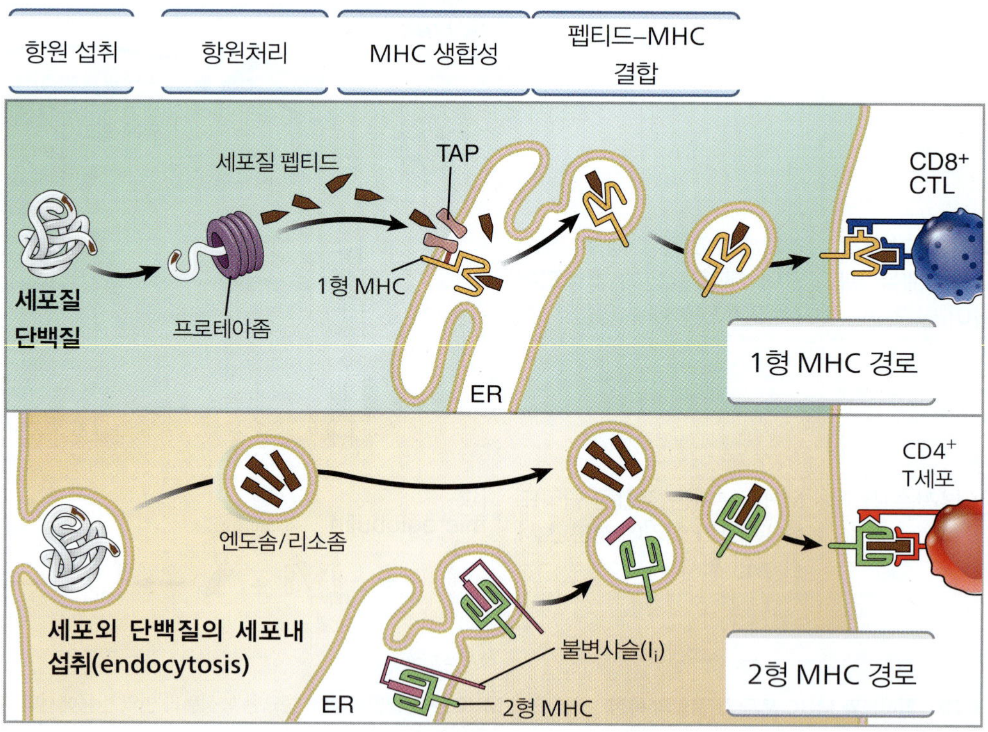

그림 3.11 단백질 항원의 세포내 처리 경로. 1형 MHC 경로는 세포질의 단백질을 펩티드로 분해한 후 1형 MHC 분자에 결합시켜 $CD8^+$T세포가 인식할 수 있게 한다. 2형 MHC 경로는 항원제시세포의 소낭으로 섭취된 단백질 항원을 펩티드로 분해한 후 2형 MHC 분자에 결합시켜 $CD4^+$T세포가 인식할 수 있게 한다. *CTL*, cytotoxic T lymphocytes; *ER*, endoplasmic reticulum; *TAP*, transporter associated with antigen processing.

특징	1형 MHC 경로	2형 MHC 경로
안정적인 펩티드-MHC 복합체 구성	MHC의 다형적 α 사슬, β2-microglobulin, 펩티드 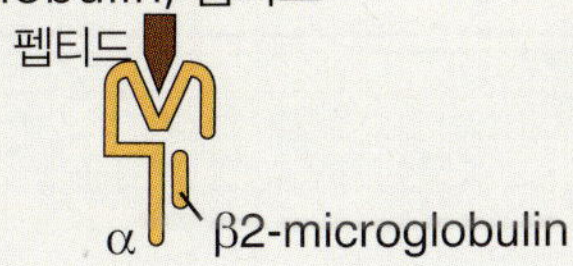	MHC의 다형적 α 및 β 사슬, 펩티드 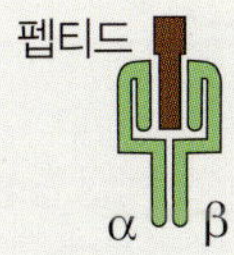
MHC를 발현하는 세포	모든 유핵세포	수지상세포, 단핵 포식세포, B림프구; 내피세포, 가슴샘 상피세포
반응하는 T세포	CD8⁺T세포 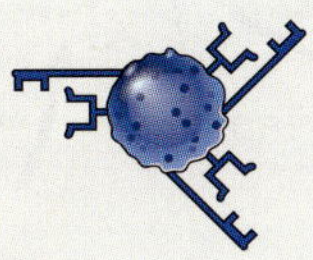	CD4⁺T세포 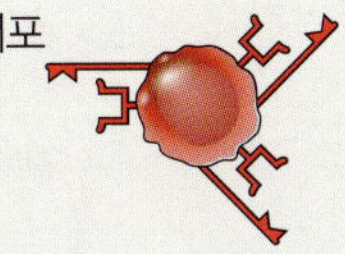
단백질 항원의 근원	세포질 단백질(대부분 세포에서 합성된; 포식소체에서 세포질로 유입된)	엔도솜 및 리소좀 내 단백질 (대부분 세포외 환경에서 내부화 된)
펩티드 생성을 담당하는 효소	세포질 프로테아좀의 단백가수분해효소 성분	엔도솜 및 리소좀 단백가수분해 효소(예, cathepsins)
MHC의 펩티드 장착 부위	소포체(endoplasmic reticulum)	후기 엔도솜 및 리소좀
펩티드 전달과 MHC 분자에 장착과 관련된 분자들	TAP	불변 사슬, DM

그림 3.12 항원처리 경로의 특징. 두 개의 주요 항원처리 경로의 일부 특징 비교. *MHC*, major histocompatibility complex; *TAP*, transporter associated with antigen processing.

1형 MHC 분자의 전시를 위한 세포질 항원의 처리

Processing of Cytosolic Antigens for Display by Class I MHC Molecules

1형 MHC 분자에 의한 항원제시의 중요한 단계는 단백질 분해를 위한 세포질 또는 핵에서의 항원 표지, 프로테아좀이라는 특수한 세포질 효소 복합체에 의한 단백질 분해를 통한 항원 펩티드 단편의 생성, 펩티드의 ER로의 전달, 펩티드의 새로 합성된 1형 분자로의 결합 및 펩티드-MHC 복합체의 세포 표면으로의 이동 등이다(그림 3.13).

세포질 단백질의 분해

Proteolysis of Cytosolic Proteins

1형 MHC 분자에 결합하는 펩티드는 단백질이 유비퀴틴-프로테아좀 경로에 의해 분해되어 제공된다. 프로테아좀(proteasome)은 대부분의 세포에서 단백질을 펩티드로 분해하는 소화 효소를 포함하는 고리로 구성된 복잡한 구조로, 불완전하게 접힌 단백질을 펩티드로 분해하는 일상 기능을 계속 수행한다. 단백질이 프로테아좀에 의해 처리되려면 먼저 단백질 접힘 구조가 풀리고, 일련의 유비퀴틴(ubiquitin) 펩티드가 공유 결합된 후, 프로테아좀의 고리내로 끼워넣어져야 한다. 염증성 사이토카인에 노출되었던 세포는(예를 들면 감염되었던), 프로테아좀의 효소 조성이 변한다. 결과적으로 이러한 세포들은 매우 효과적으로 단백질을 1형 MHC 분자에 결합할 수 있는 크기와 서열을 가진 펩티드로 분해한다.

세포질 프로테아좀에 의해 처리될 수 있는 미생물 단백질은 여러 원천이 있다. 세포질에서 합성된 바이러스 단백질뿐만 아니라, 세포내 섭취(endocytosis) 및 포식작용(phagocytosis)을 통해 세포로 전달되는 미생물 단백질도 포함되며, 이 중 다수는 교차제시(cross-presentation, 나중에 논의) 과정에서 세포질로 누출 또는 운반된다. 모든 숙주 단백질은 기능하는 장소(핵, 세포막, 분비)에 관계없이 어떤 시점에서는 세포질에 존재한다. 펩티드는 이러한 모든 위치의 단백질에서 프로테아좀 처리에 의해 유래되며, 이후 펩티드는 1형 MHC에 결합하여 제시된다. 유비

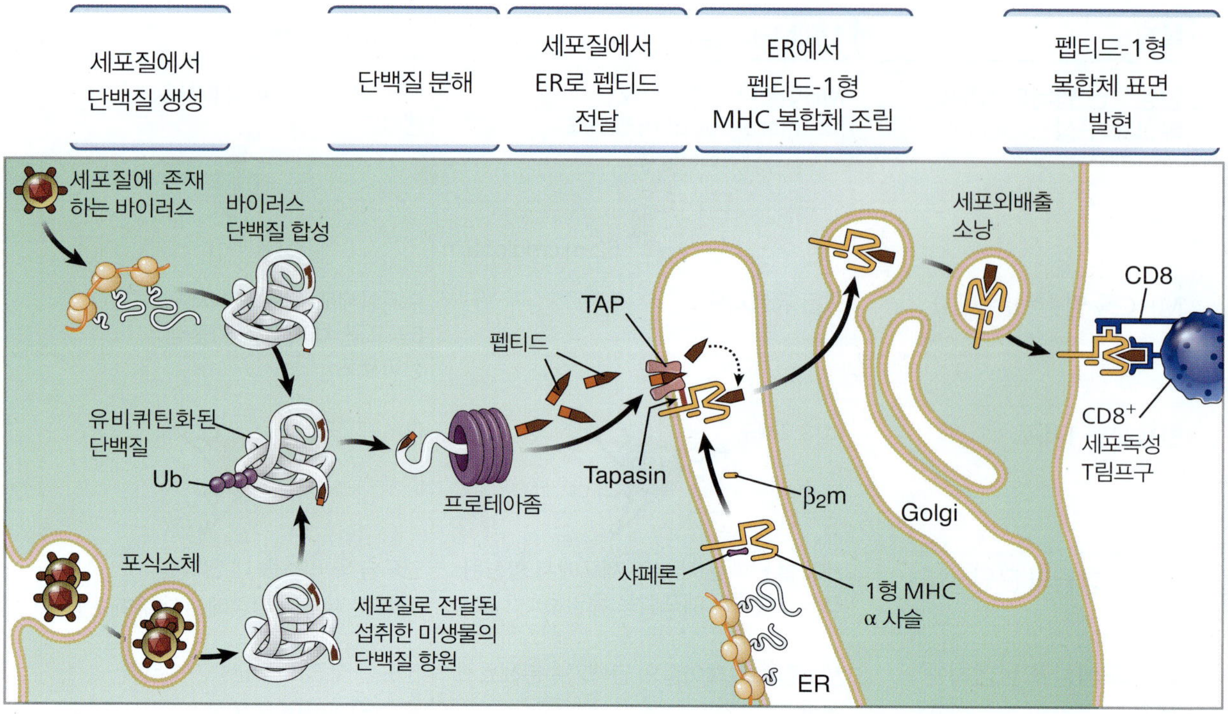

그림 3.13 세포질 항원 처리의 1형 MHC 경로. 감염된 세포의 세포질(또는 핵, 표시 안 됨)에 거주하는 미생물(예를 들면 바이러스)에 의해 세포 내부에서 합성되었거나 포식된 미생물 항원이 세포질로 전달되어 (교차제시 과정, 이후 설명) 유래한 단백질은 세포질에 존재한다. 세포질 단백질은 구조가 풀리고, 유비퀴틴화된 후 프로테아좀 내에서 분해된다. 생성된 펩티드는 TAP에 의해 ER로 보내지고, 펩티드는 계속 처리된다. 새롭게 합성된 1형 MHC 분자는 우선 chaperone에 의해 안정화되고, tapasin이라 불리는 연결 단백질에 의해 TAP에 부착되어 있어서 MHC 분자는 TAP에 의해 ER로 전달되는 펩티드를 받기에 전략적인 위치에 존재한다. 펩티드-1형 MHC 복합체는 세포 표면으로 전달되어 $CD8^+$T세포에 의해 인식된다. *β_2m*, β_2-macroglobulin; *Ub*, Ubiquitin.

퀴틴-프로테아좀 경로에 의해 처리되는 숙주 세포 단백질에는 미생물 단백질, 불완전하게 접힌 단백질, 그리고 암 세포에서의 항원성 단백질이 포함된다.

펩티드와 1형 MHC 분자의 결합

Binding of Peptides to Class I MHC Molecules

펩티드-MHC 복합체를 형성하기 위해, 펩티드는 소포체(ER)로 전달되어야만 한다. 단백질 분해에 의해 생성된 펩티드는 세포질에 있고, MHC 분자는 ER 내에서 합성되어, 이들이 우선 만나야만 한다. 이 전달 기능은 ER 막에 존재하는 **transporter associated with antigen processing** (TAP)이라 불리는 분자에 의해 제공된다. TAP은 ATP 의존적 분자 펌프로, ER 막의 세포질 쪽 방향에서 프로테아좀이 생성한 펩티드에 결합하여, ER 안쪽으로 능동적으로 보낸다. 결합된 펩티드가 없는 새롭게 합성된 1형 MHC 분자는 tapasin이라는 연결 단백질에 결합되어 ER 막의 TAP 분자로 연결되고, 1형 MHC 분자의 틈새에 높은 친화력으로 결합하는 펩티드를 우선적으로 적재하는 중요한 역할을 한다(뒤에서 논의되겠지만, ER 내에서 새롭게 합성된 2형 MHC 분자는 결합된 불변 사슬 때문에 펩티드에 결합할 수 없다).

펩티드-MHC 복합체의 세포 표면으로의 이동

Transport of Peptide-MHC Complexes to the Cell Surface

높은 친화력의 펩티드 결합은 1형 MHC 분자를 안정화시키고, 이는 세포 표면으로 보내진다. 1형 MHC 분자가 프로테아좀의 분해로부터 생성되고 TAP에 의해 ER로 전달된 한 펩티드와 단단히 결합하면, 이 펩티드-MHC 복합체는 안정화되고 타파신(tapasin) 결합에서 유리되어 세포 표면으로 전달된다. 1형 MHC 분자에 약하게 결합되는 펩티드는 타파신으로부터 분자가 유리되도록 하지 못한다. 만일 MHC 분자가 강하게 결합할 수 있는 펩티드를 찾지 못하면, 빈 MHC 분자는 불안정해져서 결국 분해된다. 하나의 단백질 항원은 많은 펩티드를 생성할 수 있으며, 이들 중 소수만(아마도 각 항원으로부터 1개 또는 2개) 개체에 존재하는 MHC 분자에 강하게 결합하여 면역 반응을 자극할 수 있다. 형성된 1형 MHC-펩티드 복합체는 $CD8^+$T세포에 의해 인식된다.

미생물들과 숙주 간의 오랜 진화적 투쟁은 바이러스가 1형

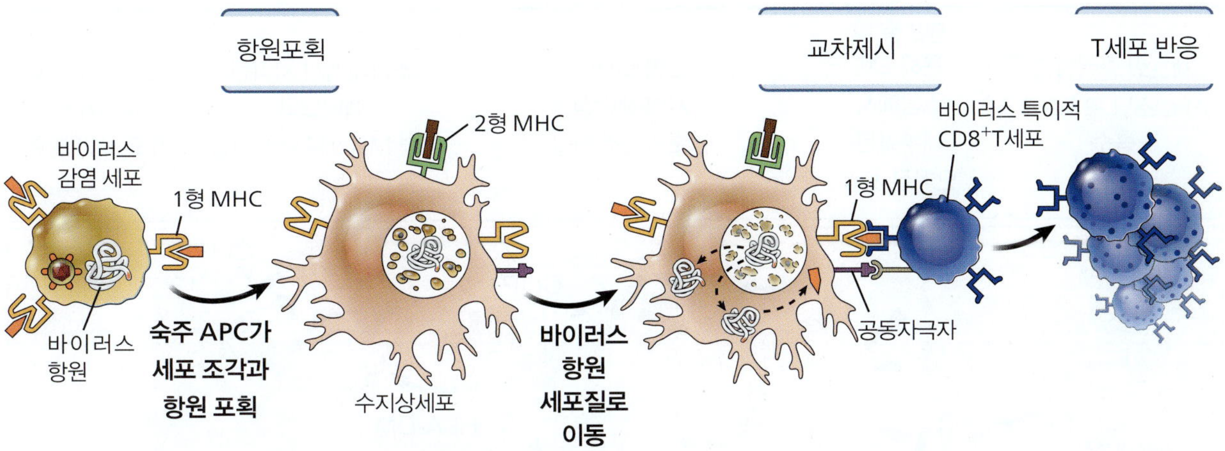

그림 3.14 감염된 세포에서 유래한 미생물 항원의 수지상세포에서의 1형 MHC 제한적 교차제시(cross-presentation). 세포내 미생물(예, 바이러스)에 감염된 세포 조각이나 감염세포에서 생성된 항원은 수지상세포에 의해 섭취된다. 감염성 미생물의 항원은 세포질로 전달되고, 단백체분해 경로에 의해 펩티드로 가공된 후(*미표시*), 항원제시세포(APC)의 1형 MHC 분자에 결합되어 제시된다. T세포는 APC에 제시된 미생물 항원을 인식하고 T세포는 활성화된다. 관례적으로, *교차제시*(*cross-presentaiton* 또는 *cross-priming*)라는 용어는 1형 MHC-항원(그림에 보이는)을 인식하는 CD8$^+$T세포(CTL)에 적용된다; 동일한 교차제시 APC는 2형 MHC에 미생물 유래 항원도 전시해서 CD4$^+$T세포에 의해 인식될 수 있다.

MHC 항원 제시 경로를 차단하기 위해 개발한 수많은 전략으로 잘 설명된다. 이러한 전략은 다음과 같은 것들이 있는데, ER에서 새롭게 합성된 MHC 분자 제거, MHC 유전자의 전사 억제 및 TAP에 의한 펩티드 전달 억제 등이다. 바이러스는 1형 MHC 경로를 억제함으로써 그들 항원의 CD8$^+$T세포로의 제시를 감소시켜 적응면역계로부터 회피할 수 있다. 이러한 면역 회피 기작은 6장에서 자세히 기술하겠다.

내부화된 항원의 CD8$^+$T세포로의 교차제시

Cross-Presentation of Internalized Antigens to CD8$^+$ T Cells

일부 수지상세포는 섭취한 항원을 1형 MHC 분자에 결합시켜 CD8$^+$T세포에 제시한다. 숫CD8$^+$T세포의 초기 반응은 CD4$^+$T세포와 마찬가지로 순환하는 동안 림프절에서 항원이 성숙한 수지상세포에 의해 제시되어야 한다. 그런데 일부 바이러스는 다양한 조직에서 수지상세포가 아닌 특정한 종류의 세포만을 감염시키며 이런 감염된 세포는 림프절로 이동하지 못하고 T세포 활성화 개시에 필요한 신호를 모두 생성시키지 못한다. 그럼 이런 경우에 림프절에 있는 숫CD8$^+$T세포는 어떻게 감염된 세포의 세포내 항원에 반응하겠는가? 이와 유사하게 종양은 많은 다른 유형의 세포에서 발생하는데, 어떻게 수지상세포에 의해 림프절에서 숫CD8$^+$T세포에 다양한 종양항원을 제시할 수 있는가?

많은 전형적인 수지상세포는 감염된 숙주세포, 사멸한 종양세포, 미생물 및 미생물 항원 또는 종양 항원을 섭취하고, 섭취된 항원을 세포질로 이동시켜 프로테아좀에 의해 처리하는 능력을 갖고 있다. 생성된 항원 펩티드는 ER로 들어가고 1형 분자에 결합하여 CD8$^+$T림프구가 인식하도록 항원을 전시한다(그림 3.14). 이런 과정을 **교차제시**(cross-presentation 또는 cross-priming)라 부르는데, 수지상세포 같은 한 종류의 세포가 다른 감염된 세포나 죽어가는 세포 또는 세포 조각의 항원을 제시하여 이 항원에 특이적인 숫CD8$^+$T림프구를 활성화하는 과정을 일컫는다. CD8$^+$T세포가 CTL로 분화되면 수지상세포 및 항원 인식 이외의 신호 없이도 감염된 숙주세포 또는 종양세포를 사멸시킨다(6장 참조). 교차-제시의 동일한 경로는 장기 이식에서 일부 항원에 대한 CD8$^+$T세포 반응의 개시에 관련되어 있다 (10장 참조).

2형 MHC 분자에 전시될 내부화된 항원의 처리

Processing of Internalized Antigens for Display by Class II MHC Molecules

2형 MHC 분자에 의한 펩티드 제시의 주요 단계는 항원의 내부화(internalization), 세포내섭취 소낭에서의 단백질분해, 2형 MHC 분자와 펩티드의 결합 및 펩티드-MHC 복합체의 세포 표면으로의 이동이다(그림 3.15).

항원의 내부화와 단백질 분해

Internalization and Proteolysis of Antigens

2형 MHC 경로로 예정된 항원은 일반적으로 세포외 환경으로부터 내부화된다. 수지상세포와 큰포식세포는 다양한 기전에 의해 세포 외부의 미생물들과 미생물 단백질을 섭취(ingest)한다. 미생물들은 미생물 생성물에 특이적인 표면 수용체에 결합하거나 미생물에 결합된 항체 또는 보체 활성화 생성물(opsonins)을

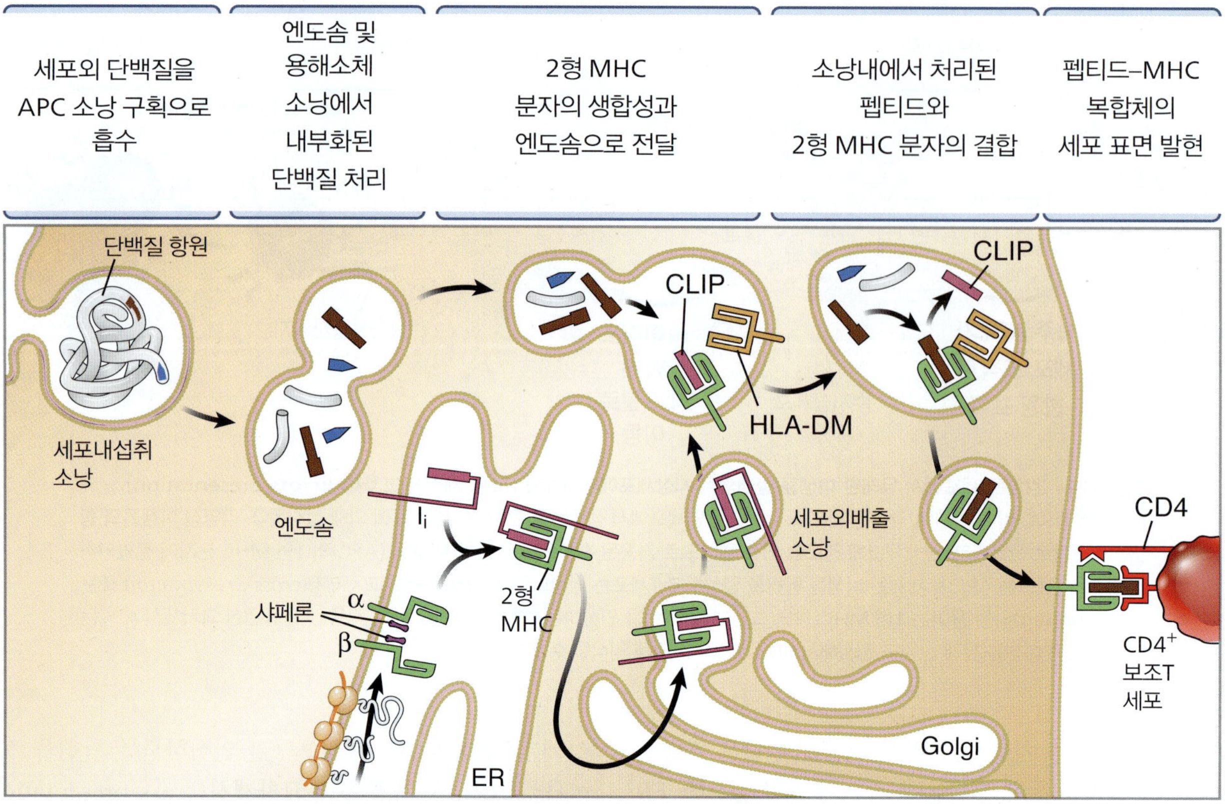

그림 3.15 내부화된 소낭성(vesicular) 항원처리의 2형 MHC 경로. 단백질 항원은 항원제시세포(APC)의 소낭으로 섭취되어 펩티드로 분해된다. 2형 MHC 분자는 동일한 소낭으로 들어가는데, 새롭게 합성된 2형 MHC 분자의 틈새를 점유하던 불변 사슬 펩티드(CLIP)는 이곳에서 제거된다. 이후 2형 분자는 세포내로 섭취된 단백질 유래 펩티드와 결합할 수 있다. DM 분자는 CLIP의 제거와 항원 펩티드의 결합을 용이하게 해준다. 펩티드-2형 MHC 분자는 세포 표면으로 보내지고 CD4$^+$T세포에 의해 인식된다. *ER*, endoplasmic reticulum; *HLA-DM*, human leukocyte antigen; *Ii*, invariant chain.

인식하는 수용체에 결합한다. B세포는 항원수용체에 결합한 단백질을 효율적으로 내부화한다(7장 참조). 일부 APC들은, 특히 수지상세포, 특정 인식 과정 없이 단백질들을 음세포작용한다. 이러한 경로를 통해서 APC 내부로 유입된 미생물 단백질은 산성(acidic) 조건의 세포내 소낭인 엔도솜 또는 포식소체(phagosome)로 들어가고 이 소낭들은 용해소체(lysosome)와 융합된다. 이러한 소낭에서 단백질들은 가수분해효소에 의해 분해되어 다양한 길이와 서열의 수많은 펩티드가 생성된다.

펩티드와 2형 MHC 분자의 결합

Binding of Peptides to Class II MHC Molecules

펩티드는 2형 MHC 분자를 발현하는 APC는 ER에서 끊임없이 새로운 MHC 분자를 합성한다. 새롭게 합성된 2형 MHC 분자는 **불변 사슬(invariant chain, I_i)**이라고 불리는 결합된 단백질을 갖고 있다. 이 사슬은 2형 MHC 분자의 펩티드 결합 틈새에 강하게 결합하는 2형 불변 사슬 펩티드(class II invariant chain peptide, CLIP)라고 불리는 서열을 포함하고 있다. 이렇게 새롭게 합성된 2형 MHC 분자의 틈새는 점유되어 있어 ER에 존재하는 펩티드를 수용하는 것이 억제되고 있다. ER에 존재하는 펩티드는 1형 MHC 분자에 결합된다. 결합된 불변 사슬을 갖고 있는 2형 MHC 분자는 ER에서 골지체로 이동하고, 이후 직접 원형질막으로 이동하는 대신 불변 사슬의 세포질 꼬리에 의해 산성 소낭(엔도솜 및 용해소체)의 막으로 보내진다. 이 곳에서 불변 사슬은 분해되어 펩티드 결합 틈새에 CLIP만 남긴다. 같은 구획에서 섭취된 단백질은 펩티드로 분해된다. 이 소낭은 또한 2형 MHC 유사 단백질인 DM을 갖고 있는데, 이 DM 단백질은 2형 MHC 분자에 결합되어 있는 CLIP을 MHC에 더 높은 친화력으로 결합이 가능한 구획 내의 다른 펩티드로 교환하는 기능을 한다.

펩티드-MHC 복합체의 세포 표면으로의 이동

Transport of Peptide-MHC Complexes to the Cell Surface

펩티드 장착은 2형 MHC 분자를 안정화시켜, 세포 표면으로 이동하게 한다. 2형 MHC 분자가 높은 친화력으로 펩티드와 결합하면, 이 복합체는 안정화되어 세포 표면으로 이동되고, 이곳에서 CD4$^+$T세포에 의해 인식된다. 적합한 펩티드를 찾지 못한

MHC 분자는 결국 용해소체의 단백질분해효소에 의해 분해된다. 1형 경로와 마찬가지로, 어떤 단백질 항원에서 생성된 오직 일부의 펩티드만 각 개인의 2형 MHC 분자에 결합되어 면역반응을 자극한다.

MHC 관련 항원제시의 생리적 중요성

Physiologic Significance of MHC-Associated Antigen Presentation

T세포매개면역의 많은 근본적인 특징들은 MHC 분자의 펩티드 전시 기능에 밀접히 관련되어 있다.

- T세포가 MHC 결합 펩티드만을 인식하는 제약은 T세포가 오직 세포에 결합된 항원만을 인식하고 세포와 유리된 수용성 항원에는 반응하지 않게 해준다. 이것은 MHC 분자가 세포막 단백질이고 MHC 분자의 펩티드 결합과 이어지는 발현과정이 세포내 생합성과 조립에 의존하기 때문이다. 즉, MHC 분자는 세포내 및 섭취된 항원이 존재하는 세포 안에서만 펩티드를 적재한다. 그러므로 T세포는 항체 반응이 생성될 세포외 환경에서 섭취된 항원과 T세포매개 작동기작이 필요한 세포내미생물 항원을 인식할 수 있다.
- 1형 및 2형 항원처리 경로를 분리함으로써, 면역계는 세포외 및 세포내미생물들에 대해 방어하기에 특화된 다른 방법으로 반응할 수 있다(그림 3.16). 세포질에 존재하는 단백질 항원은 처리되어 모든 유핵세포에 발현되는 1형 MHC 분자에 전시되는데, 예상대로 모든 유핵세포는 한 가지 이상의 바이러스에 의해 감염될 수 있기 때문이다. 1형 결합 펩티드는 CTL로 분화되는 $CD8^+$T세포에 의해 인식된다. CTL은 감염된 세포를 사멸시킴으로써 감염을 제거하는데, 이 방법은 세포질 미생물을 제거하는 가장 효율적인 방법이다. CTL은 또한 변이 유전자나 종양바이러스로부터 세포질 단백질을 생성하는

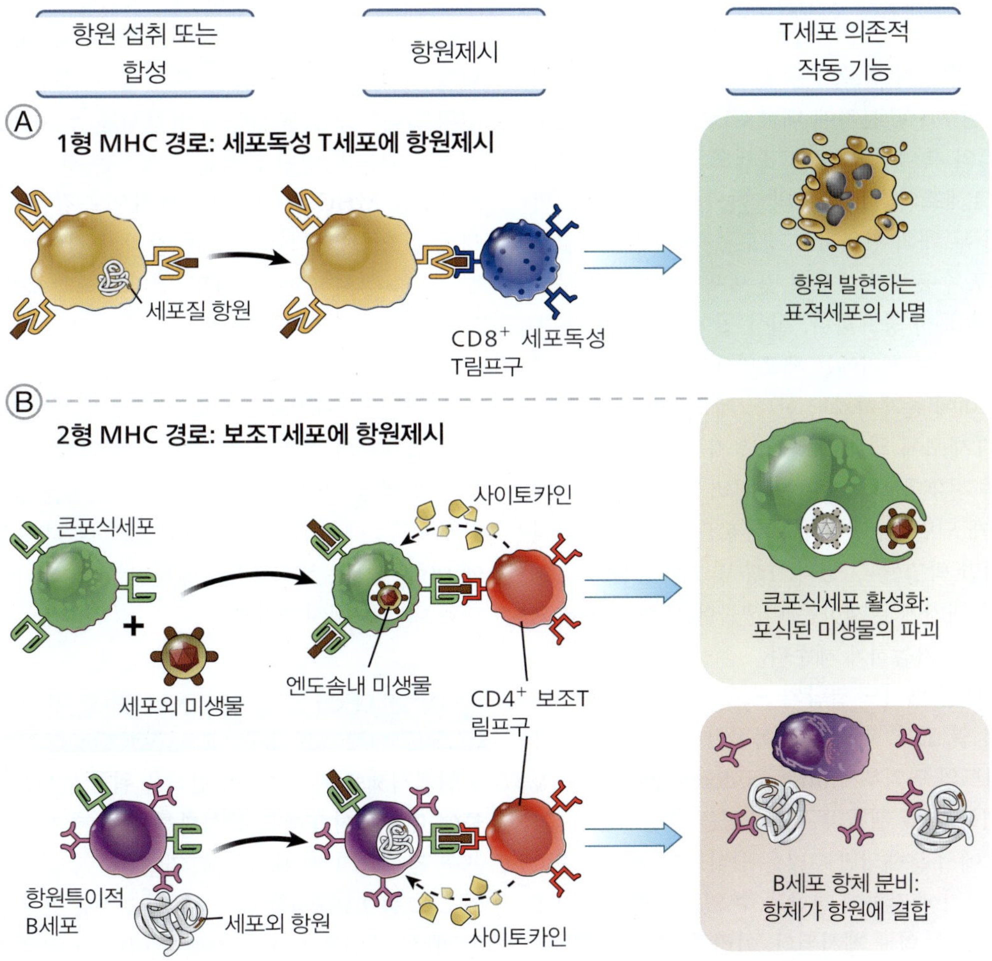

그림 3.16 $CD8^+$ 및 $CD4^+$ 작동T세포의 미생물 항원 인식에서 MHC 결합 항원제시의 역할. **A**, 감염된 세포의 세포질에 존재하는 미생물의 단백질 항원은 1형 MHC 경로를 통해 처리된다. 그 결과 이 단백질들은 $CD8^+$ 세포독성 T림프구에 의해 인식되고, 이들 세포는 감염된 세포를 사멸한다. **B**, 큰포식세포나 B림프구가 세포외 환경에서 섭취한 미생물의 단백질 항원은 2형 MHC 경로를 통해 처리된다. 그 결과 이 단백질들은 $CD4^+$ 보조T림프구에 의해 인식되고, 이들 세포는 큰포식세포를 활성화시켜 포식한 미생물을 파괴하고 B세포를 활성화시켜 세포외미생물과 독소에 대한 항체를 생성하게 한다.

종양세포를 사멸시킨다. 많은 세균, 곰팡이 및 세포외 바이러스도 일반적으로 큰포식세포에 의해 포획되어 섭취되고 이들의 항원은 2형 분자에 의해 제시된다. CD4의 2형 분자에 대한 특이성 때문에, 2형 분자 결합 펩티드는 보조세포로서 기능을 하는 $CD4^{+}$T림프구에 의해 인식된다. 이러한 T세포는 큰포식세포가 섭취한 미생물을 파괴하는 것을 도와서, 세포외 환경으로부터 내부화된 미생물들을 제거하는 작동기작을 활성화한다. B림프구는 항원 수용체를 이용하여 미생물의 단백질 항원을 인식하여 섭취하고 또한 $CD4^{+}$ 보조T세포의 인식을 위해 가공된 펩티드를 제시한다. 이러한 보조 세포들은 항원 특이적 B세포를 활성화시키고 항체 생산을 자극하여, 세포외 미생물을 제거하는 역할을 한다. 포식세포 또는 항체는 숙주세포의 세포질에서 생존하며 복제하는 세포내 바이러스 및 다른 병원균에 대해서는 효과적이지 못하다; 이들 세포질 미생물을 보유하는 세포는 $CD8^{+}$CTL세포에 의해 제거된다.

이렇게 다양한 미생물에 대한 면역방어반응은 항원제시와 T세포 인식의 몇 가지 특징이 연결됨으로써 최적화된다: 소포 및 세포질 항원의 처리 경로, 1형 및 2형 MHC 분자의 세포 발현, 1형 및 2형 MHC 분자에 대한 CD4 및 CD8 보조수용체(coreceptor)의 특이성과 $CD4^{+}$T세포의 보조세포로서의 기능 및 $CD8^{+}$T세포의 CTL로서의 기능들이 그것이다. 미생물 유형에 따라 두 개의 항원처리 경로중 한가지로 연결시키는 기능은 T세포 수용체가 세포외 및 세포내미생물을 구별할 수 없기 때문에 특히 중요하다. 실상 앞에서 언급했듯이, 동일한 바이러스가 감염 초기에는 세포외에 존재하다가 감염이 확립되면 세포내에 존재하기도 한다. 세포외 기간 동안에 바이러스는 보조T세포에 의해 생성되고 기능이 활성화되는 항체, 포식세포와 전투를 벌이지만, 바이러스가 세포질내에 정착지를 마련하게 되면, 이 경우에 오직 CTL에 의한 감염세포 사멸에 의해서만 박멸될 수 있다. 1형 및 2형 항원제시 경로의 분리는 다른 위치에 존재하는 미생물에 대한 정확하고 전문화된 면역반응을 가능하게 해준다.

- 각 MHC 분자에 대한 펩티드 결합의 구조적인 제약, 예를 들면 펩티드의 길이 및 고착 잔기 등은 복잡한 단백질항원에서 유래한 일부 펩티드의 면역우세(immunodominance)와 특정 단백질 항원에 대한 일부 개체의 무반응성을 설명해준다. 어떤 단백질이 APC에서 분해되면 수많은 펩티드가 형성되지만, 그 개인의 MHC 분자에 강하게 결합될 수 있는 펩티드만이 T세포에 의해 인식될 수 있게 제시된다. 이러한 MHC 결합 펩티드를 항원의 면역우세(immunodominant) 펩티드라고 한다. 복잡한 단백질 항원을 가진 미생물들도 몇몇 제한된 수의 면역우세 펩티드를 발현한다. 백신 개발을 위해서 이런 펩티드를 발굴하기 위한 많은 시도가 진행되었지만, 많은 사람들에게 면역원으로 작용하는 미생물의 면역우세 펩티드를 선별하는 것은 어렵다. 그 이유는 인구 집단들에 존재하는 MHC 분자의 엄청난 다형성 때문이다. MHC의 다형성은 일부 개인의 경우 특정 항원에서 유래한 어떤 펩티드에도 결합할 수 있는 MHC를 발현하지 않을 수도 있다는 것을 의미한다. 이런 개인은 그 항원에 대해 반응하지 않을 것이다. MHC의 생리적 중요성을 확립했던 초기 발견 중 한 가지는 일부 순계(inbred) 동물들은 간단한 단백질 항원에 반응하지 않으며 반응성은(또는 반응하지 않는 것은) 면역반응(immune response, *Ir*)이라 불리는 유전자에 의해 결정된다는 것이다. 이 유전자는 이후에 2형 MHC 유전자로 판명되었다.

마지막으로, T세포는 MHC-제한적인 방식으로 작은 분자 및 금속이온도 인식하고 반응한다는 점을 언급해야만 한다. 실제로, 치료 약물로 사용되는 일부 작은 분자나 니켈(nickel) 또는 베릴륨(beryllium)과 같은 금속 이온에 대한 노출은 종종 병리학적 T세포 반응을 유도한다(과민반응이라 불리는, 11장 참조). 이러한 비펩티드 항원이 MHC-제한된 $CD4^{+}$ 및 $CD8^{+}$T세포에 의해 인식될 수 있는 몇 가지 방법이 있다. 일부 화학물질은 자신의 펩티드 또는 MHC 분자 자체를 공유 변형시켜서 외래물질로 인식되는 변형된 분자를 형성하는 것으로 생각된다. 다른 화학물질은 MHC 분자에 비공유적으로 결합하여 펩티드 결합 틈새의 구조를 변형시켜, MHC 분자가 정상적으로 제시하지 않는 펩티드를 전시하고 이 MHC-펩티드 복합체가 외래의 것으로 보이게 한다.

이 장은 두 가지 질문으로 시작하였다: '어떻게 희귀한 항원특이적 림프구가 항원을 찾는가'와 '어떻게 세포외 및 세포내미생물들에 대해 적합한 면역반응이 생성되는가'이다. APC의 생물학적 특성과 단백질 항원 펩티드를 전시하는 MHC 분자의 역할에 대한 이해는 특히 T세포매개면역반응을 통해 두 가지 질문에 대한 대답을 제시하였다.

항원 제시 이외의 항원제시세포의 기능

FUNCTIONS OF ANTIGEN-PRESENTING CELLS IN ADDITION TO ANTIGEN DISPLAY

항원제시세포는 T세포의 인식을 위한 펩티드 전시는 물론, 미생물에 대응하여 T세포 활성화를 위한 추가 신호를 발현한다. 림프구 활성화의 두 가지 신호 가설은 1장 및 2장에서 이미 소개하였고(그림 2.19), 5장 및 7장에서 T세포 및 B세포의 반응을 논의할 때 이 개념은 다시 등장할 것이다. 항원은 제1신호를 위해 필요하고, T세포를 위해서, 제2신호는 미생물에 반응하여 APC가 제공한다는 것을 상기해보자. 림프구 활성화를 위한 제2신호로 작용하는 APC 분자의 발현은 다양한 미생물 산물에 대한 선천면역반응의 일부이다. 예를 들면, 많은 세균들은 lipopolysaccaride (LPS, 내독소)라고 불리는 물질을 생성한다. 세균이 APC에 의해 포획되어 세균 단백질 항원제시가 준비되는 동안, LPS는 동일한 APC에 TLR을 통해 작용하여 공동자극자의 발현 및 사이토카인 분비를 촉진한다. 이런 공동자극자와 사이토카인은 T세포에 의한 항원 인식과 함께 T세포의 증식과 작동 및 기억세포로의 분화를 촉진하도록 작용한다.

다른 T림프구에 의한 항원 인식
ANTIGEN RECOGNITION BY OTHER T LYMPHOCYTES

이 장에서는 MHC 제한 $CD4^+$ 및 $CD8^+$T 세포에 의한 펩티드 인식에 초점을 맞추었지만, 다른 형태의 항원을 인식하는 다른 적은 수의 T세포가 있다. 2장에서 기술된 일반적인 자연살해세포와 구별되는 자연살해 T세포(natural killer T cells, NK-T cells)는 1형 유사 CD1 분자에 의해 전시되는 지질에 특이적이다. 점막관련 불변 T세포(mucosal associated invariant T cells, MAIT cells)는 1형 유사 MR1 분자에 의해 전시되는 세균 유래 비타민 B 대사체에 특이적이다. γδ T세포는 광범위한 분자들을 인식하는데, 일부는 1형 유사분자에 의해 전시되고, 일부는 특정 처리 또는 전시과정이 필요 없는 것처럼 보인다. 이러한 세포들의 기능과 이런 비일반적인 특이성의 중요성은 아직 잘 이해되지 않고 있다.

요약
SUMMARY

- 미생물 단백질 항원에 대한 면역반응의 유도는 특정 항원에 특이적인 매우 드문 숫(naïve)T세포가 인식하기 위한 항원을 포획하고 전시하는 전문화된 방법에 의해 결정된다. 상피를 통해 체내로 들어온 미생물 및 미생물 항원들은 상피층과 상피층 하부에 있는 수지상세포에 의해 포획되어 인근 림프절로 이동되거나, 림프절 및 비장에 있는 수지상세포에 의해 포획된다. 항원제시세포(antigen-presenting cells, APCs)는 미생물의 단백질 항원을 림프기관을 순환하는 숫T세포가 볼 수 있도록 전시한다.
- 주조직적합복합체(major histocompatibility complex, MHC) 내에 암호화된 분자들은 단백질 항원에서 유래한 펩티드를 전시하는 기능을 수행한다.
- MHC 유전자는 매우 다형적이다. 그들의 주 산물은 1형 및 2형 MHC 분자이고, 이 분자들은 다형 잔기가 집중되어 있는 펩티드 결합 틈새와 보조 수용체인 CD8 및 CD4가 각각 결합하는 불변 부위(invariant region)을 갖고 있다.
- 감염된 세포 또는 종양 세포의 세포질에서 생성되거나, 포식소체(phagosome)에서 세포질로 유입된 단백질은 프로테아좀에 의해 분해되어 TAP에 의해 소포체(endoplasmic reticulum)로 전달되고 새롭게 합성된 1형 MHC 분자의 틈새에 결합된다. 그리고, 펩티드-1형 MHC 복합체는 T세포가 인식할 수 있는 세포 표면에 제시된다. T세포의 CD8은 1형 MHC 분자의 불변부위에 결합하고, 이 때문에 숫 $CD8^+$ T세포와 세포독성 $CD8^+$ T림프구는 세포질 단백질의 단백분해에서 유래된 펩티드를 전시하는 1형 MHC에 의해서만 활성화된다.
- 외부 환경으로부터 APC에 의해 섭취된 단백질은 APC의 소낭(vesicle) 내에서 단백 분해되고, 생성된 펩티드는 새롭게 합성된 2형 MHC 분자의 틈새에 결합한다. 그리고, 펩티드-2형 MHC 복합체는 T세포가 인식할 수 있는 세포 표면에 제시된다. T세포의 CD4는 2형 MH의 불변부위에 결합하는데, 이 때문에 숫$CD4^+$T세포와 분화된 보조T세포는 일반적으로 섭취된 세포외 단백질이 존재하는 소낭에서 분해된 단백질 유래 펩티드를 전시하는 2형 MHC 결합 펩티드에 의해서만 활성화된다.
- 항원 전시에서 MHC 분자의 역할은 T세포가 세포에 결부된 단백질 항원만을 인식하고, 특정 형태의 미생물에 가장 잘 대응할 수 있는 적절한 형태의 T세포(보조 및 세포독성)가 반응하도록 해주는 것이다.
- 미생물은 APC를 활성화하여 세포막 단백질(공동자극자)을 발현하게 해주고 사이토카인을 분비함으로써 항원과 함께 특정 T세포를 자극하는 기능을 위한 신호를 제공한다. 이런 신호의 필요성은 T세포가 미생물 항원에는 반응하고 무해한 비미생물 물질에는 반응하지 않도록 해준다.

연습문제_*REVIEW QUESTIONS*

1. 항원이 피부나 소장 점막 등의 상피 장벽을 통해 들어올 때, 어떤 기관에 모이게 되는가? 이때 어떤 유형의 세포가 항원 포획 과정에서 중요한 역할을 하는가?
2. MHC 분자란 무엇인가? 인간의 MHC 분자는 무엇이라고 불리는가? 어떻게 MHC 분자가 발견되었고, 그 기능은 무엇인가?
3. 1형 및 2형 MHC 분자에 전시되는 항원의 차이는 무엇인가?
4. 1형 및 2형 MHC 분자들이 전시할 항원을 획득하는 과정을 순서대로 기술하라.
5. 어떤 아부류(subset)의 T세포가 1형 및 2형 MHC 분자에 제시된 항원을 각각 인식하는가? T세포에 존재하는 어떤 분자가 1형 및 2형 MHC 결합 펩티드 항원에 대한 특이성을 결정하는가?

연습문제의 답과 설명은 296쪽에서 볼 수 있음.

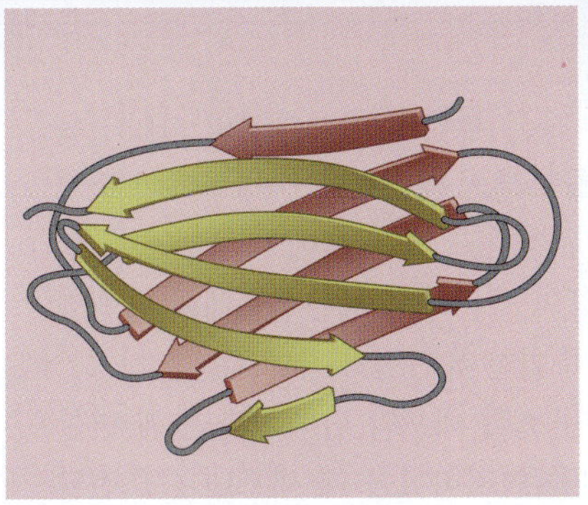

4

적응면역체계의 항원 인지
림프구 항원수용체의 구조 및 면역 레퍼토리의 발생

Antigen Recognition in the Adaptive Immune System

Structure of Lymphocyte Antigen Receptors and Development of Immune Repertoires

이 장의 개요_*Chapter Outline*

항원수용체는 적응면역반응의 발생과 기능에 핵심적인 역할을 한다. 림프구 성숙과정에서 항원수용체는 T, B세포의 선택을 이끌어서 유용한 특이성은 보존하고 잠재적으로 해로운 자기반응성(self reactivity)은 제거한다. 적응면역에서 숫림프구는 면역반응을 시작하기 위해 항원을 인지하고, 작동T세포와 항체는 미생물과 암세포를 제거하기 위해 항원을 인지한다.

B 및 T림프구는 항원을 인지하기 위해 각각 세포막형 항체와 T림프구의 T세포 수용체(TCR)를 발현한다. 다른 생물계와 마찬가지로, 면역체계의 세포 수용체의 중요한 기능은 외부자극(적응면역체계에서 항원수용체로 인지될 수 있는 항원)을 감지하여 수용체가 발현된 세포의 반응을 유발하는 것이다. B세포 항원수용체도 단백질 항원에 결합, 내포작용하여 처리 후 보조T세포에 제시한다(7장 참조). 1장에서 대단히 다양한 종류의 항원을 인지하기 위해서 림프구의 항원수용체는 유사한 화학구조를 띠는 항원들도 구별하여 인지할 수 있어야 한다는 개념을 소개한 바 있다. 항원수용체는 클론으로 분포하는데 이 의미는 각각의 림프구 클론은 특정 항원에 대한 특이성을 갖고 있으며, 다른 클론의 수용체와는 다른 독특한 수용체를 갖고 있다(클론은 모세포와 동일한 형질을 갖고 있는 자손들로 이루어져 있음을 상기하라). 전체 독특한 림프구 클론의 수는 실로 방대하며, 이 전체 무리는 면역 레퍼토리(repertoire)를 이루고 있다. B림프구나 T림프구 각각의 클론들은 서로 다른 항원을 인지하지만 항원수용체에 의한 생화학적 신호전달 기작은 모든 림프구에서 근본적으로 동일하다. 즉 이는 항원특이성과는 관련이 없다. 이러한 림프구 항원수용체의 인지 과정에 대해 다음과 같은 질문을 제기할 수 있다.

- 항원수용체들은 어떻게, 지극히 다양한 항원들을 인지하고 세포에 활성 신호를 전달할 수 있는가?
- B세포와 T세포의 항원수용체의 항원인지 원리에는 어떤 차이가 있는가?
- 어떠한 방식으로 무수히 다양한 수용체 구조를 갖춘 림프구 레퍼토리가 생성되는가? 항원 인지의 다양성은 항원수용체 단백질의 구조적인 다양성이 존재함을 의미한다. 이러한 다양성은 유전체(genome)가 담을 수 있는 항원수용체 유전자

수를 훨씬 능가하므로 이를 가능하게 하기 위한 특별한 기작이 반드시 존재할 것이다.

이 장에서는 B와 T림프구의 항원수용체의 구조에 대해 다루며, 이들이 어떻게 항원을 인지하는지에 대해 설명한다. 또한 이러한 항원수용체의 다양성이 림프구 발달 과정에서 어떻게 생성되어 성숙한 림프구 레퍼토리를 이루는지를 알아볼 것이다. 림프구가 항원에 의해 유도된 활성화 과정에 대해서는 후에 다룬다.

림프구의 항원수용체

ANTIGEN RECEPTORS OF LYMPHOCYTES

B와 T림프구의 항원수용체는 이들이 적응면역에서 담당하는 기능을 갖게 하는 몇 가지 특징을 갖고 있다(그림 4.1). 비록 이러한 수용체들은 구조 및 신호전달 기작이 여러 면에서 비슷하지만, B세포와 T세포가 인지하는 항원 구조는 근본적으로 다른 면이 있다.

- B림프구의 항원수용체로 작용하는 세포막형 항체는 여러 유형의 화학구조를 인지할 수 있다. 반면에 T세포 항원수용체는 MHC 분자에 부착된 펩티드만을 인지한다. B림프구의 세포막형 항체와 분비형 항체는 단백질, 지질, 탄수화물, 핵산 등 거대분자의 모양 혹은 공간구조를 인지할 수 있을 뿐 아니라, 단순하고 작은 화학물질의 일부분도 인지할 수 있다. B세포가 활성화되면 수용체와 동일한 특이성을 가진 항체를 분비한다. 이처럼 구조적으로 다른 종류의 분자를 인지할 수 있는 항체를 지닌 B세포는 체액면역을 통해 자연상태의 미생물과 독소들을 직접 인지하고, 반응하고, 제거할 수 있다. 이와는 아주 다르게, T세포는 세포내 단백질에서 유래한 펩티드가 MHC와 결합되어 세포막에 나타난 경우에만 인지한다. 이러한 특이성으로 말미암아 T세포는 자유로운/수용성 항원과 절대로 결합하지 않고 오로지 감염세포나 종양세포만을 인지한다. 이 세포들은 세포내에 외부항원이나 세포외 단백질 항원을 포함하고 있다.
- 항원수용체 분자는 항원 인지에 관여하는 부위(region) 혹은 영역(domain)으로 이루어진다—따라서 림프구 클론마다 차이를 나타내며—그리고 다른 부위는 구조의 견고성과 신호전달 분자와 결합한다—따라서 클론마다 동일하게 보존되어 있다. 항원을 인지하는 수용체 부위는 가변부위[variable (V) region]라고 불리며 보존된 부위는 불변부위[constant (C) region]라고 부른다. 가변부위에서도 실제로 변이가 심한 서열은 극히 짧은 부분으로, 고변이부위(hypervariable region) 또는 상보성결정부위(complementarity-determining regions, CDRs)라고 불린다. 왜냐하면 이 부위는 수용체마다 변이를 보이는데 항원의 모양(shapes of antigen)과 결합하는 부분이기 때문이다. 매우 작은 부위에 염기서열의 다양성을 집중시킴으로써, 항원 부착부분의 다양성을 극대화하며 동시에 수용체의 기본 구조를 유지하고 있다. 후에 다루겠지만, 림프구의 발생과정에서 각각의 클론마다 항원수용체의 단백질 변이부위를 만들 수 있는 특별한 유전적 기작이 존재한다.
- 항원수용체 사슬은 일정 구조의 세포막 단백질과 함께 연합되어 있으며, 이들은 항원을 인지하였을 때 세포내 신호전달에 관여한다(그림 4.1 참조). 이러한 신호들은 세포질 및 핵으로 전달되며 림프구로 하여금 분열, 분화, 또는 어떤 경우에는 죽도록 만든다. 그러므로 림프구는 다른 단백질을 사용하여 항원을 인지하고 신호를 전달하는 기능을 수행한다. 이와 같이 다양성(variability)은 한 set의 분자군에 국한시키고—항원수용체 자체—반면에, 신호전달의 보존적 기능은 불변구조의 단백질이 수행한다. 세포막의 항원수용체와 신호분자들의 복합체를 B세포에서는 B세포 수용체(B cell receptor, BCR) 복합체, T림프구에서는 T세포 수용체(T cell receptor, TCR) 복합체라고 부른다. 항원이 림프구 항원수용체의 세포외부분(extracellular portion)에 부착되면 연합되어 있는 신호전달 단백질이 인산화된다(단백질 타이로신인산화효소에 의해 보존된 타이로신 잔기에). 인산화는 복합체의 신호전달 연쇄반응(signaling cascade)을 촉발시키고, 결국 많은 유전자의 전사를 활성화시켜 림프구의 반응을 매개할 여러 단백질을 생성한다. T와 B림프구의 활성화 과정은 각각 5장과 7장에서 다룬다.
- 항체는 두 가지 유형으로 존재한다(B세포의 세포막형 항원수용체와 분비형 항체로). 반면에 TCR은 오직 T세포의 세포막형으로만 존재한다. 분비된 항체는 혈액이나 점막 분비물에 존재하며, 미생물로부터 보호하는 기능을 수행한다(즉, 항체는 체액면역의 작동분자임). 항체는 면역글로불린(immunoglobulin, Ig)이라고도 불리는데, 이는 면역성을 부여하는 단백질을 의미하며 글로불린의 물리적인 특징을 가지고 있다. 분비항체는 가변부위로 미생물 항원이나 독소를 인지하며, 그 특이성은 B림프구의 세포막형 항원수용체와 동일하다. 분비항체의 불변부위는 항원을 제거하는 데 관여하는 다른 분자들이 결합할 수 있는 부위로: 이런 분자에는 보체계 단백질과 다른 세포(식세포, 비만세포, NK세포)의 수용체가 있다. 따라서 항체들은 체액면역반응의 여러 단계에서 다른 기능을 수행한다. 세포막형 항원수용체는 B세포의 활성화를 시작하도록 하는 기능을 하며, 분비항체는 체액면역의 작동단계로서 미생물과 그들의 독소를 중화시키고 제거할 때 사용된다. 세포매개면역에서 미생물을 제거하는 작동기능은 T림프구 자신이거나, T림프구에 반응하는 다른 백혈구들이다. TCR은 오직 항원을 인지하고 T세포를 활성화시킬 때에만 사용될 뿐,

기능의 특징	항체(면역글로블린)	T세포 수용체(TCR)
세포막형	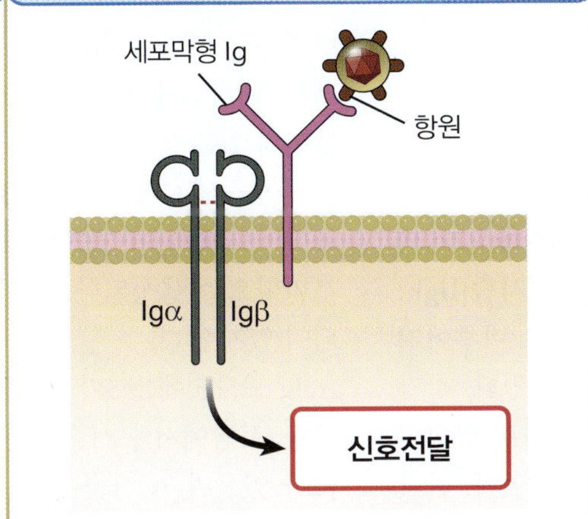	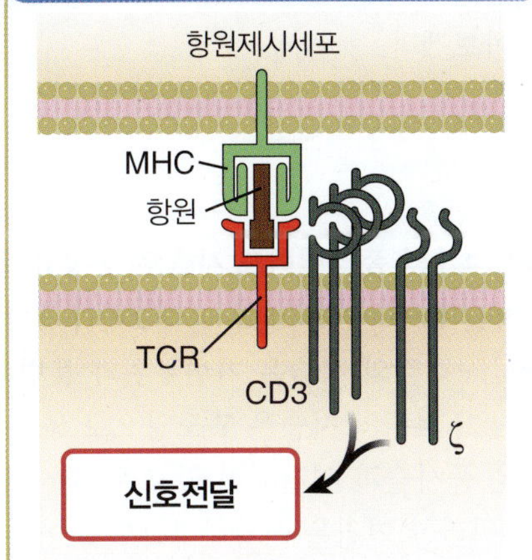
분비형	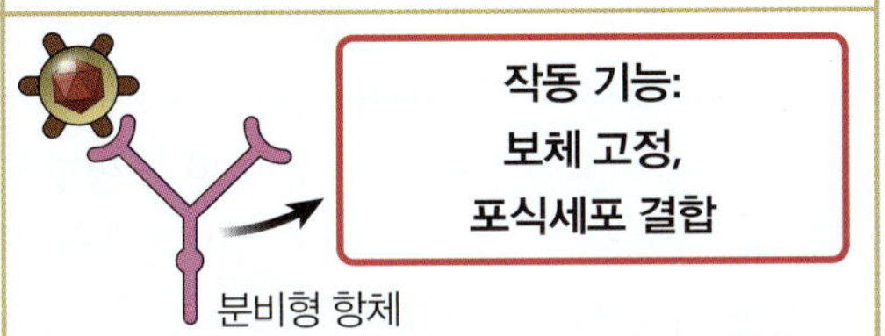	
인지된 항원의 유형	대분자(단백질, 탄수화물, 지질, 핵산), 작은 화학물질 입체적 또는 선형 에피톱	주로 APC상의 MHC 분자에 제시된 펩티드 선형 에피톱
다양성	각 클론은 특이성이 있음; > 10^{11}의 특이성의 잠재력	각 클론은 특이성이 있음; > 10^{16}의 특이성의 잠재력
항원인지를 매개하는 것은?	세포막 Ig의 중사슬과 경사슬의 가변부위(V)	α와 β 사슬의 가변(V)부위
항원결합부위	V_H에 있는 3개의 CDR과 V_L에 있는 3개의 CDR로 구성됨	V_α에 있는 3개의 CDR과 V_β에 있는 3개의 CDR로 구성됨
항원결합의 친화력	Kd 10^{-7} – 10^{-11} M; Ig의 평균 친화력은 단백질 항원에 대한 면역반응이 진행되는 동안 증가	Kd 10^{-5} – 10^{-7} M; 면역반응이 진행되는 동안 불변
신호기능을 매개하는 것은?	세포막형 Ig에 연합된 단백질(Igα와 Igβ)	TCR과 연합된 단백질 (CD3와 ζ)
작동기능을 매개하는 것은?	분비형 Ig의 불변(C)부위	TCR은 작동기능을 수행하지 않음
불변부위의 변화	중사슬 동형전환과 세포막 Ig에서 분비형 Ig로 전환	없음

그림 4.1 항체와 T세포 항원수용체(TCRs)의 특성. 항체(Ig)는 세포막형 수용체 또는 분비형 단백질로 발현된다; TCR은 세포막형 수용체로만 기능한다. 면역글로불린(Ig)이나 TCR 분자가 항원을 인지하면, 항원수용체에 결합된 단백질이 핵에 신호를 전달한다. 항원수용체와 수용체에 연합된 신호전달 단백질은 각각 B세포 수용체(BCR) 복합체와 TCR 복합체를 이룬다. 그림에는 단 한 개의 수용체가 항원을 인지하는 것으로 표시하였지만 실제 신호전달이 이루어지려면 두 개 이상의 수용체가 인접 항원분자에 교차 연결되어야 한다. 이 그림에서는 항원 인지 분자의 중요한 특징을 요약하였다. 그중 일부는 이 장의 뒷편에서 다룸. *독특한 결합부위를 가진 가능한 수용체의 총 숫자는 대단히 많지만 뚜렷한 특이성을 보이는 ~10^7–10^9 클론만 성인에 존재. *APCs*, antigenpresenting cells; *CDRs*, complementarity-determining regions; *MHC*, major histocompatibility complex.

분비되거나 기타 다른 작동기능을 매개하지는 않는다.

이상 간단한 소개를 마치고, 먼저 항체를 다루고 다음에 TCR에 대해 알아보겠다.

항체

Antibodies

항체 분자는 4개의 폴리펩티드 사슬로 구성되어 있으며—2개의 동일한 중사슬[heavy (H) chains]과 2개의 동일한 경사슬[light (L) chains]—각각의 사슬은 가변부위와 불변부위로 이루어져 있다(그림 4.2). 4개의 사슬은 Y-모양으로 조립되어 있다. 각각의 경사슬은 중사슬과 연결되어 있고 두 중사슬도 서로 연결되어 있는데, 이러한 연결은 이황화결합으로 이루어져 있다. 하나의 경사슬은 V와 C영역(domain) 하나씩으로 이루어져 있고, 하나의 중사슬은 1개의 V영역과 3개나 4개의 C영역으로 구성된다. 각각의 영역들은 면역글로불린 영역이라고 불리는 특이적인 3차원 모양을 형성한다(그림 4.2D). Ig 영역은 이황화결합으로 이어진 두 개의 β-병풍구조로 이루어진다. 서로 근접한 각각의 β-구조들은 짧은 고리들로 연결되어 있는데, 이 고리들은 3개의 CDR을 형성하며 항원 인지에 사용된다. Ig 영역은 면역체계나 면역체계 이외의 다른 단백질에서도 관찰되며, 이러한 단백질은 대부분 환경이나 다른 세포로부터의 자극에 반응할 때와 세포간의 결합 상호작용에 사용된다. 이러한 단백질을 통틀어 면역글로불린 대가계(Ig superfamily)의 일원이라 부른다.

항체의 항원결합부위는 중사슬과 경사슬의 V부위로 구성되며, 핵심적인 항체 구조는 두 개의 동일한 항원결합부위를 가지고 있다(그림 4.2 참조). 각각의 중사슬의 가변부위(V_H)와 경사슬의 가변부위(V_L)는 세 개의 고변이부위인 CDR을 갖고 있다. 세 개의 CDR 중에 가장 큰 변이를 보이는 부위는 CDR3로 V와 C부위의 접합 부위에 존재한다. 이러한 심한 변이의 특징으로부터 짐작할 수 있듯이, CDR3도 역시 항원결합에 있어서 중추적인 역할을 수행한다.

항체분자의 부위는 면역글로불린에 단백질분해효소를 처리하여 얻어진 조각들의 특성을 근거로 동정되었다. 항체의 조각 중에 경사슬 전체와 중사슬의 V와 첫 번째 C영역이 연결된, 항원 인지에 필수적인 항체 부위를 **Fab** (fragment, antigen-binding)라고 부른다. 나머지 중사슬 C 부위는 모든 항체 분자에서 동일하게 수용액에서 결정화되는 경향이 있기 때문에 Fc (fragment, crystalline)라고 부르는데; 하나의 Ig 분자에서 해당 부위는 Fc 영역이다. 각 Ig 분자는 두 개의 동일한 Fab부위와 한 개의 생물학적 활성과 항체의 작동기능을 담당하는 Fc부위로 이루어져 있다; Fab에 의해 결합된 항원은 미생물과 독소를 중화시킬 수 있다. 그리고 Fc 부위는 다른 작동 기능을 활성화시킨다(앞으로 다루겠지만, 몇몇 종류의 항체들은 두 개나 다섯 개의 항체 분자가 서로 연결되어 있는 다량체로 존재한다). Fab와 Fc부위 사이에는 유연한 경첩부위(hinge region)가 존재한다. 경첩은 항체의 두 항원에 결합하는 Fab부위가 독립적으로 움직여서 서로 떨어져 있는 항원의 에피톱을 인지할 수 있도록 한다.

중사슬의 C-말단은 B세포 수용체(BCR)에서 볼 수 있듯이 세포막에 고정되어 있거나, 세포막 고정부분인 꼬리조각이 없는 분비형으로 생성된다. Ig 분자의 경사슬은 세포막에 직접 부착되어 있지 않다.

Ig 중사슬에는 5가지 유형, μ, δ, γ, ε, α가 있으며 C부위가 다르다. 사람에서 γ 사슬에는 4가지의 아류(subtype), γ1, γ2, γ3, γ4가 있으며, α 사슬에는 2가지의 아류, α1과 α2가 있다. 각기 다른 중사슬을 갖고 있는 항체들은 서로 다른 **동형(isotype**, 또는 **class**)이라고 부르며, 이들은 경사슬의 종류와는 상관없이 중사슬의 종류에 따라 명명된다(IgM, IgD, IgG, IgE, IgA). 각각의 동형은 각자 뚜렷한 물리적, 생물학적 특성 및 작동기능을 갖고 있다(그림 4.3; 8장 참조). IgG 아류는 역시 각각 기능이 다르지만 IgA는 그렇지 않다. 항원과 아직 접촉이 없는 숫B림프구(아직 항원을 만나본 적이 없는 성숙한 B세포)는 항원수용체로서 세포막형의 IgM과 IgD를 발현한다. 항원과 보조T림프구의 자극으로 항원특이적 B림프구 클론들은 증식되고 항체를 분비하는 자손 세포로 분화된다. 일부 IgM과 IgD를 발현하던 자손 세포는 IgM을 분비하고, 동일한 B세포로부터 유래된 또 다른 자손 세포들은 다른 중사슬을 갖고 있는 항체를 생산할 수도 있다. 이와 같은 Ig 동형 생산의 변화를 **중사슬 클래스전환**[**heavy-chain class (isotype) switching**]이라고 부르며, 그 기작과 중요성은 7장에서 다룬다.

항체의 동형에 따라 반감기가 상당히 다르다. 일부 IgG는 혈장에서 3주 내지 4주의 반감기를 갖고 있다. 반면에 일부는 3일 내지 6일 정도이다. 항체의 반감기를 조절하는 기작은 8장에서 다룬다.

경사슬에는 C부위에 차이가 있는 κ와 λ, 두 종류가 있다. 각각의 항체에는 κ나 λ 중 한가지만 발현되고 둘 다 발현되는 경우는 없으며, 단일 B세포 클론은 동일한 경사슬을 갖고 있다. 각각의 경사슬은 어떠한 종류의 중사슬과도 조합이 가능하다. 각각의 B세포 클론들의 경사슬 클래스(κ나 λ)는 클론의 수명이 다할 때까지 바뀌지 않는다(비록 중사슬 동형전환이 일어난다고 해도). 경사슬의 기능은 중사슬과 더불어 항체의 항원-결합 표면을 형성하는 데 있다; 경사슬은 작동기능에 관여하지 않고, 미생물과 그 독소에 결합하여 중화시키는 데 기여한다. κ나 λ 경사슬은 항원결합 기능에 차이가 없다.

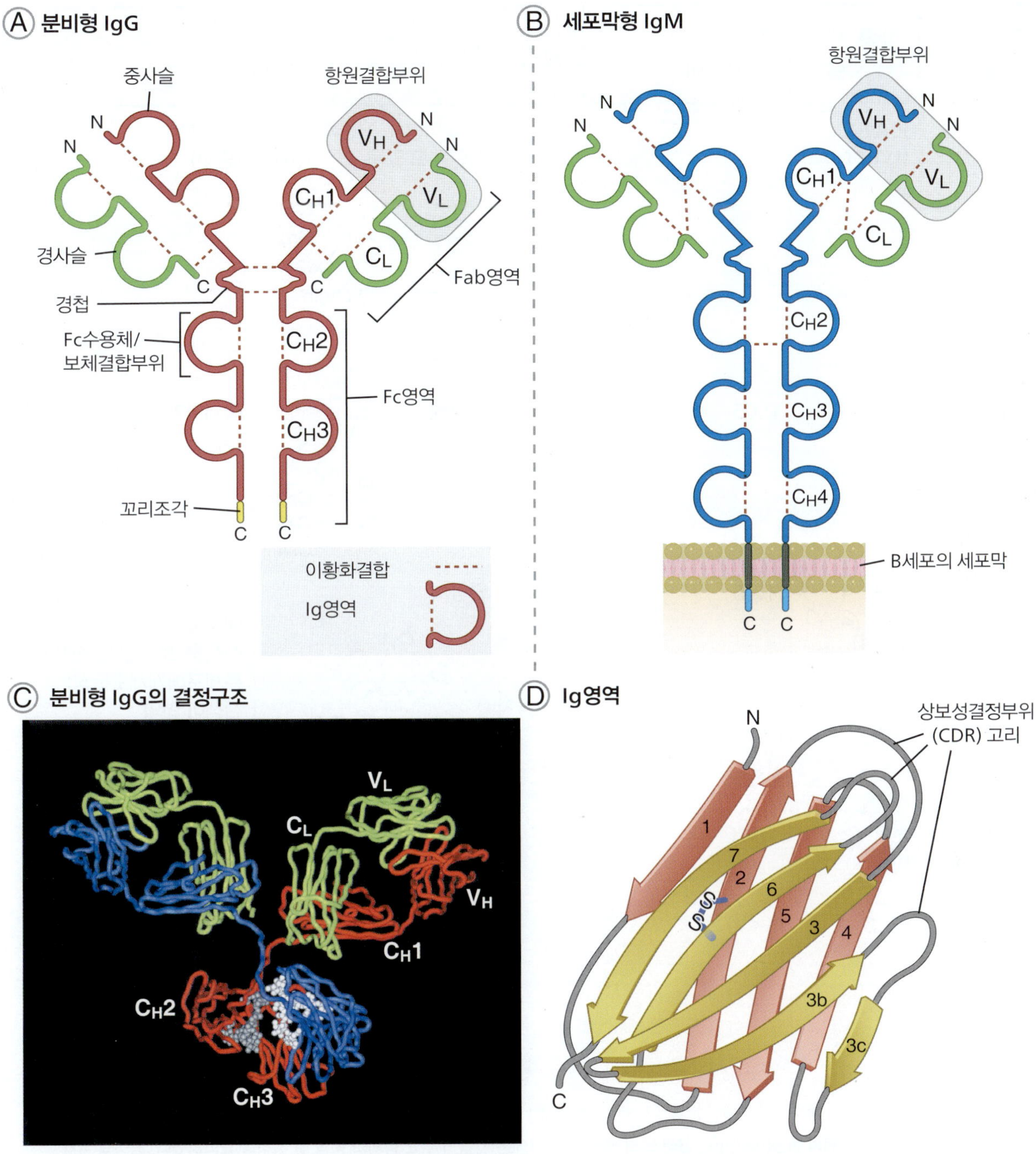

그림 4.2 항체의 구조. **A,** 분비형 IgG 분자와 **B,** 세포막형 IgM 분자의 모식도. 중사슬과 경사슬의 영역, 항원 인지, 작동기능에 참여하는 단백질 부위를 보여준다. N과 C는 폴리펩티드 사슬의 아미노-말단과 카르복시-말단을 각각 나타낸다. **C,** 분비형 IgG 분자의 결정구조는 그 영역과 이들의 입체적인 모양을 보여준다; 결정구조에서 중사슬은 *푸른색*과 *붉은색*으로, 경사슬은 *녹색*으로, 탄수화물은 *회색*으로 표시하였다. **D,** V영역의 리본 모양은 기본 β-병풍구조와 3개의 CDR을 형성하는 돌출 고리를 나타낸다. CDR, complementarity-determining region. (**C,** Courtesy Dr. Alex McPherson, University of California, Irvine, CA.)

항체의 동형	아종 (H 사슬)	혈청농도 (mg/ml)	혈청 반감기 (일)	분비형	기능
IgA	IgA1,2 (α1 or α2)	3.5	6	주로 이량체, 단량체 삼량체도 있음 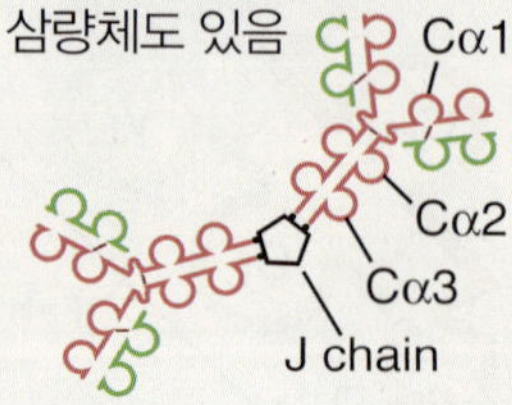	점막면역 (중화)
IgD	없음 (δ)	Trace	3	단량체	숫B세포 항원수용체
IgE	없음 (ε)	0.05	2	단량체 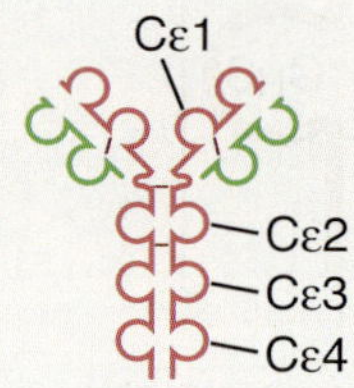	즉시과민반응 (비만세포 활성)
IgG	IgG1-4 (γ1, γ2, γ3 or γ4)	13.5	23	단량체 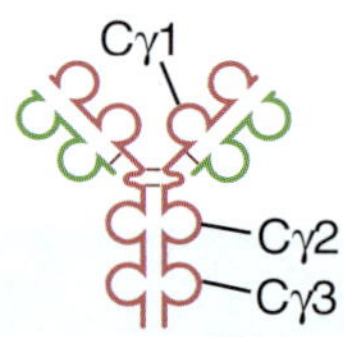	모든 조직에 있는 미생물에 대한 방어(중화, 옵소닌화, 식작용, 보체활성, 항체의 존세포매개세포독성); 신생아 면역
IgM	없음 (μ)	1.5	5	오량체 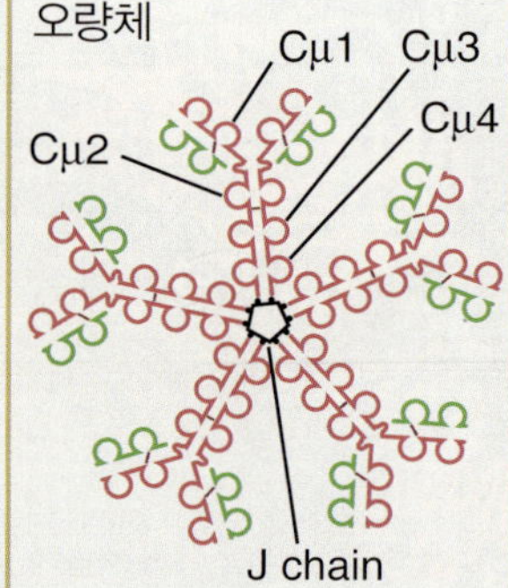	숫B세포 항원수용체(단량체형); 미생물에 대한 방어 (보체 활성, 중화)

그림 4.3 주요 항체의 동형(isotype, 클래스)의 특성. 이 표에는 사람의 주요 항체의 동형 및 특성을 요약하였다. 동형의 분류는 중사슬(*H*사슬)에 근거하여 분류된다; 각 동형은 κ나 λ 경사슬을 포함할 수 있다. 표 안의 모식도는 분비형 항체의 특징적인 모양을 보여준다. IgA에는 IgA1과 IgA2, 두가지 아종(subclass)이 있고, IgG에는 IgG1, IgG2, IgG3, IgG4, 네 가지 아종이 있다. 대부분의 IgG의 옵소닌작용과 보체고정 기능은 IgG1과 IgG3가 담당한다. 각 동형의 중사슬 부위가 표시됨. 혈청농도와 반감기는 정상인의 평균값이다. *Ig*, immunoglobulin.

항체에 대한 항원의 결합

Binding of Antigens to Antibodies

항체는 거대분자나 작은 화학물질을 포함하여 다양한 항원들과 결합할 수 있다. 그 이유는 항원 결합 CDR 고리가 작은 분자를 인지하기 위해 서로 모아져 좁은 틈새를 만드는 것이 가능하며, 또한 편평한 표면을 형성하여 거대분자를 인지하도록 형태를 바꿀 수도 있기 때문이다(그림 4.4). 항체는 가역적으로 비공유결합, 즉 수소결합, 소수성결합, 전기적 상호작용 등을 통해 항원과 결합한다. 항체에 의해 인지될 수 있는 항원의 부위를 **에피톱**(**epitope** 또는 determinant)이라고 부른다. 일부 단백질 항원의

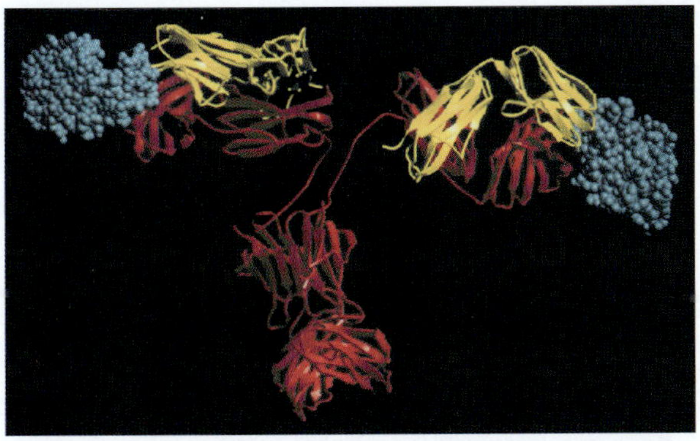

그림 4.4 항체의 단백질 항원 결합. 항체 분자에 단백질 항원이 붙어 있는 이 모형은 항체의 항원결합부위가 자연상태의(접혀진) 거대분자에 어떻게 접근하여 결합하는지를 보여준다. 항체의 중사슬은 *붉은색*, 경사슬은 *노란색*, 그리고 항원은 *푸른색*이다. Courtesy Dr. Dan Vaughn, Cold Spring Harbor Laboratory, Cold Spring Harbor, NY.

에피톱에는 단백질의 1차구조로 연속적으로 펼쳐진 아미노산일 수도 있다; 이것을 선형 에피톱이라 부른다. 다른 경우는, 단백질이 접혀져서 독특한 모양을 이루는데 이 부위가 항체에 의해 인지된다; 이러한 항원결정인자를 입체형 에피톱(conformational epitope)이라 부른다.

항원의 에피톱과 항체의 항원결합부위 간의 결합 강도를 **친화력(affinity)**이라고 부른다. 친화력은 흔히 해리상수(Kd)로 표현되는데, 용액상의 항체의 절반과 결합하게 되는 항원의 몰농도를 기준으로 정한다; 따라서 낮은 Kd는 높은 친화력을 의미한다. 1차 면역반응에서 만들어진 대부분의 항체들의 Kd값은 10^{-6}에서 10^{-9} M 사이인데, 반복된 자극(예를 들어 2차 면역반응)에 의해 친화력은 증가하여 값이 10^{-8}에서 10^{-11} M까지 올라간다. 이처럼 항원결합 강도가 증가되는 현상을 **친화력 성숙(affinity maturation)**이라고 부른다(7장 참조).

IgG, IgD, IgE 항체 분자들은 각각 두 개의 항원결합부위를 갖고 있다. 분비형 IgA는 이량체이고, 따라서 4개의 항원결합부위를 갖고 있으며, 오량체인 분비형 IgM은 10개의 항원결합부위를 갖고 있다. 즉 각각의 항체들은 2개에서 10개의 항원결정인자들에 결합할 수 있으며, 2개 혹은 더 많은 이웃한 항원들을 동시에 인지할 수 있다. 하나의 항체가 결합하는 친화력보다 전체 항체의 결합세기는 훨씬 강력하며, 이를 **결합력(avidity)**이라고 부른다. 하나의 항원에 대해 생성된 항체는 비슷한 구조를 띠고 있는 다른 항원에도 반응하는 경우가 있다. 이처럼 비슷한 에피톱에 대한 결합을 **교차반응(cross-reaction)**이라고 부른다.

B림프구에서 세포막형 Ig 분자들은 두 개의 다른 단백질(Igα, Igβ)과 비공유결합으로 연합되어서 BCR 복합체를 이룬다. BCR이 항원을 인지하면 Igα와 Igβ는 B세포 내부로 신호를 전달하여 세포가 활성화되도록 한다. 이 신호전달 기작과 다른 체액면역반응에서의 신호전달에 대해서는 7장에서 다룬다.

단클론항체

Monoclonal Antibodies

하나의 B세포 클론은 단일 특이성을 지닌 항체를 만든다는 사실을 알게 됨에 따라 **단클론항체(monoclonal antibodies)**를 제조하는 데 활용하였다. 이는 면역학분야에서 가장 중요한 기술적 진보 중 하나로, 임상의학과 연구분야 전반에 걸쳐 광범위한 파급효과를 일으켰다. 단클론항체를 만들기 위해서는 우선 in vitro에서 짧은 수명을 갖는 B세포를 특정 항원으로 접종한 동물로부터 얻고, 조직배양에서 무한히 증식할 수 있는 골수종 세포(myeloma, 형질세포의 종양)와 in vitro에서 융합시킨다(그림 4.5). 골수종세포주는 특정 효소의 결핍으로 특정 독성약물이 있는 환경에서는 생존할 수 없다. 그러나 B세포와 골수종의 핵이 융합된 세포들은 생존이 가능하다. 왜냐하면 정상적인 B세포가 결핍된 효소를 제공하기 때문이다. 그리하여 두 세포가 융합된 세포는 독성약물이 있는 배지에서 증식할 수 있다. 이 융합된 세포를 **하이브리도마(hybrodoma)**라 부른다. 하이브리도마는 B세포처럼 항체를 만들 수 있으며, 무한정 성장하는 죽지 않는 골수종의 특징을 갖게 된다. 하이브리도마 세포군으로부터 원하는 특이성을 가진 항체를 분비하는 단일 세포를 선별하여 대량으로 증식시킬 수 있다. 이런 항체는 단일 B세포 클론으로부터 유래하며 균질한 단클론항체이다. 거의 모든 항원의 에피톱에 대한 단클론항체는 이러한 기법으로 제조될 수 있다.

대부분의 단클론항체는 면역된 마우스와 마우스 골수종을 이용하며 만든 하이브리도마로부터 획득한다. 마우스로부터 유래된 단클론항체는 사람에게 반복적으로 투여될 수 없는데, 이는 인간의 면역체계는 마우스의 Ig를 외래 항원으로 인지하기 때문에 시간이 지나면 마우스의 항체에 대한 면역반응을 일으키기 때문이다. 이러한 문제는 유전공학적 기법을 통해 부분적으로 극복되었다. 마우스로부터 유래된 항체의 항원결합 V부위는 유지하고, 나머지 Ig 부위를 인간의 Ig로 대체하는 기법을 통하여 가능해졌다; 인간화 항체(humanized antibody)는 면역성이 줄어들고 사람에게 좀 더 최적화되어 있다. 최근에는, 원하는 특이성을 갖춘 인간 항체 유전자를 코딩하는 DNA를 클로닝한 DNA 재조합기술을 통해 만들어 낸다. 또 다른 방법은 인간의 항체 유전자로 마우스의 Ig 유전자를 대체시키고 원하는 특이성의 항원으로 마우스를 면역시킴으로써 특이적인 인간 항체를 생산할 수 있다. 단클론항체는 사람의 질환 치료와 진단을 위한 시약으로 광범위하게 사용되고 있다(그림 4.6).

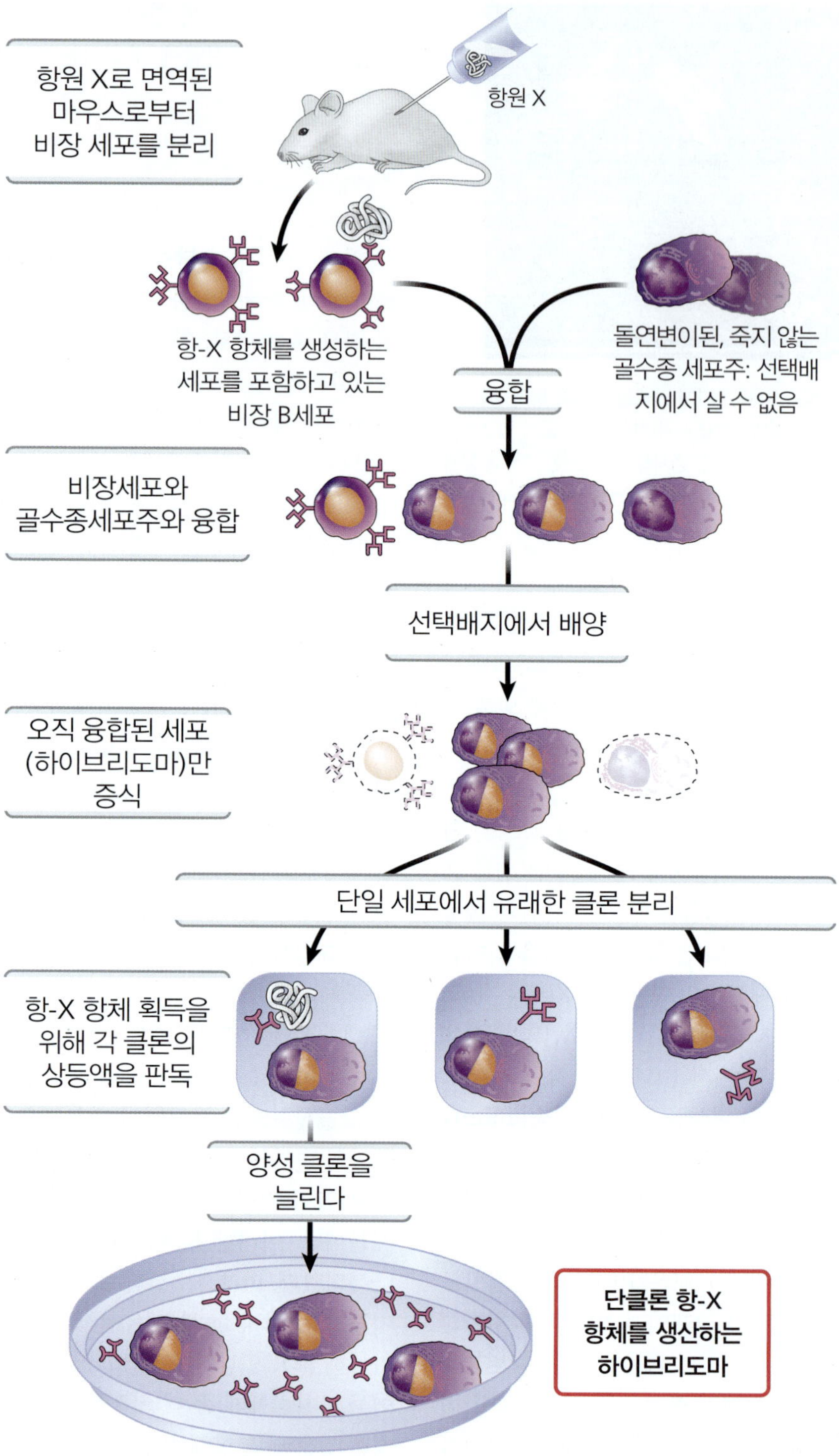

그림 4.5 하이브리도마(hybridoma)와 단클론항체의 제조. 이 과정에서는, 특정 항원으로 면역한 마우스에서 얻은 비장세포와 자신의 항체를 분비하지 못하는 효소-결핍 골수종 세포주와 융합시킨다. 이 융합된 세포는 불멸성 하이브리도마만 생존하게 하는 선택성 배지에 둔다; 이때 융합된 세포는 정상 B세포에서 효소를 공급받기 때문에 증식할 수 있고, 융합되지 않은 B세포는 지속적으로 생존할 수 없다. 하이브리도마는 단일세포 클론으로 증식되는데, 이 세포가 분비하는 항체가 원하는 특이성을 지니는지를 조사한다. 이 항체를 생성하는 클론은 증식시키어 단클론항체의 공급원으로 사용한다.

염증(면역)질환		
표적	효과	질환
CD20	B세포 결손	B세포 림프종, 류마티스성 관절염, 다발성 경화증, 다른 자가면역질환;
IgE	비만세포 감작 차단	천식, 땅콩 알러지
IL-4/IL-13 수용체	염증차단	천식, 아토피성 피부염
IL-5	호산구 활성 차단	천식
IL-6 수용체	염증차단	류마티스성 관절염, 사이토카인 폭풍
IL-17	염증차단	건선
TNF	염증차단	류마티스성 관절염, 크론병, 건선
α4 인테그린	백혈구 이동 차단	염증성 장염, 다발성 경화증
C5	보체-매개 세포용해 차단	발작야행성혈색소뇨증, 용혈성 요독증
종양		
표적	효과	질환
CD52	림프구 결손	만성림프구백혈병
CTLA-4	T세포의 활성화	흑색종,폐암
EGFR	상피성 종양의 증식억제	결장직장암, 폐암, 두경부암
HER2/NEU	EGF 신호 억제; 종양세포의 결손	유방암
PD-1, PD-L1	작동 T세포의 활성화	여러 종양
VEGF	종양 신생혈관형성 차단	유방암, 대장암, 노화성 황반변성
다른 질환		
표적	효과	질환
당단백질 IIa/IIIa	혈소판 응집 저해	심혈관계질환
SARS-CoV2 spike 단백질	SARS-CoV2의 세포감염 차단	COVID-19

그림 4.6 임상에 사용 중인 단클론항체. 이 표의 목록은 다양한 유형의 질환 치료용으로 허가된 단클론항체의 일부임. 항-CD20은 염증질환과 B세포림프종 치료에 사용됨. 항-VEGF는 종양과 노화성 황반변성 치료에 사용됨. *EGFR*, epidermal growth factor receptor; *Ig*, immunoglobulin; *IL*, interleukin; *TNF*, tumor necrosis factor; *VEGF*, vascular endothelial growth factor.

T세포의 항원수용체

T Cell Receptors for Antigens

TCR은 MHC 분자에 결합되어 있는 항원 펩티드를 인지하며, 세포막형의 α와 β 사슬로 이루어진 이형이량체(heterodimer)이다. 각각의 사슬은 가변부위[variable (V) region]와 불변부위[constant (C) region]로 이루어져 있다(그림 4.7). TCR의 V, C부위는 면역글로불린의 V, C부위와 상동성을 보인다. 각각의 TCR 사슬의 V부위에는 3곳의 고변이부위[HV (hypervariable), CDR (complementarity-determining regions)]가 존재하며, 각각의 CDR은 V영역의 고리에 해당된다. 항체와 마찬가지로 TCR마다 CDR3가 가장 큰 변이성을 보이는 부위이다. α와 β 사슬의 C 영역은 짧은 경첩(hinge)으로 계속되는데, 이는 시스테인 잔기를 포함하고 있으며 여기에서 이황화결합이 두 사슬을 연결하고 있다. 그 다음으로는 소수성 막통과부분과 짧은 카르복시-말단 세포질 꼬리가 나타난다.

T세포 수용체에 의한 항원 인지

Antigen Recognition by the T cell Receptor

TCR의 α와 β 사슬은 MHC 분자와 여기에 부착되어 있는 펩티드의 특이적인 인지에 관여한다(그림 4.7C). 펩티드의 인지는 TCR의 항원인지를 담당하고 있고, MHC 인지는 MHC 제한(MHC restriction)을 담당하고 있다(3장).

TCR은 항원을 인지하지만, B세포의 세포막형 Ig와 마찬가지로, 스스로 T세포 내로 신호를 전달하지 못한다. TCR은 CD3와 ζ 단백질과 함께 TCR 복합체를 이룬다(그림 4.1 참조). CD3와 ζ 사슬들은 TCR이 항원을 인지할 때에 신호전달을 개시한다. 또한 T세포 활성에는 보조수용체인 CD4 또는 CD8의 역할이 요구된다. 이 두 분자는 MHC분자의 불변부위를 인지한다. TCR-연합 단백질의 기능과 보조수용체는 5장에서 다룬다.

B, T림프구 수용체의 항원 인지는 확연하게 차이가 있다(그림 4.1). 항체는 다양한 종류의 화학구조를 종종 높은 친화력으로 인지할 수 있으며, 이 덕분에 항체들은 순환계나 점막기관 강에 존재하는 낮은 농도의 다양한 미생물과 독소들에 부착, 중화하고 제거하는 역할을 수행할 수 있다. TCR은 오직 MHC 펩티드 복합체만을 인지할 수 있고 상대적으로 낮은 친화력을 보인다. 따라서 추가적인 세포 표면 부착분자들에 의해 T세포와 APC 간의 결합력을 강하게 할 필요가 있다(5장 참조). TCR의 3차원구조는 Ig 분자의 Fab 부분과 유사하다. 다만 항체는 중사슬만 세포막에 고정되어 있는 반면, TCR의 두 사슬은 모두 세포막에 고정되어 있다. 또한 BCR과 다르게 T세포가 수명을 다할 때까지 TCR은 분비형으로 생산되지 않고, 클래스전환 또는 친화력 성숙을 거치는 일이 없다.

체내에 5%에서 10% 정도의 T세포들은 감마(γ)와 델타(δ) 사슬로 만들어진 TCR을 갖고 있는데, αβ TCR과 구조적으로는 비슷하나 매우 다른 특이성을 보인다. γδ TCR은 전형적인 MHC 분자에 결합되지 않는 다양한 종류의 단백질이나 비단백질성 항원을 인지한다. 이러한 γδ TCR은 상피에서 종종 관찰되는데, 따라서 일반적으로 γδ T세포들은 상피 표면에서 마주치는 미생물

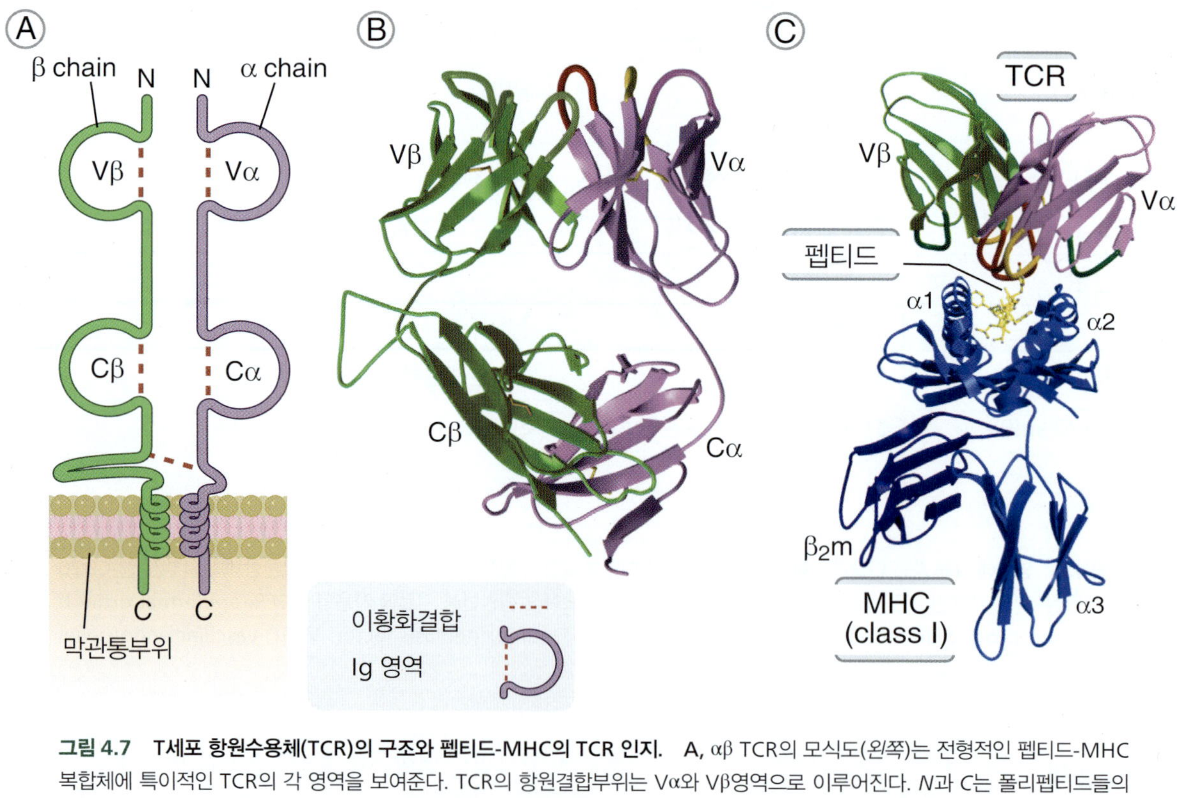

그림 4.7 T세포 항원수용체(TCR)의 구조와 펩티드-MHC의 TCR 인지. **A**, αβ TCR의 모식도(*왼쪽*)는 전형적인 펩티드-MHC 복합체에 특이적인 TCR의 각 영역을 보여준다. TCR의 항원결합부위는 Vα와 Vβ영역으로 이루어진다. *N*과 *C*는 폴리펩티드들의 아미노-말단 및 카르복시-말단을 나타낸다. **B**, 리본 모형(*오른쪽*)은 X-선 결정기법으로 밝혀낸 세포막 바깥부분에 나타난 TCR 구조를 보여준다. **C**, 펩티드-MHC 복합체가 세포막 바깥부분에 나타난 결정구조로, 이 TCR은 MHC에 의해 제시된 펩티드에 특이적임. 펩티드는 MHC 윗부분의 틈새에 붙어 있다. 펩티드의 1개 잔기가 TCR의 V 영역과 접촉하고 있다. MHC의 구조와 펩티드 제시 단백질로서의 기능은 3장에 기술되어 있다. *$β_2m$*, $β_2$-microglobulin; *Ig*, immunoglobulin. From Bjorkman PJ: MHC restriction in three dimensions: a view of T cell receptor/ligand interactions, *Cell* 89:167e170, 1997. Copyright Cell Press; with permission.

들을 인지할 것으로 추정된다. 또 다른 T세포 종류로는 전체 T세포의 5% 미만을 차지하는 자연살해세포(NK cell)의 마커와 αβTCR을 가지고 있는 세포가 있는데 이 세포를 NK-T세포라고 부른다. NK-T세포는 제한적인 다양성을 보이는 αβ TCR을 발현하며, CD1이라 불리는 비다형적인 1형 MHC-유사 분자가 제시하는 지질 항원을 인지한다. 세 번째 T세포 종류로는 mucosal associated invariant T (MAIT)라 불리는 세포가 있는데 제한적인 αβ TCR을 역시 가지고 있는데 이들 중 일부는 MR1이라는 MHC-유사 단백질에 결합된 세균에서 유래한 비타민 B에 특이적이다. MAIT는 사람 혈중 T세포의 5%를 차지하지만, 간(liver) T세포의 20~40%를 차지한다. γδT세포, NK-T,와 MAIT 세포의 생리적인 기능은 잘 알려져 있지 않다.

B, T림프구의 발생
DEVELOPMENT OF B AND T LYMPHOCYTES

지금까지는 B, T림프구의 항원수용체의 구조와 항원 인지의 특징을 살펴보았는데, 이제는 수용체의 엄청난 다양성이 어떻게 만들어지는지를 알아보고자 한다. 클론선택가설(clonal selection hypothesis)이 예측한 바와 같이, 항원을 만나기 전에 아마도 10^7~10^9의 다양한 특이성을 갖춘 림프구 클론들이 존재하는데 이들은 항원을 만나기 전에 나타난다. 인간의 유전체는 이처럼 다양한 수용체를 따로따로 여러 유전자에 코딩하고 있을 만큼 크지 않다. 사실 면역체계는 제한된 유전자 수로부터 지극히 다양한 항원수용체를 생성하도록 하는 기작이 진화되었으며, 이는 B, T림프구 성숙과정과 긴밀한 관계에 있다.

림프구의 성숙과정에서 처음에는 대단히 많은 수의 세포를 만든다. 각각은 다른 항원수용체를 보유, 그런 다음 유용한 수용체를 가진 세포만 보존한다. 수백만 개의 수용체를 만드는 과정은 수용체가 인지하는 특성과 무관하다. 왜냐하면 인지는 수용체가 만들어지고 발현된 후에만 일어날 수 있기 때문이다. 이러한 항원수용체가 발생 중인 림프구에 발현되면 선별과정이 작동되어 미생물 항원과 같은 항원을 인지하는 수용체를 가진 세포의 생존은 유지시키고, 자가면역질환의 위험성이 있는 자기 항원을 인지하는 세포는 제거한다.

림프구 발생
Lymphocyte Development

골수 줄기세포로부터 림프구가 발생하는 과정은 다음과 같은 단계를 거친다: 조혈모세포(hematopoietic progenitors)로부터 B, T세포 직계로 운명이 결정되고 증식, 항원수용체 유전자의 재배열과 발현, 잠재적으로 유용한 항원수용체를 발현하는 림프구의 선별, 보존, 증식 단계를 거친다(그림 4.8). 이러한 과정은 B, T림프구에서 공통적으로 나타나는데 B림프구는 골수에서, T림프구는 가슴샘에서 성숙한다. 림프구의 성숙 단계는 림프구 레퍼토리를 형성하는 데 특별한 역할을 수행한다.

- 골수에서 공통 림프구 전구체(common lymphoid progenitors)가 성숙하여 B세포와 T세포 직계(lineage)로 운명이 결정된다. 이러한 운명의 결정은 몇 가지 직계–특이적인 전사인자의 활성화와 유전자 재조합 기구에 대한 Ig, TCR 유전자의 접근성이 증대됨으로써 일어나며, 자세한 내용은 후에 다룬다.
- 발생 중인 림프구는 성숙하는 동안 몇 단계에서 증식이 일어난다. 각 단계를 거치며 림프구가 증식하는 것은 적절한 수준의 림프구 숫자를 유지, 유용한 항원수용체를 갖추어 기능적으로 우수한 림프구로 성숙하는 데 필요하다. 최초의 림프구 전구체의 생존과 증식은 골수와 가슴샘의 간질세포(stromal cell)에서 생성되는 성장인자에 의해 주도된다. 사람에서는 IL-7이 아직 항원수용체를 발현하기 전 단계의 T림프구 전구체의 숫자를 유지, 증가시킨다. 사람 B세포 전구체의 팽창에 관여하는 성장인자는 아직 알려져 있지 않다. 이와 같은 증식 팽창을 통해 다양한 항원수용체를 생성할 수 있는 큰 집단을 형성한다. B, T세포 직계의 대규모 증식은 림프구가 첫 번째 항원수용체 유전자의 재배열과 일명 preantigen receptor로 조립된 후에 이루어진다(후에 기술). 이 단계에서 세포의 증식은 preantigen receptor로부터 나오는 신호에 의해 이루어진다. 이 수용체의 발현은 기능적인 수용체를 갖고 있는 세포를 보존하는 림프구 발생과정에서 중요한 성능 조절 체크포인트이다.
- 림프구는 성숙과정에서 다단계를 거쳐 선택되는 데 유용한 특이성을 갖는 것들만 보존된다. 나중에 토의하게 되는데, 유전자 재조합 과정에서 나타나는 오류로 정상적인 항원수용체 형성이 실패하는 경우가 자주 있다. 따라서 오직 온전하고 기능적인 항원수용체를 발현하는 세포들만이 선택되고 증식되도록 하는 체크포인트가 필요하다. 선림프구(prelymphocyte)와 미성숙림프구(immature lymphocyte) 중에 항원수용체를 발현하지 못하는 경우는 세포자멸사를 통해 죽는다(그림 4.8 참조). 발생 중인 림프구의 유전자 재배열로 매우 다양한 특이성을 가진 항원수용체가 무작위로 생성된다. 중추림프기관에서 나타난 림프구의 특이성이 유용하도록 보장하기 위해서, 선별 과정은 발생 중인 림프구 집단이 완전히 성숙할 수 있도록 허락하는 작용을 한다. 이러한 선별 과정은 기능적인 수용체의 발현이 근간이 되는데, T세포의 경우에는 가슴샘에서 자기 분자의 인지가 나타난다. 양성선별(positive selection)은 성숙과정을 마칠 수 있는 기능적인 수용체를 발현하는 세포만 허락한다. 음성선별(negative selection)은 자기 항원을 강한 친화력을 가진 세포는 죽인다. 그리하여 자가

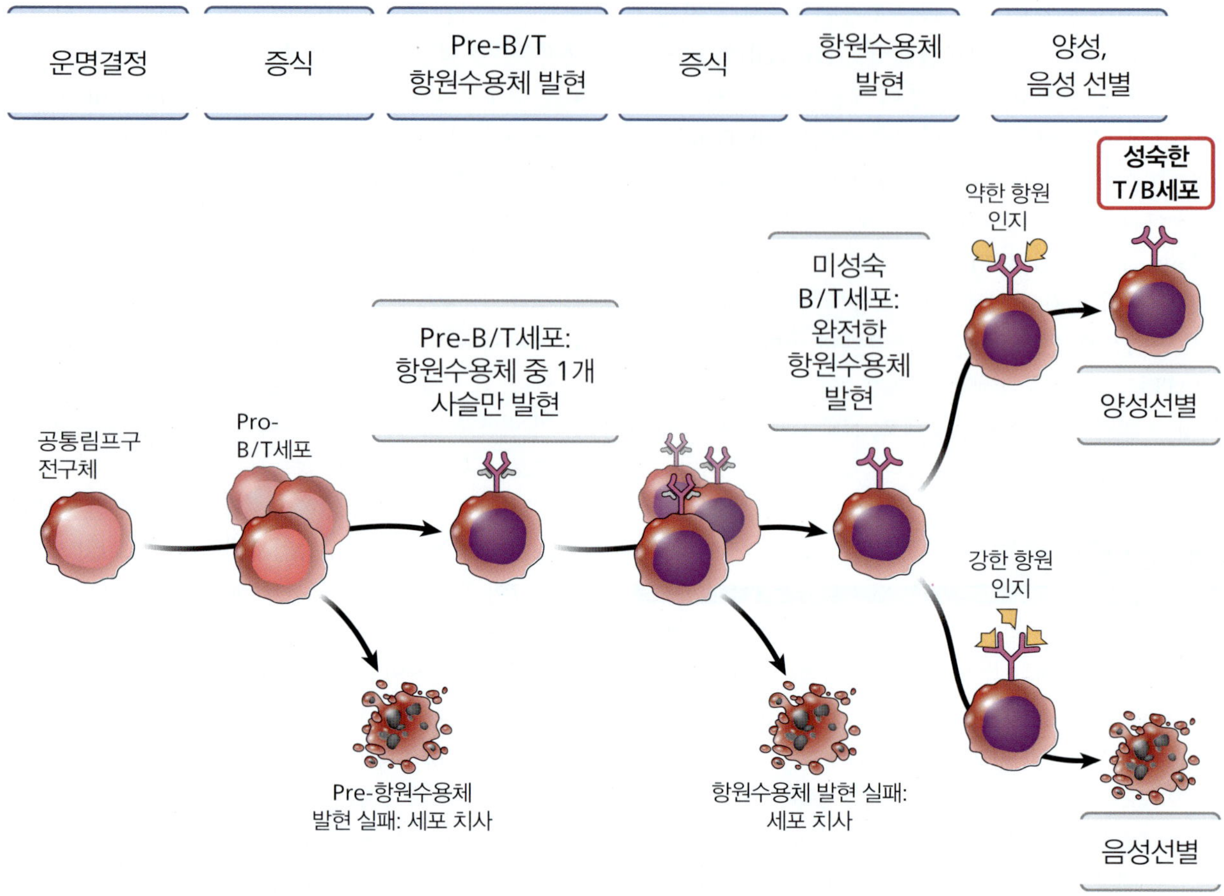

그림 4.8 림프구의 성숙 단계. B, T림프구는 성숙하는 동안에 증식과 유전자 재조합에 의한 수용체 단백질의 발현이 순환되면서 진행된다. 유용한 수용체를 발현하지 못한 세포는 생존에 필수적인 신호를 받지 못하기 때문에 세포자멸사로 죽는다. 성숙의 마지막 단계에서, 세포는 양성선별(positive selection) 및 음성선별(negative selection)을 거친다. 여기에서 보이는 림프구는 B 또는 T세포이다; T세포는 펩티드-MHC 복합체를 인지하는데, 여기에서는 생략됨.

면역질환을 일으킬 수도 있는 잠재적으로 위험한 림프구를 제거한다.

B, T림프구의 성숙 및 선별과정은 일부 중요한 유사점도 있지만 여러면에서 차이점이 있다. 우선 두 림프구 직계에 공통적으로 일어나는 핵심 현상인 항원수용체 유전자의 재조합 및 발현부터 알아보도록 한다.

다양한 항원수용체의 생성

Production of Diverse Antigen Receptors

B, T림프구의 항원수용체를 코딩하는 기능적인 유전자의 형성은 수용체의 가변부위를 코딩하고 있는 유전자 조각의 체세포 재조합(somatic recombinantion)에 의해 이루어지며, 이 과정을 통해 다양성이 생성된다.

유전된 항원수용체 유전자

Inherited Antigen Receptor Genes

골수에 존재하는 조혈모줄기세포(hematopoietic stem cells)나 초기 림프전구세포(lymphoid progenitors)의 유전자에는 Ig와 TCR 유전자가 유전된/배선(germline) 상태로 배열되어 있다. 본 유전자의 배열에서 Ig 중사슬과 경사슬, 그리고 TCR α 사슬 및 β 사슬의 유전자 자리에는 30~45개의 가변(V)부위 유전자 조각이 있고, 한 개 내지 몇 개 정도의 불변(C)부위 유전자로 구성되어 있다(그림 4.9). V와 C 유전자 사이에는 diversity (D, 다양성)와 joining (J, 연결) 유전자 조각이라 불리는 몇 개의 짧은 염기서열이 존재한다(모든 항체수용체 유전자좌에는 V, J, C 유전자를 포함하는데, Ig 중사슬과 TCR β 사슬자리에는 D 유전자 조각이 추가로 존재한다). 이렇게 격리된 유전자 조각은 기능적인 항원수용체 단백질을 코딩할 수 없다. 따라서 이들은 림프구가 성숙함에 따라 서로 합해져야만 한다.

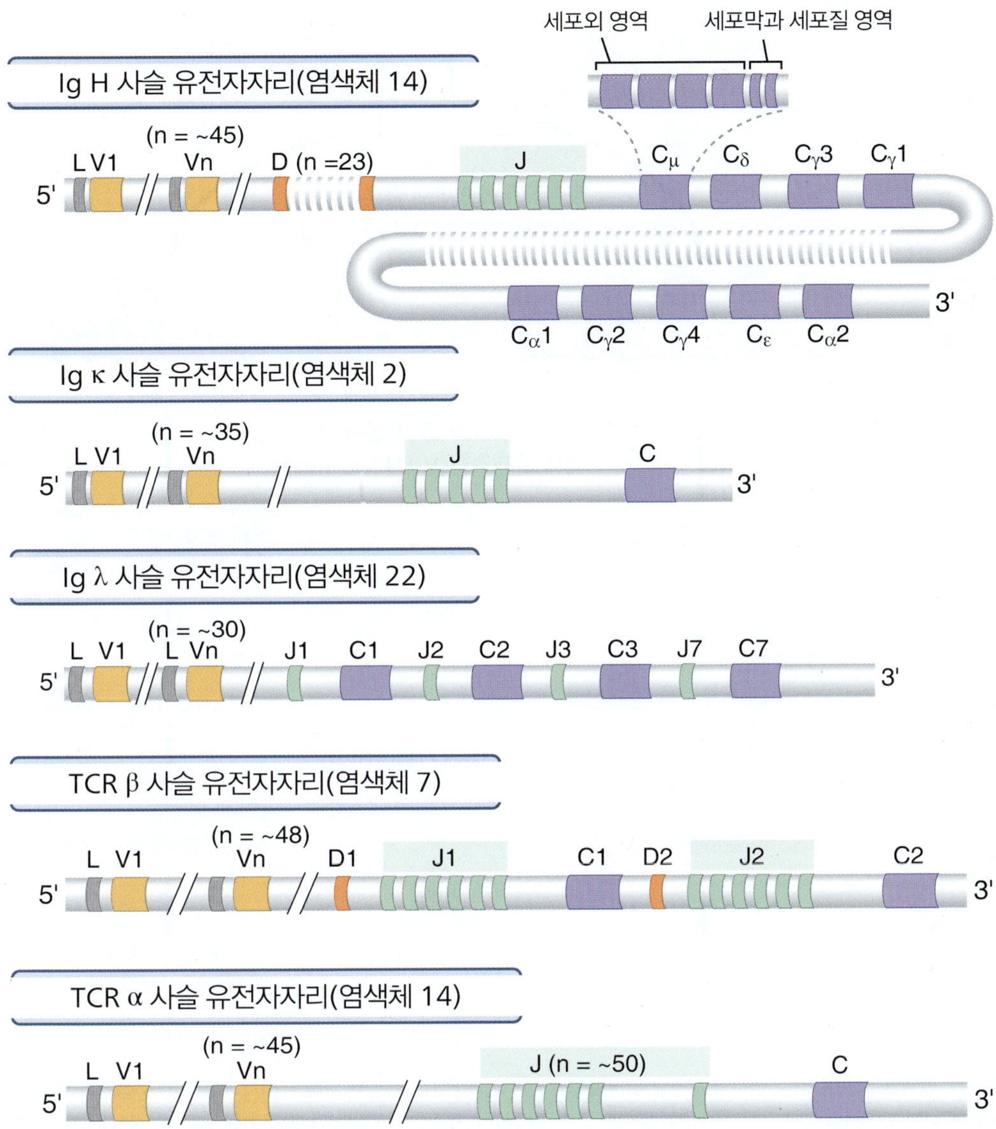

그림 4.9 항원수용체 유전자좌의 배선(germline) 구조. 배선에서, 부모에게 물려받은 항원수용체 유전자좌는 엑손(다양한 크기의 *컬러 네모칸*으로 표시)을 포함하고 있는데, 이것은 인트론(*회색* 부분으로 표시)에 의해 분리되어 있다. Ig 중사슬의 불변(C)부위와 TCR의 불변부위는, 각 불변부위 내 영역을 코딩하는 여러 엑손으로 이루어져 있다(여기에서는 보이지 않음); 그림에는 중사슬 자리 Cμ 엑손의 구성을 예로 들었다. 이 모식도는 사람 항원수용체 유전자좌를 나타낸 것이다; 유전자 조각의 정확한 순서나 숫자는 종마다 다를 수 있으나, 기본적인 구성은 모든 종에서 동일하다. V, D, J 유전자 조각의 숫자는 기능적인 유전자 조각의 추정치임(단백질을 코딩하는 유전자 조각). 조각의 크기나 이들 사이의 거리는 실제 측정치가 아님. *D*, diversity(다양성); *J*, joining(연결); *L*, leader sequence(선도서열, 짧은 뉴클레오티드가 코딩하는 펩티드로서 소포체를 통해 단백질이 제 위치를 찾아가도록 하며 성숙한 단백질이 되면 떨어져 나감); *V*, variable(가변).

항원수용체 유전자의 체세포 재조합 및 발현

Somatic Recombination and Expression of Antigen Receptor Genes

림프구 전구세포가 B림프구로 발생하는 중에는 Ig 중사슬의 무작위로 선택된 유전자 조각이 재조합되는 과정이 있다—먼저 한 개의 D 유전자 조각이 한 개의 J조각과 재조합되어 DJ 복합체를 이루고 이어서 V조각이 DJ 복합체에 재배열된다(그림 4.10). 이렇게 B세포가 될, 그러나 아직 발생 중인 세포는 이제 중사슬 유전자좌에 VDJ엑손 유전자를 갖게 된다. 이 유전자가 전사되고 1차 전사체를 만들면, VDJ엑손은 5′에 가장 가까운 μ 사슬의 C영역 엑손과 스플라이싱 과정을 거쳐 온전한 μ mRNA가 완성된다. μ mRNA는 해독되어 μ 중사슬을 만들며, 이것이 B세포 성숙과정 중에 가장 먼저 합성되는 Ig 단백질이다.

기본적으로 동일한 DNA 재조합과 RNA 편집과정을 거치는 일련의 과정을 거쳐 B세포의 경사슬이 형성된다. 단지 경사슬의

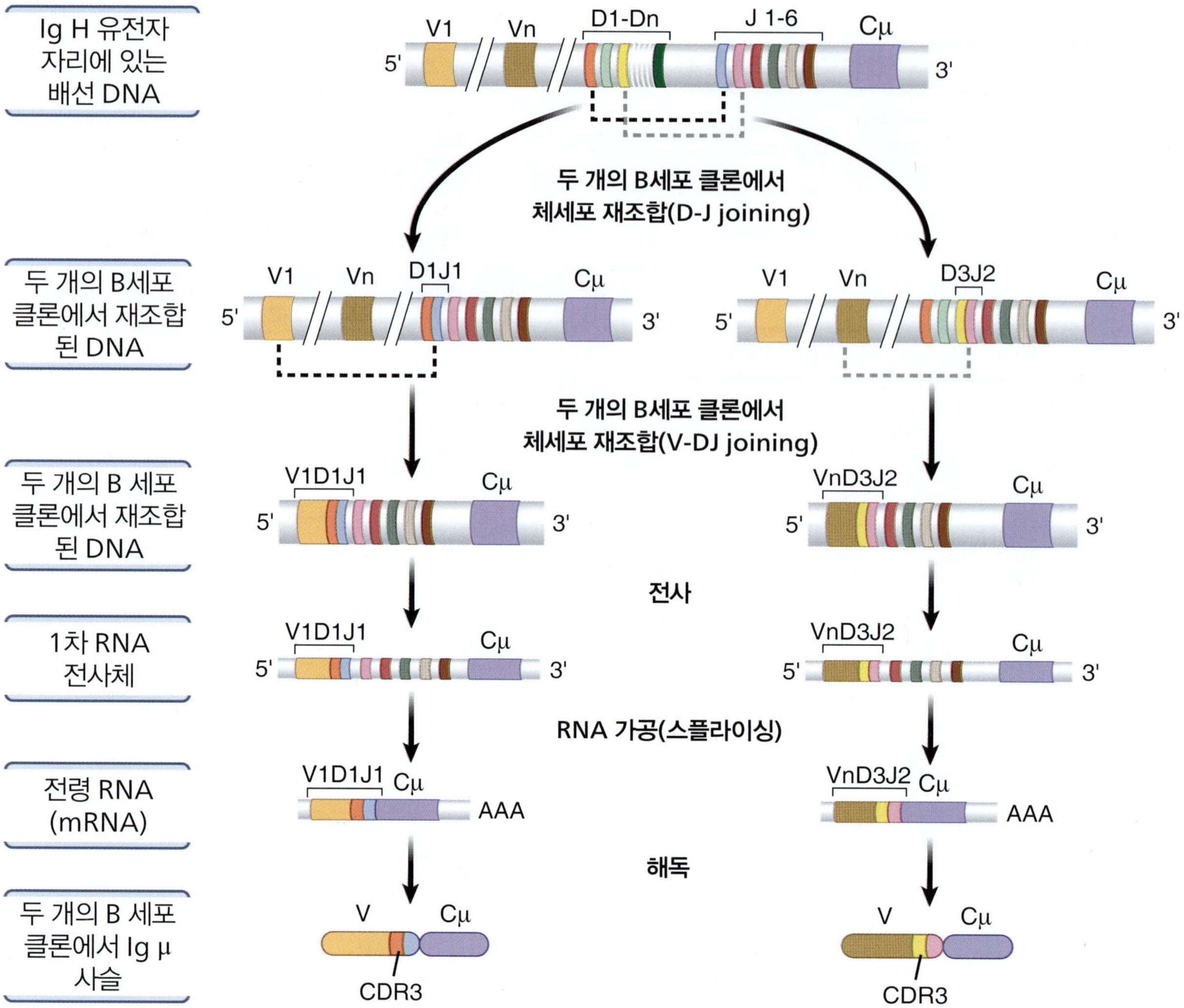

그림 4.10 면역글로불린(Ig) 유전자의 재조합 및 발현. Ig 중사슬의 발현에는 두 차례 유전자 재조합(D-J 접합과 뒤따라 일어나는 V부위와 DJ 복합체의 접합; intervening 유전자 조각은 제거됨) 재조합이 일어난다. 재조합된 유전자는 전사되고, VDJ 조각이 첫 중사슬 RNA인 μ로 스플라이싱되어 μ mRNA가 만들어진다. 이 mRNA는 μ 중사슬 단백질로 해독된다. 다른 항원수용체 유전자들, 즉 Ig 경사슬과 TCR α 및 β 사슬의 재조합은 본질적으로 동일한 순서로 전개된다. 단, D 조각이 없는 유전자좌(Ig 경사슬과 TCR α)에서는 V 유전자가 J 유전자 조각과 직접 재조합된다.

유전자좌에는 D조각이 없으므로 곧바로 V엑손이 J조각과 재조합된다는 차이만 있을 뿐이다. T세포에서 TCR의 α, β 사슬 유전자의 재배열 역시 각각 Ig 경사슬과 중사슬의 유전자 재배열 과정과 유사하다.

V(D)J 재조합 기작

Mechanisms of V(D)J Recombination

체세포 유전자 재조합(V와 J 유전자 조각 또는 V, D, J 유전자 조각 간의 재배열)은 림프구-특이적인 효소인 VDJ 재조합효소(recombinase)와 다른 효소군에 의해 매개되는데, 후자 효소군은 림프구 특이성은 없고 재조합효소에 의해 개시된 이중나선 DNA 절단 시 수선(repair)에 관여하는 효소군이다. VDJ재조합효소는 recombinase-activating gene 1과 2(RAG-1, RAG-2) 단백질로 이루어져 있다. 이 효소들은 이량체를 형성하는데, V, D, J 유전자 조각들에 인접한 7 또는 9 DNA 서열(각각 heptamer, nonamer)을 인지한다. 이러한 인지 후에 재조합효소는 Ig나 TCR 유전자 조각들을 서로 가까이 위치하도록 하며, 특정부위의 DNA를 자른다. 인지 신호 서열은, Ig 경사슬과 TCRα 유전자좌에서는 V조각과 J조각이 재조합되고, Ig 중사슬과 TCRβ 유전자좌에서는 D조각과 J조각, 그 다음 V조각이 이미 재조합된 DJ와 접합한다. VDJ 재조합효소가 매개하는 dsDNA 절단은 ARTEMIS라 불리는 효소에 의해 비대칭적으로 열린 hairpin 고리 형성으로부터 시작된다. 두 개의 dsDNA의 앞쪽과 뒤쪽은 절단되는데, 이 두 개의 유전자 조각은 효소에 의해 봉합되어

intervening DNA 조각이 제거된 온전한(full-length) VJ 또는 VDJ엑손을 형성한다(그림 4.10 참조).

VDJ 재조합효소는 오직 미성숙 B와 T림프구에서만 발현된다. 비록 동일한 유전자가 두 Ig와 TCR 유전자의 재조합에 모두 관여할 수 있으나, 완전한 Ig 중사슬 및 경사슬 유전자는 B세포 내에서만, 그리고 TCR의 α, β 사슬 유전자는 T세포에서만 발현한다. 수용체 유전자 재배열의 직계-특이성이 나타나는 기작은 직계-특이적인 전사인자와 연관되어 있는 것으로 보인다. B세포에서, B 직계-특이적인 전사인자들은 Ig 유전자좌를 VDJ 재조합효소에만 접근하게 하지만 TCR 유전자좌에는 그렇지 않다. 반면에 발생 중인 T세포에서는 전사 조절자가 TCR 유전자좌를 열지만 Ig 유전자좌는 그렇지 않다. '열린' 유전자좌는 재조합효소가 접근할 수 있게 된다.

Ig과 TCR 다양성의 생성

Generation of Ig and TCR Diversity

항원수용체의 다양성은 림프구 클론에서 나타나는 V, D, J 유전자 조각 간의 다양한 조합[이를 조합다양성(combinatorial diversity)이라고 부른다]에 따라 나타난다. 추가적으로 재조합되는 V, D, J 유전자 조각의 접합부위에 추가되는 염기서열의 변화를 접합다양성(junctional diversity)이라고 부른다(그림 4.11). 조합다양성은 가능한 V, D, J 유전자 조각의 수에 따라 제한된다. 그러나 접합다양성은 거의 무제한이다. 접합다양성은 세 가지 기작에 의해 생성되며, 이들은 배선 유전자에 있는 것보다 더 많은 염기서열을 생성해낸다.

- 엑소뉴클리아제(exonuclease)가 재조합 부위에 있는 V, D, J 유전자 조각으로부터 염기를 제거한다.
- 림프구-특이적인 효소인 terminal deoxyribonucleotidyl transferase (TdT)가 V와 D 조각 사이, D와 J 조각 사이에 소위 N 영역이라 불리는 배선 유전자의 부분이 아닌 핵산이 무작위로 추가되도록 촉매한다.
- DNA 수선 과정에서 ARTEMIS는 비대칭적으로 hairpin 고리를 잘라서 DNA가 돌출되게 만든다. 이 돌출된 부위는 새로운 핵산으로 채워지는데 이를 일명 p-nucleotide라 부르며, 이 들은 배선 DNA에 없던 새로운 코딩 서열을 만든다. 그리하여 재조합부위에 추가적인 다양성을 부여한다.

이와 같은 기작의 결과로, 림프구 클론마다 일어나는 항체와 TCR 유전자에서의 V(D)J 재조합에 따른 뉴클레오티드 서열은 다르게 된다. 접합서열과 D, J 조각은 CDR3 고리의 아미노산을 코딩하며, 앞서 언급한 바와 같이 이는 가장 다양성이 큰 CDR을 이루고 항원 인지의 정교한 특이성에 크게 기여한다. 따라서 접합다양성은 항체와 TCR 분자가 갖는 항원결합부위의 다양성을 극대화하는 효과를 낸다. 접합다양성이 형성되는 과정에서, 종종 단백질을 코딩하는 데 실패하는 염기서열이 만들어질 수 있는데 왜냐하면 정확이 3개의 핵산이 하나의 아미노산을 코딩하기 때문이다. 가끔 접합부위 핵산이 3개로 나뉠 수 없는 수로 추가될 수 있다; 이 서열은 단백질을 코딩할 수 없으므로 쓸모가 없다. 이는 면역체계가 엄청난 다양성을 확보하기 위해 지불해야 할 기회비용이라고 볼 수 있다. 또한 기능이 없는 유전자가 만들어질 위험 때문에, 림프구 성숙과정에서는 체크포인트가 존재하여 오직 유용한 수용체를 가진 클론만을 선택하여 생존하도록 한다.

각 클론마다 CDR3 서열의 독특함을 활용하여 B, T림프구의 종양적인 증식과 반응성의 증식을 구별할 수 있다. 이 세포로부터 생긴 종양에서는 모든 종양세포가 동일한 CDR3(왜냐하면 단일 B, T세포 클론에서 비롯되었기 때문에)를 가지고 있지만, 외부 자극에 대한 반응으로 야기된 증식에서는 많은 림프구 클론이 증식하여 여러 CDR3 서열이 존재할 것이다. 동일한 원리를 면역반응의 규모를 정의하는 데 사용될 수 있다—특정 항원이 림프구의 증식을 자극할 때는 대부분의 세포는 동일한 CDR 서열을 발현할 것이다. 만약에 혼재된 림프구군에서의 항원수용체의 DNA 서열이 특정 CDR3 서열의 상대적인 빈도를 나타낸다면 이는 클론팽창을 동정할 수 있는 지표가 될 수 있다.

B림프구의 성숙 및 선별

Maturation and Selection of B Lymphocytes

B림프구의 성숙은 주로 골수에서 일어난다(그림 4.12). B세포 직계로 운명이 정해진 전구세포들은 증식하여 많은 수의 B세포 전구세포로 된다. 곧바로 항원수용체 유전자가 발현되고 선별되는 성숙과정이 일어난다.

B세포 성숙의 초기 단계

Early Steps in B cell Maturation

Ig 중사슬 유전자좌에서 먼저 재배열이 일어나고, Ig μ 중사슬 단백질을 만들 수 있는 세포만 선택, 생존하여 pre-B세포로 된다. B세포 직계로 결정된 최초의 전구세포는 증식되는데 **Pro-B 세포**라 부른다. 이 세포가 분열을 멈춘 다음, 이미 기술한 바와 같이 DJ와 VDJ가 만들어진다. 대부분의 세포에서 D-J 결합과 V 조각이 DJ 유닛과 결합할 때에 접합 뉴클레오티드가 무작위로 추가되므로, 적어도 세포의 절반은 접합 뉴클레오티드가 3 배수로 추가되지 않는다. 만일 2개의 유전된 IgH 유전자좌 중 하나에서 잘못된 서열이 만들어져서 재조합이 성공적이지 못하면 다른 유전자좌에서 시도된다. 성공적으로 기능성이 있는 중사슬 유전자 재배열을 마치고 Ig μ 중사슬 단백질을 만드는 세포를 pre-B세포라 부른다. 그러므로 pre-B세포는 Ig μ 중사슬 단백질의 존재로 정의된다. pre-B세포로 되면서 μ단백질이 대리 경사슬

	면역글로불린			T세포 수용체	
	중사슬	κ	λ	α	β
V 유전자 조각의 수	~45	35	30	45	50
다양성(D) 유전자 조각의 수	23	0	0	0	2
Joining (J) 유전자 조각의 수	6	5	4	50	12

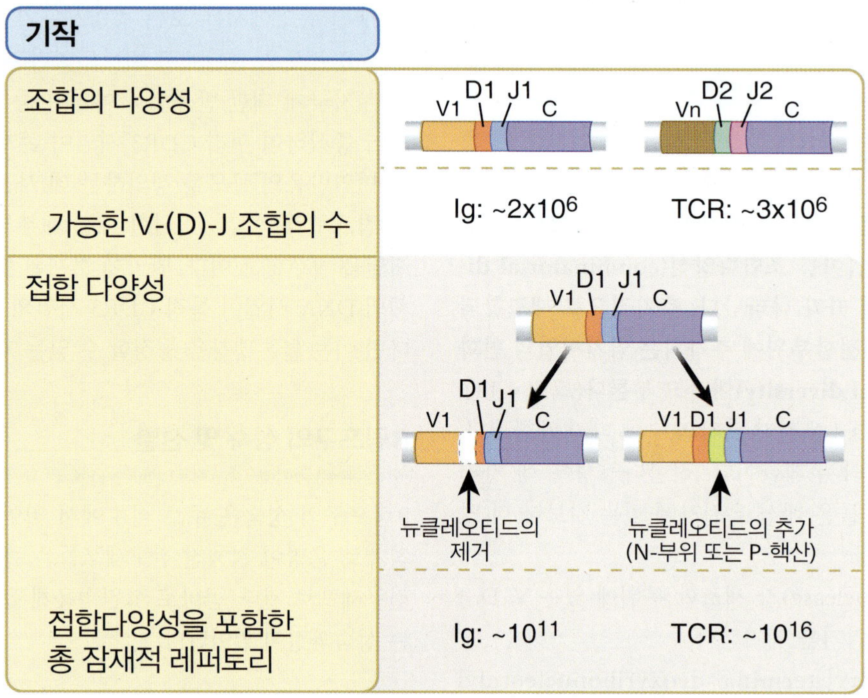

그림 4.11 항원수용체의 다양성 기작. 면역글로불린(Ig)과 T세포 수용체(TCR)의 다양성은 V, D, J 유전자 조각의 무작위의 조합으로 생성되는데 이는 조각의 수에 의해 제한된다. 그러나, V-J 또는 V-D-J 접합부위의 뉴클레오티드의 제거 및 첨가로 다양성은 거의 무한정으로 일어난다. 유전자 조각의 숫자는 사람에서 기능적인 유전자(RNA나 단백질로 발현되는 것)의 평균치이다. 접합부위의 다양성은 항원수용체의 CDR3 부위의 변이를 극대화하는 데 기여한다. 왜냐하면, CDR3은 V-J와 V-D-J 재조합의 접합부위를 포함하고 있기 때문이다. 다양성은 Ig과 TCR의 2가지 유형의 V 영역의 병렬성으로 더욱 증가한다. 그리하여 전체 다양성은, 이론적으로 볼 때, 각각의 병렬적인 V 부위의 총 다양성의 산물이다. B, T 항원수용체의 가능한 전체 숫자에 대한 이러한 기작의 추정된 기여도를 보여준다. 비록 Ig과 TCR 단백질의 수가 천문학적이겠지만 뚜렷한 특이성과 수용체를 갖는 B세포와 T세포의 클론은 10^7~10^9 정도이다; 즉,잠재적인 레퍼토리의 일부분만 실제로 발현되는 것으로 보인다. Modified from Davis MM, Bjorkman PJ: T-cell antigen receptor genes and T-cell recognition, *Nature* 334:395e402, 1988.

(surrogate light chain)로 불리는 두 개의 불변 단백질(invariant protein)과 결합하여 세포표면에 나타난다. μ 사슬과 대리 경사슬 복합체는 Igα와 Igβ 신호분자들과 연합하여 pre-B세포 수용체 복합체(pre-BCR complex)를 형성한다.

B세포 성숙에서 Pre-BCR세포 복합체의 역할

Role of the Pre-BCR Complex in B Cell Maturation

조립된 pre-BCR은 B세포 성숙에서 핵심적인 기능을 수행한다:

- pre-BCR 복합체의 신호는 IgH 사슬 유전자좌에서 생산적인 재배열을 마친 B직계 세포의 생존과 증식을 증진시킨다.

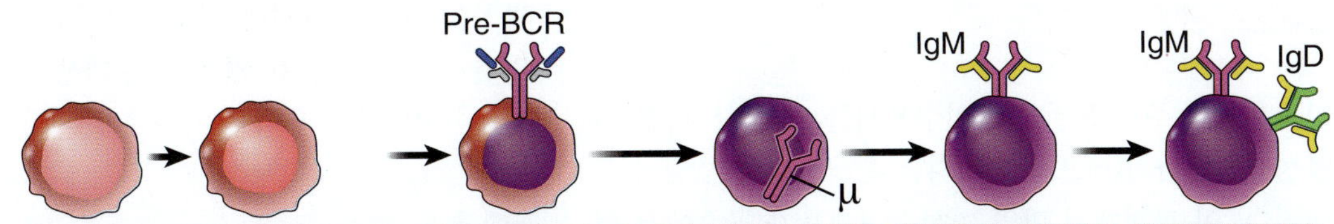

	줄기세포	Pro-B	Large Pre-B	Small Pre-B	미성숙 B	성숙 B
Ig H 사슬 유전자	배선	D에서 J로 재배열	V에서 DJ로 재배열	재배열된 VDJ	재배열된 VDJ	9.5
Ig L 사슬 유전자	배선	배선	배선	V에서 J로 재배열	재배열된 VJ	재배열된 VJ
Ig 단백질	없음	없음	pre-BCR	세포질 μ	IgM	IgM, IgD

그림 4.12 B림프구의 성숙 및 선별의 단계. B림프구의 성숙은 순차적인 단계로 진행되며, 각 단계마다 Ig 유전자 발현과 Ig 단백질 발현 양상에 특별한 변화가 나타난다. Pro-B세포는 Ig 중사슬 유전자의 재배열을 시작하고, Ig 중사슬 유전자가 성공적으로 배열되어 pre-BCR을 조립하면 큰 pre-B세포는 선별되어 생존, 증식한다. Pre-B세포는 세포막형 μ단백질과 대리경사슬(surrogate light chain)로 불리는 단백질이 결합된 수용체를 가지고 있다—나중에 온전한 Ig 분자에서는 경사슬로 대체가 이루어짐. 작은 pre-B세포는 Ig 경사슬 유전자 재배열을 시작, 미성숙 B세포에서는 완전한 세포막형 IgM 수용체로 조립된다. 그리고 성숙한 B세포는 IgD와 IgM을 동시에 발현하는데, 두 항체의 V 부위는 동일, 즉 특이성도 동일하다. *BCR*, B cell receptor; *HSC*, hematopoietic stem cell; *mRNA*, messenger RNA.

이것이 B세포 발생에 있어서 첫 번째 체크포인트(검열장소)이며, 기능성을 띠는 μ 중사슬(pre-BCR과 BCR의 필수적인 요소)을 발현하는 pre-B세포를 선택하고 그 수를 팽창시킨다. Pre-B세포 중에 유전자 재조합이 잘못되어 정상적인 μ 사슬 발현에 실패한 경우는 pre-BCR을 발현할 수는 있어도 pre-BCR의 신호를 받을 수는 없으므로 결국 세포예정사[programmed cell death (apoptosis)]로 제거된다. pre-BCR 신호전달상에 BTK라 불리는 타이로신 인산화효소가 있는데, 이는 X 염색체에 코딩되어 있다. 소년시절에 *BTK* 돌연변이는 pre-B세포가 만들어지지 않아 결국 B세포가 존재하지 않을 수 있는데, 이런 질환을 **X연관 무감마글로불린혈증(X-linked agammaglobulinemia)**이라고 부른다.

- Pre-BCR 복합체는 다른 염색체상에 있는 Ig 중사슬 유전자의 재조합을 차단시키어 B세포가 부모로부터 물려받은 두 개의 대립유전자 중 오직 한 개만을 사용하여 Ig를 발현하도록 한다. 이 과정을 대립유전자배제(allelic exclusion)라고 부르며, 이로써 각 세포는 단일특이성을 갖는 수용체만 발현한다.
- Pre-BCR 복합체의 신호는 κ 경사슬 유전자의 V→J 재배열 유도를 도와주어, κ 단백질을 만들고 세포막 IgM이 조립하도록 한다. 이 다음 단계로 분화된 세포를 **미성숙 B세포(immature B cell)**라고 부른다. λ경사슬은 재배열된 κ경사슬 유전좌가 기능적인 단백질을 합성하지 못할 때 생성되거나, 또는 잠재적으로 해로운 자기-반응성 수용체를 만들 때에 생성된다. 이는 수용체편집(receptor editing)이라는 과정에 의해 제거 되어야만 한다(후에 기술).

미성숙 B세포에서, BCR 복합체는 신호를 보내어 생존을 증진시킨다. 그리하여 완전한 항원수용체를 발현하는 세포를 보존한다; 이것이 B세포 성숙 도중에 일어나는 2번째 체크포인트이다. 항원수용체로부터의 신호는 재조합효소의 생산을 중단시키고, 아직 재조합이 일어나지 않는 경사슬 유전자좌에서 추가적인 재조합이 일어나지 않도록 막는다. 그 결과, 각각의 B세포들은 κ경사슬이나 λ경사슬 유전자 둘 중 하나만을 한쪽 부모로부터 물려받은 대립유전자에서 발현하도록 하여 경사슬을 생성한다. 두 종류의 경사슬 유전자의 존재는 유전자 재조합 및 수용체 발현이 성공적으로 이루어질 기회를 높여주는 기능을 한다.

B세포 성숙의 후기단계

Late steps of B cell Maturation

이후의 성숙과정은 미성숙 B세포가 골수를 떠나 비장에 들어가면서 일어난다. 최종적인 성숙과정으로 IgD와 IgM 항체를 공동으로 발현한다; 이는 어떤 B세포에서도 일어나는데 왜냐하면 재조합된 VDJ 중사슬 유전자 엑손이 1차 전사체에서 Cμ엑손이나 Cδ엑손으로 스플라이스되어 각각 μ 또는 δ mRNA를 생성하기 때문이다. B세포가 항원에 제대로 반응하려면 IgM과 IgD를 함께 발현되어야만 한다고 알려져 있다. 그러나 이 두 가지 수용체가 왜 필요한지 그 이유는 알려져 있지 않다. IgM^+IgD^+세포가 **성숙한 B세포(mature B cell)**이며, 이 세포는 말초림프기관에서 항원에 반응할 수 있다.

성숙한 B세포의 선별
Selection of Mature B Cells

발생 중인 B세포는 주로 온전한 항원수용체를 발현하느냐를 기준으로 양성선별된다. B세포 레퍼토리는 음성선별을 통해서 좀 더 다듬어진다. 이 과정에서 만일 미성숙 B세포가 골수에서 어떤 항원과 강한 친화력으로 결합하면 VDJ 재조합효소가 재발현되어, 추가적인 경사슬 V-J 재조합을 거쳐, 다른 경사슬을 생성하여, 항원수용체의 특이성을 변경시킬 수 있다. 이 과정을 **수용체 편집(receptor editing)**이라고 부른다(9장 참조). Transitional B세포라고 불리는 미성숙B세포는 말초조직에서 항원을 만나면 세포자멸사로 죽게 될 수도 있는데 이를 **결손(deletion)**이라 한다. 골수나 말초 조직에서 발생초기에서 인지될 수 있는 항원들은 대부분 자기항원이며, 몸 전체에서 풍부하게 발현되는 단백질이다(대표적으로 혈중 단백질이나 모든 세포에 공통으로 발현되는 세포막 분자들이 있다). 따라서 음성선별은 도처에 존재하는 자기항원을 인지하고 반응하는 잠재적으로 위험한 세포를 제거한다.

Ig 유전자 재조합 과정은 무작위적이며 본질적으로 미생물 인지에 대한 편향성을 보일 수 없다. 그럼에도 생성된 수용체는 면역체계가 대항해야 하는, 무척 다양한 미생물을 항원으로서 인지할 수 있다. B림프구의 레퍼토리는 무작위적으로 생성되고, 온전한 수용체를 발현하는 것들만 양성선별되며, 자기항원을 강하게 인지하는 것들은 음성선별을 통해 걸러진다. 이러한 선별 과정을 거치고 나서야 성숙한 B세포 집단을 얻을 수 있으며, 살면서 마주칠 수 있는 거의 모든 미생물 항원들을 인지할 수 있는 성숙한 B림프구 무리를 이루게 된다.

성숙한 B세포의 아류
Subsets of Mature B Cells

대부분의 성숙 B세포들은 소포B세포(follicular B cells)라고 불리는데, 왜냐하면 림프절과 비장의 소포(follicle)에서 발견되기 때문이다. Marginal-zone B cell(가장자리구역 B세포)는 비장의 소포 가장자리에서 발견되며, 소포 B세포들과 같은 전구체인 pro-B세포로부터 발생한다. B-1림프구는 점막과 복강에서 특징적으로 발견되는 세포집단으로서, 좀 더 일찍 태아 간-유래 조혈모세포로부터 발생한다. 가장자리구역 B세포와 B1세포의 다양성은 소포B세포에 비해 좀 더 제한적인데, 왜 그런지 그 기작은 잘 알려져 있지 않다. 이러한 체액면역에서의 B세포 아류의 역할은 7장에서 다룬다.

T림프구의 성숙 및 선별
Maturation and Selection of T Lymphocytes

T세포의 전구체는 골수로부터 가슴샘으로 이동하며, 이후의 성숙과정이 가슴샘에서 이뤄진다(그림 4.13). T림프구의 성숙과정은 독특한 특징을 보이는데, 이는 T림프구의 종류에 따라 다른 종류의 MHC 분자에 제시된 펩티드를 인지하는 차이를 보이기

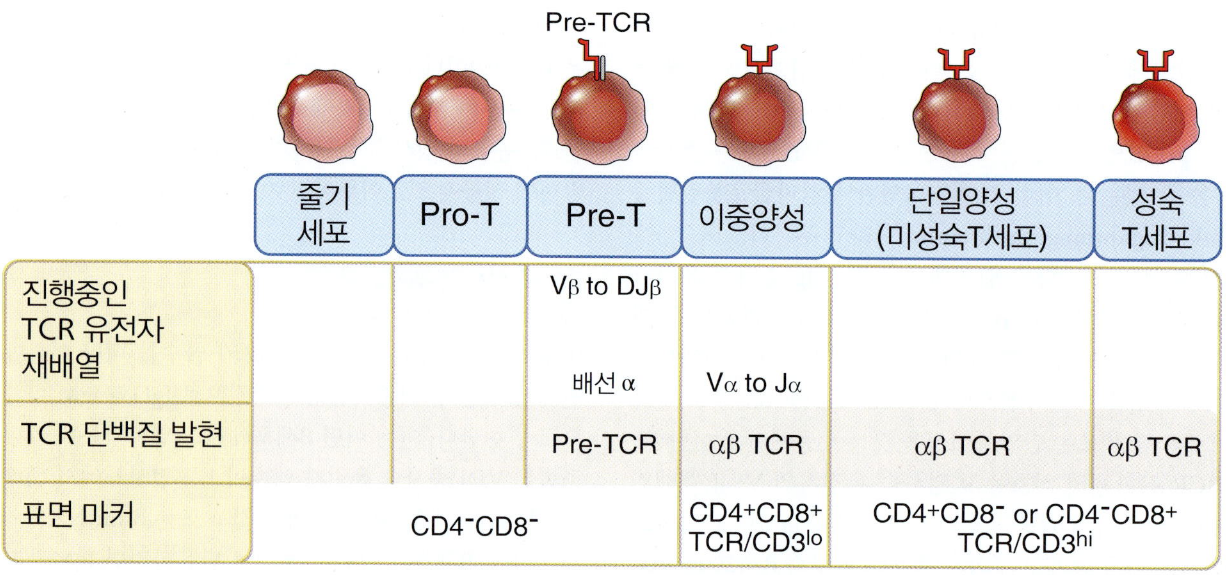

그림 4.13 T림프구의 성숙 단계. 가슴샘에서 일어나는 T림프구의 성숙은 흔히 CD4와 CD8 공동수용체의 발현으로 정의되는 순차적인 단계를 거친다. TCRβ 사슬은 이중음성(double-negative) pre-T세포 단계에서 처음 발현되며, 완전한 TCR은 이중양성(double-positive) 세포에서 발현된다. Pre-TCR은 pre-Tα라 불리는 단백질과 연결된 TCRβ 사슬로 구성된다. 성숙과정은 최종적으로 $CD4^+$ 또는 $CD8^+$ 단일양성(single-positivie)인 T세포로 발생된다. B세포 발생에서 보듯, 어느 단계에서라도 항원수용체를 발현하지 못하면, 세포는 세포자멸사에 의해 죽음을 맞게 된다.

때문이다.

T세포 성숙의 초기 단계

Early Steps in T Cell Maturation

가장 미성숙한 전구세포들을 **pro-T세포** 또는 **이중음성 T세포(double-negative T cells)**라고 부르는데, 왜냐하면 CD4와 CD8 표지를 둘 다 발현하지 않기 때문이다. 이 세포들은 가슴샘에서 분비되는 IL-7의 영향으로 그 수가 팽창된다. 이중음성 세포들의 일부에서 VDJ 재조합효소의 매개로 TCR β 유전자 재조합이 이뤄진다(γδ T세포들 역시 TCR γ와 δ 유전자좌에서 유사한 재조합 과정을 거치지만 이 세포들은 전혀 다른 직계 세포이므로 더 이상 다루지 않을 것이다). 만일 부모로부터 받은 두 TCR β 유전자좌 중 한 대립유전자의 VDJ 재조합이 성공적으로 완료되어 TCR β 단백질이 생성되면, 불변 단백질인 pre-Tα라는 단백질과 결합하여 세포 표면에 발현한다. 이를 통해 pre-TCR 복합체를 형성하여 **pre-T세포**가 된다. 만일 부모로부터 받은 두 TCR β 유전자좌 중 한쪽에서 행해진 유전자 재조합이 실패한다면, 다른 쪽 유전자좌에서 다시 유전자 재조합이 시도된다. 그럼에도 불구하고 온전한 TCR β 사슬이 생산되지 못한 pro-T세포들은 죽는다.

Pre-TCR 복합체는 일단 조립되면 발생과정의 B세포가 보여줬던 pre-BCR 복합체처럼 세포내 신호를 전달한다. 이러한 신호는 생존, 증식 그리고 TCRα 유전자 재조합, 그리고 다른 염색체상 TCRβ 유전자좌의 재조합을 억제한다(대립유전자 배제, allelic exclusion). α 사슬 발현의 실패로 온전한 TCR을 만들지 못한다면 역시 이 세포는 죽게 된다. 살아남게 되는 세포는 온전한 αβ TCR과 CD4 및 CD8 보조수용체를 발현한다. 이러한 세포들을 **이중양성 T세포(double-positive T cells)**라고 부른다.

성숙한 T세포의 선별

Selection of Mature T Cells

이중양성 T세포에서 발현되는 αβ TCR은 어떤 MHC에 의해 제시된 펩티드도 인지할 수 있다. 그러나 대부분의 MHC는 한 개체에서 나타나지 않는다. 따라서 한 개체에서 나타나는 펩티드-MHC를 인지하는 T세포를 보존하는 기작이 반드시 존재해야만 하고, 그 개체의 MHC 분자를 인지할 수 없는 세포는 제거되어야만 한다. 만일 가슴샘에서 T세포의 TCR이 MHC 분자를 인지한다면, 이는 자기 펩티드를 제시한 자기 MHC 분자임에 틀림없다. 만약에 이 상호작용이 약하거나 중간 정도의 친화력으로 인지한다면 이 T세포는 선택되어 살아남는다(그림 4.14). MHC 분자를 인지하지 못하는 T세포는 세포자멸사로 죽게 된다; 이러한 T세포는 쓸모가 없다. 왜냐하면 이 개체에서 MHC-제시된 항원을 인지할 수 없기 때문이다. 이처럼 자기 MHC-제한된(self MHC-restricted) T세포의 보존 과정을 **양성선별(positive selection)**이라 한다. 이 과정 중 1형 MHC-펩티드 복합체를 인지하는 TCR을 지닌 T세포는 1형 MHC의 보조수용체인 CD8의 발현은 유지하나, 2형 MHC의 보조수용체인 CD4의 발현은 중단된다. 반대로 만일 T세포가 2형 MHC-펩티드 복합체를 인지한다면, 이 세포는 CD4 발현은 유지하고 CD8 발현은 중단된다. 이렇게 생겨난 **단일양성 T세포(single-positive T cell)**는 $CD8^+$로서 1형 MHC의 제한을 받거나, 혹은 $CD4^+$로서 2형 MHC의 제한을 받는다. 이 과정에서 T세포 집단의 기능적인 운명이 결정된다. $CD8^+$T세포는 활성화되어 CTL로 분화되며, $CD4^+$T세포는 사이토카인을 분비하는 보조세포로 분화된다.

미성숙한 이중양성 T세포들 중 가슴샘의 MHC-자기항원 복합체를 강하게 인지하는 세포는 세포자멸사를 겪게 된다. 이 과정을 **음성선별(negative selection)**이라고 부르며, 잠재적으로 위험한 T세포를 제거하는 역할을 담당한다. 음성선별은 가슴샘의 수질에서 미성숙한 $CD4^+$와 $CD8^+$ 단일양성 T세포에서 계속된다. 만약에 높은 결합력으로 자기 항원을 인지하는 T세포의 성숙이 허용된다면, 말초조직에서 동일한 자기 항원을 인지하게 되어 자기 조직에 대한 해로운 면역반응으로 귀결될 수 있다. 따라서 이러한 T세포는 반드시 제거되어야만 한다. 가슴샘에서 자기항원을 중간정도의 결합력으로 인지하는 일부의 미성숙 T세포는 죽지 않고 조절T세포(reglatory T cell, Treg)로 발생되기도 한다(9장 참조). 그러나 아직까지 어떤 세포가 죽고 어떤 세포가 Treg로 되는지는 알려져 있지 않다. 가슴샘에 존재하는 대부분의 단백질은 자기 단백질이다. 왜냐하면 외부(미생물과 종양)항원은 일반적으로 포획되어 2차 림프기관으로 보내지기 때문이다. 일부 자기 단백질은 몸의 곳곳에 존재하는 단백질이거나, 또는 특정 조직에서만 나타나지만 특별한 기작으로 가슴샘 상피세포에서 발현되는 단백질이다. 이 부분에 대해서는 9장에서 자기관용과 관련하여 다루게 된다.

양성선별과 음성선별이 모두 가슴샘에서 동일한 자기 MHC-자기 펩티드 복합체의 인지를 통해 매개된다는 사실은 놀라울 수도 있겠다. 양성선별과 음성선별 사이에서 선택을 결정하는 2가지 요인은 TCR의 친화력과 가슴샘에 있는 자기항원의 농도이다. 만약에 TCR이 가슴샘에 있는 다량의 자기항원을 강하게 인지하면 이 T세포는 음성선별될 것이다. 이는 타당성이 있는데 왜냐하면 다량의 자기항원을 강하게 인지하는 것은 자가면역을 일으킬 잠재력이 있기 때문이다. 그러나 TCR이 자기 MHC-자기 펩티드 복합체를 약하게 인지하면 이 세포는 양성선별이 될 것이다. 왜냐하면, T세포가 나중에 자기 MHC에 의해 제시된 외부 항원을 강하게 인지할 개연성이 크기 때문이다. 이것이 기능적인 T세포 레퍼토리가 일어나는 과정이다.

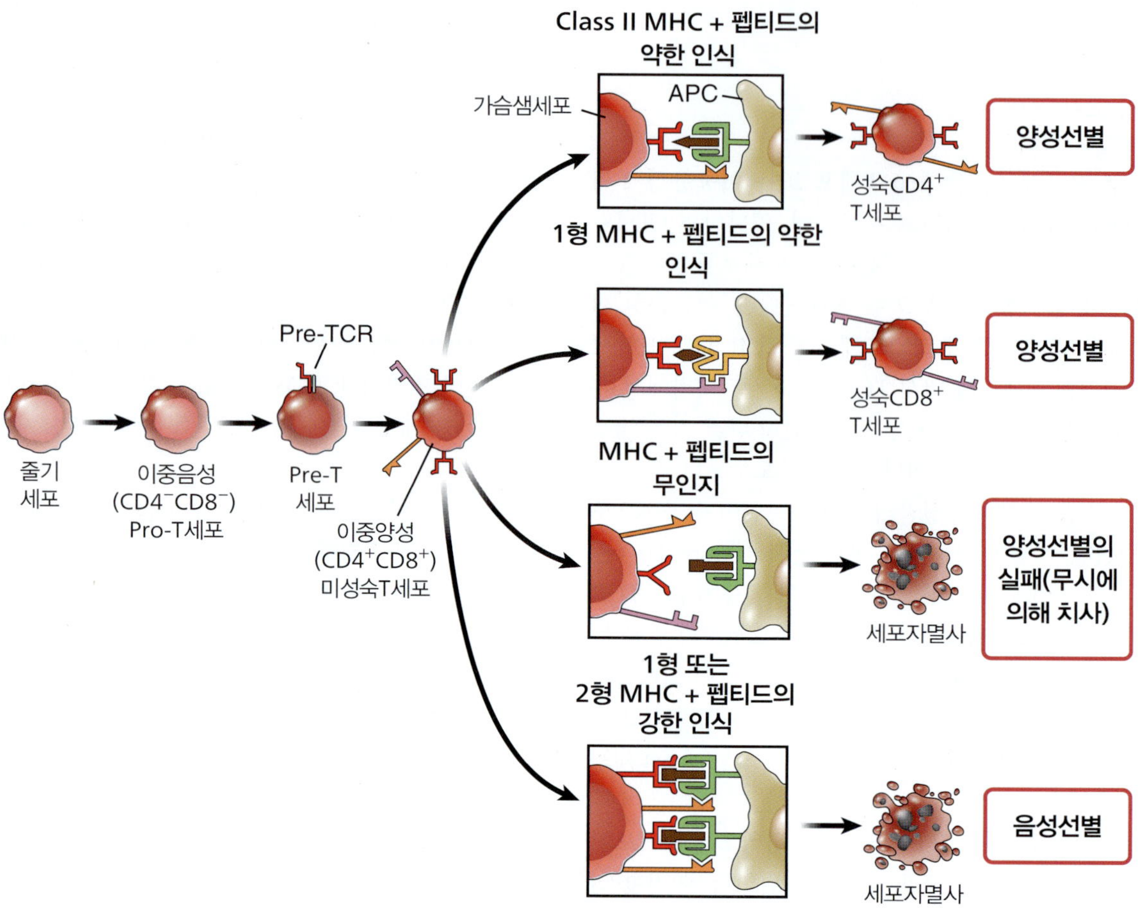

그림 4.14 주조직접합복합체(MHC)–제한 $CD4^+$와 $CD8^+$ T림프구의 선별. 가슴샘에서 미성숙한 이중양성 T세포에 의한 펩티드-MHC 복합체의 인지 강도의 세기가 단일양성의 $CD4^+$와 $CD8^+$ T림프구로의 발생 여부(양성선별)와 자기반응 세포의 제거(음성선별)를 결정한다. 여기에서는 음성선별에 대해 2형 MHC에 대해서만 보여주고 있는데, 동일한 과정으로 자기반응성1형 MHC-제한 $CD8^+$T세포는 제거된다. *APC*, antigen-presenting cell.

요약
SUMMARY

- 적응면역체계에서, 특이적인 항원 인지를 담당하는 분자는 항체와 T세포 항원수용체이다.
- 항체(면역글로불린)는 B림프구의 세포막 수용체로 생성되거나 항원에 의해 자극된 B세포가 항체분비–형질세포로 분화하여 분비단백질 형태로 만들어지기도 한다. 분비된 항체는 체액면역의 작동분자로 미생물과 미생물이 분비하는 독소를 중화시키거나 여러 작동기작을 활성화시킴으로써 이들을 제거할 수 있다.
- T세포 수용체(TCR)는 세포막 수용체로서 분비되지 않는다.
- 항체의 핵심구조는 두 개의 동일한 중사슬과 두 개의 동일한 경사슬이 이황화–결합 복합체로 구성되어 있다. 각각의 사슬에는 항원을 인지하는 가변(V)부위와 구조적 안정성을 이루고 항체의 작동기능을 담당하는 불변(C)부위로 이루어져 있다. 하나의 중사슬과 하나의 경사슬의 V부위가 함께 항원결합부위를 형성한다. 따라서 핵심구조에는 두 개의 동일한 항원결합부위가 존재한다.
- T세포 수용체는 한 개의 α 사슬과 한 개의 β 사슬로 이루어져 있다. 각각의 사슬은 한 개의 V부위와 한 개의 C부위로 이루어져 있으며, 두 사슬 모두 항원 인지에 참여한다. 대다수의 T세포가 인지하는 항원은 MHC 분자가 제시하는 펩티드이다.
- Ig와 TCR 분자의 V부위는 고변이조각을 포함하며, 이를 상보성결정부위(CDR)라고 부르며, 이 부위가 항원과 접촉한다.
- 항원수용체를 코딩하는 유전자는 배선에 여러 조각으로 분리되어 있으며, 림프구의 성숙과정을 거치면서 함께 모인다. B세포에서 Ig 유전자 조각들은 골수에서 일어나는 세포 성숙과정에서 유전자 재조합을 통해 일어나며, T세포의 TCR 유전자 조각은 가슴샘에서 일어나는 성숙과정에서 재조합을 거친다.
- 서로 다른 특이성을 갖는 수용체들이 만들어지는 것은 1차적

으로 V, D, J 유전자 조각의 무작위적인 재조합에 의해 이루어진다. 이 재조합 과정 중에, 유전자들이 재조합되는 접합부위에 핵산염기가 더해지거나 제거됨으로써, 핵산 염기서열의 다양성이 추가된다. 이러한 다양성의 도입으로 폭넓고 다양한 림프구 레퍼토리가 생성되며, 이 레퍼토리 안에는 서로 다른 항원특이성을 갖는 세포들의 클론이 제각기 아미노산 서열 및 항원 인지에서 차이를 보이는 수용체를 발현하게 된다. 수용체들 간의 이러한 항원 인지에서 보이는 차이는 대부분 유전자 재조합 부위에서 주로 나타난다.

- 성숙과정 동안 림프구는 몇 차례의 체크포인트를 지나며, 기능이 온전한 항원수용체를 발현하는 세포들만 선택되고 증식한다. 또한 T림프구는 자기 MHC 분자가 제시하는 펩티드 항원을 인지하고 MHC 분자 종류(1형, 2형)에 맞추어 보조수용체(각각 CD8 또는 CD4)가 보존되도록 양성선별(positive selection)된다.
- 자기항원을 강하게 인지하는 미성숙 림프구는 음성선별(negative selection)되어 성숙과정을 마치지 못하게 되는데, B세포는 경사슬에서 특이성을 바꾸는 유전자 재배열이 좀더 일어나기도 한다. 이와 같이 자기 조직에 대한 해로운 반응을 일으킬 잠재력이 있는 세포는 제거된다.

연습문제 _REVIEW QUESTIONS

1. 항체와 TCR 분자에서 서로 다른 기능을 갖고 있는 영역(또는 부위)들은? 이러한 부위의 아미노산 서열에서, 어떠한 특징들이 두 분자들의 기능을 이루는 데 중요한가?

2. 항체와 TCR이 인지하는 항원 유형에서 보이는 차이는 무엇인가?

3. 항체 및 TCR 분자의 다양성을 생성하는 기작은 무엇인가? 이 기작들 중 다양성에 가장 큰 기여를 하는 기작은 무엇인가?

4. 림프구 성숙과정에서 유용한 세포들만을 살아남게 하는 체크포인트(checkpoint)에는 어떤 것들이 있는가?

5. 음성선별(negative selection)이란 무엇인가? 그 중요성은?

연습문제의 답과 설명은 297쪽에서 볼 수 있음.

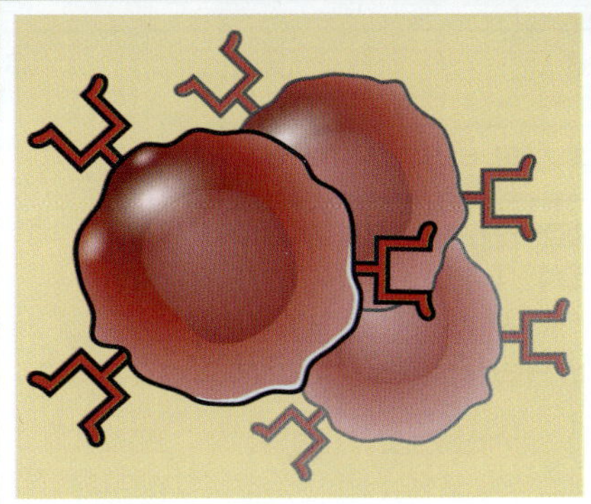

5

T세포매개면역
T림프구 활성화
T Cell-Mediated Immunity
Activation of T Lymphocytes

이 장의 개요_*Chapter Outline*

T림프구는 다양한 미생물에 의해 유발되는 감염을 방어하기 위하여 복합적인 기능을 수행한다. T림프구의 주된 기능인 **세포매개면역(cell-mediated immunity)**은 세포내에 존재하며 증식하는 병원체에 의하여 일어나는 감염을 방어한다. 모든 바이러스와 일부 세균, 곰팡이 그리고 원생동물 감염에서 미생물은 세포내 피난처를 찾게 되는데, 여기에서 세포매개면역반응에 의해 이들이 제거되어야 한다(그림 5.1).

- 많은 미생물은 선천면역(innate immunity)이 가지는 초기 방어기작의 일환으로 포식세포(phagocyte)에 의하여 섭취되며, 대부분 포식소낭(phargocytic vesicle)에 한정된 살균기작(이 기작에 의한 자기 세포의 손상을 막기 위하여)에 의하여 제거된다. 하지만 일부 미생물은 포식세포의 살균활성에 저항할 수 있도록 진화하였으며, 포식세포내 소낭에서 생존할 수 있으며, 심지어 그 안에서 증식하기도 한다. 그런 종류의 감염에서는 $CD4^+$ 보조T세포(helper T cell)가 포식세포가 섭취한 미생물의 살균을 증진시킨다.
- 세균과 곰팡이와 같은 일부 세포외 미생물은 포식이 되면 특히 호중구(neutrophil)에 의해 쉽게 파괴된다. 기생충(helminthic parasite)과 같은 다른 세포외 병원체는 특별한 종류의 백혈구(leukocyte)인 호산구(eosinophil)에 의하여 파괴된다. 이런 감염의 경우 $CD4^+$ T세포가 생산하는 사이토카인(cytokine)이 백혈구를 끌어들이고 활성화시켜 미생물을 파괴한다.
- 특히 바이러스와 같은 일부 미생물은 다양한 종류의 세포에 감염하여 세포내에서 증식할 수 있으며, 바이러스 생활사의 일부가 세포질과 핵에서 일어난다. 이렇게 감염된 세포는 특히 소낭 외부에는 종종 미생물을 파괴하는 자체 기작을 가지고 있지 않다. 심지어 큰포식세포(macrophage) 내에 포식된 일부 미생물은 세포질로 탈출함으로써 소낭이 가지는 살균기작을 회피할 수 있다. $CD8^+$ 세포독성 T림프구(cytotoxic T lymphocyte, CTL)는 감염된 세포를 죽임으로써 감염 저장고를 제거하게 된다.

다른 종류의 T세포 집단은 B세포를 도와 체액면역의 일환인 항체를 생산하게 한다(7장 참조). 비록 이 장에서는 감염에 대한 방어를 강조하지만, 면역체계의 주된 생리적 기능에서 $CD8^+$ CTL과 같은 일부 T세포는 종양세포도 파괴할 수 있다. T세포의 이러한 기능에 대해서는 10장에서 논의한다.

T림프구의 주된 기능-포식세포 활성화, 감염된 세포와 암세포의 사멸 및 B세포 도움을 위해서는 포식세포, 감염된 숙주세포, 혹은 B림프구 등과 같은 다른 세포와의 상호작용이 필요하다. 더구나, T세포 반응의 시작은 상피 장벽과 기관으로부터 항원을 포획하여 2차 림프기관에 집중시키는 수지상세포(den-

세포내미생물	예	주된 T세포 작동 반응
Ⓐ **포식세포**	세포내 세균: Mycobacteria *Listeria monocytogenes* *Legionella pneumophila* 곰팡이: *Cryptococcus neoformans* 원생동물(protozoa): *Leishmania* *Trypanosoma cruzi*	분비된 사이토카인과 CD40L에 의하여 기능하는 $CD4^+$ T세포 포식용해소체에서 세포질로 탈출한 미생물을 가진 감염세포의 $CD8^+$ T세포에 의한 살상
Ⓑ **모든 세포**	바이러스: 전체 리켓챠(Rickettsiae): 전체 원생동물: *Plasmodium falciparum* *Cryptosporidium parvum*	$CD8^+$ T세포에 의한 감염세포 살상

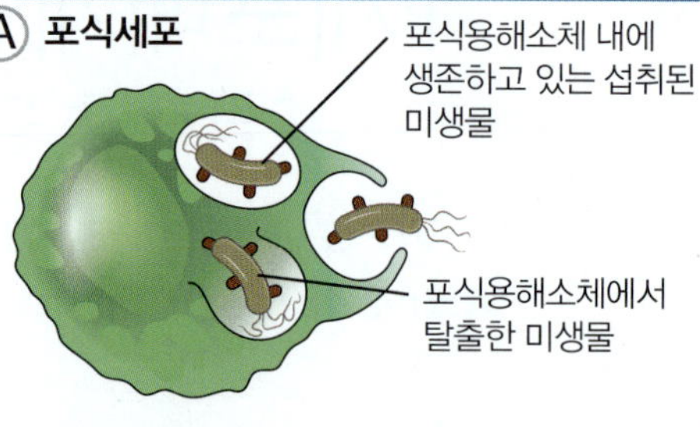

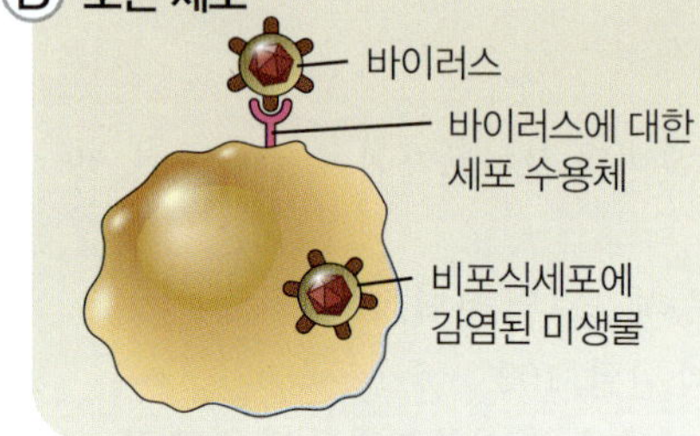

그림 5.1 T세포매개면역반응이 상대하는 세포내미생물의 종류. A, 미생물은 포식작용에 의하여 유입되며, 소낭(phagolysosome, 포식용해소체)에서 생존하거나, 포식세포의 살균기작에 노출되지 않는 세포질로 탈출하기도 한다. 보조 T세포는 미생물을 포함하고 있는 포식세포의 살균기작을 활성화시켜 미생물과 싸우는데, 사이토카인 및 CD40-리간드(CD40L)의 기능은 뒤에 논의한다. B, 바이러스는 비포식세포를 포함한 다양한 종류의 세포에 감염하며, 감염된 세포의 핵이나 세포질에서 복제된다. 리켓챠와 일부 원생동물은 비포식세포 내에 존재하는 절대 세포내기생 생명체이다. 세포독성 T 림프구(CTL)는 미생물이 내부에 존재하는 세포를 사멸시킨다. CTL은 섭취된 미생물이 세포질로 탈출한 세포도 사멸시킨다(A).

dritic cell, DC)가 제시하는 항원을 숫(naïve)T세포가 인식하면서 시작된다. T세포가 주조직적합복합체(major histocompatibility complex, MHC)에 의하여 전시된 펩티드에 특이성을 보인다는 사실을 기억해 보면 T세포가 다른 세포에 결합된 항원만 인식하여 반응한다는 사실을 알 수 있다(3장 및 4장 참조). 이 장에서는 세포에 결합되어 있는 항원과 다른 자극의 인식에 의하여 T림프구가 활성화되는 방법에 대하여 논의하며, 다음의 물음에 대하여 답을 알아본다.

- 어떤 신호가 T림프구 활성화를 위하여 필요하며, 세포매개면역반응을 시작하는가?
- 주어진 미생물에 대하여 특이적인 적은 수의 숫(naive)T세포가 다양한 미생물을 제거할 수 있는 능력과 특별한 기능을 가진 많은 수의 작동(effector)T세포로 어떻게 전환될 수 있는가?
- T림프구의 활성화에 요구되는 생화학적 신호는 무엇인가?

여기에서 세포와 결합된 미생물 항원을 T세포가 어떻게 인식하고 반응하는지 설명한 후에 6장에서 작동 T림프구의 발달과 세포매개면역에서 이들의 역할을 논의하고, 7장에서 보조T세포(helper T cell)의 항체반응에서의 역할을 논의한다.

T세포 반응의 과정
STEPS OF T CELL RESPONSES

숫T림프구는 2차(secondary) 말초림프기관(peripheral lymphoid organ)에서 항원을 인식하여 작동세포로 증식 및 분화가 일어나는데, 이 작동세포는 감염된 조직에서 동일한 항원에 의하여 활성화되어 기능을 발휘한다(그림 5.2). 숫T세포는 미생물을 가지고 있는 세포를 인식할 수 있는 수용체와 보조수용체(coreceptor)를 가지고 있지만, 미생물을 제거하는 데 필요한 작동기능을 발휘할 수 없다. 반면에 분화된 작동세포는 감염이 일어나는 어느 위치에서도 이러한 기능을 발휘할 수 있다. 이 장에서는 2차 림프기관에서 일어나는 숫T세포의 항원에 대한 초기 반응에 초점을 둔다.

숫T림프구의 세포-결합 미생물 항원에 대한 인식은 순차적인 단계로 구성되어 있으며, 이를 통하여 항원특이적인 T세포 숫자의 증가와 숫T세포의 작동세포 및 기억세포로의 전환이 일어난다(그림 5.3).

- 초기 반응 중 하나는 세포의 성장과 분화에 필요한 사이토카인의 분비와 다양한 사이토카인 수용체 발현의 증가이다. 항원에 의하여 활성화된 T세포에 의하여 생산되는 인터루킨-2(interleukin-2, IL-2)는 이들 세포를 자극하여 항원특이적인

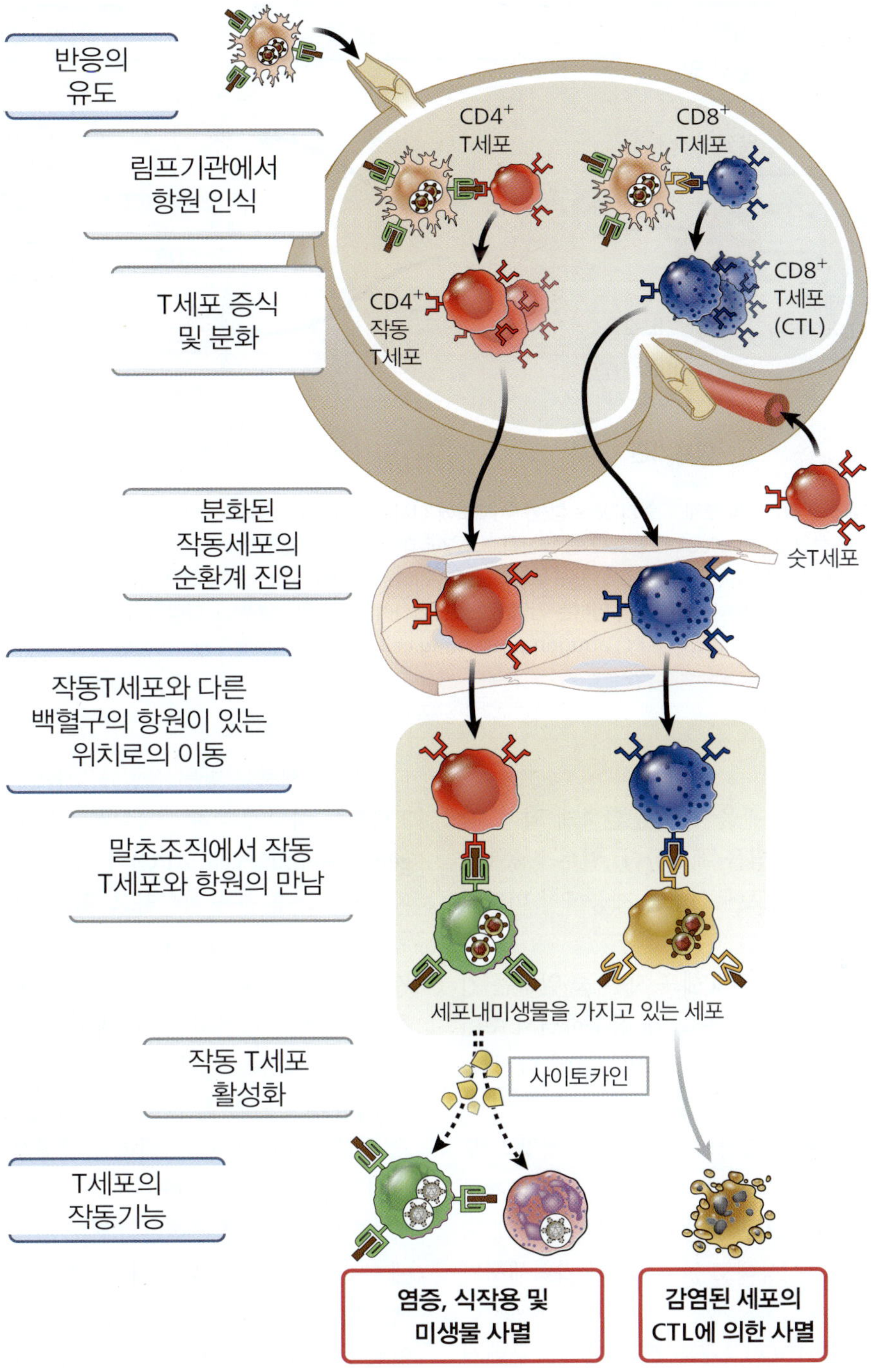

그림 5.2 세포매개면역의 유도와 작동 단계. 반응의 유도: 숫 $CD4^+$T세포와 $CD8^+$T세포는 단백질 항원에서 유래되어 말초림프기관의 수지상세포에 의하여 제시된 펩티드를 인식한다. T림프구는 자극을 받아 증식과 분화를 거쳐 작동세포가 되며, 이들 중 많은 수가 순환을 시작하게 된다. 활성화된 일부 $CD4^+$T세포는 림프절에 남아 소포(follicle)로 이동하며, B세포가 항체를 생산하도록 돕는다(그림 5.13 참조). 작동T세포와 다른 백혈구의 항원이 있는 위치로의 이동: 작동T세포와 다른 백혈구는 말초조직의 혈관으로 이동하게 되는데, 이들 조직에서 감염에 대한 반응으로 생성된 사이토카인에 의하여 활성화된 내피세포(endothelial cell)에 결합한다. T세포의 작동기능: $CD4^+$T세포는 포식세포를 유인하여 활성화시켜 미생물을 파괴하게 하며, $CD8^+$ 세포독성 T림프구(cytotoxic T lymphocyte, CTL)는 감염된 세포를 사멸시킨다.

림프구를 급격히 증가시키는 클론팽창(clonal expansion)을 유발한다.

• 활성화된 림프구는 분화(differentiation)하여 숫T세포가 작동T세포 집단으로 전환되며, 이 작동세포가 미생물을 제거하

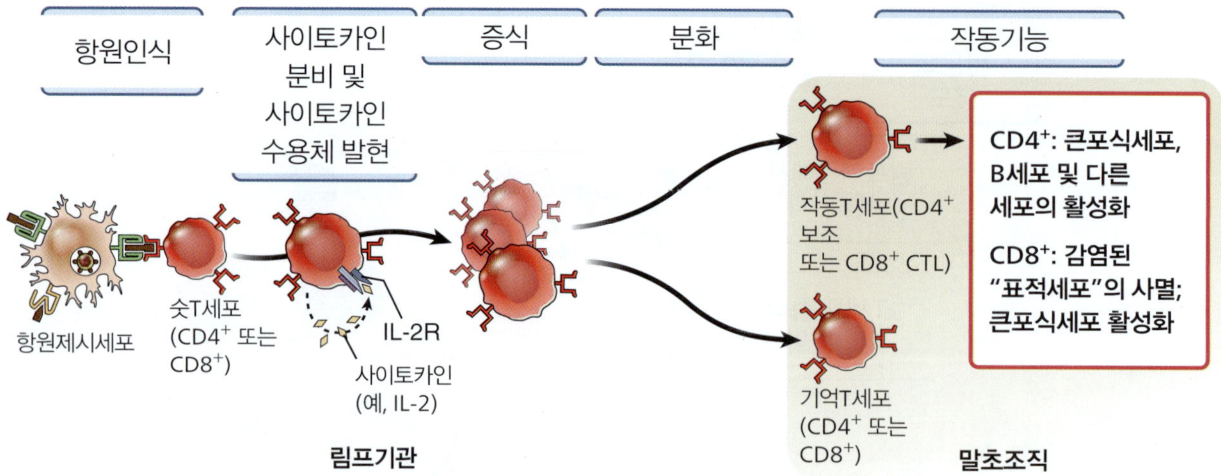

그림 5.3 T림프구 활성화의 단계. 숫T세포는 항원제시세포에 전시된 MHC-결합 펩티드와 다른 신호(보여주지 않음)를 인식한다. T세포는 인터루킨-2 (interleukin-2, IL-2)를 생산하고 IL-2에 대한 수용체를 발현하여 반응하며, 자가(autocrine) 경로를 통하여 세포 증식이 일어난다. 이러한 결과로 항원에 특이적인 T세포 클론의 팽창이 일어난다. 일부 자손은 작동세포로 분화하여 세포매개면역반응의 다양한 기능을 수행하고, 일부는 기억세포로 분화하여 오랫동안 생존한다. 다양한 표면 분자의 발현 등 활성화와 관련된 다른 변화는 표시하지 않았다. *APC*, antigen-presenting cell; *CTL*, cytotoxic T lymphocyte; *IL-2R*, interleukin-2 receptor.

는 기능을 수행한다.

- 많은 수의 작동T세포는 림프기관을 떠나 순환하게 되며, 감염이 있는 곳으로 이동하여 감염을 제거한다. 일부 작동T세포는 2차 림프기관에 남아 B세포에 신호를 제공하여 미생물에 대한 항체 반응을 촉진한다.
- 항원에 대한 반응을 통하여 증식된 T세포 자손 중 일부는 기억T세포(memory T cell)로 발달되며, 오래 장수하면서 수년 동안 조직에 존재하거나 순환하며 동일한 미생물에 다시 노출될 경우 재빨리 반응할 준비를 하고 있다.
- 작동T세포에 의하여 감염원이 제거되면 T세포의 팽창과 분화를 유발하는 자극 또한 제거되는데, 이러한 결과로 급격하게 팽창되었던 항원특이적 림프구 클론 중 대부분은 죽게 되고, 전체적인 면역체계가 휴식상태로 돌아오면서 기억세포가 남게 된다.

이러한 일련의 과정은 $CD4^+$T림프구와 $CD8^+$T림프구에서 공통적으로 일어난다. 하지만 $CD4^+$세포와 $CD8^+$세포의 특성과 작동기능에는 중요한 차이가 있으며, 이에 대해서는 6장에서 논의한다.

숫T세포와 작동T세포는 조직을 통한 순환과 이동에서 다른 양상을 보이며, 이는 이들이 면역반응에서 가지는 각기 다른 기능과 밀접하게 연관되어 있다. 이전 장들에서 논의했듯이 숫T림프구는 외부 단백질 항원을 찾아 2차림프기관을 지속적으로 재순환한다. 미생물 항원은 침입위치로부터 인접한 림프기관으로 운반되는데, 이곳은 재순환하는 숫T림프구가 위치하는 곳이다. 수지상세포는 항원을 림프절(lymph node)로 이동시키고 숫T세포를 자극시킬 수 있는 가장 효율적인 항원제시세포(antigen-presenting cell, APC)이다(3장 참조). 2차 림프기관에서 수지상세포는 항원을 처리하고, 펩티드를 세포 표면에 MHC와 결합시켜 제시한다. T세포가 항원을 인식하게 되면 잠깐 동안 수지상세포에 잡혀 있으면서 T세포를 활성화시킬 수 있는 신호를 항원수용체와 다른 수용체로부터 신호를 받는다. 활성화되면 증식과 분화과정을 거치며, 이들 세포는 림프기관을 떠나 이동하게 되는데 항원의 최초 기원이 되었던 염증이 일어났던 조직으로 주로 이동하게 된다. 이러한 방향성을 가진 이동의 조절은 이 장의 후반부에서 논의한다.

이 개요와 함께 우리는 T세포 활성화와 조절에 필요한 자극에 대하여 서술하고자 한다. 그 후에 항원 인식에 의하여 생성된 생화학적 신호와 림프구의 생물학적 반응, 그리고 T세포 반응이 어떻게 조절되는지에 대하여 설명한다.

항원 인식과 공동자극
ANTIGEN RECOGNITION AND COSTIMULATION

T세포 반응의 시작에는 항원제시세포에서 발현되는 특징적인 리간드(ligand)를 인식하는 T 세포의 다양한 수용체가 필요하다(그림 5.4).

- T세포 수용체(TCR)는 MHC에 결합된 펩티드 항원을 인식한다.
- T세포에 있는 CD4 혹은 CD8 보조수용체는 항원제시세포

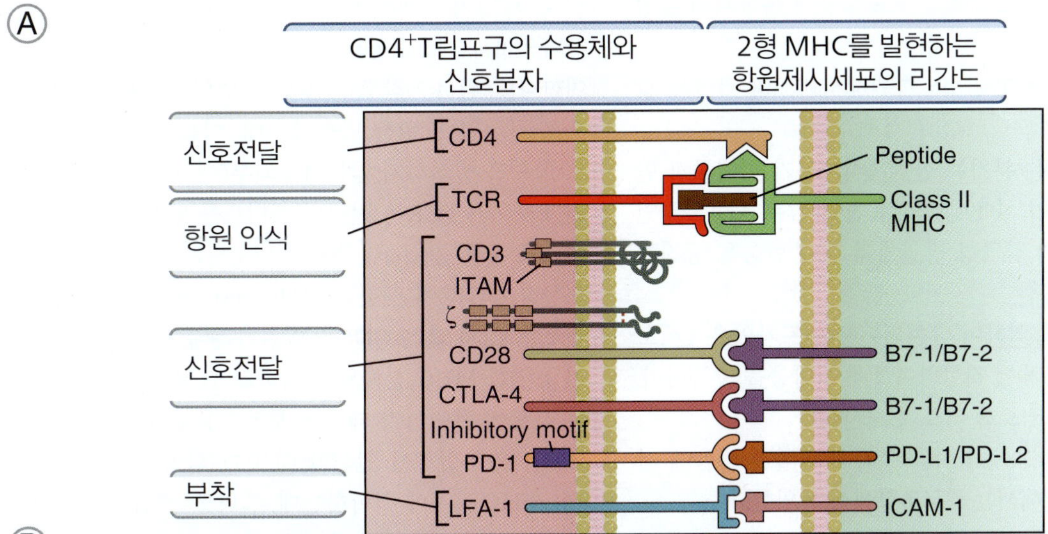

B

T림프구의 표면 분자	기능	리간드 이름	리간드 발현세포
TCR	항원인식	Peptide-MHC	모든 T세포
CD3	TCR 복합체에 의한 신호전달	None	모든 T세포
ζ		None	모든 T세포
CD4	공동수용체: 활성화 신호전달	Class II MHC	항원제시세포
CD8	공동수용체: 활성화 신호전달	Class I MHC	핵을 가진 모든 세포
CD28	공동자극수용체: 활성화 신호전달	B7-1/B7-2	항원제시세포
CTLA-4	저해자: 공동자극신호 차단	B7-1/B7-2	항원제시세포
PD-1	저해자: 공동자극신호와 TCR 신호 차단	PD-L1/PD-L2	조직세포, 암세포
LFA-1	부착	ICAM-1	항원제시세포, 내피(endothelium)

그림 5.4 T세포 활성화와 저해에 관여하는 수용체와 리간드. **A,** CD4$^+$T세포의 활성화에 관여하는 주된 표면 분자와 항원제시세포에서 발현되는 이에 상응하는 리간드. CD8$^+$T세포도 대부분 동일한 분자를 사용하지만, TCR이 펩티드-1형 MHC 복합체를 인식하며, 보조수용체인 CD8이 1형 MHC를 인식한다는 점에서는 차이를 보인다. CD3는 δ, ε 및 γ 세 종류의 폴리펩티드 사슬로 구성되어 있는데, 두 쌍(δε와 γε)으로 배열되어 있다. 우리는 CD3를 3개의 단백질 사슬로 표시한다. Immunoreceptor tyrosine-based activation motif (*ITAM*)는 신호단백질의 세포질 꼬리 부위인데, 이곳의 타이로신 잔기가 인산화되며 다른 타이로신 키나아제의 결합부위로 작용한다(그림 5.10 참조). Immunoreceptor tyrosine-based inhibitory motif는 신호단백질의 부위이며, ITAM의 기능을 억제하는 타이로신 탈인산화효소(tyrosine phosphatase)를 위한 부위로 작용한다. **B,** T세포 기능 반응에 관련된 주요 표면 분자의 중요 특성. 사이토카인과 사이토카인 수용체는 여기에 나열되어 있지 않다. 이들 분자 대부분의 기능은 이 장의 후반에 설명되어 있다. LFA-1은 백혈구의 내피 결합과 T세포의 항원제시세포 결합에 관련된 인테그린이다. *APC*, antigen-presenting cell; *ICAM-1*, intercellular adhesion molecule 1; *LFA-1*, leukocyte function-associated antigen 1; *MHC*, major histocompatibility complex; *PD-1*, programmed death-1; *TCR*, T cell receptor.

표면의 MHC 분자에 결합하며, T세포 수용체 복합체의 활성화 신호 전달을 돕는다.

- 부착(adhesion) 분자는 T세포와 항원제시세포의 결합을 강화시킨다.
- 공동자극인자라 불리는 분자는 항원제시세포가 미생물과 만난 후 표면에 발현되며, 숫T세포의 표면에 있는 공동자극인자 수용체에 결합하여 감염성 병원체에 대한 반응을 증진시킨다.
- 다양한 종류의 세포에 의하여 발현되는 사이토카인은 T세포 표면에 발현되는 수용체에 결합하여 T세포 반응을 증폭하며, T세포가 다양한 분화 경로를 가도록 지시한다.

항원에 대한 T세포 반응에서 이들 분자의 역할은 다음에 서술한다. 사이토카인에 대해서는 주로 6장에서 논의한다.

펩티드-MHC 복합체의 인식

Recognition of Peptide-MHC complexes

항원에 대한 T세포 수용체(TCR)와 CD4 혹은 CD8 보조수용체는 같이 항원제시세포에 있는 MHC 분자와 펩티드 항원 복합체를 인식하는데, 이 인식에 의하여 T세포 활성화의 시작 혹은 활성화를 위한 첫 번째 신호가 제공된다(그림 5.5). 모든 $CD4^+$ 및 $CD8^+$T세포에서 발현되는 TCR은 하나의 α사슬(chain)과 하나의 β사슬로 구성되어 있는데, 두 사슬 모두 항원 인식에 참여한다(그림 4.7 참조). (일부 소수의 T세포 아부류는 γ와 δ사슬로 구성된 TCR을 발현하는데, 이들은 MHC와 결합된 펩티드 항원을 인식하지 않는다.) 외부(예, 미생물) 펩티드에 특이적인 T세포의 TCR은 전시된 펩티드를 인식하는 동시에 MHC의 펩티드 결합 틈(cleft) 주위에 위치하는 잔기(residue)도 같이 인식한다. MHC에 제한된(MHC-restricted) 모든 종류의 성숙 T세포는 CD4 혹은 CD8을 발현하는데, 이 두 분자는 TCR과 같이 동일한 MHC 분자와 결합하고 TCR 복합체로부터의 신호전달 시작에 관여하기 때문에 보조수용체라 불린다. TCR이 펩티드-MHC 복합체를 인식할 때, CD4와 CD8 분자는 각각 2형과 1형 MHC 분자에 결합하는데, 펩티드-결합 틈에서 떨어진 부위를 인식하여 신호전달 효소를 CD3와 ζ(제타)의 꼬리와 인접하게 하여 신호전달을 시작한다. 3장에서 논의한 바와 같이 단백질 항원이 APC에 의하여 세포 외부 환경으로부터 소낭으로 유입되면, 이 항원은 펩티드로 분해되어 2형 MHC 분자에 의하여 제시된다. 반면에 세포질에 위치하는 단백질 항원은 프로테아좀(proteasome)에 의해 펩티드로 분해된 후 1형 MHC 분자에 의하여 제시된다. 따라서, 각기 다른 종류의 MHC 분자에 대한 보조수용체의 특이성 때문에 $CD4^+$ 및 $CD8^+$T세포는 각기 다른 단백질 분해 경로에서 생성된 펩티드를 인식한다. T세포 반응의 시작을 위해서는 TCR과 이의 보조수용체가 동시에 결합되어야 하며, T세포 활성화가 일어나기 위해서는 복수의 TCR이 자극되어야 할 가능성이 크다. 일단 이러한 조건이 달성되면 T세포는 활성화 프로그램을 시작한다.

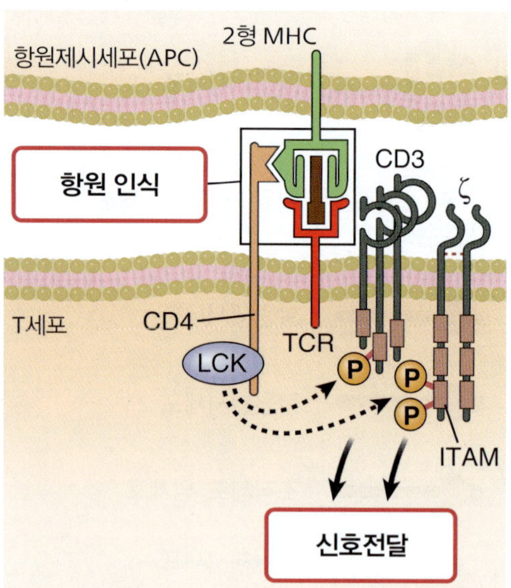

그림 5.5 T세포 활성화 과정에서의 항원 인식과 신호전달. 여러가지 T세포 분자가 항원을 인식하고, 항원 인식의 결과로서 생화학적 신호를 세포 내부로 전달한다. CD3와 ζ 단백질은 막관통(transmembrane) 영역 내 극성 아미노산 사이의 상호작용을 통하여 *TCR* α 및 β사슬에 비공유적으로 부착되어 있다(보여주지 않음). 그림은 $CD4^+$T세포를 보여주고 있으며, $CD8^+$T세포는 보조수용체가 CD8이고 TCR이 펩티드-1형 MHC 복합체를 인식한다는 차이점을 제외하고는 동일한 상호작용을 한다. *APC*, antigen-presenting cell; *ITAM*, immunoreceptor tyrosine-based activation motif; *MHC*, major histocompatibility complex.

T세포 활성화를 유도할 수 있는 생화학적 신호는 TCR 복합체의 일부로서 TCR에 연결되어 있는 단백질들과 CD4 혹은 CD8 보조수용체에 의하여 촉발된다(그림 5.5 참조). 림프구에서 항원 인식과 그 이후에 이어지는 신호전달은 다른 조합의 분자에 의하여 이루어진다. TCR αβ 이형이량체(heterodimer)는 항원을 인식하지만, 생화학적 신호를 세포 내부로 전달할 수는 없다. TCR은 세 종류의 CD3 단백질과 ζ 사슬을 포함하는 막관통 신호분자 복합체와 비공유적으로 결합되어 있다. TCR, CD3 그리고 ζ 사슬은 TCR 복합체를 구성한다. 비록 TCR α와 β 사슬은 다양한 항원을 인식하기 위하여 T세포 클론들 간에 다양성을 보이지만, TCR을 통한 신호기능은 모든 클론에서 동일하기 때문에 당연히 CD3와 ζ사슬은 다른 T세포 간에 변이가 없다. 이들 TCR 복합체 단백질에 의한 신호전달 기작은 이 장의 후반에서 논의한다.

펩티드-MHC에 대한 TCR의 특이성에 관계없이, 많은 클론 혹은 전체 T세포가 발현하는 TCR에 결합할 수 있는 분자를 사용하면 T세포를 활성화시킬 수 있다. 예컨대, 일부 미생물 독소는 많은 종류의 T세포 클론의 TCR에 결합하며, 동시에 항원제시세포 표면 2형 MHC 분자의 펩티드 결합 틈 외부에 결합한다. 이러한 독소는 많은 수의 T세포를 활성화시키기 때문에 과량의 사이토카인을 분비하게 하여 전신 염증 질병을 유발시킨다. 이들은 비록 전형적인 항원이 TCR에 결합하는 것보다 매우 많은 수준이기는 하지만 일반적인 항원과 같이 MHC 분자에 결합하면서 TCR에도 결합하기 때문에 초항원(superantigen)이라 한다.

T세포 반응에서 부착분자의 역할

Role of Adhesion Molecules in T Cell Responses

T세포의 접합 분자는 항원제시세포에 발현되는 리간드를 인식하며, T세포와 항원제시세포의 결합을 안정화시킨다. 대부분의 TCR은 낮은 친화력(affinity)을 보이는 펩티드-MHC 복합체와 결합한다. 반응을 유도하기 위해서는 T세포와 항원제시세포의 결합이 안정되어 필요수준의 신호가 전달될 수 있도록 충분히 긴 기간 동안 그 결합이 이루어져야 한다. 이러한 안정화 기능은 T세포가 발현하는 부착 분자가 항원제시세포가 발현하는 리간드와 결합하여 이루어진다. 부착 분자의 이러한 기능을 하는 가장 중요한 종류는 인테그린(integrin)이라고 불리는 이형이량체(두 사슬) 단백질 가계에 속하는 단백질이다. T세포가 발현하는 integrin 중 항원제시세포 결합에 관여하는 주된 단백질은 LFA-1 (leukocyte function-associated antigen 1)인데, 이의 리간드는 항원제시세포에서 발현되는 ICAM-1 (intercellular adhesion molecule 1)이다.

이전에 항원을 인식하거나 항원에 의하여 활성화된 적이 없는 휴지기(resting) 숫T세포에서 발현되는 LFA-1 인테그린은 친화도가 낮은 상태이다. T세포에 의한 항원의 인식은 이들 세포가 발현하는 LFA-1의 친화도를 증가시킨다. 그러므로 T세포가 한번 항원을 만나게 되면 이 항원을 제시하는 항원제시세포와의 결합력이 증가하게 된다. 인테그린에 의해 매개되는 부착은 T 세포가 미생물 항원을 제시하는 항원제시세포와의 결합에서 결정적인 역할을 한다. 인테그린은 순환계에서 감염부위로 작동 T 세포와 다른 림프구의 이동을 결정하는 데에도 중요한 역할을 한다. 이 과정은 2장과 이 장의 후반부에서 설명한다.

T세포 활성화에서 공동자극의 역할

Role of Costimulation in T Cell Activation

T세포의 완전한 활성화를 위해서는 항원의 인식과 함께 항원제시세포가 발현하는 공동자극자 인식이 필요하다(그림 5.6). 우

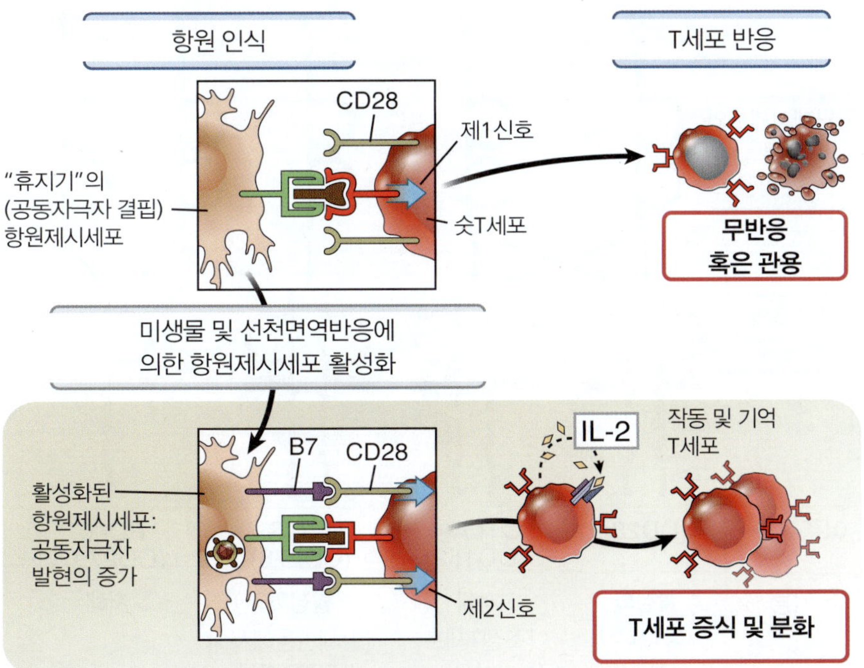

그림 5.6 T세포 활성화에서 공동자극의 역할. 미생물이나 면역보강제에 노출되지 않은 휴지기 항원제시세포는 펩티드 항원을 제시하지만, 공동자극자를 발현하지 않아 숫T세포를 활성화시킬 수 없다. 공동자극 없이 항원을 인식한 T세포는 죽거나, 이후 항원에 노출되었을 때 반응하지 않는 상태(tolerant)가 된다. 미생물뿐만 아니라 미생물에 대한 선천면역반응 동안에 생산된 사이토카인은 항원제시세포에서 B7과 같은 공동자극자의 발현을 유도한다. B7 공동자극자는 숫T세포의 CD28 수용체에 의하여 인식되며, 제2신호를 제공한다. 항원 인식(제1신호)과 함께 이러한 인식은 T세포 반응을 시작하게 한다. 활성화된 항원제시세포는 사이토카인도 생산하여 숫T세포를 작동세포로 분화하도록 자극한다(보여주지 않음). *IL*, interleukin.

리는 T세포 활성화를 위한 두 번째 신호로 공동자극자를 이야기한 바 있다. 공동자극자(costimulator)라는 명칭은 이 분자들이 T세포에 항원에 의한 자극 외의 자극을 제공하기 때문에 붙여진 이름이다.

가장 잘 알려진 T세포 공동자극자는 두 종류의 연관된 단백질인 B7-1 (CD80)과 B7-2 (CD86)인데, 둘 다 항원제시세포에서 발현되며, 항원제시세포가 미생물을 만나면 발현이 증가한다. 이들 B7 단백질은 CD28이라는 수용체에 의하여 인식되는데, CD28은 거의 모든 T세포에서 발현된다. B7 혹은 CD28과 상동성을 가지는 다양한 단백질들은 면역반응을 자극하거나 저해하는 데 기능을 한다(그림 5.7). 항원제시세포의 B7과 T세포의 CD28 사이의 결합은 동일한 항원제시세포의 MHC에 의하여 제시되는 항원의 TCR 인식에 의하여 발생되는 신호와 같이 작용하는 신호를 만들어낸다. CD28 매개 신호는 숫T세포의 반응에 필수적인데, CD28:B7 상호작용이 없을 경우 TCR에 의한 항원 인식만으로는 T세포 반응을 시작하기에 불충분하다. 이전에 설명하였듯이 미생물은 항원제시세포에서 B7 공동자극자 발현을 자극하기 때문에 숫T림프구의 활성화에 공동자극이 필요한 이유는 해롭지 않은 외부 물질 혹은 자기항원에 의하지 않고 오직 미생물 항원에 의해서만 숫T세포의 완전한 활성화가 가능하게 하기 위해서이다. 자가면역(autoimmunity)을 막는 조절 기작이 있기 때문에 공동자극자의 발현이 증가하더라도 대부분의 감염은 자가 항원에 대한 해로운 반응을 촉발하지는 않는다(9장 참조).

ICOS (inducible costimulatory, 유도 공동 자극)라는 CD28과 유사한 단백질도 T세포에 발현되며, 배중심 B세포 반응(germinal center B cell response) 동안 T소포보조세포(follicular helper T cell)의 발달과 기능에 중요한 역할을 한다(7장 참조). CD28 가계에는 CTLA-4와 PD-1이라는 CD28과 구조적으로 닮은 두 종류의 저해수용체가 있는데, 이들과 이들의 리간드에 대해서는 이 장의 후반부에 논의한다.

T세포 반응에 참여하는 또 하나의 분자 조합은 활성화된 T세포가 발현하는 CD40 리간드(CD40L, 혹은 CD154)와 항원제시세포가 발현하는 CD40이다. 이들 분자는 T세포 활성화를 직접

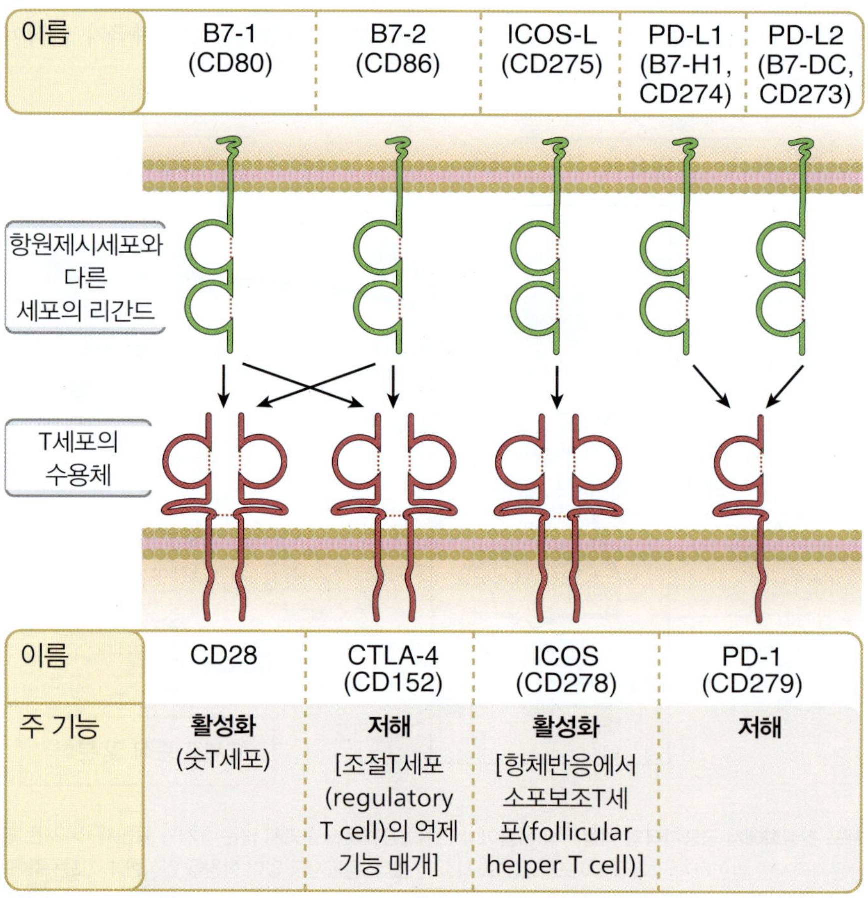

그림 5.7 B7 및 CD28 가계의 단백질. 항원제시세포에서 발현되는 B7과 유사한 리간드 및 T세포에서 발현되는 CD28과 유사한 수용체. 각각의 리간드-수용체 짝은 면역반응에서 특징적인 역할을 한다. CD28과 ICOS는 T세포의 자극 수용체이며, CTLA-4와 PD-1은 저해수용체이다. 이들의 기능은 본문에 설명되어 있다.

유도하지는 않는다. 대신 항원에 의하여 자극된 T세포가 발현하는 CD40L은 항원제시세포가 발현하는 CD40에 결합하여 항원제시세포를 활성화시켜 더 많은 B7 발현과 사이토카인(예, IL-12) 발현을 유도하여 T세포 분화를 증진시킨다. 따라서 CD40-CD40L 상호작용은 항원제시세포가 T세포 자극을 더 잘 하도록 만들어 T세포 활성화를 증진시킨다. 작동 $CD4^+$T세포 표면의 CD40L은 B세포와 큰포식세포 활성화도 증진시키는데, 이에 대해서는 6장과 7장에서 논의한다.

T세포 활성화에서 공동자극의 기능은 이전의 장에서 서술한 관찰에 대한 설명을 가능하게 한다. 수지상세포와 같은 항원제시세포를 활성화시킬 수 있는 물질과 함께 항원이 투입되지 않으면 백신으로 사용되는 단백질 항원은 T세포 의존 면역반응을 유도하지 못한다. 이러한 물질을 **항원보강제(adjuvant)**라고 하는데, 이들의 주된 기능은 항원제시세포에서 공동자극자 발현을 유도하고, 항원제시세포가 T세포를 활성화시킬 수 있는 사이토카인을 분비하도록 자극한다. 실험적인 연구에서 사용되는 대부분의 면역보강제는 미생물 산물(예, 사멸시킨 mycobacteria, 이는 실험적 목적으로 자주 사용됨) 혹은 미생물을 모방한 물질이며, 이들은 Toll유사 수용체(Toll-like receptor)나 NOD유사 수용체(NOD-like receptor)와 같은 선천면역반응의 패턴인식수용체(pattern recognition receptor)에 결합한다(2장 참조). 많은 면역보강제가 인간용 백신으로 사용되기 위해 개발되었는데(8장 참조), 이들은 최소한 부분적이더라도 항원제시세포를 활성화시켜 공동자극자의 발현과 T세포를 활성화시키는 사이토카인 분비를 증진시키는 선천면역반응을 같이 유발시키는 방식으로 작동할 것을 추정되고 있다. mRNA 백신에서는 RNA를 싸고 있는 지질이 면역보강제로 작용한다. 따라서 면역보강제는 면역체계가 백신에 포함된 정제된 단백질 항원을 감염성 미생물의 일부에 대하여 반응하는 것처럼 속이게 되는 것이다. 홍역(measles), 볼거리(rubella), 그리고 풍진(rubella)과 같은 약독화 바이러스 백신 등의 일부 생 바이러스 백신 혹은 SARS-CoV-2에 대한 잡종 아데노바이러스 백신은 면역보강제를 같이 투여할 필요가 없는데, 백신용 바이러스는 선천면역계를 활성화시킬 수 있는 다양한 분자를 발현하기 때문이다.

공동자극자에 대한 이해가 증진되면서 해로운 면역반응의 저해를 위한 새로운 전략의 수립이 가능하게 되었다. B7:CD28 상호작용을 차단하는 물질은 자가면역질환이나 이식편 거부반응(graft rejection)과 같은 T세포 활성화에 의한 장기 기능장애(organ dysfunction)를 치료하는 데 사용되며, CD40:CD40L 상호작용을 차단하는 항체도 이들 질병의 치료에 사용하기 위하여 시험 중이다.

$CD8^+$T세포 활성화를 위한 자극

Stimuli for Activation of $CD8^+$ T Cells

숫 $CD8^+$T세포 활성화는 1형 MHC-결합 펩티드 인식에 의하여 자극되며, 공동자극 및 보조T세포를 필요로 한다. $CD8^+$T세포의 반응은 $CD4^+$T림프구의 반응과 몇 가지 다른 측면이 있다.

- $CD8^+$T세포 활성화는 종종 한 세포(예, 바이러스 감염 혹은 종양세포)의 세포질 내 항원이 수지상세포에 의하여 교차제시되어야(cross-presented) 한다(그림 3.16 참조).
- 숫 $CD8^+$T세포가 완전히 활성화된 세포독성 T림프구(CTL)와 기억세포로 분화되기 위해서는 $CD4^+$ 보조T세포에 의한 동시 활성화가 필요하다(그림 5.8). 바이러스가 감염되거나 암세포가 수지상세포에 섭취되면 이 항원제시세포는 세포질에서 유래된 바이러스나 암항원을 1형 MHC분자와 복합체 형태로 제시하고, 소낭에서 유래된 항원은 2형 MHC와 복합체 형태로 제시한다. 따라서, 바이러스 항원에 특이적인 $CD8^+$ 및 $CD4^+$T세포가 같이 서로 근처에 위치하여 활성화된다. $CD4^+$T세포는 $CD8^+$T세포 활성화를 도울 수 있는 사이토카인이나 막 분자를 생산한다. $CD8^+$T세포 활성화

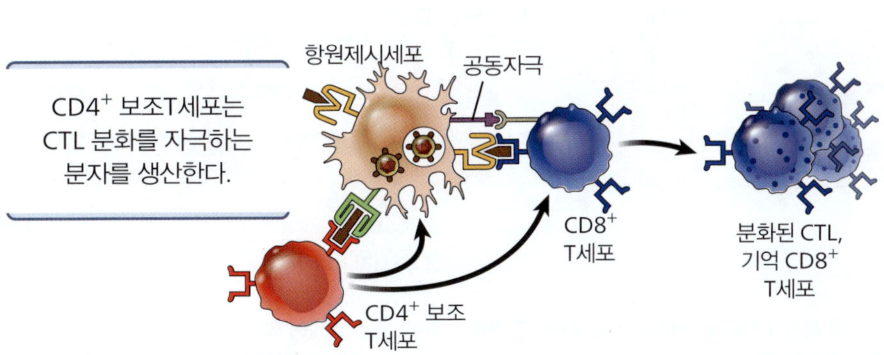

그림 5.8 $CD8^+$T세포 활성화에서 $CD4^+$T세포의 기능. 기본적으로는 수지상세포와 같은 항원제시세포는 미생물 항원을 섭취하여 $CD8^+$T세포(교차제시)와 $CD4^+$ 보조T세포에 제시한다. 이후에 보조T세포는 사이토카인을 분비하여 $CD8^+$T세포의 팽창과 분화를 자극한다. 보조세포가 항원제시세포를 활성화시켜 강력한 $CD8^+$T세포 자극자로 작용하도록 하기도 한다. *CTLs*, cytotoxic T lymphocytes.

를 위하여 보조T세포가 필요하기 때문에 CD8$^+$T세포가 아닌 CD4$^+$T세포를 파괴시키는 사람면역결핍바이러스(human immunodeficiency virus, HIV)에 감염된 환자에서 바이러스 감염과 암에 대한 민감도가 증가하게 된다.

지금까지 우리는 숫T림프구의 활성화에 필요한 자극에 대하여 설명하였고, 다음에는 항원 인식과 다른 자극에 의하여 유발되는 생화학적 경로에 대하여 알아보도록 한다.

T세포 활성화의 생화학적 경로
BIOCHEMICAL PATHWAYS OF T CELL ACTIVATION

T세포가 항원과 공동자극자를 인식하면 증식, 분화, 그리고 작동기능에 필요한 단백질을 발현한다(그림 5.9). 항원을 만나지 않은 숫T세포는 단백질 발현 수준이 낮다. 항원 인식 몇 분 후 활성화된 T세포에서 새로운 유전자 전사와 단백질 합성이 관찰된다. 이렇게 새로이 발현되는 단백질은 T세포에서 일어나는 많은 일련의 반응들을 매개한다. 이들 단백질의 발현은 TCR 복합체와 공동자극 수용체로부터 유발된 신호전달 경로에 의하여 유도된다.

항원 인식은 키나아제(kinase)와 같은 효소의 활성화, 어댑터(adaptor) 단백질의 동원, 기능을 가지는 전사인자(transcription factor)의 생산이나 활성화와 같이 T세포 반응이 일어나게 하는 여러 생화학적 신호전달 과정을 활성화시킨다(그림 5.10). 이들 생화학적 경로는 항원제시세포 표면에 있는 MHC-펩티드 복합체와 결합하면서 TCR 복합체와 적절한 보조수용체가 서로 근접하게 될 때 시작된다. 또한 항원제시세포

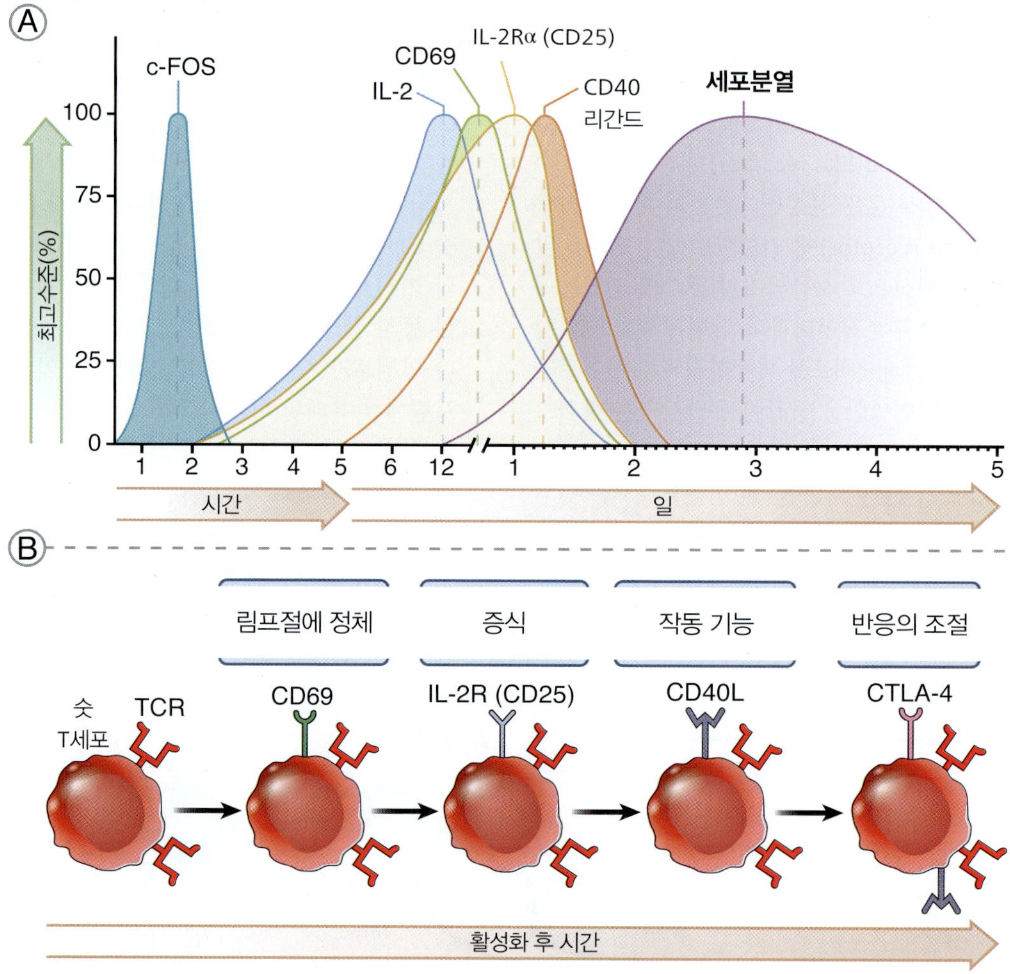

그림 5.9 항원에 의하여 자극된 T세포에서 생산되는 단백질. T세포 항원 인식에 의하여 다양한 단백질 합성 및 발현이 일어나는데, 그 예를 보여주고 있다. 이들 단백질 생산의 역학(**A**)은 대략적이며, T세포의 종류와 자극의 차이에 의하여 다양하게 나타날 수 있다. 유전자 발현의 역학 및 양상에 대한 공동자극의 가능한 영향은 보여주지 않는다. 활성화된 T세포에 발현되는 표면단백질 일부의 기능은 (**B**)에 표시되어 있다. CD69는 세포 이동에 관여하는 T세포 활성 표지(marker); IL-2 수용체(IL-2R)는 T세포 생존과 증식을 촉진하는 사이토카인인 IL-2와 결합하여 T세포 생존과 증진을 촉진하는 신호 발생; CD40 리간드는 T세포의 작동 분자; CTLA-4는 면역반응의 저해자. c-Fos(**A**에 표시)는 전사인자. *TCR*, T cell receptor.

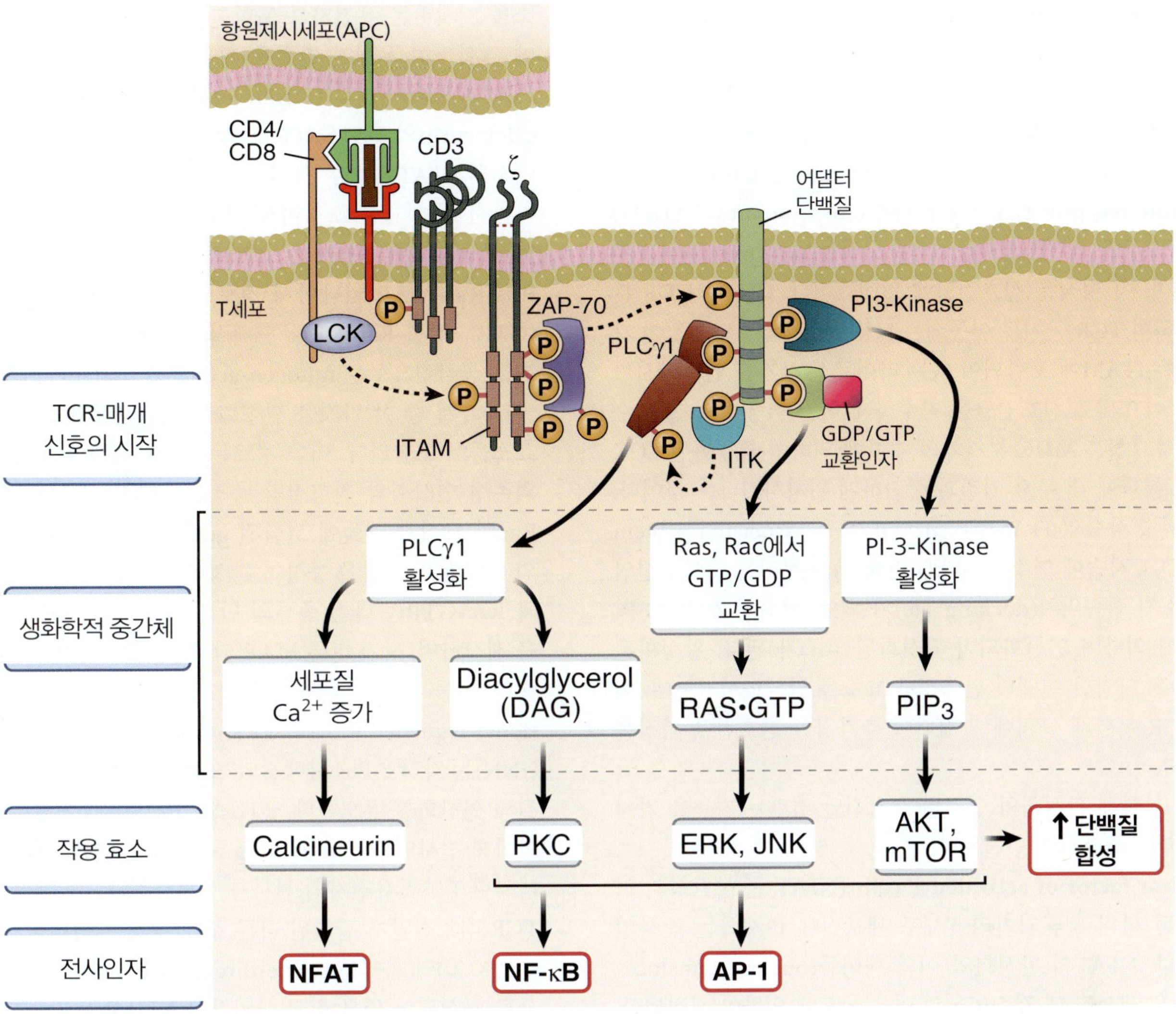

그림 5.10 T림프구의 신호전달경로. T세포에 의한 항원 인식에 의하여 T세포 수용체(TCR) 복합체 분자 타이로신의 인산화와 T세포 항원 인식 위치로의 어댑터 단백질 모집을 포함한 초기 신호전달 현상이 일어난다. 이러한 초기 반응은 다양한 생화학적 중간체의 활성화를 유발하며, 이 중간체는 다시 전사인자를 활성화시켜 T세포 반응을 일으키는 다양한 산물에 대한 유전자의 전사를 자극한다. 이들 신호전달경로에 대한 공동자극의 가능한 효과는 보여주지 않았다. 간단히 하기 위하여 이 신호전달경로에서는 서로 간에 독립적으로 작용하는 것으로 표시하였지만, 복잡한 상호작용에서는 서로 상호 연관되어 있다. *AP-1*, activating protein 1; *APC*, antigen-presenting cell; *GTP/GDP*, guanosine triphosphate/diphosphate; *ITAM*, immunoreceptor tyrosine-based activation motif; *mTOR*, mammalian target of rapamycine; *NFAT*, nuclear factor of activated T cells; *PKC*, protein kinase C; *PLCγ1*, γ1 isoform of phosphatidylinositol-specific phospholipase C; *PI-3*, phosphatidylinositol-3; *ZAP-70*, zeta-associated protein of 70 kD.

와 T세포 접촉부위 세포막에서 단백질들의 질서 있는 재배치가 일어나는데, TCR 복합체, CD4/CD8 보조수용체 그리고 CD28이 중앙으로 응집되고, 인테그린이 이동하여 주변 테두리(ring)를 형성한다. 이러한 신호 및 부착 분자의 재배치가 최적의 T세포 활성화 신호 유도에 필요하다. 이렇게 재배열된 막 단백질을 포함하는 항원제시세포와 T세포의 접촉부위를 면역 시냅스(immune synapse)라 한다. 비록 시냅스가 처음에는 막 수용체로부터 세포 내부로 활성신호가 전달되는 부위로 서술되었지만, 다른 기능에 작용하기도 하는데 일부 작동 분자와 사이토카인이 이 부위를 통하여 분비됨으로써 이들이 분산되지 않고 T세포와 접촉하는 세포로 집중될 수 있도록 한다. 신호분자를 분해하거나 방해하는 효소도 시냅스로 모여드는데, 이들은 림프구 활성화를 종료시키는 데 작용할 수 있다.

앞에 설명한 바와 같이 항원인식과 TCR 및 CD4 혹은 CD8 보조수용체의 결합은 동시에 일어난다. CD4와 CD8의 세포질 말단(cytoplasmic tail)에는 Lck라고 불리는 단백질 타이로신인산화효소(tyrosine kinase)가 부착되어 있는데, 이 효소는 TCR 신호전달의 하류부에 관여하는 다른 효소들과 달리 항상 활성화되어 있다. 따라서 LCK는 신호전달 과정을 시작할 태세를 갖추고 있다. 4장에서 논의한 바와 같이 CD3와 ζ 사슬 등 여러 가지 막 통과 신호단백질이 TCR에 연결되어 있는데, CD3와 ζ 사슬은 **immunoreceptor tyrosine-based activation motif** (ITAM)라고 불리는 타이로신 잔기를 2개 포함하는 형식(motif)을 가지고 있으며, 이 형식은 신호전달에 결정적이다. CD4나 CD8 분자에 의하여 TCR 근처로 이동되는 Lck는 CD3와 ζ 단백질이 가지고 있는 ITAM에 포함되어 있는 타이로신 잔기를 인산화시키며, 이것이 T세포 신호전달을 착수하게 하는 작용이다. 보조수용체의 중요성은 MHC 분자와의 결합에 의하여 활성화된 LCK를 TCR 복합체 내 주요 기질과 근접하게 위치시킨다는 것이다. 인산화된 ζ 사슬의 ITAM은 ZAP-70 (zeta-associated protein of 70 kD, ζ 사슬에 연결된 70 kD 단백질)라 불리는 타이로신인산화효소의 접속위치(docking site)가 되며, 접속된 ZAP-70 역시 Lck에 의하여 인산화되어 활성화된 효소가 된다. 활성화된 ZAP-70은 다양한 어댑터 단백질과 효소를 인산화시키는데, 이들은 TCR 복합체 근처에 결집되어 추가적인 신호전달 과정을 매개한다.

TCR 복합체 활성화와 연결된 신호전달 경로는 기능을 가지는 전사인자의 생산과 연결된다.

- **Nuclear factor of activated T cells** (NFAT)는 불활성의 인산화된 형태로 휴지기의 T세포 세포질에 존재하는 전사인자이다. NFAT의 활성화와 이의 핵이동(nuclear translocation)은 세포질 내 칼슘(Ca^{2+}) 이온 농도에 의하여 결정된다. NFAT 활성화에 이르는 신호전달 경로는 ITK라는 키나아제에 의한 phospholipase Cγ (PLCγ) 효소의 인산화와 활성화에 의하여 시작되는데, 활성화된 PLCγ는 신호전달 복합체의 어댑터 단백질 중 하나에 부착되게 된다. 활성화된 PLCγ는 phosphatidylinositol 4,5-bisphosphate (PIP2)라는 원형질막 phospholipid의 가수분해를 촉매한다. PLCγ에 의한 PIP2 분해 산물 중 하나인 inositol 1,4,5-triphosphate (IP3)는 소포체(endoplasmic reticulum, ER) 막과 미토콘드리아에 존재하는 IP3 수용체에 결합하여 세포질로의 Ca^{2+}의 유리를 촉진한다. 세포내 저장고에서 칼슘이 빠져나가면 원형질막의 칼슘 통로(channel)가 열리게 되어 세포 외부로부터 Ca^{2+}이 세포내로 유입되며, 이에 의하여 더 높아진 Ca^{2+} 농도는 몇 시간 동안 유지된다. 높아진 세포질내 Ca^{2+}는 calcineurin이라는 탈인산화효소(phosphatase)의 활성화를 유도한다. 이 효소는 세포질 NFAT로부터 인산을 제거하여 이 전사인자가 핵으로 이동할 수 있게 하는데, 이곳에서 NFAT는 T세포 성장인자인 인터루킨-2 (IL-2)와 IL-2 수용체 구성요소를 지시하는 유전자를 포함한 다양한 유전자의 promoter에 결합하여 유전자 발현을 활성화시킨다. Calcineurin 저해제(cyclosporin과 tacrolimus)는 calcineurin에 결합하여 calcineurin의 탈인산화효소 활성을 저해하기 때문에 T세포에서의 NFAT에 의한 사이토카인 생산을 저해하는 약물이다. 따라서 이 약물은 조직이식 거부반응을 방지하기 위한 면역억제 약물로 폭넓게 사용된다(10장 참조).
- **Ras/Rac-MAP 키나아제 경로**에는 guanine triphosphate (GTP)−결합 Ras와 Rac 단백질, 몇 가지 어댑터 단백질, 그리고 궁극적으로는 mitogen-activated protein (MAP) 키나아제 가계 중 한 가지를 활성화시키는 단계적으로 작용하는 효소들이 포함된다. 이들 경로는 어댑터 단백질의 ZAP-70−의존성 인산화와 원형질막 축적에 의하여 시작되며, Ras와 Rac의 모집과 이들에 결합된 guanine diphosphate (GDP)의 GTP로의 치환을 통하여 활성화를 이루게 된다. Ras•GTP와 Rac•GTP는 다른 종류의 단계적으로 일어나는 효소반응을 시작하며, 각기 다른 MAP 키나아제들의 활성화를 이끌어낸다. 이들 경로 각각의 말단 MAP 키나아제인 extracellular signal-regulated kinase (ERK)와 c-Jun N-terminal kinase (JNK)는 각각 c-Fos 단백질의 발현과 c-Jun이라는 다른 단백질의 인산화를 유도한다. c-Fos와 인산화된 c-Jun은 서로 결합하여 전사인자인 **activating protein 1** (AP-1)을 형성하여 다양한 T세포 유전자의 전사를 증진시킨다.
- TCR 신호전달에 관련된 다른 주된 경로는 단백질 키나아제 C (PKCθ)라 불리는 serine-threonine 키나아제의 θ isoform으로 구성되어 있으며, 전사인자인 **NF-κB**의 활성화를 유발한다. PKC는 diacylglycerol에 의하여 활성화되는데, diacylglycerol은 IP3처럼 막에 있는 IP3의 PLC에 의한 가수분해를 통하여 생성된다. PKCθ는 어댑터 단백질을 통하여 NF-κB를 활성화시킨다.
- T세포 수용체 신호전달에는 막 인지질인 PIP2를 인산화시켜 PIP3 [(3,4,5)-triphosphate]를 생산하는 **PI-3 키나아제**라는 lipid 키나아제도 관여한다. PIP3는 AKT라고 하는 serine-threonine 키나아제를 포함한 몇 가지 대상을 활성화시키는 데 필요한데, AKT는 세포자멸사를 억제하는 단백질 발현을 자극하여 항원에 의하여 자극된 T세포의 생존을 증진하는 등 몇 가지 기능을 가진다. AKT는 mTOR (molecular target of rapamycin)를 활성화시키는데, mTOR은 serine-threonine 키나아제로 단백질 해독(translation)의 자극과 세포생존 및 성장에 관여한다. mTOR에 결합하여 이를 불활성화시키는 약물인 rapamycine(또는 sirolimus라고도 함)은 조직이식 거부반응의 치료에 사용된다.

NFAT, AP-1 그리고 NF-κB와 같이 T세포에서 유도되거나 활성화된 다양한 전사인자는 사이토카인, 사이토카인 수용체, 세포주기 유도물질, 그리고 CD40L과 같은 작동 분자의 전사와 이어지는 생산을 촉진한다(그림 5.9 참조). TCR과 보조수용체의 항원결합(펩티드-MHC 복합체)이 T세포에서 중요한 효소와 기질을 서로 인접하게 하는 데 필요하기 때문에 이러한 모든 신호들은 항원인식에 의하여 시작된다.

먼저 설명한 바와 같이 완전한 T세포 반응을 위해서는 B7 분자와 같은 공동자극자에 대한 수용체(CD28)의 인식이 필수적이다. CD28의 B7 공동자극자 인식에 의하여 전달되는 생화학적 신호에는 PI-3 키나아제/AKT 와 MAP-키나아제 경로가 포함된다. CD28의 결합은 항원 인식에 의하여 촉발된 TCR 신호전달(제1신호) 경로 중 일부를 증폭시키며, TCR 신호를 보완하는 별도의 신호전달을 시작하는 것으로 보인다. 이러한 방식으로 CD28 신호는 IL-2와 같은 생존 요소 및 세포주기 유도물질의 생산을 유도하는데, 이들은 모두 활성화된 T세포의 생존과 증식, 그리고 작동세포 및 기억세포로의 분화를 촉진한다.

림프구 활성화는 세포대사의 엄청난 변화와 연관되어 있다. 숫(휴지기)T세포에서는 낮은 수준의 포도당이 섭취되어 미토콘드리아에서의 산화적 인산화를 통하여 ATP (adenosine triphosphate)의 형태로 에너지를 생산하는 데 사용된다. 세포가 활성화되면 포도당 섭취가 큰 폭으로 증가하며, 세포가 호기성 해당작용(aerobic glycolysis)으로 전환된다. 이 과정은 ATP 생산은 줄지만, 더 많은 양의 아미노산, 지질, 그리고 다른 분자 등 새로운 세포의 생산에 필요한 세포소기관 구성 요소 제공을 촉진하게 한다. 결과적으로 활성화된 T세포는 세포 크기의 급격한 증가와 딸세포 생산에 필요한 여러 세포 구성 요소의 효과적인 제조가 가능하게 된다.

지금까지 T세포 활성화의 자극과 생화학적 경로를 설명하였으며, 이제는 T세포가 어떻게 항원에 반응하고 미생물과 싸울 수 있는 작동세포로 분화하는지 알아본다.

항원과 공동자극에 대한 T림프구의 기능적 반응

FUNCTIONAL RESPONSES OF T LYMPHOCYTES TO ANTIGEN AND COSTIMULATION

숫T세포에 의한 항원과 공동자극의 인식은 조화된 일련의 반응을 시작하게 하며, 궁극적으로는 항원특이적인 림프구 클론의 팽창과 숫T세포의 작동세포와 기억세포로의 분화가 가능하게 한다(그림 5.3 참조). 이러한 T세포 반응 변화의 대부분은 T세포가 분비하는 사이토카인에 의하여 이루어지는데, 이 사이토카인은 T세포 자신 혹은 면역 방어에 관여하는 많은 다른 세포에 작용한다.

사이토카인의 분비와 사이토카인 수용체 발현

Secretion of Cytokines and Expression of Cytokine Receptors

항원과 공동자극자의 인식에 대한 반응으로, 특히 CD4$^+$T세포와 같은 T림프구는 IL-2 사이토카인을 재빨리 분비한다. 우리는 이미 주로 수지상세포와 큰포식세포에 의하여 생산되는 선천면역에 관련된 사이토카인에 대하여 논의한 바 있다(2장 참조). 적응면역(adaptive immunity)에서 사이토카인은 주로 CD4$^+$T세포에 의하여 분비된다. 이들 대부분의 적응면역 사이토카인은 IL-2를 제외하고는 작동T세포에 의하여 생산되고 방어반응에서 다양한 기능을 하기 때문에 이에 대해서는 세포매개 면역반응의 작동 기작을 논의하는 6장에서 서술한다.

IL-2는 CD4$^+$T세포의 활성화 후 1~2시간 이내에 생산된다. T세포의 활성화는 일시적으로 고친화도 IL-2 수용체의 발현을 증진시키기 때문에 이를 통하여 T세포의 IL-2 결합 및 IL-2에 대한 반응능력을 급격하게 증진시킨다(그림 5.11). IL-2에 대한 수용체는 3개의 사슬로 구성된 분자이다. 숫T세포는 IL-2에 대한 저친화도 수용체를 구성하는 2개의 신호 사슬(β 및 γ)을 발현하며, IL-2와 높은 친화도로 결합하게 하는 수용체를 완성시키는 α 사슬(CD25)은 발현하지 않는다. T세포가 항원과 공동자극자에 의하여 활성화되면 몇 시간 이내에 수용체의 α 사슬을 발현하게 되며, 완전한 IL-2 수용체는 IL-2와 강하게 결합할 수 있게 된다. 따라서 항원에 의하여 자극된 T세포가 발현하는 IL-2는 동일한 T세포에 우선적으로 결합하여 작용하게 되는 대표적인 autocrine 사이토카인 작용의 예가 된다.

IL-2의 근본적인 기능은 T세포의 생존과 증식을 자극하여 항원특이적 T세포의 수를 증가시키는 것으로, 이러한 작용 때문에 IL-2는 원래 T세포 성장인자로 불렸다. 고친화도 IL-2 수용체는 조절T세포(regulatory T cell)에서 상시 발현되는데, 따라서 이들 세포는 IL-2에 매우 민감하다. 사실 IL-2는 조절T세포의 유지에도 필수적이기 때문에 면역반응의 조절에도 관여하며, 이에 대해서는 9장에서 논의한다. 활성화된 CD8$^+$T세포와 자연살해세포(natural killer cell, NK cell)도 저친화도의 βγ 수용체를 발현하며, 고농도의 IL-2에 반응한다.

클론팽창

Clonal Expansion

항원과 공동자극에 의하여 활성화된 T림프구는 1~2일 사이에 증식하기 시작하여 항원특이적인 클론의 팽창으로 이어진다(그림 5.12). 이러한 팽창에 의하여 항원특이적인 림프구 집단의 형성이 이루어지게 되어 이로부터 감염과 싸울 수 있는 작동세포의 생성이 이루어진다.

클론팽창의 정도는 놀라울 정도이며, 특히 CD8$^+$T세포의 경우가 그렇다. 감염이 일어나기 전 특정 미생물 단백질 항원에 특

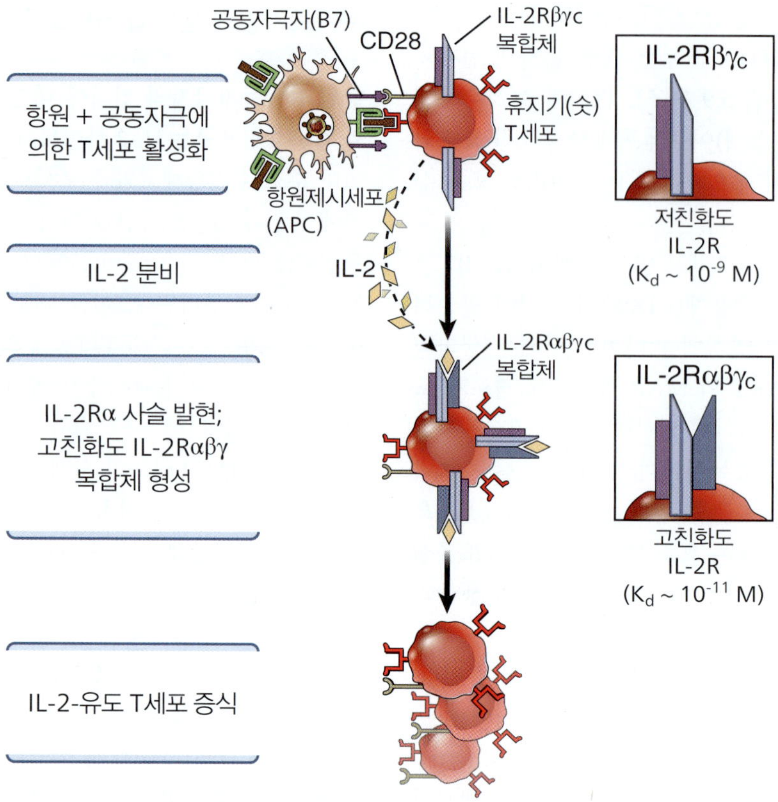

그림 5.11 T세포 증식에서 IL-2 및 IL-2 수용체의 기능. 숫T세포는 β와 γc 사슬(γc는 일반적인 γ 사슬이라 칭하는데, 이는 여러 사이토카인 수용체의 구성요소이기 때문임) 저친화도 IL-2 수용체(IL-2R) 복합체를 발현한다. 세포는 항원 인식과 공동자극에 의하여 IL-2를 생산하고 IL-2R(CD25)의 α 사슬을 발현하는데, α 사슬은 β 및 γc 사슬과 결합하여 고친화도 IL-2 수용체를 형성한다. IL-2의 수용체 결합에 의하여 항원을 인식한 T세포의 증식이 시작된다. *APC*, antigen-presenting cell.

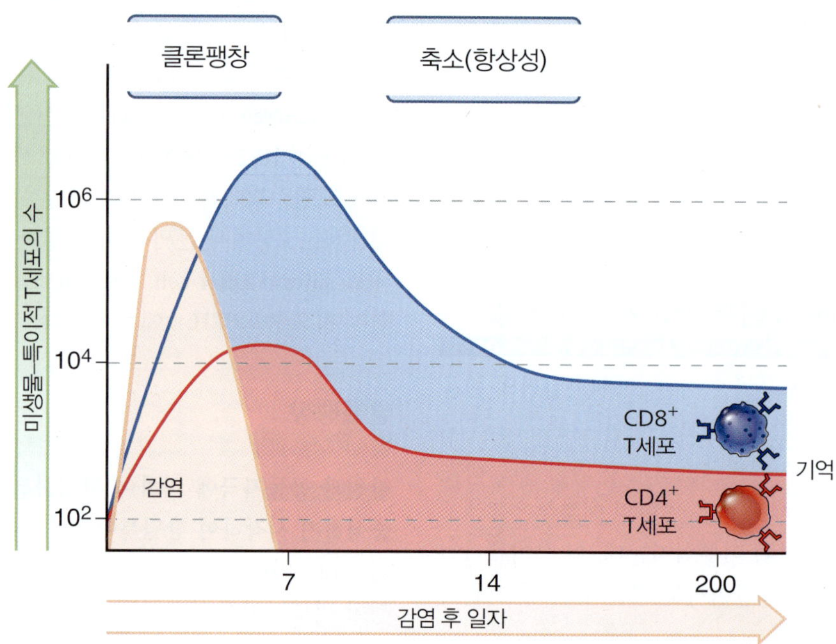

그림 5.12 T세포 반응의 팽창 및 감소. 순계(inbred) 마우스에서 다양한 항원에 특이적인 $CD4^+$ 및 $CD8^+$T세포의 수와 면역반응 동안 클론팽창과 축소에 대한 그림이다. 숫자는 순계 마우스에서 모델 미생물 및 다른 항원을 이용한 연구에 근거한 근사치이며, 사람의 경우 림프구 숫자는 약 1,000배 정도 많다.

이적인 $CD8^+$T세포의 신체 내 빈도는 전체 림프구 10^5 혹은 10^6 중 한 개 정도이다. 일부 바이러스 감염이 절정에 이르는 감염 후 1주일 이내에 림프기관 내에 있는 모든 림프구의 10~20% 정도까지 특정 바이러스에 특이적인 림프구가 된다. 이는 항원특이적 클론이 10,000배 이상 증가하며, 추정되는 배수증가 시간(doubling time)이 6시간 정도임을 의미한다. 특정 미생물에 특이적인 T세포의 이러한 대량 팽창은 미생물을 인식하지 않는 방관자(bystander) 세포의 증식을 거의 수반하지 않는다.

$CD4^+$T세포의 팽창은 $CD8^+$T세포에 비하여 약 100~1,000배 정도 적게 이루어지며, 이러한 클론팽창 정도의 차이는 두 종류 T세포의 기능 차이를 반영하는 것으로 보인다. $CD8^+$ CTL은 작동세포로서 감염된 세포나 암세포를 직접 접촉하여 죽이기 때문에 많은 수의 감염된 세포나 암세포를 죽이기 위해서는 많은 CTL이 필요하게 된다. 반면에 각 $CD4^+$ 작동세포는 사이토카인을 분비하여 많은 다른 작동세포를 활성화시키기 때문에 상대적으로 적은 수의 사이토카인 생산 세포만으로도 충분하다.

숫T세포의 작동세포로의 분화

Differentiation of Naive T Cells into Effector Cells

항원에 의하여 자극되어 증식하는 T세포의 일부 자손(progeny)은 감염을 제거하는 기능을 하는 작동세포로 분화한다. 이러한 분화과정은 사이토카인($CD4^+$T세포의 경우) 혹은 세포독성(cytotoxic) 단백질($CD8^+$ CTL의 경우)을 지시하는 유전자 활성화와 같은 유전자 발현의 변화에 의하여 일어난다. 이 과정은 클론팽창과 조화를 이루면서 일어나며, 분화된 작동세포는 미생물에 노출된 후 3~4일 이내에 나타난다. $CD4^+$ 계열의 작동세포는 각각 다른 조합의 사이토카인 생산 능력을 가지게 된다. T세포 아부류는 이들의 사이토카인 생산 특성에 따라 Th1, Th2 및 Th17으로 구분된다(그림 5.13). 많은 수의 이들 세포는 세포가 생성되었던 2차림프기관을 떠나 감염 장소로 이동하며, 이들

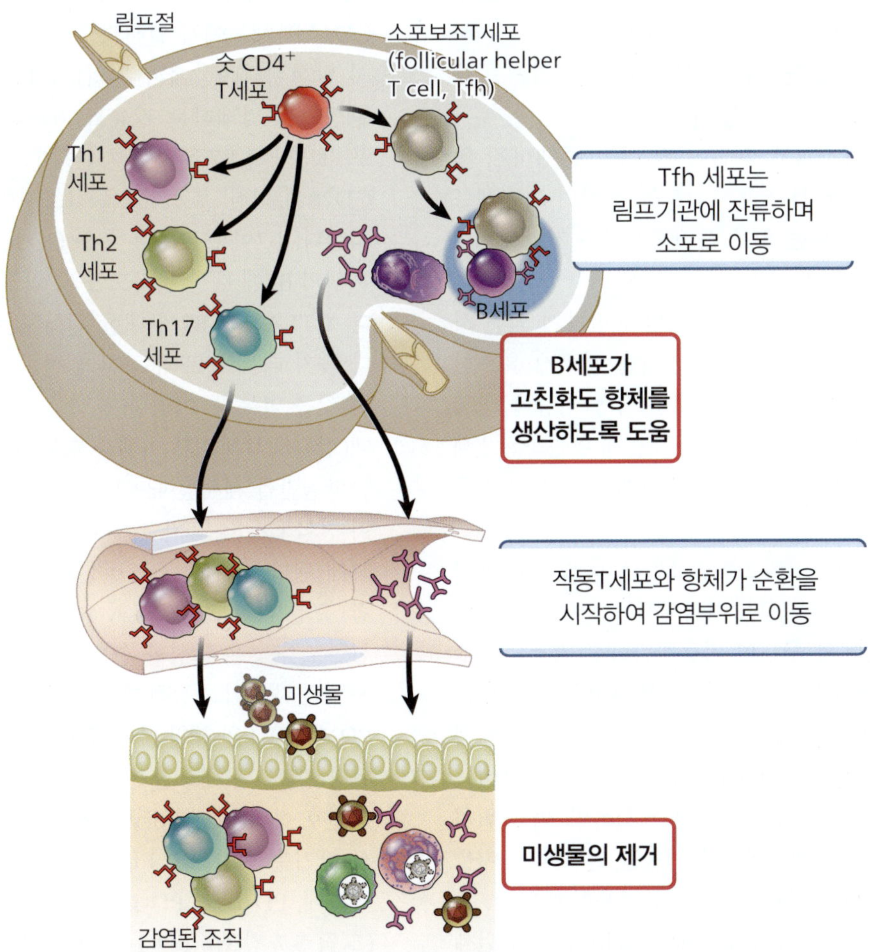

그림 5.13 작동 $CD4^+$T세포의 발달. 2차 림프기관에서 숫 $CD4^+$T세포가 활성화되면 작동세포로 증식하고 분화한다. 일부 작동세포(Th1, Th2 및 Th17)는 대부분 림프기관을 빠져나와 말초 조직에서 미생물을 제거하는 기능을 한다. 소포보조T세포(Tfh)와 같은 다른 세포는 림프기관에 남아 B세포가 강력한 항체를 생산하도록 돕는다.

이 생산하는 사이토카인이 다른 백혈구를 끌어들여 감염원을 제거하도록 한다. 이들 작동세포의 발달과 기능은 6장에서 세포매개 면역반응을 논의할 때 설명한다. 분화된 $CD4^+$ 보조T세포 중 나머지는 림프기관에 남아 림프소포(lymphoid follicle)로 이동하여 T소포보조세포[T follicular helper (Tfh) cell]로 더 분화하며, B림프구가 고친화도 항체를 생산하는 것을 돕는다(7장 참조). 6장과 7장에서 논의하겠지만, $CD4^+$ 보조T세포는 원형질막 단백질인 CD40L과 분비한 사이토카인의 작용을 통하여 포식세포와 B림프구를 활성화시킨다. $CD8^+$ 계열의 작동세포는 감염된 세포나 암세포를 살상하는 능력을 가지게 되는데, 이들의 발달과 기능에 대해서는 6장에서 서술한다.

기억T림프구의 발달

Development of Memory T Lymphocytes

항원에 의하여 활성화된 T림프구 중 일부는 장수하는 기억세포로 분화한다. 이들 세포는 미생물에 의하여 유도되는 림프구 집단이며, 미생물의 재침입 시 재빠르게 반응할 준비가 되어 있다. 우리는 아직 항원에 의하여 자극된 림프구가 어떤 요소에 의하여 작동세포나 기억세포로 분화하도록 결정하는지 잘 알지 못한다. 기억세포는 몇 가지 중요한 특징을 가진다.

- 기억세포는 감염이 제거되고 항원이 더 이상 존재하지 않는 상태에서도 생존한다. IL-7과 IL-15 등 조직의 기질세포(stromal cell)에서 생산되는 일부 사이토카인은 기억세포의 생존과 느린 순환 유지를 돕는다.
- 기억T세포는 자신이 인식할 수 있는 항원을 만나게 되면 사이토카인의 생산이나 감염된 세포의 살상을 빠르게 유도한다. 이들 세포는 항원을 만나기 전까지는 작동 기능을 하지 못하지만, 일단 활성화되면 숫림프구나 새롭게 활성화된 T세포(1차 반응)에 비하여 매우 신속하고 강하게(2차 반응) 반응한다.
- 기억세포는 다양한 말초조직의 2차 림프기관, 특히 점막과 피부, 그리고 순환계에서 발견된다. 기억세포는 숫세포나 작동세포와 몇 가지 기준에서 구분이 가능하다(1장 참조). 중추기억(central memory)세포라 불리는 기억T세포 아부류는 림프기관에 위치하며, 항원에 다시 노출되면 급격한 클론팽창이 일어난다. 작동기억(effector memory)세포라고 불리는 다른 아부류는 점막 및 다른 말초조직에 위치하며, 이들 위치에 항원이 다시 유입되면 재빨리 작동기능을 발휘한다. 이들 세포는 조직을 빠져나와 순환하는 능력을 보유하고 있다. 조직거주 기억세포(tissue-resident memory cell)라는 세 번째 아부류는 피부와 점막 조직에 위치하며, 순환계 진입이 잘 일어나지 않는다. 이들은 조직에서 만나는 항원에 대하여 급격한 2차 반응을 일으킨다.

기억T세포는 림프 및 비림프 조직에서 활성화될 수 있으며, 이들의 활성화는 숫T세포의 활성화와 달리 높은 수준의 공동자극이나 수지상세포에 의한 항원 제시를 필요로 하지 않는다. 사실, B세포와 포식세포를 포함한 다양한 항원제시세포가 기억T세포를 활성화시킬 수 있다.

억제수용체(공동저해자)에 의한 T세포 반응 조절

REGULATION OF T CELL RESPONSES BY INHIBITORY RECEPTORS (COINHIBITORS)

면역반응은 활성화 및 저해 수용체 작용의 균형에 의하여 영향받는데, 이러한 생각은 B 및 T 림프구와 NK 세포에서 확립되었다. T 세포에서 주된 활성화 수용체는 TCR 복합체 및 CD28과 같은 공동자극 수용체이며, 가장 잘 알려진 저해수용체는 역시 공동저해자(coinhibitory)로 불리는 CTLA-4 (cytotoxic T-lymphocyte antigen 4)와 PD-1 (programmed cell death protein 1)이 있다. 이들 저해자의 작용 기작 및 기능은 상호보완적이다(그림 5.14).

- *CTLA-4*. CTLA-4는 B7에 결합하는 단백질로 활성화된 $CD4^+$ T 세포에서 일시적으로, 그리고 조절 T세포에서는 상시 발현된다(9장에서 논의). CTLA-4는 반응하는 T세포의 활성화를 억제하는 기능을 가진다. CTLA-4는 항원제시세포 표면에서 B7 분자를 차단하고 제거하여 작동하며, 따라서 CD28에 의한 공동자극을 감소시키고 T세포의 활성화를 방지한다. B7이 CTLA-4 혹은 CD28와의 결합선택은 이들 수용체의 B7에 대한 친화도와 B7의 발현 정도에 의하여 결정된다. CTLA-4의 B7에 대한 친화도는 CD28에 대한 친화도보다 높기 때문에 B7과 강하게 결합하여 B7이 CD28과 결합하는 것을 막는다. 이러한 경쟁은 특히 B7의 발현 수준이 낮을 때(항원제시세포가 미생물 항원이 아닌 자가 항원 혹은 일부 암항원만을 제시할 때 예상) 효과적인데, 이런 상황에서는 B7이 친화도가 높은 차단 수용체인 CTLA-4와 우선적으로 결합하게 된다. 하지만, B7 발현수준이 높으면(감염상황일 때처럼) 모든 리간드가 CTLA-4에 의해 결합되지 않고 일부 B7이 친화도가 낮은 활성화 수용체인 CD28과 결합할 수 있어 T세포 공동자극이 가능하게 된다.
- *PD-1*. PD-1은 항원 자극 후 $CD4^+$ 및 $CD8^+$ T세포에서 발현된다. PD-1의 세포질 꼬리에는 타이로신 잔기를 포함하는 저해신호 형식(inhibitory signaling motif)을 가지며 이 타이로신 잔기는 리간드인 PD-L1 혹은 PD-L2를 인식하면 인산화되는데, PD-L1과 PD-L2는 위에 설명한 B7 분자와 유사하다(그림 5.7 참조). PD-1 꼬리의 타이로신이 인산화되면 타이로신 탈인산화효소(phosphatase)와 결합하게 되고, 이 효소는 CD28과 TCR 복합체에서 오는 키나아제-의존성 활성화 신호를 저해한다. T세포에서 PD-1의 발현은 만성적인 T세포

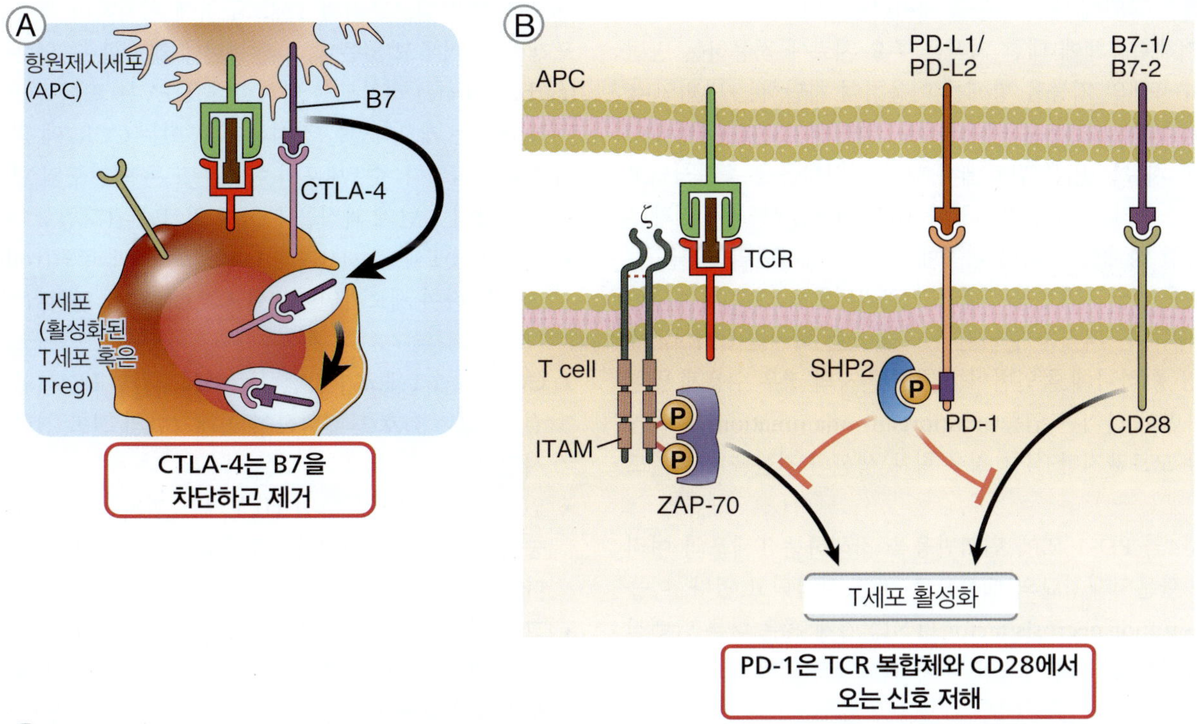

C

	CTLA-4	PD-1
주된 작용 위치	2차 림프기관	말초조직(및 림프기관?)
저해받는 면역반응의 단계	유도(착수)	작동기
저해받는 세포 종류	$CD8^+$와 동일하거나 더 심함	$CD8^+ > CD4^+$
발현하는 세포	Treg, 활성화된 T세포	주로 활성화된 T세포
저해받는 주된 신호	B7과 높은 친화도로 결합하여 제거하므로 CD28를 경쟁적으로 저해	CD28과 TCR 신호 저해: 탈인산화효소 활성화를 통한 키나아제 의존적 신호저해
Treg에 의한 면역반응 억제의 역할	예	아니오

그림 5.14 CTLA-4와 PD-1의 기능. **A,** CTLA-4는 항원제시세포의 B7을 차단하고 제거한다. **B,** PD-1은 탈인산화효소(phosphatase, SHP2)를 활성화시키는데, 이는 CD28과 TCR 복합체로부터 오는 키나아제 의존성 신호를 저해한다. **C,** 이들 관문 분자 사이의 주된 차이를 요약하였다. *ITAM*, immunoreceptor tyrosine-based activation motifs; *Treg*, T regulatory cell.

활성화에 의하여 증가하고 PD-1 리간드 발현도 만성 염증 시 생산되는 사이토카인에 의하여 증가되기 때문에 이 과정은 만성적이거나 혹은 반복된 항원자극 상황에서 가장 활발하다. 이러한 상황은 만성 감염이나 일부 암에 대한 반응으로서 PD-1 발현 T세포가 감염된 세포, 암세포, 혹은 항원제시세포에 발현되는 리간드를 만났을 때 일어날 수 있다. PD-1의 주된 생리적 기능은 강한 T세포 활성화의 결과로 종종 발생하는 면역병리 현상을 방지하기에 충분할 정도로 바이러스 감염과 같은 감염에 대한 반응을 제어하는 것이다.

이들 저해수용체에 대한 지식을 주요 치료에 적용하는 방법은 이들 수용체의 기능을 항체를 이용하여 차단하는 방법인데, 이는 관문 차단(checkpoint blockade) 암면역치료의 한 형태이다. 이러한 치료는 많은 환자에서 항암 면역반응을 증진시키고 암종을 축소시키는 결과를 보였다(10장 참조). 하지만, 저해수용체에 대한 항체를 처리한 환자에서 종종 자가면역반응을 보여 저해수용체가 자가반응 T세포가 관리되도록 계속 유지하는 기능을 가진다는 지식과 일치한다. 드물기는 하지만 *CTLA4* 유전자 두 쌍 중 하나에 돌연변이를 가진 환자의 경우 수용체 발현이 감소하면서 다기관 염증(multiorgan inflammation)과 아직 이유는 잘 모르겠지만 심한 경우 항체 생산의 결함을 보이기도 한다.

CTLA-4와 PD-1 외에 면역반응을 저해하는 T세포의 여러 수용체가 관문억제치료의 대상으로 현재 시험되고 있다. 이들 중 일부는 tumor necrosis factor (TNF) 가계 혹은 다른 단백질 가계의 물질로 생리적 가능에 대해서는 아직 명확히 확인되고 있지 않다.

세포매개면역반응에서 T림프구의 이동

MIGRATION OF T LYMPHOCYTES IN CELL-MEDIATED IMMUNE REACTIONS

이 장의 시작 부분에 이야기하였지만, T세포 반응은 기본적으로 2차 림프기관에서 시작되며, 작동 과정은 주로 감염 장소인 말초조직에서 일어난다(그림 5.2 참조). **따라서, 각각 다른 단계의 T세포는 다른 방법으로 이동해야 한다.**

- 숫T세포는 림프 기관에서 T세포가 인식할 수 있는 항원을 제시하는 수지상세포를 만날 때까지 몸 전체를 통하여 혈액과 2차(말초) 림프 기관 사이를 이동해야 한다(3장 참조).
- 숫T세포가 활성화와 분화를 거쳐 작동세포가 되면, 이들은 미생물을 죽이는 기능을 하기 위하여 감염부위로 이동하여야 한다.

숫 및 작동T세포의 이동은 세 가지 가계의 단백질—셀렉틴(selectin), 인테그린, 그리고 케모카인(chemokine)—에 의하여 조절되는데, 이들은 2장에서 설명한 바와 같이 모든 백혈구의 이동을 조절한다(그림 2.16 참조). 숫T세포와 작동T세포의 이동 경로에는 많은 차이가 있는데, 숫T세포와 작동T세포는 각각 다른 부착 분자와 케모카인 수용체를 선택적으로 발현하고, 내피의 부착 분자와 케모카인 발현도 림프조직과 염증이 일어나는 위치 간에 차이가 있기 때문이다(그림 5.15).

숫T세포는 L-셀렉틴(CD62L)이라는 부착 분자와 CCR7이라는 케모카인 수용체를 발현하는데, 이에 의해서 큰키내피세정맥(high endothelial venule, HEV)이라 불리는 특수한 혈관을 통하여 숫세포가 림프절로 선택적으로 이동한다. HEV는 림프절과 점막 림프조직의 T세포구역에 위치하며 특수한 내피세포가 벽을 이루고 있는데, L-셀렉틴에 결합할 수 있는 탄수화물(carbohydrate) 리간드를 발현한다. HEV는 또한 림프조직에서만 발현하는 케모카인을 전시하는데, 이는 CCR7에 의하여 특이적으로 인식된다. 숫T세포의 이동은 모든 백혈구의 혈관을 통한 이동과 같이 다단계 과정을 통하여 일어난다(그림 2.18 참조).

- 혈액내 숫T세포는 HEV와 L-셀렉틴-매개 굴림(rolling) 상호작용을 하여 케모카인이 T세포의 CCR7에 결합할 수 있게 한다.
- CCR7은 숫T세포가 발현하는 인테그린인 LFA-1을 활성화시킬 수 있는 신호를 전달하여 인테그린의 결합 친화도를 증가시킨다.
- 인테그린의 리간드로서 HEV에 발현되는 ICAM-1에 대한 증가된 친화도는 회전하는 T세포를 단단히 부착시켜 잡게 된다.
- 그러면 T세포는 내피연결부위(endothelial junction)를 통하여 혈관으로부터 빠져나오게 되며, 그 지역에서 생산되는 케모카인이 있기 때문에 림프절의 T세포 구역에 남아있게 된다.

결과적으로 혈관을 통하여 HEV로 이동하는 많은 숫T세포가 림프절 기질(stroma)의 T세포구역으로 이동하게 되는데, 이 과정은 몸에 있는 모든 림프절과 점막 림프조직에서 지속적으로 일어난다. 작동T세포는 CCR7이나 L-셀렉틴을 발현하지 않기 때문에 림프절에 끌려들어 오지 않는다.

Phosholipid인 sphingosine 1-phosphate (S1P)는 T세포의 림프절 탈출에 결정적인 역할을 한다. S1P는 림프절 내부에서보다 혈액과 림프에서 그 농도가 높다. S1P는 수용체에 결합하여 수용체를 세포 내부로 이동시키기 때문에 순환하는 숫T세포에서 수용체 발현을 낮게 유지하게 한다. 숫T세포가 림프절로 들어가게 되면 낮은 농도의 S1P에 노출되기 때문에 수용체 발현이 증가하기 시작한다. 만약 T세포가 항원을 만나지 못하면, 림프절과 림프 사이의 S1P 농도구배에 따라 세포가 날림프관(efferent lymphatic vessel)을 통하여 림프절을 떠나게 된다. 만약 T세포가 특정 항원을 만나 활성화되면 T세포 활성화에 의하여 일시적으로 발현되는 CD69에 의하여 S1P 수용체의 표면 발현이 며칠간 억제된다. 결과적으로 활성화된 지 얼마되지 않은 T세포는 클론팽창과 분화가 일어나기에 충분한 시간 동안 림프절에 머물게 된다. 이 과정이 끝나면 CD69 발현 수준이 감소하고 S1P가 다시 세포 표면에 발현되며, 동시에 숫T세포를 림프절로 끌어들이던 L-셀렉틴과 CCR7의 발현이 멈추게 된다. 따라서 활성화된 T세포는 림프절에서 배수(draining) 림프로 빠져나와 이를 따라서 순환계로 들어가게 되는데, 이러한 변화는 결과적으로 분화된 작동T세포가 림프절을 떠나 순환하게 만든다. S1P 경로의 중요성은 S1P 수용체에 결합하여 T세포의 림프절 탈출

Ⓐ

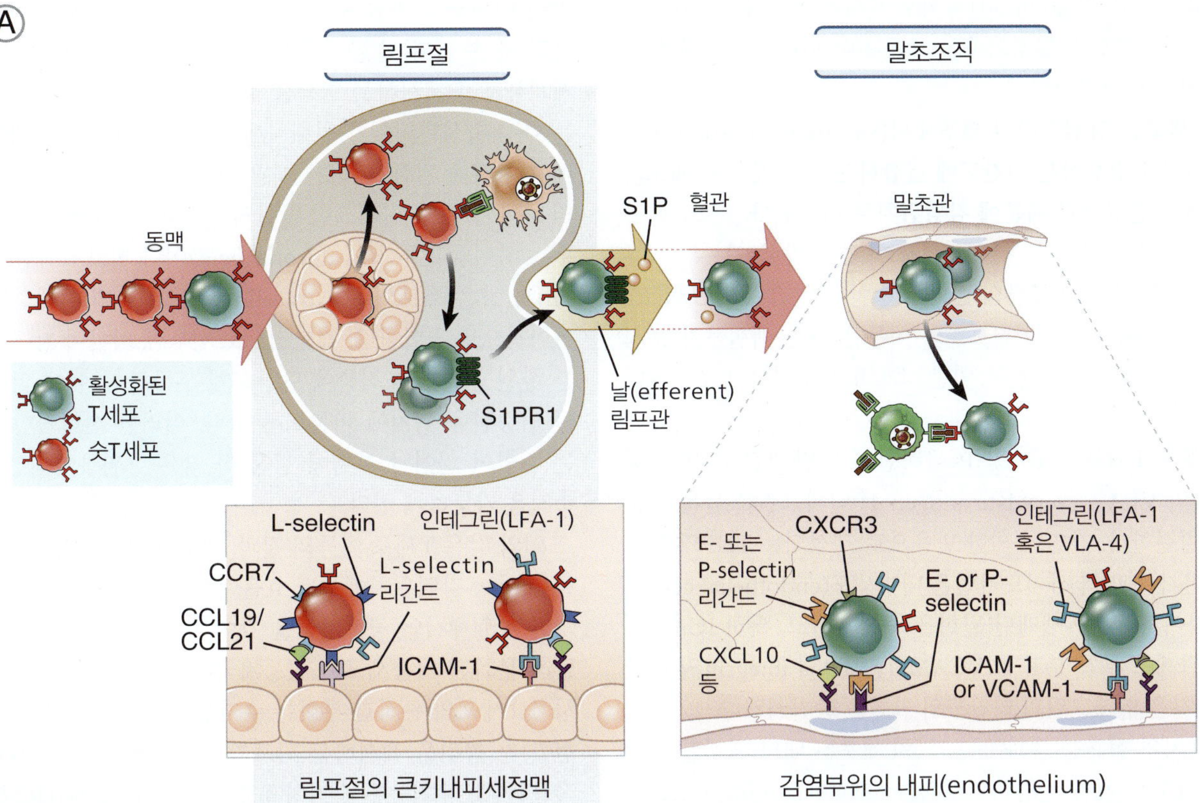

Ⓑ

T세포 귀소 수용체	내피세포(endothelial cell)의 리간드	수용체의 기능: 리간드 쌍
숫T세포		
L-selectin	L-selectin 리간드	림프절의 큰키내피세정맥(HEV)으로 숫T세포의 부착
LFA-1 (β_2-인테그린)	ICAM-1	HEV로의 안정적인 정착
CCR7	CCL19 또는 CCL21	인테그린과 주화성(chemotaxis) 활성화
활성화된(작동 혹은 기억) T세포		
E- 그리고 P-selectin 리간드	E- 또는 P-selectin	말초 감염 부위의 사이토카인에 의하여 활성화된 내피에 작동 및 기억T세포의 약한 초기 부착
LFA-1 (β_2-integrin) 혹은 VLA-4 (β_1-integrin)	ICAM-1 또는 VCAM-1	말초 감염 부위의 사이토카인에 의하여 활성화된 내피에 안정적인 정착
CXCR3 등	CXCL10 등	인테그린과 주화성(chemotaxis) 활성화

그림 5.15 숫 및 작동T림프구의 이동. A, L-셀렉틴, 인테그린 및 CCR7 케모카인 수용체의 큰키내피세정맥(HEV)상의 리간드 결합에 의하여 숫T림프구가 림프절로 움직이는 귀소가 일어난다. 림프절에서 발현되는 케모카인이 숫T세포가 발현하는 CCR7에 결합하여 인테그린-의존성 부착과 큰키내피세정맥을 통한 이동이 증진된다. Phospholipid인 spingosine 1-phosphate (S1P)는 S1PR1 (type 1 sphingosine 1-phosphate 수용체)에 결합하여 림프절로부터 T세포가 탈출하게 하는 역할을 한다. 대부분의 작동세포를 포함한 활성화된 T림프구는 말초조직의 감염위치로 귀소하며, 이러한 이동은 E-slectin과 P-셀렉틴, 인테그린, 그리고 염증 위치에서 분비되는 케모카인에 의하여 매개된다. T소포보조세포(보여주지 않음)는 림프소포로 세포를 끌어들이는 케모카인 수용체(CXCR5)를 발현하기 때문에 림프기관에 잔류하는 작동세포이며, 림프기관에 상주하는 B림프구와 상호작용한다. **B,** 이 표는 말초 T세포의 귀소 수용체와 케모카인 수용체, 그리고 그들의 리간드가 가지는 기능을 요약한 것이다. *ICAM-1*, intercellular adhesion molecule 1; *LFA-1*, leukocyte function-associated antigen 1; *VCAM-1*, vascular cell adhesion molecule 1; *VLA-4*, very late antigen 4.

을 차단하는 약품(fingolimod)의 개발에서 확인할 수 있는데, 이 약물은 염증질환인 다발경화증(multiple sclerosis)의 치료에 사용할 수 있도록 승인되었다.

작동T세포는 감염위치의 혈관내피(vascular endothelium)에 전시되거나 발현하는 리간드에 결합하는 부착 분자와 케모카인 수용체를 발현하기 때문에 감염위치로 이동한다. 숫T림프구의 작동세포로의 분화에는 이들 세포 표면에 발현하는 부착 분자와 케모카인 수용체 종류의 변화가 수반된다(그림 5.15 참조). 활성화된 T세포의 말초조직으로의 이동은 다른 백혈구가 조직으로 이동하는 데 관련하는 동일한 상호작용에 의하여 조절된다(2장 참조).

- 활성화된 T세포는 E- 및 P-셀렉틴의 당단백질 리간드 및 LFA-1와 VLA-4 (very late antigen 4) 인테그린을 높은 수준으로 발현한다. 감염에 의한 반응으로 생성되는 TNF와 IL-1과 같은 선천면역 사이토카인은 내피세포(endothelial cell)에 작용하여 E- 및 P-셀렉틴 발현을 증진시키고, 특히 ICAM-1 및 혈관세포 부착 분자 1 (VCAM-1, VLA-4 integrin의 리간드)과 같은 인테그린의 리간드의 발현을 증가시킨다.
- 감염위치의 혈관을 통과하는 작동T세포는 내피 셀렉틴에 낮은 친화도로 처음 결합하며 회전 상호작용(rolling interaction)을 일으킨다.
- 작동T세포는 염증 위치에서 큰포식세포와 내피세포가 생산하고 내피 표면에 전시되는 케모카인에 대한 수용체도 발현한다. 회전하는 T세포는 이들 케모카인을 인식하여 자신의 리간드를 통한 integrin에 대한 결합 친화도를 증가시켜 T세포의 내피 부착을 견고하게 한다.
- 작동T림프구가 내피에 잡힌 후 내피세포 사이의 연결부위에 있는 부착 분자와 결합하게 되며, 이 연결부위를 따라 조직 안으로 기어들어가게 된다. 조직내에 있는 큰포식세포 및 다른 세포에 의하여 생산되는 케모카인이 이렇게 이주하는 T세포의 운동성을 자극한다.

T세포와 내피세포 간 분자 사이의 상호작용의 총체적인 결과는 T세포가 혈관으로부터 빠져나와 감염부위로 이동하는 것이다. 숫T세포는 E- 혹은 P-셀렉틴에 대한 높은 수준의 리간드를 발현하지 않으며, 염증부위에서 생산되는 케모카인에 대한 수용체도 발현하지 않는다. 따라서 숫T세포는 감염부위나 조직 손상이 일어난 부위로 이동하지 않는다.

작동T세포의 감염부위로의 귀소(homing)는 항원 인식과 관계가 없으나, 항원을 인식하는 림프구가 감염부위에 우선적으로 머물면서 활성화된다. 작동T세포의 감염부위로의 귀소는 주로 부착 분자와 케모카인에 의한다. 따라서 혈액에 존재하는 작동T세포는 항원특이성에 관계없이 어느 감염부위에도 들어갈 수 있다. 이러한 무작위적인 이동은 작동T림프구가 자신이 인식할 수 있는 미생물을 만날 수 있는 조직에 들어갈 기회를 최대화시킨다고 볼 수 있다. 순환계를 벗어나서 국부 조직에 존재하는 항원제시세포가 제시하는 미생물 항원을 인식할 수 있는 작동T세포는 다시 활성화되어 항원제시세포 내에 존재하는 미생물의 사멸에 기여하게 된다. 이러한 재활성화 반응에서 일어나는 과정 중의 하나가 VLA 인테그린 발현의 증가이다. 이들 인테그린 중 일부는 하이알유론산(hyaluronic acid)이나 피브로넥틴(fibronectin)과 같은 세포외층(extracellular matrix)에 존재하는 분자에 특이적으로 결합한다. 결과적으로 항원에 의하여 자극된 림프구는 항원 근처의 조직층에 단단하게 부착하며, 이에 의하여 세포가 염증반응 위치에 머물도록 한다. 이러한 선택적인 세포유지는 감염이 일어난 부위에 점점 더 많은 항원특이적인 T세포의 축적을 가능하게 한다.

이와 같은 T세포 이동의 결과, 감염에 대한 T세포매개면역반응은 어느 감염위치에서도 효율적으로 일어난다. 수지상세포에 의한 항원제시와 공동자극을 같이 요구하는 숫T세포 활성화와 달리 분화된 작동세포는 공동자극에 대한 의존성이 적다. 따라서 숫T세포의 증식과 분화는 수지상세포(공동자극자를 많이 발현함)가 항원을 제시하는 림프기관에 제한되어 일어나는 반면, 작동T세포의 기능은 수지상세포가 아니더라도 MHC 분자에 결합된 미생물 펩티드를 제시하는 어떤 종류의 숙주세포에 의해서도 재활성화될 수 있다.

백혈구 이동에 관련된 분자 상호작용을 이해하게 되면서 세포의 조직 이동 과정을 차단할 수 있는 물질 개발을 시도할 수 있게 되었다. 인테그린에 대한 항체는 염증질환인 다발성 경화증(multiple sclerosis)과 염증성 장질환(inflammatory bowel disease)에 효과적이다. 하지만 T세포의 조직 이동이 차단되면 T세포의 면역감시(immune surveillance) 기능에 손상이 일어나기 때문에, 이러한 약품의 사용은 새로운 감염 혹은 잠재 감염의 재활성화 가능성을 증가시킬 수 있어 임상적 사용에는 제약이 있다. S1P에 대한 저분자 저해제는 앞에 언급한 바와 같이 다발성 경화증의 치료에 사용된다. 케모카인 수용체에 대한 저 분자량 물질도 개발되었는데, 일부는 염증성 장질환에 효과를 보인다.

면역반응의 감소
DECLINE OF THE IMMUNE RESPONSE

면역반응이 최고조에 달했을 때 항원특이적인 림프구의 엄청난 팽창이 일어나기 때문에, 반응의 종료 후 기저상태로 돌아오는 항상성이 유지되어 다음의 감염병원체에 대한 반응을 준비해야 한다(그림 5.12 참조). 면역반응 동안에 T세포의 생존과 증식은 항원, CD28로부터 오는 공동자극 신호 그리고 IL-2와 같은 사이토카인에 의하여 유지된다. 일단 감염이 제거되고 림프구 활성화를 위한 자극이 사라지면, 항원에 반응하기 위하여 증식하였던 많은 세포로부터 이런 생존 신호가 박탈되며, 결과적으로 세포자멸사(apoptosis, programmed cell death)에 의하여 죽게 된다. 면역반응은 감염이 제거된 후 1~2주 내에 가라앉게 되며, 생존하고 있는 기억 림프구가 T세포매개면역반응이 일어났었다는 유일한 표시로 남게 된다.

요약하면, T세포는 유용한 세포매개면역반응을 생성하기 위하여 만나는 어려운 난관을 극복하기 위한 다양한 기작이 발달하였다.

- 숫T세포는 항원을 찾아내야 한다. 이 문제는 항원제시세포가 항원을 잡아 숫T세포가 재순환할 때 통과하는 지역에 존재하는 특화된 림프기관에 항원을 집중시켜 해결한다.
- 세포외 구역과 세포내 구역에서 유래된 항원에 대하여 정확한 종류의 T림프구(예, $CD4^+$ 보조T세포 혹은 $CD8^+$ CTL)가 반응하여야 한다. 이러한 선택적 반응은 CD4와 CD8 보조수용체의 2형 MHC와 1형 MHC 분자에 대한 특이성과 세포외(vesicular)와 세포내(세포질) 단백질 항원의 각각 2형 및 1형 MHC 분자에 의한 분리된 제시에 의하여 해결된다.
- T세포는 미생물 항원에는 반응해야 하지만 해가 없는 단백질에 대해서는 반응하지 않아야 한다. T세포 활성화를 위해서는 미생물에 의하여 APC에서 유도되는 공동자극자가 필요하기 때문에 이러한 미생물에 대한 반응선호도가 유지된다.
- 적은 수의 T세포에 의한 항원 인식으로부터 효과를 발휘할 수 있을 정도로 반응이 증가하여야 한다. 이는 항원자극에 의한 강력한 클론팽창과 미생물과 활성화된 T세포 자체에 의해 유도되는 반응 증진을 통한 증폭 기작에 의하여 이루어진다.
- 면역반응은 다양한 종류의 미생물에 대한 전투를 최적화시켜야 한다. 이는 특화된 작동T세포 아부류의 발생에 의하여 해결한다.

요약
SUMMARY

- T림프구는 포식세포에 의하여 섭취되어 세포내에 살거나 포식세포가 아닌 숙주세포를 감염한 세포내미생물에 대한 적응면역반응의 한 줄기인 세포성 면역반응의 세포이다. T림프구는 일부 세포외 미생물에 대한 방어를 매개하기도 하며, B림프구가 항체를 생산하도록 돕기도 하고, 암세포를 파괴하기도 한다.
- T림프구의 반응은 연속적인 단계로 이루어지는데, 숫T세포에 의한 세포결합 미생물의 인식, 증식을 통한 항원특이적 클론의 증폭, 그리고 일부 자손의 작동 및 기억세포로의 분화 순서로 이루어진다.
- T세포는 자신의 항원수용체를 이용하여 항원제시세포 표면의 MHC 분자에 의하여 제시된 펩티드 항원을 인식함으로써 반응 확립의 특이성을 확보하고, MHC 분자의 다형성(polymorphic) 잔기를 인식하여 T세포 반응의 MHC 제한(restriction)을 확립한다.
- T세포 수용체에 의한 항원 인식은 TCR에 결합된 분자(CD3와 ζ 사슬)와 각각 2형 및 1형 MHC 분자를 인식하는 CD4와 CD8 보조수용체를 통하여 세포내로 전달되는 신호를 유발한다.
- T세포의 항원제시세포 결합은 인테그린과 같은 부착 분자에 의하여 증진되며, 부착 분자의 리간드와의 친화도는 TCR에 의한 항원 인식에 의하여 증가된다.
- 미생물 혹은 선천면역반응의 일환으로 생산된 사이토카인에 노출된 항원제시세포는 공동자극자를 발현하는데, 이 공동자극자는 T세포에 발현되는 수용체에 결합하여 T세포 활성화에 필요한 2차 신호를 전달한다.
- 항원 인식과 공동자극에 의하여 T세포에서 촉발된 생화학적 신호는 사이토카인, 사이토카인 수용체 그리고 T세포 반응에 관여하는 다른 분자에 대한 유전자 발현을 자극하는 다양한 전사인자의 활성화를 이끌어낸다.
- TCR 신호전달 경로에는 단백질을 인산화시키는 단백질 티로신 키나아제(tyrosine kinase)가 연관되어 있으며, 인산화된 단백질에 다른 키나아제와 신호전달 분자가 결합하게 된다. 신호전달 경로에는 calcineurin/NFAT, RAS-MAP 키나아제, 그리고 PI-3 키나아제/mTOR 경로 등이 포함된다.
- 항원 인식과 공동자극에 대한 반응으로 T세포는 항원에 의하여 자극된 T세포의 증식을 유도하고 T세포의 작동기능을 매개하는 사이토카인을 분비한다.
- 항원과 보조자극에 의하여 활성화된 T세포는 증식을 통하여 항원특이적 클론팽창을 이루게 된다. 활성화된 T세포의 생존과 증식은 성장인자인 IL-2에 의하여 작동된다.
- 일부 T세포는 작동세포로 분화하여 감염의 제거를 담당한다. $CD4^+$ 작동세포는 CD40L이라는 표면 물질을 생산하고, 다른 백혈구가 미생물을 파괴할 수 있도록 활성화시키는 다양한 사이토카인을 분비한다. $CD8^+$ 작동세포는 감염된 세포와 암세포를 파괴할 수 있다.
- 일부 활성화된 세포는 기억세포로 분화되어 항원이 제거된 후에도 생존하여 항원이 다시 나타났을 때 빠른 반응을 가능하게 한다.
- 숫T세포는 주로 유입된 미생물이 축적되는 림프절과 같은 말초 림프 기관으로 이동하며, 림프 기관에서 생성된 많은 작동T세포는 감염 부위로 이동할 수 있다.
- 숫 및 작동T세포의 이동 경로는 부착분자와 케모카인에 의하

여 조절된다. T세포의 이동은 항원과 상관없으나, 조직에서 세포가 미생물 항원을 인식하게 되면 그 곳에 지속적으로 위치하게 된다.

연습문제 _REVIEW QUESTIONS

1. TCR 복합체의 구성요소는 무엇인가? 이들 구성요소 중 항원 인식을 책임지는 구성요소는 무엇이며, 신호전달에 관련하는 구성요소는 무엇인가?
2. T세포가 항원에 대한 반응을 시작할 때 TCR과 함께 사용하는 분자는 무엇이며, 이들 분자의 기능은 무엇인가?
3. 공동자극은 무엇인가? 공동자극의 생리학적 중요성은 무엇인가? 공동자극에 관련하는 리간드-수용체 짝은 무엇인가?
4. 항원 인식, T세포의 주된 생화학적 신호전달경로 그리고 전사인자의 생산 사이의 연결고리를 요약하라.
5. T세포의 근본적인 성장인자는 무엇인가? 항원에 노출되었을 때 왜 항원특이적인 T세포가 다른(bystander) T세포보다 더 잘 팽창되는가?
6. $CD4^+$ 작동T세포에 의한 다른 백혈구 활성화 기작은 무엇인가?
7. 기억T림프구의 주된 특성은 무엇인가?
8. CD28 가계의 어떤 단백질이 T세포 반응을 저해하며, 어떻게 작동하는가?
9. 숫T세포는 림프 기관으로 주로 이동하며, 항원에 의하여 활성화되어 분화된 작동T세포는 감염이 일어난 조직으로 주로 이동하는 이유는 무엇인가?

연습문제의 답과 설명은 297쪽에서 볼 수 있음.

6

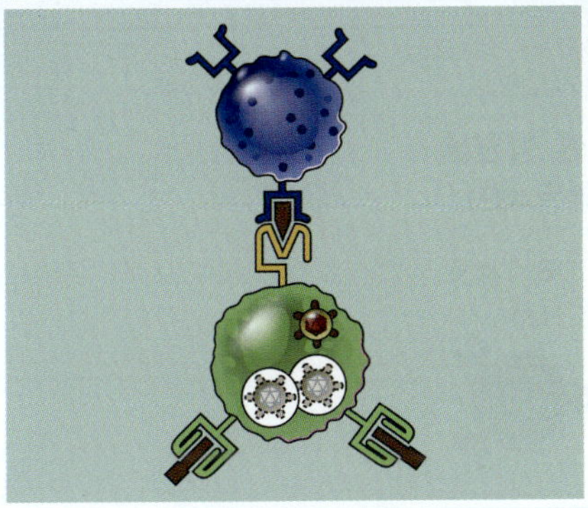

T세포매개면역의 작동기작

숙주 방어에 있어서 T세포의 기능

Effector Mechanisms of T Cell–Mediated Immunity

Functions of T Cells in Host Defense

이 장의 개요_Chapter Outline

숙주 방어에서 T림프구가 작동세포로 작용하는 것을 세포매개면역반응(cell-mediated immunity)이라 한다. T세포는 세포내에 생존하면서 증식하는 미생물의 제거와 일부 세포외 미생물의 제거에 필수적인데, 주로 감염성 병원체의 제거를 위하여 다른 세포를 동원한다. 또한 T세포는 외부 항원으로 인식될 수 있는 돌연변이된 단백질을 생산하는 암도 파괴할 수 있다(10장 참조). 이 장에서는 병원성 미생물에 대한 방어에서 T세포 반응에 집중할 예정이다. 세포매개면역반응은 숫T세포의 증식과 작동세포로의 분화를 위한 활성화에 의하여 시작한다. 이들 작동T세포의 대부분은 활성화 이후 감염 위치로 이동하여 미생물을 제거하는 기능을 수행한다. 일부 CD4$^+$ 작동세포는 림프기관에 머물며 B림프구가 고친화도 항체를 생산하도록 돕는다(체액면역, 7장 참조). 3장에서 T림프구에 의한 항원 인식을 위한 세포내미생물 항원의 제시에서 주조직적합복합체(major histocompatibility complex, MHC)의 기능을 설명하였고, 5장에서는 숫T세포의 활성화 과정을 알아보았다. 이 장에서는 다음 문제에 대하여 설명한다.

- 어떤 종류의 작동T세포가 미생물의 제거에 관여하는가?
- 숫T세포로부터 작동T세포로의 발달이 어떻게 일어나며, 이들 작동세포가 다양한 미생물에 의한 감염을 어떻게 제거하는가?
- 감염성 병원균의 파괴에서 큰포식세포 및 다른 백혈구의 역할은 무엇인가?

T세포매개면역반응의 종류

TYPES OF T CELL–MEDIATED IMMUNE REACTIONS

두 종류의 세포매개면역반응이 여러 종류의 다른 미생물을 제거한다. CD4$^+$ 보조T세포는 다른 백혈구를 동원하고 이들이 미생물을 섭취(소화)하고 파괴할 수 있도록 활성화시키는 분자를 발현하며, CD8$^+$ 세포독성 T림프구(CTL)는 감염된 세포를 직접 죽인다(그림 6.1). 미생물 감염은 신체 어느 곳에서나 일어나며, 일부 감염성 병원균은 숙주세포내에 감염하여 생존할 수 있다. 숙주세포내에 감염하여 생존하는 병원성 미생물에는 (1) 포식세포에 의하여 섭취되지만 포식세포의 사멸기작에 저항성을 가지고 있어 소낭이나 세포질에서 생존하는 여러 세균, 곰팡이, 그리고 원생동물 및 (2) 포식세포 혹은 비포식세포를 감염하여 세포질에서 생존하며 증식하는 바이러스들이 포함된다(5장의 그림 5.1 참조). CD4$^+$ 및 CD8$^+$ T세포는 각기 다른 세포 구역에 존재하는 미생물을 인식하며, 이들을 제거하는 반응 특성에도 차이가 있다.

- CD4$^+$T세포는 큰포식세포의 포식소낭(endocytic vesicle)으로 들어온 미생물 항원을 인식한다. 이들 미생물은 일반적으로 큰포식세포의 포식소낭에 제한적인 사멸기작에 저항할 수 있도록 진화되어 왔다. 이들 T세포는 포식세포의 살균기작을 자극할 수 있는 사이토카인 분비와 막 분자 발현에 의하여 미생물을 사멸시킬 수 있게 된다.

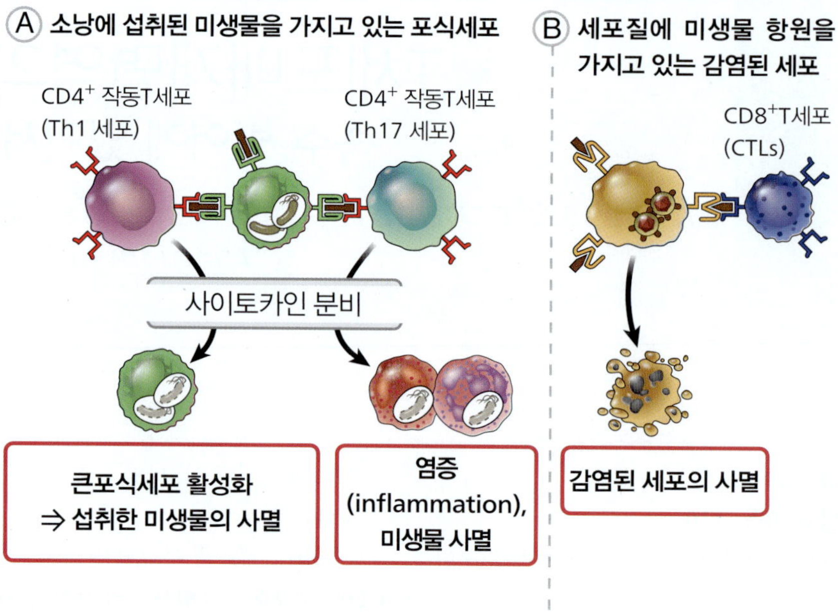

그림 6.1 세포매개면역. A, $CD4^+$ Th1 및 Th17 아부류의 작동세포는 미생물 항원을 인식하고 사이토카인을 분비하는데, 이 사이토카인은 백혈구를 동원(염증반응)하고 포식세포를 활성화시켜 미생물을 죽인다. Th2 아부류의 작동세포는 호산구를 동원하여 연충 기생충을 파괴한다(보여주지 않음). B, $CD8^+$ 세포독성 T림프구(CTL)는 세포질에 미생물 항원을 가지고 있는 감염된 세포를 죽인다. $CD8^+$T세포는 염증을 유도하고 큰포식세포를 활성화시키는 사이토카인도 분비한다(보여주지 않음).

- $CD4^+$T세포는 식작용과 다른 기작에 의하여 세포외 미생물을 파괴할 수 있는 다른 백혈구(예, 호중구, 호산구)를 모을 수 있는 사이토카인을 분비하기도 한다.
- 반면에, $CD8^+$T세포는 감염된 세포의 세포질에 존재하는 미생물 항원을 인식하여 이들 세포를 파괴한다.

병원체에 대한 세포매개면역은 세포내 세균 감염에 대한 면역이 혈청 항체에 의하지 않고 세포(이제는 T림프구로 알려짐)에 의하여 면역을 가진 동물에서 면역을 가지지 않은 동물로 전달될 수 있는 형태로 처음 발견되었다(그림 6.2). 오래 전 연구로부터 림프구가 각각 미생물에 대한 세포매개면역의 특이성을 결정하지만, 미생물의 제거는 활성화된 큰포식세포의 기능이라는 것이 알려졌다. 이미 설명하였지만, $CD4^+$T세포는 주로 고전적인 세포매개면역을 담당하고, $CD8^+$T세포는 포식세포의 도움 없이 감염을 제거할 수 있다.

T세포매개면역반응은 몇 가지 단계로 이루어져 있다(그림 5.2 참조). 숫T세포는 2차(말초) 림프기관에서 미생물 항원에 의하여 자극되어 감염을 제거하는 기능을 가진 작동T세포가 된다. 분화된 작동T세포는 감염 부위로 이동하는데, 이곳에 있는 포식세포는 미생물이나 미생물 단백질을 세포내 소낭으로 섭취하여 단백질 분해를 통하여 펩티드 조각으로 만든 후 2형 MHC 분자에 결합시킨 후 세포표면에 제시하며, 이를 $CD4^+$ T세포가 인식한다. 감염된 세포의 세포질에 있는 미생물 단백질에서 유래된 펩티드 항원은 1형 MHC에 결합되어 세포표면에 제시되며, $CD8^+$ T세포에 의하여 인식된다. 항원 인식은 작동T세포를 활성화시켜 감염성 병원체를 제거하는 과제를 이행하게 한다. 따라서 세포매개면역에서 T세포는 단백질 항원을 두 단계에서 인식한다. 첫째, 숫T세포는 2차 림프조직에서 항원을 인식하며, 증식과 작동 세포로의 분화를 통하여 반응하게 된다(5장 참조). 둘째, 작동T세포는 몸 어딘가에 있는 동일한 항원을 인식하며, 이들 미생물을 제거하는 방식으로 반응하게 된다.

이 장에서는 $CD4^+$ 및 $CD8^+$ 작동T세포가 어떻게 미생물에 대한 반응으로 분화되며, 어떻게 이들 미생물을 제거하는지 설명한다. $CD4^+$ 보조T림프구와 $CD8^+$ CTL은 감염에 대하여 독특한 기작을 활용하여 싸우기 때문에 이들 림프구 집단의 작동세포로의 발달과 기능은 각각 논의한다. 우리는 두 집단의 림프구가 세포내미생물 제거에 어떻게 협조하는지 설명하면서 끝을 맺을 예정이다.

$CD4^+$ 작동T림프구의 발달과 기능

DEVELOPMENT AND FUNCTION OF $CD4^+$ EFFECTOR T LYMPHOCYTES

$CD4^+$ 계열 작동세포가 그들이 생산하는 사이토카인에 의하여 구별될 수 있다는 개념을 5장에서 소개한 바 있다. 이들 $CD4^+$T세포 아부류는 기능이 다르고, 세포매개면역에서 각각 다른 역할을 한다.

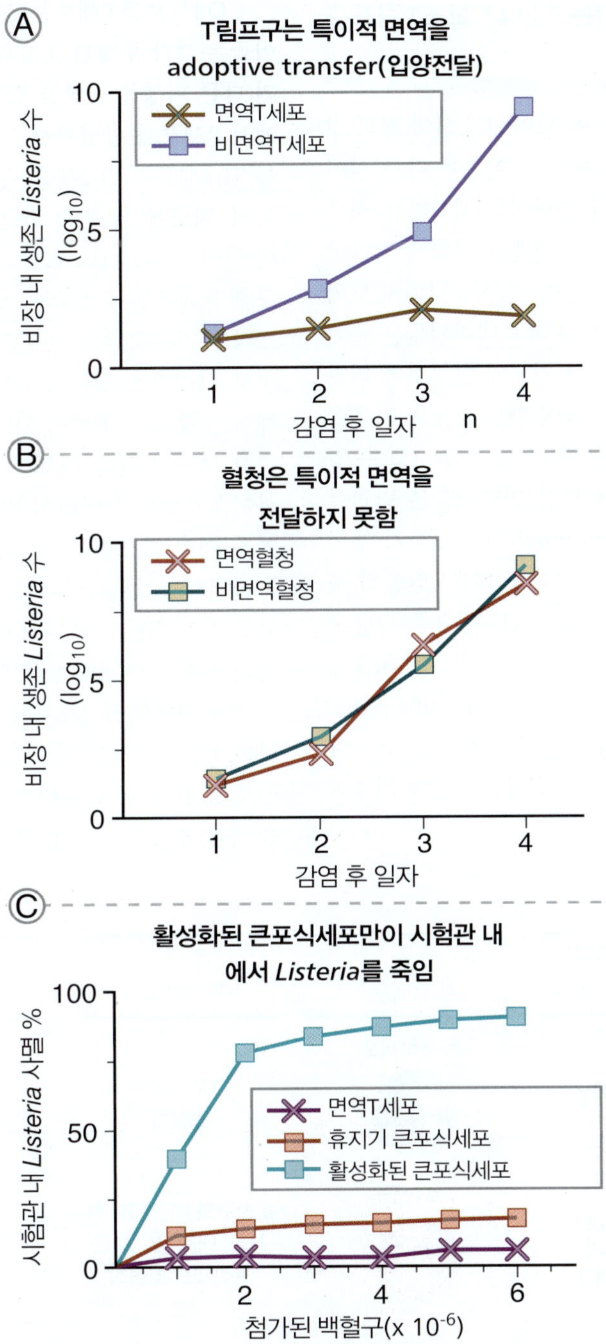

그림 6.2 세포내 세균인 *Listeria monocytogenes*에 대한 세포매개면역. 이 실험에서는 준치사량(sublethal dose)의 *Listeria* 세균에 노출된 마우스(면역 마우스)로부터 림프구 시료 혹은 혈청(항체의 기원)을 채취하여 정상(숫) 마우스에 전달하였고, adoptive transfer(입양전달)를 받은 수여자(recipient) 마우스에 세균을 감염시켰다. 수여자에게 면역반응이 전달되었는지 결정하기 위하여 수여자 마우스의 비장에서 세균 수를 결정하였다. 세균 감염에 대한 방어(회수되는 살아있는 세균 수의 감소로 알 수 있음)는 면역 림프세포(아직 T세포인지는 모름)의 전달에 의하여 유도되었지만(**A**), 혈청의 전달에 의해서는 유도되지 않았으며(**B**), 비면역세포 혹은 비면역 혈청의 전달에 의해서도 방어가 유도되지 않았다. 시험관 내에서 활성화 된 큰포식세포는 세균을 죽일 수 있었지만, T세포는 그런 능력을 보이지 않았다(**C**). 따라서 방어면역은 항원특이적인 T림프구(최초에 준치사 감염에 의하여 유도된)에 의존하지만, 세균의 사멸은 활성화된 큰포식세포의 기능에 의한다.

사이토카인 양상에 의하여 구분되는 CD4$^+$ 보조T림프구 아부류

Subsets of CD4$^+$ Helper T Cells Distinguished by Cytokine Profiles

보조 T (Th)세포에 의하여 생산되는 사이토카인의 분석 결과 기능적으로 구분되는 CD4$^+$T세포가 존재하며, 이들은 다른 사이토카인을 생산하고, 각각 다른 종류의 병원체를 제거하는 것으로 나타났다. 이들 아부류의 존재는 면역체계가 어떻게 다양한 미생물에 대하여 최적화된 특징적인 반응을 갖추고 있는지 보여주고 있다. 예를 들면, mycobacteria 같은 세포내미생물은 포식세포에 의하여 섭취되지만 포식세포의 선천면역 활성화에 의한 세포내 사멸에 저항한다. 이러한 미생물에 대한 T세포 반응은 포식세포를 활성화시켜 이들이 섭취한 미생물을 사멸시킬 수 있도록 한다. 반면에, 연충(helminth)에 대한 면역반응은 면역글로불린 E (IgE) 항체 생성과 호산구(eosinophil) 활성화가 주된 반응인데, 이 두 반응 모두 T세포에 의하여 자극되어 연충의 제거를 돕는다. 세포외 세균 및 곰팡이에 대한 면역반응은 호중구에 의한 병원체의 식세포작용과 사멸에 의하여 조절되는데, T세포가 생산하는 사이토카인이 이러한 호중구반응(neutrophilic response)을 증진시킨다. 이러한 각기 다른 면역반응은 각기 다른 사이토카인을 생산하는 CD4$^+$ 작동T세포의 아집단에 의하여 매개된다.

CD4$^+$ 보조T세포는 3개 아부류의 작동세포로 분화하는데, 이들은 각각 뚜렷한 조합의 사이토카인을 발현하고 조직에서 각기 다른 미생물 감염을 방어하며, 4번째 아부류는 2차 림프기관에서 B세포를 활성화시킨다(그림 6.3). 첫 번째로 확인된 아부류는 Th1세포와 Th2세포(각각 1형 보조T세포와 2형 보조T세포)이며, 나중에 세 번째 집단이 밝혀졌는데, 특징적인 사이토카인이 인터루킨-17 (IL-17)이기 때문에 Th17세포라 불린다. B 림프구를 도와주는 T세포는 소포보조 T (Tfh, T follicular helper)세포라 불리는데, 이것은 7장에서 서술할 예정이며 이 장에서는 더 이상 고려하지 않는다. 이러한 소집단의 발견은 면역반응을 이해하는 중요한 초석이 되며, 세포분화의 과정을 공부하는 데 훌륭한 모델이 된다. 하지만 일부 활성화된 CD4$^+$T세포는 다양한 사이토카인을 혼합하여 발현하기 때문에 이들 아부류로 분류하기가 쉽지 않으며, 가소성(plasticity)이 커서 한 아부류가 어떤 조건에서는 다른 아부류로 전환되기도 한다. 이러한 위험성에도 불구하고 주된 아부류별 CD4$^+$ 작동세포의 기능은 세포매개면역의 기작을 이해하는 데 도움이 된다.

적응면역에서 생산되는 사이토카인에는 Th 아부류뿐만 아니라, CD4$^+$ 조절T세포 및 CD8$^+$T세포에서 생산되는 사이토카인도 포함된다. 적응면역의 사이토카인은 일부 일반적인 특성을 공유하기도 하지만, 각기 다른 생물학적 활성을 가지며, 각 작

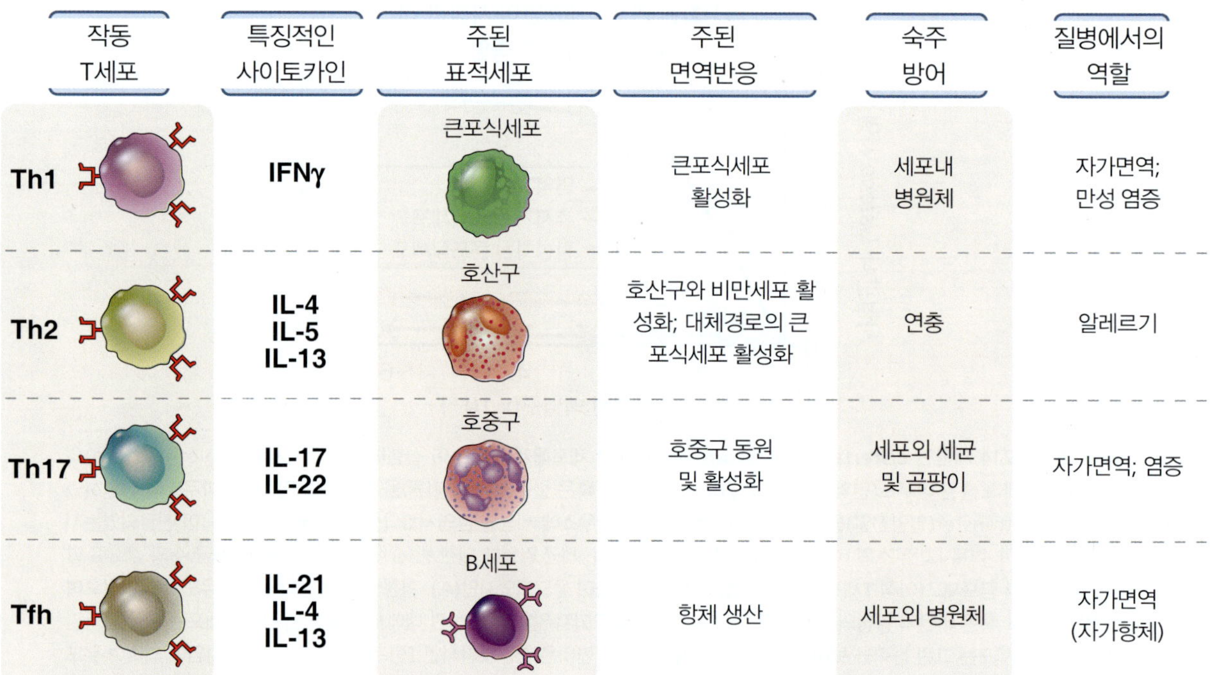

그림 6.3 CD4$^+$ 보조T림프구 아부류의 특징. 숫CD4$^+$T세포는 각각 다른 종류의 세포(표적세포라 함)를 동원하고 활성화시키는 다른 사이토카인을 생산하는 아부류로 분화하며, 숙주 방어에서 다른 종류의 감염에 대하여 대응한다. 이들 아부류는 다양한 염증 질병에도 관련한다. 이 표는 Th1, Th2, Th17 및 Tfh 보조T세포 아부류 사이에 보이는 주요 차이를 요약하고 있다. *IFN*, interferon; *IL*, interleukin.

A T세포 사이토카인의 일반적인 특성

특성	중요성
항원에 반응하여 일시적으로 생산	필요할 때만 사이토카인 공급
보통은 사이토카인을 생산하는 동일한 세포에 작용하거나(autocrine) 혹은 주변의 세포에 작용(paracrine)	전신에서의 사이토카인 작용은 중증의 감염이나 자가면역을 나타냄
Pleiotropism(다면 발현성): 각 사이토카인이 복수의 생물학적 활성을 가짐	다양한 활성을 제공하지만, 원하지 않는 효과 때문에 사이토카인의 임상적 사용을 제한
Redundancy(중복성): 다양한 사이토카인이 동일하거나 유사한 생물학적 활성을 공유	하나의 사이토카인을 차단해도 원하는 효과를 얻을 수 없음

B 몇 가지 T세포 사이토카인의 생물학적 활성

사이토카인	주된 활성	생산하는 세포
IL-2	T세포 증식; 조절T세포의 발달과 유지	활성화된 T세포
인터페론-γ (IFN-γ)	큰포식세포 활성화 (고전경로)	$CD4^+$ Th1 및 $CD8^+$T세포, 자연살해(natural killer, NK) 세포, ILC1
IL-4	B세포에서 IgE로의 전환; 대체경로의 큰포식세포 활성화	$CD4^+$ Th2 T세포, 비만세포
IL-5	호산구 활성화	$CD4^+$ Th2 T세포, ILC2
IL-13	B세포에서 IgE로의 전환; 대체경로의 큰포식세포 활성화	$CD4^+$ Th2 T세포, ILC2
IL-17	급성 염증반응의 자극	$CD4^+$ Th17 T세포, ILC3, 다른 세포
IL-21	B세포 활성화; Tfh 분화	$CD4^+$ Tfh T세포
IL-22	상피장벽 기능 유지	$CD4^+$ Th17 T세포, NK 세포, ILC3

그림 6.4 **$CD4^+$ 보조T림프구에 의하여 생산되는 주된 사이토카인의 특성.** **A,** 적응면역반응 동안 생산되는 사이토카인의 일반적인 특성. **B,** T세포매개면역반응에 관여하는 사이토카인의 기능. T세포 활성화와 관련하여 5장에서 논의했던, T세포 활성화 후 초기에 발현하는 IL-2는 처음 확인된 T세포 사이토카인임을 주목하라. Transforming growth factor β (TGF-β)는 면역반응의 억제작용을 주로 하며, 이 기능에 대해서는 9장에서 논의한다. 선천면역의 사이토카인에 대해서는 그림 2.14에 나타나 있는데, 이들 중 많은 종류는 T세포에 의하여 만들어지기 때문에 적응면역에서도 작용한다. 이들 사이토카인과 사이토카인 수용체에 대한 추가적인 정보는 부록 III에 설명되어 있다. *IgE*, immunoglobulin E; *IL*, interleukin; *ILC*, innate lymphoid cell(선천림프세포, 숫자로 다른 종류를 표시); *Tfh*, T follicular helper(세포); *Th*, T helper(세포)

동기나 반응의 조절에서 독특한 역할을 한다(그림 6.4). $CD4^+$T 세포 아부류의 기능은 이들이 생산하는 사이토카인의 작용을 반영한다. 면역반응의 초기에 ILC1, ILC2 및 ILC3 (2장 참조)와 같은 선천림프세포(innate lymphoid cell, ILC)에서 생산되는 사이토카인 집단과 유사한 사이토카인이 나중에 각각 Th1, Th2 및 Th17 세포에서 보다 많은 양으로 생산된다. 선천면역과 적응면역의 조합에서 보이는 이러한 유사한 사이토카인 발현 특성과 기능적 유사성 때문에 때때로 이들은 "1형 면역(type 1 immunity)", "2형 면역(type 2 immunity)" 및 "3형 면역(type 3 immunity)"으로 각각 구분하기도 한다.

각 아부류의 $CD4^+$T세포는 각 아부류가 가장 잘 제거할 수 있는 종류의 미생물에 대한 반응을 발달시킨다. 각각의 미생물은 수지상세포나 다른 세포로부터 각각 다른 사이토카인의 생산을 유발하며, 이들 사이토카인은 항원에 의하여 활성화된 각 아부류의 T세포 분화를 유발한다. 우리는 다음에 $CD4^+$ 작동T세포의 주된 아부류 각각의 기능과 발달을 논의한다.

Th1 세포

Th1 Cells

Th1세포는 포식세포에 의하여 섭취된 미생물의 사멸을 자극한다(그림 6.5). Th1 세포의 가장 중요한 사이토카인은 큰포식세포 활성화에 가장 효과적인 사이토카인으로 알려진 인터페론-γ (IFN-γ)이다[명칭이 유사함에도 불구하고 IFN-γ는 1형 IFN들에 비하면 약한 항바이러스 사이토카인임(2장 참조)].

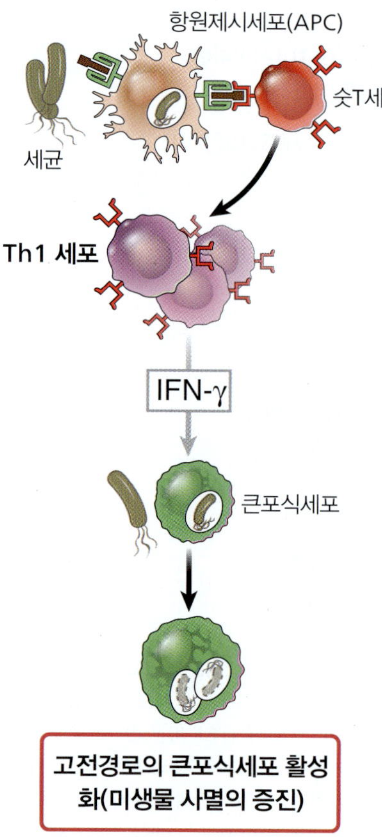

그림 6.5 Th1 세포의 기능. Th1 세포는 인터페론-γ (IFN-γ) 사이토카인을 생산하는데, IFN-γ는 포식한 미생물을 죽일 수 있도록 포식세포를 활성화시킨다(큰포식세포 활성화의 고전경로). 마우스에서는 IFN-γ가 IgG 항체 생산을 자극하지만, 사람에서는 아직 확인되지 않았다. *APC*, antigen-presenting cell; *Th1*, T helper 1 (세포)

Th1 세포는 CD40 리간드와 IFN-γ를 통하여 작용하며, 큰포식세포가 포식한 미생물의 사멸능력을 증진시킨다(그림 6.6). 큰포식세포는 선천면역반응의 일환으로 미생물을 분해하고 파괴하려고 하는데(2장 참조), 이러한 작용은 Th1 세포와 큰포식세포의 상호작용에 의하여 크게 증진된다. Th1세포에서 CD40 리간드(CD40L, 혹은 CD154) 발현과 IFN-γ 분비가 유도된다. CD40L가 큰포식세포가 발현하는 CD40와 결합하고 동시에 IFN-γ가 동일한 큰포식세포에 발현하는 수용체에 같이 결합하면 생화학적 신호전달 경로가 자극되어 활성산소종(reactive oxygen species, ROS)과 산화질소(nitric oxide, NO)의 생성, 그리고 용해소체(lysosome) 단백질 분해효소의 활성화가 일어난다. 이들 분자는 강력한 살균능력을 가진다. CD40 및 IFN-γ 매개 활성화의 결과는 큰포식세포가 강력한 살균능력을 갖게 되고, 섭취한 미생물을 파괴할 수 있게 된다. 이러한 CD40와 IFN-γ에 의한 큰포식세포 활성화 경로를 나중에 설명할 Th2가 매개하는 대체 큰포식세포 활성화(alternative macrophage activation)와 비교하여 **고전 큰포식세포 활성화(classical macrophage activation)**라고 한다. 고전적인 활성화 과정을 거친 큰포식세포는 종종 M1 큰포식세포라고 불리며, 염증반응을 자극하고 MHC 분자와 공동자극자의 발현을 증진시켜 T세포 반응을 증폭시킨다. $CD8^+$T세포도 IFN-γ를 분비하며, 큰포식세포 활성화와 섭취된 미생물의 사멸에 기여한다.

Th1세포의 세포내미생물에 대한 방어에서의 결정적인 역할은 이 아부류의 발달과 기능에 유전적으로 이상을 가진 사람이 일반적으로 건강한 사람에게서 질병을 유발하지 않고 주변에 널리 퍼져 있는 비정형(nontuberculous) mycobacteria종과 같은 미생물에 의한 파괴적인 감염에 민감하다는 사실에서 알 수 있다.

백혈구 모집 및 활성화와 같은 동일한 반응이 단백질로 면역화되거나 미생물에 의하여 감염된 적이 있는 사람의 피부에 미생물(혹은 다른) 단백질을 주사하면 유발될 수 있다. 이러한 반응을 **지연형 과민반응(delayed-type hypersensitivity**, DTH)이라 하며, 11장에서 해로운 면역반응에 대하여 논의할 때 설명할 예정이다.

Th1 세포의 분화

Differentiation of Th1 Cells

숫$CD4^+$T세포의 Th1 작동세포로의 분화는 항원에 의하여 유도된 T세포 수용체(TCR) 신호와 IL-12 및 IFN-γ 사이토카인의 조합에 의하여 촉발된다(그림 6.7). 많은 세균(특히 식세포 내에 사

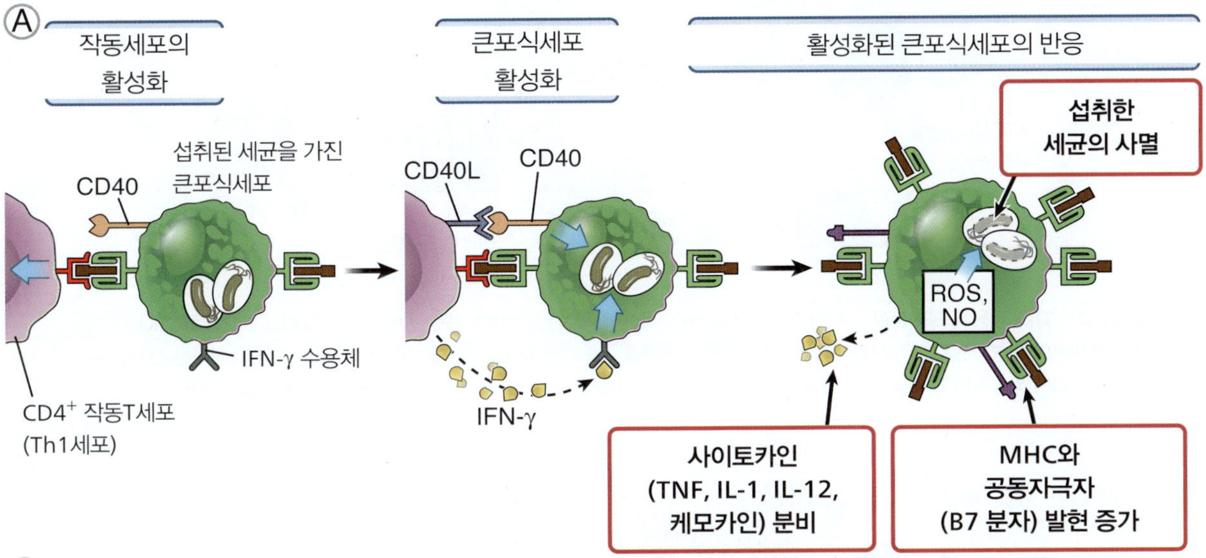

B

큰포식세포 반응	세포매개 면역반응에서의 역할
활성산소종, 산화질소 생산, 용해소체 효소의 증가	포식용해소체 내 미생물 사멸 (큰포식세포의 작동 기능)
사이토카인(TNF, IL-1, IL-12) 및 케모카인 분비	TNF, IL-1, 케모카인: 백혈구 동원(염증) IL-12: Th1 differentiation, IFN-γ production
B7 공동자극자와 MHC 분자 발현 증가	T세포 활성화 증진 (T세포 반응의 증폭)

그림 6.6 Th1 림프구에 의한 큰포식세포 활성화. Th1 아부류의 작동T림프구는 큰포식세포가 섭취한 미생물 항원을 인식한다. 이러한 인식에 대한 반응으로 T림프구는 큰포식세포의 CD40에 결합하는 CD40L을 발현하며, 큰포식세포 표면의 수용체에 결합하는 IFN-γ를 분비한다. 이들 신호의 조합에 의하여 큰포식세포가 활성화되어 섭취된 미생물을 죽일 수 있는 살균물질이 생산되는데, 이를 고전경로의 큰포식세포활성화라고 한다. 활성화된 큰포식세포는 염증을 유도하는 종양괴사인자(TNF), 인터루킨-1(IL-1) 및 케모카인과 같은 사이토카인과 Th1 반응을 촉진하는 IL-12를 분비한다. 활성화된 큰포식세포는 더 많은 주조직적합복합체(MHC) 및 공동자극자를 발현하는데, 이는 T세포 반응 더욱 증진시킨다. **A**, 그림은 2형 MHC-결합 펩티드를 인식하고 큰포식세포를 활성화시키는 $CD4^+$T세포를 보여주고 있다. **B**, 큰포식세포 반응과 이의 세포매개면역에서의 역할 요약. *NO*, nitric oxide; *ROS*, reactive oxygen species

는 세균)과 바이러스에 대한 반응으로 수지상세포와 큰포식세포는 IL-12를 생산하며, 자연살해세포(natural killer cell, NK cell)는 IFN-γ를 생산한다. 따라서 숫T세포가 이들 미생물의 항원을 인식하면, T세포가 IL-12와 IFN-γ에도 노출되게 된다. IL-12와 IFN-γ는 각각 Stat4와 Stat1 전사인자를 활성화시키며, 항원에 의하여 유도된 신호는 사이토카인과 함께 Th1 발달과 기능에 필수적인 T-bet 전사인자의 발현을 유도한다. 이러한 전사인자들은 서로 협동하여 IFN-γ와 Th1 세포의 감염부위 이동에 관여하는 다른 단백질 발현을 자극한다. IFN-γ는 큰포식세포를 활성화하여 섭취한 미생물을 사멸시킬 뿐만 아니라 더 많은 Th1 세포의 발달을 촉진하고, Th2 및 Th17 세포의 발달을 저해한다. 따라서, IFN-γ는 반응을 Th1 아부류 쪽으로 더욱 치우치게 한다.

Th2 세포

Th2 Cells

Th2 세포는 호산구에 의하여 매개되는 기생충 파괴를 촉진하며, 조직 손상 회복에 연관되어 있다(그림 6.8). Th2 세포의 특징적인 사이토카인인 IL-4, IL-5 및 IL-13은 기생충 감염제거에 서로 협력하여 기능한다. 연충은 너무 커서 포식작용이 불가능하기 때문에 큰포식세포 활성화가 아닌 다른 파괴 기작이 필요하다. Th2 세포가 연충 항원을 만나면 T세포는 사이토카인을 분비한다. Th2 세포가 분비하는 IL-5에 의하여 활성화된 호산구는 과립(granule) 내용물을 분비하게 되는데, 이 내용물이 기생충에 대한 독성을 가진다. IL-13은 점액 분비와 장 연동운동을 자극하여 장으로부터 기생충 방출을 증진시킨다. Th2 반응은 때때로 Tfh

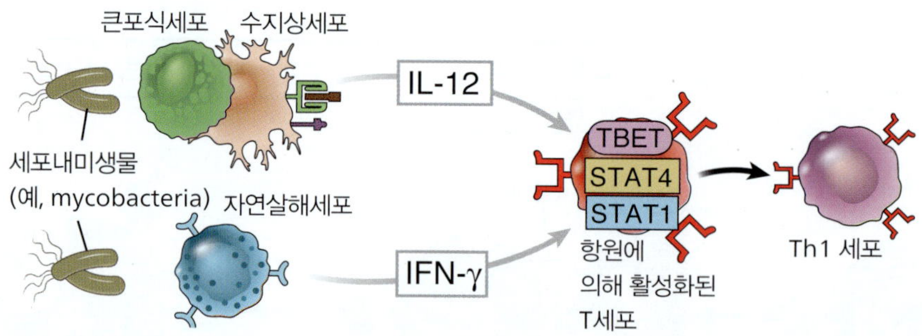

그림 6.7 Th1 작동세포의 분화. 각각 다른 종류의 미생물에 반응하는 수지상세포, 큰포식세포, 그리고 자연살해(NK) 세포는 항원에 의하여 활성화된 $CD4^{+}$ T세포를 Th1 아부류로의 분화를 유도하는 사이토카인을 분비한다. 이 과정에 관여하는 전사인자는 항원에 의하여 활성화된 T세포의 상자에 표시되어 있다. *IFN-γ*, interferon- γ, *IL*, interleukin, *NK*, natural killer.

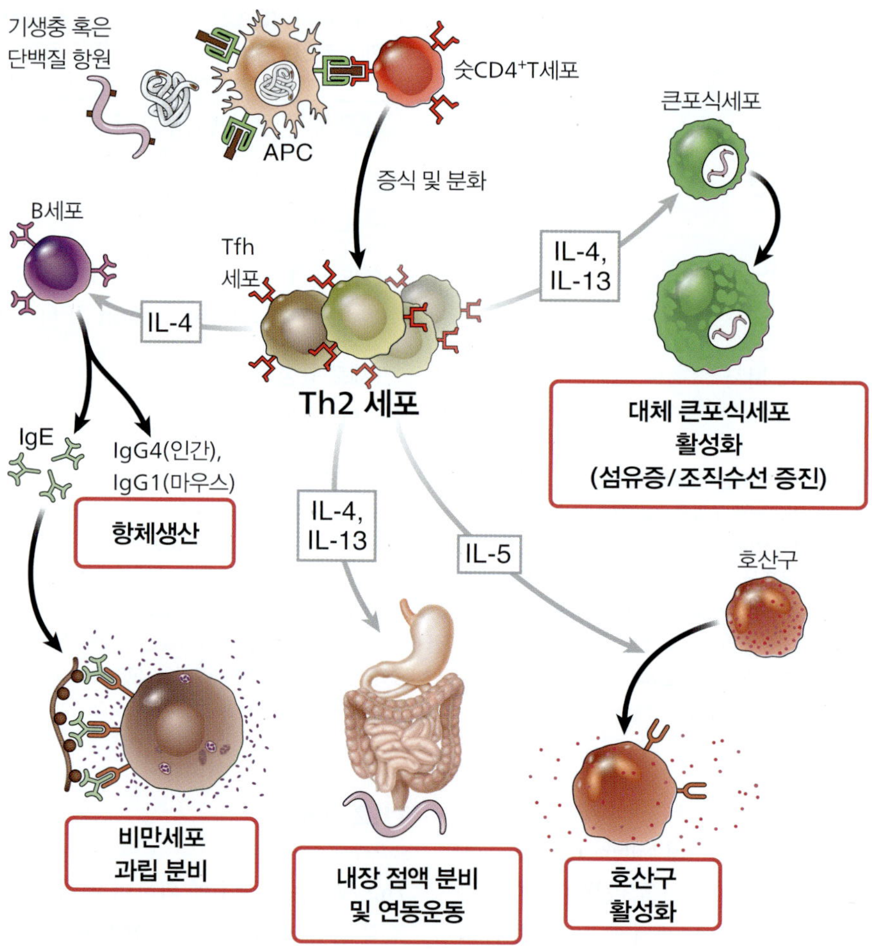

그림 6.8 Th2 세포의 기능. 상피세포(주로 상처나 감염에 대한 반응)에서 생산되는 사이토카인은 항원제시세포(*APC*)나 숫T 세포에 작용하여 이들 T세포의 Th2 세포로의 분화를 자극한다. Th2 세포는 인터루킨-4 (IL-4), IL-5 및 IL-13과 같은 사이토카인을 생산한다. IL-4(및 IL-13)는 B세포에 작용하여 비만세포에 결합하는 IgE의 생산을 주로 자극한다. 항체생산에 대한 도움은 전형적인 Th2 세포가 아닌, Th2 사이토카인을 분비하며 림프기관에 존재하는 Tfh으로부터 받는다. IL-5는 연충 파괴에 중요한 반응인 호산구를 활성화시킨다. *APC*, antigen-presenting cell; *Ig*, immunoglobulin

세포가 동반되는데, Tfh 세포는 IL-4 및 IL-13을 생산하여 IgE 클래스전환(class switching)을 유도한다. IgE는 비만세포에 결합하여 세포의 활성화를 유도하며, 화학적 매개체를 분비하도록 하여 염증과 독소를 파괴하는 단백질 분해효소의 생산을 촉진한다.

Th2 사이토카인은 손상 후 상피장벽 조직 회복을 촉진하는데, 이는 대체 큰포식세포 활성화(alternative macrophage activation)의 자극에 의하여 일부 진행된다(그림 6.9). IL-4와 IL-13은 앞에 설명한 살균 및 염증성 큰포식세포 작용인 포식세포활성화의 고전경로를 저해한다. 동시에 Th2 사이토카인은 대체 큰포식세포 활성화를 유도하는데, 고전 경로의 활성화와 구분하기 위하여 이름지어졌다. 대체경로를 통하여 활성화된 큰포식세포는 섬유아세포(fibroblast)에서 콜라겐 합성과 혈관신생을 증가시켜 조직 손상 후 회복을 촉진하는 성장인자를 생산하는데, 다양한 질병 상황에서 섬유증(fibrosis) 발생에 기여한다.

Th2 세포는 환경 항원에 대한 알레르기 반응에 관련되어 있다. 이러한 반응을 일으키는 항원을 알레르기원(allergen)이라 한다. 이들은 유전적으로 민감한 개인에게서 Th2 반응을 유도하며, 알레르기원에 반복적으로 노출되면 비만세포와 호산구 활성화가 촉발된다. 알레르기는 가장 흔한 면역질환이며, 11장에서 과민반응을 논의할 때 다시 이야기할 예정이다. IL-5 길항제(antagonist)는 천식(asthma) 치료제로 승인되어 있으며, IL-4/IL-13 수용체에 대한 항체는 천식과 알레르기 질병인 아토피 피부염(atopic dermatitis) 치료제로 승인되어 있다. Th2 유도 사이토카인인 TSLP (thymic stromal lymphopoietin)와 IL-33에 대한 항체 역시 천식 치료제로 승인되어 있다.

감염성 미생물에 대한 Th1 및 Th2 세포의 상대적인 활성화는 감염에 의한 결과를 결정한다(그림 6.10). 예를 들면, 기생 원생동물인 *Leishmania major*는 큰포식세포의 포식 소낭에 사는데, 이를 제거하기 위해서는 *L. major*에 특이적인 Th1 세포에 의한 큰포식세포 활성화가 필요하다. 대부분의 순계(inbred) 마우스 주는 기생충에 대하여 효과적인 Th1 반응이 가능하여 감염의 제거가 일어난다. 하지만, 일부 순계 마우스 주는 *L. major*에 대한 반응이 주로 Th2 세포에 의하여 일어나게 되어 감염에 굴복하게 된다. 사람에게서 나병(leprosy)을 일으키는 *Mycobacterium leprae*도 큰포식세포 내에 살며 세포매개면역 기작에 의하여 제거된다. *M. leprae*에 감염된 일부 사람의 경우 감염을 제거시키지 못하는데, 치료를 하지 않을 경우 파괴적인 형태의 질병

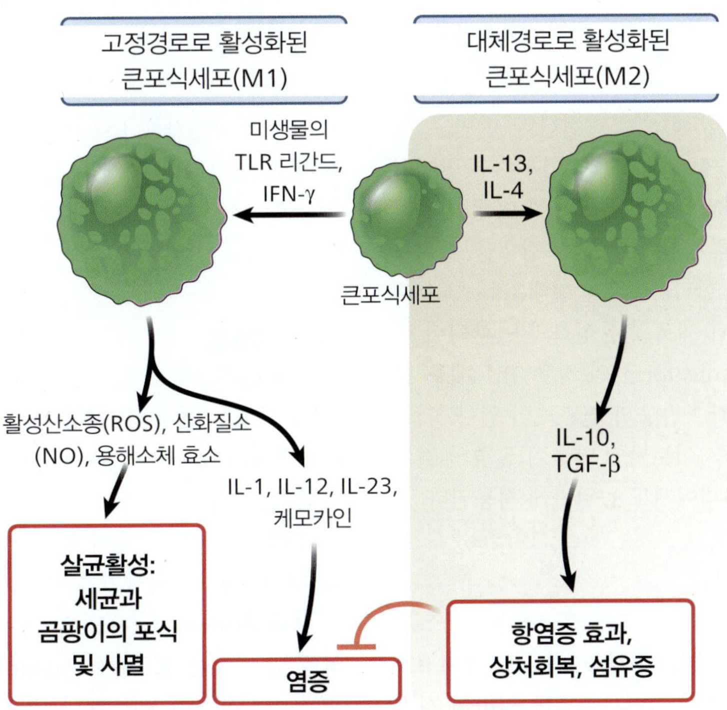

그림 6.9 큰포식세포 활성화의 고전 및 대체경로. TLR에 결합하는 미생물 산물과 인터페론-γ(IFN-γ)와 같은 사이토카인에 의하여 유도되는 고전경로 활성화 큰포식세포(M1)는 살균 및 염증유도 활성을 가진다. 인터루킨-4(IL-4)와 IL-13(일부 T림프구 아부류와 다른 백혈구에 의하여 생산됨)에 의하여 유도되는 대체경로 활성화 큰포식세포(M2)는 조직 수선과 섬유증에 중요하다. M1과 M2 집단은 극단적인 표현형을 나타내지만, 다른 조합의 단백질을 발현하는 큰포식세포 집단도 존재할 수 있다. 또한, 대부분의 감염에서 활성화된 큰포식세포가 다양한 조합으로 유도될 수 있다. *NO*, nitric oxide; *ROS*, reactive oxygen species; *TGF-β*, transforming growth factor β; *TLR*, Toll-like receptor

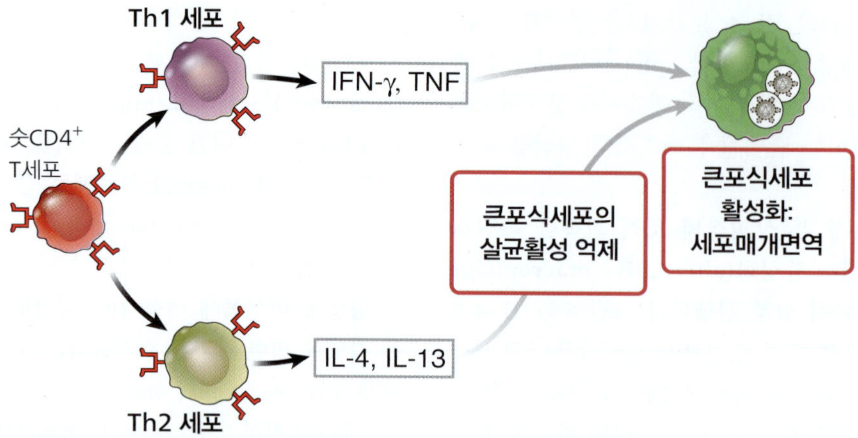

감염	반응		결과
Leishmania major	대부분의 순계 마우스: Th1	⇒	회복
	BALB/c 마우스: Th2	⇒	감염의 확산
Mycobacterium leprae	일부 환자: Th1	⇒	결핵성 나병
	일부 환자: Th1 손상 혹은 Th2 우세	⇒	나종성 나병 (많은 세균 수)

그림 6.10 Th1과 Th2 세포 활성화의 균형이 세포내 감염의 결과를 결정한다. 숫CD4$^+$T림프구는 Th1 세포로 분화하여 포식세포를 활성화시켜 섭취한 미생물을 죽이며, Th2 세포로 분화하면 고전경로의 큰포식세포 활성화를 억제한다. 이 두 아부류 간의 균형은 마우스에서의 *Leishmania* 감염 및 인간에서의 나병을 예를 들어 설명한 바와 같이 감염의 결과에 영향을 미친다. *IFN*, interferon; *IL*, interleukin; *TNF*, tumor necrosis factor.

인 나종형 나병(lepromatous leprosy)으로 발전한다. 반면, 일부 환자에서는 활성화된 T세포와 큰포식세포가 감염부위 주변에서 세균에 의하여 강한 세포매개면역반응을 유도하여 미생물이 거의 생존하지 못하게 되는데, 이렇게 손상이 덜한 감염을 결핵형 나병(tuberculoid leprosy)이라 한다. 결핵형 형태(tuberculoid form)는 *M. leprae* 특이적인 Th1 세포의 활성화와 연관되어 있으며, 파괴적인 나종형(lepronatous form)의 경우 Th1 세포 활성화의 결핍 혹은 때때로 강한 Th2 반응과 연관되어 있다. 이와 같이 감염 병원체에 대한 T세포 사이토카인 반응이 질병의 결과를 결정한다는 원칙은 다른 감염병에서도 동일하게 적용된다.

Th2 세포의 분화

Differentiation of Th2 Cells

숫 CD4$^+$T세포의 Th2 세포로의 분화는 IL-25, IL-33, TSLP와 같은 손상된 상피세포에서 분비되는 사이토카인에 의하여 시작되며, 비만세포나 다른 조직세포에서 생산되는 IL-4와 연충 감염 부위에 존재하는 T세포 자신에 의하여 추가적으로 자극된다(그림 6.11 참조). IL-4는 STAT6 전사인자를 활성화시키며, 항원에 의하여 유도된 신호가 IL-4와 함께 Th2 세포 분화에 필요한 전사인자인 GATA-3의 발현을 유도한다. Th1 세포와 비슷하게 이들 전사인자는 Th2 사이토카인과 세포 이동에 필요한 단백질 발현을 자극하기 때문에 Th2 반응을 촉진한다. Th2 세포에 의하여 생산되는 IL-4는 Th2 분화를 더 증진시키기 때문에 Th2 반응을 증폭시킨다.

Th17 세포

Th17 Cells

Th17 세포는 세균 및 곰팡이를 파괴시키는 염증반응을 유도한다(그림 6.12). Th17 세포가 생산하는 주된 사이토카인은 IL-17과 IL-22이다. 이 T세포 아부류는 Th1 및 Th2 아부류에 대한 기술이 이루어진 몇년 후에 염증질병을 연구하다가 발견되었으며, 따라서 방어반응에서의 역할은 나중에 알려졌다.

단핵구(monocyte)도 약간 관여되기는 하지만, Th17 세포의 주된 기능은 호중구(neutrophil) 모집의 자극이다. Th17 세포에 의하여 분비되는 IL-17은 다른 세포로부터 케모카인 생산을 자극하며, 이 케모카인이 백혈구를 모이게 한다. 세포 외부에서 생존하는 세균과 곰팡이는 일반적으로 포식세포(특히, 호중구)에 섭취되면 재빨리 파괴되기 때문에 모집된 백혈구는 이들 미생물의 제거에 효과적이다. Th17 세포는 디펜신(defensin)이라는 항균물질의 생산을 자극하는데, 이 항균물질은 국부적으

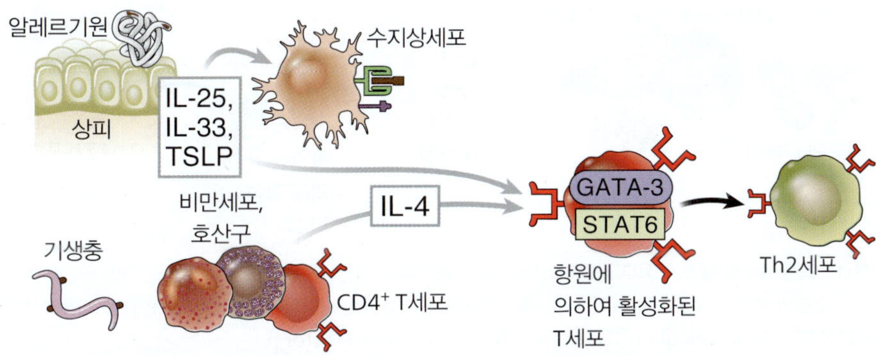

그림 6.11 Th2 작동세포의 분화. 손상된 상피, 수지상세포, 그리고 기생충에 반응하는 다른 세포에서 유리되는 사이토카인은 항원에 의하여 활성화된 $CD4^+$ T세포를 Th2 아부류로 분화하도록 유도한다. 이 과정에 관여하는 전사인자는 항원에 의하여 활성화된 T세포의 상자에 표시되어 있다. *IL*, interleukin; *TSLP*, thymic stromal lymphopoietin.

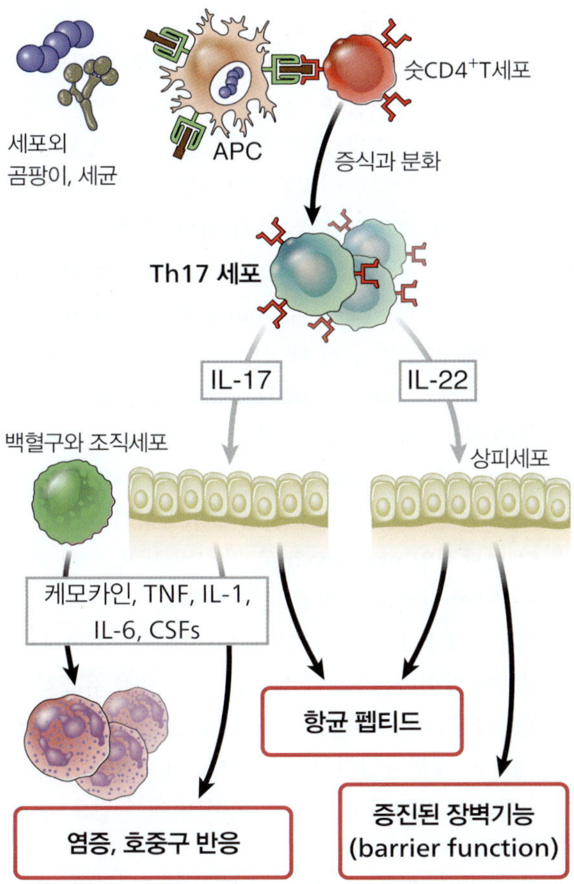

그림 6.12 Th17 세포의 기능. Th17 세포는 인터루킨-17 (IL-17) 사이토카인을 생산하는데, IL-17은 다양한 세포로부터 케모카인과 다른 사이토카인의 생산을 유도하며, 이에 의해서 호중구(및 단핵구, 보여주지 않음)를 염증 위치로 끌어들인다. 대표적으로 IL-22와 같이 Th17 세포에 의하여 만들어지는 일부 사이토카인은 내장관(intestinal tract)과 다른 조직에서 상피장벽기능(epithelial barrier function)을 유지하는 역할을 한다. *APC*, antigen-presenting cell; *CSFs*, colony-stimulating factors; *TNF*, tumor necrosis factor.

로 생산된 내부 항생제처럼 기능한다. Th17 세포에 의하여 생산된 IL-22는 상피세포로부터 디펜신 생산을 유도하는데, 상피장벽을 온전하게 유지할 수 있도록 하고, 손상된 상피의 수선도 촉진한다. 희귀하기는 하지만 Th17 반응에 선천적으로 결함이 있는 사람의 경우 피부에 만성 점막피부칸디다증(mucocutaneous candidiasis)과 세균 종기(bacterial abscess)가 잘 생기는 경향이 있다.

Th17 세포는 다양한 염증 질병에도 연관되어 있는데, IL-17 및 Th17을 유도하는 사이토카인인 IL-23을 저해하는 항체는 피부 염증 질환인 건선(psoriasis)의 매우 효과적인 치료제이다. IL-12와 IL-23을 중화시키는 항체(이들 두 사슬 사이토카인이 공유하는 단백질에 결합)는 Th1 및 Th17 세포의 발달을 저해하기 때문에 염증성 장질환(inflammatory bowel disease)과 건선의 치료에 사용된다.

Th17 세포의 분화

Differentiation of Th17 Cells

숫$CD4^+$ 세포로부터 Th17 세포의 발달은 곰팡이와 세포외 세균에 대한 반응으로 수지상세포 및 큰포식세포가 분비하는 사이토카인에 의하여 유발된다(그림 6.13). 수지상세포 표면 선천면역 수용체에 의한 곰팡이 글리칸(glycan)과 세균 펩티도글리칸(peptidoglycan) 및 지질펩티드(lipopeptide) 인식은 IL-1, IL-6 및 IL-23 등 다양한 사이토카인의 분비를 자극하는데, IL-6와 IL-23는 STAT3 전사인자를 활성화시킨다. 이들 사이토카인 및 종양증식인자 β (transforming growth factor β, TGF-β)라는 다른 사이토카인에서 유도되는 신호는 TCR 신호와 조합을 이루어 RORγT 전사인자의 발현을 유도하는데, 이 전사인자는 STAT3와 함께 Th17 분화를 촉진한다. 흥미롭게도 TGF-β는 다양한 면역반응의 저해제이지만, IL-6혹은 IL-1과 같이 존재하면 Th17 세포의 발달을 촉진한다.

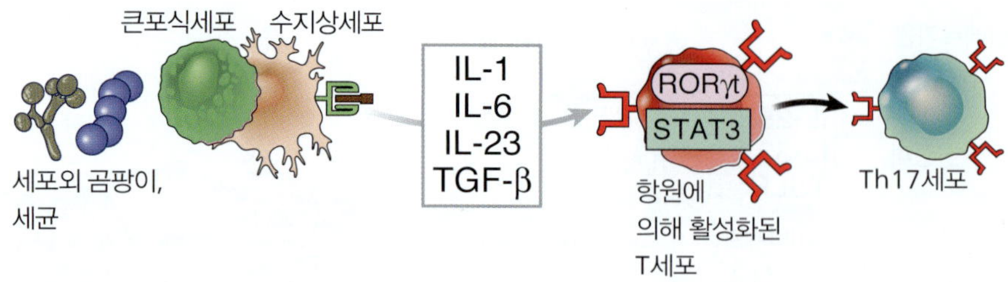

그림 6.13 Th17 작동세포의 분화. 일부 곰팡이와 세균에 반응하여 수지상세포와 큰포식세포는 항원에 의하여 활성화된 $CD4^+$ T세포의 Th17 세포로의 분화를 유도하는 사이토카인을 분비한다. 이 과정에 관여하는 전사인자는 항원에 의하여 활성화된 T세포의 상자에 표시되어 있다. *IL*, interleukin; *TGF-β*, transforming growth factor β.

$CD8^+$ 세포독성 T림프구의 분화와 기능

DIFFERENTIATION AND FUNCTIONS OF $CD8^+$ CYTOTOXIC T LYMPHOCYTES

바이러스는 일반적으로 자체의 살균활성이 없는 다양한 조직을 감염시키기 때문에 감염된 세포의 활성화를 통한 병원균의 퇴치가 불가능하다. 살균기작의 대부분이 소낭에 국한되어 있기 때문에 세포질에 생존하는 미생물(예, 바이러스) 혹은 포식소체(phagosome)에서 세포질로 빠져나온 미생물(예, 일부 섭취된 세균)은 살균 기작에 저항성을 갖는다. 이러한 세포질내 병원체의 제거를 위해서는 $CD8^+$ CTL이 필요하다. CTL은 암에 대한 방어에서도 중요한 역할을 한다(10장 참조).

항원, 공동자극 분자, 그리고 사이토카인에 의하여 활성화된 숫$CD8^+$ T림프구는 항원을 발현하는 감염된 세포를 죽일 수 있는 CTL로 분화한다. 숫$CD8^+$T세포는 항원을 인식할 수 있지만 항원을 발현하는 세포를 죽일 수는 없다. 숫$CD8^+$T세포의 완전히 활성화된 CTL로의 분화는 세포 사멸과 관련된 분자의 합성이 수반되어, 이들 작동 T세포가 세포독성의 기능적 특성을 가지게 한다. $CD8^+$T림프구는 감염된 세포와 암세포 표면에 존재하는 1형 MHC에 결합된 펩티드를 인식한다. 1형 MHC에 결합된 펩티드는 세포질에서 합성된 미생물 단백질 항원과 포식소낭에서 세포질로 탈출한 포식된 미생물의 단백질 항원으로부터 유래된다(3장 참조). 수지상세포는 감염된 세포의 항원이나 조직의 암세포 항원을 잡아 세포질로 옮기며, 림프절로 이동하여 항원을 1형 MHC에 제시하기도 하는데, 이러한 과정을 교차제시(cross-presentation)라 한다(그림 3.16 참조). 숫$CD8^+$T세포의 기능성 CTL과 기억세포로의 분화는 항원 인식뿐만 아니라 공동자극을 필요로 하며, 어떤 경우에는 $CD4^+$T세포의 도움이 필요하다(그림 5.7 참조).

$CD8^+$ CTL은 감염된 세포 표면의 1형 MHC-펩티드 복합체를 인식하여 이들 세포를 죽임으로써 감염의 저장고를 제거한다. 이들 T세포는 TCR과 CD8 보조수용체를 이용하여 MHC-결합 펩티드를 인식한다. 감염된 이들 세포는 CTL에 의하여 파괴되기 때문에 CTL의 표적이라고 불린다. TCR과 CD8은 다른 신호단백질과 함께 CTL 원형질막에서 표적세포와 접촉하는 부위에 무리를 이루고 있으며, LFA-1 (leukocyte function-associated antigen 1) 인테그린에 의하여 둘러싸여 있다. 이들 분자는 표적세포에 존재하는 리간드와 결합하여 면역 시냅스(immune synapse)를 형성한다(5장 참조).

CTL에 의한 항원 인식은 CTL과 표적세포 사이의 면역 시냅스로 CTL 과립 내용물을 방출(exocytosis)하게 하는 신호전달경로를 활성화시킨다(그림 6.14). CTL이 표적세포를 죽이는 주된 반응은 과립 단백질을 표적세포에 전달하여 일어나는데, CTL 작용에 결정적인 두 가지 과립 단백질은 granzyme(granule enzyme, 과립 효소)과 perforin이다. **Perforin**은 표적세포의 원형질막과 엔도솜막(endosomal membrane) 완전성(integrity)에 지장을 주기 때문에 granzyme의 세포질 전달을 수월하게 만든다. **Granzyme** (granule enzyme)은 표적세포의 세포질에 존재하면서 세포자멸사 유도를 주된 기능으로 가지는 caspase(단백질의 aspartic acid 잔기 뒤를 절단하는 cysteine protease)라 불리는 효소를 절단하여 활성화시킨다. 또다른 CTL 과립 단백질인 **granulysin**은 감염된 세포의 세포질로 전달되어 세포막에 삽입되어 미생물을 죽인다.

활성화된 CTL은 Fas 리간드라는 막단백질도 발현하는데, 이는 표적세포가 발현하는 Fas (CD95)라는 죽음을 유도하는 수용체에 결합한다. Fas 리간드의 Fas 결합은 caspase를 활성화시키며, 표적세포의 세포자멸사를 유도한다. 이 경로는 과립방출을 요구하지 않으며, $CD8^+$ CTL에 의한 사멸에서 별로 큰 비중을 차지하지는 않는다.

CTL의 이러한 작동기작의 궁극적인 결과는 감염된 세포의 사멸이다. 핵을 가진 모든 세포는 1형 MHC를 발현하기 때문에 어느 조직의 감염된 세포라도 사멸이 가능하다. 세포자멸사가 일어난 세포는 재빨리 포식작용이 일어나기 때문에 염증반응의 유발없이 제거된다. CTL 자체는 다른 세포를 죽이는 과정에서 상처를 받지 않기 때문에 각 CTL은 하나의 표적세포를 죽일 수 있고, 이어 표적으로부터 떨어져 다음 표적을 죽이러 옮겨간다.

세포독성 활성 외에 $CD8^+$ 작동세포는 IFN-γ를 분비하는데, 이 사이토카인은 감염과 병적인 상태에서 큰포식세포를 활성화

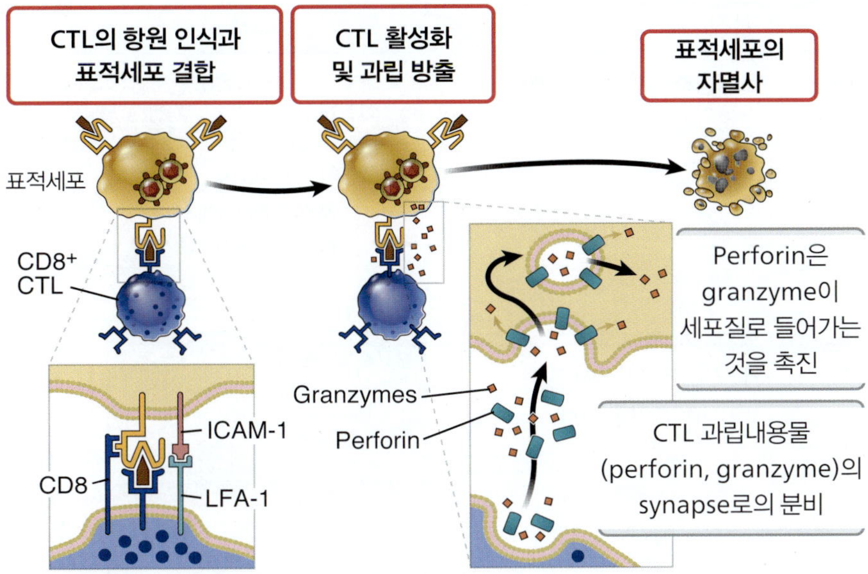

그림 6.14 CD8⁺ 세포독성 T림프구(CTL)에 의한 감염된 세포의 사멸 기작. CTL은 1형 MHC에 결합되어 있는 감염된 세포의 세포질에 있는 미생물 펩티드를 인식하여 이들 세포와 견고한 부착(conjugate)을 형성한다. LFA-1인테그린과 이의 리간드인 ICAM-1은 CTL과 감염된 세포 간 결합을 안정화시킨다. 활성화된 CTL은 과립 내용물(perforin과 granzyme)을 두 세포 사이의 시냅스로 방출(exocytose)한다. Perforin 의존성 기작에 의하여 granzyme이 표적세포의 세포질로 전달된다. 그러면 granzyme은 세포자멸사를 유도한다. *ICAM-1*, intercellular adhesion molecule 1; *LFA-1*, leukocyte function-associated antigen 1.

시키며, 이 경우에 CD8⁺T세포의 과도한 활성화가 특징으로 나타난다. 이는 일부 암에 대한 방어에서도 작용한다.

비록 우리가 CD4⁺T세포와 CD8⁺T세포의 작동기능을 분리하여 설명하였지만, 이들 T림프구들은 세포내미생물 제거를 위하여 협동하여 작용한다(그림 6.15). 만약 포식작용에 의하여 유입된 미생물이 큰포식세포의 소낭 내에 숨어있다면, CD4⁺T세포는 IFN-γ를 분비하여 큰포식세포의 살균기작을 활성화시켜 감염을 제거시킬 수 있는 적절한 세포가 될 수 있다. 하지만, 만약 미생물이 소낭에서 세포질로 탈출하면 활성화된 큰포식세포에 의한 사멸기작으로 제거가 쉽지 않기 때문에 CD8⁺ CTL에 의한 감염세포 사멸을 통한 제거가 요구된다.

세포매개면역에 대한 병원성 미생물의 저항

RESISTANCE OF PATHOGENIC MICROBES TO CELL-MEDIATED IMMUNITY

다양한 미생물은 T림프구에 의하여 매개되는 숙주 방어에 저항하기 위하여 다양한 기작을 발달시켜 왔다(그림 6.16). *Mycobacterium tuberculosis*, *Legionella pneumophila* 및 *Listeria monocytogenes*와 같은 많은 세포내 세균은 포식소체와 용해소체의 융합을 억제하거나 포식소체 막에 구멍을 내어 세균이 세포질로 탈출하도록 한다. 따라서 이들 미생물은 포식세포의 살균기작에 대한 저항성을 가지며, 포식세포에서 생존하면서 심지어는 증식하기도 한다. 많은 바이러스는 항원 펩티드의 세포질

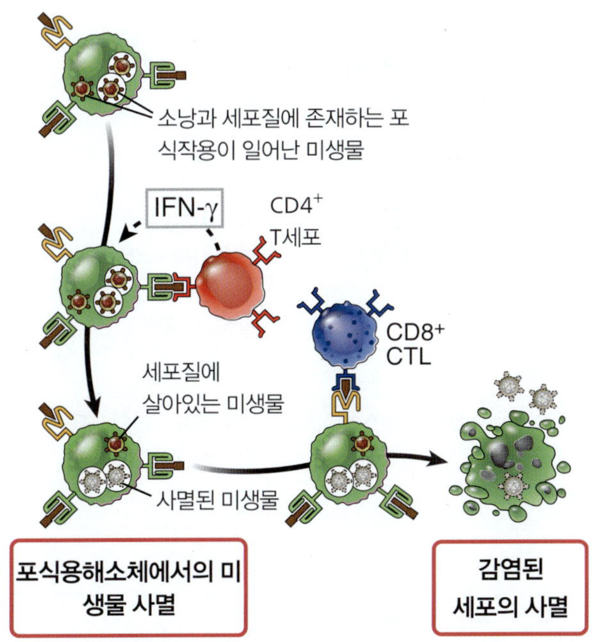

그림 6.15 세포내 감염 제거를 위한 CD4⁺ 및 CD8⁺T세포의 상호협력. 세포내 세균에 의하여 감염된 큰포식세포에서 일부 세균은 소낭(포식소체)에 격리되어 있으며, 일부는 세포질로 탈출한다. CD4⁺T세포는 소낭내 미생물에서 유래된 항원을 인식하며, 큰포식세포를 활성화시켜 소낭에 존재하는 미생물을 죽인다. CD8⁺T세포는 세포질에 존재하는 세균에서 유래된 항원을 인식하며, 감염된 세포를 죽여 감염의 저장고를 제거한다. *CTL*, cytotoxic T lymphocyte; *IFN*, interferon.

미생물	기작	
Mycobacteria	포식용해소체 융합의 저해	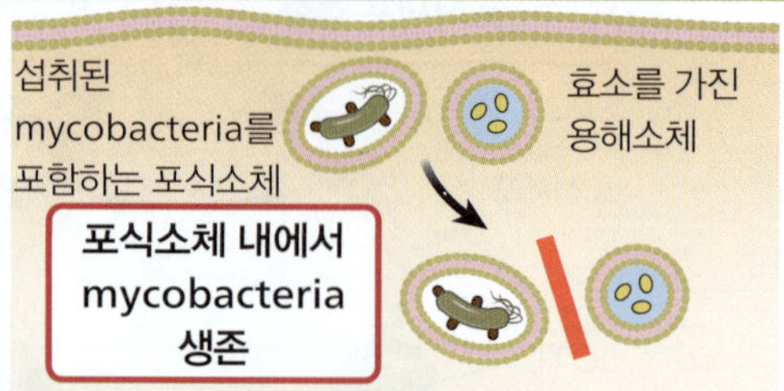
Herpes simplex 바이러스(HSV)	항원제시 저해: HSV 단백질이 TAP transporter를 방해	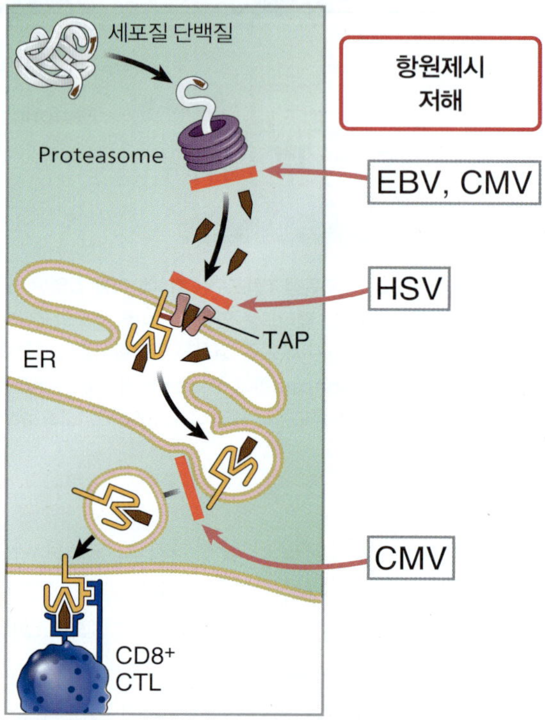
Cytomegalovirus (CMV)	항원제시 저해: proteosome 활성 저해; 소포체(ER)에서 1형 MHC 분자 제거	
Epstein-Barr virus (EBV)	항원제시 저해: proteosome 활성 저해	
Epstein-Barr virus (EBV)	IL-10 생산, 큰포식세포와 수지상세포 활성화 저해	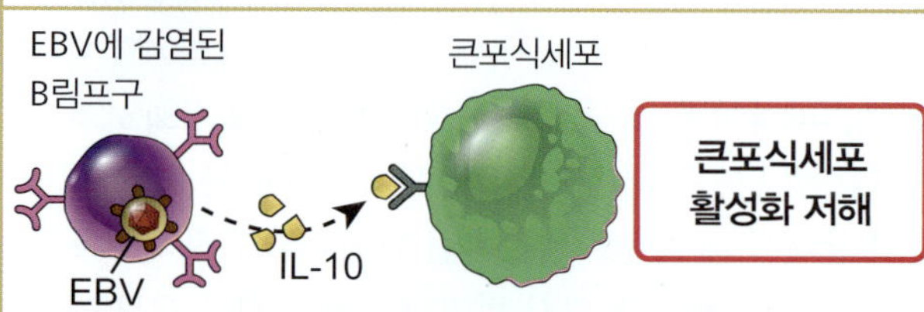
Pox 바이러스	작동세포 활성화 저해, 용해성 사이토카인 수용체 생산	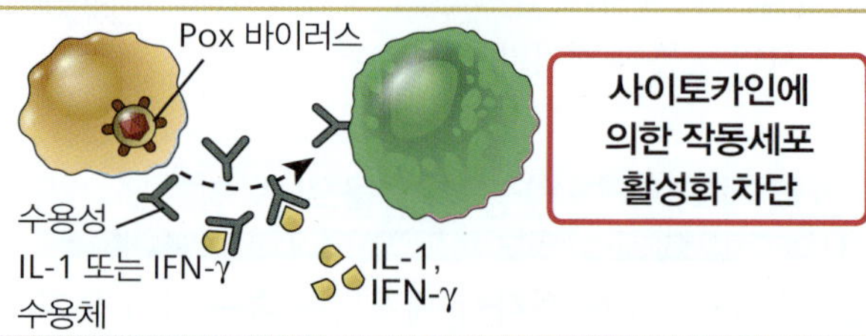

그림 6.16 미생물에 의한 세포매개면역(CMI) 회피. 세균과 바이러스가 세포매개면역의 작동기작에 저항하는 각기 다른 기작에 대한 몇 가지 예. *CTL*, cytotoxic T lymphocyte; *ER*, endoplasmic reticulum; *IFN*, interferon; *IL*, interleukin; *TAP*, transporter associated with antigen processing.

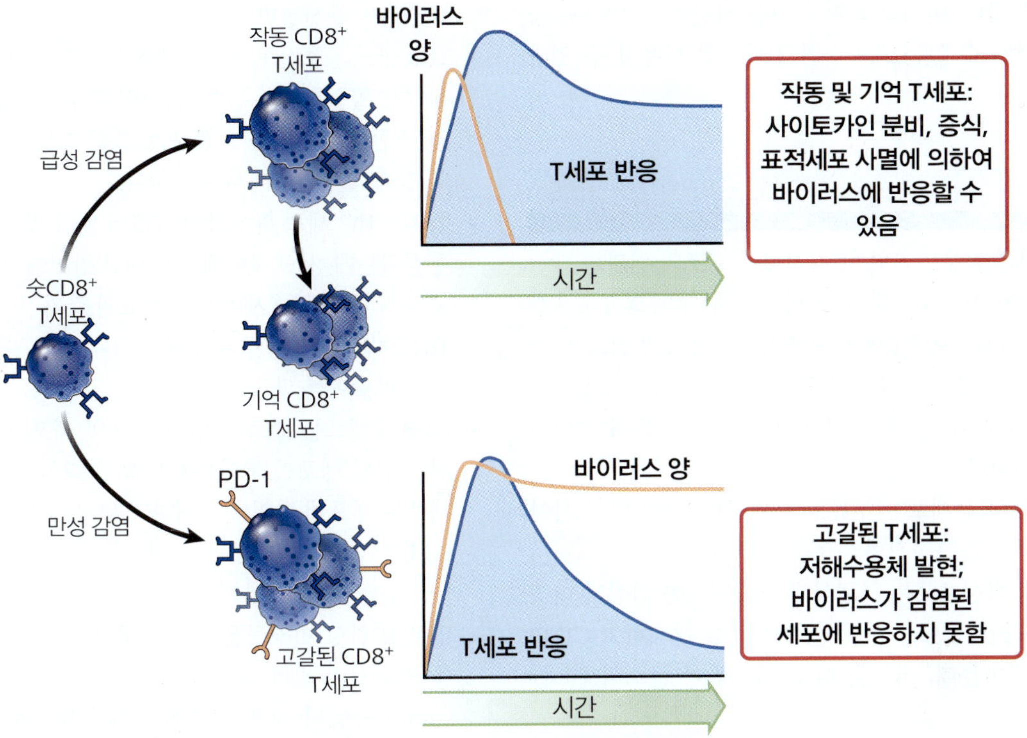

그림 6.17 T세포 활성화와 고갈. **A,** 급성 감염 시에 바이러스–특이적 $CD8^+$T세포는 증식 및 분화를 통하여 작동 CTL과 기억세포가 되며, 바이러스를 제거하게 된다. **B,** 일부 만성 감염에서는 $CD8^+$T세포가 초기 반응을 구축하지만 저해수용체(예, PD-1, CTLA-4)를 발현하기 시작하면서 불활성화되고, 바이러스가 지속적으로 존재하게 된다. T세포가 반응을 하지만 짧게 생존하기 때문에 *고갈*(*exhaustion*)이라고 한다.

에서 소포체(endoplasmic reticulum, ER)로의 운반을 방해하거나 새롭게 합성된 1형 MHC 분자를 ER에서 제거하여 1형 MHC 분자의 합성이나 발현을 억제하여 1형 MHC-관련 항원제시를 방해한다. 이러한 바이러스의 작용은 모두 바이러스 펩티드의 1형 MHC 분자 결합을 저하시킨다. 펩티드를 갖지 않은 1형 분자는 불안정하여 세포 표면에 발현되지 않기 때문에 펩티드 적재 이상은 1형 MHC 분자의 세포 표면 발현을 낮추게 된다. 흥미로운 점은 1형 MHC가 없는 세포에 의하여 자연살해(natural killer, NK)세포가 활성화된다는 점이다(2장 참조). 따라서 숙주 방어는 미생물의 면역회피에 대항할 수 있도록 진화했다고 할 수 있다. CTL은 1형 MHC에 결합된 바이러스 펩티드를 인식하고, 바이러스는 1형 MHC 발현을 억제하며, 자연살해세포는 감염된 세포나 이상이 생긴 세포에서 1형 MHC 분자의 결핍을 인식한다.

어떤 바이러스는 억제 사이토카인을 생산하거나 용해성(유인용) 사이토카인 수용체를 생산하여 IFN-γ와 같은 사이토카인을 중화시켜 세포매개면역반응을 유발시킬 수 있는 사이토카인의 양을 감소시키기도 한다. 일부 바이러스는 $CD8^+$T세포에 PD-1 (programmed cell death protein 1; 5장 참조)이라는 억제 수용체의 발현을 자극하여 CTL의 작동기능을 저해함으로써 면역반응을 회피하여 면역반응에 의한 제거를 피하고 만성 감염을 확립한다. T세포가 바이러스에 대한 초기반응을 확립하였음에도 불구하고 반응이 일찍 종료되는 이러한 현상을 **T세포 고갈(T cell exhaustion)**이라 한다(그림 6.17). 이러한 현상은 일반적으로 만성 바이러스 감염이나 암에서 지속적인 항원 자극에 의한 반응으로 일어나는데, T세포의 반복적인 자극에 의하여 T세포 반응 자체가 종료되게 된다. 또한 일부 바이러스는 T림프구를 직접 감염하여 죽이기도 하는데, 가장 잘 알려진 예는 $CD4^+$T세포를 죽여 감염된 사람에서 생존이 가능한 사람 면역결핍 바이러스(human immunodeficiency virus, HIV)이다.

감염의 최종 결과는 숙주 방어의 세기와 이러한 방어에 대한 병원체의 저항 능력에 의하여 영향받는다. 체액면역반응의 작동기작을 고려할 때 동일한 원칙은 더욱 명확해진다. 숙주와 미생물 사이의 균형을 방어면역 쪽으로 기울게 할 수 있는 방법은 백신의 적용에 의한 세포매개면역반응의 증진이다. 백신 사용전략의 기본 원리는 체액면역반응에 대하여 알아본 후 8장 후반부에 설명한다.

10장에서 논의할 예정이지만, 암도 감염성 병원체처럼 $CD8^+$ T세포매개면역반응을 피하거나 저항할 수 있는 다양한 기작을 발달시켜 왔는데, 1형 MHC 분자 발현을 억제하거나 T세포 고갈을 유도하기도 한다. 이러한 회피 기작을 차단할 수 있다면 항암면역을 촉발시킬 수 있는 효과적인 전략으로 사용할 수 있다 (10장 참조).

요약
SUMMARY

- 세포매개면역은 적응면역의 한 가지로서 세포와 연관된 감염을 제거한다. 이러한 형태의 숙주 방어는 두 종류의 T세포를 사용하는데, $CD4^+$ 보조T세포는 포식세포를 동원하고 활성화시켜 섭취한 미생물과 일부 세포외미생물을 죽이며, $CD8^+$ CTL은 세포질에 미생물을 가지고 있는 세포를 죽여 감염의 저장고를 제거한다.
- $CD4^+$T세포는 작동세포 아부류로 분화하며, 각기 다른 사이토카인을 분비하고 특징적인 기능을 수행한다.
- Th1 아부류의 작동세포는 큰포식세포에 의하여 섭취된 미생물 항원을 인식한다. 이들 T세포는 IFN-γ를 분비하고 CD40 리간드를 발현하는데, 이들은 서로 협동하여 큰포식세포를 활성화시킨다.
- 고전적으로 활성화된 큰포식세포는 섭취된 미생물을 죽일 수 있는 물질인 활성산소종(ROS), 산화질소(NO), 그리고 용해소체 효소를 생산한다. 큰포식세포는 염증을 유발하는 사이토카인도 생산한다.
- Th2 세포는 호산구성 염증반응을 자극하고, 대체경로의 큰포식세포 활성화를 유발하며, 같이 유도된 Tfh 세포는 IgE 생산을 촉진한다. IgE와 호산구는 연충 기생충에 대한 숙주 방어와 알레르기 질병에서 중요하다.
- Th1과 Th2 세포 활성화의 균형에 따라 많은 감염에서 결과가 결정되는데, 세포내미생물에 대한 방어에 있어서 Th1 세포는 증진 효과를, Th2 세포는 억제효과를 가진다.
- Th17 세포는 호중구와 단핵구의 동원을 자극하여 세포외 세균과 곰팡이를 파괴한다.
- $CD8^+$T세포는 주로 감염된 세포의 세포자멸사 유도에 의하여 감염된 세포를 죽이는 CTL로 분화한다. $CD4^+$ 및 $CD8^+$T세포는 세포내 감염을 제거하기 위하여 자주 협동한다. $CD8^+$ CTL은 암세포 살상도 가능하여 항암면역의 주요 매개자이다.
- 많은 병원성 미생물은 세포매개면역에 저항할 수 있는 기작을 진화시켜 왔다. 이러한 기작에는 식용해소체(phagolysosome) 융합의 억제, 포식세포의 소낭으로부터의 탈출, 1형 MHC-펩티드 복합체 조합의 저해, 억제 사이토카인 혹은 유인용 사이토카인 수용체의 생산 및 T세포 불활성화를 통한 T세포 반응의 조기 종료 등이 있다.

연습문제 _REVIEW QUESTIONS

1. 포식세포의 소낭에 숨어있는 미생물과 감염된 숙주세포의 세포질에 살고 있는 미생물을 제거할 수 있는 T림프구-매개면역반응의 종류에는 무엇이 있는가?
2. $CD4^+$ 작동T세포의 주된 아부류에는 어떤 것이 있으며, 이들의 차이는 무엇이며, 각각 다른 감염 병원체에 대한 방어에서의 역할은 무엇인가?
3. T세포가 큰포식세포를 활성화시키는 기작은 무엇이며, 섭취된 미생물의 사멸을 일으키는 큰포식세포의 반응은 무엇인가?
4. $CD8^+$ CTL은 어떻게 바이러스에 감염된 세포를 죽이는가?
5. 세포내미생물이 세포매개면역반응의 작동기작에 저항하는 기작은 무엇인가?

연습문제의 답과 설명은 298쪽에서 볼 수 있음.

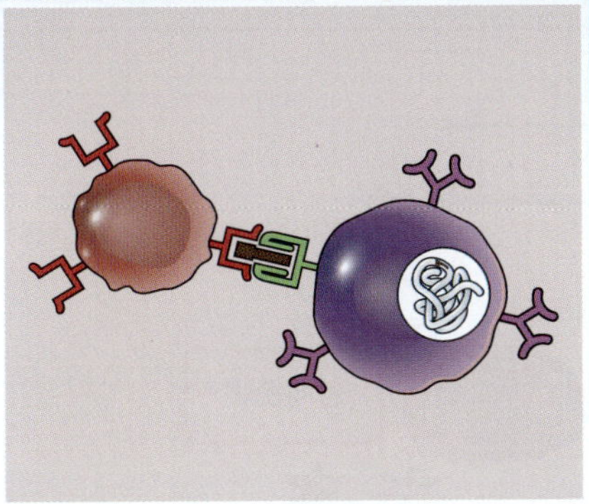

7

체액면역반응

B림프구 활성화와 항체 생산

Humoral Immune Responses

Activation of B Lymphocytes and Production of Antibodies

이 장의 개요_*Chapter Outline*

체액면역은 항체에 의해 매개되며, 세포외 미생물과 미생물 독소를 중화하고 제거하는 기능을 갖는 적응면역반응의 한 부분이다. 또한 체액면역은 대부분의 T세포 유형에서 인식할 수 없는 미생물 협막 다당류 및 지질과 같은 비단백질 항원뿐만 아니라 세포외 미생물 단백질 항원에 대한 면역반응의 주요 유형이다. 항체는 B림프구 및 B림프구 자손 세포에 의해 생산된다. 숫B림프구는 항원을 인식하지만 항체는 분비하지 않으며, 이 세포가 항원에 의해 활성화되면 항체분비세포(형질세포) 및 기억세포로 분화된다.

이 장에서는 다음 질문에 초점을 두고 B세포 활성화 및 항체 생산의 과정과 기작에 대해 다룰 것이다.

- 항원수용체를 발현하는 숫B림프구가 어떻게 활성화되고 항체분비세포(형질세포)로 전환되는가?
- 보조T세포는 다양한 종류의 미생물에 대해 반응하여 다양하고 강력한 항체 생산을 어떻게 자극하는가?
- B세포 반응은 어떻게 조절되는가?

8장에서는 체액면역반응 동안에 생산된 항체가 미생물과 독소로부터 개체를 방어하는 기능을 어떻게 갖는가에 대해 기술할 것이다.

체액면역반응의 단계와 유형

PHASES AND TYPES OF HUMORAL IMMUNE RESPONSES

B림프구가 활성화되면 증식하여 항원특이 클론팽창(clonal expansion)이 일어나고 항체를 분비하는 형질세포(plasma cell)로 분화된다(그림 7.1). 숫B림프구는 항원에 대한 수용체로서 기능을 하는 면역글로블린 M과 D (IgM과 IgD)라는 두 가지 종류의 세포막부착형 항체를 발현한다. 이러한 숫B세포는 세포막 Ig에 결합하는 항원에 의해 활성화되며, 다음 장에서 다룰 그 밖의 다른 신호들에 의해서도 활성화된다. 한 가지 항원에 대한 반응에서 분비되는 항체는 그 반응을 시작하기 위해 항원을 인식하는 숫B세포의 표면 수용체와 동일한 특이성을 갖는다. 활성화된 한 개의 B세포는 수천 개의 **형질세포(plasma cell)**를 생성할 수 있으며, 각각의 형질세포는 시간당 수천 분자 범위의 많은 양의 항체를 생산할 수 있다. 이러한 방식으로 체액면역은 빠르게 증식하는 미생물들과 보조를 맞출 수 있다. B세포의 분화과정 중, 일부 B세포는 다양한 유형의 미생물과 싸우기 위해 전문화된 서로 다른 작동기능을 매개하는 다양한 중사슬 클래스(또는 동형)의 항체를 생산할 수 있다. 이러한 과정을 중사슬 클래스전환(class switching) 또는 동형전환(isotype switching)이라 한다. 미생물 단백질에 특이적인 항체의 친화력은 미생물에 대한 B세

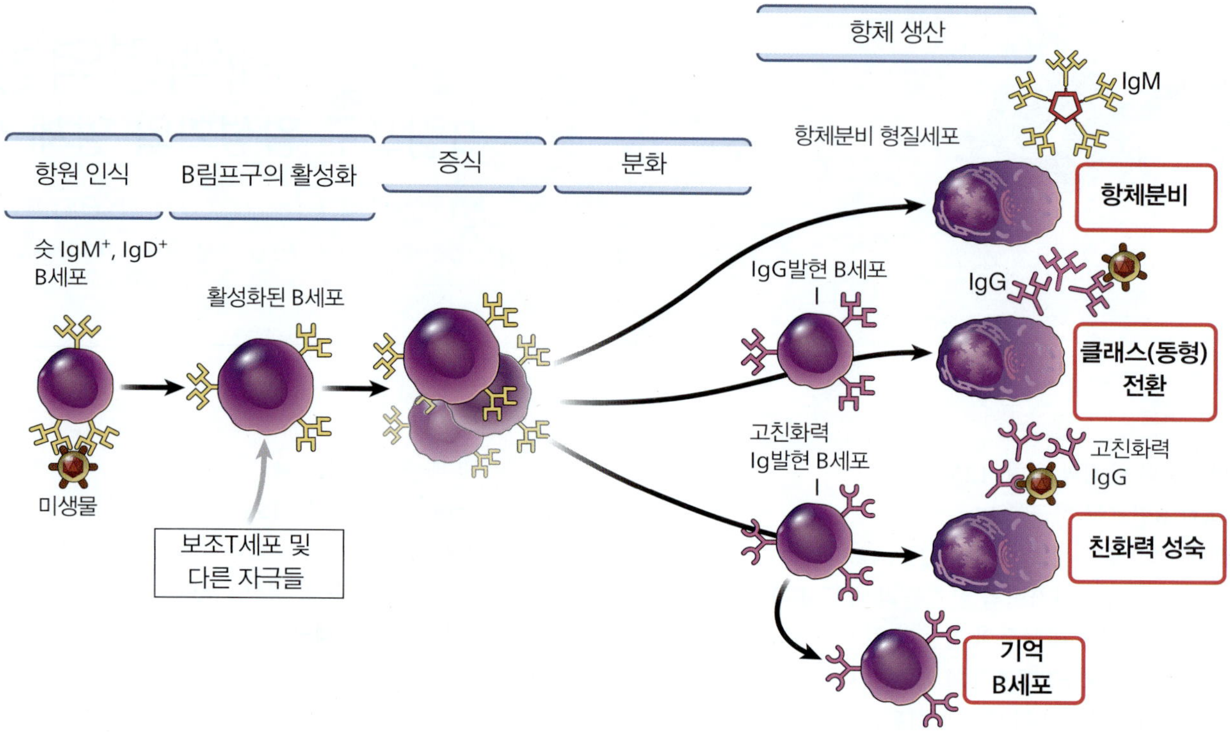

그림 7.1 체액면역반응의 순서. 숫B림프구가 항원을 인식한 후 보조T세포와 여러 다른 자극의 영향하에서 B세포는 증식, 클론 팽창 및 항체분비 형질세포로 분화하기 위해 활성화된다. 활성화된 B세포의 일부는 중사슬 클래스전환 및 친화력 성숙을 겪게 되며 몇몇 세포들은 장수기억세포로 분화한다. *Ig*, immunoglobulin.

포 반응과정을 거치는 동안 증가한다. 이러한 과정을 친화력 성숙(affinity maturation)이라 하며, 이를 통해 미생물 및 미생물 독소에 대한 결합력과 중화 능력이 향상된 항체가 생산된다.

다양한 유형의 항원에 대한 항체반응은 T세포 도움의 필요성에 따라 T의존 또는 T비의존 반응으로 분류된다(그림 7.2). B림프구는 단백질, 다당류, 지질, 핵산, 작은 화학물질 등 화학적으로 구별되는 다양한 항원들을 인식하고 이들에 의해 활성화된다. 보조T림프구는 단백질 항원에 의한 B세포 활성화에서 중요한 역할을 한다(*보조*란 이름은 몇몇 T세포가 항체를 생산하기 위한 B세포를 자극하거나 도와준다는 현상을 발견함으로써 지어졌다). 나중에 설명하겠지만, T세포가 B세포를 돕기 위해서는 서로 동일한 단백질 항원을 인식해야 한다. 따라서, T세포는 단백질에서 파생되고 주조직적합복합체(MHC) 분자에 제시되는 펩티드만을 인식할 수 있기 때문에 T세포는 단백질 항원에 대한 B세포 반응만을 돕는다(3장 참조). T세포 도움이 없을 때, 대부분의 단백질 항원은 항체반응을 약하게 이끌어내거나 아예 유도하지 않는다. 따라서 단백질 항원과 이러한 항원들에 대한 항체반응을 T의존(T dependent)이라고 부른다. 다당류, 핵산, 지질 및 그 외 다가 항원(동일한 구조 단위가 나란히 여러 번 반복됨)들은 보조T세포 참여 없이 항체 생산을 자극할 수 있다. 따라서 이러한 비단백질 항원들과 이들에 대한 항체반응을 T비의존(T independent)이라고 부른다. 단백질에 대한 반응에서 생산된 항체는 T비의존 항원에 대한 항체보다 클래스전환 및 친화력 성숙이 더 높게 나타나게 되는데, 이는 보조T세포가 이 과정을 자극하기 때문이다. 또한 T의존 항원은 장수형질세포 및 기억B세포의 생성을 자극한다. 따라서 가장 전문적이고 오래 지속되는 항체반응은 단백질 항원에 의해 유도되며, 보조T세포의 영향을 받아 생성된다. 반면, T비의존 반응은 상대적으로 짧은 기간 동안만 지속되며, 선천면역체계에 의해 생성된 신호와 함께 항원에 의한 B세포의 직접적인 활성화가 필요하지만 T세포의 역할은 없다.

B세포의 다양한 아부류(subset)들은 T의존 및 T비의존 항원들에 대해 우선적으로 반응한다(그림 7.2). B세포의 대부분은 림프기관 소포에 존재하고 순환하기 때문에 **소포B세포(follicular B cell)**로 불린다(1장 참조). 이러한 소포B세포들은 단백질 항원들에 대한 T의존, 클래스전환, 그리고 높은 친화력 항체반응 대부분을 만들어내며, 장수형질세포로 분화할 수 있다. 비장 백색수질 주변부위 및 림프절내 소포의 바깥 가장자리에 위치하고 있는 **가장자리구역 B세포(marginal-zone B cell)**는 혈액을 통해 운반되는 다당류 및 지질 항원에 대해 주로 반응하며, 점막 조직 및 복막에 존재하는 **B-1세포**도 주로 다가 다당류 및 지질 항원에 반응한다. 가장자리구역 B세포와 B-1세포는 다양성이 제

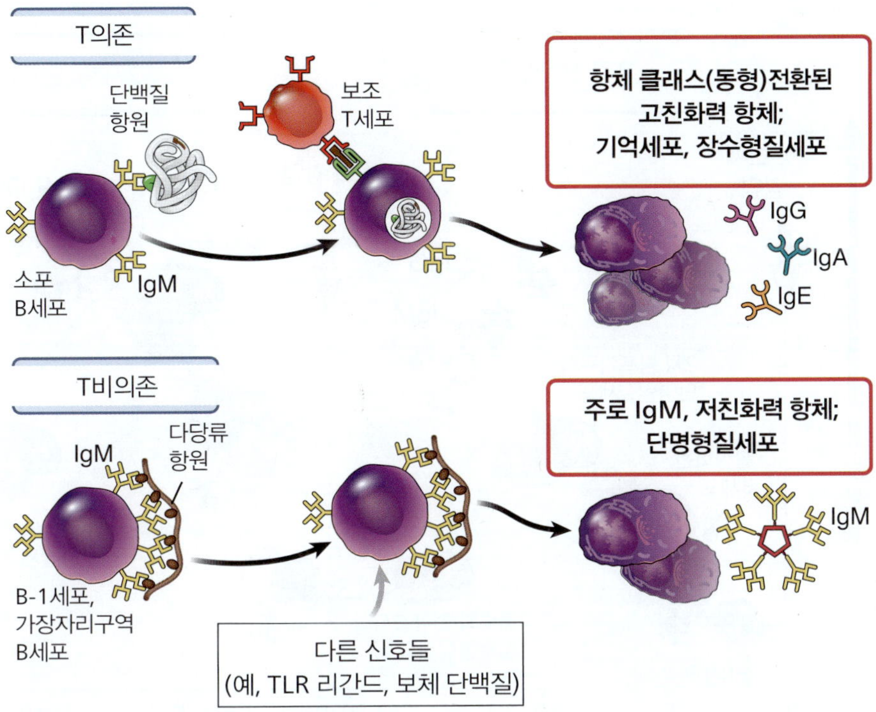

그림 7.2 T의존 및 T비의존 항체반응. 단백질 항원에 대한 항체반응은 T세포 도움을 요구하며, 이때 생산되는 항체는 일반적으로 중사슬 클래스전환과 고친화력을 보인다. 비단백질(예, 다당류) 항원은 T세포 도움 없이 B세포를 활성화시킬 수 있다. 대부분의 T의존 반응은 소포B세포에 의해 만들어지는 반면, 가장자리구역 B세포와 B-1세포는 T비의존 반응에서 더 큰 역할을 한다. *Ig*, immunoglobulin(면역글로불린), *TLR*, Toll-like receptor (Toll유사 수용체).

한된 항원수용체를 발현하고 대개 T비의존 IgM 반응을 일으킨다. IgM 항체는 명백한 면역 없이도 B-1세포에 의해 자발적으로 생산될 수 있다. 이러한 항체를 **자연항체(natural antibody)**라 부르며, 정상적인 세포 전환(turnover) 중 세포자멸사에 의해 죽는 일부 세포를 제거하는 데 도움을 주고 일부 세균성 병원체에 대한 방어 역할도 할 수 있다.

항원에 대한 첫 번째 노출 동안 생성되는 항체반응인 1차 반응은 그 이후의 노출에 대한 반응인 2차 반응과 양적, 질적으로 다르다(그림 7.3). 2차 면역반응에서 생산되는 항체의 양은 2차 반응에서 생산되는 양보다 많다. 단백질 항원에 의한 반복적인 자극은 항원특이 보조T림프구의 수와 활성도를 증가시킬 수 있기 때문에 단백질 항원에 대한 2차 반응에서는 중사슬 클래스전환과 친화력 성숙이 증가한다.

위 도입부와 더불어, 이제부터는 항원과의 최초 만남에 대한 B세포 반응을 시작으로 B세포 활성화와 항체 생산 단계를 논의할 것이다.

항원에 의한 B림프구 자극

STIMULATION OF B LYMPHOCYTES BY ANTIGEN

체액면역반응은 항원특이 B림프구가 비장, 림프절 및 점막조직에서 항원을 인식할 때 시작된다. 조직 및 혈액에 있는 일부 항원들은 말초림프기관의 B세포 풍부 소포와 가장자리 구역으로 이동하고 농축된다. 림프절에서 피막밑굴(subcapsular sinus) 내벽에 있는 큰포식세포는 항원을 포획한 후, 인접한 소포로 가져와 결합 항원을 B세포에게 제시한다. 항원에 대해 특이적인 B림프구는 항원처리 과정 없이 막부착형 면역글로불린(Ig) 수용체를 통해 직접 그 항원을 인식할 수 있다. B세포는 가공되지 않은 고유한 항원을 인식할 수 있어서, 그 이후 분비되는 항체는 B세포 항원수용체와 동일한 항원특이성을 갖게 되며, 본래 그대로의 미생물이나 미생물 산물에 결합할 수 있다.

항원 인식은 B세포 활성화를 개시하는 신호전달경로를 자극한다. T림프구에서와 같이, B세포 활성화에서도 항원 인식 이외의 신호들을 더 요구하며, 이러한 많은 2차 신호들은 미생물에 대한 선천면역반응이 일어나는 동안에 생성된다. 다음 부분에서는 항원과 그 외 다른 자극들에 대한 B세포 활성화 기작에 대해 다룰 것이며, 그 다음에서는 항원 인식의 기능적인 결과들에 대해서 논의할 것이다.

B세포에서의 항원-유도성 신호전달

Antigen-Induced Signaling in B Cells

세포막 Ig 수용체의 항원-유도성 집단화(clustering)는 B세포를 활성화하는 생화학적인 신호를 자극한다(그림 7.4). 대체적

Ⓐ

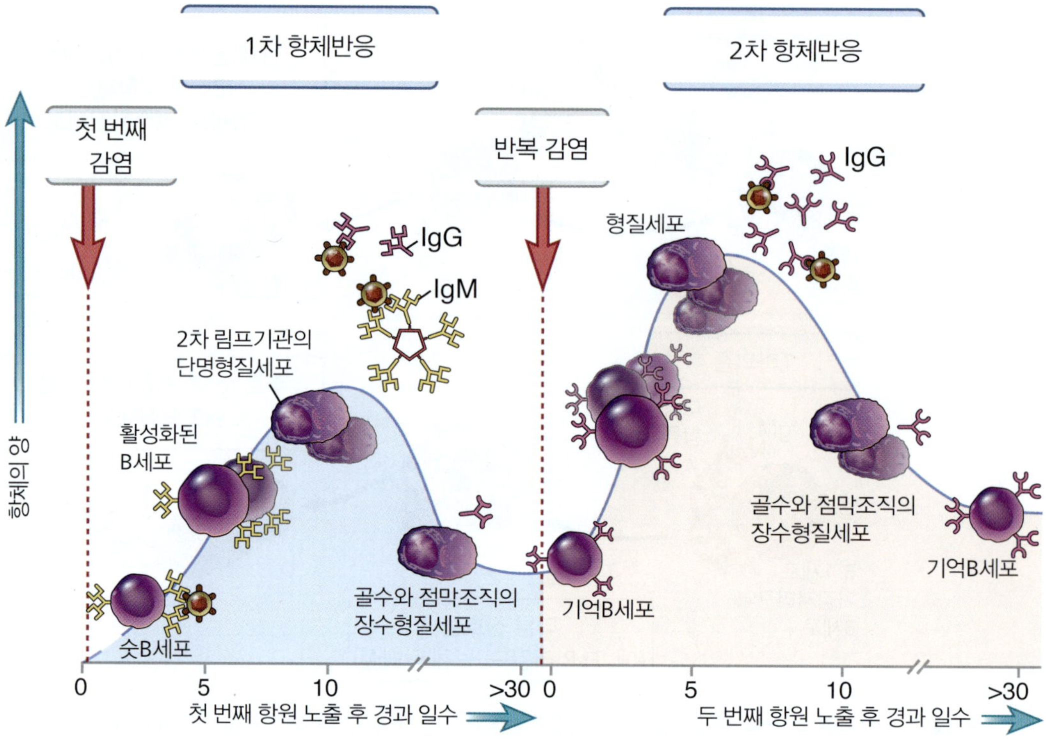

Ⓑ

	1차 반응	2차 반응
면역 후 지체 기간	보통 5~10일	보통 1~3일
반응 최고점	작음	더 큼
항체 동형	보통 IgM>IgG	IgG가 상대적으로 증가하며, 특정 상황 하에서는 IgA나 IgE가 생산됨 [항체 클래스(동형)전환]
항체 친화력	평균적으로 더 낮은 친화력, 더 변하기 쉬움	평균적으로 더 높은 친화력 (친화력 성숙)

그림 7.3 1차 및 2차 항체반응의 특징. 1차 및 2차 항체반응은 몇 가지 관점에서 다른데, A와 B에 요약하였다. 감염 또는 예방접종에 대한 1차 반응에서, 말초림프조직에 있는 숫B세포는 항체분비 형질세포와 기억세포로 증식하고 분화하기 위해 활성화된다. 몇몇 형질세포는 골수로 이동하여 긴 기간 동안 생존할 수 있다. 2차 반응에서 기억B세포는 대개 더 많이 클래스전환 및 친화력 성숙된 항체를 더 많은 양으로 생산하기 위해 활성화된다. 이러한 2차 반응의 특징은 주로 단백질 항원에 대한 반응에서 나타나는데, B세포에서의 이러한 변화는 보조T세포에 의해 자극되며, 오직 단백질만이 T세포를 활성화시키기 때문이다(보여주지 않음). 이 반응들의 동역학(kinetics)은 다양한 항원 및 면역의 유형에 따라 변할 수 있다. *Ig*, immunoglobulin.

으로 B림프구 활성화 과정은 T세포 활성화와 유사하다(5장, 그림 5.9 참조). B세포에서 항원수용체매개 신호전달은 두 개 혹은 그 이상의 수용체 분자들 간의 교차결합을 요구한다. 항원수용체 교차결합은 두 개 이상의 항원 분자가 집합체를 이루거나, 항원 분자의 반복되는 에피토프가 인접한 B세포의 막 Ig 분자에 결합할 때 일어난다. 다당류, 지질 및 다른 비단백질 항원들은 종종 각 분자들에 다수의 동일 에피토프를 함유하고 있으며, 이들은 하나의 B세포에 있는 수많은 Ig 수용체에 동시 결합할 수 있다. 단백질 항원도 미생물 표면상에 일렬로 발현될 수 있으며, 이러한 항원들은 하나의 B세포에 있는 다수의 항원수용체를 교차결합시킬 수 있다.

항원수용체 교차결합에 의해 시작되는 신호들은 수용체 관련 단백질에 의해 전달된다. 숫B림프구의 항원수용체인 막 IgM 및 IgD는 매우 가변적인 세포외 항원 결합 부위를 가지고 있다(4장

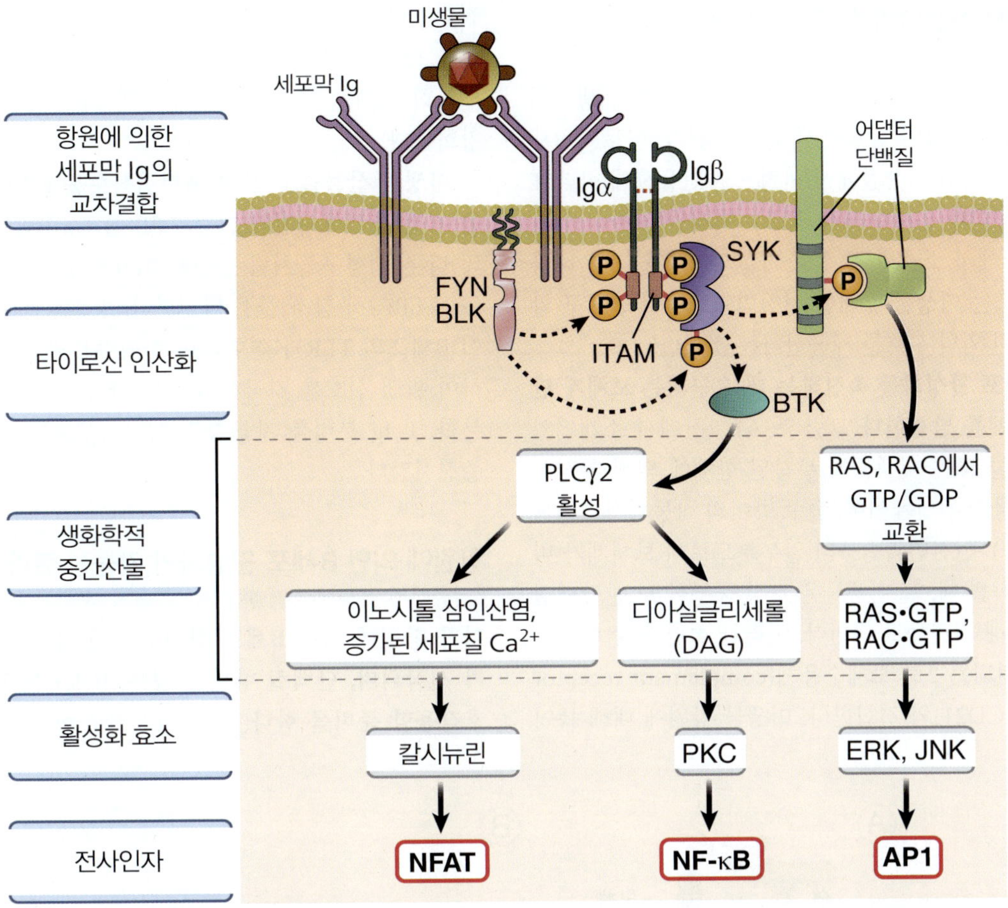

그림 7.4 B림프구에서 일어나는 항원수용체매개 신호전달. 항원에 의한 B세포 항원수용체의 교차결합은 면역글로불린(Ig)관련 단백질인 Igα와 Igβ에 의해 전달되는 생화학적 신호들을 자극시킨다. 이러한 신호들은 초기 타이로신 인산화, 다양한 생화학적인 중간산물과 효소들의 활성화 및 전사인자들의 활성화를 유도한다. 유사한 신호전달이 항원 인식 후의 T세포에서도 일어난다. 최대한의 신호를 위해서는 적어도 항원에 의한 두 개의 Ig 수용체들의 교차결합이 필요하다. *AP-1*, activating protein-1; *GDP*, guanosine diphosphate; *GTP*, guanosine triphosphate, *ITAM*, immunoreceptor tyrosine-based activation motif; *NFAT*, nuclear factor of activated T cells; *NF-κB*, nuclear factor κB; PKC, protein kinase C; *PLC*, phospholipase C.

참조). 그러나 이와 같은 막수용체들은 짧은 세포질 미부를 가지고 있어서, 비록 항원을 인식한다 할지라도 그 자체로는 신호를 전달하지 못한다. 이러한 수용체들은 Igα와 Igβ라 불리는 두 개의 단백질과의 비공유결합을 통해 **B세포 수용체 복합체[B cell receptor (BCR) complex]**를 형성한다. 이것은 T림프구의 T세포 수용체(TCR) 복합체와 유사하다. Igα와 Igβ의 세포질 영역에는 보존된 immunoreceptor tyrosine-based activation motif (ITAM)가 있는데, 이러한 모티프는 면역체계에서 많은 다른 활성 수용체들의 신호 아단위들에서 발견되는 것과 유사하다(예, TCR 복합체의 CD3 및 ζ 단백질; 5장 참조). 하나의 B세포에 두 개 이상의 항원수용체가 항원-유도성 교차결합에 의해 서로 모일 때, Igα와 Igβ의 ITAM에 있는 타이로신들은 LYN, FYN 및 BLK 등의 타이로신 인산화효소(tyrosine kinase)에 의해 인산화되며, 이 인산화효소들은 원형질막에 연결되어 있으며 BCR 교차결합 후 Igα와 Igβ의 꼬리(tail)에 접근할 수 있다. 인산화된 ITAM은 SYK 타이로신 인산화효소(T세포에서의 ZAP-70에 해당함)를 모집하고 이들이 활성화되면 그 다음 차례로 어댑터 단백질에 있는 타이로신 잔기를 인산화시킨다. 이러한 인산화된 단백질들은 그 이후 하류의 여러 분자들(주로 전사 인자들을 활성화하기 위한 신호 연속단계를 개시되게 하는 효소들)을 모집/활성화시킨다.

B세포에서 수용체 유도성 신호전달의 최종 결과는, B세포 증식과 분화에 관여하는 단백질 산물들의 유전자 발현을 유발하는 전사인자들을 활성화시키는 것이다. 중요한 단백질 중 일부가 나중에 기술된다.

B세포 활성화에서 선천면역 신호들의 역할

Role of Innate Immune Signals in B Cell Activation

항원-유도성 신호는 미생물에 대한 선천면역반응 중에 생성되는 두 가지 추가적인 유형의 신호에 의해 강화된다. 이로써 B세포가 무해한 항원이 아닌 미생물에 우선적으로 반응하게 한다(T세포에서의 공동자극과 유사함; 5장 참조). 이러한 추가적인 자극의 필요성은 2장에서 소개된 두 신호 가설의 기본원칙을 나타낸다. 즉, 미생물 또는 미생물에 대한 선천면역반응이 림프구 활성화에 필요한 항원 외의 신호를 제공한다는 것이다.

B림프구는 B세포 활성화를 촉진하는 데 요구되는 보체계 단백질에 대한 수용체를 발현한다(그림 7.5A). 2장에서 소개되었던 보체계는 미생물 또는 미생물에 부착된 항체에 의해 활성화되는 혈장 단백질들의 집합체이며, 숙주 방어의 작동기작으로써 기능한다(8장 참조). 선천면역반응의 일부분으로써 보체계가 미생물에 의해 활성화될 때, 그 미생물은 가장 풍부한 보체 단백질인 C3의 단백질분해 절편들로 덮인다. 이러한 절편들 중 C3d는 B세포 표면에 발현되는 2형 보체수용체(complement receptor type 2, CR2 혹은 CD21)와 결합한다. 미생물 항원에 대해 특이적인 B세포는 자신의 BCR로 항원을 인식함과 동시에 CR2를 통해 C3d와 결합한다. CR2가 관여함으로써, ITAM의 타이로신 인산화 강화를 통해 B세포의 항원 의존성 활성화 반응이 크게 강화된다.

미생물 산물들도 선천 패턴인식수용체(PRR)를 통해 B세포를 직접 활성화시킨다(그림 7.5B 참조). B림프구는 수지상세포 및 다른 백혈구들처럼 수많은 Toll유사 수용체(toll-like receptor, TLR; 2장 참조)들을 발현한다. 병원체연관분자패턴(PAMP)이 B세포의 TLR과 결합하면 항원수용체로부터의 신호와 협력하여 활성 신호를 자극한다. 이러한 신호의 조합은 B세포 증식, 분화 및 Ig 분비를 자극함으로써 미생물들에 대한 항체반응을 증진시킨다.

항원에 의한 B세포 활성화의 기능적 결과들

Functional Consequences of B Cell Activation by Antigen

다가 항원에 의한 B세포 활성화를 통해 B세포의 증식과 분화가 시작되며, 단백질 항원일 경우, B세포는 보조T림프구와 상호작용할 준비를 한다(그림 7.6). 활성화된 B림프구들은 더 많

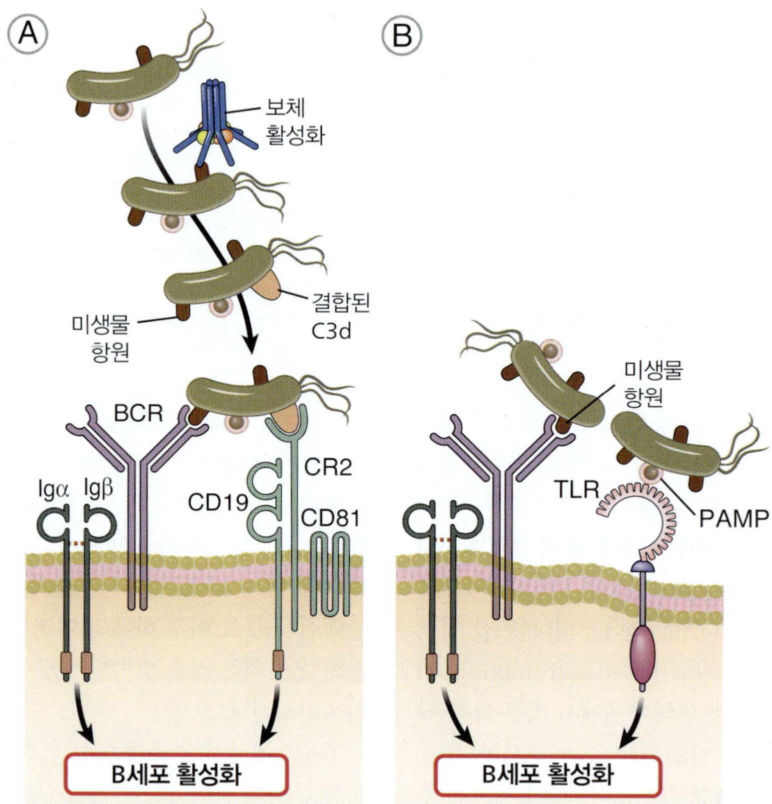

그림 7.5 B세포 활성화에서 선천면역 신호의 역할. **A,** 미생물에 의한 보체 활성화를 통해 생성된 보체 분해산물 중 하나인 C3d가 미생물에 결합한다. B세포는 미생물 항원(면역글로불린 수용체에 의해 인식됨)과 결합된 C3d (CR2 수용체에 의해 인식됨)를 동시에 인식한다. CR2는 단백질 복합체(CD19, CD81)에 부착하여 B세포로 활성 신호를 전달하는 데 관여한다. **B,** 미생물 항원이 항원수용체에 의해 인식됨과 동시에 미생물로부터 유래한 분자(병원체연관분자패턴[PAMP]; 2장 참조)가 B세포의 Toll유사 수용체(TLR)를 활성화시킬 수 있다. *BCR*, B cell receptor.

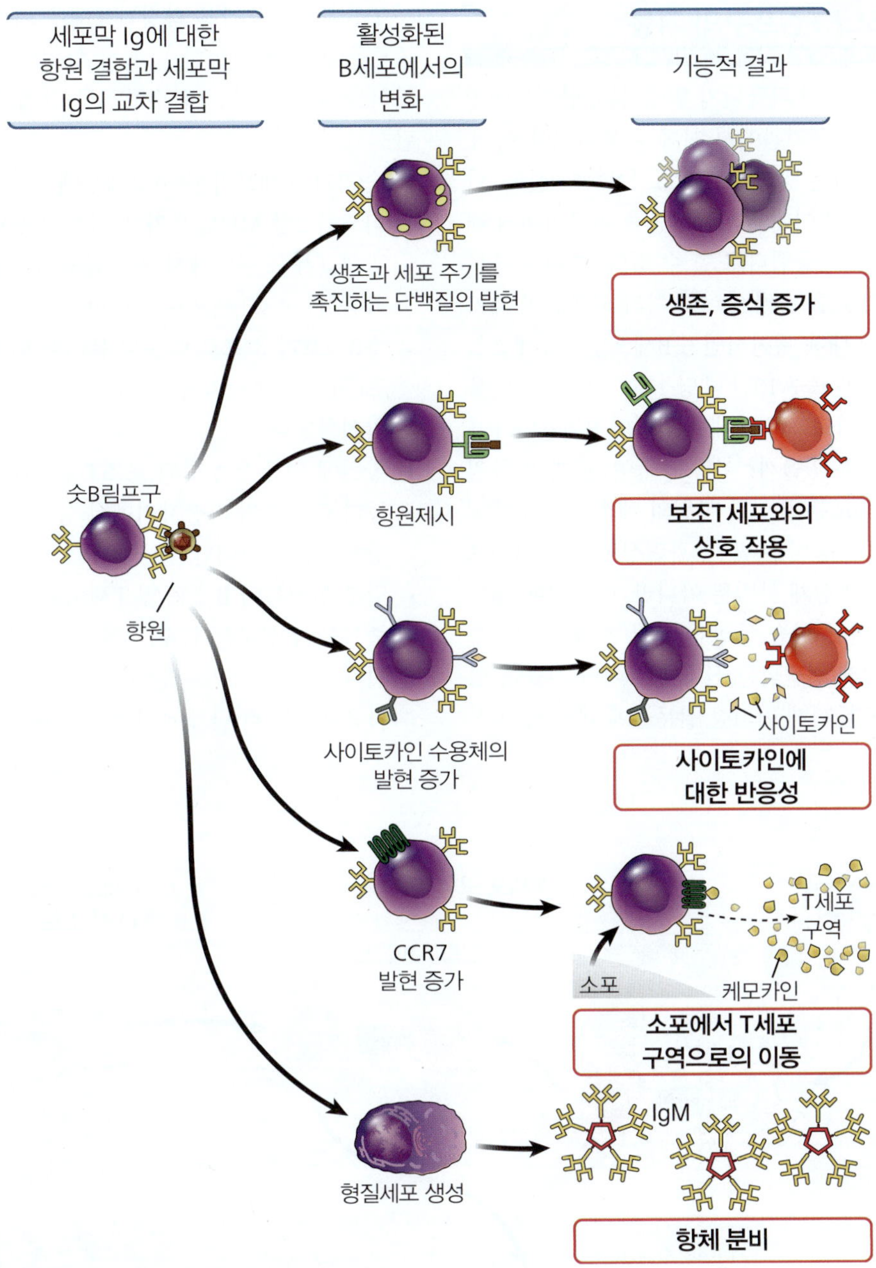

그림 7.6 항원수용체매개 B세포 활성화의 기능적인 결과들. 2차 림프기관에서 항원에 의한 B세포의 활성화는 B세포 증식과 IgM 분비 과정을 개시하며, 보조T세포와의 상호작용을 위해 B세포를 준비시킨다.

은 IgM을 합성하기 시작하며, IgM 중 일부는 분비형으로 생산된다. 이와 같이, 항원 자극은 체액면역반응의 초기 단계를 유도한다. 이러한 반응은 다가(multivalent) 항원이 B세포에 있는 다수의 항원수용체들을 교차결합시킬 때 가장 크게 일어나며, 보체와 선천면역 수용체를 강하게 활성화시킨다; 후반부에서 다루겠지만, 이러한 모든 특징들은 일반적으로, 대부분의 수용성 단백질이 아닌, 다당류 및 그 외 다른 T비의존 항원의 경우에 나타난다. 따라서 단백질 항원은 일반적으로 그 자체만으로는 B세포 증식과 분화를 높은 수준으로 자극시키지 않는다. 그러나 단백질 항원은 보조T림프구와 상호작용하는 능력을 향상시키는 B세포의 변화를 유도한다.

단백질 항원이 2차 림프기관의 소포에서 B세포의 BCR에 특이적으로 결합하면 항원이 효율적으로 내재화되어 항원이 분해되고 2형 MHC 분자에 펩티드 형태로 결합/제시되어 보조T세포에 의해 인식될 수 있다.

다음 절에서는 T의존 단백질 항원에 대한 반응에서 발생하는 B림프구와 보조T세포의 상호작용에 대해 기술하고자 한다. T비의존 항원에 대한 반응은 이 장의 후반부에서 다룰 것이다.

체액면역반응에서 보조T림프구의 기능

FUNCTIONS OF HELPER T LYMPHOCYTES IN HUMORAL IMMUNE RESPONSES

단백질 항원에 대한 항체반응이 자극되기 위해서는, 항원특이 B림프구와 보조T림프구가 림프기관에서 함께 어우러져야 하며, B세포 증식과 분화를 자극하는 방향으로 상호작용해야 한다. 단백질 항원은 노출된 후 3~7일 이내에 항체반응을 이끌어내기 때문에 이 과정은 효율적으로 작동한다고 할 수 있다. 항원이 유도하는 T-B세포 상호작용의 효율 면에 있어서 여러 의문점이 제기될 수 있다. 특정한 항원에 대해 특이적인 숫B세포와 숫T세포들이 매우 드물다는 것(체내 림프구 10만 개당 1개 미만일 것임)을 고려할 때, 동일한 항원 에피토프에 대해 특이적인 B세포와 T세포는 어떻게 서로를 찾을 수 있을까? 어떻게 하여 한 가지 항원에 대해 특이적인 보조T세포는 동일한 항원의 에피토프에 대해 특이적인 B세포와는 상호작용하는 반면, 관련성이 없는 B세포와는 상호작용하지 않을까? 항체 분비뿐 아니라, 단백질에 대한 항체반응의 특별한 특징인 중사슬 동형전환 및 친화력 성숙을 자극하는 보조T세포에 의해 전달되는 신호에는 어떤 것들이 있는가? 다음에 논의하겠지만, 현재 이러한 질문들에 대한 답이 잘 알려져 있다.

T-B세포 상호작용 과정과 T세포 의존 항체반응은 이 두 세포 종류들에 의한 동일한 단백질 항원의 각기 다른 에피토프들의 인식을 통해 시작되며 순차적인 단계의 연속으로 일어난다(그림 7.7):

- 숫CD4$^+$T세포가 수지상세포에 의해 제시된 항원(가공된 펩티드가 2형 MHC 분자에 결합된 형태로)에 의해 2차 림프기관의 T세포 구역에서 활성화되며 기능적인(사이토카인 생산 가능한) 보조T세포로 분화한다.
- 숫B세포가 소포로 이동된 동일한 단백질 상에 노출된 에피토프(원래 그대로의 구조)에 의해 동일한 림프기관의 소포에서 활성화된다.
- 항원에 의해 활성화된 보조T세포와 B세포가 서로를 향해 이동하고 소포의 가장자리에서 상호작용하는데, 여기에서 초기 항체반응이 일어난다.
- 일부 항원특이 B세포 및 T세포들은 소포로 다시 이동하여 배중심을 형성하는데, 여기에서 더 전문적인 항체반응이 유도된다.

다음에서는 각 단계에 대해 자세히 알아보려 한다.

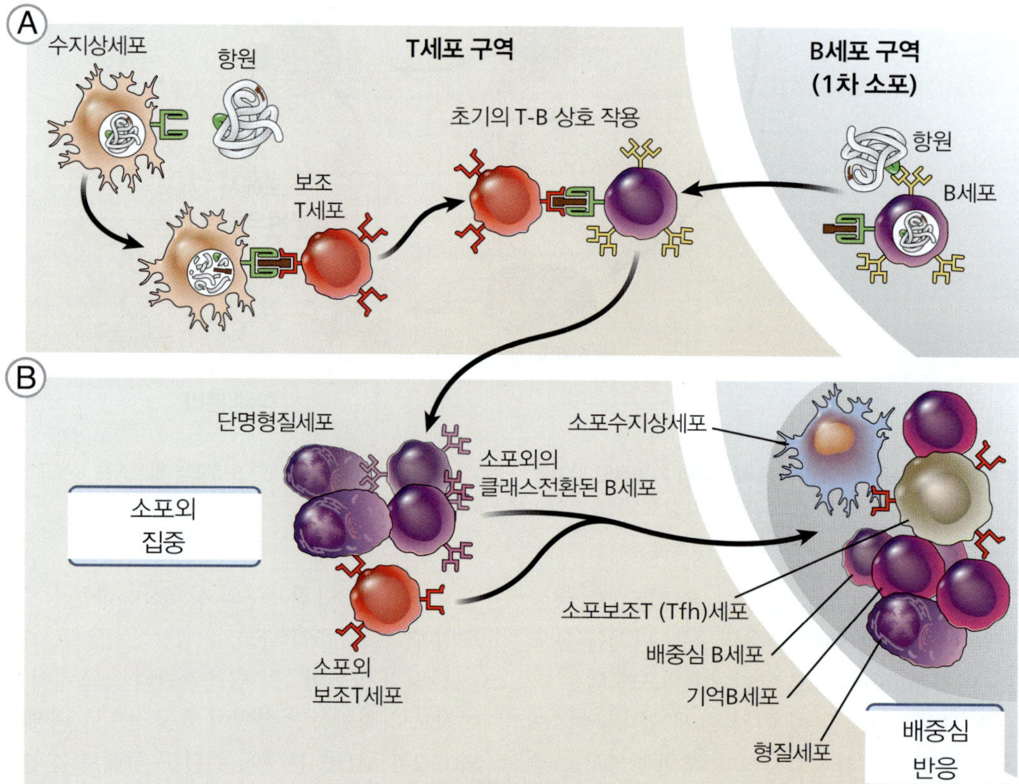

그림 7.7 보조T세포의존 항체반응의 순서. **A,** T 및 B림프구는 말초림프기관의 서로 다른 구역에서 항원을 독립적으로 인식하여 활성화된다. 활성화된 세포들은 서로를 향해 이동하며 림프소포의 가장자리에서 상호 작용한다. **B,** 항체분비 형질세포는 처음에는 항원에 의해 활성화된 T세포와 B세포가 상호 작용하는 곳인 소포외 집중부위에서 생산된다. 활성화된 B세포와 T세포 중 일부는 소포로 다시 이동하여 배중심을 형성하며, 이곳에서 항체반응이 완결된다.

보조T세포와 B세포의 활성화와 이동

Activation and Migration of Helper T Cells and B Cells

2차 림프기관의 부소포 피질(parafollicular cortex)에 있는 '수지상세포에 의해 활성화된 보조T세포'는 B세포 소포 쪽으로 이동하며, 소포를 빠져나와 부소포(parafollicular) 구역으로 이동한 '항원에 의해 자극된 B림프구'와 상호작용한다(그림 7.7A 참조).

- T세포의 초기 활성화는 5장에서 기술하였듯이, 항원 인식과 공동자극을 요구한다. CD4$^+$ 보조T세포를 자극하는 항원은 내재화된 미생물로부터 유래한 단백질이다. 이러한 항원은 말초림프조직의 T세포 풍부 구역에 있는 APC내로 내재화되고, 엔도솜(endosome)과 용해소체(lysosome)에서 가공되며, 2형 주조직적합복합체(MHC) 분자에 결합하여 CD4$^+$ T세포에게 제시된다. T세포 활성화는 미생물 단백질 항원 및 APC의 공동자극자들의 발현을 자극할 수 있는 면역보강제(백신의 경우)와 함께 투여된 단백질 항원에 의해 가장 잘 유도된다. CD4$^+$ T세포는 다양한 사이토카인과 CD40 리간드(CD40L)를 생산할 수 있는 작동세포로 분화하며, 이러한 T림프구 중 일부는 림프소포의 가장자리로 이동한다.
- 앞서 기술했듯이, B림프구는 소포에서 항원에 의해 활성화되며 활성화된 B세포는 T세포를 향해 소포 바깥으로 이동한다.

활성화된 B세포 및 T세포의 서로를 향한 방향성 이동은 활성화된 림프구의 특정 케모카인 수용체들의 발현 변화에 의해 일어난다. 활성화된 T세포는 T세포 구역에서 생산되는 케모카인을 인식하는 CCR7 케모카인 수용체의 발현을 줄이는 반면, B세포 소포에서 생산되는 케모카인과 결합하는 CXCR5 케모카인 수용체의 발현을 증가시킨다. 활성화된 B세포는 정반대의 변화를 나타내는데, CXCR5 발현은 감소하고 CCR7 발현은 증가한다. 그 결과, 항원에 의해 활성화된 B세포와 T세포는 서로의 방향으로 이동하여, 림프소포 밖에서 만난다. 여기에서 그 다음 단계의 상호작용이 일어난다. 항원 인식이 이러한 변화들을 위해 요구되기 때문에 서로를 향해 이동하는 세포들은 항원에 의해 자극된 세포들이다. 이러한 이동 조절은 드물게 존재하는 항원-특이 림프구들이 항원에 대한 면역반응 동안 서로 간에 위치하게 하고 생산적으로 상호작용할 수 있도록 하기 위한 한 가지 기작이다.

보조T세포로의 B림프구 항원제시

Presentation of Antigens by B Lymphocytes to Helper T Cells

B림프구는 막 Ig 항원수용체를 통해 단백질 항원과 결합하고 이 항원을 세포 안으로 내재화한 다음, 엔도솜 소낭내에서 가공 처리하여 CD4$^+$ 보조T세포가 인식할 수 있도록 2형 MHC 결합 펩티드 형태로 제시한다(그림 7.8). B세포의 세포막형 Ig은 세포 외부에 존재하는 항원의 농도가 낮더라도, 특정 항원에 대해 특이적으로 결합할 수 있는 수용체이다. 막 Ig에 의해 결합된 항원은 효율적으로 세포 안으로 흡수되어, 엔도솜 소낭과 용해소체으로 운반되는데, 이곳에서 단백질이 펩티드로 가공 처리되어 2형 MHC 분자와 결합한다(3장 참조). 따라서 B림프구는 특이적으로 인식하는 항원에 대해 효과적인 APC이다.

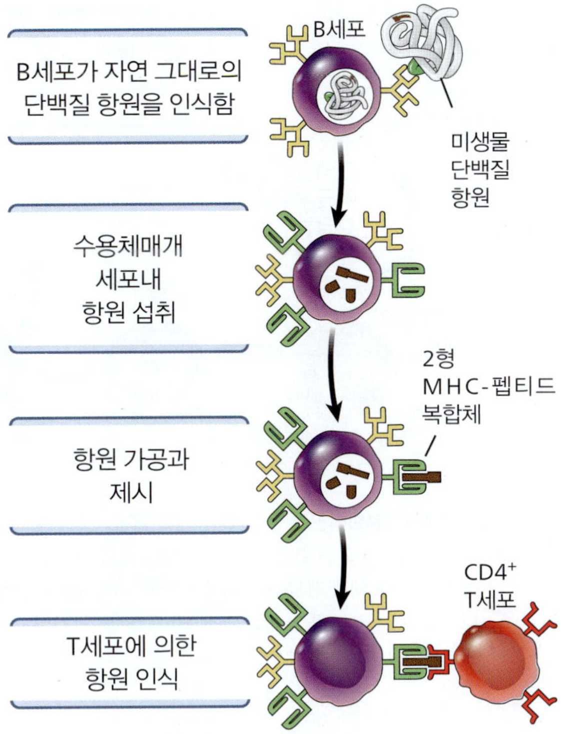

그림 7.8 보조T세포로의 B림프구 항원제시. 단백질 항원에 대해 특이적인 B세포는 항원과 결합하고 항원을 내재화한 후 가공하여 2형 MHC 분자에 펩티드 형태로 부착시킴으로써 보조T세포에게 제시한다. 해당 B세포와 보조T세포는 동일한 항원에 대해 특이적이지만, B세포는 자연 그대로의 형태의 에피토프를 인식하며 보조T세포는 2형 MHC 분자에 결합되어 있는 펩티드 단편을 인식한다.

어떤 B세포든지 고유한 단백질 항원 내 입체구조적 에피토프와 결합하여, 이를 내재화하고, 가공 처리함으로써, 해당 단백질로부터의 다수의 펩티드를 T세포가 인식할 수 있도록 제시한다. 따라서 B세포는 먼저 한 단백질 항원의 한 개의 에피토프를 인식하며, 보조T세포는 그 이후 동일한 단백질의 다른 에피토프를 인식한다. B세포는 특이 수용체에 대한 항원을 효율적으로 내재화하고 가공하기 때문에, 보조T세포는 동일한 항원으로부터 유래된 펩티드를 인식하며, 잇따라 일어나는 상호작용도 항원특이적으로 유지된다. B세포는 이전에 분화된 작동T세포를 활성화시킬 수 있지만, 숫T세포 반응을 시작시키는 데에는 비효율적이다.

B세포가 가공되지 않은 항원 중 하나의 에피토프를 인식하고, 보조T세포에 의한 인식을 위해 여러 가지의 에피토프(펩티드)를 제시한다는 개념은 합텐-담체 결합체를 이용하는 연구에

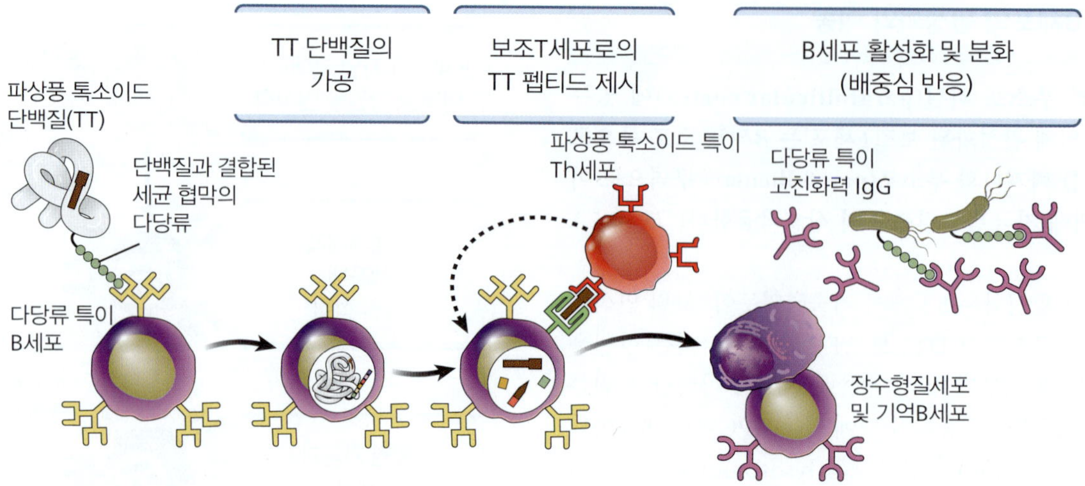

그림 7.9 결합백신의 원리: 합텐-담체 개념. 미생물 다당류에 대해 강력한 항체반응을 생성하기 위해 다당류를 단백질(이 경우, 파상풍 톡소이드)과 결합시킨다. 다당류를 인식하는 B세포는 이를 섭취하고 단백질로부터의 펩티드를 다당류특이 B세포를 자극하는 보조T세포에게 제시한다. 이렇게 하여 클래스전환, 친화력 성숙 및 장수형질세포와 기억세포가 다당류에 대한 반응에서 유도된다. (일부 B세포는 또한 파상풍 톡소이드를 인식하여 담체 단백질에 대한 항체를 생산할 수 있지만, 이 경우 항다당류 반응과의 관련은 없다.) *Ig*, immunoglobulin.

서 처음으로 입증되었다. 작은 화학물질인 합텐은 B세포에 의해 인식되지만, 담체 단백질에 결합해야만 강한 항체반응을 자극할 수 있다. 이러한 상황에서 B세포는 합텐 부분과 결합하고, 그 결합체를 섭취하며, 담체로부터 유래된 펩티드를 보조T세포에게 제시한다. 물론, 항체반응은 B세포가 인식하는 에피토프(여기에서는 합텐)에 대해 특이적이며, 담체 단백질로부터 유래한 펩티드는 단순히 이 반응에서 보조T세포에게 제시된다. 이러한 개념이 미생물 다당류에 대한 효과적인 **결합백신(conjugate vaccine)** 개발을 위해 활용되어 왔다(그림 7.9). 일부 세균은 다당류가 풍부한 협막을 가지고 있으며, 다당류 그 자체가 유아와 어린 아이들에서 약한 T비의존 항체반응을 자극한다. 다당류가 담체 단백질에 결합되면, 이 반응에 담체에 대해 특이적인 보조T세포가 관여할 수 있기 때문에 다당류에 대한 고친화력 T의존 항체반응이 유도된다. 이 상황에서, B세포는 다당류(합텐에 해당하는)를 인식하며 T세포는 부착 단백질(담체)로 부터의 펩티드를 인식한다; 항체반응은 다당류에 특이적이지만, 보조T세포가 참여할 수 있기 때문에 일반적인 T비의존 반응보다 훨씬 강하다. 이와 같은 결합백신은 특히 유아에서 인플루엔자균(*Haemophilus influenzae*), 수막알균(meningococci), 폐렴알균(pneumococci) 및 장티푸스균(typhoid bacillus)와 같은 세균에 대한 방어 면역에 매우 유용하다.

보조T세포가 매개하는 B림프구 활성화 기작

Mechanisms of Helper T Cell–Mediated Activation of B Lymphocytes

B세포에 제시된 항원을 인식하는 활성화된 보조T림프구는 항원특이 B세포를 활성화시키기 위해 CD40 리간드(CD40L)와 분비되는 사이토카인을 이용한다(그림 7.10). 보조T세포가 매개하는 B림프구 활성화 과정은 세포매개면역에서 T세포가 매개하는 큰포식세포 활성화 과정과 유사하다(6장, 그림 6.6 참조). 활성화된 보조T세포에 발현되는 CD40L는 B림프구의 CD40와 결합한다. CD40의 결합(engagement)은 B세포에서 신호를 생성하여 증식과 항체의 합성 및 분비를 자극한다. 동시에, 보조T세포에 의해 생산되는 사이토카인은 B림프구의 사이토카인 수용체에 결합하여 더욱더 B세포 증식 및 Ig 생산을 자극한다. 이러한 CD40L-CD40 상호작용이 요구됨은 물리적 접촉에서 오직 T 및 B림프구만이 생산적인 상호작용에 관여한다는 것을 확고히 한다. 앞서 설명한 바와 같이, 항원특이 림프구는 물리적으로 상호작용하는 세포이므로, 항원특이 B세포는 T세포 도움을 받고 활성화되는 세포임이 확실하다. 또한 CD40L-CD40 상호작용은 중사슬 동형전환과 친화력 성숙을 자극하는데, 이는 왜 이러한 변화들이 일반적으로 T의존 단백질 항원에 대한 항체반응에서 나타나는지를 말해준다.

소포외 및 배중심 반응

Extrafollicular and Germinal Center Reactions

림프소포 가장자리에서 일어나는 초기의 T-B 상호작용의 결과로, 동형전환은 되었으나 일반적으로 낮은 친화력을 가진 항체가 낮은 수준으로 생산된다. 이러한 소포외 집중부위에서 생성된 형질세포는 대개 단명하고, 몇 주 동안 항체를 생산하며, 형질세포와 기억B세포 모두 배중심에서 생산되는 것 보다 저친화력

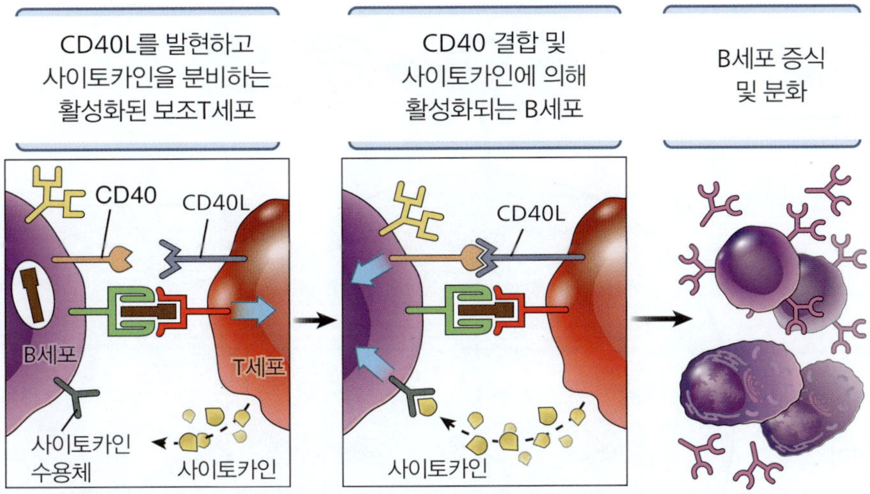

그림 7.10 보조T세포가 매개하는 B림프구 활성화 기작. 보조T세포는 B세포에 의해 제시된 펩티드 항원을 인식한다. 보조T세포는 활성화되어 CD40L (CD40 리간드)를 발현하며 사이토카인을 분비하는데, 이 두 가지는 모두 B세포의 수용체에 결합하여 B세포를 활성화시킨다.

상태로 발달한다.

충분한 발달이 이루어지는 항체반응의 여러 사건들은 림프소포로 구성된 배중심에서 일어나며 전문화된 형태의 보조T세포 참여를 요구한다(그림 7.11). 활성화된 일부 보조T세포는 케모카인 수용체인 CXCR5를 높은 수준으로 발현하는데, 이러한 수용체는 이 T세포를 인접한 소포로 끌려들어가게 한다. B세포 풍부 소포(B cell-rich follicle)로 이동하는 $CD4^+$ T세포를 **소포보조T (follicular helper T, Tfh)세포**라 부른다. Tfh세포의 생성과 기능은 B세포 및 다른 세포들에 발현되는 리간드와 결합하는 ICOS (inducible costimulator)라 불리는 CD28 가계의 수용체에 의존적이다. *ICOS* 유전자의 유전적 돌연변이는 몇몇 항체 결핍증의 원인이 된다(12장 참조). Tfh세포와 소포외 집중부위 있는 이 세포의 즉각적인 전구세포는 클래스전환에 의해 생성되는 항체 동형을 결정하는 IL-4 및 IL-13과 같은 사이토카인을 분비할 수 있다; 이러한 사이토카인들의 역할은 이 책 뒷부분에 기술되어 있다. 또한 대부분의 Tfh세포는 IL-21을 분비하는 데 중요하다고 알려져 있지만 Tfh세포 기능에 대한 역할은 아직 완전히 밝혀지지 않았다.

활성화된 B세포 중 일부는 소포외 집중부위에서 다시 림프소포로 Tfh세포와 함께 이동한 후, Tfh세포로부터 신호를 받아 빠르게 분열하기 시작한다. 이러한 B세포의 배가시간(doubling time)은 3~4시간으로 추정하고 있으며, 한 개의 세포는 일주일 이내에 수천 개의 자손세포를 생산한다. 이와 같은 증식 B세포를 포함하는 소포 부위를 **배중심(germinal center)**이라 명명하였는데, 한때 이곳이 새로운 림프구가 생성되는(germinated) 부위라는 잘못된 생각이 있었기 때문이다. 배중심에서, B세포는 Ig 유전자의 더 많은 클래스전환과 체세포돌연변이를 겪게 된다; 이 두 과정은 나중에 설명된다. 배중심 반응 초기에는 중간 정도의 친화력을 갖는 일부 B세포가 기억세포로 발달하고 배중심을 빠져나간다. 고친화력 B세포는 배중심 반응 동안 반복된 Ig 유전자 돌연변이 및 선택에 의해 나중에 생성되며(아래 설명됨), 이들은 최종적으로 장수형질세포와 기억세포로 분화된다. 증식하는 B세포는 조직학적으로 정의된 배중심의 암구역(dark zone)에 체류하는 반면(그림 7.11 참조), 선택은 명구역(light zone)에서 일어난다.

중사슬 클래스(동형)전환

Heavy-Chain Class (Isotype) Switching

보조T세포는 생산될 항체의 중사슬 클래스(동형)를 바꾸기 위해(이때 항체의 항원 특이성은 변하지 않음) IgM 및 IgD를 발현하는 B림프구를 자극한다(그림 7.12). 다양한 항체 동형들은 각각 다른 기능을 수행하므로 클래스전환 과정을 통해 체액면역반응의 기능적 능력이 확장된다. 예를 들어, 대부분의 세균과 바이러스들이 세포 외부에 있을 때 중요한 방어기작 중 하나는 미생물들을 항체로 덮은 후(opsonization, 옵소닌화) 호중구와 큰포식세포로 하여금 포식하게 하는 것이다. 이러한 반응은 사람의 경우 IgG1과 IgG3 항체에 의해 매개되는데, 큰포식세포는 이 항체들의 γ 중사슬에 대해 특이적인 고친화력 Fc수용체를 세포 표면에 발현하고 있다(8장 참조). 기생충은 IgE 항체의 생산을 자극하며, IgE 항체는 ε 중사슬에 대해 친화력이 높은 Fc 수용체를 가진 비만세포에 결합하여 활성화시킨다. 기생충 방어에 대한 IgE와 비만세포의 역할은 아직 불분명하다. 점막 장벽에 있는

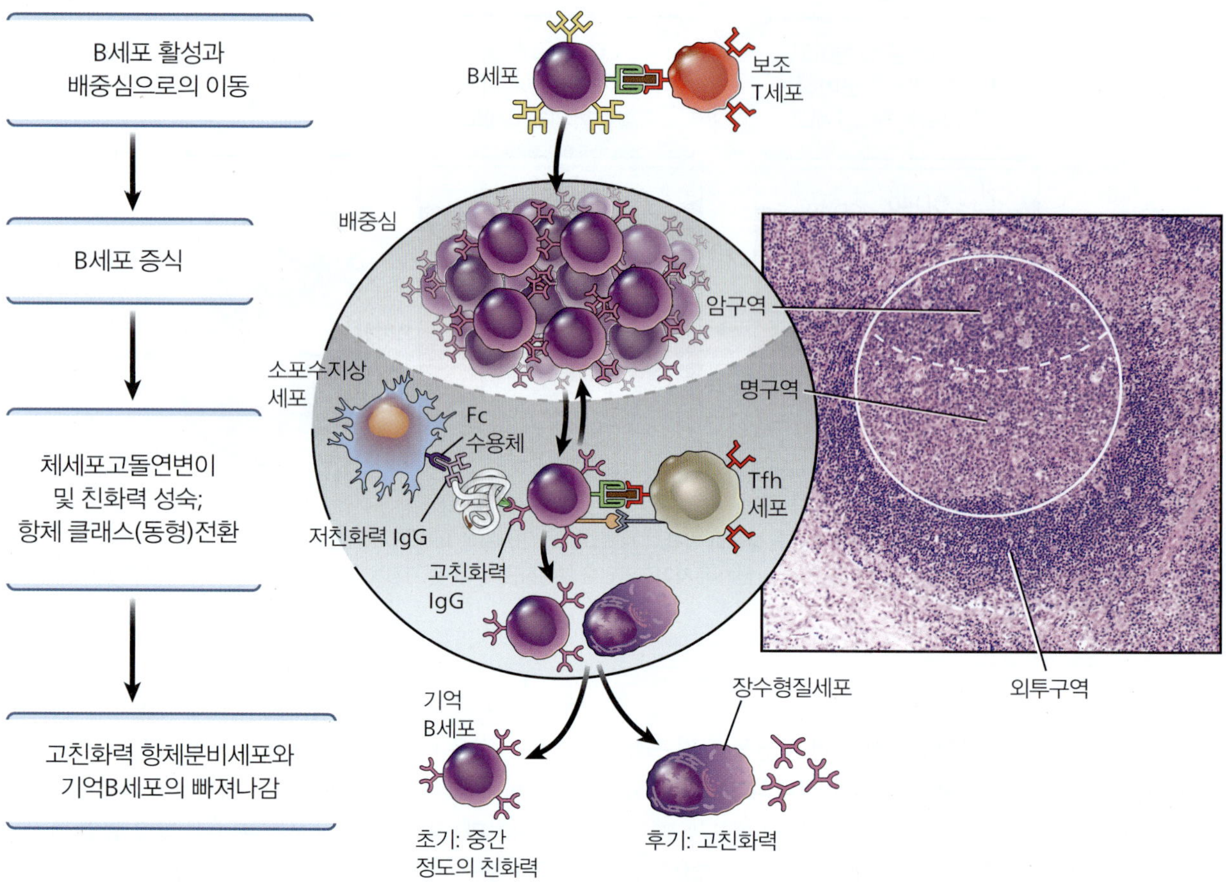

그림 7.11 배중심 반응. 1차 소포의 가장자리에서 보조T세포에 의해 활성화된 B세포는 소포로 이동 및 증식하여 배중심의 암구역을 형성한다. 배중심 B세포는 암구역에서 체세포고돌연변이라는 과정을 통해 Ig 유전자에 매우 높은 비율로 돌연변이를 일으키며 명구역으로 이동한다. 이곳에서 고친화력 수용체를 가진 B세포는 생존을 위해 선택되며, 형질세포 또는 기억세포로 분화되며 배중심을 떠난다. 오른쪽 그림은 림프절내에 배중심을 지닌 2차 소포의 조직 구조이다. 배중심은 암구역과 명구역을 포함한다. 외투구역(mantle zone)은 배중심 바깥쪽에 있는 소포 부분이다. *Tfh*, T follicular helper cell.

미생물은 IgA 생산을 자극하며, IgA는 점막기관의 내강(lumen)으로 운반되어 미생물을 중화시킨다(8장 참조). 이와 같이, 비록 모든 미생물에 대해 특이적인 모든 숫B림프구가 IgM과 IgD 동형의 항원수용체를 발현하고 있을지라도, 효과적인 숙주 방어를 위해서는 다양한 종류와 다양한 위치에 있는 미생물에 대해 반응해서 다양한 항체 동형을 만들어 내는 면역체계가 요구된다.

클래스전환의 또 다른 기능적 결과는 생산된 IgG 항체가 초기에 생산된 IgM보다 더 긴 반감기를 갖는다는 것인데, IgG는 신생아 Fc수용체(neonatal Fc receptor, FcRn)라 불리는 전문화된 Fc수용체에 결합할 수 있기 때문이다. 태반에 발현되는 FcRn은 모체 IgG가 태아로 운반되는 것을 매개하여 신생아 보호에 관여하며, 내피세포와 포식세포에 발현되는 FcRn은 세포내 이화작용으로부터 IgG 항체를 보호하는 특수한 역할을 함으로써 혈액에서 IgG의 반감기를 연장시킨다(8장 참조).

중사슬 클래스전환은 CD40L매개 신호와 사이토카인에 의해 유도된다. 이러한 신호들은 항원에 의해 자극된 B세포에 작용하여, 이들 중 일부 자손세포의 클래스전환을 유도한다. CD40나 CD40L가 없을 때, B세포는 IgM만을 분비하며 다른 동형으로의 전환은 일어나지 않는데, 이를 통해 리간드-수용체 쌍 형성이 클래스전환에 필수적인 역할을 함을 알 수 있다. **X연관 고IgM증후군(X-linked hyper-IgM syndrome)**이라 불리는 질환은 X 염색체상에 위치하고 있는 *CD40L* 유전자의 돌연변이에 의해 유발되는데, 이 과정에서 돌연변이가 유전된 남성에서 기능이 없는 형태의 CD40L가 생산된다. 따라서 이 질환에서는 중사슬 클래스전환이 결핍되므로 혈청에는 다량의 IgM 항체가 존재하게 된다. 또한 CD40L는 큰포식세포의 T세포매개 활성화와 수지상세포에 의한 T세포 반응을 증폭하는 데 있어서 중요하기 때문에(6장 참조), 이 환자는 세포매개면역에 대한 결함도 나타낸다.

클래스전환의 분자 기작을 클래스전환재조합(class switch recombination, CSR)이라 부르며, Ig μ 중사슬의 V 영역을 코딩하는 이전에 형성된 VDJ 엑손이 Ig 중사슬 유전자의 아래쪽

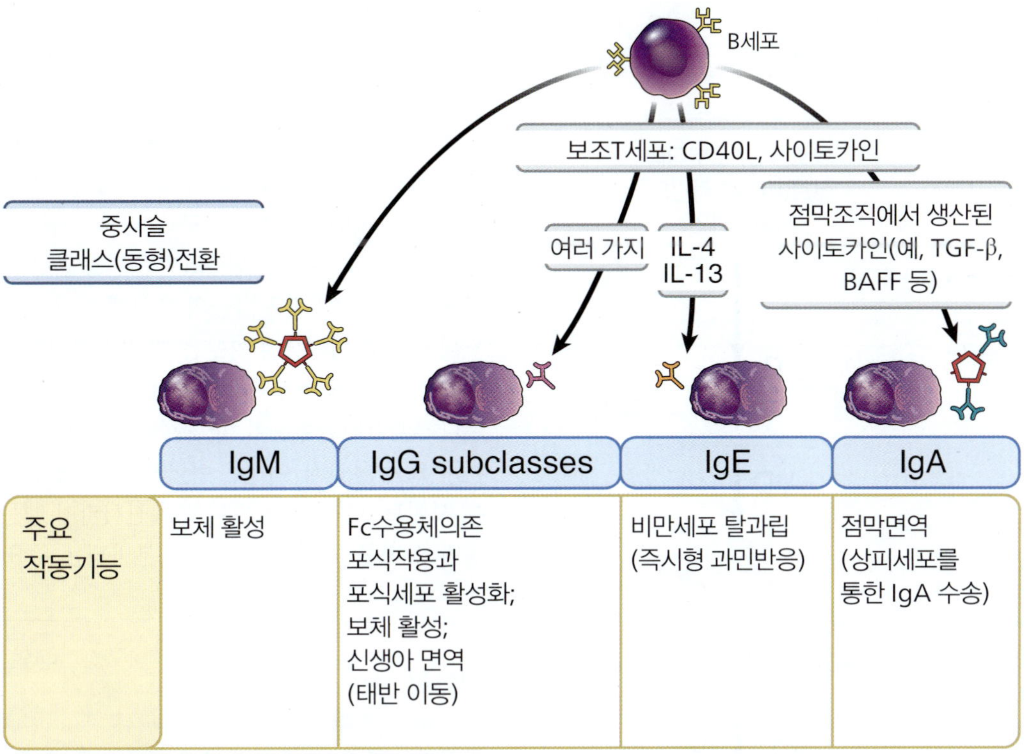

그림 7.12 면역글로불린(Ig) 중사슬 클래스(동형)전환. 항원에 의해 자극된 B림프구는 IgM 항체분비세포로 분화하거나, CD40 리간드(CD40L)와 사이토카인의 영향 하에서 B세포 일부는 다른 Ig 중사슬 클래스(동형)를 생산하는 세포로 분화할 수 있다. 이러한 동형의 몇 가지 주요 작동기능이 요약되어 있다. 모든 동형들은 미생물과 독소를 중화시키는 기능이 있다. 사이토카인 중 하나인 BAFF (B cell-activating factor belonging to the TNF family)는 특히, T비의존 반응에서 IgA 전환에 관여할 수 있다. IgG subclass로의 전환은 마우스에서는 사이토카인 IFN-γ에 의해 자극되지만, 사람에서는 다른 사이토카인에 의해 자극될 것이라고 생각된다. *IL*, interleukin; *TGF-γ*, transforming growth factor γ.

에 위치하는 다양한 C 부위 유전자에 인접하게 옮겨간다(그림 7.13). 클래스전환을 겪지 않은 IgM 생산 B세포의 Ig 중사슬 유전자 자리에는 재배열된 VDJ 엑손이 Cμ라고 하는 첫 번째 불변부위(constant region) 유전자와 인접해 있다. 최초로 전사된 RNA의 VDJ 엑손과 Cμ 유전자 엑손이 스플라이싱(splicing)되면서 μ mRNA가 생산된다. μ mRNA가 번역되어 생산된 μ 중사슬은 경사슬과 결합하여 IgM 항체를 생성한다. 이와 같이 B세포에 의해 생산되는 첫 번째 항체는 IgM이다. 각각의 불변부 5′ 쪽에는 구아닌-시토신(GC)이 풍부한 염기서열을 갖는 인트론 부위가 있는데, 이를 전환부위(switch region, S)라 한다. CD40 및 사이토카인 수용체로부터 발생한 신호는 Cμ 아래쪽의 다른 항체 동형의 불변부 엑손에 인접한 전환부위 중 하나를 경유하는 전사를 자극한다. 전환부위를 경유하는 전사는 해당 위치의 DNA가 전환기구(switch machinery)에 접근할 수 있게 만든다. CSR이 일어나는 동안, Cμ 옆의 전환부위는 전사적으로 활성화되는 아래쪽 불변부에 인접한 전환부위와 재조합되며, 그 사이에 있던 DNA는 제거된다. Activation-induced (cytidine) deaminase (AID)는 CD40 신호에 의해 유도되는데, 클래스전환 과정에서 중요한 역할을 한다. AID는 전환부위의 DNA에 있는 시토신(C)를 우라실(U)(일반적으로 RNA에만 존재하는 염기)로 전환시키는 효소이다. C가 U로 전환된 후 DNA 수선효소(repair enzyme)들의 순차적인 작용에 의해 비정상적인 U가 제거되며, 그 자리에는 DNA 틈새(nick)가 생성된다. 양쪽 가닥에서 이러한 과정이 일어나게 되면, 결국 이중 가닥 DNA 절단(double-stranded DNA break, DSB)이 유발된다. 두 개의 전환부위에서의 이중 가닥 DNA 절단이 이후 서로 합쳐지고 수선되는 과정에서, 그 사이의 있던 DNA는 제거된다. 따라서 이전에 골수에서 B세포 발달 과정 중 재조합에 의해 형성된 VDJ 엑손은 원래 Cμ에 가까웠지만 이제 다른 동형(예, IgG, IgA, IgE)의 불변부 바로 앞쪽에 자리하게 된다. 그 결과, B세포는 원래의 B세포와 동일한 항원특이성을 가진(특이성은 변경되지 않은 VDJ 엑손의 염기서열에 의해 결정되기 때문에) 새로운 중사슬 동형(항체의 C 부위에 의해 결정된)을 생산하기 시작한다.

Tfh세포에 의해 생산된 사이토카인들이 생산될 중사슬 동형의 종류를 결정한다(그림 7.12 참조). 포식세포의 Fc수용체에 결합하는 옵소닌 IgG 항체 생산은 마우스의 경우 IFN-γ에 의해 주

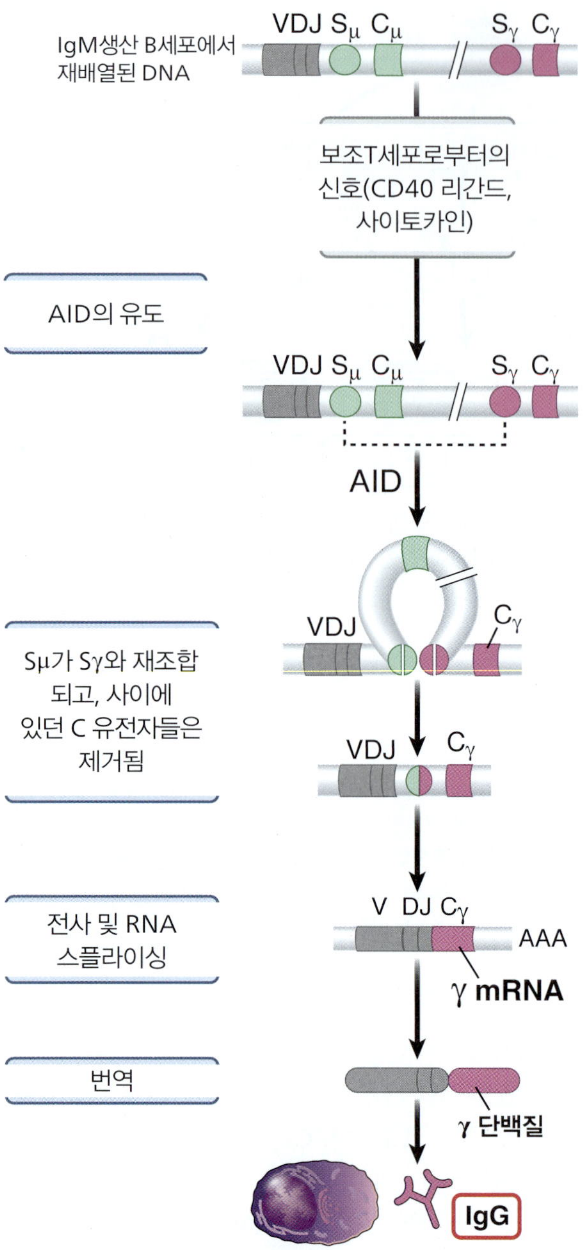

그림 7.13 면역글로불린 중사슬 클래스(동형)전환의 기작. IgM 생산 B세포에서, V 부위를 코딩하는 재배열된 VDJ가 μ 불변부 유전자(Cμ)에 인접해 있다. 보조T세포로부터의 신호들(CD40 리간드 및 사이토카인)은 전환부위(S)의 재조합을 유도할 수 있다. 즉 재배열된 VDJ DNA가 Cμ의 아래쪽에 있는 하나의 C 유전자(Cγ 유전자를 예로 나타냄)로 근접하여 이동된다. Tfh세포로부터의 신호에 의해 B세포에서 유도되는 activation-induced (cytidine) deaminase (AID) 효소는 전환부위에 있는 뉴클레오티드를 변경하며, 그 외 다른 효소들에 의해 이 부위가 잘리게 되고 아래쪽의 다른 전환부위와 결합한다. 그 이후 중사슬 유전자가 전사될 때, VDJ 엑손은 아래쪽 C 유전자의 엑손으로 스플라이싱되어 새로운 불변부를 가진 중사슬을 생산하게 된다(즉 새로운 Ig 클래스가 생성됨). C 부위는 바뀌더라도, 항체의 특이성을 담당하는 VDJ 부위는 유지된다. (각각의 C 부위 유전자는 다중 엑손들로 구성되어 있지만, 단순화를 위해 한 개만 나타내었다.)

도되는 클래스전환의 결과로 발생하지만, 사람의 IgG 클래스전환에 관여하는 사이토카인은 잘 알려져 있지 않다. 옵소닌화 및 포식작용은 많은 박테리아와 바이러스에 대한 중요한 방어 기작이며, 예상대로 이러한 미생물은 IFN-γ 생산을 유도한다. 반면, IgE 클래스전환은 Tfh세포에 의해 생산된 IL-4 및 IL-13에 의해 자극된다. IgE 생산은 기생충 감염과 관련이 있으며, 이러한 감염은 강한 Th2 및 관련된 Tfh세포 반응을 유도한다. 따라서 미생물에 대한 보조T세포 반응의 특성에 따라 이후의 항체반응이 유도되어 해당 미생물과 싸우는 데 최적화된다.

생산된 항체 동형은 면역반응의 위치에 의해서도 영향을 받는다. 앞서 언급했듯이, IgA 항체는 점막 림프조직에서 생산되는 주요 동형인데, 이것은 아마도 이 조직에 풍부한 TGF-β와 같은 사이토카인이 IgA 전환을 촉진시키기 때문일 것이다. IgA는 점막 상피를 통해 능동적으로 분비되는 주요 항체이다(8장 참조).

친화력 성숙

Affinity Maturation

친화력 성숙은 단백질 항원에 대해 지속적이고 반복적으로 노출됨에 따라, 그 항원에 대한 반응에서 생산되는 항체의 친화력이 증가하는 과정이다(그림 7.14). 감염이 지속되거나 반복된다면, 친화력 성숙 과정을 통해 미생물과 미생물 항원에 대한 항체의 결합력이 증가한다. 이러한 친화력 증가는 V 부위의 점돌연변이에 의해 일어나며, 특히 항체 생산을 코딩하는 유전자의 항원결

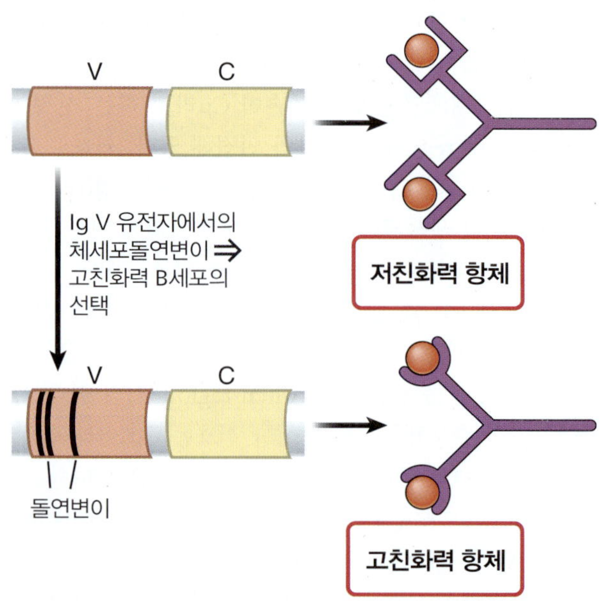

그림 7.14 항체반응에서의 친화력 성숙. 면역반응에서 초기에는 저친화력 항체가 생성된다. 배중심 반응 동안, 면역글로불린(Ig) V 유전자의 체세포돌연변이 및 고친화력 항원수용체를 가진 돌연변이된 B세포의 선택을 통해 항원에 대해 친화력이 높은 항체가 생산된다.

합 고변이 부위에서 발생한다. 친화력 성숙은 보조T세포의존 단백질 항원에 대한 반응에서만 나타나는데, 이는 보조T세포가 이 과정에서 중요하다는 것을 의미한다. 이러한 발견들로 인해 아주 흥미로운 두 가지 의문점이 제기된다: B세포에서 Ig 유전자 돌연변이가 어떻게 유도되며, 고친화력(즉, 가장 유용한) B세포가 꾸준히 계속해서 더 많아지기 위해서는 어떠한 선별 과정을 거치는가?

친화력 성숙은 림프소포의 배중심에서 일어나며, 분열하는 B세포 Ig 유전자의 체세포돌연변이에 의해 유발되는 것이며, 친화력 성숙 이후에는 항원에 의해 고친화력 B세포가 선택된다(그림 7.15). 배중심의 암구역(증식하는 B세포가 집중되어 있음)에서, 수많은 점돌연변이가 빠르게 분열하는 B세포의 Ig 유전자에

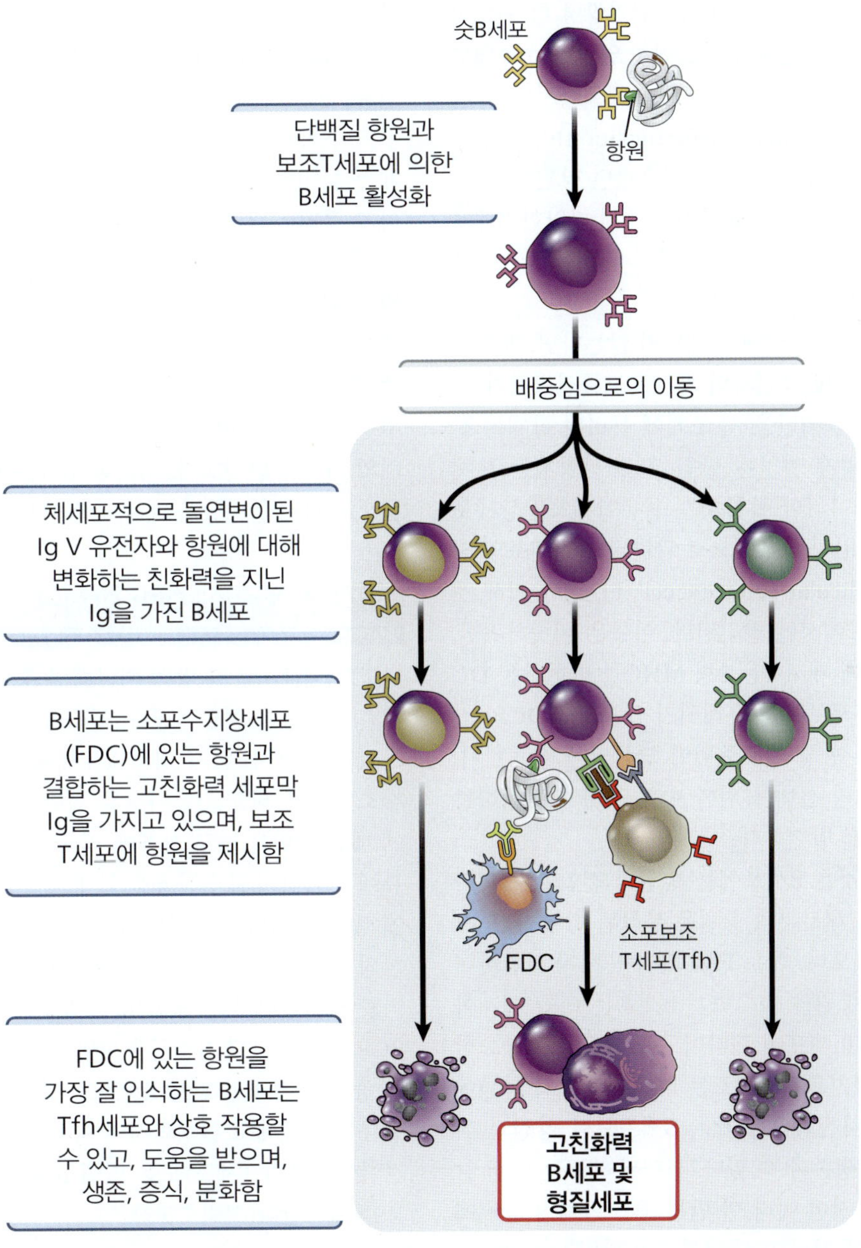

그림 7.15 배중심에서 고친화력 B세포의 선택. 활성화된 B세포 일부는 배중심을 형성하기 위해 소포로 이동하며, 이곳에서 빠르게 증식하고 면역글로불린(Ig) V 유전자에 돌연변이를 축적한다. 이러한 B세포는 항원에 대해 서로 다른 친화력을 지닌 항체를 생산한다. 소포수지상세포(FDC)에 결합된 항원을 인식하는 B세포는 선택되어 생존한다. FDC는 면역복합체와 결합할 수 있는 Fc 수용체나 보체 단백질 C3b와 C3d가 부착된 면역복합체와 결합할 수 있는 C3 수용체를 이용하여 항원을 제시한다(그림에는 나타나 있지 않음). B세포 또한 항원과 결합하고 가공하여 배중심에 있는 소포보조T세포(Tfh)에게 제시하며, Tfh세포로부터의 신호는 B세포의 생존을 증진시킨다. 더 많은 항체가 생산됨에 따라 가용 항원의 양이 감소하게 되어, 오직 고친화력 수용체를 발현하는 B세포만이 항원과 결합할 수 있고 선택되어 생존한다.

서 일어난다. 클래스전환을 위해 요구되는 AID 효소는 체세포 돌연변이에서도 중요한 역할을 한다. 앞서 언급했듯이, 이 효소는 C를 U로 전환시킨다. Ig V 부위 DNA에 U가 생성되는데, U는 DNA 복제 동안에 T로 빈번하게 대체되어 C에서 T로의 돌연변이를 만들어 내거나, 오류 발생이 쉬운(error-prone) 기작에 의해 제거/복구되는 과정에서 원래 돌연변이된 C 근처에 다양한 뉴클레오티드 도입이 자주 유발된다. Ig 유전자 돌연변이의 빈도는 하나의 세포가 한 번 분열할 때, 1,000 염기쌍당 한 번으로 추산되는데, 이는 대부분의 다른 유전자들에서 일어나는 돌연변이 빈도보다 훨씬 높다. 이런 이유로 배중심 B세포에서의 Ig 돌연변이를 체세포고돌연변이(somatic hypermutation)라 부른다. 이러한 광범위 돌연변이를 통해, 반응을 일으켰던 항원에 대해, 변화된 친화력으로 결합할 수 있는 Ig 분자를 지닌 다양한 B세포 클론이 생성된다. 이 과정의 다음 단계는 가장 유용한 항원수용체를 가진 B세포의 선택이다.

항원 인식 및 T세포 도움에 의해 구제되지 않는다면, 배중심 B세포는 세포자멸사된다. Ig 유전자의 체세포고돌연변이가 배중심에서 일어나는 동안, 면역반응 시 초기에 분비된 항체는 잔존 항원과 결합한다. 이렇게 형성된 항원-항체 복합체는 보체를 활성화시킬 수 있다. 이러한 복합체는 섬유아세포망상세포(fibroblastic reticular cell)와 발생적으로 관련된 기질세포의 일종인 소포수지상세포(follicular dendritic cell, FDC)에 의해 제시된다. FDC는 림프소포에서만 발견된다. 이름은 비슷하지만, FDC는 항원을 T림프구에 제시하는 2형 MHC를 발현하는 DC와는 구별되며 골수 전구세포에서 유래되지 않는다. FDC의 긴 세포질 과정은 배중심이 형성되는 주위에 그물망을 형성한다. 이 세포는 배중심 B세포의 선택을 위한 항원 제시에 관여하는 보체수용체 및 Fc수용체를 발현한다.

체세포고돌연변이를 겪은 B세포에는 항원과 결합할 기회가 주어진다. 배중심에 있는 대부분의 항원은 부착된 항체 또는 보체 단백질과 결합되어 있으며, 이는 FDC의 수용체에 결합하여 FDC에 의해 제시된다. 항원을 인식하는 B세포는 이를 내재화하고 처리한 후 배중심 Tfh세포에 펩타이드를 제시하여 중요한 생존 신호를 제공한다. 고친화력 B세포는 더 효과적으로 항원에 대항하며, 항원에 대해 저친화력을 갖는 B세포보다 항원과 더 잘 결합할 수 있고 더 잘 생존할 수 있다. 선택된 세포는 다시 암구역으로 돌아가고 이 과정이 여러 번 반복된다. 단백질 항원에 대한 면역반응이 발달함에 따라[또한 반복적인 항원 노출(예, 추가 예방접종)에 의해] 항체 생산량이 증가한다. 결과적으로, 배중심에서 이용 가능한 항원의 양은 감소한다. 생존을 위해 선택되는 B세포는 더욱더 낮은 농도의 항원과 결합할 수 있어야 하며, 따라서 이러한 세포들의 항원수용체는 더 높은 친화력을 가지고 있다.

형질세포와 기억B세포의 생성

Generation of Plasma Cells and Memory B Cells

배중심에서 활성화된 B세포는 기억세포 또는 장수형질세포로 분화될 수 있다. 기억B세포는 항체를 분비하지 않지만 조직과 2차 림프기관으로 돌아갈 수 있다. 기억B세포는 일반적으로 제한된 선택 회차 이후에 배중심을 빠져나온다. 이 세포들은 추가적인 항원 노출 없이도 수개월 혹은 수년 동안 생존하며, 느리게 분열하면서, 항원이 다시 들어왔을 때 신속하게 반응할 준비를 갖추고 있다. 따라서 T의존 항체반응으로부터의 기억은 평생 지속될 수 있다.

명구역에서 반복적인 선택 회차 이후, 고친화력 B세포는 항체를 분비하는 형질세포로 분화된다. 형질모세포(plasmablast)라고 불리는 초기의 항체분비세포는 순환계(혈류)로 들어가 빠르게 골수나 점막조직으로 이동한다. 이 세포는 골수에서는 항원이 제거된 후에도 수년 동안 생존하고 고친화력 항체를 계속 생산하는 장수형질세포로 추가 분화할 수 있다. 정상 성인의 혈중 항체의 절반 이상이 이러한 장수형질세포에 의해 생산된다고 추정하고 있다; 따라서 순환하는 항체는 항원 노출에 대한 개개인의 이력을 반영한다. 이러한 항체는 항원(미생물 혹은 독소)이 몸으로 다시 들어왔을 때 즉각적인 방어력을 제공한다.

T비의존 항원에 대한 항체반응

ANTIBODY RESPONSES TO T-INDEPENDENT ANTIGENS

다당류, 지질 및 그 밖의 비단백질 항원들은 보조T세포 참여 없이 항체반응을 이끌어낸다. 이러한 비단백질 항원들은 MHC 분자와 결합할 수 없기 때문에 T세포에 의해 인식될 수 없다(3장 참조). 많은 세균들이 다당류 협막을 포함하며, 이와 같은 세균에 대한 방어는 주로 항체에 의해 매개되는데, 항체가 협막 다당류에 결합하여 포식작용을 위해 세균을 표적한다. T비의존 항원에 대한 항체반응은 단백질에 대한 반응과 다르며, 이러한 차이점의 대부분은 단백질에 대한 항체반응에 있어서 보조T세포의 역할에 기인한다(그림 7.16; 그림 7.2도 참조). 다가 항원에 의한 BCR의 광범위 교차결합은 T세포 도움 없이 B세포 증식과 분화를 충분히 자극할 만큼 B세포를 강하게 활성화시킬 수 있다. 다당류는 보체계도 활성화시키며, 많은 T비의존 항원들이 TLR과 결합함으로써 T세포 도움 없이 B세포 활성을 강화하는 활성 신호를 제공한다(그림 7.5 참조).

체액면역반응의 조절

REGULATION OF HUMORAL IMMUNE RESPONSES

B세포 반응은 B세포 자체의 산물, 즉 항체와 억제 수용체 및 신호전달경로를 포함한 세포 고유의 기작에 의해 조절된다.

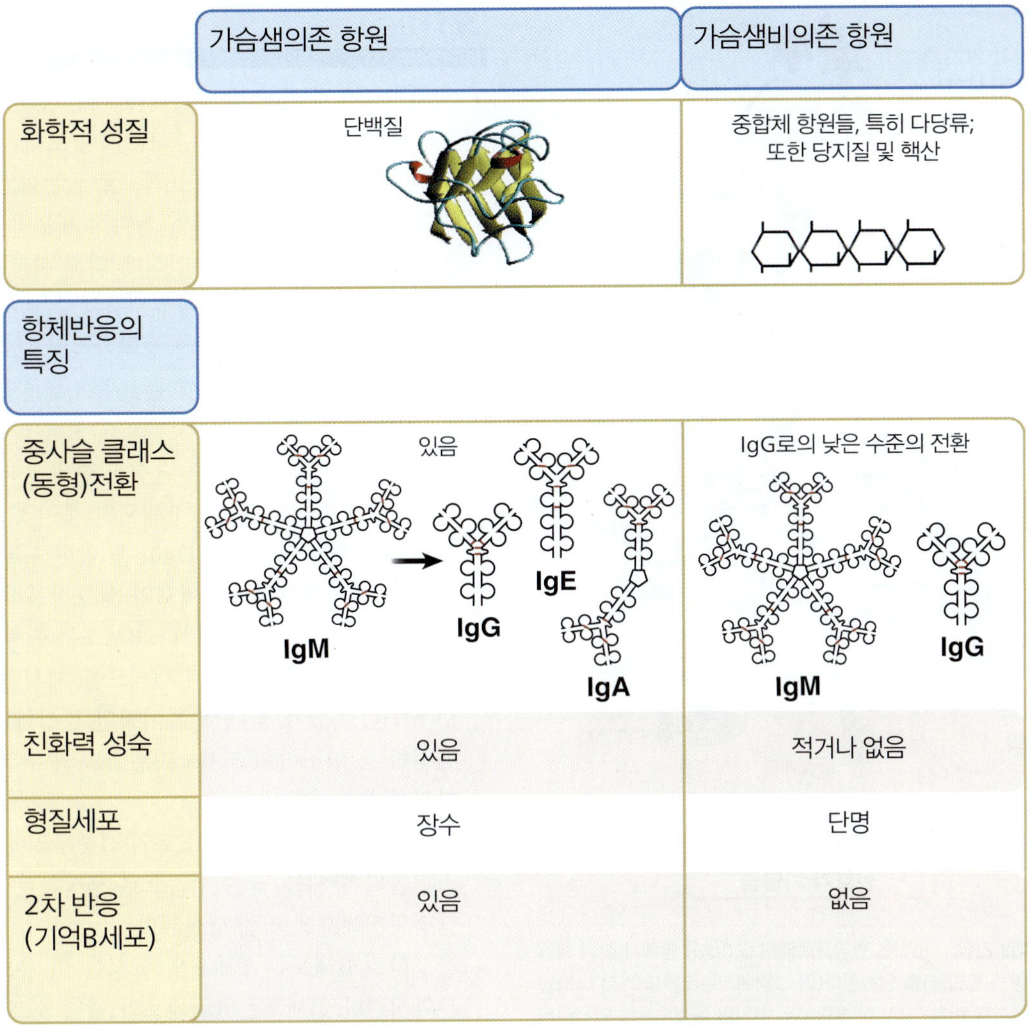

그림 7.16 T의존 및 T비의존 항원에 대한 항체반응의 특징. T의존 항원(단백질) 및 T비의존 항원(비단백질)은 서로 다른 특징의 항체반응을 유도한다. 단백질 항원에 대한 T의존 반응에서는 보조T세포의 영향을 받지만, T비의존 반응에서는 T세포 도움이 없는 것이 주된 특징이다. *Ig*, immunoglobulin.

항체되먹임

Antibody Feedback

B림프구가 항체분비세포와 기억세포로 분화한 후, 이들 세포 중 일부는 오랜 기간 동안 생존하지만, 활성화된 B세포의 대부분은 세포자멸사에 의해 죽게 된다. 이러한 활성화된 B세포의 점차적인 손실은 체액면역반응의 생리학적 감소의 원인이 된다. B세포는 또한 항체 생산을 멈추게 하기 위해 특별한 기작을 이용한다. IgG 항체가 생산되면 온몸을 순환하면서 혈액과 조직에 있는 항원에 결합하여 면역복합체를 형성한다. 항원에 대해 특이적인 B세포는 그들의 Ig 수용체를 통해 면역복합체의 항원 부분에 결합할 수 있다. 동시에, 부착된 IgG 항체의 Fc 미부는 FcγRIIB라 불리는 B세포에 발현되는(대다수의 골수성 세포에서도 발현됨) 특별한 형태의 Fc수용체에 의해 인식될 수 있다(그림 7.17). 이 Fc수용체는 억제 수용체이며 T세포 및 자연살해세포의 다른 억제 수용체와 마찬가지로 세포질 영역에 immunoreceptor tyrosine-based inhibitory motif (ITIM)를 포함하고 있다. 이 ITIM은 LYN 타이로신 인산화효소에 의해 인산화되며, 인산화된 ITIM으로 인산가수분해효소가 모여든다. 인산가수분해효소는 항원수용체에 의해 유도된 인산화효소-의존 신호를 차단함으로써 B세포 반응을 종료시킨다. 항원에 결합한 항체가 더 이상의 항체 생산을 억제하는 이러한 과정을 **항체되먹임(antibody feedback)**이라 한다. 즉, 충분한 양의 IgG 항체가 생산되면, 추가적인 B세포 활성화를 종료시킨다. FcγRIIB에 의한 억제는 자기항원에 대한 항체반응을 제한하는 데에도 기능하며, 이 수용체를 코딩하는 유전자의 다형성(polymorphism)은 자가면역질환인 전신홍반루푸스와 관련이 있다(9장 참조).

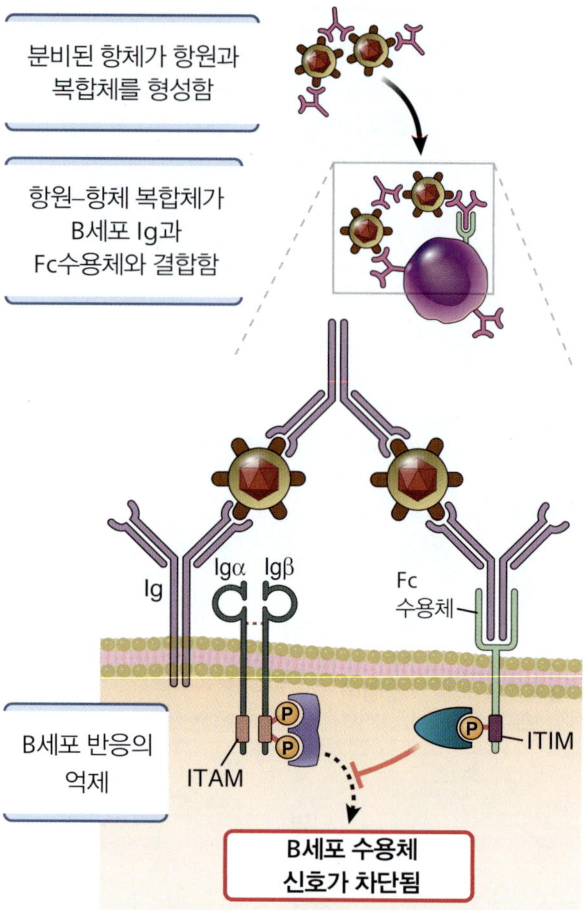

그림 7.17 항체되먹임 기작. 분비된 면역글로불린 G (IgG) 항체가 잔여 항원과 면역복합체(항원-항체 복합체)를 형성한다(이 그림에서는 바이러스로 나타냈지만, 더 일반적으로는 수용성 항원임). 이 복합체는 항원의 에피토프를 인식하는 세포막 면역글로불린(Ig) 항원수용체 및 결합된 결합된 항체를 인식하는 특정 Fc 수용체(FcγRIIB)를 가지고 있는 항원에 대해 특이적인 B세포와 상호작용한다. 이 Fc수용체는 항원수용체로부터 활성화되는 신호를 막아서 B세포 활성을 종결시킨다. B세포 FcγRIIB의 세포질 영역에는 항원수용체매개 B세포 활성화를 억제하는 효소들이 결합하는 ITIM이 포함되어 있다. *ITAM*, immunoreceptor tyrosine-based activation motif; *ITIM*, immunoreceptor tyrosine-based inhibition motif.

다른 억제수용체에 의한 B세포 신호 감소

B Cell Signal Attenuation by Other Inhibitory Receptors

FcγRIIB 이외의 여러 억제 수용체는 B세포 반응을 억제하고 B세포 활성화의 임계값(threshold)를 높이는 역할을 한다. 여기에는 CD22 및 CD72가 포함된다. 이러한 억제 수용체에는 BCR이 관여된 후 인산화되는 세포질 ITIM이 포함되어 있다. 인산화된 ITIM은 신호 전달을 억제하는 타이로신 인산가수분해효소 SHP-1을 모집한다. 이 수용체들은 설치류에서 가장 잘 연구되었으며, 사람 B세포 생물학 및 질병에 대한 기여는 덜 확실하다.

요약

SUMMARY

- 체액면역은 항체에 의해 매개되는데, 항체는 세포외미생물과 이들의 독소와 결합하여 중화하거나 포식작용과 보체계를 통해 파괴하기 위해 이들을 표적으로 삼는다.
- 체액면역반응은 숫B세포의 특이적 세포막 면역글로불린(Ig) 항원수용체에 의한 항원 인식에 의해 시작된다. 다가 항원의 결합은 특이적 B세포의 항원수용체를 교차결합시키며, Ig관련 신호전달 단백질에 의한 생화학적인 신호가 B세포의 안쪽으로 전달된다. 이러한 신호는 B세포 클론팽창과 IgM 분비를 유도한다.
- T의존 반응이라고 불리는 단백질 항원에 대한 체액면역반응에서, 림프소포에 있는 숫B세포의 특이적 Ig 수용체에 대한 단백질 항원의 결합은 CD40L를 발현하고 사이토카인을 분비하는 활성화된 보조T세포와 상호작용하기 위해 B세포를 준비시키는 신호를 생성한다. B세포는 항원을 내재화하고 가공 처리하여 2형 MHC에 펩티드를 제시한 후, 제시된 펩티드-MHC 복합체에 대해 특이적인 활성화된 보조T세포에게 제시한다. 이러한 보조T세포는 소포외 부위에서 초기 B세포 활성화에 기여한다.
- 초기 T의존 체액반응은 소포외 집중부위에서 일어나며 클래스전환된 항체를 낮은 수준으로 생성하는데, 이러한 항체는 단명혈질세포에 의해 생산된다.
- 활성화된 B세포는 T세포의 활성을 더 유도해서 Tfh세포로 분화시킨다. B세포는 Tfh세포와 함께 소포로 이동해서 배중심을 형성한다.
- 본격적인 T의존 체액반응은 배중심에서 발달되며, 광범위한 클래스전환과 친화력 성숙, 수년 동안 항체를 분비하는 장수형질세포의 생성 및 항원과 다시 맞닥뜨렸을 때 빠르게 반응하여 증식하고 고친화력 항체를 분비할 수 있는 장수기억B세포의 발달을 이끌어낸다.
- 중사슬 클래스전환(또는 동형전환)은 체액반응이 진행됨에 따라, 항원에 대한 반응에서 생산되는 항체의 동형이 바뀌는 과정이다(항체의 특이성은 변하지 않음). 클래스전환은 보조T세포에 의해 발현되는 CD40L와 사이토카인들의 조합에 의존한다. 각기 다른 사이토카인들은 서로 다른 항체 동형으로의 전환을 유도함으로써, 면역체계가 여러 가지 종류의 미생물들에 대해 가장 효과적인 방법으로 반응하게 한다.
- 친화력 성숙은 단백질 항원에 대해 지속적이고 반복적으로 노출될 때, 항체의 친화력이 증가하는 과정이다. 이 과정은 Tfh세포로부터의 신호에 의해 시작되며, 그 결과 소포로의 B세포 이동과 배중심이 형성된다. 여기에서 B세포가 빠르게 증식하며, 이들의 Ig V 유전자는 광범위한 체세포돌연변이를

겪게 된다. 분비된 항체와 복합체를 이룬 항원은 배중심에 있는 FDC에 의해 제시된다. 높은 친화력으로 항원을 인식하는 B세포는 생존을 위해 선택되며, 항체반응 중 친화력 성숙이 생기게 한다.

- 다당류, 지질 및 다른 비단백질 항원들은 T세포 도움 없이 항체반응을 유도하기 때문에 T비의존 항원이라 부른다. 다수의 동일한 에피토프를 포함하고 있는 대부분의 T비의존 항원들은 B세포에 있는 많은 Ig 수용체들을 교차결합시킬 수 있어서, 보조T세포 활성이 없더라도 B세포 반응을 자극하는 신호를 제공한다. T비의존 항원에 대한 항체반응은 T의존 단백질 항원에 대한 전형적인 반응보다 적은 중사슬 클래스전환과 친화력 성숙을 보인다.
- 분비된 항체는 잔여 항원과 면역복합체를 형성하고 B세포의 억제 Fc수용체에 결합함으로써 B세포 활성화를 차단한다.

연습문제 _REVIEW QUESTIONS

1. 단백질 항원과 다당류 항원에 대한 B세포 반응을 유도하는 신호는 무엇인가?
2. 단백질 항원에 대한 1차 항체반응과 2차 항체반응 사이의 주된 차이점은 무엇인가?
3. 항원에 대해 특이적인 보조T세포는 동일한 항원에 대해 특이적인 B림프구와 어떻게 상호작용하는가? 이러한 상호작용은 주로 림프절내 어느 부위에서 일어나는가?
4. 중사슬 클래스전환을 유도하는 신호는 무엇이며, 각기 다른 미생물들에 대한 숙주 방어를 위한 이 현상의 중요성은 무엇인가?
5. 친화력 성숙이란 무엇인가? 어떻게 유도되며, 고친화력 B세포는 생존을 위해 어떻게 선택되는가?
6. 다당류와 지질에 대한 항체반응의 특징은 무엇인가? 주로 어떤 종류의 세균이 이와 같은 유형의 항체반응을 자극하는가?

연습문제의 답과 설명은 298쪽에서 볼 수 있음.

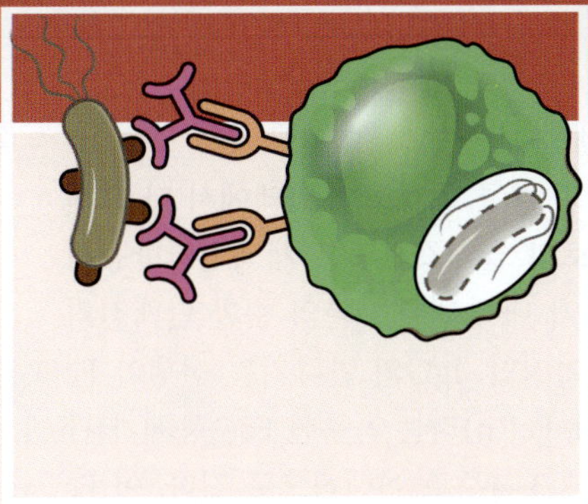

8

체액면역의 작동기작
세포외미생물 및 독소의 제거

Effector Mechanisms of Humoral Immunity
Elimination of Extracellular Microbes and Toxins

이 장의 개요_*Chapter Outline*

체액면역은 분비되는 항체에 의해 매개되는 숙주 방어의 한 가지 유형으로서, 세포외미생물과 이들의 독소에 대한 방어에 필수적이다. 항체는 미생물이 숙주세포에 부착하고 침입하는 것을 막음으로써 감염을 예방한다. 또한 항체는 면역체계의 다른 구성 요소(예: 포식세포, 보체 단백질)와 함께 작용하여 미생물과 독소를 제거한다. 항체에 의한 방어가 세포외미생물에 대한 적응면역의 주요 기작이라 할지라도, 세포 안쪽의 살아있는 미생물에 대해서는 영향을 미치지 못한다. 그러나 항체는 미생물이 숙주세포 내로 침입하기 전에 혹은 감염세포에서 비감염세포로 이동하는 동안에 미생물과 결합할 수 있기 때문에, 체액면역은 바이러스와 같이 세포 내에서 살고 분열하는 미생물에 대한 방어를 위해 매우 중요하며, 결국 감염이 확산되는 것을 막는다. 항체 생산 결핍은 많은 세균, 바이러스 및 기생충들에 의한 감염의 감수성 증가와 관련이 있다. 현재 사용되는 모든 백신은 항체 생산을 자극하는 효과가 있다.

이 장에서는 항체가 감염에 대한 방어를 어떻게 제공하는가에 대해 기술할 것이며, 다음에 열거한 몇 가지 질문에 역점을 두어 다룰 것이다:

- 분비되는 항체는 어떤 기작을 통해 여러 가지 종류의 감염원 및 독소들과 싸울 수 있는가?
- 미생물에 대한 방어에서 보체계의 역할은 무엇인가?
- 항체는 위장관 및 기도를 통해 침입한 미생물과 어떻게 싸우는가?
- 항체는 어떻게 태아와 신생아를 감염으로부터 보호하는가?

숙주 방어에서 항체 기능의 기작을 기술하기 전에, 이러한 기능에 중요한 항체 분자의 특징을 먼저 요약하고자 한다.

작동기능을 결정하는 항체의 특성
PROPERTIES OF ANTIBODIES THAT DETERMINE EFFECTOR FUNCTION

항체 생산 및 구조에 관련된 여러 특징들은 이 분자가 숙주 방어에서 수행하는 역할에 중요한 방식으로 기여한다.

순환계, 몸 전체의 조직 및 점막 기관 내강에서의 항체 기능. 항체는 2차(말초) 림프기관(림프절, 비장, 점막 림프조직)에서 항원에 의해 B림프구가 자극을 받은 후 생산되며, 적은 양으로 염증 조직 부위에서도 생산된다. 항원에 의해 자극된 B림프구 대다수는 항체분비 형질세포로 분화한다. 이들 중 일부 세포들은 림프기관이나 염증 조직에 남으며 다른 일부 세포들은 골수로 이동하여 거주한다. 여러 종류의 형질세포들은 여러 종류의 중사슬 클래스(동형)의 항체들을 합성하고 분비한다. 이렇게 분비된 항체들은 어떤 말초 감염 부위라도 도달할 수 있게 혈액으로 들어가거나, 점막 분비로 들어가서 상피장벽 통해 들어올 수 있는 미생물들에 의한 감염을 막는다. 이와 같이 항체는 몸 전반에 걸쳐 그 기능을 수행할 수 있다.

방어 항체는 미생물에 대한 첫 번째(1차) 반응 동안에 생산되며, 이후 일어나는 2차 반응 동안 더 많은 양으로 생산된다(7장, 그림 7.3 참조). 항체 생산은 일반적으로 감염 또는 예방접종 후 첫 주 이내에 시작된다. 배중심 반응에서 생성된 형질세포 중 일부는 골수로 이동하여 몇 달 또는 몇 년 동안 계속해서 항체를 생산한다. 만약 미생물이 숙주를 다시 감염시키려 한다면, 지속적으로 합성되는 항체가 즉각적인 보호 기능을 제공한다. 동시에, 초기 B세포 반응 동안 발달된 기억세포가 항원을 만나면 빠르게 항체분비세포로 분화해서 감염에 대해 더 효과적으로 방어하기 위해 많은 항체를 내뿜는다. 예방접종의 목적은 장수형질세포와 기억세포의 발달을 자극하는 것이다.

항체는 항원-결합(Fab) 부위를 이용하여 미생물 및 독소에 결합함으로써 이들로 인한 해로운 영향을 막으며, 미생물과 독소를 제거하는 다양한 작동기작을 활성화하기 위해 Fc 부위를 이용한다(그림 8.1). 이러한 항체 분자의 항원 인식 및 작동기능 간 공간적 나뉨에 대해서는 이미 4장에서 소개하였다. 항체는 단순히 미생물과 독소에 결합함으로써, 미생물의 감염성과 미생물 독소의 해로운 영향을 차단한다. 항체의 그 외 다른 기능을 위해서는 포식세포 및 보체계와 같은 숙주 방어의 다양한 구성 요소의 참여가 필요하다. 중사슬 불변부로 구성된 면역글로불린(Ig) 분자의 Fc 부분에는 포식세포의 Fc수용체와 보체 단백질들에 대한 결합 부위가 포함되어 있다. Fc수용체 및 보체 단백질들에 대한 항체의 결합은 Ig 분자가 미생물 또는 미생물 항원을 인식하고 부착한 후에만 발생한다. 따라서 항체의 Fc의존 기능조차 Fab 부위에 의한 항원 인식을 요구한다. 이러한 항체의 특징은 필요할 때만, 즉 표적 항원을 인식할 때만 작동기능을 활성화시킨다는 것을 의미한다.

중사슬 클래스(동형)전환과 친화력 성숙은 항체의 보호 기능을 향상시킨다. 클래스전환과 친화력 성숙은 항원에 의해 자극된 B림프구에 의해 생산되는 항체에서 일어나는 두 가지 변화이며, 특히 단백질 항원에 대해 반응할 때 일어난다(7장 참조). 중사슬 클래스전환은 여러 가지 기능을 수행할 수 있는, 독특한 Fc 부위를 가지고 있는 항체를 생산하게 한다(그림 7.12 참조). 가지각색의 미생물에 대해 일어나는 여러 가지 항체 클래스로의 전환을 통해, 체액면역체계는 이들 미생물과 싸우기 위한 최적의 숙주 기작을 갖추게 된다. 친화력 성숙은 단백질 항원에 반복적으로 자극될 때 유도되며, 처음에 분비된 항체에 비해 그 항원에 대해 훨씬 더 높은 친화력을 가진 항체 생산을 이끌어낸다. 이러한 변화들은 해당 미생물과 결합하여 이를 중화하거나 제거하기 위한 항체의 능력을 증가시킨다. B세포의 반복적 자극으로 인해 항체 친화력이 점진적으로 증가되는 것은 보호 면역을 생성하기 위해 동일한 항원으로 여러 차례 예방접종할 것을 권장하는 이유 중 하나이다(예, 백신 추가 접종).

IgG 동형의 항체는 IgM 및 다른 동형보다 혈액에서 더 오랜 기간 동안 존속하므로 IgG로의 클래스전환은 체액면역반응의 보호 기능을 연장시킨다. 혈액 내에서 대부분의 순환 단백질의 반감기는 몇 시간에서 며칠이지만, IgG의 반감기는 신생아 Fc 수용체(neonatal Fc receptor, FcRn)라는 독특한 Fc수용체가 관여하는 특별한 기작으로 인해 3~4주로 이례적으로 길다. 이 Fc 수용체는 태반, 내피, 포식세포 및 몇몇 다른 세포들에서 발현된다. 태반에서, FcRn은 모체 순환계로부터 태아로 항체를 운반한다(나중에 다룰 것임). 다른 세포 유형에서, FcRn은 세포내 이화작용으로부터 IgG 항체를 보호하는 역할을 한다(그림 8.2A). FcRn은 내피세포 및 포식세포의 엔도솜에서 발견되며, 세포에 의해 받아들여진 IgG가 여기에 결합한다. FcRn에 결합하면, IgG는 순환계 또는 조직액으로 다시 돌아가 재활용될 수 있다. 이 과정에서 IgG는 용해소체(lysosome)에 의한 분해를 피할 수 있다. 혈액 단백질을 보호하기 위한 이러한 독특한 기작으로 인해, IgG 항체의 반감기는 다른 Ig 동형 및 대부분의 다른 혈장 단백질들보다 훨씬 길다. IgG Fc 부위의 이러한 특성은 IgG Fc 부위에 다른 단백질을 결합시킴으로써, 이 단백질의 반감기를 증가시키는 데 이용되고 있다(그림 8.2B). 이러한 원리에 기초한 몇 가지 치료제들 중 하나가 종양괴사인자(tumor necrosis factor, TNF) 수용체-Fc 융합 단백질로서, TNF의 길항제로 기능을 하여 다양한 염증질환 치료에 사용된다. 유전공학방법을 이용하여 사람 IgG 분자의 Fc 부분에 TNF 수용체의 세포외영역을 결합시킴으로써, 하이브리드 단백질의 반감기는 수용성 수용체 자체의 반감기보다 훨씬 더 길어지게 된다. IgG의 가공된 Fc 부분은 FcRn에 결합하고 차단하여 순환하는 자가항체(및 모든 IgG)의 수준을 감소시킴으로써, 일반적인 중증근무력증 치료용으로 승인되었다.

다음 부분에서는 미생물 감염과 싸우기 위한 항체 기작에 대해 설명하고자 한다. 이 내용의 대부분은 해부학적 고려 사항에 영향을 받지 않는 작동기작들로 할애되었다; 즉, 이 기작들은 몸 어느 곳이든지 활발하게 작동할 수 있다. 이 장의 후반부에서는 특정 해부학적 위치에서의 항체 기능의 전문적인 특징에 대해 설명할 것이다.

미생물과 미생물 독소의 중화
NEUTRALIZATION OF MICROBES AND MICROBIAL TOXINS

항체는 미생물 및 미생물 독소에 결합하여 미생물의 감염성과 미생물 독소가 숙주세포와 상호작용하는 것을 방해하거나 중화한다(그림 8.3). 백신 유도 면역은 주로 초기 감염을 차단하는 중화 항체의 생산을 촉진하는 백신의 능력과 관련이 있다. 내장과 기도의 점막 분비액에 존재하는 항체들은 각각 섭취되고 흡입되

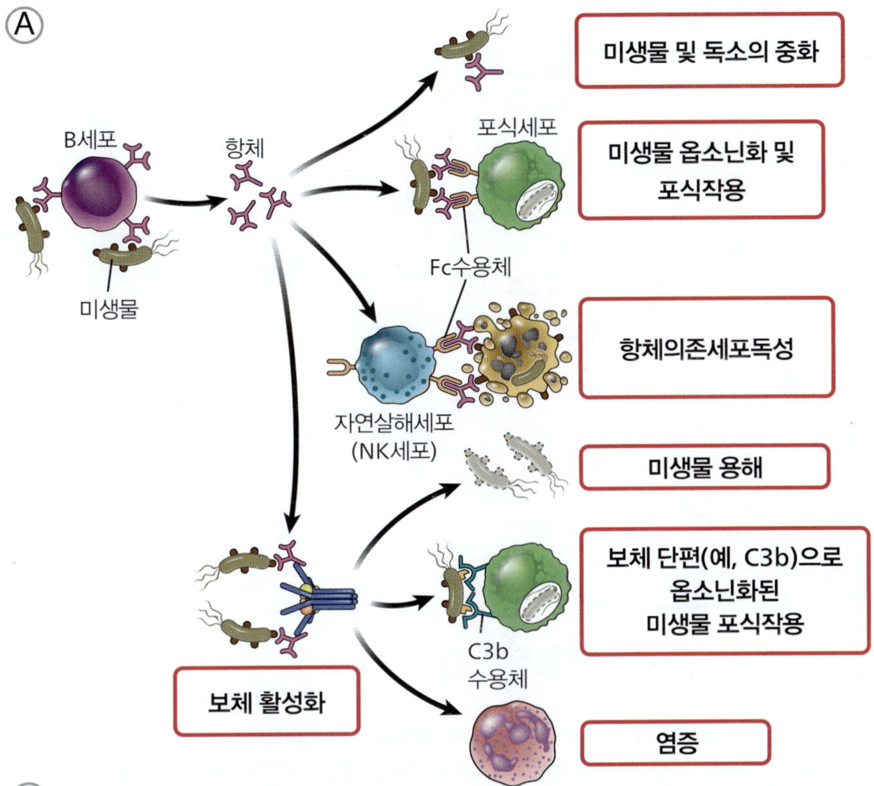

Ⓑ

항체 동형	작동 기능
IgG	미생물 및 독소의 중화 큰포식세포 및 호중구에 의한 포식작용을 위한 항원의 옵소닌화 보체의 고전경로 활성화 자연살해세포에 의해 매개되는 항체의존세포독성 신생아 면역: 태반과 장을 가로질러 모체 항체가 운반됨 B세포 활성의 되먹임 억제
IgM	보체의 고전경로 활성화
IgA	점막면역: 위장관 및 호흡기관의 내강으로 IgA를 분비하여 미생물 및 독소를 중화시킴
IgE	비만세포 활성화 기생충 방어

그림 8.1 항체의 작동기능. 항체는 항원과 다른 자극들에 의한 B림프구의 활성에 의해 생산된다(나타내지 않음). 여러 가지 중사슬 클래스(동형)의 항체들은 서로 다른 기능을 수행한다. **(A)**와 **(B)**에 각각 묘사하고 요약하였다(항체의 여러 가지 특성은 그림 4.3 참조.) *Ig*, immunoglobulin; *NK*, natural killer.

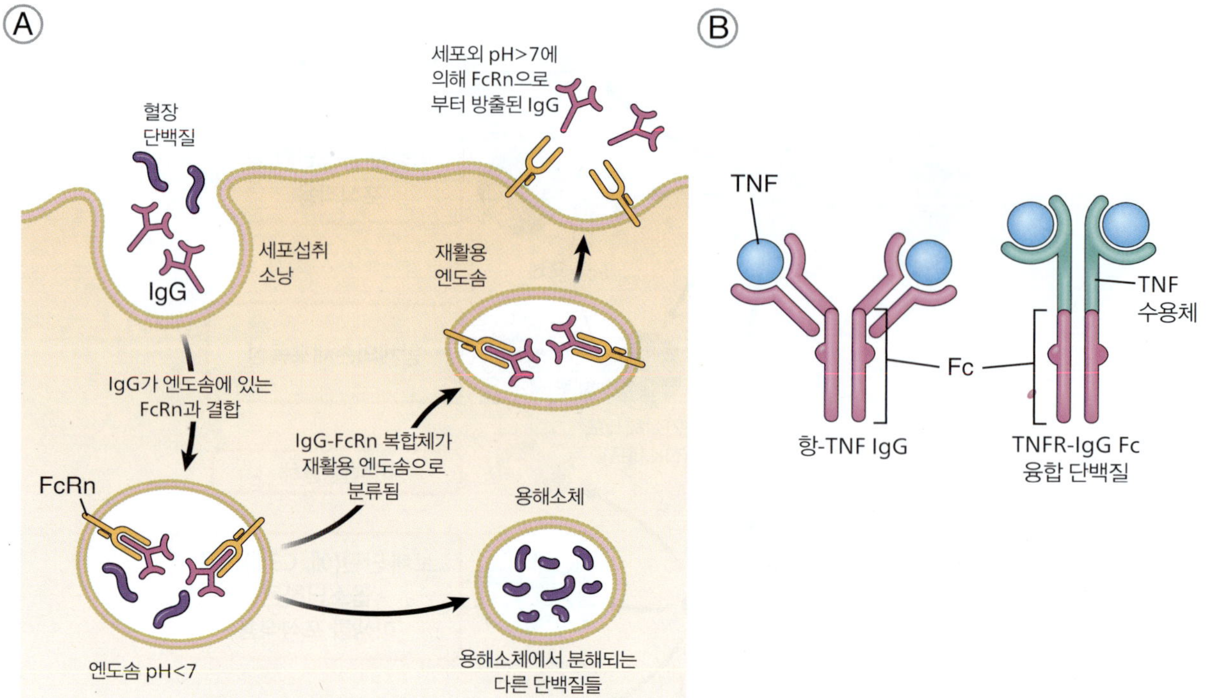

그림 8.2 신생아 Fc수용체(FcRn)는 IgG 분자가 긴 반감기를 갖게 하는 데 기여한다. **A**, 순환 또는 혈관 외 IgG 항체(주로 IgG1, IgG2 및 IgG4)는 내피세포와 포식세포에 의해 엔도솜으로 섭취된다(엔도솜막에는 IgG가 결합하는 FcRn 수용체가 있음). 엔도솜 내의 낮은 pH는 FcRn에 IgG를 단단히 결합하게 하는 데 유리하며, IgG를 용해소체 단백질분해로부터 보호한다. 이러한 FcRn-IgG 복합체는 세포 표면으로 다시 돌아와 재활용되는데, 혈액의 중성 pH(~7)에 노출되면 결합되었던 항체가 방출되어 순환계 또는 조직액으로 되돌아간다. **B**, Fc가 포함된 융합 단백질. 사이토카인 종양괴사인자(tumor necrosis factor, TNF)에 대해 특이적인 단클론항체(*왼쪽*)는 이 사이토카인에 결합하여 활성을 막을 수 있으며 신생아 Fc수용체(FcRn)에 의한 재활용으로 인해 오랜 시간(몇 주) 동안 순환계에 존재할 수 있다. TNF 수용체(TNFR)의 수용성 세포외 영역(*오른쪽*)은 또한 이 사이토카인의 길항제로서 작용할 수 있으며, IgG Fc 영역에 대해 수용성 수용체(TNF 수용체의 세포외 영역)의 결합은 동일한 FcRn의존 기작에 의해 혈액 내에서 TNFR-IgG Fc 융합 단백질의 반감기를 길어지게 한다. 항-TNF IgG 단클론항체와 TNFR-IgG Fc 융합 단백질은 모두 일부 염증질환들의 치료제로 사용된다. *Ig*, immunoglobulin.

는 미생물들의 침입을 막는다(나중에 다른 장에서 자세하게 논할 것임). 미생물들이 숙주에 들어온 뒤, 이들은 외피나 세포벽에 있는 분자를 이용하여 숙주세포에 결합하고 침입한다. 항체는 이러한 미생물 표면 분자에 부착해서 미생물에 의한 숙주 감염을 막을 수 있다. 바이러스와 같이 숙주세포로 침입할 수 있는 미생물은 세포내에서 복제한 다음 방출되어 인접한 세포를 감염시킬 수 있다. 항체는 이 미생물이 다른 세포로 옮겨가는 동안에 이들을 중화시켜 감염의 확산을 막는다. 만약 감염성 미생물이 숙주에 서식한다면, 내독소나 외독소가 숙주 세포의 특이 수용체에 결합하여 해로운 영향을 끼칠 것이다. 독소에 대한 항체는 독소가 숙주세포에 결합하는 것을 막아 독소의 해로운 영향을 차단한다. 에밀 본 베링(Emil von Behring)은 이러한 보호 유형이 디프테리아 독소에 대한 항체 투여에 의해 매개되는 것으로 증명하였는데, 이는 미생물 혹은 그 독소에 대한 치료 면역의 첫 번째 공식적인 증명이었다. 이 접근법을 '혈청 요법'이라 하며, 이는 1901년 베링에게 생리학·의학 분야에서 처음으로 노벨상을 수여하는 기초가 되었다.

옵소닌화와 포식작용
OPSONIZATION AND PHAGOCYTOSIS

항체는 미생물 표면을 덮어 포식세포에 의한 섭취를 촉진시킨다 (그림 8.4). 이후 일어나는 포식작용을 위해 입자들(예: 미생물)을 덮는 과정을 옵소닌화(opsonization)라 하며, 미생물 표면을 덮어 이들의 포식작용을 강화시키는 분자들을 옵소닌(opsonin)이라 부른다. 몇몇 항체 분자들이 미생물과 결합할 때, Fc 부위의 배열(array)은 미생물 표면으로부터 돌출되어 형성된다. 만약 특정 동형(사람의 경우, IgG1과 IgG3)에 속한 항체라면, 이들의 Fc 부위는 호중구와 큰포식세포에 발현되는 FcγRI (CD64)이라 불리는 수용체(IgG γ 중사슬의 Fc 부위에 대해 고친화력임)에 결합한다(그림 8.5). 포식세포는 부착된 미생물 주변으로 형질막을 뻗어 포식소체(phagosome)라 불리는 소낭내로 미생물을 섭취하며, 이 포식소체는 용해소체와 융합된다. FcγRI은 포식세

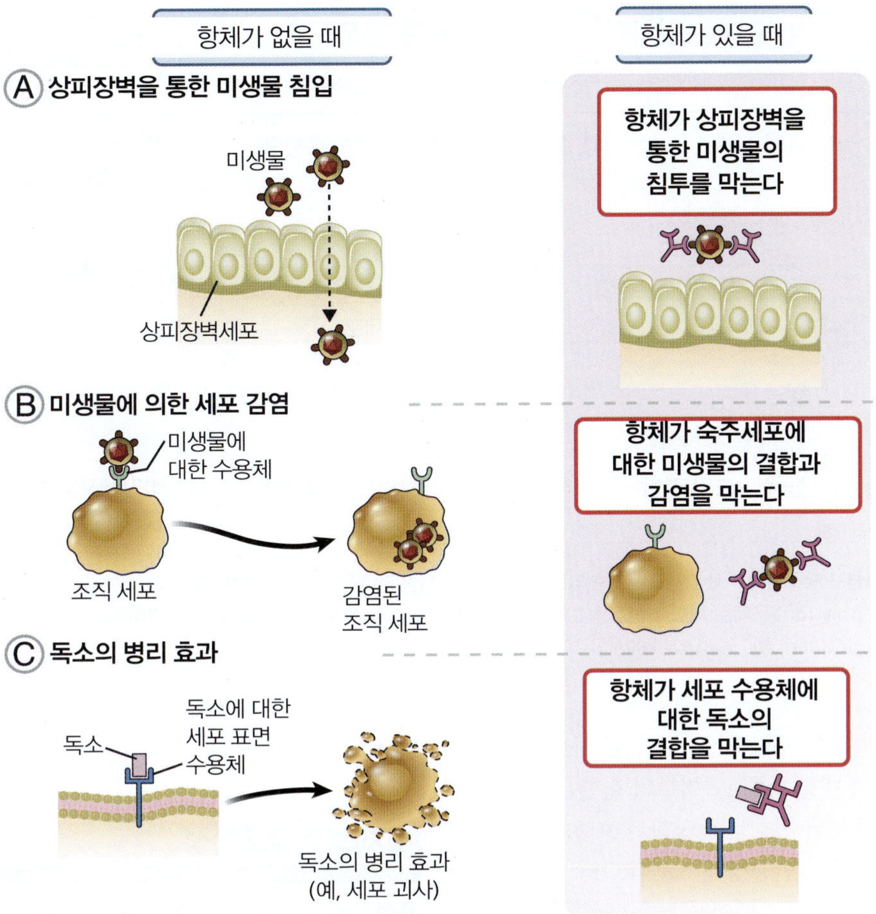

그림 8.3 항체에 의한 미생물 및 독소의 중화. **A,** 위장관 및 호흡기관과 같은 상피 표면에 있는 항체는 각각 섭취되고 흡입된 미생물의 침입을 막는다. **B,** 항체가 세포에 대한 미생물의 결합을 방해하여, 미생물이 숙주세포에 감염하는 능력을 차단한다. **C,** 항체는 세포에 대한 독소의 결합을 막아서, 독소의 병리 효과를 억제한다.

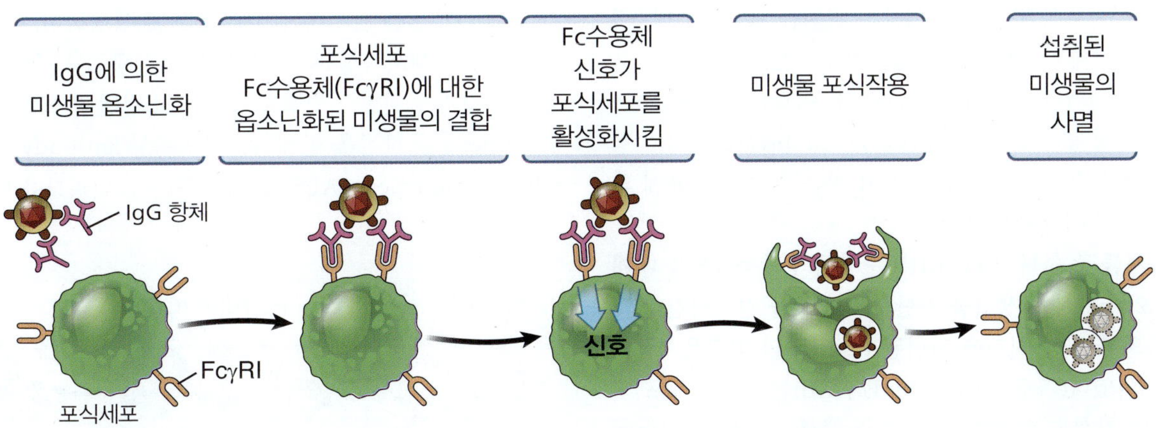

그림 8.4 항체매개 옵소닌화와 미생물의 포식작용. 특정 IgG 서브클래스 항체(IgG1과 IgG3)는 미생물에 결합하여 포식세포에 있는 Fc수용체에 의해 인식된다. Fc수용체로부터의 신호가 옵소닌화된 미생물의 포식작용을 촉진시키며 미생물을 파괴하도록 포식세포를 활성화시킨다.

Fc수용체	Ig에 대한 친화력	세포 분포	기능
신호를 전달하는 Fc수용체			
FcγRI (CD64)	높음; IgG1 및 IgG3와 결합	큰포식세포, 호중구	포식작용; 포식세포의 활성화
FcγRIIB (CD32)	낮음	B림프구, DC, 비만세포, 호중구, 큰포식세포	B세포의 되먹임 억제, 염증 약화
FcγRIIIA (CD16)	낮음	자연살해세포(NK세포)	항체의존세포독성(ADCC)
FcεRI	높음; IgE와 결합	비만세포, 호염기구	비만세포와 호염기구의 활성화(탈과립화)

그림 8.5 백혈구 Fc수용체. 면역세포에 발현되는 여러 종류의 사람 Fc수용체의 세포 분포 및 기능. 두 개의 다른 형태의 Fc수용체인 FcRn과 poly-Ig 수용체는 세포로 신호를 전달하지 않지만 세포막을 통해 Ig을 운반하는 데 관여한다. *DC*, dendritic cell; *Ig*, immunoglobulin; *NK*, natural killer.

포에서 다수의 생화학적 경로를 자극하는 신호전달 사슬을 포함하고 있기 때문에, FcγRI에 대한 항체 Fc 미부의 결합은 또한 포식세포를 활성화시킨다. 생성된 신호는 활성화된 호중구와 큰포식세포의 용해소체에서 다량의 반응성 산소종(ROS), 산화질소 및 단백질분해효소를 생산하게 하며, 이들 모두는 섭취된 미생물의 파괴에 기여한다.

항체매개 포식작용은 폐렴알균과 같은 협막세균에 대한 주요 방어 기작이다. 이와 같은 세균의 다당류-풍부 협막은 항체가 없을 때에는 포식작용으로부터 세균 자신을 보호하지만, 항체에 의한 옵소닌화는 포식작용과 그 세균의 파괴를 촉진시킨다. 비장은 다수의 포식세포를 함유하고 있으며 옵소닌화된 세균을 포식작용을 통해 제거하는 중요한 부위이다. 이것은 비장이 없는 환자[대부분 외상이나 낫적혈구병(sickle cell disease)에서의 경색증으로 인한 수술 제거로 인한 경우가 많음]가 협막세균에 의한 파종성 감염에 취약한 이유이다.

Fcγ 수용체들 중 하나인 FcγRIIB는 항체의 작동기능을 매개하지 않고, 오히려 항체 생산을 차단하고 염증을 감소시킨다. B세포 활성화의 되먹임 억제에 관련된 FcγRIIB의 역할은 7장에서 이미 논의하였다(그림 7.16 참조). FcγRIIB는 큰포식세포 및 수지상세포의 활성도 억제하며, 이를 통해서도 항염증 기능에 기여할 수 있다. 건강한 공여자들로부터 모은 IgG를 다양한 염증질환을 가진 환자들에게 정맥주사 함으로써 질환 완화 효과를 기대할 수 있는데, 이 제제를 intravenous immunoglobulin (IVIG)이라 하며, 이러한 질환에 대한 유익한 효과는 다양한 세포에 있는 FcγRIIB에 대한 IgG의 결합에 의해 부분적으로 매개된다.

항체의존세포독성
ANTIBODY-DEPENDENT CELLULAR CYTOTOXICITY

자연살해(NK)세포는 항체로 코팅된 세포와 결합할 수 있고, 이 세포를 파괴한다(그림 8.6). 자연살해세포는 자연살해세포활성 수용체의 몇 가지 중 하나인 FcγRIII (CD16)라 불리는 Fcγ 수용체를 발현한다(2장 참조). FcγRIII는 이미 세포 표면 항원에 결합한 IgG 항체 배열에 결합한다. 이 Fc수용체는 NK세포가 과립 단백질을 방출하게 하는 신호를 생성하며, 이 과립 단백질은 $CD8^+$ 세포독성T림프구가 감염된 세포를 죽이기 위해 사용하는 것과 동일한 기작으로 항체로 코팅된 세포를 죽인다(6장 참조). 이러한 과정을 항체의존세포독성(antibody-dependent cellular cytotoxicity, ADCC)이라 부른다. 외피보유 바이러스에

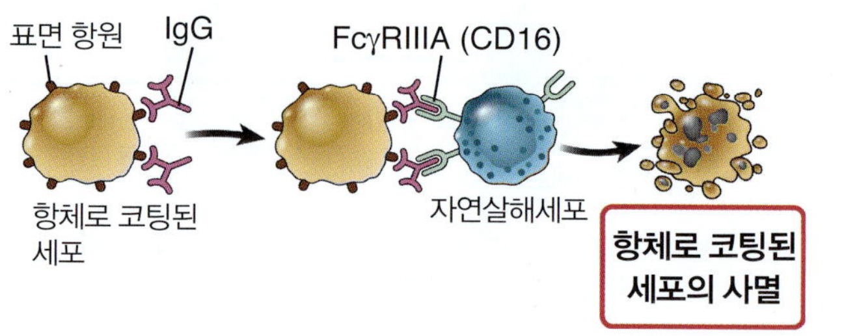

그림 8.6 항체의존세포독성. 특정 면역글로불린 G (IgG) 서브클래스 항체(IgG1 및 IgG3)가 감염된 세포 표면에 있는 항원에 결합하고, 결합된 항체의 Fc 부위가 자연살해세포에 있는 Fcγ 수용체에 의해 인식된다. 자연살해세포가 활성화되며, 항체로 코팅된 세포를 사멸시킨다.

감염된 세포는 일반적으로 표면에 바이러스성 당단백질을 발현하며, 이 당단백질이 특이 항체에 의해 인식될 수 있고 감염된 세포의 ADCC매개 파괴가 촉진될 수 있다. ADCC는 또한 암 치료에 사용되는 치료용 항체가 종양 세포를 제거하는 기작 중 하나이다.

면역글로불린 E- 및 비만세포-매개반응
IMMUNOGLOBULIN E- AND MAST CELL-MEDIATED REACTION

비만세포와 호산구의 활성화는 알레르기 질환과 기생충에 대한 방어에 기여한다. 비만세포는 고친화력 IgE 수용체인 FcεRI을 발현하며, IgE와 결합하여 세포 활성화를 유도한다. 이 반응은 알레르기 질환에서 중요하며(11장 참조), 기생충 배출에 기여할 수 있다. 대부분의 기생충은 포식되기에는 너무 크며, 기생충의 두꺼운 외피는 호중구 및 큰포식세포에 의해 생산되는 많은 살균 물질들에 대한 저항성을 갖는다. 기생충에 대한 면역반응은 Th2 보조T세포의 활성화, IgE 항체 생산 및 호산구증가증이 주도하며, 이는 모두 방어에 기여할 수 있음을 시사한다. 그러나 호산구에서는 FcεRI이 높은 수준으로 발현되지 않으며 신호 회로가 없어 IgE가 호산구를 활성화시킬 수 없다. 이러한 세포들은 케모카인에 의해 감염 부위로 모집(recruitment)될 수 있으며 FcγRI를 통해 IgG로 코팅된 기생충에 결합할 수 있다. 호산구는 또한 항체와 독립적으로 Th2 사이토카인 IL-5에 의해 활성화되어 과립 내용물을 방출할 수 있어서 기생충의 두꺼운 외피를 파괴할 수 있다.

보체계
THE COMPLEMENT SYSTEM

보체계는 미생물에 대한 숙주 방어와 항체매개 조직 손상에 있어서 중요한 역할을 하는 순환 및 세포막 단백질들의 집합체이다. *보체(complement)*란 용어는 미생물을 포함하여 파괴되는(용해되는) 세포들에 있어서 항체의 활성을 돕거나 보완하는 이 단백질들의 능력을 나타낸다. 보체계는 감염에 대한 선천면역반응의 일부분으로서, 항체가 없을 때 미생물에 의해 활성화될 수 있다. 한편, 보체계는 적응면역의 한 부분으로서, 미생물에 부착한 항체에 의해서도 활성화될 수 있다(그림 2.12 참조).

보체계의 활성화는 보체 단백질들의 순차적인 단백질 분해를 동반하며, 여러 가지 방법으로 미생물을 제거하는 데 참여하는 작동 분자들의 생성을 유발한다. 모든 효소적 연쇄(cascade)와 마찬가지로 보체 단백질 활성화도 엄청난 증폭을 이룰 수 있다. 왜냐하면 과정 초기에 생성된 소수의 활성화된 보체 분자조차도 나중에 연쇄 반응에서 많은 수의 작동 분자를 생성할 수 있기 때문이다. 활성화된 보체 단백질들은 이들의 활성이 일어나는 세포 표면에 공유결합으로 부착하는데, 이는 보체 작동기능이 정확한 부위에서만 제한적으로 일어남을 의미한다. 정상 숙주세포는 보체 활성과 활성화된 보체 단백질의 침착을 억제하는 몇 가지 조절기작을 지니고 있어서, 건강한 세포에 대한 보체매개손상을 막는다.

보체 활성화의 경로
Pathways of Complement Activation

세 가지의 보체 활성화 경로가 있다: 대체경로와 렉틴경로는 항체가 없을 때 미생물에 의해 개시되며, 고전경로는 항원에 부착하는 항체의 특정 동형에 의해 개시된다(그림 8.7). 각각의 경로에서의 여러 단백질들은 정확한 순서로 상호작용한다. 혈장에서 가장 풍부한 보체 단백질인 C3는 세 가지 경로에서 모두 중요한 역할을 한다. 세 가지 경로 모두의 초기 단계는 보체 경로가 시작되는 곳인 미생물이나 세포에 결합되어 기능적으로 활성인 C3 단편을 다수 생성하는 역할을 한다. (관습에 따라, 보체 단백질 가수분해에 의해 생성된 작은 단편은 "a" 접미사를 붙이며 큰 조각은 "b" 단편이라 칭한다. 역사적 이유로 C2는 예외임.)

- 보체 활성화의 **대체경로(alternative pathway)**는 혈장에서 낮은 수준으로 C3의 자발적인 가수분해에 의해 자극된다. C3의 분해산물은 불안정하며 감염이 없는 상태에서는 빠르게 분해되어 없어진다. 그러나 C3 가수분해 분해산물인 C3b가 미생물 표면에 침착되면 C3b는 미생물 단백질이나 다당류와 안정된 공유결합을 형성한다. 미생물-결합 C3b는 Factor B라는 단백질과 결합한다. Factor B가 Factor D라 불리는 혈장 단백질분해효소에 의해 분해되어 Bb 단편이 생성된다. 이 단편은 C3b에 부착해 있으면서 C3bBb 복합체를 형성하는데, 이 복합체는 더 많은 C3를 분해하는 대체경로 C3 전환효소로 불리며 단백질가수분해효소로서 기능한다. C3 전환효소는 보체계의 양성 조절자 중 하나인 프로퍼딘(properdin)에 의해 안정화된다. 이러한 효소 활성의 결과로, 더 많은 C3b 및 C3bBb 분자들이 생성되며 미생물에 부착한다. 몇몇 C3bBb 분자들은 추가적인 C3b 분자에 결합하며, 이렇게 형성된 C3bBb3b 복합체는 C5 전환효소로 기능하여 C5 보체 단백질을 분해함으로써 보체 활성화의 후기 단계를 개시한다.
- 보체 활성화의 **고전경로(classical pathway)**는 IgM이나 IgG의 특정 subclass(사람에서는 IgG1 및 IgG3)가 항원(예, 미생물 세포 표면)에 결합할 때 유발된다. 이 결합의 결과로, 항체의 Fc 부위가 보체 단백질 C1 (C1q라는 결합 성분과 C1r 및 C1s라 불리는 두 개의 단백질 분해효소로 구성되어 있음)과 접근하기 쉬워지고 서로 결합하게 된다. 부착된 C1은 효소적으로 활성화되어, 두 개의 단백질인 C4와 C2에 결합하여 순차적인 분해를 일으킨다. C4 단편 중 하나인 C4b는 항체 또는 항체가 결합되어 있는 미생물 표면에 공유적으로 부착하

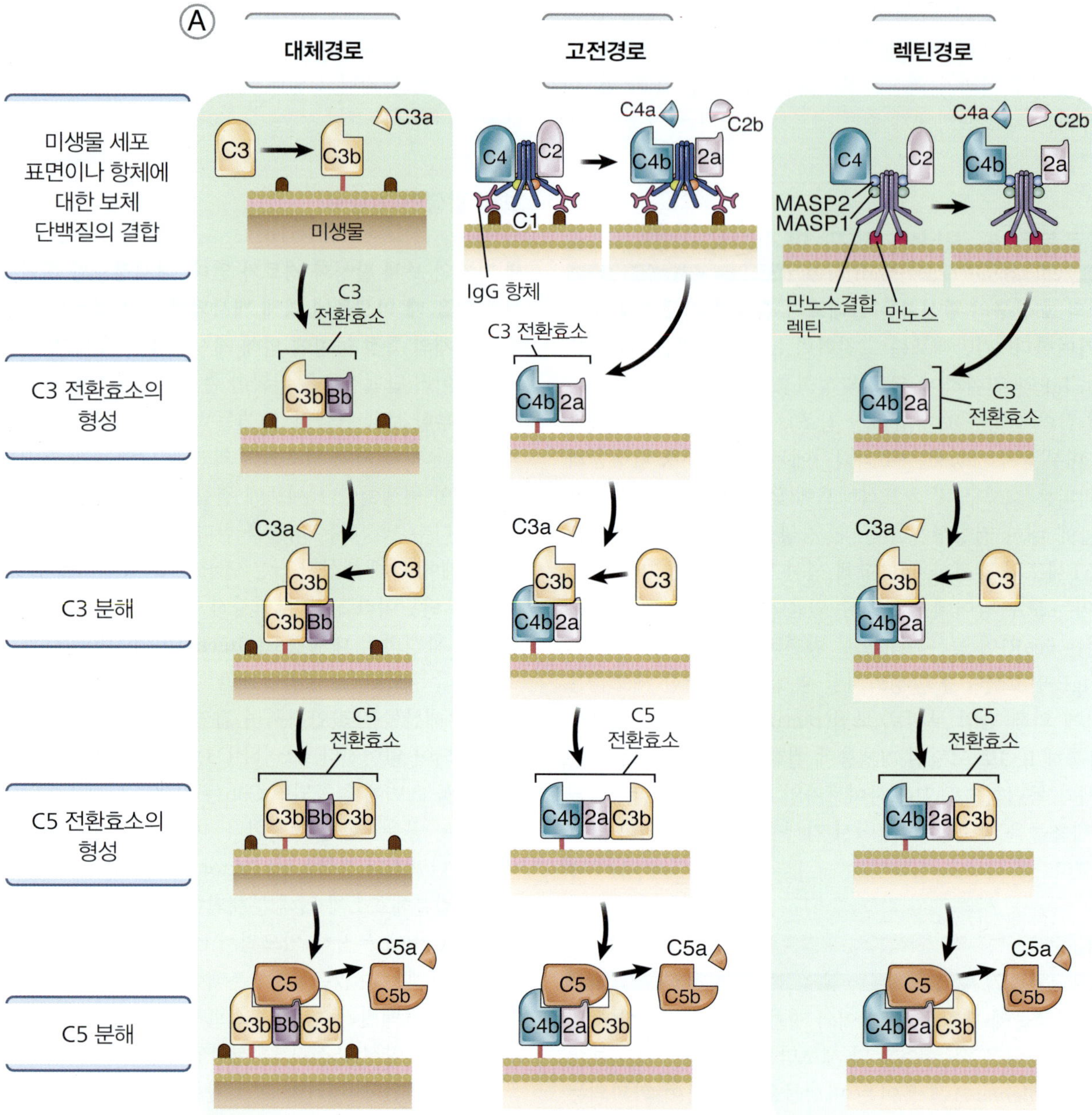

그림 8.7 보체 활성화의 초기 단계. **A,** 고전 및 렉틴경로의 활성화 단계를 나타내었다. 일어나는 순서는 비슷하여도 세 가지 경로에서의 항체 및 단백질 이용에 대한 요구성은 다르다. C5는 C5 전환효소에 의한 분해되지만, C5는 효소의 구성 요소는 아니다.

게 되며, 그 다음 C2와 결합하고, C2는 활성 C1에 의해 분해되어 C4b2a 복합체를 생성한다. 이 복합체는 고전경로 C3 전환효소로서, C3를 분해하는 기능을 가지고 있으며 생성된 C3b는 다시 미생물에 부착하게 된다. 몇몇 C3b가 C4b2a 복합체에 결합하게 되는데, 그 결과 보체 단백질 C5를 분해하는 C5 전환효소로서 기능을 하는 C4b2a3b 복합체가 만들어진다.

- 보체 활성화의 **렉틴경로(lectin pathway)**는 항체가 아닌 혈장 만노스결합렉틴(mannose-binding lectin, MBL) 또는 피콜린(ficolin)이 미생물 다당류에 부착함으로써 개시된다. 구조적으로 고전경로의 C1s와 연관된 세린단백질분해효소는 MBL과 결합하여 C4를 활성화하는 데에 관여한다(즉 MBL은 구조적으로 고전경로의 C1 구성성분과 유사함). 그 뒤의 단계는 기본적으로 고전경로와 동일하다.

보체 활성화 초기 단계의 최종 결과는 미생물은 공유 결합된 C3b코팅을 획득한다는 것이다. 대체 및 렉틴경로는 선천면역의 작동기작인 반면, 고전경로는 적응체액면역의 한 가지 기작이다. 이러한 경로들은 초기 과정은 서로 다르지만, 한 번 유발되면

B

대체경로 단백질	
단백질	기능
C3	C3b가 미생물 표면에 결합해서 옵소닌 및 C3, C5 전환효소의 한 가지 구성 성분으로서의 기능을 함 C3a는 염증을 자극함
Factor B	Bb는 세린 단백질분해효소이며 C3, C5 전환효소의 활성 효소임
Factor D	C3b에 결합될 때 Factor B를 분해하는 혈장 세린 단백질분해효소임
프로퍼딘	프로퍼딘은 미생물 표면의 C3 전환효소(C3bBb)를 안정화함

C

고전 및 렉틴경로 단백질	
단백질	기능
C1 ($C1qr_2s_2$)	고전경로를 개시함; C1q는 항체의 Fc 부분에 결합함; C1r과 C1s는 C4와 C2 활성을 유도하는 단백질분해효소임
C4	C4b는 항체가 결합되고 보체가 활성화되는 곳인 미생물이나 세포의 표면에 공유 결합함 C4b는 C1s에 의해 분해되기 위해 C2와 결합함 C4a는 염증을 자극함
C2	C2a는 C3 및 C5 전환효소의 활성효소로서 기능을 하는 세린 단백질분해효소임
만노스결합 렉틴(MBL)	렉틴경로를 개시함; MBL은 미생물 탄수화물의 말단 만노스 잔기와 결합함 MBL연관 단백질분해효소는 고전경로에서 C1r 및 C1s처럼, C4와 C2를 활성화시킴

그림 8.7 (계속) **B**, 보체 활성화의 대체경로의 초기 단계에 관여하는 단백질들의 중요한 특성. **C**, 고전 및 렉틴경로의 초기 단계에 관여하는 단백질들의 중요 특성. C3이 대체경로 단백질들 사이에 표시되어 있지만(B), C3은 고전 및 렉틴경로에서도 중심적인 구성 성분이다.

그들의 후기 단계는 동일하다.

보체 활성화의 후기 단계는 세포용해성 단백질 복합체의 형성으로 이어진다. 이 단계는 C5 전환효소에 의한 C5의 단백질 분해에 의해 시작되어 C5b를 생성한다(그림 8.8). C6은 C5b와 결합하여 표적 막에 삽입된 후 C7, C8, C9가 순차적으로 막의 초기 C5b-C6 복합체에 결합한다. 경로의 최종 단백질인 C9는 중합체를 이루어 미생물의 세포막에 구멍을 형성하고 이를 통해 물과 이온이 들어감으로써 미생물이 죽게 된다(미생물 용해). C5-9 복합체를 **막공격복합체(membrane attack complex, MAC)**라고 부르며, 이 복합체의 형성은 보체 활성화의 최종 결과이다.

보체계의 기능

Functions of the Complement System

보체계는 선천 및 적응면역반응 동안 미생물 제거에 중요한 역할을 한다. 보체계의 주된 작동기능이 그림 8.9에 그려져 있다.

- **옵소닌화.** C3b로 코팅된 미생물은 포식세포에 발현되어 있는, C3b를 인식하는, 1형 보체수용체(complement receptor

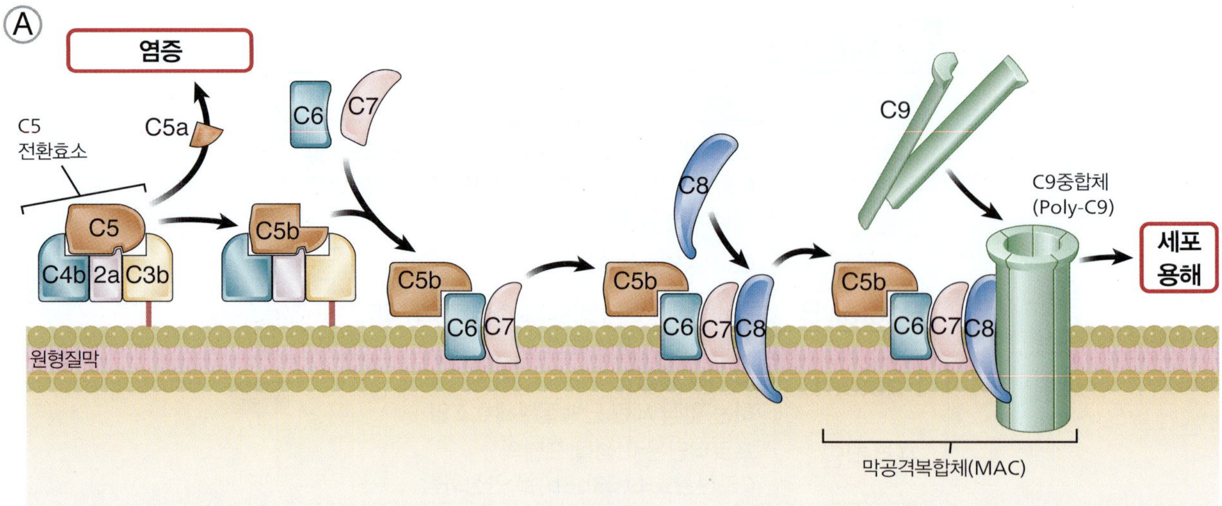

B

단백질	혈청 농도 (μg/mL)	기능
C5	80	C5b는 막공격복합체(MAC)의 조립을 개시함 C5a는 염증을 자극함
C6	45	MAC의 구성 요소: C5b에 결합하고 C7을 받아들임
C7	90	MAC의 구성 요소: C5b, C6에 결합하고, 지질막으로 삽입함
C8	60	MAC의 구성 요소: C5b, C6, C7에 결합하고, C9의 결합과 중합반응을 개시함
C9	60	MAC의 구성 요소: C5b, C6, C7, C8에 결합하고 중합화하여 막에 구멍을 만듦

그림 8.8 보체 활성화의 후기 단계. **A,** C5 전환효소가 형성된 후 보체 활성화의 후기 단계가 시작되며, 대체 및 고전경로에서 동일하게 일어난다. **B,** 보체 활성화의 후기 단계 단백질의 특성.

type 1, CR1 혹은 CD35) 덕분에 포식세포에 의해 포식된다. 따라서, C3b는 옵소닌으로 작용한다.

- **염증.** C3와 C5의 단백질분해(proteolysis)에 의해 생산되는 작은 펩티드 단편인 C3a와 C5a는 호중구에 대한 화학주성을 나타내고 다양한 백혈구가 염증성 매개자를 방출할 수 있도록 자극하며 내피세포를 가로질러 조직으로의 백혈구 및 혈장 단백질의 이동을 자극한다. 이러한 방식으로, 보체 단편들은 염증반응을 유도하여 미생물을 제거하는 데에 기여한다.
- **세포 용해.** MAC는 미생물을 비롯한 세포들의 삼투압용해를 유도한다. MAC-유도성 용해는 세균 중 나이세리아(*Neisseria*) 종처럼 얇은 세포벽과 글리코칼릭스(glycocalyx)가 적거나 없는 미생물에 대해 주로 효과적이다.

보체계는 항미생물 작동기능뿐만 아니라, B세포 반응과 항체 생산을 자극한다. C3가 대체경로에 의해 미생물에 의해 활성화될 때, 분해 산물 중 하나인 C3d가 B림프구에 있는 2형 보체수용체(complement receptor type 2, CR2)에 의해 인식된다. 이 수용체에 의해 전달된 신호는 미생물에 대한 B세포 반응을 강화시킨다. 이러한 과정은 7장에 기술되어 있으며(그림 7.5A 참조), 동일한 미생물에 대한 적응면역반응(B세포 활성화 및 항체 생산)을 강화하기 위한 미생물에 대한 선천면역반응(보체 활성화)의 한 가지 예이다. 항원-항체 복합체들에 결합되어 있는 보체 단백질들은 배중심에 있는 소포수지상세포(FDC)에 의해 인식된다. 이때 그 항원들은 더 많은 B세포 활성화 및 고친화력 B세포의 선별을 위해 FDC에 의해 제시된다(7장 참조). 이러한 보체 의존 항원제시는 보체계가 항체 생산을 촉진시키는 또 다른 방식이다.

보체 단백질들의 유전적 결핍은 면역결핍을 유발하며, 어떤 경우에는 자가면역질환의 발생률을 증가시킨다. C3 결핍은 세균 감염에 대한 감수성을 증가시키며, 어릴 때 치명적일 수 있다. 고전경로의 초기 단백질인 C2와 C4의 결핍은 별다른 임상 증

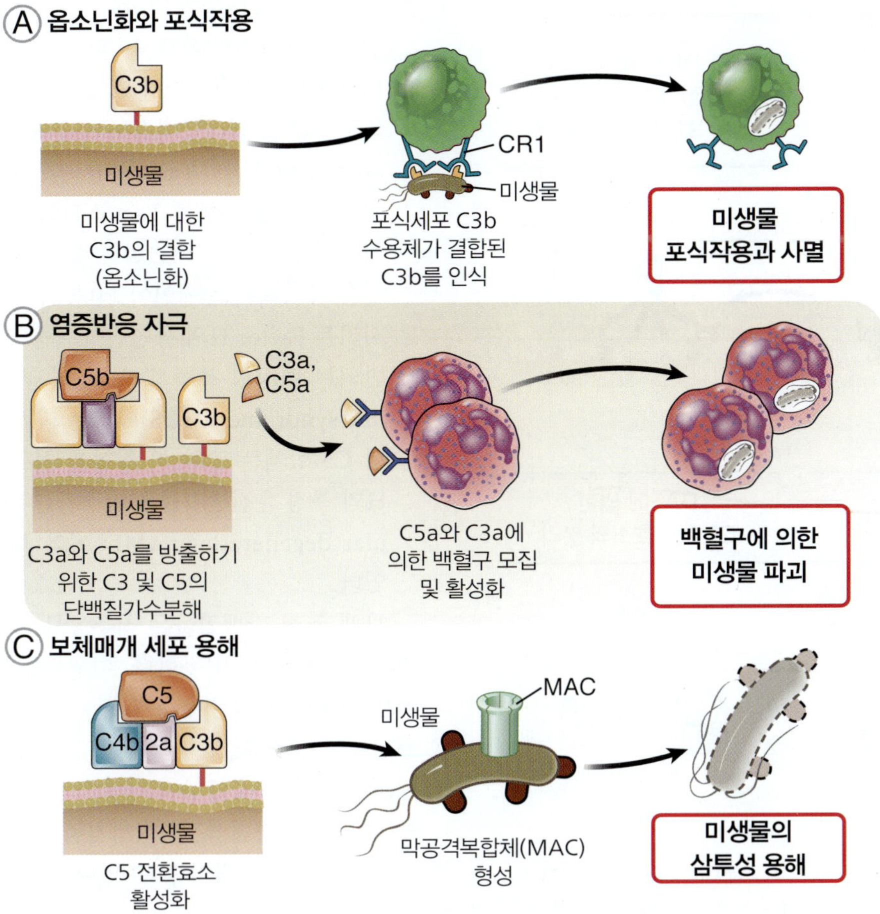

그림 8.9 보체의 기능. **A,** C3b는 미생물을 옵소닌화하고 포식세포의 1형 보체수용체(CR1)에 의해 인식되어, 옵소닌화된 미생물의 섭취와 세포내 사멸을 가져온다. 따라서, C3b는 옵소닌이다. CR1은 또한 C4b를 인식해서 동일한 기능을 제공할 수 있다. C3b의 불활성 형태(iC3b)와 같은 다른 보체 산물들 또한 미생물에 결합하고 포식세포에 있는 다른 수용체들에 의해 인식될 수 있다(예, 3형 보체수용체). **B,** 보체 활성화 동안 방출된 작은 펩티드들은 호중구에 있는 수용체들에 결합하고 염증반응을 자극한다. 이러한 기능을 제공하는 펩티드는 주로 C5a와 C3a이며, C5와 C3의 단백질가수분해에 의해 각각 방출된다. **C,** 막공격복합체(MAC)는 세포막에 구멍을 만들어서 세포의 삼투성 용해를 유도한다.

상을 나타내지 않거나, 감염에 대한 감수성을 증가시키거나, 환자가 자신의 핵 및 기타 항원에 대한 항체를 생성하는 면역복합체-매개 자가면역질환인 전신홍반루푸스(systemic lupus erythematosus, SLE)의 발병률 증가와 관련이 있을 수 있다. 루푸스의 발병률 증가는 죽은 세포와 자기항원을 포함하는 면역복합체를 제거하는 보체의 역할과 관련이 있을 수 있으며, 따라서 고전경로의 결핍은 핵 항원의 부담(burden) 증가로 이어질 수 있다. 보체 결핍은 또한 B세포에서 비정상적인 신호 전달 및 B세포 관용의 실패로 이어질 수 있다. C9과 MAC 형성의 결핍은 나이세리아 감염에 대한 감수성을 증가시킨다. MBL을 코딩하는 유전자에 유전적인 다형성을 가지는 몇몇 개체들은 기능적으로 결함이 있는 단백질을 생산하게 된다; 이러한 결함도 감염에 대한 감수성 증가와 관련이 있다. 대체경로 단백질인 프로퍼딘의 유전적 결핍 또한 세균성 감염의 감수성 증가의 원인이다. C5 분자를 차단하는 단클론항체는 보체 조절 단백질들(다음에 논의됨)의 결합으로 인한 질병 및 특정 항체매개 자가면역질환(예, 중증근무력증)의 치료용으로 승인되었다.

보체 활성화의 조절

Regulation of Complement Activation

포유동물 세포는 보체 활성화를 억제하는 조절 단백질들을 발현하여, 숙주세포에 대한 보체매개 손상을 막는다(그림 8.10). 많은 조절 단백질들이 알려져 있으며, 이 단백질들의 결함은 억제되지 않는 보체 활성에 의해 야기되는 임상 증후군과 연관되어 있다.

- C1 저해자(C1 INH)라 불리는 조절 단백질은 C1 활성 단계 초기에 보체 활성화를 중지시킨다. C1 INH의 결핍은 **유전성 혈관부종(hereditary angioedema)**이라 불리는 질환의 원인

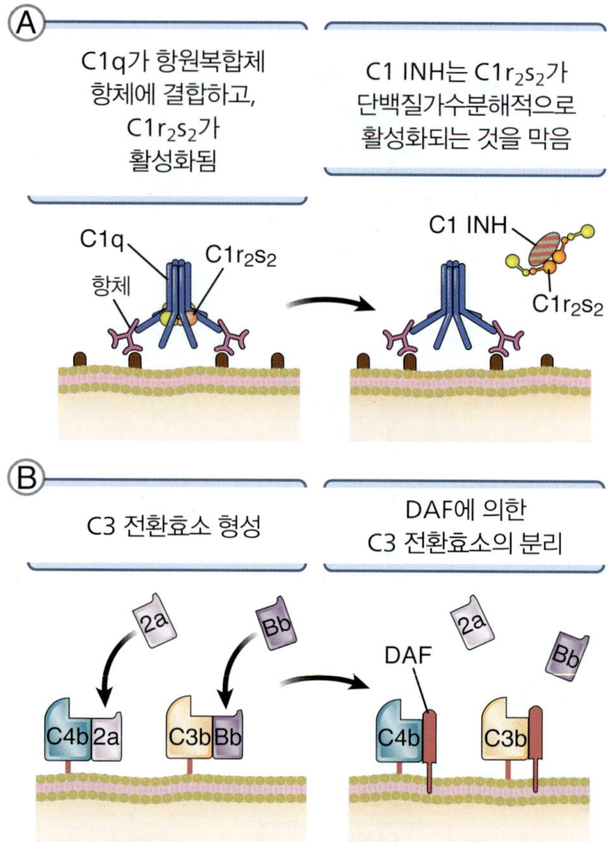

그림 8.10 보체 활성화의 조절. **A,** C1 저해자(C1 inhibitor, C1 INH)는 C1q, C1r 및 C1s 단백질로 구성되는 C1 복합체의 조립을 방해하여, 고전경로에 의한 보체 활성화를 차단한다. **B,** GPI-결합 세포 표면 단백질인 감쇠가속인자(decay-accelerating factor, DAF)와 1형 보체수용체(CR1)(그림에 나타내지 않음)는 Bb(대체경로에서) 또는 C2a(고전경로에서)의 결합을 막아서 C3 전환효소의 형성을 방해한다.

이 된다. C1 INH는 혈관활성분자 브라디키닌(bradykinin)의 전구체인 칼리크레인(kallikrein)의 분해에 대한 주된 생리적 억제자로써 기능하는 세린단백질분해효소이다. 따라서 C1 INH 결핍은 보체 활성화를 증가시킬 뿐 아니라 브라디키닌 가수분해 활성을 증가시키는데, 이는 여러 조직에서의 액체 누출(부종)을 일으키는 혈관 변화의 주된 원인이다.

- 감쇠가속인자(decay-accelerating factor, DAF)는 C3b에 대한 Bb의 결합 및 C2a에 대한 C4b의 결합을 막는 지질결합성 세포 표면 단백질로서, 결국 C3 전환효소 형성을 막아 대체 및 고전경로 모두에 의한 보체 활성화를 종결시킨다. **발작성야간혈색뇨(paroxysmal nocturnal hemoglobinuria, PNH)**라 불리는 질환은 MAC 형성을 막는 DAF 및 CD59 보체 조절 단백질을 포함하여 몇몇 세포 표면 단백질들에 대한 당지질 고정(glycolipid anchor)을 합성하는 효소가 조혈모세포에서 후천적으로 결핍되기 때문에 유발된다. 이러한 환자들에서는, 조절되지 않은 보체 활성이 적혈구 상에서 일어나 적혈구 용해를 유발한다. C5를 차단하는 단클론항체는 이 질환에 효과적인 치료제이다.
- Factor I라 불리는 혈장 효소는 C3b를 불활성 단편으로 분해하며, 막보조인자단백질(membrane cofactor protein, MCP)과 혈장 단백질인 Factor H가 이 효소 과정의 보조인자로 관여한다. 조절 단백질 Factor H와 Factor I의 결핍은 보체 활성화를 증가시키고 C3의 수준을 감소시켜, 감염에 대한 감수성을 증가시키는 원인이 된다. 세포에 결합하는 능력을 손상시키는 Factor H의 돌연변이는 응고, 혈관 및 신장 이상이 수반되는 비정형 용혈성 요독증후군(atypical hemolytic uremic syndrome, aHUS)이라는 희귀 유전질환과 관련이 있다. 항-C5 항체는 또한 이 질환을 치료하는데 사용된다. Factor H의 특정 유전변이들은 연령관련황반변성(age-related macular degeneration, AMD)이라 불리는 안질환과 연관되어 있다.

보체 조절 단백질들은 척추동물 세포의 의해 만들어지지만 미생물들은 만들지 못한다. 미생물들은 이러한 조절 단백질이 결핍되어 있기 때문에 보체계는 정상적인 숙주세포보다 미생물 표면에서 훨씬 더 효과적이다. 그러나 때로는 척추동물 세포까지도 과도한 보체 활성에 의해 그 조절이 제압당할 수 있다. 예를 들어, 일부 자가면역질환에서처럼 숙주세포가 다량의 항체로 코팅되면 보체의 표적이 될 수 있다(11장 참조).

특정 해부학적 부위에서의 항체 기능

FUNCTIONS OF ANTIBODIES AT SPECIAL ANATOMIC SITES

지금까지 체액면역의 작동기작은 항체가 접근할 수 있는 체내의 어느 부위든지 활성화될 수 있다고 기술했다. 이전에도 언급하였듯이, 항체는 말초림프기관과 골수에서 생산되며 혈액으로 쉽게 들어와 어느 곳이든 갈 수 있다. 항체는 또한 두 군데의 특정 해부학적 부위(점막기관과 태아)에서 필수적인 보호 기능을 제공한다.

점막면역

Mucosal Immunity

면역글로불린 A (IgA)는 점막 림프조직의 형질세포에서 생산되며, 상피를 가로질러 운반되어 점막기관의 내강에 존재하는 미생물들과 결합하고 이들을 중화시킨다(그림 8.11). 미생물은 흔히 흡입되거나 섭취되며, 호흡기나 위장관의 내강으로 분비되는 항체가 이러한 미생물에 결합하여 숙주에 서식하는 것을 막는다. 이러한 면역의 유형을 점막면역(혹은 분비성 면역)이라 부른다. 점막조직에서 생산되는 항체의 주요 클래스는 IgA이다. 실제로, 건강한 성인이 하루에 약 3 g의 항체를 생산할 때 IgA가 이 중 2/3를 차지하는데, 이는 장이 방대한 표면적을 가지고 있음

C

혈장 단백질

단백질	기능
C1 저해자 (C1 INH)	C1r 및 C1s 세린 단백질분해효소 활성을 억제함
Factor I	C3b와 C4b를 단백질가수분해함
Factor H	대체경로 C3 전환효소 아단위 분해를 일으킴 C3b의 Factor I-매개 분해를 위한 보조인자
C4 결합 단백질 (C4BP)	고전경로 C3 전환효소 아단위 분해를 일으킴 C4b의 Factor I-매개 분해를 위한 보조인자

막 단백질

단백질	분포	기능
막보조인자단백질 (MCP, CD46)	백혈구, 상피세포, 내피세포	C3b 및 C4b의 Factor I-매개 분해를 위한 보조인자
감쇠가속인자 (decay-accelerating factor, DAF)	혈액세포, 내피세포, 상피세포	C3 전환효소의 형성을 막음
CD59	혈액세포, 내피세포, 상피세포	C9 결합을 막고 MAC 형성을 억제함
1형 보체수용체 (CR1, CD35)	단핵 포식세포, 호중구, B세포, T세포, 적혈구, 호산구, FDC	C3 전환효소 아단위 분해를 일으킴 C3b와 C4b의 Factor I-매개 분해를 위한 보조인자

그림 8.10 (계속) **C**, 보체계의 주요 조절 단백질들과 이들의 기능. DAF의 기능은 B 부분에도 나타나 있다. 막보조인자단백질(membrane cofactor protein, MCP 또는 CD46)과 CR1은 Factor I이라는 혈장효소에 의해 C3b가 분해될 때 보조인자로서 제공되며, 그에 따라 형성될 수 있는 모든 C3b를 파괴한다(나타내지 않음). *FDC*, follicular dendritic cell; *MAC*, membrane attack complex.

을 반영한다. 점막연관림프조직(mucosa-associated lymphoid tissue, MALT)에서는 TGF-β를 비롯하여 IgA로의 동형전환을 유도하는 사이토카인들이 높은 수준으로 생산되기 때문에 점막 상피 조직에 있는 B세포는 IgA를 생산하는 경향이 있다. 게다가 국부 림프절과 비장에서 생성되는 IgA생산 B세포는 점막조직에서 생산되는 케모카인에 대한 반응에 의해 점막조직으로 돌아오려는 경향이 있다. 또한, 일부 IgA는 B-1세포라 불리는 B세포 아부류(subset)에 의해 생산되는데(설치류에서 가장 잘 연구됨), 이 세포도 점막조직으로 이동하려는 성향이 있다; 이 세포는 T세포 도움 없이 비단백질 항원에 대해 반응하여 IgA를 분비한다.

장 점막 B세포는 상피장벽 아래쪽에 있는 고유판(lamina propria)에 위치하며 이 부위에서 IgA가 생산된다. 미생물 병원체들이 침입하기 전에 이들과 내강에서 결합/중화시키기 위해, IgA는 상피장벽을 가로질러 내강으로 운반되어야 한다. 상피를 통한 운반은 상피세포의 기저면에서 발현되는 poly-Ig 수용체(poly-Ig receptor, poly-IgR)라고 하는 특별한 Fc수용체에 의해 이루어진다. 이 수용체는 IgA와 결합하고 소포내로 흡수되

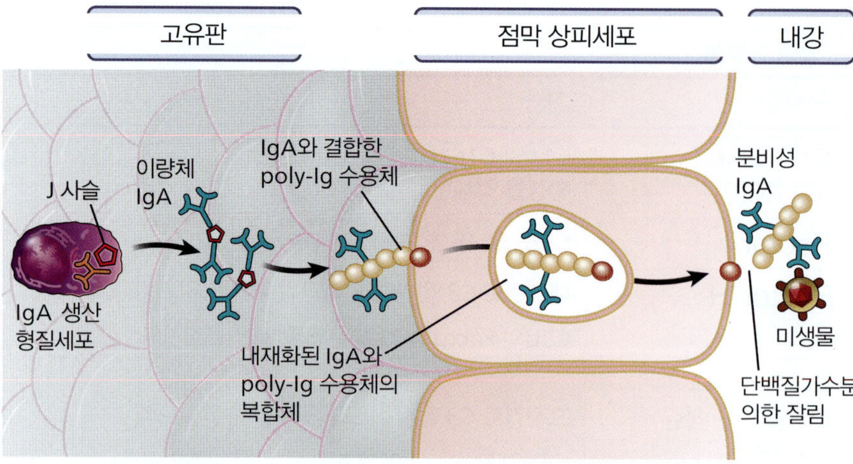

그림 8.11 상피를 통한 면역글로불린 A (IgA)의 운반. 위장관과 호흡기관의 점막에서, IgA는 고유판의 형질세포에 의해 생산되며 poly-Ig 수용체라 불리는 IgA-특이 Fc수용체에 의해 상피세포를 통해 능동적으로 운반된다(poly-Ig 수용체는 IgM도 인식할 수 있다). 이량체 IgA가 poly-Ig 수용체에 고친화력으로 결합하기 위해서는 J 사슬이 요구된다. 내강 표면상에서, 결합했던 수용체의 일부분을 포함하는 IgA가 방출된다. 내강에서 항체는 섭취되거나 흡입된 미생물을 인식하고 이들이 상피로 침입하는 것을 막는다.

어 내강 표면(luminal surface)으로 IgA를 운반한다. 여기에서 수용체는 단백질분해효소에 의해 잘리는데, 내강으로 방출되는 IgA는 결합된 poly-Ig 수용체의 일부분(분비성 성분; secretory component, SC)을 여전히 지니고 있다. 부착된 분비성 성분은 장에 존재하는 단백질분해효소에 의한 분해로부터 항체를 보호한다. 이 항체는 내강에 있는 미생물들을 인식할 수 있으며 미생물이 상피에 결합하고 침입하는 것을 막는다.

많은 수의 공생세균을 포함하는 내장은 음식물 흡수와 같은 기본 기능에 필수적이므로 면역체계에 의해 관용되어야 한다. IgA 항체는 주로 잠재적으로 해롭고 염증유발 세균에 대항하여 생산되어 내장 상피세포로 침입하는 것을 막는다. 무해한 공생세균들은 9장에서 논의될 기작을 통해 내장의 면역체계에 의해 관용되어 있으며 IgA 생산을 자극하지 않는다.

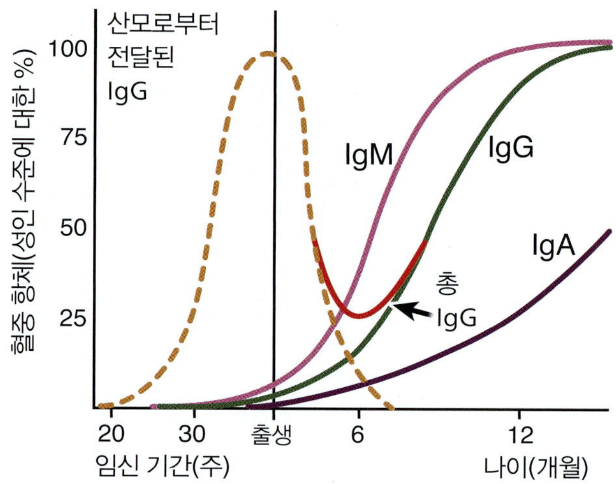

그림 8.12 태아와 신생아의 항체 수준. 태아 및 초기 신생아 기간 동안 순환 항체는 태반과 모유를 통해 전달되어 모체로부터 획득된다. 신생아는 생후 약 6개월부터 항체를 생산하기 시작한다. 총 IgG는 모체로부터 전달된 IgG와 신생아에서 생산된 IgG를 의미한다. *Ig*, immunoglobulin.

신생아 면역

Neonatal Immunity

모체 항체는 태반을 가로질러 태아 쪽으로, 그리고 신생아의 장 상피를 가로질러 운반되어 감염으로부터 신생아를 보호한다. 갓 태어난 포유동물들은 면역체계 발달이 불완전하여 많은 미생물에 대해 효율적인 면역반응을 일으킬 수 없다. 이들은 삶의 초기에 모체로부터 획득한 항체를 통해 감염으로부터 보호받는다(그림 8.12). 이것은 자연적으로 일어나는 수동면역의 한 가지 예이다. 신생아는 두 가지 경로를 통해 모체 항체를 획득한다. 임신 동안, 모체 IgG는 태반에 발현되어 있는 FcRn과 결합하고 태아 순환계로 운반된다. 출생 후 신생아는 유선(mammary gland) 상피를 통해 분비되는 모체의 IgA 항체를 poly-Ig 수용체를 통해 초유와 모유 형태로 섭취한다. 섭취된 IgA 항체는 신생아의 점막면역 방어를 제공한다. 따라서, 신생아는 모체의 IgG 항체 프로필을 획득하게 되며, 모체가 노출되거나 예방접종 받은 감염성 미생물들로부터 보호받는다. 순환하는 IgG의 반감기가 길기 때문에 신생아는 어머니의 IgG로 약 6개월 동안 보호받게 되며, 그때부터 아기는 자체적으로 IgG를 만들기 시작한다. 이 연령대에 혈중 IgG 농도가 최저 수준이고, 그에 따라 감염 발생률이 증가하는 경우가 많다.

미생물에 의한 체액면역의 회피
EVASION OF HUMORAL IMMUNITY BY MICROBES

미생물은 체액면역을 회피하기 위해 진화된 수많은 기작들을 가지고 있다(그림 8.13). 많은 세균 및 바이러스들은 숙주세포에 들어가기 위해 필요한 표면 분자들을 돌연변이시켜 원래 미생물에 반응하여 생성된 항체에 의해 더 이상 인식되지 않게 만든다. 인플루엔자는 RNA의 돌연변이와 재편성을 통해 주요 표면 항원을 변경한다. 이런 일이 너무 자주 발생하여 매년 대부분의 감염은 새로운 바이러스 변이주에 의해 발생한다. HIV의 게놈에서 높은 비율로 돌연변이가 일어나서 gp120이라 불리는 HIV의 주된 항원성 표면 당단백질의 변이형을 갖는 여러 가지의 변이주들이 생겨난다. 그 결과, 어떤 한 HIV 아형의 gp120에 노출된 결정기에 대한 항체는 감염된 사람에서 생기는 또 다른 바이러스 아형을 방어할 수 없다. 따라서 gp120 백신은 HIV 감염으로부터 사람들을 보호하는 데 있어서 비효과적이다. 감기의 원인인 라이노바이러스는 너무 많은 균주가 존재하기 때문에 이에 대한 백신은 실용적이라고 보기 어렵다. COVID-19의 원인인 SARS-CoV-2에 대한 보호 항체반응은 바이러스가 숙주세포에 진입하기 위해 사용하는 스파이크 단백질에 대한 것이다. 바이러스의 변이주들은 스파이크 단백질을 충분히 변이시켜 백신 유발 면역을 회피한다. 이로 인해 처음 개발된 COVID-19 백신들은 감염을 예방하는 데 덜 효과적이긴 하지만, 여전히 심각한 질병과 사망으로부터 보호해준다. 대장균(*Escherichia coli*)과 같은 세균은 이들의 섬모에 포함되어 있는 항원에 변화를 주어 항체 매개 방어를 회피한다. 수면병의 원인이 되는 트리파노소마 기생충은 원래의 당단백질에 대한 항체와 만날 때마다 매번 새로운 표면 당단백질을 발현한다. 결과적으로, 이러한 원생동물 기생충에 의해 감염되면 기생충혈증이 파상적으로 연달아 나타나는 특징이 있는데, 이는 항원적으로 새로운 기생충이 이전 기생충에 대해 생산된 항체에 의해서 인식되지 않기 때문이다. 어떤 미생물들은 히알루론산 협막 아래에 표면 항원을 감추고 있어서 보체 활성화를 억제하거나 옵소닌화 및 포식작용에 저항한다.

예방접종
VACCINATION

6장에서는 세포매개면역을, 이번 장에서는 체액면역을 포함 미생물에 대한 숙주 방어기작에 대해 논하였다. 예방 백신으로 이러한 보호 면역반응을 어떻게 유발할 수 있는지 고려하는 것이 중요하다.

예방접종은 비병원성 형태 또는 미생물의 구성 성분에 대한 노출을 통해, 해당 미생물에 대해 방어적인 적응면역반응을 자극하는 과정이다. 감염에 대한 백신의 개발은 면역학의 위대한 성과들 중 하나이다. 지구상에서 계획적으로 근절된 유일한 사람 질병은 천연두이며, 이것은 세계적인 예방접종프로그램에 의

면역회피 기작	예시	
항원성 변이	많은 바이러스들 (예, 인플루엔자 바이러스, HIV, SARS-CoV-2) 세균(예, 임균, 대장균) 원생동물(예, 트리파노소마 크루지)	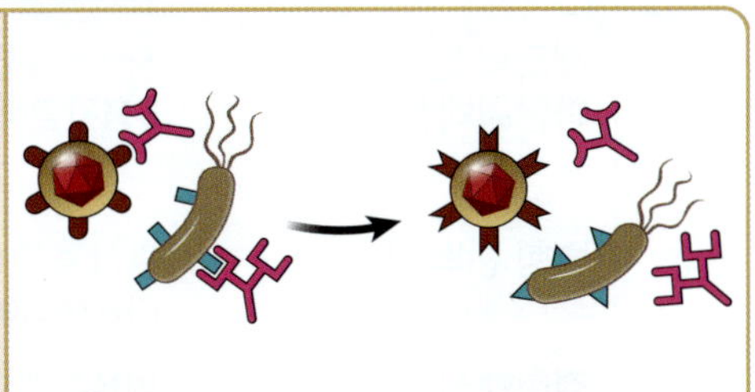
보체 활성화 억제	많은 세균들	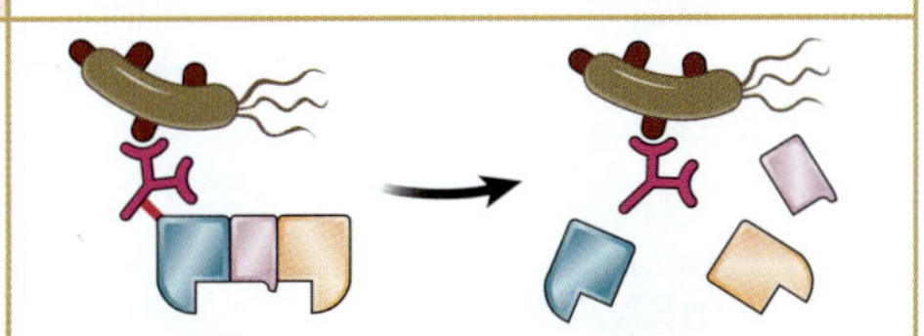
히알루론산 협막에 의한 포식작용 차단	사슬알균	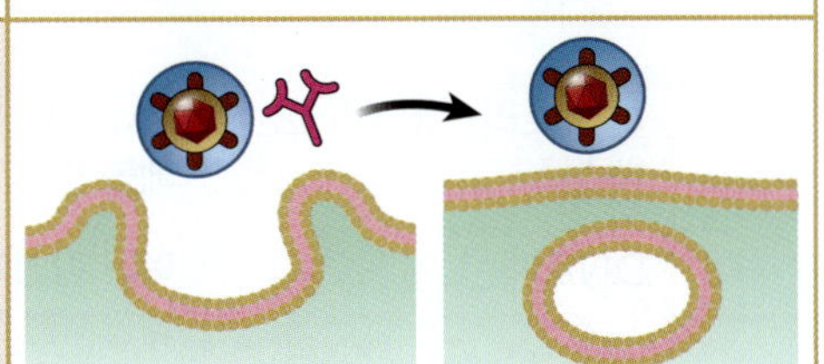

그림 8.13 미생물에 의한 체액면역의 회피. 그림을 통해 미생물들이 체액면역을 회피하는 기작을 몇 가지 나타내었다.

해 이루어졌다. 소아마비는 두 번째로 이러한 질병일 수 있다(많은 국가에서 산발적인 사례가 계속 나타나고 있지만). 1장에서 언급했듯이, 많은 다른 질병들은 예방접종을 통해 대부분 통제되어 왔다(그림 1.2 참조).

여러 가지 백신들이 현재 이용되거나 개발 중에 있다(그림 8.14).

- 황열, 홍역, 볼거리, 풍진 등에 대한 가장 효과적인 백신 중 일부는 감염성과 항원성은 유지하면서 병원성은 없는 것으로 선택된 **약독화생바이러스(live attenuated virus)**로 구성되어 있다. 이러한 약독화바이러스로의 예방접종은 바이러스 항원에 대한 중화 항체의 생성을 자극하여 백신 접종된 개체를 후속 감염으로부터 보호한다. A형간염, 소아마비, 광견병에 대한 사백신(killed vaccine)(바이러스가 시험관 내에서 화학적으로 비활성화됨)도 현재 사용되고 있다.
- 미생물 단백질과 다당류로 구성된 백신인 **아단위백신(subunit vaccine)**도 동일한 방식으로 작용한다. 일부 미생물 다당류 항원(T세포 도움을 자극할 수 없는)은 화학적으로 단백질과 결합되어 보조T세포를 활성화시킬 수 있으며, 해당 다당류에 대한 고친화력 항체가 생산된다. 이러한 백신을 **결합백신(conjugate vaccine)**이라 부르며, 이는 보조T세포–B세포 상호작용에 대한 지식을 실제 적용한 훌륭한 예이다(그림 7.9). 불활성 미생물 독소 및 실험실에서 합성한 미생물 단백질을 이용한 예방접종은 각각 본래의 독소 및 해당 미생물과 결합, 이들을 중화하는 항체의 생산을 자극한다. 아단위백신은 또한 널리 사용되는 B형간염바이러스 백신 및 사람유두종바이러스 백신과 같이 재조합 DNA 기술을 사용하여 생산된다. 정제된 단백질 백신(purified protein vaccine)은 효과적인 면역반응을 자극하기 위해 면역보강제와 함께 투여되어야 한다.
- 미생물 단백질을 코딩하는 **핵산**(DNA 또는 mRNA)을 주사하는 아이디어는 수년 동안 시험되어 왔다. 이러한 백신의 장점은 미생물 단백질이 숙주세포 내부에서 생산되어 분비될 수 있어 체액 및 세포매개면역반응을 모두 유도할 수 있고, 핵산이 Toll유사 수용체와 결합하여 내재적인 면역보강

백신 유형	예시	방어 형태
세균 약독화생백신 또는 사백신	백일해, BCG, 콜레라	항체반응
바이러스 약독화생백신	홍역, 볼거리, 풍진, 광견병, A형독감	T세포 및 항체반응
바이러스 사백신	A형간염, 소아마비, 광견병	항체반응
재조합 단백질 아단위백신	사람유두종바이러스, B형간염바이러스	항체반응
변형 단백질	파상풍 변성독소, 디프테리아 변성독소	항체반응
결합백신	인플루엔자균, 폐렴알균	다당류 항원에 대한 보조T세포의존 항체반응
mRNA백신	SARS-CoV-2	T세포 및 항체반응
하이브리드 바이러스 백신	SARS-CoV-2, 에볼라	T세포 및 항체반응
DNA백신	여러 감염에 대해 임상시험 진행 중	T세포 및 항체반응

그림 8.14 예방접종 전략. 이용 또는 시험 중인 다양한 백신의 유형 및 이 백신들에 의해 유도되는 방어적 면역반응의 특징에 대한 요약. *BCG*, Bacille Calmette-Guérin; HIV, human immunodeficiency virus.

제와 유사한 활성을 갖는다는 것이다. 플라스미드 DNA 백신은 아직 성공적이지 못하다. mRNA를 백신으로 사용하려는 초기 시도는 두 가지 주요 문제로 인해 방해를 받았다. 즉, 세포외 RNA는 불안정하며, RNA가 세포의 세포질로 들어갈 때 선천면역 수용체에 의해 인식되어 해로운 염증을 일으킬 수 있는 1형 인터페론 반응을 유도한다. mRNA의 구조적 변형과 지질 나노입자로의 패키징은 이러한 두 가지 문제를 완화시켰다. 2020년 말 SARS-CoV-2에 대한 mRNA백신의 놀라운 성공은 입원 및 사망률 감소로 이어졌으며 전 세계적인 COVID-19 대유행과 그에 따른 파괴적인 건강 및 사회적 영향을 완화시키는 데 주요한 기여를 했다.

- 미생물 항원을 코딩하는 DNA를 복제 결함 바이러스벡터(replication-defective viral vector)의 유전체로 재조합하여 통합시킬 수 있는데, 이러한 바이러스벡터백신은 사람에게는 무해하지만 숙주세포에 들어가서 미생물 단백질을 생성한다. 이러한 **하이브리드 바이러스백신**은 현재 SARS-CoV-2에 사용되고 있으며 에볼라바이러스에 대해서도 승인되었다.

요약
SUMMARY

- 체액면역은 적응면역의 한 가지 유형이며, 항체에 의해 매개된다. 항체는 숙주세포에 침입하려는 미생물의 능력을 차단함으로써 감염을 막을 수 있으며, 여러 가지 작동기작들을 활성화시킴으로써 미생물을 제거한다.
- 항체 분자에서, 항원결합(Fab) 부위는 작동(Fc) 부위와 공간적으로 구별된다. 미생물과 독소를 중화시키기 위한 항체의 능력은 전적으로 항원-결합 부위의 기능이다. Fc의존 작동기능조차도 항체가 항원에 결합한 후에 활성화된다.
- IgG 항체는 여러 세포 유형에서 발현되는 FcRn이 세포내에 유입된 IgG를 용해소체 분해로부터 보호하고 혈액 또는 조직액으로 다시 이동시키기 때문에 대부분의 다른 단백질보다 순환 및 조직에 오래 남아 있는다.
- 항체는 림프조직과 골수에서 생산되지만, 순환계로 들어가서 감염 어느 부위라도 다다를 수 있다. 중사슬 클래스전환과 친화력 성숙은 항체의 방어기능을 향상시킨다.
- 항체는 미생물과 독소에 결합하여 숙주세포에 부착하는 능력을 방해함으로써, 미생물의 감염성과 미생물 독소의 병원성을 중화한다.
- 항체는 미생물을 덮어서(옵소닌화) 포식세포에 있는 Fc수용체와 결합하게 함으로써, 포식작용을 촉진시킨다. Fc수용체에 대한 항체 Fc 부위의 결합 또한 포식세포의 살균력을 자극한다.
- 보체계는 순환 및 세포 표면 단백질의 집합체이며 숙주 방어에 중요한 역할을 한다. 보체계는 항체 없이 미생물 표면에서 활성화될 수 있고(선천면역 기작인 대체 및 렉틴경로), 항원에 항체가 결합한 후에도 활성화될 수 있다(적응체액면역 기작인 고전경로).
- 보체 단백질들은 순차적으로 쪼개지며(분해되며), 활성 구성성분(특히 C4b 및 C3b)이 보체가 활성화되는 표면에 공유적으로 부착한다. 보체 활성화의 후기 단계는 세포 용해 MAC 형성을 이끌어낸다.
- 보체 활성화의 여러 가지 산물들이 미생물의 포식작용을 촉진하고, 세포 용해를 유도하며, 염증을 자극한다. 포유 동물은 세포 표면 및 순환하는 조절 단백질들을 발현하며, 이들은 숙주세포에서의 부적절한 보체 활성화를 차단한다.
- IgA 항체는 점막 기관의 고유판(lamina propria)에서 생산되며, 전문적인 Fc수용체에 의해 상피를 가로질러 내강으로 운반되어, 이곳에서 상피로 침투하는 미생물의 능력을 차단한다.
- 신생아는 태반을 통해 그들의 어미로부터 IgG 항체를 획득하는데, 이때 모체 항체를 포획하고 운반하기 위해 신생아 Fc수용체가 이용된다. 또한 젖먹이 아기는 모체의 초유와 모유 섭취를 통해 IgA 항체를 획득한다.
- 미생물들은 그들의 항원에 변화를 주고 보체 및 포식작용에 대한 저항성을 갖게 되는 등 체액면역에 저항하고 회피하기 위한 전략을 발달시켜 왔다.
- 현재 이용되는 대부분의 백신들은 중화 항체의 생산을 자극함으로써 작용한다.

연습문제_REVIEW QUESTIONS

1. 항체 분자 중 항체의 기능을 담당하는 부위는 어디인가?
2. 중사슬 클래스(동형)전환과 친화력 성숙은 감염성 병원체들에 맞서 싸우는 항체의 능력을 어떻게 향상시키는가?
3. 어떤 상황에서, 미생물을 중화하는 항체의 능력이 숙주를 감염으로부터 보호하는가?
4. 항체는 포식세포에 의한 미생물 제거 과정을 어떻게 도와주는가?
5. 보체계는 어떻게 활성화되는가?
6. 보체계는 왜 미생물에 대해서는 효과적인 반면, 숙주세포나 조직에 대해서는 반응하지 않는가?
7. 보체계의 기능은 무엇이며, 이러한 기능을 매개하는 보체 성분들은 무엇인가?

8. 항체는 섭취되거나 흡입된 미생물에 의한 감염을 어떻게 막는가?
9. 신생아들은 이들의 면역체계가 완전히 발달하기 전에, 감염으로부터 어떻게 보호되는가?

연습문제의 답과 설명은 298쪽에서 볼 수 있음.

9

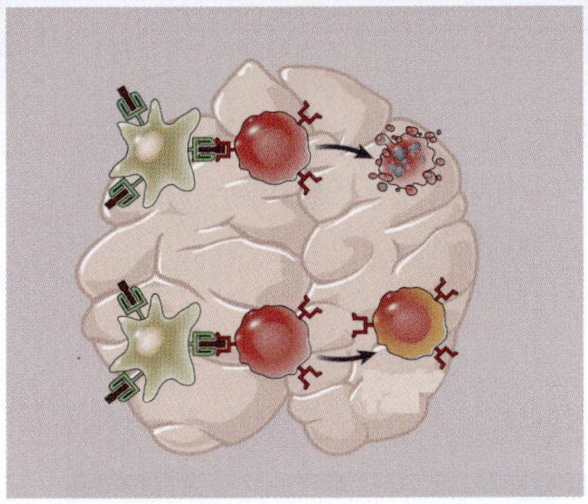

면역관용과 자가면역

면역체계의 자기-비자기 구별 및 구별의 실패

Immunologic Tolerance and Autoimmunity

Self-Nonself Discrimination in the Immune System and Its Failure

이 장의 개요 _Chapter Outline

정상 면역체계의 놀라운 특성 중의 하나는 면역체계가 엄청나게 다양한 종류의 미생물에 대해 반응할 수 있지만, 각 개체 자신(self, 자기)의 항원에 대해서는 반응을 일으키지 않는다는 것이다. 이런 자기항원에 대한 무반응, 즉 **면역관용(immunological tolerance)**은 림프구 수용체 특이성이 형성될 때 자기항원에 대한 수용체(receptor)는 배제되도록 되어있는 것이 아닌데도 불구하고 잘 유지된다. 바꾸어 말하면, 정상적인 림프구 성숙과정 동안 자기항원을 인식할 수 있는 림프구가 끊임없이 만들어진다. 게다가 많은 자기항원들이 언제나 면역체계에 쉽게 접근할 수 있기 때문에 단순히 림프구로부터 자기항원을 숨기는 것만으로 자기항원에 대한 무반응이 유지될 수는 없다. 항원제시세포(antigen-presenting cells, APC)가 항원을 T세포에 제시하는 과정에서 비자기단백질과 자기단백질이 구별되지 않기 때문에 자기항원은 정상적으로 림프구에 제시된다. 그러므로 자기항원에 대한 면역반응을 방지하는 기작이 반드시 존재해야만 한다. 이러한 기작은 면역체계의 기본 특성 중 하나인 자기항원과 비자기(미생물과 같은) 항원 구별이 가능하게 한다. 만약 이러한 기작이 실패하면 면역체계는 자신의 세포와 조직을 공격하게 될 것이다. 이러한 반응을 **자가면역(autoimmunity)**이라고 부르며, 이로 인해 생기는 질환을 자가면역질환(autoimmune disease)이라고 한다. 자기항원에 관용적인 것 이외에, 면역체계는 숙주인 사람의 상피벽에 살고 있는 많은 공생미생물(commensal microbes)과 흔히 공생(symbiosis)의 상태로 공존해야만 한다. 또한 미생물 이외에도 섭취 또는 흡입되는 항원을 포함하여 본질적으로 무해한 수많은 환경적 항원에 관용적이어야 한다. 게다가 임신한 여성의 면역체계는 부계로부터 유래한 비자기 항원을 발현하는 태아의 존재를 허용해야 한다. 공생미생물, 환경적 항원, 태아에 대한 무반응은 자기에 대한 무반응에 관여하는 기작 중 다수가 동일하게 작동되어 유지된다.

이 장은 다음과 같은 질문을 다루고 있다.

- 면역체계는 어떻게 자기항원에 대한 무반응을 유지할 수 있는가?
- 자기관용이 와해되고 자가면역이 일어나는 데 기여하는 요인에는 어떤 것이 있는가?
- 면역체계는 어떻게 공생미생물과 태아에 대한 무반응을 유지하는가?
- 어떻게 관용이 실패하여 자가면역에 이르게 되는가?

이 장에서는 우선 자가관용(self-tolerance)의 중요한 원리와 특성에 대해 다루고자 한다.

면역관용: 일반적 원리와 의의

IMMUNOLOGIC TOLERANCE: GENERAL PRINICIPLES AND SIGNIFICANCE

면역관용은 림프구가 항원에 노출되어 반응이 유도되어도 반응하지 않는 상태이다. 어떤 항원에 특이적인 수용체를 가진 림프구가 그 항원에 노출되면 두 가지 결과가 초래될 수 있다. 림프구는 증식하고 작동세포(effector cell)와 기억세포(memory cell)로 분화되도록 활성화되어 생산적인 면역반응을 일으킬 수 있다; 이러한 반응을 일으키는 항원은 **면역원성(immunogenic)**이 있다고 한다. 반대로, 림프구는 기능적으로 비활성화되거나 죽어서 관용을 일으킬 수 있다; 관용을 유도하는 항원은 **관용원성(tolerogenic)**이 있다고 한다. 일반적으로 미생물은 면역원성이 있으며, 자기항원은 관용원성이 있다.

림프구가 활성화와 관용 중 무엇을 선택하는지는 주로 항원의 본성과 항원이 면역체계에 전시될 때 나타나는 부가적인 신호에 달려 있다. 실제로 같은 항원이 투여 방법에 따라 면역반응이 일어날 수도 있고 관용을 유도할 수도 있다. 이런 실험적 관찰은 항원을 만났을 때 활성화 혹은 관용을 결정하는 요소가 무엇인지 분석하는 데 이용되어 왔다.

면역관용 현상이 중요한 이유는 몇 가지가 있다. 첫째, 처음에 말했듯이 자기항원은 보통 관용을 일으키며, 자기관용의 실패는 자가면역질환의 원인이 된다. 둘째, 만약 우리가 특정 항원에 대해 특이적인 림프구의 관용을 유도하는 방법을 터득한다면, 우리는 원치 않는 면역반응을 방지하거나 조절하는 데 그 지식을 이용할 수 있을 것이다. 현재 관용 유도 기술이 알레르기 및 자가면역질환을 치료하거나 장기이식거부를 방지하기 위해 검토되고 있다. 이런 기술은 유전자 치료 시에 새로이 발현되는 유전자 또는 벡터의 산물에 대한 면역반응과 줄기세포 이식에서 공여자(donor)와 수여자(recipient)가 유전적으로 서로 달라 생기는 거부반응을 방지하는 데도 유용할 것이다.

다양한 자기항원에 대한 면역관용이 림프구에 유도될 수 있는데, 발생 중인 림프구가 생성(중추) 림프기관 내에서 자기항원을 만났을 때는 중추관용(central tolerance)이, 성숙 림프구가 이차(말초) 림프기관이나 말초조직 내에서 자기항원을 만났을 때는 말초관용(peripheral tolerance)이 유도된다(그림 9-1). 중추관용은 오로지 골수나 가슴샘 같은 생성(generative) 림프기관 안에 있는 자기항원에 대한 관용만을 담당하는 기작으로서, 자기항원에 대한 반응성이 잠재된 림프구를 성숙 전에 제거한다. 이 기관에 존재하지 않는 자기항원에 대한 관용은 말초 기작에 의해 유도되고 유지되어야 하는데, 이 기작을 통해 성숙되어 말초조직에 들어온 림프구를 제거하거나 불활성화 한다.

이상과 같이 배경 설명을 간단히 마치고, 이제 면역관용의 기작들과 각각의 기작이 실패했을 때 어떻게 자가면역이 초래될 수 있는지를 논의하자. T세포와 B세포에서 일어나는 중추관용과 말초관용 기작이 서로 상당한 차이가 있으므로 따로 논의하고자 한다.

T림프구 중추관용

CENTRAL T LYMPHOCYTE TOLERANCE

T세포 중추관용의 주된 기작은 가슴샘에서 자기항원을 인식하는 미성숙 T세포가 죽게 하는 것이다(그림 9-2). 가슴샘 안에서 발생하는 림프구들은 자기항원 또는 외래항원을 막론하고 다양한 항원을 인식할 수 있는 수용체를 가지고 있다. 만약 어떤 미성숙 림프구가 자기 주조직적합복합체(major histocompatibility complex, MHC) 분자에 펩티드 형태로 제시된 자기항원과 강한 상호작용을 하면, 그 림프구는 세포자멸사(apoptosis)를 유발하는 신호를 받게 되어 성숙과정을 마치기 전에 죽게 된다. 이 과정은 중추관용의 주된 기작으로 **음성선별(negative selection)**이라 불린다(4장 참조). 이런 음성선별은 2형 MHC 분자에 제시된 자기 펩티드를 인지하는 자기반응적 $CD4^+$ T세포와 1형 MHC 분자에 제시된 자기 펩티드를 인지하는 자기반응적 $CD8^+$ T세포에 영향을 준다. 말초에서 성숙 림프구가 강한 T세포 수용체(TCR) 신호를 받으면 활성화가 일어나는 반면, 가슴샘에서 미성숙 림프구가 강한 TCR 신호를 받으면 죽게 되는 이유는 잘 알려져 있지 않다.

가슴샘에 높은 농도로 존재하는 항원이 있고 그런 항원을 높은 친화력으로 인식하는 수용체를 발현하는 미성숙 림프구가 있다면 그 림프구는 그 항원과 강하게 상호작용을 할 것이다. 음성선별을 유도하는 항원에는 혈장 단백질이나 일반적인 세포 단백질과 같이 전신에 풍부하게 존재하는 단백질이 있다.

놀랍게도, 조직제한항원(tissue-restricted antigen)이라 불리며 정상적으로 말초조직에서만 발현되는 많은 자기단백질이 가슴샘 속질 상피세포(medullary thymic epithelial cell, MTEC)라 불리는 특이 세포에서 발현된다. 이 세포는 한 두 가지 유형의 말초조직(예: 허파, 간, 근육, 창자)에 있는 세포에만 발현하는 항원을 코딩하는 유전자를 전사하고 발현한다. **AIRE** (autoimmune regulator)로 불리는 단백질은 다양한 말초조직 세포 특이적 항원의 발현을 촉진한다. *AIRE* 유전자 돌연변이는 autoimmune polygrandular syndrome이란 희귀 질환의 원인이 된다. 이 질환에서 기능적인 AIRE 단백질이 없음에 의해 여러 조직 항원이 가슴샘 MTEC에 발현하지 않지만, 말초조직에는 정상적으로 발현한다. 이들 항원에 특이적인 미성숙 T세포가 제거되지 않으며 또한 조절 세포로 발달하지 않는다. 대신에 이 세포들은 기능을 발휘할 수 있는 T세포로 성숙하고 말초조직에 들어가서 항원을 만나 조직을 공격하고 병을 일으킨다. 내분비 기관

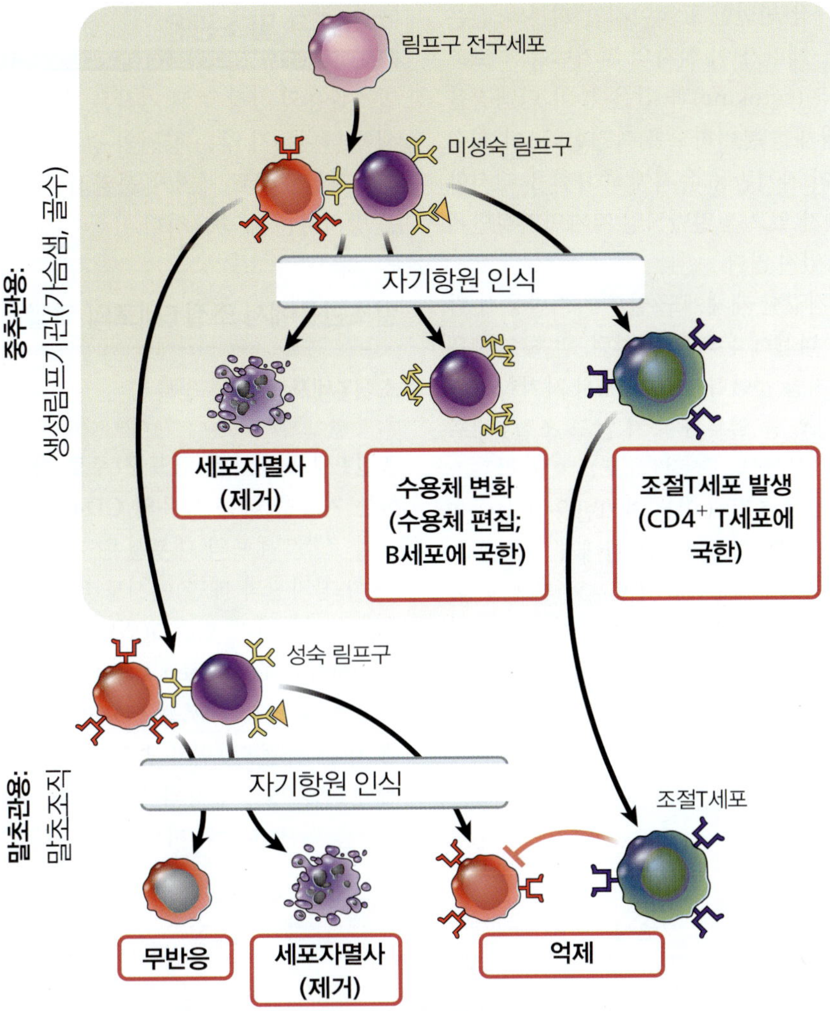

그림 9.1 자기항원에 대한 중추관용과 말초관용. 중추관용: 자기항원에 특이한 미성숙 림프구가 생성(중추) 림프기관에서 그 항원을 만나면 제거된다; B림프구는 그들의 특이성을 바꾼다(수용체 편집); 어떤 T림프구는 조절T세포로 발달한다. 일부 자기반응적 림프구들은 완전히 성숙하여 말초조직으로 들어갈 수 있다. 말초관용: 성숙한 자기반응적 림프구는 말초조직에서 자기항원과 만나면 조절T세포에 의해 억제되거나 비활성화되거나 제거될 수 있다.

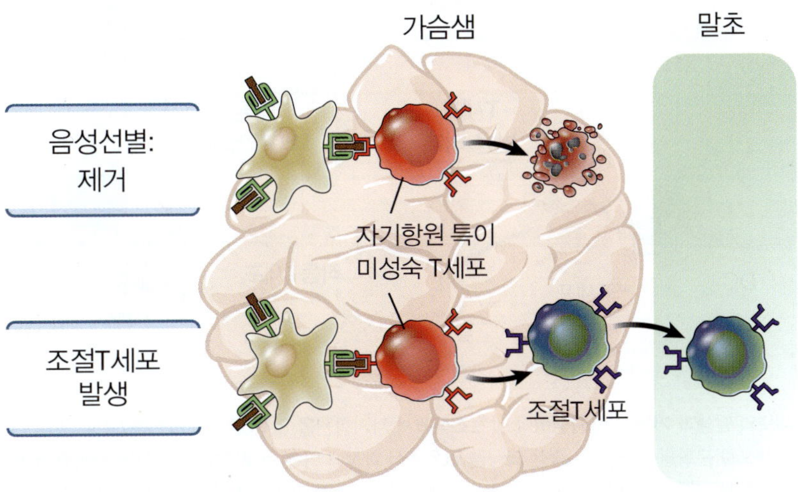

그림 9.2 T세포 중추관용. 미성숙 T세포가 가슴샘 안에서 자기항원을 강하게 인식하면 죽거나(음성선별, 혹은 제거) 말초조직으로 가는 조절T세포의 발달을 가져올 수 있다.

이 이런 자가면역 공격의 가장 빈번한 표적이지만 피부와 같은 다른 조직도 영향을 받는다. 게다가 이 환자의 자가반응적 보조(helper)T세포는 사이토카인(cytokine)과 같은 분비 단백질을 인식하는 B세포에서 자가항체를 분비하도록 촉진한다. 이 희귀 질환은 가슴샘의 음성선별이 자기관용 유지에 중요함을 제시한다. 하지만 음성선별에 장애가 있으면 일반적인 자가면역질환에 걸리게 되는지는 잘 알려져 있지 않다.

중추관용은 불완전하며 건강한 개체에도 일부 자기반응적 림프구가 성숙되어 존재한다. 다음에 논의될 것처럼, 말초 기작은 이런 림프구의 활성화를 방지할 것이다. 가슴샘에서 자기항원을 인식하는 미성숙 $CD4^+$ T세포 중 일부가 죽지 않고 조절T세포(regulatory T cell, Treg)로 발달한다. 조절T세포는 이차림프조직과 말초조직으로 이동하여 그 조직에 있는 자기반응적 성숙 T세포의 활성화를 억제한다. 조절T세포 기능은 뒤에서 다루겠다. 무엇이 자기항원을 인식하는 가슴샘 $CD4^+$ T세포가 죽거나 또는 조절T세포가 되도록 운명을 결정하는지에 대해서는 잘 알려져 있지 않다.

T림프구 말초관용
PERIPHERAL T LYMPHOCYTE TOLERANCE

말초관용의 가장 주된 기작은 조절T세포에 의한 억제이다. 가슴샘에 발현하지 않는 항원의 경우처럼 가슴샘에 발현하는 항원에 특이적인 T세포 제거가 불완전한 경우에 말초관용은 자가면역을 방지하는 데 중요하다.

말초관용에서 조절T세포의 역할
Role of Regulatory T Cells in Peripheral Tolerance

조절T세포의 발생과 특성
Properties and Development of Regulatory T Cells

조절T세포는 다른 림프구(주로 다른 T세포)의 활성화를 방해하는 기능을 하는 특유의 $CD4^+$ 세포군이다(그림 9.3). 자기반응적 조절T세포의 대부분은 가슴샘에서 발생하지만 말초조직(특히 창자관과 태반)에서도 다수 발생한다. 대부분의 조절T세포는 $CD4^+$이며, CD25(인터루킨-2수용체 α사슬)와 cytotoxic T-lymphocyte antigen 4 (CTLA-4) 억제 수용체를 높은 수준으로 발현한다. 이 세포는 FOXP3로 불리는 전사인자를 발현하는데, 이는 조절T세포의 발생과 기능에 필수적이다. 사람과 생쥐에서 FOXP3 유전자의 돌연변이는 여러 장기에 전신 자가면역질환을 일으키는데, 이는 조절T세포가 자기관용의 유지에 중요

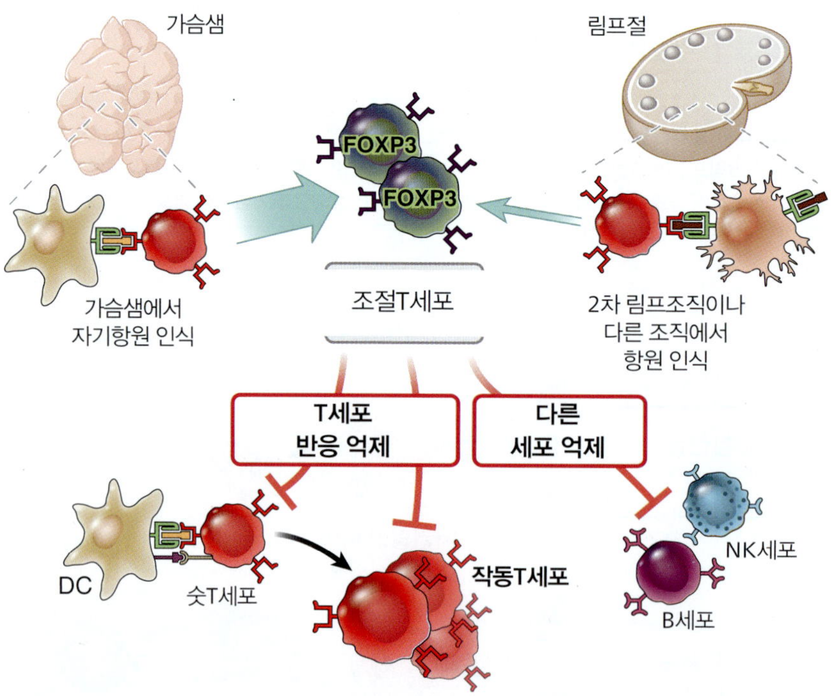

그림 9.3 조절T세포의 발생과 기능. 가슴샘이나 말초조직에서 자기항원을 인식하는 $CD4^+$ T세포는 FOXP3 전사인자 의존적인 경로를 통해 조절세포로 분화할 수 있다(가슴샘 과정을 말초조직 과정에 비해 *큰 화살표*로 표시했는데, 이는 이 세포의 대부분이 말초조직보다는 가슴샘에서 생김을 나타냄). 조절T세포는 접촉 의존적인 기작에 의해, 또는 T세포 반응을 방해하는 사이토카인을 분비하여 숫T세포의 활성화와 작동T세포로 분화하는 것을 억제한다. 또한 조절T세포의 발생과 유지에 인터루킨-2가 필요하다(그림 생략). *DC*, dendritic cell; *NK*, natural killer.

함을 보여준다. 사람에서 그런 질환은 약어로 IPEX (immune dysregulation, polyendocrinopathy, enteropathy, X-linked) 증후군으로 알려져 있다.

조절T세포의 생존과 기능은 인터루킨-2 (IL-2) 사이토카인에 의존한다. 이런 IL-2의 역할은 IL-2나 IL-2수용체 유전자가 제거된 생쥐에서, 또는 IL-2수용체 α, β사슬에 동형접합(homozygous) 돌연변이를 가진 사람에서 심한 자가면역질환이 일어나는 이유를 설명해준다. 이미 5장에서 IL-2는 항원에 의해 활성화된 T세포에서 만들어지며 이 세포의 증식을 촉진하는 사이토카인으로 소개된 바 있다. 성숙한 조절T세포는 IL-2 자체를 만들지 않으며 다른 T세포에서 만들어진 IL-2에 의존한다(그림 9.4). 그러므로, IL-2는 두 반대되는 역할을 하는 사이토카인 중 하나이다: IL-2는 T세포 증식을 자극하여 면역반응을 촉진하는 한편, 기능적인 조절T세포를 유지하여 면역반응을 억제한다. 여러 임상시험을 통해 IL-2가 면역조절을 촉진하여 자기면역질환과 이식거부에서 염증과 같은 해로운 면역반응을 조정하는 능력이 있는지를 시험하고 있다.

또한 transforming growth factor-β (TGF-β) 사이토카인도 조절T세포의 생성에서 중요한 역할을 하는데, 이는 FOXP3 전사인자의 발현을 자극하는 기작을 통해서 일부 일어난다. 다양한 종류의 세포에서 TGF-β가 생성되지만, 가슴샘이나 말초조직에서 조절T세포의 발생을 유도하는 TGF-β가 어느 세포에서 제공되는지에 대해서는 규명되어 있지 않다.

조절T세포의 작용 기작

Mechanisms of Action of Regulatory T Cells

조절T세포는 아래와 같은 여러 기작을 통해 면역반응을 억제한다.

- 조절T세포는 억제수용체(inhibitory receptor)이자 공동억제자(coinhibitor)인 CTLA-4를 발현하는데, 이는 항원제시세포(APC)의 B7 공동자극자(costimulator)를 차단하고 제거하여 T세포 활성화를 방지한다(그림 5.14 참조). 앞에서 논의한 바처럼, 숫(naive)T림프구는 증식하고 작동세포 또는 기억 세포로 분화하려면 최소한 두 가지 신호가 필요하다: 신호1은 항상 항원이며, 신호2는 미생물이나 손상을 입은 숙주세포에 대한 선천면역반응의 일환으로 APC 상에 발현된 공동자극자에 의해 제공된다(그림 5.6 참조). 공동자극수용체 CD28과 억제수용체 CTLA-4에 대한 설명은 5장에 적혀있다. 조절 T세포에 관련하여 핵심사항을 정리하자면, CD28은 B7 공동자극자에 대한 주된 활성화 수용체인 반면, CTLA-4는 B7에 결합하여 B7이 APC 표면에서 제거되게 하는 고친화력 수용체이다. 따라서 CTLA-4가 발현할 때 B7은 APC 표면에서 감소하여 CD28가 효과적으로 작용할 수 없게 한다. 그 결과로, 반응 중인 T세포는 적당한 신호2를 받지 못하여 항원에 잘 반응할 수 없다. 조절T세포를 발견하기 오래 전에 공동자극 없이 항원이 인식되면 T세포는 기능적 **무반응(anergy)** 상태에 빠지는 것이 알려졌다. 조절T세포가 APC에 의한 공동자극을 줄여 T세포 무반응을 촉진하는 듯하다. CTLA-4 역시

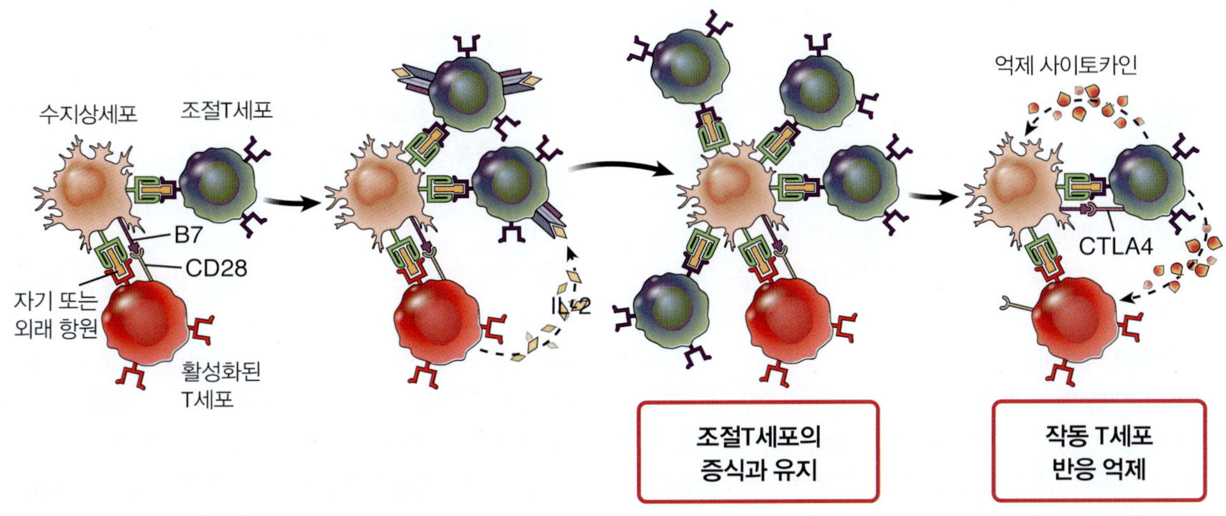

그림 9.4 조절T세포 기능에서 인터루킨-2의 역할. 조절T세포와 통상적인(반응적, 또는 활성화된) T세포가 항원제시세포(APC) 상의 항원을 인식하면, 그 활성화된 T세포는 인터루킨-2 (IL-2)를 생산한다. IL-2는 조절T세포의 증식과 기능을 증진한다. 조절T세포에 발현하는 CTLA-4는 APC 표면의 B7을 차단하거나 제거한다. 조절T세포는 APC 기능과 T세포 반응을 방해하는 사이토카인을 생산한다. 그러므로, 통상적인 T세포의 활성화는 조절T세포로 하여금 그 반응을 끝내게 하는 음성 피드백 고리를 조성한다. 또한 조절T세포는 IL-2 수용체를 높은 수준으로 발현하기 때문에 이 필수 성장 요소에 대해 반응적 세포보다 경쟁에서 우월하다(그림 생략).

조절T세포가 아닌 다른 활성화된 T세포에 발현하며 CD28과 경쟁함에 의해 그들 세포의 활성화 반응을 끝장내는 것 같다.

- 자가관용 유지에서 CTLA-4의 필수적 역할은 희귀 선천성 *CTLA-4* 돌연변이가 전신 자가면역질환을 일으킨다는 발견에 의해 밝혀졌다. 암에 대한 면역반응을 증진하기 위해 CTLA-4 차단 항체로 치료하는 관문 차단(checkpoint blockade) 요법을 받은 환자에서 종종 자가면역이 발생하기도 한다(10장 참조).
- 일부 조절T세포는 림프구, 수지상세포, 큰포식세포의 활성화를 억제하는 사이토카인(예, IL-10, TGF-β)을 생산한다. IL-10은 창자 조직 속 공생미생물과 자기항원에 대한 면역반응을 조정하는 것이 특히 중요한 듯하다. 그 증거로 IL-10 수용체의 돌연변이가 유전된 유아에서 중증 대장염이 발생함을 들 수 있다. IL-10 기능은 주로 B7 발현을 억제하고 수지상세포와 큰포식세포에서 사이토카인 생성을 억제하는 것이다. TGF-β는 림프구와 골수계열(myeloid) 세포를 포함한 다양한 면역세포의 반응을 억제한다. IL-10과 TGF-β 둘 다 조절T세포 이외에도 다양한 세포 유형에서 만들어진다.
- 조절T세포는 IL-2수용체를 높은 수준으로 발현함에 의해 T세포 성장 필수요소인 IL-2를 선점해 버려 다른 T세포가 그것을 사용하는 것을 줄일 수 있다.

조절T세포가 큰 관심을 끈 것에는 자가면역질환 환자에서 조절T세포의 기능에 장애가 있거나 조절T세포의 억제에 병인 T세포가 불응적인 것과 같은 비정상적 소견이 있다는 가설이 한몫을 하였다. 또한 이식편대숙주(graft-versus-host) 질환, 이식거부, 자가면역질환을 대상으로 조절T세포 치료에 대해 관심이 커지고 있다.

무반응과 소진

Anergy and Exhaustion

무반응(anergy)은 공동자극 없이 항원이 인식될 때 T세포가 반응이 없는 현상으로 밝혀졌다. 조절T세포도 공동자극을 차단하여 무반응을 일으킬 수 있다. 그러나 이런 형태의 무반응은 조절T세포와 무관한 다른 상황에도 동일하게 일어난다. 무반응 발생에는 다양한 기작이 작용하는 듯 하다.

- 수지상세포와 다른 항원제시세포는 정상적인 미감염 조직과 이차림프기관에서 휴지기(또는 미성숙) 상태이며 공동자극자를 거의 발현하지 않는다(5장 참조). B7 발현이 낮은 수준인 것이 미성숙 수지상세포의 내재적 특성인 듯하며, 이는 조절T세포의 B7을 APC 표면에서 차단하고 제거하는 능력에 의해 강화된다. 이런 수지상세포는 조직에 있는 자기항원을 계속 처리하고 제시한다. 이런 자기항원에 대한 수용체를 가진 T림프구는 항원을 인지하여 항원 수용체로부터 신호(신호 1)를 받을 수 있으나 강한 공동자극을 받지 못한다. 감염이나 항원보강제(adjuvant)가 첨가된 예방접종(vaccination)에 대한 반응에서, 항원제시세포는 활성화되어 공동자극자 발현이 증가하고, 그 결과로 효과적인 면역반응이 일어난다. 그러므로, 공동자극의 유무는 T세포가 활성화될지 관용에 빠질지를 결정하는 주요 요소이다.
- 여러 세포 내재적 신호가 T세포 무반응을 촉진한다. 억제수용체 PD-1이 항원 인식에 반응하여 T세포 표면에 발현한다. 항원제시세포나 다른 세포유형에 발현하는 PD-1에 리간드(ligand)가 결합하면, PD-1의 세포질 쪽 부위에 tyrosine phosphatase가 결합하고 활성화되어 TCR 복합체와 CD28로부터 오는 tyrosine kinase 의존적인 신호를 방해한다(5장 참조). 그러므로, PD-1은 일부 미생물, 암, 자기항원과 같은 지속적인 자극에 의한 활성화를 제한한다. 이런 현상은 **소진(exhaustion)**이라 불려왔는데, 그 이유는 T세포가 효과적인 반응을 끝내게 만들기 때문이다(6장 참조). 암 특이 T세포의 소진을 방지하기 위해 면역요법으로 쓰이는 PD-1 차단제가 종종 자가면역반응을 유도하는데, 이는 PD-1이 자가관용에 역할을 함을 입증한다.
- 항원에 반응 중인 T세포에서 CBL-B와 같은 ubiquitin ligase의 활성화는 그 세포의 활성을 제한하고 종결한다. CBL-B는 TCR과 CD28 연관 신호 물질을 분해하여 T세포 활성을 방해한다. 다발경화증(multiple sclerosis)과 1형 당뇨병(type 1 diabetes)과 같은 자가면역질환 환자에서 *CBLB* 변이가 있음이 유전체(genome) 연관 연구를 통해 밝혀졌다.

제거: 성숙 림프구의 세포자멸사

Deletion: Apoptosis of Mature Lymphocytes

자기항원의 인식으로 세포자멸사 경로가 유발될 수 있으며, 그 결과 자기반응적 림프구들이 제거된다(그림 9.5). 자기항원에 의해 유도되는 성숙 T림프구의 죽음은 두 가지 기작으로 일어날 수 있다:

- 항원 인식은 T세포에서 BCL-2 계열 친세포자멸사(pro-apoptotic) 단백질의 생산을 유도한다. 이 단백질들은 cytochrome c와 같은 사립체(mitochondria) 단백질이 세포질로 새어 나와 세포자멸사를 유도하는 세포질 효소인 caspase들이 활성화 되게 한다. 정상적인 면역반응에서는 공동자극 또는 반응 동안 생성된 성장 인자들에 의해서 항세포자멸사(anti-apoptotic) 기능이 있는 다른 BCL-2계열 단백질이 유도되어 이런 친세포자멸사 단백질의 활성은 상쇄된다. 그러나 강한 공동자극 없이 인식되는 자기항원은 항세포자멸사 단백질의 생산을 자극하지 못하므로, 이런 항원을 인식한 세포는 생존 신호의 부족으로 인해 죽음에 빠지게 된다.

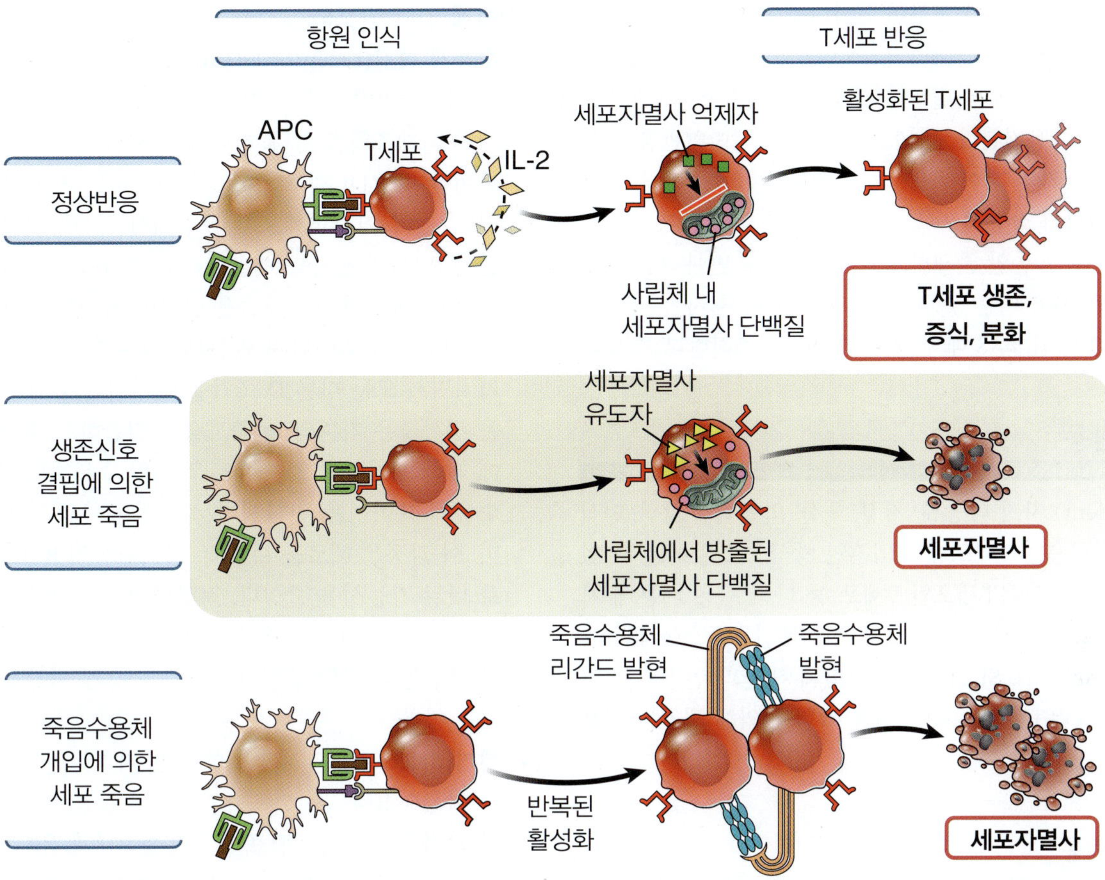

그림 9.5 T림프구에서 세포자멸사 기작. T세포는 정규 항원제시세포(*APC*)가 제시하는 항원에 반응하여 인터루킨-2 (IL-2)를 분비하고 항세포자멸사(친생존) 단백질을 발현하며 증식과 분화를 거친다. 항세포자멸사 단백질은 사립체로부터 세포자멸사 매개물이 방출되는 것을 막는다. T세포가 공동자극 없이 자기항원을 인식하면 세포내 항세포자멸사 단백질이 상대적으로 결핍될 수 있고, 과다한 친세포자멸사 단백질은 사립체로부터 세포자멸사 매개물의 방출을 유도하여 세포 죽음을 일으킬 수 있다[사립체(내재적) 경로에 의한 세포자멸사 죽음]. 또는 자기항원 인식은 림프구 표면에 Fas와 Fas 리간드(FasL) 같은 죽음 수용체와 그 리간드의 발현을 유도하여 죽음 수용체가 개입된(외래성) 경로로 세포자멸사에 이르게 된다.

- 자기항원의 인식은 죽음수용체(death receptor)와 그 리간드의 발현을 유도할 수 있다. 이 리간드-수용체 상호작용은 죽음수용체를 통해 신호를 발생시켜 caspase들을 활성화하고 세포자멸사를 일으킨다. 자기관용에 관여하는 가장 잘 규명된 죽음 수용체-리간드 짝은 FAS (CD95)와 FAS 리간드(FAS-L) 이다. 전자는 다양한 세포 유형에서 발현되며 후자는 주로 활성화된 T세포 표면에 발현한다. FAS 또는 FAS-L가 없을 때 항원에 의해 활성화된 T세포는 도태되지 않고 자가면역을 촉진할 수 있다.

여러 유전학적 연구는 자기관용에 세포자멸사가 중요한 역할을 함에 대한 증거를 제공한다. 생쥐에서 세포자멸사의 사립체 경로가 결손되면 가슴샘뿐만 아니라 말초조직에서도 자기반응적 T세포의 제거가 일어나지 못한다. *fas* 및 *fasl* 유전자에 돌연변이가 일어난 생쥐와 *FAS* 유전자에 돌연변이가 일어난 어린이 모두에서 림프구가 축적되는 자가면역질환이 발생한다. FAS 신호의 하위 단계에 있는 caspase-8 또는 caspase-10 유전자에 돌연변이가 있는 어린이 또한 비슷한 자가면역질환에 걸린다. 이런 사람 질환은 **자가면역 림프구증식 증후군(autoimmune lymphoproliferative syndrome, ALPS)**이라 총칭되는 매우 희귀한 질환으로서, 사람에서 세포자멸사의 결함으로 인해 자가면역 증후가 나타나는 것으로 알려진 유일한 예이다. *FAS* 돌연변이는 배중심(germinal center)에 B세포가 축적되게 함이 밝혀졌고 이는 말초 B세포 관용의 파괴에 기여할 것으로 추정된다.

T세포 관용의 기작에 대해 설명하고 있는 이 지면을 통해, 자기항원이 외래 미생물 항원과는 여러 가지 점에서 다르며, 이러한 차이점이 전자에 의해 유도되는 관용과 후자에 의해 유도되는 활성화 간의 선택을 좌우함을 잘 이해해야 한다.

- 자기항원은 가슴샘에 존재하며, 이곳에서 제거(deletion)를 유발하고 조절T세포를 생성시킨다; 반면 대부분의 미생물 항원은 감염지점에서 포획되어 이차림프조직으로 운반되며 가

승샘에 들어가지 못하는 경향이 있다(3장 참조).

- 자기항원에 특이적인 조절T세포는 동일 항원을 제시하는 APC에서 공동자극자의 발현을 감소하여 자기반응적 T림프구의 활성화를 방지한다. 반면 미생물은 선천면역반응을 일으켜 공동자극자와 사이토카인의 발현을 유도하며 이들은 T세포가 증식하고 작동세포로 분화하는 것을 촉진한다.
- 자기항원은 평생 동안 존재하므로 지속적이고 반복적인 TCR 개입을 일으킨다. 이는 조절T세포 발생과 다른 자가관용 기작(예, PD-1 개입, FAS 매개 세포자멸사)을 촉진한다.

B림프구 관용

B LYMPHOCYTE TOLERANCE

다가(multivalent) 자기 다당류, 지질, 핵산, 막단백질 등을 인식하는 B세포의 관용은 T세포에 비의존인 방식으로 일어날 수 있다. 자기 단백질은 도움T세포와 B세포 둘 다의 관용 때문에 자가항체 반응을 일으키지 못할 것이다. 전신홍반루푸스(systemic lupus erythematosus, SLE)같이 자가항체 생산과 연관된 질환은 B림프구와 도움T세포 양쪽의 관용 결합에 의해 생기는 것으로 여겨진다.

B세포 중추관용

Central B Cell Tolerance

미성숙 B림프구가 골수 안에서 자기항원과 강하게 상호작용하게 되면 그 세포는 수용체 특이성을 바꾸거나(수용체 편집) 죽게 된다(제거)(그림 9.6).

- **수용체 편집(receptor editing)**. 골수 안에서 성숙 단계에 있는 미성숙 B림프구는 면역글로불린(immunoglobulin, Ig) 유전자를 재조합을 통해 하나의 중사슬과 경사슬로 된 IgM을 발현한 뒤 VDJ 재조합효소를 코딩하는 RAG 유전자를 꺼버린다. 만약 이런 B세포가 골수에서 자기항원을 인식하면 그들은 RAG 유전자를 재발현하고 경사슬 유전자 재조합을 다시 하여 새로운 Ig 경사슬을 발현한다(4장 참조). 중사슬은 다시 재조합이 일어나지 않는데, 이는 최초 재조합 두 단계를 거치면서 모든 다른 D 조각을 잃어버리기 때문이다. 이 새로운 경사슬은 기존의 Ig 중사슬과 결합하여 더 이상 자기항원에 대한 특이성이 없는 새로운 항원 수용체를 이룬다. 이렇게 수용체 특이성을 변화시키는 과정을 수용체 편집이라 부르며, 이 과정은 해로울 수 있는 자기반응적 B세포가 골수 밖으로 나갈 가능성을 줄인다. 정상인의 몸속에 있는 성숙 B세포의 25% 내지 50%는 성숙과정에서 수용체 편집을 겪은 것으로 추산된다(발달 중인 T세포가 수용체 편집을 겪는다는 증거는 없다).
- **제거(deletion)**. 편집에 실패하면, 자기항원을 강하게 인식하는 미성숙 B세포는 세포자멸사 신호를 받고 죽게 된다. 이 제거 과정은 미성숙 T림프구의 음성선별과 유사하다. T세포에서처럼, 광범위하게 널리 많이 발현하는 세포막 또는 수용성 자기항원에 대해 높은 친화력의 수용체를 지닌 B림프구들이 음성선별된다.

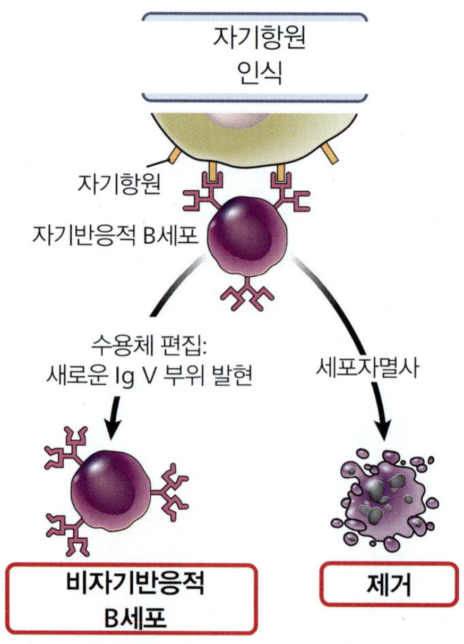

그림 9.6 미성숙 B림프구의 중추관용. A, 골수의 미성숙 B세포가 자기항원을 강하게 인식하는 경우 그 항원수용체를 변화하거나(수용체 편집), 세포자멸사로 죽는다(음성선별 혹은 제거). *Ig*, immunoglobulin.

B세포 말초관용

Peripheral B Cell Tolerance

말초림프조직 안에서 자기항원을 만난 성숙 B림프구는 그 항원에 반응할 수 없게 된다(그림 9.7). 수용성 단백질과 같은 일부 자기항원은 낮은 결합력(avidity)으로 인식될 수 있다. 이런 항원에 특이적인 B세포는 생존하지만 항원수용체 발현이 감소되고 기능적으로 무반응(anergic) 상태가 된다. 한 가설에 의하면, 만약 B세포가 단백질 항원을 만났을 때 T세포의 도움을 받지 못하면(도움T세포가 제거되었거나 관용상태이기 때문에) 이 B세포는 항원수용체로부터 오는 신호가 차단되기 때문에 무반응 상태가 된다. 이런 무반응 B세포는 림프소포(follicle)를 떠나게 되어 결국 소포로부터 배제될 수 있다. 전이(transitional) B 세포라 불리는 골수에서 생긴 지 얼마 안 된 B세포는 말초에서 항원수용체가 자기항원으로 자극될 때 세포자멸사에 빠져 제거된다. 또한, 일부 B세포는 IL-10, TGF-β 사이토카인을 생산하여 다른 면역세포의 활성화를 억제하리라 추정되어왔다. 그러나 이런 임의의 조절B세포가 자가관용을 유지하고 자가면역을 방지하는데 중요한지는 잘 알려지지 않았다.

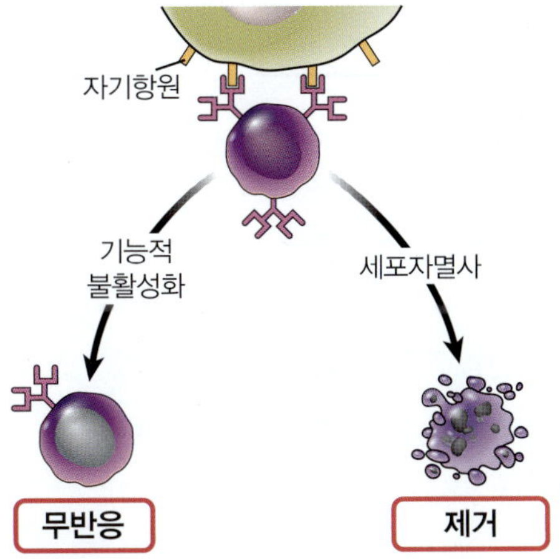

그림 9.7 B림프구의 말초관용. T세포의 도움 없이 자기항원을 인식한 성숙 B세포는 기능적으로 불활성화되어 그 항원에 반응할 수 없게 되거나(무반응), 세포자멸사로 죽거나(제거), 억제 수용체의 개입으로 활성화가 억제된다.

공생미생물과 태아항원에 대한 관용
TOLERANCE TO COMMENSAL MICROBES AND FETAL ANTIGENS

우리가 면역관용 기작에 대한 논의를 끝내기 전에, 자기 항원은 아니지만 면역체계에 의해 관용되어야만 하는 두 가지 다른 유형의 항원을 다루는 것이 바람직하다. 이들은 사람과 공생하며 살고 있는 공생미생물의 산물이거나 태아에 있는 부계로부터 유래한 항원이다. 이런 항원과의 공존은 자기항원에 대한 말초관용의 유지에 사용되는 기작과 동일한 다수의 기작에 의존적이다.

장과 피부에 있는 공생미생물에 대한 관용
Tolerance to Commensal Microbes in the Intestines and Skin

건강한 사람의 미생물군유전체(microbiome)는 대략 10^{14}개의 세균과 바이러스로 되어 있다. 이는 사람 유핵세포 수의 약 10배에 해당되는 수치라, 미생물학자들이 "우리는 단지 10% 사람과 90% 미생물로 되어 있음!"을 주장케 한다. 이 미생물들은 창자관이나 호흡기 도관 또는 피부에 살면서 많은 필수적인 기능을 담당한다. 예를 들면 창자에서 정상 세균은 음식물의 소화와 흡수를 도우며 해로운 생물이 과다성장하는 것을 막는다. 이 조직에 있는 성숙 림프구는 그런 미생물을 인식할 수 있지만 그들에 대해 반응하지 않으므로, 그 미생물은 제거되지 않으며 해로운 염증이 야기되지 않는다. 창자에서 건강한 면역체계가 공생미생물에 대해 반응하는 능력이 없음을 설명하는 여러 기작이 있다. 이 기작에는 IL-10을 생산하는 조절T세포가 많음, 창자의 수지상세포가 Toll-like receptor 신호가 주어질 때 활성화보다는 억제가 일어나는 것과 같은 비정상적인 특성이 있음 등이 포함된다. 게다가, 많은 공생 미생물은 상피와 상피세포 생성물(창자 속 점액, 피부의 케라틴 등)에 의해 창자면역계 또는 피부면역계와 물리적으로 떨어져 있다.

태아항원에 대한 관용
Tolerance to Fetal Antigens

진수류 포유동물(eutherian mammal)은 태아가 출생 전까지 태반에서 성숙토록 진화되었지만, 태아에 발현된 부계(paternal) 항원이 임신한 여성(암컷)에게는 외래항원이므로 임신한 여성(암컷)의 면역체계에 의해 관용되어야 하는 문제를 갖게 된다. 이런 관용의 기작 중 하나는 부계 항원에 특이적인 말초 $FOXP3^+$ 조절T세포를 생산하는 것이다. 사실 포유류의 진화 동안 태반 형성은 안정적인 말초 조절T세포를 생산하는 능력과 강한 상관성이 있다. 태아 관용의 다른 기작에는 임신한 자궁에서 면역세포의 배제, 태반에서 항원제시 불량, 태아 영양막(trophoblast) 세포 표면에 통상적인 1형 MHC 분자 발현 낮음, 태아 영양막에서 자연살해(NK) 세포 억제에 대한 리간드 발현, 건강한 임신한 자궁에서 해로운 Th1 반응 불능, 태아에서 항원이 관용원으로 작용하도록 항원의 화학적 변형 등이 있다.

지금까지 면역관용의 주된 기작을 다루었고, 이제 자가관용 실패의 결과, 즉 자가면역의 발생을 다루고자 한다.

자가면역
AUTOIMMUNITY

자가면역은 자기(self; autologous)항원에 대한 면역반응을 뜻한다. 자가면역은 여러 질환의 중요 원인이어서, 선진국의 경우 전 인구의 3% 내지 5%가 이 질환에 걸려 있고 그 유병률이 점차 증가하는 추세이다. 자가면역질환은 하나 또는 소수의 장기에만 병증을 보이는 장기 특이적 질환과 조직 손상 및 임상적 소견이 광범위한 전신질환으로 나뉜다. 자가면역질환에서 조직 손상은 자기항원에 특이적인 항체 또는 T세포에 의해 일어날 수 있다(11장 참조).

발병기작
Pathogenesis

자가면역 발달의 주된 요인은 감수성(susceptibility) 유전자의 유전과 감염과 같은 환경 유발요소이다(그림 9.8). 감수성 유전자들은 자기관용 경로를 방해하여 자기반응적 T, B림프구가 지속될 수 있게 한다고 생각된다. 환경적 자극은 세포와 조직을 손상하고 염증을 유발하여 자기반응적 림프구를 활성화한다. 그 결과로 작동T세포와 자가항체가 생성되어 자가면역질환을 일으킨다.

그러나 자가면역을 일으킬 수 있는 면역학적 비정상에 대한 지식이 증가했음에도 불구하고, 우리는 아직도 사람에 생기는

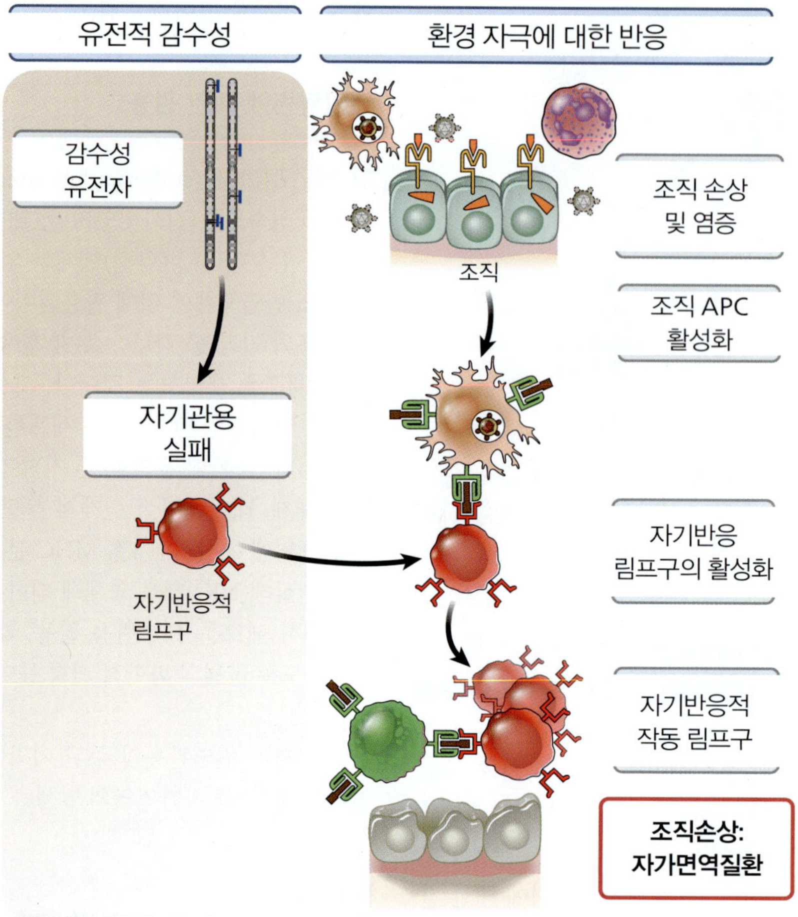

그림 9.8 자가면역의 기작에 대한 가설. 여기에 제안된 장기 특이적 T세포 매개 자가면역질환 모델을 살펴보면, 다양한 유전자 자리가 필시 자기관용의 유지에 영향을 끼침으로써 자가면역에 대한 감수성을 부여하는 듯하다. 감염 및 다른 염증자극 같은 환경적 유발요소들은 림프구의 조직 유입과 항원제시세포(*APC*)의 활성화를 조장하여 결국 자기반응적 T세포의 활성화와 그로 인한 조직 손상을 일으킨다.

일반적인 자가면역질환의 병인을 잘 모른다. 이러한 이해 부족은 여러 이유로부터 나타날 수 있다: 사람 자가면역질환은 보통 이질적(heterogeneous)이며 다인적(multifactorial)이다; 자가면역반응의 유발인자이며 표적이 되는 자기항원을 모르는 경우가 많다; 임상적 병증이 자가면역반응이 시작된 지 오랜 시일이 지난 뒤에 나타나곤 한다.

유전적 요인

Genetic Factors

대다수 자가면역질환에서 유전적 위험은 여러 유전자자리(gene loci)에 의한다. 만약에 일란성 쌍둥이 중 한 명이 자가면역질환에 걸리면, 같은 질환이 다른 쌍둥이 형제에게 나타날 확률이 아무 관계없는 일반인들에게 나타날 확률보다 더 높다. 더욱이 이런 발병률 증가는 함께 자란 이란성 쌍둥이에 비해 일란성 쌍둥이에서 더 커서 환경적 요인의 역할을 배제한다. 이런 결과는 자가면역에 대한 감수성에 유전자가 중요함을 입증한다. 게놈 차원 연관성 연구(genome-wide association studies)를 통해 각 자가면역질환에 관여하는 것으로 보이는 유전자들의 공통적인 변이(다형성, polymorphism)가 일부 밝혀지고 있다. 건강한 정상인에 비해 환자에서 이런 공통적인 변이의 빈도가 더 높고(소인이 있는, predisposing) 또는 더 낮은(보호적인, protective) 결과들이 제시되었다. 이들 다형성 중 다수는 면역반응에 영향을 주며 또한 같은 다형성이 다른 자가면역질환에 연관되어 있다는 연구결과는 다형성의 중요성을 더 강조한다. 그러나 이런 다형성은 건강한 사람에게도 존재하며 이 유전자 각각이 자가면역 발생에 미치는 영향은 극히 적다. 그래서 많은 위험 대립유전자(risk allele)가 함께 있어야 병이 일어날 수 있다. 이들 다형성의 다수가 유전자의 부호화 서열(coding sequence)이 아니라 조절부위(promoter 또는 enhancer)에 있다. 따라서 그들은 해당 유전자의 발현에 영향을 끼칠 것이라 추정된다.

질환	MHC 대립유전자	상대위험도
강직척추염(ankylosing spondylitis)	HLA-B27	90
류마티스관절염(rheumatoid arthritis)	HLA-DRB1*0401/0404	4~12
1형 당뇨병 (type I diabetes mellitus)	HLA-DRB1*0301/0401	35
보통천포창(pemphigus vulgaris)	HLA-DR4	14

그림 9.9 자가면역질환과 MHC 유전자자리 간의 연관성. 가족 연구 및 연관성 연구는 특정 HLA 대립유전자를 물려받은 사람들이 그 대립유전자가 없는 사람에 비해 특정 자가면역질환이 발생할 가능성이 더 크다는 것을 보여준다(승산비 또는 상대위험도). 표에는 HLA와 질환 간 연관성에 대한 몇 가지 예를 들었다. 예를 들면, 척추 자가면역질환인 강직척추염의 발생 위험도는 HLA-B27 대립유전자를 가진 사람이 안 가진 사람에 비해 매우 높다; 그 외 다른 질환들은 각기 다른 HLA 대립유전자와 다양한 연관도를 보인다. *별표*는 오래된 혈청학적인(항체에 바탕을 둔) 방법 대신에 분자적인(DNA에 바탕을 둔) 분류법으로 동정된 HLA 대립유전자를 가리킨다.

사람과 순계(inbred) 동물에서 나타나는 많은 자가면역질환은 특정 MHC 대립유전자(allele)와 연관되어 있다(그림 9.9). 사람의 사람백혈구항원(human leukocyte antigen, HLA) 대립유전자와 자가면역질환 사이의 연관성은 여러 해 전부터 알려져 왔으며, 이는 T세포가 이 질환에서 중요한 역할을 한다는 첫 번째 예시이기도 하다(왜냐하면 MHC 분자는 오로지 T세포에 펩티드 항원을 제시하는 기능이 있다고 알려져 있기 때문이다). 많은 자가면역질환의 발병률은 일반 집단에 비해 특정 HLA 대립유전자를 가진 집단에서 더 높다. 특정 다형성(HLA 대립유전자와 같은)을 가지지 않은 사람에 비해 가진 사람에서 특정 자가면역질환이 일어날 가능성은 승산비(odds ratio) 또는 상대위험도(relative risk)로 표현된다. 이 질환과의 연관성은 주로 2형 HLA 대립유전자(대부분 HLA-DR와 HLA-DQ)에 나타나는데, 이는 단백질에 대한 세포매개 및 체액면역 반응 둘 다와 면역반응 조절에 관여하는 $CD4^+$ T세포의 작용이 2형 MHC 분자에 의해 지배되기 때문일 것이다. 어느 HLA 대립유전자가 특정 자가면역질환 발생 위험도를 높일 수는 있지만, HLA 대립유전자 자체가 병의 원인이 아님을 적시하는 것이 중요하다. 사실, 어떤 질환과 높은 연관이 있는 특정 HLA 대립유전자를 가진 사람의 대다수는 그 질환에 걸리지 않는다. MHC 대립유전자와 여러 자가면역질환 간의 연관성이 선명함에도 불구하고, 이들 대립유전자가 발병에 얼마나 역할을 하는지는 잘 모른다. 특정 MHC 대립유전자가 병을 일으키는 자기 펩티드를 자가반응적 T세포에 제시하는 데 특히 효과적이거나 또는 그들이 가슴샘에 있는 특정 자기항원을 잘 제시하지 못해 음성선별이 잘 일어나지 않기 때문이라 가정된다.

비HLA (non-HLA) 유전자들의 다형성도 다양한 자가면역질환과 연관이 있으며 자기관용 실패나 림프구의 비정상적 활성화에 관여할 것이다(그림 9.10A). 이런 질환과 연관된 유전자 변이는 많이 알려져 있다.

- 타이로신 탈인산화효소인 PTPN22 (protein tyrosine phosphatase N22) 유전자의 다형성은 B, T세포 둘 다의 비정상적인 활성화를 유도할 수 있고 류마티스관절염, 전신홍반루푸스, 1형 당뇨병 등과 같은 여러 자가면역질환과 연관이 있다.
- 선천면역 작용을 하며 세포질에 있는 미생물 감지장치(sensor)인 NOD-2 유전자의 변이는 장내 미생물에 대한 저항을 줄여 줄 수 있으며, 일부 인종에서 염증장질환(inflammatory bowel disease)의 일종인 크론병(Crohn's disease)과 연관이 되어 있다.
- 이 외에도 다음과 같은 유전자의 다형성이 여러 자가면역질환에 연관되어 있다: 인터루킨-2수용체 α사슬(CD25; 작동T세포와 조절T세포 간 균형에 영향을 주리라 생각됨); 친염증 Th17 세포의 발생을 촉진하는 IL-23 사이토카인의 수용체; 5장과 앞에서 논의한 바와 같이 T세포에서 중요한 억제 수용체인 CTLA-4.

일부 희귀 자가면역질환은 침투도(penetrance)가 높은 단일 유전자 돌연변이가 원인이 되어 생기는 경우가 있다. 그럴 경우, 유전의 방식은 다양할지라도 그 돌연변이를 물려받은 사람의 대부분이 자가면역에 걸린다. 앞에서 잠시 언급했듯이 *AIRE*, *FOXP3*, *FAS*, *CTLA4* 유전자들이 이런 부류에 속한다(그림 9.10B). 이들 유전자의 돌연변이는 자가관용에 관여하는 경로와 핵심 분자를 동정하는 데 유용하였다. 그러나 자가면역에서 이런 멘델의 법칙에 입각한 형태는 극히 희귀하며, 일반적인 자가면역질환은 이들 알려진 유전자들 중 어떤 한 가지 것에 생긴 돌연변이에 의해 일어나지는 않는다.

Ⓐ 여러 유전자가 복합으로 작용하는 자가면역질환에 기여하는 유전자

유전자	질환 연관성	기작
PTPN22	RA 외 다수	T세포 선별이나 활성화에서 tyrosine phosphatase 조절이 비정상적?
NOD2	크론병	장내 미생물에 대해 비정상적인 반응이나 저항성 결핍?
IL23R	IBD, PS, AS	IL-23 수용체 구성성분; Th17 세포의 발생과 유지에 관여
CTLA4	T1D, RA	T세포 억제 수용체, 조절T세포의 작동 분자
CD25 (IL-2Rα)	MS, T1D, 기타	작동세포, 조절T세포의 비정상성?
C2, C4 (보체 단백질)	SLE	면역복합체 청소나 B세포 관용에 장애?
FCGRIIB (FCγRIIb)	SLE	B세포의 피드백 억제에 장애

Ⓑ 자가면역을 일으키는 단일 유전자 결손(멘델의 질환)

유전자	질환 연관성	기작
AIRE	Autoimmune polyglandular syndrome (APS-1)	가슴샘내 말초조직 항원의 발현 감소로 인해 자기반응적 T세포의 제거 결손
CTLA4	자가면역침윤을 동반한 CTLA4 haploinsufficiency (홑배수체불충분)	조절T세포 기능 장애에 따른 B, T세포 항상성 소실
FOXP3	Immune dysregulation, polyendocrinopathy, enteropathy, X-linked (IPEX)	조절T세포 결핍
FAS	Autoimmune lymphoproliferative syndrome (ALPS)	말초에서 자기반응 T, B세포의 세포자멸사
CD25	IPEX 유사 증후군	조절T세포 결핍; IL-10 생산 장애
IL-10/IL-10R	영아 소장대장염 (enterocolitis)	공생세균에 대한 면역반응 억제에 장애?

그림 9.10 자가면역에서 비MHC 유전자의 역할. **A,** 단독으로는 효과가 없거나 미미하지만 자가면역질환에 대한 감수성에 기여하는 유전자 변이(다형성)의 몇 가지 예. **B,** 돌연변이가 자가면역을 일으키는 유전자의 예. 이들은 멘델의 유전 법칙을 따르는 자가면역질환의 희귀한 예이다. 유전 방식은 질환별로 다양하다. APS-1은 상염색체 열성이며, 대부분의 환자에서 *AIRE* 유전자의 두 대립유전자 모두가 비정상이어야 병이 일어난다. IPEX는 X 염색체 연관이어서 *FOXP3* 유전자의 대립유전자 중 하나에만 돌연변이가 있어도 남자에서 병이 일어나기에 충분하다. ALPS는 상염색체 우성인데, 이는 FAS와 FASL가 삼합체(trimer) 단백질이고 각 유전자의 대립유전자 중 하나에 변이가 있으면 온전한 삼합체의 발현이 감소되기 때문이다. *CTLA4* 돌연변이에 의해 일어나는 질환도 역시 상염색체 우성이다. *AS*, ankylosing spondylitis; *IBD*, inflammatory bowel disease(염증장질환); *IL*, interleukin(인터루킨); *MS*, multiple sclerosis(다발경화증); *PS*, psoriasis(건선); *RA*, rheumatoid arthritis(류마티스관절염); *SLE*, systemic lupus erythematosus(전신홍반루푸스); *T1D*, type 1 diabetes (1형 당뇨병), *Th17*, T helper 17 cell (T 도움17 세포).

감염의 역할과 기타 환경적 영향

Role of Infections and Other Environmental Influences

감염은 자기반응적 림프구를 활성화하여 자가면역질환을 일으킬 수 있다. 임상가들은 자가면역 임상소견이 나타나기 전에 감염 전구증이 선행되는 경우가 있다는 것을 오래전부터 알고 있었다. 감염과 자가면역 조직 손상 간의 연관성은 동물 모델에서 입증되었다.

감염은 몇 가지 방법으로 자가면역에 기여할 수 있다(그림 9.11).

- 조직의 감염은 국소 선천면역반응을 일으키고, 이로 인해 조직 항원제시세포에서 공동자극자와 사이토카인의 생산이 증가한다. 이런 활성화된 조직 항원제시세포는 조직 안에서 자기항원을 만난 자기반응적 T세포를 자극할 수 있다. 만약에 이런 경우가 자가면역 발생에 대한 유전자적 위험도가 이미 있는 사람에게 일어난다면 이는 병을 일으킬 수가 있다. 그럼에도 불구하고, 자가면역질환은 대부분의 감염에 의해 일어나지 않는데, 아마도 관용 기작이 자가면역 반응을 적절하게 제한하기 때문일 것이다.

  바이러스에 대한 선천면역반응으로 생기는 사이토카인에 1형 인터페론(IFN)이 있다. 이 사이토카인의 과도한 생성은 여러 자가면역질환, 특히 전신홍반루푸스(SLE)의 발생과 연관된다. 이 사이토카인은 항원제시세포나 림프구를 활성화할 것이다. 하지만 이 사이토카인이 무슨 자극으로 생기는지 어떻게 자가면역에 작용하는지는 잘 알려져 있지 않다.
- 어떤 감염성 미생물은 자기항원과 흡사하여 자기항원과 교차반응(cross-reaction)하는 항원 펩티드를 생산하기도 한다. 이러한 미생물 펩티드에 대한 면역반응은 자기항원에 대한 면역공격을 초래할 수 있다. 미생물 항원과 자기항원 사이의 이러한 교차반응을 **분자모방(molecular mimicry)**이라 한다. 면역학자들은 분자모방이 자가면역에 기여하는 것에

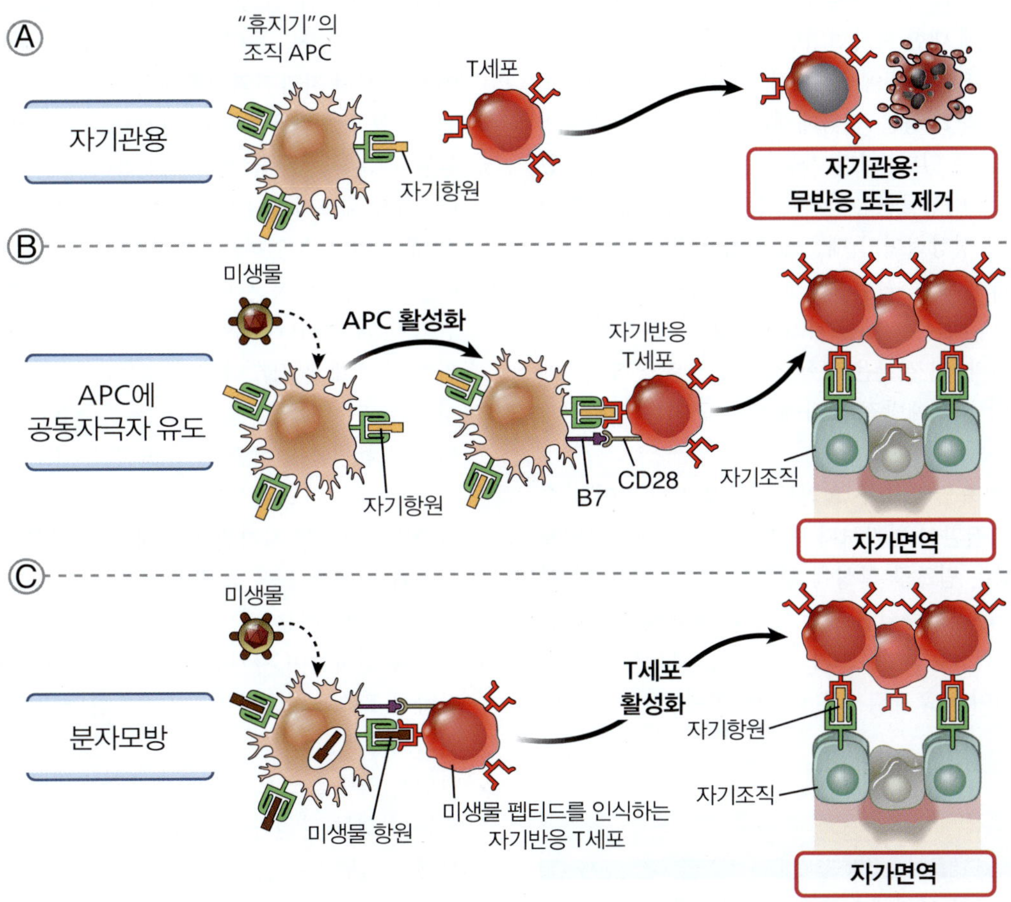

그림 9.11 미생물에 의해 자가면역이 촉진되는 기작. **A,** 정상적으로는 성숙 T세포가 휴지기의 조직 항원제시세포(APC)가 제시하는 자기항원을 만나면 말초관용이 일어난다. **B,** 미생물은 APC를 활성화하여 공동자극자를 발현하게 만들며, 이 APC가 자기항원을 제시하면 이에 특이적인 T세포는 관용 상태가 되지 않고 활성화된다. **C,** 어떤 미생물 항원은 자기항원과 교차반응을 할 수 있다(분자모방). 그러므로 미생물이 일으킨 면역반응이 자기 세포나 조직을 표적 할 수 있다. 이 그림은 T세포에 이 개념이 적용되는 것을 보여준다; 분자모방은 자기반응적 B림프구에도 적용될 수 있다.

매혹되곤 하지만, 실제로 대다수 자가면역질환 발생에서 그 중요성은 아직 미지수이다. 미생물 단백질에 대해 생산된 항체가 자기 단백질과 결합하여 병이 생기는 예로 류마티스열(rheumatic fever)이 있다. 이 병은 항생제가 보급되기 전에는 꽤 흔한 병이었는데, 사슬알균(streptococci)에 대한 항체가 심장근육 항원과 교차반응하여 심장병을 일으키는 것으로 알려져 있다.

- 감염에 대한 선천반응은 자기항원의 화학적 구조를 바꿀 수 있다. 예를 들면, 일부 치주세균 감염은 류마티스관절염과 연관되어 있다. 이 세균에 대한 염증반응이 자기단백질의 아르기닌(arginine)을 시트룰린(citrulline)으로 효소적 전환을 일으키고 이렇게 시트룰린화된 단백질은 비자기로 인식되어 적응 면역반응을 일으키는 것으로 추정된다.
- 보통은 면역체계로부터 격리되어 있는 항원이 감염에 따른 조직 손상의 결과로 외부로 방출될 수 있다. 예를 들어, 몇몇 격리되어 있는(예, 고환과 눈에) 항원은 정상적으로는 면역체계에 노출되지 않는다. 이런 항원들이 방출되면(예, 외상이나 감염으로) 이 조직에 대한 자가면역반응이 일어날 수 있다.
- 위장, 피부, 기타 다른 부위에 있는 정상 공생미생물(미생물군유전체)의 빈도와 조성은 면역체계의 건강과 자가관용의 유지에 영향을 줄 수 있다. 이런 가능성은 큰 관심을 불러왔지만, 사람에 있는 미생물군유전체는 환경과 식이에 관련된 변이가 있는 것이 정상적이기 때문에 특정 미생물과 자가면역질환 발생 간에 관계를 규정하는 것은 쉽지 않다.

역설적으로, 어떤 감염은 개체를 자가면역질환으로부터 보호해 주는 것으로 보인다. 이 결론은 역학 조사와 일부 실험연구에 근거한다. 이러한 감염의 예방적 효과에 대한 근거는 알려지지 않았다.

여러 다른 환경적 요인과 숙주 요인도 자가면역에 기여할 수 있다. 많은 자가면역질환이 남자보다 여자에 더 흔한데, 어떻게 성별이 면역관용 또는 림프구 활성에 영향을 끼치는지는 잘 알려져 있지 않다. 햇빛에 노출되면 자기 핵산과 핵단백질에 대한 자가항체가 생기는 전신홍반루푸스가 촉발된다. 세포가 햇빛 속의 자외선에 노출되어 세포자멸사로 죽으면 이런 핵 항원이 방출되리라 여겨진다.

요약
SUMMARY

- 면역관용은 림프구가 항원에 노출됨으로써 유도되고 항원에 특이적인 무반응을 뜻한다. 모든 사람은 그 자신(자기) 항원에 대해 관용적(무반응적)이다. 항원에 대한 관용은 그 항원을 특정 방법으로 투여하여 유도할 수 있으며, 이 기법은 면역질환 치료와 이식장기 거부 방지에 유용할 것이다.
- 중추관용은 생성림프기관 안에서 미성숙 림프구들이 항원을 만날 때 유도된다. 말초관용은 성숙 림프구가 말초조직에서 항원을 인식할 때 일어난다.
- T세포 중추관용은 가슴샘 내 항원이 많거나 TCR 친화력이 높음에 의해 항원을 강하게 인식한 결과로 일어난다. 이러한 자기반응적 T세포의 일부는 죽는다(음성선별). 그럼에 의해 자기항원에 대한 고친화력 수용체를 발현하여 가장 해로울 수 있는 T세포가 제거된다. CD4 계열 T세포 중 일부는 조절T세포로 발달하여 말초에서 자기반응을 억제한다.
- 가슴샘 또는 말초에서 생성된 조절T세포는 다양한 기작으로 억제 기능을 한다. 그 기작에는 CTLA-4에 의한 항원제시세포 상의 B7 분자의 제거와 차단, 억제 사이토카인에 의한 면역세포 억제, IL-2 소모 등이 있다. 조절T세포는 FOXP3 전사인자, CTLA–4, IL-2수용체α사슬(CD25)을 발현하며, 이들 중 어떤 것이라도 돌연변이가 생기면 조절T세포의 기능에 장애가 생겨서 자가면역질환에 걸린다.
- T세포의 말초관용은 여러 기작으로 유도된다. 무반응(기능적 불활성)은 공동자극자(신호2) 없이 항원을 인식할 때 일어난다. 제거(세포자멸사에 의한 죽음)는 T세포가 자기항원을 만날 때 일어날 수 있다.
- B림프구 중추관용은 미성숙 세포가 골수 안에서 자기항원을 인식할 때 일어난다. 일부 세포들은 그들의 수용체를 변화시키며(수용체 편집), 다른 세포들은 세포자멸사로 죽는다(음성선별 또는 제거). 말초관용은 성숙 B세포가 T세포 도움 없이 자기항원을 인식할 때 유도되며, 이로 인해 B세포에 무반응 또는 죽음이 초래된다.
- 자가면역질환은 자가관용 실패로 일어난다. 감수성 유전자의 유전과 감염과 같은 환경적 유발자를 비롯한 많은 요인들이 자가면역에 기여한다.
- 많은 유전자들이 자가면역 발생에 기여한다. HLA 유전자는 다양한 T세포 의존적 자가면역질환과 가장 강한 연관성을 보인다.
- 감염은 염증을 일으키고 공동자극자의 발현을 자극함으로써, 또는 미생물 항원과 자기항원 간의 교차반응을 일으키기 때문에 자가면역이 쉽게 일어나게 한다.

연습문제_*REVIEW QUESTIONS*

1. 면역관용이란 무엇이며 왜 중요한가?

2. T림프구와 B림프구에서 어떻게 중추관용이 유도되는가?

3. 조절T세포는 어디서 생기고 어떻게 자가면역을 방지하는가?

4. T세포에서 어떻게 기능적 무반응과 소진이 유도되는가? 이들은 어떻게 말초관용에 기여하는가?

5. 공생 미생물과 태아에 대한 면역반응을 방지하는 기작은 무엇인가?

6. 자가면역에 기여하는 유전자에는 어떤 것이 있는가? 얼마나 많은 MHC 유전자가 자가면역질환 발생에 관여하고 있는가?

7. 감염이 자가면역의 발달을 촉진할 수 있는 기작에는 어떤 것이 있는가?

연습문제의 답과 설명은 300쪽에서 볼 수 있음.

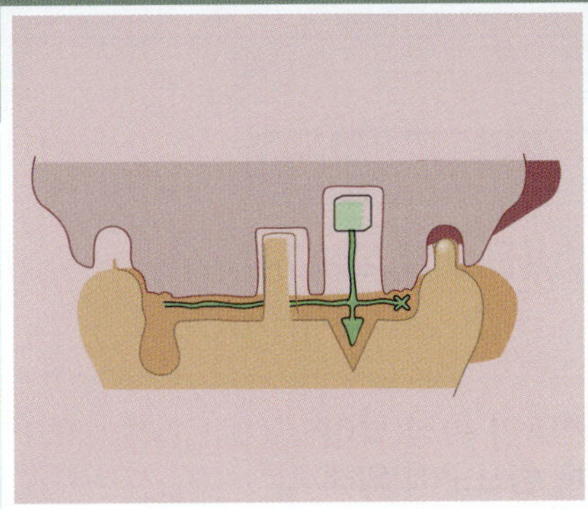

10

종양과 이식장기에 대한 면역학
암세포 및 정상 외래 세포에 대한 면역반응
Immunology of Tumors and Transplantation
Immune Responses to Cancer Cells and Normal Foreign Cells

이 장의 개요_Chapter Outline

암과 장기이식은 정상적인 자기와 유전학적으로 다른 사람 세포에 대한 면역반응이 중요한 임상적 결과를 불러오는 두 가지 상황에 해당된다. 암이 자라기 위해서 암은 숙주 면역을 회피해야 하므로, 환자의 암에 대한 면역반응을 효과적으로 증진하는 기법인 암 면역치료가 임상 종양학을 바꿔놓았다. 장기이식에서는 상황이 반대다: 타인으로부터 이식된 조직에 대한 면역반응은 성공적인 장기이식에 주된 장애가 되므로, 이 반응을 억제하는 것이 이식의학의 주요 초점이다. 종양과 이식물(transplants)에 대한 숙주반응에서 면역체계가 갖는 중요성 때문에, 종양면역학과 이식면역학은 이제 연구자와 임상가들이 한데 모여 근본 질문과 임상 문제를 함께 다루는 세부 전문분야가 되었다.

종양과 이식물에 대한 면역반응은 몇 가지 특징을 공유한다. 두 상황은 면역체계가 흔히 하듯 미생물에 대한 반응이 아니고 외래세포로 인지된 비감염세포에 대한 반응이다. 종양과 이식물을 외래로 표시해 주는 항원은 악성 형질전환이 된 세포 혹은 개체 간에 이식된 세포인 어떤 세포 유형에서도 발현 가능하다. 그러므로 종양 또는 이식물에 대한 면역반응은 다양한 세포 유형에 작용할 것이다.

이 장에서 우리는 다음과 같은 질문에 집중하고자 한다:

- 면역체계가 외래로 인식하는 종양 및 이식조직의 항원에는 어떤 것이 있는가?
- 면역체계는 어떻게 종양과 이식물을 인식하고 반응하는가?
- 종양과 이식물에 대한 면역반응을 어떻게 조정해야 종양거부는 촉진되고 이식거부는 억제될 수 있을까?

우리는 양쪽에 공통적인 원리를 강조하면서 종양면역을 먼저 논의하고 다음으로 이식면역을 다룰 것이다.

종양에 대한 면역반응
IMMUNE RESPONSES AGAINST TUMORS

한 세기가 넘는 기간 동안 과학자들은 형질전환된(transformed) 세포의 증식을 예방하거나 이들 세포가 해로운 종양이 되기 전에 파괴하는 것이 적응(adaptive) 면역체계의 생리적인 기능이라고 여겨왔다. 면역체계가 악성세포(malignant cell)를 조절하고 제거하는 것을 종양 **면역감시(immune surveillance)**라 한다. 일련의 증거들이 종양에 대한 면역 감시가 종양 증식을 예방하는 데 중요하다는 생각을 뒷받침한다(그림 10.1). 그러나 면역기능이 온전한 사람들 중에도 일반 악성 종양이 발생한다는 사실은 종종 종양면역이 종양 증식을 예방하지 못하거나 재빨리

증거	결론
일부 종양 주변에 림프구 침윤과 배수림프절 비대는 더 좋은 예후와 상관성이 있음	종양에 대한 면역반응은 종양 성장을 억제함
종양을 동물에 이식하면 거부됨. 만약 그 동물이 종양에 노출된 적이 있었으면 더 빨리 거부됨; 종양이식에 대한 면역은 종양을 가진 동물에서 유래한 림프구를 투여함에 의해 전달될 수 있음	종양거부는 적응면역의 특성(특이성, 기억)을 보이며, 림프구에 의해 매개됨
면역결핍 개체는 특정 유형의 종양에 대한 발병률이 증가함	면역체계는 종양 성장을 방지함
PD-1, CTLA-4 같은 억제 수용체 차단치료제는 종양 감소를 일으킴	종양은 부분적으로 T세포 표면의 억제수용체를 활성화하여 면역 감시를 벗어남

그림 10.1 면역체계가 종양에 대항한다는 개념을 뒷받침하는 증거. 일련의 임상 및 실험적 증거는 종양에 대한 방어가 적응면역체계의 반응으로 실현되는 것임을 나타낸다. *CTLA-4*, cytotoxic T-lymphocyte-associated protein 4; *PD-1*, programmed cell death protein 1

자라는 종양에 의해 쉽사리 압도된다는 것을 나타낸다. 이는 종양에 대한 면역반응이 효과적인 면역에 의해서가 아니라 관용이나 조절에 의해 지배되는 것임을 파악하게 한다. 이제는 면역의 공격을 회피하는 능력이 암의 기본적인 특징으로 여겨진다. 종양면역학 분야는 면역체계가 대항하는 종양항원의 종류를 규명하고, 종양에 대한 면역반응의 본성과 종양이 이를 회피하는 기작을 이해하고, 항종양 면역이 최대로 발휘될 수 있는 전략을 개발하는 데 집중하고 있다.

종양항원

Tumor Antigens

악성 종양은 면역체계가 외래 항원으로 인식할 수 있는 여러 유형의 분자를 발현한다(그림 10.2). 세포독성 T림프구(cytotoxic T lymphocyte, CTL) 반응을 일으키는 단백질 항원은 보호적 항암면역에 가장 적절한데, 그 이유는 CTL이 암세포를 죽이는 주된 세포이기 때문이다. 이런 종양항원은 종양세포의 세포질에 분포하며, 처리되고 1형 **주조직적합복합체(MHC)** 분자에 제시되어 $CD8^+$ CTL에 인식될 수 있다. 면역반응을 일으키는 종양항원은 여러 부류로 나뉠 수 있다:

- **무작위로 변이된 유전자에 의해 코딩되는 신생항원(neoantigen).** 최근 종양 게놈(genome) 염기서열조사에서 일반적인 사람 종양은 다양한 유전자에 엄청난 수의 돌연변이를 가지고 있음이 밝혀졌는데, 이는 종양세포의 유전학적 불안정성을 반영한다. 이들 돌연변이는 보통 종양발생에서 아무런 역할도 하지 않으며 그래서 수송자 돌연변이(passenger mutation)라고 불린다. 이들 돌연변이의 대다수는 변형된 단백질의 발현을 초래한다. 이 단백질은 신생항원이라 불리는데, 이는 종양의 근원이 되는 정상세포에는 발현하지 않고 종양세포에 새로 발현하기 때문이다. T세포는 MHC 분자에 결합한 펩티드만 인식하기 때문에, 변이된 종양 단백질은 변이된 아미노산 서열을 가진 펩티드가 환자의 MHC 대립유전자에 결합할 수 있을 때에만 인식될 수 있다. 종양 신생항원은 정상세포에 없기 때문에 관용을 유도하지 않을 듯하며, 종양 특이 적응면역반응의 가장 일반적인 표적이 된다. 실제로 사람 암에 있는 이 돌연변이의 대다수가 환자에 일어난 항암 면역반응의 강도 또는 그 반응을 향상하는 면역치료의 효능과 상관성이 있다.
- **종양유전자(oncogene) 또는 종양억제유전자(tumor suppressor gene)의 산물.** 어떤 종양항원은 악성 형질전환(malignant transformation) 과정에 관여하는 유전자에 일어난 돌연변이의 산물이며, 이런 돌연변이를 유발자(driver) 돌연변이라 한다. 종양항원을 코딩하는 유발자 돌연변이에는 아미노산 치환, 제거, 또는 유전자 변위(translocation)에 의한 새 염기서열 생성 등이 있을 수 있으며 이들은 모두 비자기(foreign)로 보일 수 있다.
- **구조적으로 정상이지만 비정상적이거나 과다하게 발현된 단**

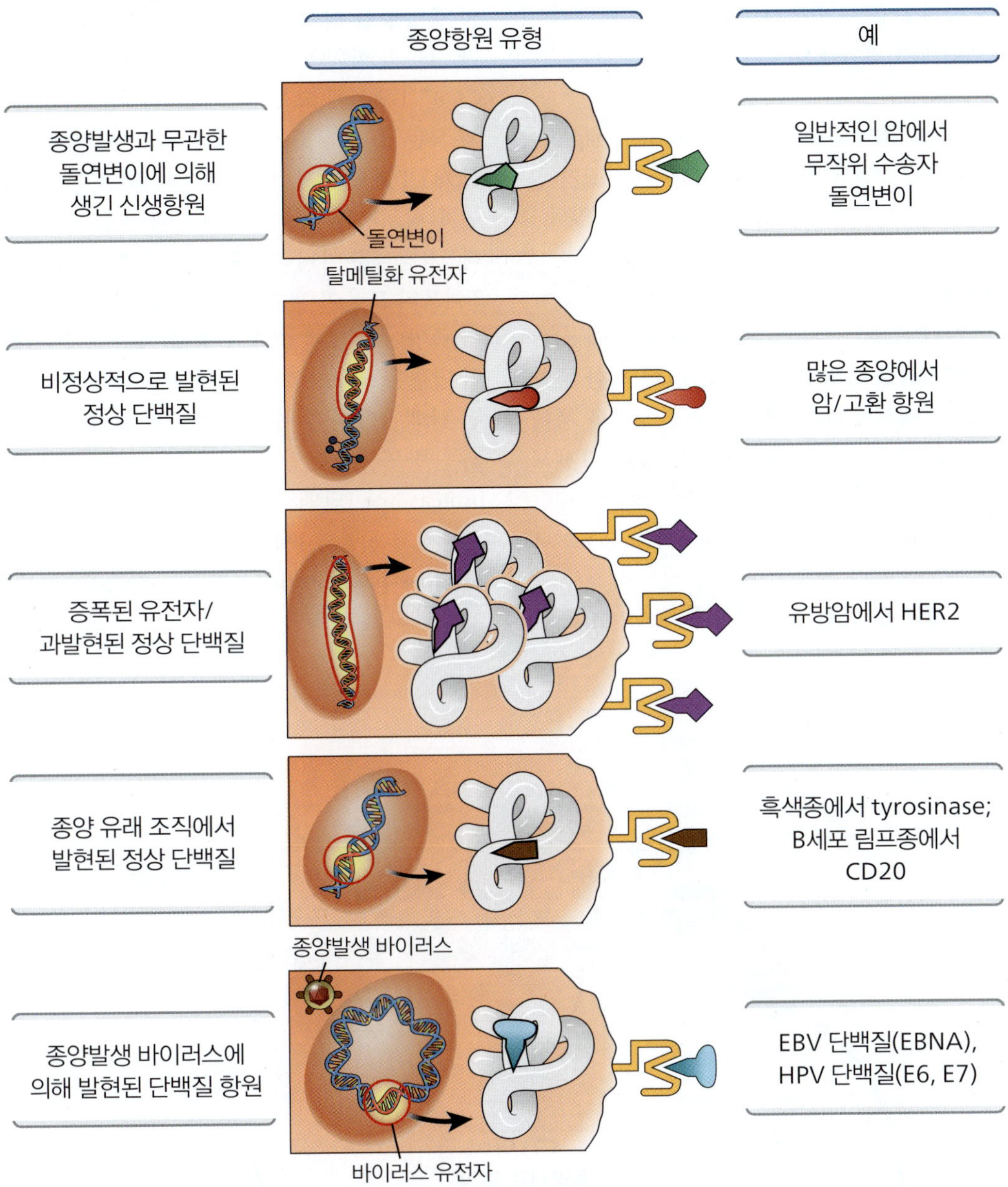

그림 10.2 T세포가 인식하는 종양항원 유형. 종양 특이 $CD8^+$ T세포가 인식하는 종양항원은 악성 소견을 일으키지 않는 변이된 형태의 다양한 자기단백질, 종양유전자 혹은 종양억제유전자 산물, 종양에서 발현이 증가한 자기단백질, 종양발생 바이러스 산물 등이다. 암/고환 항원은 고환에 정상적으로 발현하며 일부 종양에서도 발현하는 단백질이다. HER2는 epidermal growth factor에 대한 수용체인데, 종양에서 주로 유전자 증폭에 의해 그 발현이 증가되어 있다. 일부 경우에, 정상적으로 발현도가 낮거나(예, tyrosinase) 혹은 특정 발생 단계에 있는(예, 암/고환 항원) 변이되지 않은 세포내 단백질이 종양에서 증가된 수준으로 발현할 때 면원원성이 생길 수 있다. $CD4^+$ T세포도 종양항원을 인식할 수도 있으나, $CD4^+$ T세포가 종양면역에서 맡은 역할에 대해서는 잘 알려져 있지 않다. *EBNA*, Epstein-Barr nuclear antigen; *EBV*, Epstein-Barr virus; *HPV*, human papillomavirus.

백질. 여러 사람 종양에서 면역반응을 일으키는 항원은 발현 조절에 장애가 있는 정상(돌연변이가 없는) 단백질인 경우가 있다. 이는 단백질을 지정하는 유전자의 촉진자(promoter)에 탈메틸화(demethylation)와 같은 후생학적인 변화의 결과로 일어나곤 하는데, 정상적으로는 생식세포에만 발현하지만 많은 유형의 암에서 보여지는 암/고환 항원이 이에 해당된다. 단백질 과발현은 유전자 증폭(amplification)에 의해 일어날 수 있으며, 일부 유방암의 HER2단백질에서 그 예를 찾을 수 있다. 이런 구조적으로 정상인 자기항원은 원래 면역반응을 일으키지 않는 것으로 간주되지만, 이상 발현된 경우라면 면역원(immunogen)으로 작용하기에 충분할 것이다. 예를 들어, 배아(embryo) 조직에서만 발현하는 자기 단백질은 성인에서 관용을 유도하지 않을 수 있으며, 따라서 같은 단백질이 종양 안에서 발현된다면 면역체계에 의해 외래로 인식될 수 있다.

- **바이러스 항원**. Epstein-Barr virus (EBV)와 human papillomavirus (HPV)와 같은 종양발생(oncogenic) 바이러스가 일으키는 종양에서 바이러스의 산물은 종양항원이 될 수 있다.

종양 거부의 면역기작

Immune Mechanisms of Tumor Rejection

종양 근절의 주요 면역기작은 종양항원 특이 CTL에 의한 종양세포 죽임이다. 종양거부에서 CTL의 역할은 동물 모델을 통해 확립되었다: 종양을 갖고 있는 동물에 종양반응적 $CD8^+$ T세포를 전달함으로써 이식종양을 파괴할 수 있다. 사람 종양에 대한 연구에서 보면, 종양에 CTL 침윤이 많은 경우는 적은 경우보다 임상적 경과가 좋았다.

종양에 대한 CTL 반응은 숙주 항원제시세포(APC) 표면의 종양항원 인식에 의해 시작된다. 항원제시세포는 종양세포나 그들의 항원을 섭취하고 배수(draining) 림프절내 숫(naive) $CD8^+$ T세포에 그 항원을 제시한다(그림 10.3). 종양은 실제 거의 모든 조직의 모든 유핵세포로부터 생길 수 있다. 그런데 숫 $CD8^+$ T세포가 활성화되어 증식되고 활성 CTL로 분화하려면 이차 림프기관 내 수지상세포에 의한 항원(1형 MHC-연관 펩티드) 인식뿐 아니라 공동자극 및 2형 MHC로 제한되는 $CD4^+$ T세포의 도움이 필요하다(5장 참조). 그렇다면 다른 세포 유형의 종양이 어떻게 CTL 반응을 자극할 수 있을까? 가장 그럴듯한 답변은 세포자멸사된 종양세포나 괴사된 종양세포에서 방출된 단백질이 숙주 수지상세포에 섭취되고 종양부위에서 배수되는 림프절에 운반되는 것이다. 이런 종양세포 단백질 항원은 proteasome (단백질분해효소복합체)을 통해 처리되어 숙주 수지상세포 표면의 1형 MHC 분자에 전시된다. 이 과정은 **교차제시(cross-presentation)** 또는 cross-priming이라고 불리며 3장에 소개되었다(그림 3.16 참조). 수지상세포는 섭취된 종양항원

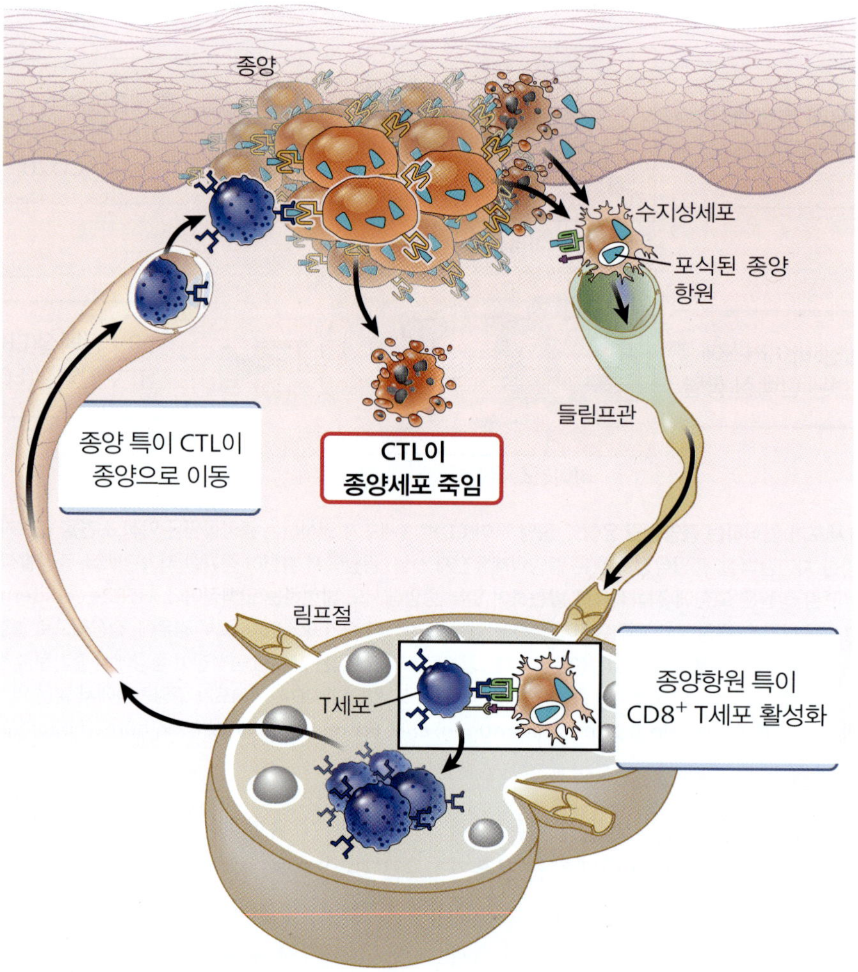

그림 10.3 종양에 대한 면역반응. 종양항원은 숙주 수지상세포에 섭취되고, 반응은 이차(말초) 림프기관에서 시작된다. 종양 특이 CTL은 다시 종양으로 되돌아가서 종양세포를 죽인다. 종양 면역의 다른 기작은 생략함.

에서 유래한 펩티드를 2형 MHC 분자에도 제시할 수 있다. 그러므로 종양항원은 $CD8^+$ T세포와 $CD4^+$ T세포에 의해 인식될 수 있다.

수지상세포가 종양 항원을 제시하는 것과 동시에 T세포 활성화를 위한 신호를 제공하는 공동자극자를 발현할 것이다. 5장에서 논의하였듯이, 공동자극자를 유도하는 생리적 자극은 대부분 미생물이고 종양은 일반적으로 무균상태이기 때문에, 어떻게 종양이 APC에서 공동자극자 발현을 유도하는지는 잘 알려져 있지 않다. 한 가지 가능성은 종양세포가 혈액과 영양분 공급을 능가하게 자라면 죽게 되고, 주변의 정상조직세포는 침범하는 종양 때문에 상해를 입거나 죽을 것이다. 이런 죽어가는 세포는 선천면역을 자극하는 물질(damage-associated molecular patterns; 2장 참조)을 분비한다. 이 과정 중에 APC가 활성화되어 공동자극자가 발현된다.

한번 숫$CD8^+$ T세포가 작동 CTL로 분화되면, 그들은 종양이 자라고 있는 어느 장소로도 이동할 수 있으며, 공동자극이나 T세포 도움 없이 관련된 항원을 발현하는 종양세포를 죽일 수 있다.

CTL 이외에 몇 가지 다른 면역기작이 종양을 물리치는 역할을 할 수 있다. 암환자에서 항종양 $CD4^+$ T세포 반응이 관찰된다. 또한 종양 침윤물(infiltrate)에서 $CD4^+$ 작동T세포, 특히 1형 보조 T (Th1)와 소포보조 T (Tfh) 세포의 수가 증가하는 것은 좋은 예후와 연관된다. 일부 암환자에서 항종양항체가 검출되었지만 이 항체가 환자를 종양 증식으로부터 보호해 줄지는 잘 알려져 있지 않다. 실험적인 연구에 의하면 활성화된 큰포식세포(macrophage)와 자연살해(natural killer, NK)세포가 종양세포를 죽일 수 있고 Th1 반응이 주로 큰포식세포를 활성화하여 작용함이 알려져 있지만, 이들 작동기작도 종양을 가진 사람 내에서 보호 역할을 할지는 불확실하다.

종양에 의한 면역반응 회피

Evasion of Immune Responses by Tumors

면역반응은 종양의 성장을 막는 데 종종 실패하는데, 그 이유는 암이 숙주의 면역 인식을 피하거나 면역 작동기작에 저항하기 때문이다. 놀랍지 않게도, 숙주 면역반응을 회피한 종양세포는 생존하고 성장하도록 선택된다. 종양은 여러 가지 기작을 사용하여 면역체계에 의한 파괴를 피한다(그림 10.4).

- 어떤 종양은 1형 MHC 분자 또는 항원처리나 MHC 조립에 관여하는 분자의 발현을 중단하여 $CD8^+$ T세포에 항원을 전시할 수 없게 된다. 1형 MHC 발현 소실을 일으키는 가장 빈번한 돌연변이는 β2-microglobulin에 영향을 주는 것들이다. β2-microglobulin은 세포 표면에 발현된 1형 MHC 분자의 필수 구성요소이다(그림 3.7 참조).

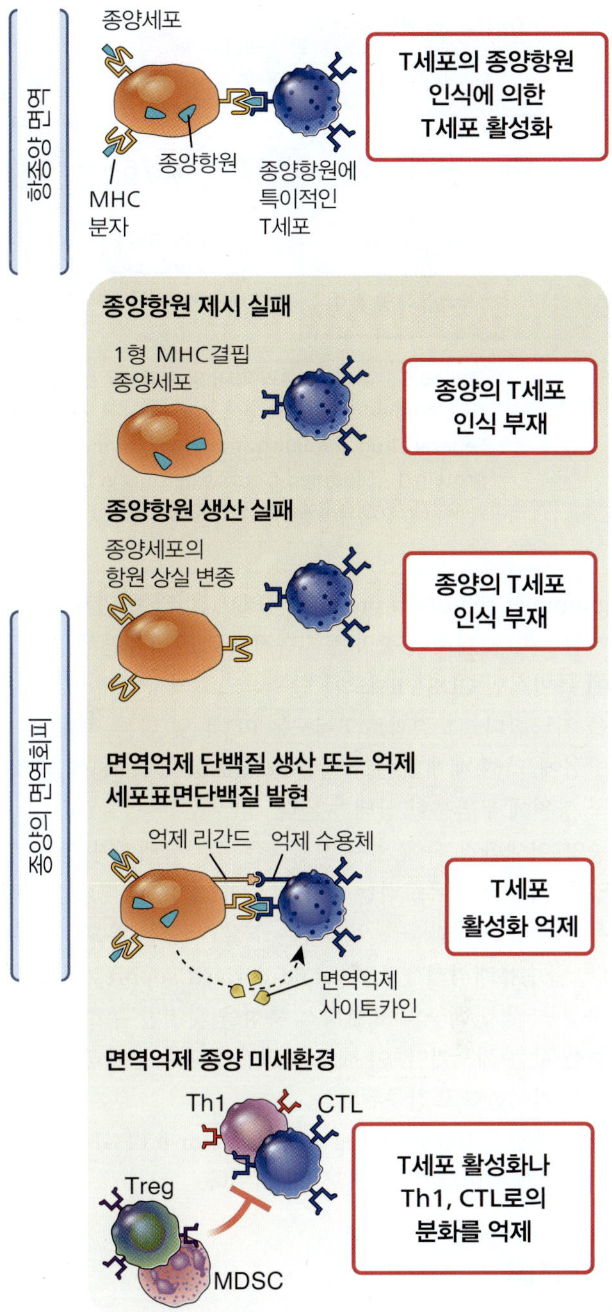

그림 10.4 종양이 면역반응을 회피하는 방법. 항종양 면역은 T세포가 종양항원을 인식하여 활성화되었을 때 일어난다. 종양세포는 항원 혹은 주조직적합복합체(MHC) 분자 발현을 상실함으로써, 또는 면역억제 사이토카인 혹은 PD-1과 같은 T세포 억제 수용체에 대한 PD-L1 같은 리간드를 생산함으로써 면역반응을 피할 수 있다. 또한 종양은 조절T세포와 항염증 골수세포(myeloid cell)와 함께 면역억제 미세환경을 창출할 수 있다. *CTL*, cytotoxic T lymphocyte; *MDSC*, myeloid derived suppressor cell; *PD-L1*, programmed cell death protein ligand 1; *Th1*, T helper 1; *Treg*, regulatory T cell.

- 종양은 T세포 활성화를 방해하는 기작을 유도한다. 예를 들면, 많은 종양은 PD-L1을 발현하거나 종양환경 속에 있는 항원제시세포 표면에 PD-L1 발현을 유도한다. PD-L1은 pro-

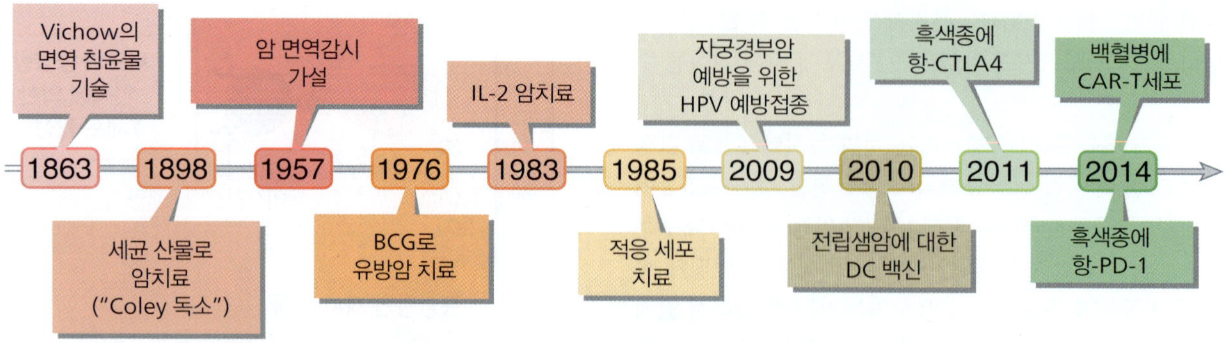

그림 10.5 암 면역치료의 역사. 암 면역치료 분야에서 중요한 발견의 일부 예를 보여줌. *BCG*, Bacillus Calmette-Guérin; *CAR*, chimeric antigen receptor; *CTLA-4*, cytotoxic T-lymphocyte-associated protein 4; *DC*, dendritic cell; *FDA*, Federal Drug Administration; *HPV*, human papillomavirus; *IL-2*, interleukin-2; *PD-1*, programmed cell death protein 1. (Modified from Lesterhuis WJ, Haanen JB, Punt CJ: Cancer immunotherapy—revisited, *Nature Reviews Drug Discovery* 10:591–600, 2011.)

grammed cell death protein 1 (PD-1)이라는 억제수용체의 리간드이다. 더욱이 종양은 지속적으로 존재하면서 종양항원에 특이적인 $CD8^+$ T세포를 반복적으로 자극하여 PD-1 발현을 자극한다. 그 결과로 T세포는 PD-1 및 다른 억제 분자의 발현에 의해 매개되는 소진상태(exhausted state)에 빠져 결국 항원에 무반응한 상태가 된다.

- 종양 미세환경 속에 있는 요인들은 수지상세포가 강한 항종양 면역반응을 유도하는 능력을 잃게 할 수 있다. 어떤 종양은 항종양 면역반응을 억제하는 조절T세포를 유도하는 듯하다. 골수유래억제세포(myeloid-derived suppressor cell)는 중성구 및 단핵구의 표현형적 특성을 갖지만 주로 항염증기능을 갖는 세포이다. 이 세포는 종양에 다수 분포하며 면역억제에 기여한다고 간주된다.
- 어떤 종양은 transforming growth factor-β (TGF-β)와 같은 면역억제 사이토카인을 생산할 수 있다.

암 면역치료

Cancer Immunotherapy

암 면역요법으로 최근에 실행되거나 개발 중인 주된 기법에는 항종양 항체 사용, 종양항원을 인식하는 자기 T세포 주입, 억제분자를 차단하는 항체를 투여하여 환자 자신에 이미 형성된 항종양 T세포반응을 향상하는 것, 종양항원으로 예방접종(vaccination)하는 것 등이 있다. 현재까지 전신으로 퍼져 수술로 제거할 수 없는 암의 치료는 주로 화학요법과 방사선요법에 의존하는데, 두 요법 모두 비종양 정상조직을 파괴하여 심각한 독성을 가진다. 면역반응은 특이성이 매우 높기 때문에, 종양 특이 면역은 환자에게 해를 입히지 않고 종양을 선택적으로 제거할 수 있으리라 오랫동안 기대되어 왔다. 최근에 와서야 암 면역치료에 대한 기대가 환자에게 현실화되고 있다. 암 면역치료의 역사는 어떻게 첫 실험적인 시도가 면역반응에 대한 이해를 바탕으로 한 합리적인 전략으로 대체되었는지를 말해준다(그림 10.5).

단클론항체를 이용한 수동적 면역치료

Passive Immunotherapy With Monoclonal Antibodies

수십 년간 제한된 숫자의 종양에 적용되고 있는 면역치료 전략은 암세포를 표적하는 단클론항체를 주사하여 성장을 방해하거나 면역적 파괴를 하는 것이다(그림 10.6A). 다양한 종양항원에 대한 단클론항체는 여러 암에 사용되어 왔다. 항체는 종양 표면에 있는 항원(세포 안에 있는 신생항원이 아닌)에 결합하여 포식세포, NK 세포, 보체계와 같은 숙주 작동기작을 활성화시켜 종양세포를 파괴한다. 예를 들면, B세포 표면에 발현되는 CD20에 대한 특이항체는 B세포 종양을 치료하는 데 화학요법과 주로 병행하여 사용된다. 비록 정상 B세포도 고갈되지만, 필요 시에 정상 공여자(donor)로부터 정제한 면역글로불린(immunoglobulin)을 투여하여 B세포 기능을 대신할 수 있다. CD20는 형질세포(plasma cell)에는 발현하지 않기 때문에 이 세포들은 생존하여 계속 항체를 만든다. CD20는 조혈줄기세포에도 발현하지 않기 때문에 항체 치료가 끝나면 정상 B세포가 다시 재충전된다. 암 치료에 사용되는 다른 단클론항체는 성장인자 신호전달을 차단[예, 유방암에 사용되는 항-HER2 항체, 다양한 종양에 사용되는 항-표피성장인자(EGF) 수용체 항체] 하거나 혈관형성(angiogenesis)을 억제[예, 결장암이나 그 외 다른 종양에 사용되는 혈관내피성장인자(VEGF)에 대한 항체] 한다.

적응 T세포 치료

Adoptive T Cell Therapy

종양면역학자들은 암환자로부터 T세포를 분리하여 체외에서 증식하고 강력한 작동세포로 분화하도록 활성화한 뒤에 그 환자에

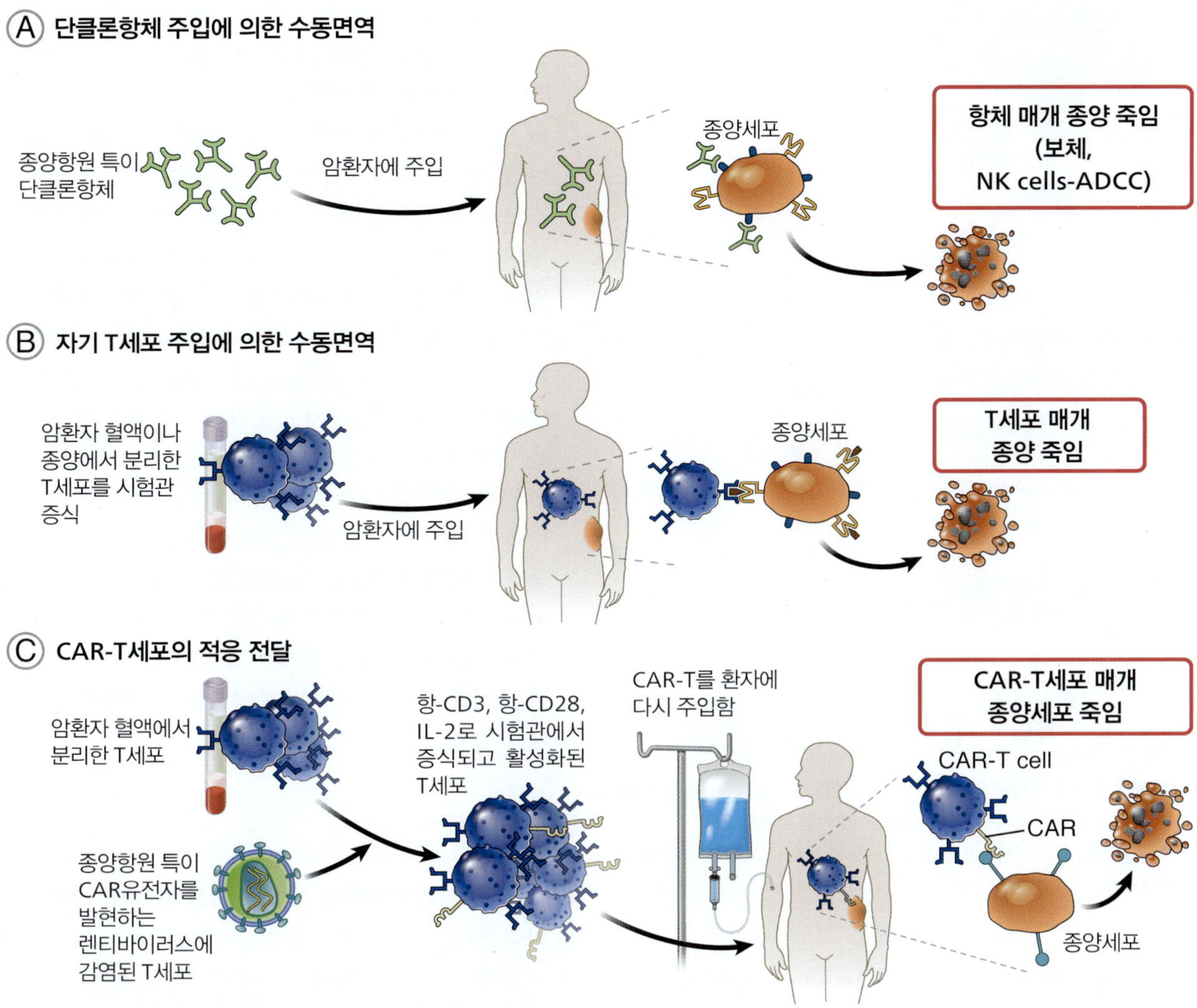

그림 10.6 항체와 T세포의 적응전달에 의한 종양 면역치료. **A,** 종양 특이 단클론 항체를 이용한 수동적 면역치료. **B,** 자기 T세포를 배양하여 증식한 뒤 환자에 다시 투여하는 적응 T세포 치료. **C,** CAR-T세포로 적응 T세포 치료: 환자의 혈액에서 분리한 T세포를 배양하여 증식시키고 재조합 키메라 항원 수용체(CAR)를 발현하도록 유전자 변형을 한 뒤에 환자에 다시 전달함(그림 10-7 참조). *ADCC*, antibody-dependent cellular cytotoxicity; *IL-2*, interleukin-2; *NK*, natural killer (cell).

게 다시 주입하는 방식으로 항종양 면역을 향상하는 시도를 해 왔다. 이런 적응 T세포 치료라 불리는 방식은 다양하게 변경되어 시도되어 왔다.

- **자기 종양세포 특이적 T세포를 이용한 적응치료.** 암환자에서 종양 항원에 특이적인 T세포는 순환계나 종양 침윤물(tumor-infiltrates)에서 검출할 수 있다. 환자의 혈액이나 종양 생검 시료에서 추출한 T세포를 성장인자와 함께 배양하여 증식시킨 후, 그 환자에게 다시 주입할 수 있다(그림 10-6B 참조). 이 증식된 T세포 집단은 활성화된 종양 특이 CTL을 포함하고 있을 것이며, 이 CTL은 종양으로 이동하여 종양을 파괴할 것이다. 인터루킨-2와 같은 T세포 자극 사이토카인을 투여하는 이런 방법은 전형적인 화학요법과 병합하여 시행되어 왔으나, 그 결과는 환자 또는 종양에 따라 일정하지 않았다. 한 가지 가능성이 큰 이유로는 그 림프구 집단 내에 종양 특이 T세포의 빈도가 너무 낮아서 효과적이지 않았을 가능성이다. 이런 한계를 극복하기 위한 시도로 환자의 종양 특이 T세포 클론에서 TCR을 동정하여 동일인 T세포에 도입한 뒤 이식하는 것이다.
- **Chimeric antigen receptor (CAR) 발현 T세포.** 좀 더 최근에 변형된 적응 T세포 치료로서 암 환자 혈액에 있는 T세포에 CAR을 발현하는 바이러스 벡터를 도입하면, T세포 표면에 발현한 CAR는 종양항원을 인식하고 T세포를 활성화하는 강력한 신호를 제공한다(그림 10.6C). 현재 사용되는 CAR에는 세포밖 부위로 중사슬과 경사슬의 가변부위(variable domains)로 구성된 단일 사슬 항체가 있는데, 여기에 종양항원이 결합할 수 있다(그림 10.7). 변형된 T세포가 원래 가지

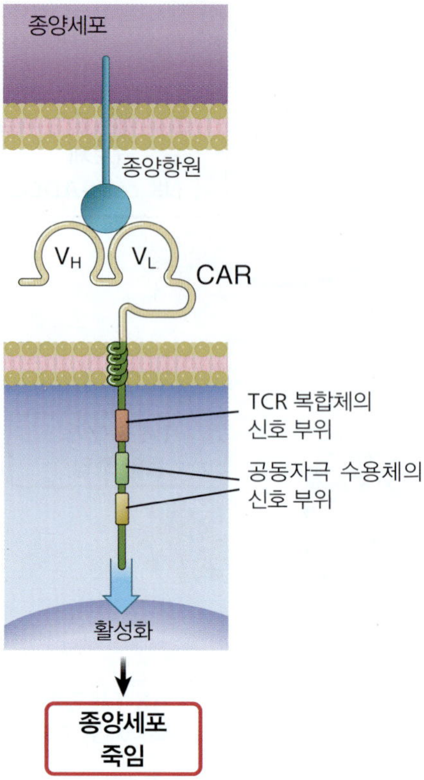

그림 10.7 키메라 항원 수용체(CAR). T세포에 발현되는 수용체는 세포밖 Ig 부위와 TCR 복합체 및 공동자극 수용체의 세포안 신호전달 부위로 되어 있다. 전자는 종양세포의 표면항원을 인식하고 후자는 T세포의 죽임 기능을 활성화하는 신호를 제공한다.

고 있던 T세포 수용체(TCR)의 특이성은 이 치료법의 효능과 무관하다. 이런 항체 기반 항원 인식 구조를 사용하면 TCR이 가진 MHC 제한의 한계를 피하여 사람백혈구항원(HLA) 대립유전자 발현이 다른 다양한 환자들에서 같은 CAR을 사용할 수 있다. 게다가 종양은 MHC 발현을 하향조정하여 CAR-T세포를 회피할 수 없다. CAR가 TCR 복합체 단백질(예, TCR 복합체 ζ 단백질의 ITAM)과 공자극수용체(예, CD28, CD137)의 신호부위 둘 다의 세포 내 신호전달 부위를 갖고 있어야 T세포에서 작동할 수 있다. 그러므로, 항원이 결합하면 이 수용체는 항원 인식(세포밖 Ig 부위를 통해) 및 활성화 신호(도입된 세포질 부위를 통해) 두 가지를 모두 제공한다. CAR 발현 T세포가 체외에서 증식되어 환자에게 다시 되돌려지면, 그 속에서 종양세포 표면의 항원을 인식하고 활성화되어 종양세포를 죽일 수 있게 된다. B세포 단백질인 CD19와 CD20을 표적하는 CAR-T세포 치료는 다른 치료에 불응적인 B세포 유래 백혈병과 림프종을 치료하거나 완치하는 데 상당한 효능을 보였다. 형질세포종양에 대응하는 다른 특이성을 가진 CAR들도 이제 승인되었고, 그 외 다른 CAR들도 개발 중이거나 임상시험 중이다.

CAR-T세포 치료의 가장 심각한 독성은 사이토카인 방출증후군(cytokine release syndrome)이다. 이는 모든 주사된 T세포가 환자의 종양세포를 인식하고 활성화되어 과도한 양의 염증 사이토카인(IL-6, 인터페론-γ 등)의 방출을 초래하여 일어난다. 이 사이토카인들은 고열, 저혈압, 조직 부종, 신경교란, 여러 장기 부전 등을 일으킨다. 이 증후군의 위중도는 항염증제 또는 항사이토카인 항체를 처리하여 완화시킬 수 있다. 만약에 쓰인 CAR-T세포가 종양뿐 아니라 정상 세포에도 있는 항원에 특이적이면 이 세포 치료는 정확히 종양 밖 독성으로 복잡하게 될 수 있다. CD19 또는 CD20 특이적인 CAR-T세포는 정상 B세포 고갈을 초래하기 때문에 면역결핍을 방지하기 위해 항체 대체 치료를 필요로 한다. 이런 대체법은 CAR의 반응으로 파괴된 다른 조직에는 가능하지 않다. 비록 CAR-T세포 치료가 백혈구 또는 혈액종양(주사된 T세포가 즉시 접근 가능한)에 효과적일지라도, 고형성 종양(solid tumor)에는 아직까지 성공적이지 않다. 왜냐하면 종양부위로 T세포가 들어가는 것이 어렵고, 또한 정상 조직의 손상 없이 표적할 수 있는 최적의 종양항원을 선택하는 것이 어렵기 때문이다.

면역관문 차단제

Immune Checkpoint Blockade

T세포상의 억제수용체나 그 리간드를 차단하여 항암 면역반응을 자극한다. 종양이 면역반응을 억제하는 조절기작에 개입함에 의해 면역 공격을 회피하는 것이 밝혀지면서 종양 면역치료가 현저히 효과적인 새로운 전략으로 발전하였다. 이 전략의 원칙은 정상적인 억제신호를 차단하여 면역반응에 대한 브레이크(관문)를 제거하는 방법으로 종양에 대한 숙주의 면역반응을 촉진하는 것이다(그림 10.8). 이 전략은 T세포 억제 분자인 CTLA-4 또는 PD-1에 특이적인 차단적 단클론항체(blocking monoclonal antibody)로 성취되었으며, 전자는 2011년에, 후자는 2014년에 전이 흑색종(metastatic melanoma) 치료제로 처음 승인되었다. 그 이후, 항-PD-1 항체 또는 항-PD-L1 항체가 다른 많은 암 유형에 사용되도록 확장되었다. PD-1 경로 차단제는 소진된 T세포 생성을 줄이고 기억 T세포의 작동세포로의 분화를 촉진하도록 작용하여 결국 소진 표현형을 뒤바꾸는 것이다. 이 치료법의 가장 두드러진 특징은 광범위하게 전이가 일어난 많은 암 환자의 생존률을 현저히 개선하고 일부 환자에서 장기간 병 소멸을 보인 것이다. 기존에는 이런 환자는 수달 내지 수년 안에 거의 100% 사망했었다. 면역관문 치료제는 여러 새로운 특성을 갖고 있으며 또한 그 유용성을 향상하기 위해 극복해야 할 제한점도 아직 있는 상태이다.

- 면역관문 치료제의 효능은 많은 진행형 종양에 대해 기존의

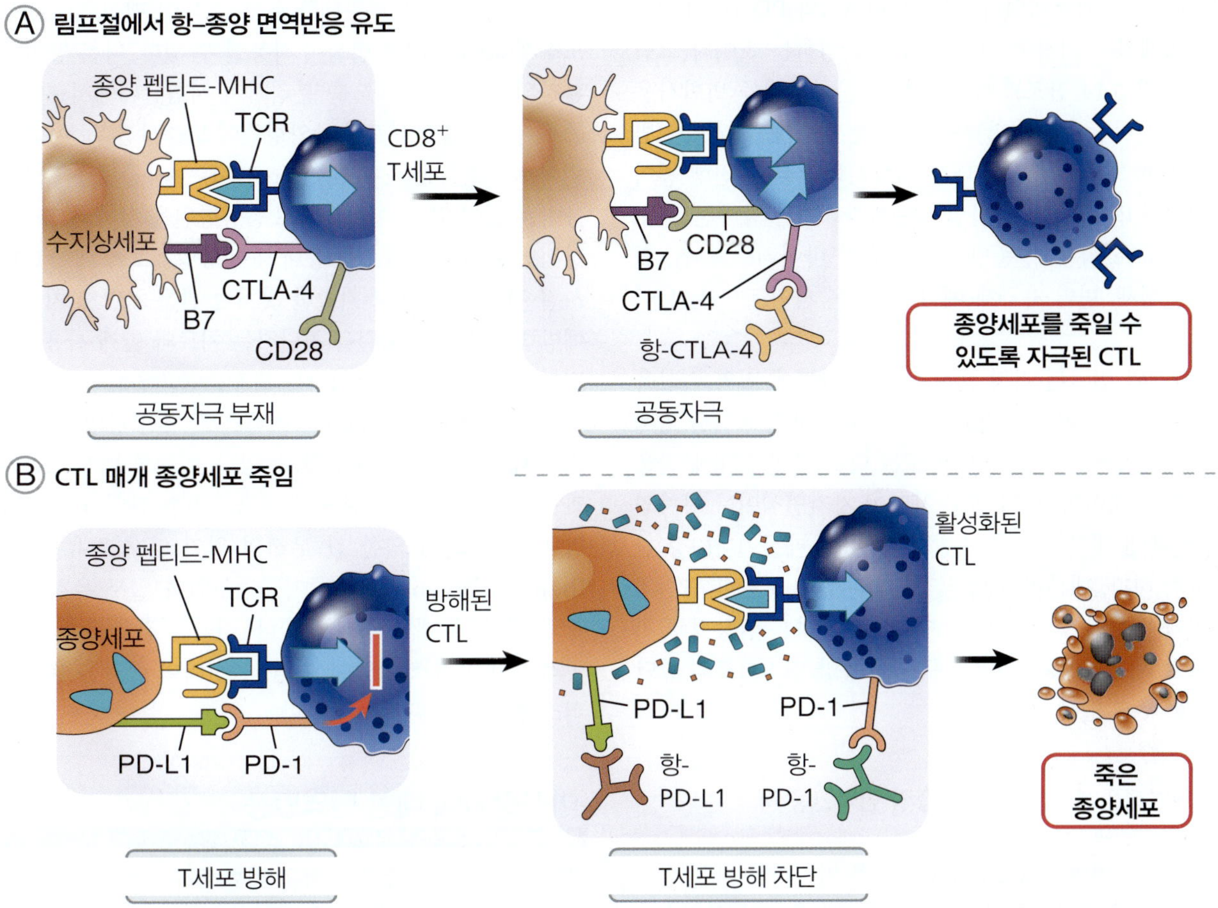

그림 10.8 면역관문 차단제를 사용한 종양 면역치료. 종양 환자는 흔히 종양에 대한 T세포 반응이 비효과적인데, 그 이유는 종양 특이 T세포에 CTLA-4, PD-1과 같은 억제 수용체가 상향 조정되고 APC와 종양세포에 PD-L1 리간드가 발현하기 때문이다. 항-CTLA-4 항체**(A)**, 항-PD-1 또는 항-PD-L1 항체**(B)**는 종양 특이 T세포의 억제를 풀어줌으로써, 여러 유형의 진행형 종양을 치료하는 데 매우 효과적이다. 항-CTLA-4 항체는 반응중인 T세포(그림에 보이는 것) 또는 조절T세포 표면에서 CTLA-4를 차단하는 작용을 할 수 있다. *CTL*, cytotoxic T lymphocyte; *CTLA-4*, cytotoxic T-lymphocyte antigen 4; *MHC*, major histocompatibility complex; *PD-1*, programmed cell death protein 1; *PD-L1*, PD-ligand 1; *TCR*, T cell receptors.

어떤 형태의 치료보다 월등하지만, 단지 일부의 환자만이 이 치료에 반응하며(다양한 종양에서 15% 내지 40%), 여러 유형의 종양[예: 교모세포종(glioblastoma), 췌장암, 유방암]을 가진 환자 중에서 극소수에서만 반응을 보이거나 아예 반응이 없었다. 이런 낮은 반응의 이유는 잘 알려져 있지 않다. 무반응적 종양은 치료의 표적이 되는 것과 다른 관문 분자가 T세포에 발현되도록 유도하거나 또는 그 억제수용체 개입과는 다른 회피 기작에 의존적일 수 있다. 현재 종양학자와 면역학자들은 어떤 생체표지자(biomarker)가 여러 관문차단제 시도에 대한 반응성을 예측할 수 있을지에 대한 연구를 진행 중이다.

- 종양이 관문 차단 치료제에 반응할지에 대한 지표 중에서 가장 믿을만한 것 중 하나는 종양이 다수의 신생항원과 상관성이 있는 다수의 돌연변이를 갖고 있고 숙주 T세포가 이들 항원에 반응할 수 있는지 여부이다. 실제로, 종양이 DNA 복제시 점돌연변이를 일으킬 수 있는 실수를 정상적으로 수정하는 일을 하는 불일치 수선 효소(mismatch repair enzyme)가 결핍된 종양은 모든 암에서 가장 높은 돌연변이 부담을 안고 있으며 이런 암은 관문차단 치료제에 가장 반응을 잘 하는 듯하다. 이제는 항-PD-1 치료가 종양의 조직학적 유형이나 세포의 근원과 무관하게 모든 불일치 수선 결핍을 가진 재발 또는 전이 종양에 대해 승인된 상태이다. 이는 조직학이나 조직 근원과 무관하게 단지 유전학적인 특성에 기반하여 어떤 암 치료를 선택 할지에 대한 패러다임의 변환이라 할 수 있다.
- 한 관문억제제를 다른 관문억제제 또는 다른 유형의 치료제와 병합사용하는 것은 치료 성공률을 높이는 데 필요한 것 같다. 처음으로 승인된 예는 흑색종 치료에 항-CTLA-4와 항-PD-1을 병합사용한 것인데, 이는 항-CTLA-4 단독 사용

한 것보다 더 효과적이었다. 이는 CTLA-4와 PD-1이 T세포 활성을 억제하는 기작이 서로 다름을 반영하는 것이다(그림 10-8과 그림 5.14 참조). 서로 다른 관문차단제를 병합사용(보통 PD-1 차단체와 병합)하거나 관문 차단제를 다른 기법과 함께 병합사용하는 것에 대한 임상시험이 다수 진행 중이거나 계획되고 있다. 다른 기법에는 화학요법과 방사선 조사, 소분자 kinase 억제제, 종양에 종양유발 바이러스 감염, 혈관생성 억제제, 면역 자극제(예: IL-2 같은 사이토카인) 등이 있다.

- 관용차단제와 연관된 가장 흔한 독성은 장기에 면역 손상을 일으키는 것이다. 이는 예견할 만한데, 왜냐하면 표적된 억제 수용체의 생리적인 기능이 자기 또는 다른 항원에 대해 관용을 유지하는 것이어서, 이 관문 차단이 자가면역이나 창자의 공생생물체에 대한 반응을 촉발할 수 있기 때문이다(9장 참조). 결장, 허파, 내분비기관, 심장, 피부 등을 포함한 광범위한 장기가 영향을 받을 수 있으며, 각각은 다른 임상적 처치를 필요로 하고 때로는 생명을 구하는 종양 면역치료의 중단이 필요할 수도 있다.

종양항원 예방접종에 의한 숙주 항종양 면역반응 자극

Stimulation of Host Antitumor Immune Responses by Vaccination With Tumor Antigens

종양에 대한 능동면역(active immunity)을 자극하는 한 방법은 환자를 그 자신의 종양세포나 그 세포로부터 유래한 항원으로 예방접종(vaccination)하는 것이다. 감염을 방지하는 예방의 성격을 가진 기본적인 항미생물 백신과 달리, 종양 백신은 이미 발생한 암을 공격하도록 면역 반응을 자극하는 치료적인 성격을 가진다. 종양항원을 규명해야 하는 한 가지 중요한 까닭은 환자들을 그 자신의 종양에 대해 백신화하는 데 쓰일 항원을 생산하기 위해서이다. 지금까지 시도된 대부분의 종양 백신은 종양세포, 또는 종양이 발생한 조직 유형의 정상세포의 표면에 분포하는 분화항원을 사용해 왔다. 이 전략은 거의 성공하지 못했는데, 아마도 이런 자기항원에 대한 관용이 강해서 백신에 의해 극복될 수가 없기 때문일 것이다.

좀 더 최근에 각 환자의 종양에 독특한 신생항원을 표적하는 개인화된 암 백신을 개발하는 작업이 진행되고 있다. 이런 신생항원은 무작위 수송자 돌연변이에 의해 생긴다. 이런 기법은 종양 DNA 속 모든 돌연변이를 찾아내어 환자의 HLA 대립유전자에 결합할 가능성이 큰 펩티드 속에 있게 될지를 예측할 수 있게 하는 DNA 시퀀싱 기술에 의존적이다. 여러 신생항원을 포함하는 펩티드를 이용하여 개인화된 종양 백신이 제작된다. 이런 시도는 전망이 좋지만 상당한 난관에 직면해 있다. 그 난관에는 백신이 각 환자용으로 주문제작 되어야 하고, MHC 또는 신생항원 발현이 소실된 종양 클론이 증식할 수 있음이 포함된다.

항미생물 백신과 유사하게, 종양 특이 백신으로 항원과 면역보강제(adjuvant) 혼합물이 사용될 수 있다. 다른 방법으로, 종양환자의 혈액 전구세포를 분리하여 시험관내에서 수지상세포로 증식시키고 종양세포나 종양항원에 노출시킨 뒤, 이렇게 종양 항원이 처리된(tumor-antigen-pulsed) 수지상세포를 백신으로 사용하는 것이 있다. 이론적으로 종양항원을 지닌 수지상세포가 정상적인 교차제시 경로를 흉내 내어 종양세포에 대한 CTL을 발달시킬 것이다. 앞에서 기술한 것처럼 관문 차단제 치료의 성공은 예방접종이 면역 조절을 차단하는 치료와 함께 사용된다면 추가적인 이익을 가져올 것이라는 희망을 불러일으킨다.

종양발생(oncogenic) 바이러스로 생긴 종양은 이런 바이러스에 대한 백신으로 예방할 수 있다. 이러한 백신으로 뚜렷한 효과를 보이는 것으로 판명된 것으로 B형 간염바이러스(일부 간암 및 섬유화에 의한 간 부전의 원인)와 사람유두종바이러스(human papillomavirus; 자궁경부암과 일부 유형의 구강인두암의 원인)에 대한 백신이 있다. 이들은 감염 전에 주어지는 예방적 항바이러스(항암이 아닌) 백신이며 종양을 유발하는 바이러스에 의한 감염을 예방한다.

이식장기에 대한 면역반응

IMMUNE RESPONSES AGAINST TRANSPLANTS

조직이식으로 손상된 조직을 치환하려는 초창기 시도에는 제2차 세계대전 동안 항공기 추락사고로 피부 화상을 입은 조종사를 치료하려는 시도가 포함되어 있었다. 하지만 곧 각 개체는 다른 개체로부터 온 이식편(graft)을 거부한다는 사실을 깨닫게 되었다. 거부(rejection)는 이식조직을 손상시키는 염증반응의 결과이다. 1940년대와 1950년대의 연구로 이식거부는 특이성과 기억을 가지며 림프구에 의존함이 밝혀지면서, 이것이 적응면역체계에 의해 매개한다는 것이 입증되었다(그림 10.9). 이식면역학 지식의 대부분은 순계(inbred) 설치류, 특히 생쥐(mouse)를 대상으로 한 연구에서 왔다. 어느 한 순계 혈통(inbred strain)의 전체 구성원들은 유전학적으로 서로 똑같으며, 다른 혈통의 구성원과는 다르다. 실험연구에서 같은 순계 혈통의 개체 간 이식은 허용되지만 다른 혈통의 개체 간 이식은 거부됨을 보여, 거부가 동물의 유전자에 의해 조절되는 과정임을 밝혔다.

3장에서 언급했듯이, 다른 순계의 생쥐 간에 교환된 이식편에 대한 거부의 대부분에 기여하는 유전자는 주조직적합복합체(MHC) 유전자들이다. 이식면역학의 용어는 이런 실험 연구로부터 발전되어 왔다. 이식편을 제공하는 개체는 **공여자(donor)**로, 이식편을 받는 개체는 **수여자(recipient)** 혹은 **숙주(host)**로 불린다. 서로 동일한 동물들(또는 그 동물들 사이에서 교환된 이식편)은 **동계(syngeneic)**라고 한다; 한 종(species) 안에서 서로 다른 개체(또는 이식편)들은 **동종(allogeneic)**이라고 한다; 서

증거	결론
공여자 MHC 분자에 미리 노출되면 이식편 거부가 가속됨	이식거부는 적응면역의 두 전형적인 특성인 기억과 특이성을 보임
이식편 거부 능력은 감작된 개체로부터 분리한 림프구를 정상 개체에 전달하면 생김	이식거부는 림프구에 의해 매개됨
약이나 항체로 T림프구를 불활성화하거나 제거하면 이식거부가 줄어듦	이식거부는 T림프구를 필요로 함

그림 10.9 이식 조직의 거부가 면역반응임을 보여주는 증거. 임상 및 실험적 증거는 이식 거부가 적응 면역체계의 반응임을 가리킨다. *MHC*, major histocompatibility complex.

로 다른 종의 동물(또는 이식편)들은 **이종(xenogeneic)**이라고 한다. **동종이식편(allograft)**과 **이종이식편(xenograft)**은 정상 면역체계를 가진 수여자로부터 항상 거부당한다. 거부의 표적이 되는 항원은 동종항원(alloantigen) 혹은 이종항원(xenoantigen)이라 불리며, 이들 항원에 반응하는 항체와 T세포는 각기 동종반응(alloreactive) 혹은 이종반응(xenoreactive)한다고 말한다. 임상에서는 보통 비순계(outbred) 종의 구성원인 서로 다른 동종 개체들 간에 이식이 이루어진다(일란성 쌍둥이 경우를 제외하고). 앞으로 할 논의의 대부분은 동종이식편에 대한 면역반응에 초점을 맞추고 있다.

이식항원

Transplantation Antigens

거부의 주요 표적인 동종이식편의 항원은 MHC 유전자에서 생긴 단백질이다. 모든 포유류에는 상동한(homologous) MHC 유전자와 분자들이 존재한다; 사람의 MHC는 **사람백혈구항원(human leukocyte antigen, HLA)** 복합체라 불린다. MHC 발견에서부터 MHC의 생리적인 기능이 펩티드 항원을 T림프구가 인식할 수 있도록 전시하는 것이라는 사실을 알아내기까지 20년 이상이 걸렸다(3장 참조). 모든 사람은 여섯 개의 1형 MHC 대립유전자(부모로부터 *HLA-A*, *-B*, *-C* 각각 한 대립유전자씩)와 여섯 개 이상의 2형 MHC 대립유전자(부모로부터 *HLA-DQ*, *HLA-DP* 각각 한 대립유전자씩, 하나 혹은 두 *HLA-DR* 대립유전자)를 발현한다. MHC 유전자는 매우 다형태(polymorphic)이다. 사람의 전체 인구에는 수천 개의 *HLA-A*, *HLA-B*, *HLA-C*, *HLA-DRβ* 대립유전자와 수백 개의 *HLA-DQβ* and *HLA-DPβ* 대립유전자가 있다. 이런 엄청난 다형태 때문에 두 무관한 개체는 서로와 다른, 그래서 서로에게 외래로 보일 여러 HLA 단백질을 발현하는 듯 하다. HLA 유전자자리 속에 있는 유전자들은 단단히 연계되어(linked) 있어서 멘델의 법칙에 따라 각 부모로부터 온 모든 HLA 유전자는 하나의 일배체형(haplotype)으로 함께 유전된다. 그래서 두 형제에서 같은 MHC 대립유전자를 가질 확률은 4분의 1이다.

다른 개체의 세포 표면에 있는 동종 MHC 항원에 대한 반응은 가장 강한 면역반응으로 알려진 반응 중 하나다. T세포 수용체(TCR)는 MHC 분자를 인식하도록 발달되었으며, 이는 감염 미생물을 지닌 세포를 감시(surveillance)하는 데 필수적이다. 가슴샘에서 발생 중인 T세포 중 자기 MHC 분자에 적절한 친화력을 가진 성숙 T세포는 양성선별(positive selection)되어 생존하며, 이들 중 다수는 외래 펩티드를 전시하는 자기 MHC에 높은 친화력을 가질 것이다(정상 면역반응으로서). 동종 세포 유래 펩티드를 담고 있는 동종 MHC 분자는 자기 MHC 분자에 외래 펩티드가 결합한 것과 흡사할 수 있다(그림 10.10). 따라서 동종이식편 내 동종 MHC 분자를 인식하는 것은 면역학적 교차반응의 일례이다.

동종 MHC 분자의 인식이 어떻게 강한 T세포 반응을 일으키는지는 여러 가지로 설명된다. 자기 MHC 분자에 결합된 다양한 외래 펩티드에 특이적인 많은 T세포 클론(앞선 감염에서 생긴 기억T세포 포함)은 어떤 동종 MHC 분자가 자기 MHC와 외래 펩티드가 합쳐진 복합체를 닮았을 때, 결합된 펩티드에 상관없이 그 동종 MHC 분자와 교차반응을 할 수 있다. 그 결과, 다양한 펩티드 항원에 대한 특이성이 있는 많은 자기 MHC-제한 T세포들이 다른 동종 MHC 분자를 인식할 수 있다. 또한 가슴샘내 음성선별(negative selection) 과정은 자기 MHC를 강하게 인식하는 세포를 제거하지만, 가슴샘 안에 존재하지 않는 동종 MHC 분자에 대해 높은 친화력을 가진 TCR을 발현하는 T세포를 선택적으로 제거하는 기작은 없다. 게다가 동종이식세포 하나는 수천 개의 MHC 분자를 발현할 것이며 매 분자는 이식편 수여자의 T세포에 의해 외래로 인식될 수 있다. 이와 대조적으로, 감염 세포의 경우 세포 표면 자기 MHC 분자의 아주 작은 비

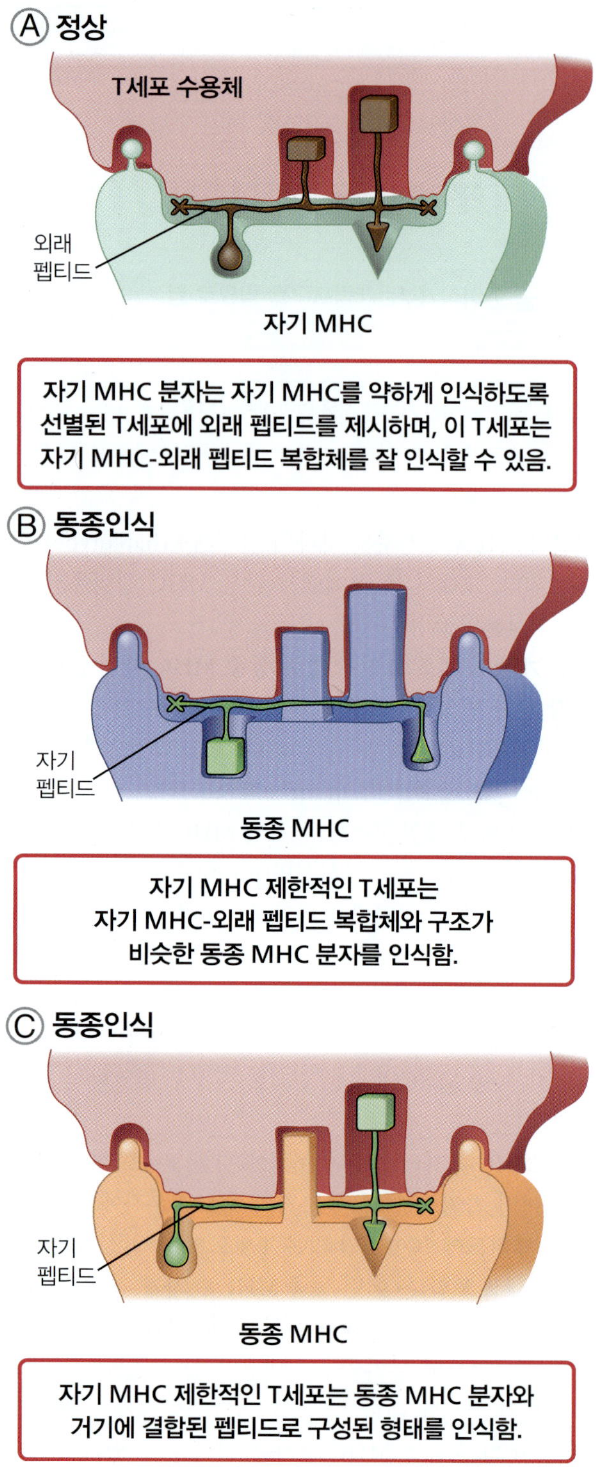

그림 10.10 T림프구에 의한 동종 주조직적합복합체(MHC) 분자의 인식. 동종 MHC 분자의 인식은 자기 MHC 분자-외래 펩티드 복합체에 특이성이 있는 T세포가(**A**) 구조가 비슷한 동종 MHC 분자를 자기 MHC 분자-외래 펩티드 복합체로 인식, 교차반응하는 것으로 생각할 수 있다(**B**, **C**). 이식편에서 유래한 펩티드(자기 펩티드로 표시된)는 동종인식(allorecognition)에 기여하지 않을 수도 있고(**B**), 또는 T세포가 인식하는 복합체의 일부가 될 수도 있다(**C**). **B**와 **C**에서 보이는 T세포 인식의 유형을 동종 직접인식이라고 한다.

율만이 숙주 T세포에 의해 인식되는 외래 미생물 펩티드를 실을 것이다. 동종인식의 이런 특성이 종합되어 정상 개체에서 동종반응 T세포의 빈도는 어느 한 가지 미생물 항원에 반응하는 T세포의 빈도에 비해 약 1000배 더 높다.

비록 MHC 단백질이 이식거부를 일으키는 주요 항원이기는 하지만, 그 외 다른 다형태 단백질도 이식거부에 관여할 수 있다. 이식거부를 일으키는 비MHC 항원을 부조직적합(minor histocompatibility) 항원이라고 하며, 그 대부분이 공여자와 수여자 간에 아미노산서열이 다른 정상 세포단백질이다. 이런 다형태 단백질은 수여자의 MHC 분자상에 펩티드로 제시되어 T세포 반응을 일으킨다. 대체로 부조직적합 항원이 일으키는 거부반응은 외래 MHC 단백질에 대한 반응에 비해 그리 강하지 않다.

이식편에 대한 면역반응 유도

Induction of Immune Responses Against Transplants

항이식편 면역반응을 일으키기 위해서, 이식편에 있는 동종항원은 수지상세포에 의해서 동종반응적인 T세포에 의해 인식되는 곳인 배수림프절로 운반되어야 한다(그림 10-11). 동종항원을 제시하는 수지상세포는 공동자극자도 제공하며, 동종반응적인 CTL뿐 아니라 보조T세포도 자극할 수 있다. 생성된 작동T세포는 이식물로 되돌아가서 거부를 매개한다.

동종이식편 수여자의 T세포는 이식편 세포 표면의 처리 안 된 공여자 MHC 분자를 인식하거나, 수여자 APC 표면의 MHC 분자에 공여자 MHC에서 유래한 펩티드가 결합되어 있는 것을 인식할 수 있다(그림 10.12). 이 두 가지 이식 항원을 제시하는 경로는 다른 특성과 이름을 갖고 있다.

- **직접 동종인식(direct allorecognition).** 대부분의 조직에 수지상세포가 분포하며 조직이 이식될 때 이식편에 있는 수지상세포가 수여자의 이차 림프기관으로 이동할 수 있다. 수여자의 숫T세포가 이식편 수지상세포 표면에 있는 공여자의 동종 MHC 분자를 인식하면 그 T세포는 활성화된다; 이 과정을 동종항원의 **직접인식**(또는 직접제시)이라고 한다. 직접 인식은 이식편 세포의 동종 MHC 분자를 직접 인식하고 이식편을 파괴할 수 있는 동종반응적 T세포(예, CTL)의 발달을 자극한다.
- **간접 동종인식(indirect allorecognition).** 이식편세포 또는 동종항원은 수여자 수지상세포에게 섭취되어 배수림프절로 운반될 수 있다. 여기서 공여자 동종항원(보통 공여자 MHC 분자)은 처리되고 수여자 APC의 자기 MHC 분자에 제시된다. 이 과정은 **간접인식**(또는 간접제시)이라 불리며, 3장과 이장의 앞에서 언급된 것처럼 바이러스항원 또는 종양항원이 $CD8^+$ T세포에 교차제시되는 것과 비슷하다. 만약 동종반응적 CTL이 간접 경로로 유도된다면, 이 CTL은 수여자 APC

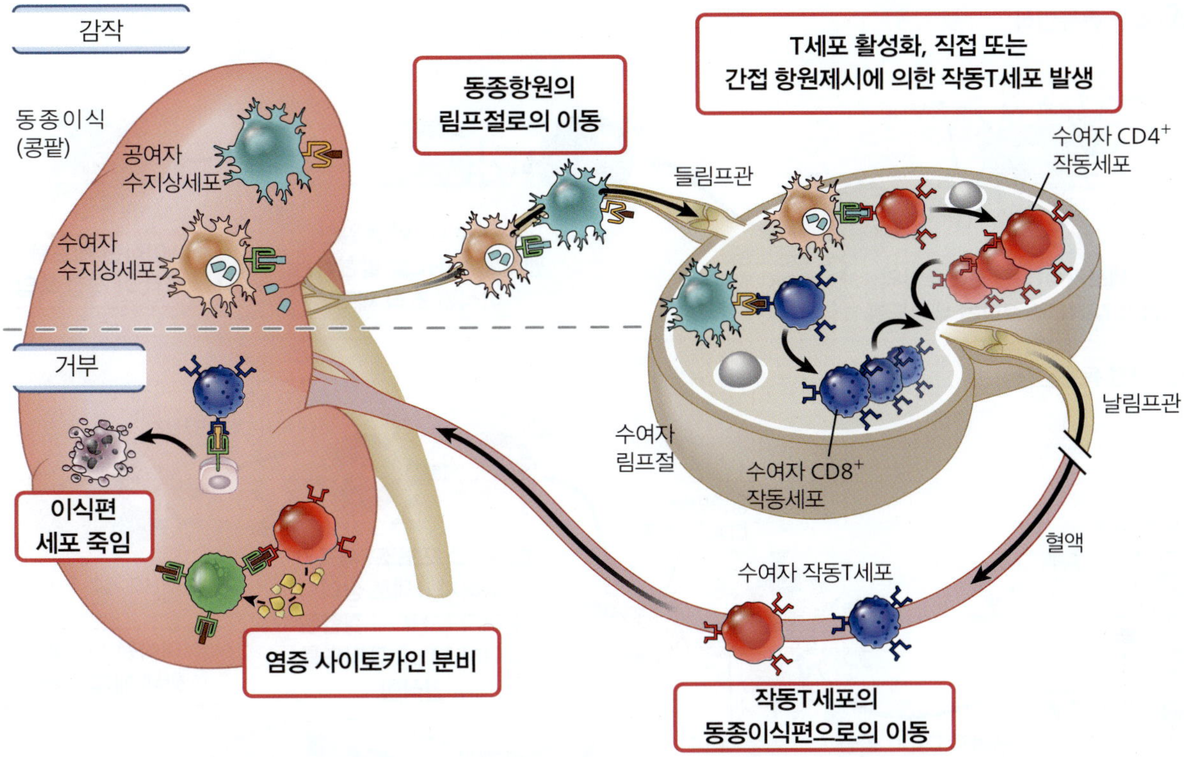

그림 10.11 이식에 대한 면역반응. 공여자 수지상세포 상에 발현되거나 수여자 수지상세포에 포획된 이식편 항원은 동종항원 특이 T세포가 활성화될 곳인 말초 림프기관으로 이동된다[감작(sensitization) 단계]. 그 T세포는 이식편으로 다시 이동하고 이식편 세포를 죽인다(거부). 이식편 항원에 대한 항체도 생성되어 거부반응에 관여한다(그림 생략). 이 그림은 콩팥 이식편의 예를 보이고 있으며, 모든 장기 이식에 같은 일반적인 원리가 적용된다.

표면의 자기 MHC 분자에 의해 전시되는 동종항원에 대해서 특이성이 있으며, 그래서 이식편 안에 있는 세포(공여자 MHC를 발현하는)를 인식할 수 없고 죽일 수도 없다. 이식편의 동종항원이 간접 경로로 인식될 때 뒤이어 일어나는 이식편 거부는 주로 동종반응적 $CD4^+$ T세포가 매개하는 듯하다. 이 T세포는 숙주 APC와 함께 이식편으로 들어가 이 APC가 전시하는 이식편 항원을 인식하고, 염증반응에 의해 이식편에 손상을 줄 수 있는 사이토카인을 분비할 수 있다. 숙주 $CD4^+$ T세포에 의한 간접 동종인식은 또한 이식편 MHC 분자에 결합하는 숙주 항체의 생산을 자극하는데, 이는 나중에 논의할 것이다.

우리는 T세포 매개 동종 이식거부에 있어서 직접인식과 간접인식 경로 중 어느 것이 더 중요한지 모른다. 뒤에서 거론하겠지만, 직접 경로는 CTL이 매개하는 급성 거부에서 가장 중요하고, 간접 경로는 만성 거부에서 더 큰 역할을 할 수 있다.

동종이식편에 대한 T세포 반응은 공동자극을 필요로 하지만, 이식편이 어떻게 APC의 공동자극자 발현을 자극하는지는 잘 알려져 있지 않다. 종양에서처럼, 이식편 세포는 아마도 공여자에서 장기를 제거하고 수여자에게 이식하는 허혈(ischemia) 기간 동안 괴사(necrosis)에 빠지고, 손상된 세포와 죽은 세포에서 방출된 물질이 선천면역기작에 의해 APC를 활성화할 수 있다. 뒤에서 논의하듯이, 공동자극 차단은 이식편 생존의 촉진을 위한 한 가지 치료전략이다.

Mixed lymphocyte reaction (MLR)은 T세포의 동종항원 인식에 대한 시험관 내 모델이다. 이 모델은 한 개체의 T세포를 다른 개체의 백혈구와 함께 배양하면서 T세포의 반응을 분석하는 것이다. 이 반응의 강도는 이 두 개체 간 MHC 차이의 정도에 비례하며, 두 사람이 주고받는 이식 결과를 대강 예측할 수 있게 한다.

비록 동종이식 거부에서 T세포의 역할이 강조되었지만, 동종항체(alloantibody)도 이식거부에 기여한다. 이런 항체의 대부분은 보조T세포 의존적인 고친화도 항체이다. 동종항체를 생산하려면 수여자 B세포가 공여자 동종항원을 인식, 처리하고, 이 항원에서 유래한 펩티드를 보조T세포(같은 공여자 동종항원을 제시하는 수여자 수지상세포에 의해 이미 활성화된)에 제시하고, 그 결과로 항체 생성이 시작된다(그림 10.12B). 이는 동종

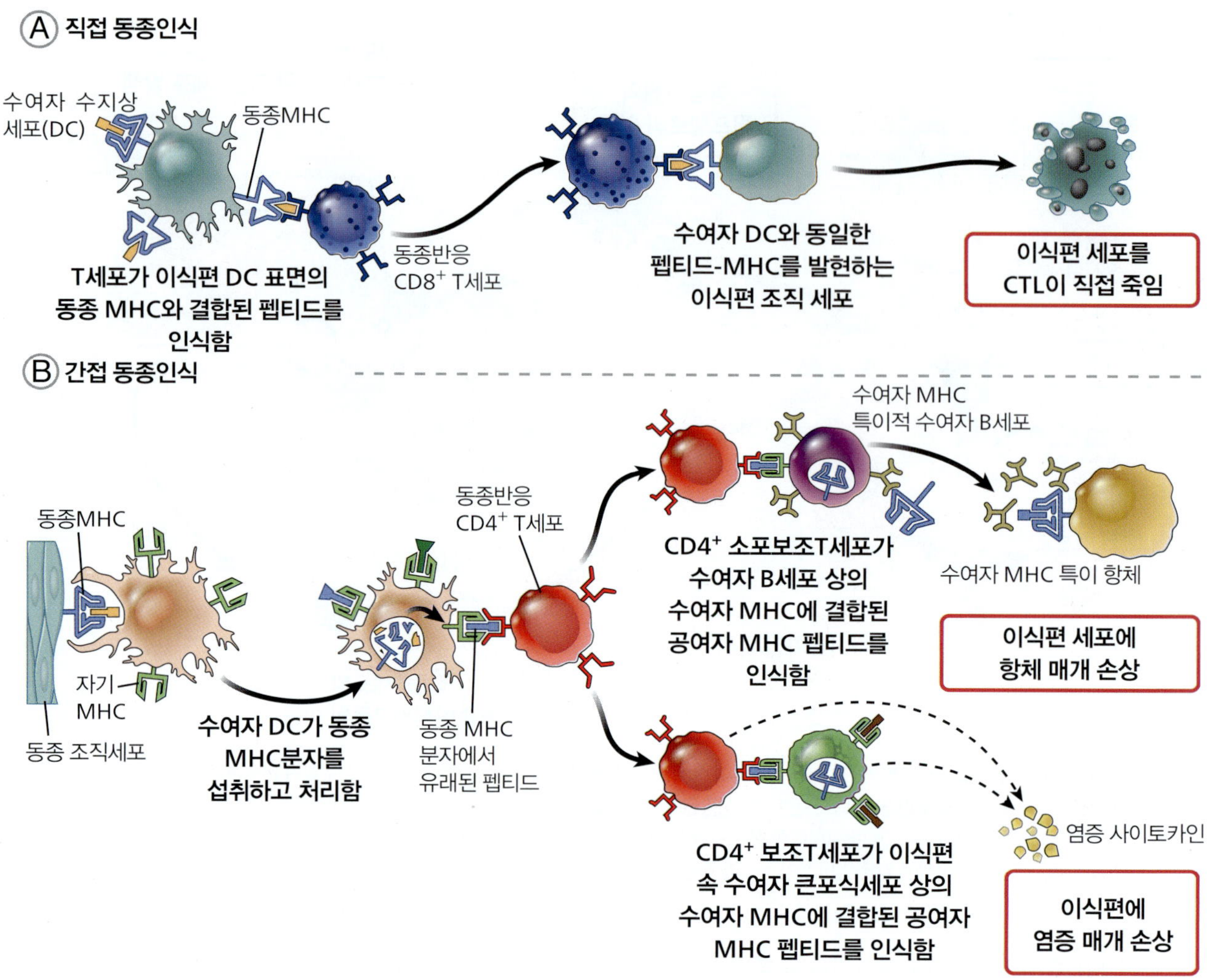

그림 10.12 동종항원의 직접 및 간접인식. A, 동종항원 직접인식은 그림 10.8에서 보듯이, T세포가 이식편내 항원제시세포(APC) 표면의 동종 주조직적합복합체(MHC) 분자에 직접 결합할 때 일어난다(그림 10-8 참조). 또한 $CD4^+$ T세포도 이식편 APC 표면의 동종 2형 MHC 분자를 인식하여 활성화될 수 있다(그림 생략). **B,** 동종항원 간접인식은 이식편 세포의 동종 MHC 분자를 수여자 APC가 섭취해서 처리하고, 이 동종 MHC 분자의 펩티드 조각을 수여자(자기) MHC 분자가 제시할 때 일어난다. 수여자 APC는 동종 MHC 분자 외에 다른 이식편 단백질도 처리하고 제시할 수 있다.

항원을 간접제시하는 좋은 예이며, 이 경우에 B림프구에 의함을 보인다.

이식거부의 면역기작

Immune Mechanisms of Graft Rejection

이식거부는 임상 및 병리 소견에 따라 초급성(hyperacute), 급성(acute), 만성(chronic)으로 나뉜다(그림 10.13). 이 분류는 오래 전에 임상가들이 콩팥 동종이식 거부를 기준으로 고안한 것인데, 이식거부 기작을 이해하고 결과를 예측하고 치료법을 고안하는데 유용함이 입증되어왔다. 각 거부 유형마다 특정 유형의 면역반응이 매개한다는 것이 명백해졌다.

- **초급성 거부**는 이식 후 수 분 이내에 일어나며, 이식편 혈관의 혈전증(thrombosis)과 이식편의 허혈괴사(ischemic necrosis)가 특징이다. 초급성 거부는 이미 이식 전에 존재하는 이식편의 혈관내피세포 표면의 항원에 특이적인 순환 항체가 매개한다. 기존에 생긴 이 항체는 혈액형 항원 특이 IgM 자연항체(natural antibody)이거나(뒤에 논의됨), 이전의 수혈, 임신, 장기이식으로 인한 동종세포에 대한 노출 때문에 생긴 동종 MHC 분자에 특이적인 항체일 수 있다. 이 항체는 이식 후에 거의 즉시 이식편 혈관내피 항원에 결합하고 보체계와 응고계를 활성화시켜 혈관내피 손상과 혈전 생성을 초래한다. 초급성 거부는 실제 이식에서는 흔치 않은 문제인데, 이는 이제 모든 수여자와 공여자가 혈액형을 맞추고, 수여자가 될 사람은 공여자가 될 사람의 세포에 대한 항체 유무를 검사받

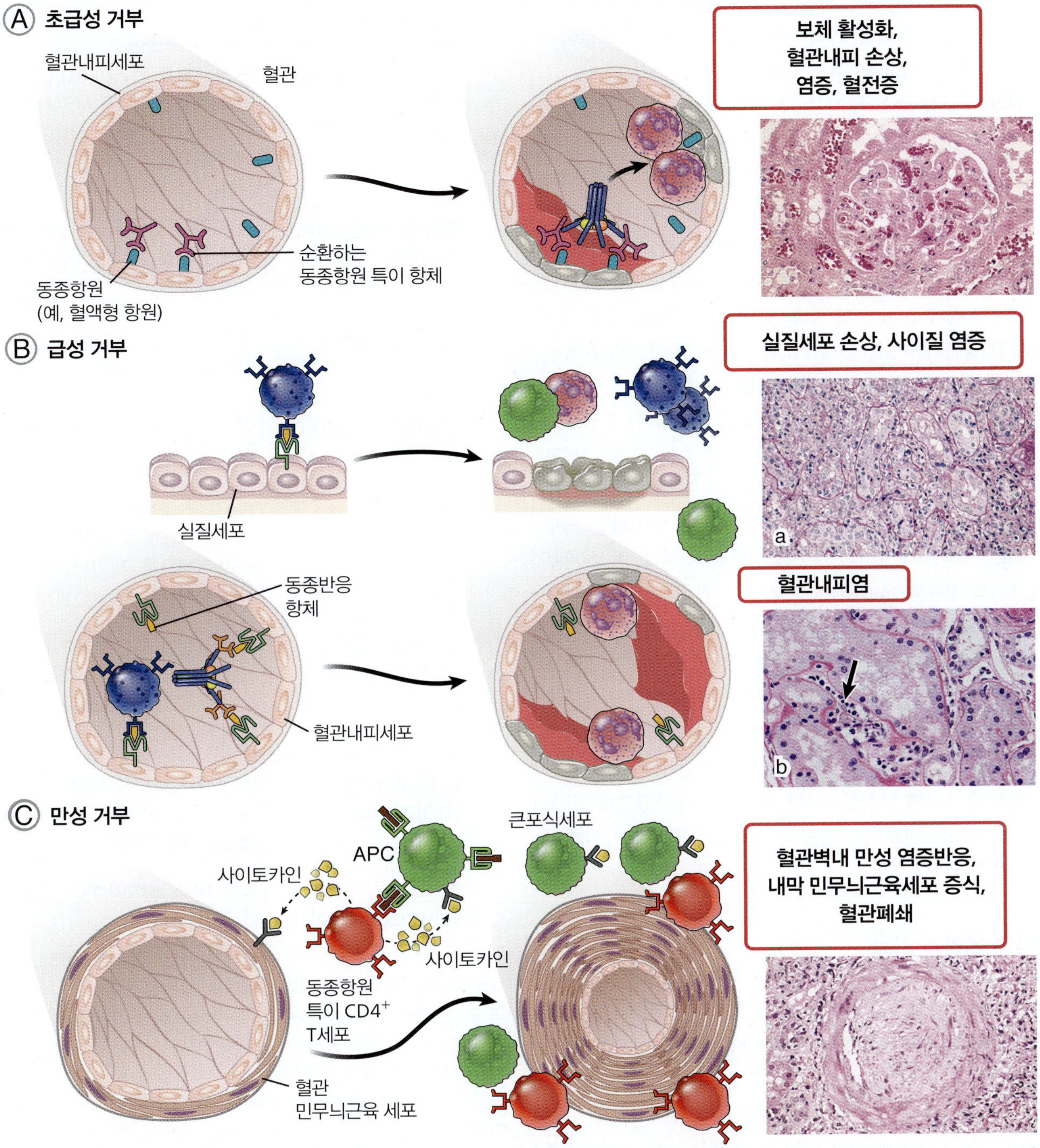

그림 10.13 이식거부의 기작 및 조직병리. 각 거부 유형의 대표적인 조직학적 소견이 오른쪽에 수록되어 있다. **A,** 초급성 거부에서는 이미 존재하는 항체가 이식편 혈관내피 표면의 동종항원과 반응, 보체를 활성화하고 매우 빠른 혈관내 혈전증 및 혈관벽 괴사를 일으킨다. **B,** 급성 거부에서는 이식편 혈관내피세포 및 실질세포 표면의 동종항원과 반응하는 $CD8^+$ T림프구와 혈관내피세포에 반응하는 항체가 이 두 유형의 세포에 손상을 입힌다. 혈관 내피의 염증은 혈관내피염(endothelialitis)이라고 불린다. 조직도 **a**는 세포성 급성 거부를, 조직도 **b**는 체액(항체 매개) 거부를 보여준다. **C,** 이식편의 동맥경화를 동반하는 만성 거부에서는 이식편 동종항원에 반응하는 T세포가 사이토카인을 생산하여 내피세포 및 내막(intima) 민무늬근육 세포의 증식과 염증을 유발하여 수년 후에 관내강이 막힌다. *APC*, 항원제시세포.

기 때문이다[이런 항체 검사를 교차맞춤(cross-match)이라고 한다]. 하지만 뒤에 논의되듯이, 초급성 거부는 이종이식(xenotransplantation)의 주요 장애요인이다.

- **급성 거부**는 보통 수일 내지 수 주 안에 일어나지만 몇 달 뒤에 일어날 수도 있으며, 이식 조기 실패의 주된 원인이다. 급성 거부는 이식편 동종항원에 특이적인 T세포와 항체에 의해 매개된다. 이 T세포는 이식편 세포를 직접 파괴하는 $CD8^+$ CTL이거나, 또는 사이토카인을 분비하여 염증과 이식편 파괴를 유도하는 $CD4^+$ 세포이다. T세포는 이식편 혈관세포에 반응하여 혈관에 손상을 줄 수도 있다. 항체 역시 급성 거부에서 혈관 성분에 특히 기여한다. 항체에 의한 이식편 손상은 주로 보체의 고전 경로(classical pathway)에 의해 매개된다. 현대 면역억제요법은 주로 동종반응(alloreactive) T세포의 활성화를 차단하여 급성 거부를 방지하고 줄이는 것을 목표로 한다.
- **만성 거부**는 수개월 혹은 수년에 걸쳐 느리게 일어나는 거부 유형으로, 이식편이 서서히 기능을 상실하게 된다. 만성 거부는 이식편의 섬유화(fibrosis)와 이식편 혈관이 점차 좁아지는 이식편 동맥경화증(arteriosclerosis) 소견을 보인다. 두 가지 손상을 일으키는 주범은 이식편 동종항원에 반응하는 T세포로서, 이들은 사이토카인을 분비하여 이식편내 섬유모세포와 혈관 민무늬근육 세포의 증식과 활성을 자극한다고 생각된다. 동종항체도 만성 거부에 기여한다. 비록 급성 거부 치료법이 꾸준히 개선되어 이식물의 1년 생존율이 높아졌으나, 만성 거부는 대부분의 치료법에 불응적이어서 이제는 이식실패의 주요 원인이 되고 있다.

이식거부의 예방과 치료

Prevention and Treatment of Graft Rejection

장기이식거부 방지 및 치료의 근간은 면역억제이며, 이를 위해 T세포를 고갈하거나 T세포 활성화 및 작동기능을 억제하는 약물을 사용한다(그림 10.14). 면역억제제 개발은 장기이식의 새로운 장을 열었는데, 이들 약이 수여자와 HLA가 맞지 않는 공여자의 장기가 이식이 가능하게 했기 때문이다. 심장, 허파, 간과 같이 이런 맞춤이 현실적으로 어려운 상황에서 특히 그러하다.

임상 이식에서 처음 쓰였고 여전히 가장 유용한 면역억제 약물은 cyclosporine과 FK506 (tacrolimus)와 같은 calcineurin 저해제인데, 이들은 T세포 탈인산화효소인 calcineurin을 차단한다. 이 효소는 NFAT (nuclear factor of activated T cells) 전사인자의 핵으로의 이동에 필수적이므로, 이 효소 활성의 차단은 T세포에서 사이토카인 유전자의 전사를 억제한다. 널리 사용되는 또 다른 약은 rapamycin (sirolimus)인데, 이 약은 T세포 활성화에 필수적인 mTOR (molecular target of rapamycin)이라는 인산화효소를 억제한다. 현재 다른 많은 면역억제 약물들이 calcineurin 저해제와 mTOR 저해제의 보조제제 혹은 대체제로 사용되고 있다(그림 10-14 참조).

약물	작용기작
Cyclosporine, FK506 (tacrolimus)	탈인산화효소 calcineurin을 방해하여 NFAT전사인자를 억제함으로써 T세포 사이토카인 생성을 차단
Mycophenolate mofetil	림프구 내 guanine 뉴클리오티드 합성을 방해하여 림프구 증식을 차단
Rapamycin	mTOR와 IL-2 신호를 억제하여 림프구 증식을 차단
Corticosteroids	여러 세포 유형에 작용하여 염증을 감소
항-thymocyte globulin	T세포에 결합하여 포식작용이나 보체 매개 용해를 촉진함으로써 T세포를 제거(급성 거부 치료에 사용)
항-IL-2 수용체 (CD25) 항체	IL-2 결합을 차단하여 T세포 증식을 방해; 또한 활성화된 IL-2 수용체 발현 T세포를 옵소닌화하여 제거를 도움
CTLA4-Ig (belatacept)	B7 공동자극자가 T세포 CD28에 결합하는 것을 차단하여 T세포 활성화를 방해
항-CD52 (alemtuzumab)	보체 매개 용해에 의해 림프구를 제거

그림 10.14 이식거부의 치료. 장기이식 거부를 치료하는 데 사용되는 약물과 그 작용기작. Cyclosporine과 같이 tacrolimus (FK506)은 calcineurin 억제제임. CTLA4-Ig, cytotoxic T lymphocyte–associated protein 4–immunoglobulin(융합단백질), 널리 쓰이지 않음; *IL*, interleukin; *mTOR*, molecular target of rapamycin; *NFAT*, nuclear factor of activated T cells.

이 모든 면역억제 약물들은 비특이적 면역억제의 문제를 갖고 있다(즉, 약물이 이식편에 대한 반응 외의 다른 반응도 억제한다). 그러므로 이식 후 요법의 일부로 이 약물을 취하는 환자들은 감염, 특히 세포내미생물에 의한 감염에 취약해지며, 암, 특히 피부암과 종양발생 바이러스에 의한 다른 암의 발생률이 증가하는 것으로 나타난다.

cyclosporine이 임상에서 사용되기 전에는, 조직형검사(tissue typing)에 의해 공여자와 수여자의 HLA 대립유전자를 일치시키는 것이 이식거부를 줄이는 데 있어서 매우 중요한 일이었다. 비록 MHC 일치가 일부 유형의 조직 이식(예, 동종골수이식)에 결정적이고 다른 유형의 장기이식(예, 콩팥 동종이식)에서 생존율을 개선함에도 불구하고, 지금은 면역억제가 매우 효과적이기 때문에 많은 장기이식 유형(예, 심장, 간)에서 HLA 일치가 필수적인 것으로 여겨지지 않는데, 이는 특히 공여자 수가 제한적이고 수여자의 병이 너무 심해 가장 적합한 공여자를 기다리기 어려울 때가 종종 있기 때문이다.

이식면역학자들의 장기적인 목표는 이식 동종항원에 특이적인 면역관용을 유도하는 것이다. 만일 이것이 성취되면, 숙주의 다른 면역반응을 중단시키는 것 없이도 이식편을 받아들일 수 있을 것이다. 그러나 수년 동안 이식편 특이 관용을 유도하는 실험과 임상시도가 있었지만 아직 임상적으로 적용 가능한 상태는 아니다.

이식의 주요 문제는 적합한 공여자 장기의 부족이다. **이종이식(xenotransplantation)**이 이 문제에 대한 해답으로 고려되어 왔다. 돼지를 이식편 원료로 사용하는 연구가 심도 있게 진행되어 왔는데, 이는 돼지 장기가 사람 장기와 크기가 비슷하기 때문이다. 실험연구에 의하면, 초급성 거부가 돼지나 다른 포유류 이종장기이식편 손실의 잦은 원인이었다. 이종이식에서 초급성 거부가 문제가 되는 것은 흔히 사람들이 다른 종의 세포와 교차반응하는 항체를 갖고 있고, 이종이식편 세포는 사람 보체 활성을 방해할 수 있는 조절 단백질이 없기 때문이다. 이러한 항체는 이종항원에 대한 사전 노출 없이 생산되기 때문에, 혈액형 항원에 대한 항체처럼 자연항체로 불린다. 이 항체는 창자에 정상적으로 서식하는 세균에 대해 만들어지며 다른 종의 세포와 교차반응하는 것으로 여겨지고 있다. 이종이식은 동종이식과 다름 없이 급성 거부도 일어나는데, 때론 동종이식보다 더 심하게 일어나기도 한다. 이종이식거부에 대한 한 가지 해결책은 공여자 동물을 유전적으로 조작하여 관련된 이종항원을 생산하지 못하거나 사람 보체조절단백질을 발현시키는 것이다. 지금까지 유전적으로 변형된 돼지 심장 이식편을 받은 환자는 2022년 초반에 단 한 명 있었고 두 달 동안 생존했다.

혈액세포와 조혈줄기세포의 이식

Transplantation of Blood Cells and Hematopoietic Stem Cells

혈액세포의 이식을 수혈(transfusion)이라고 하며, 수혈은 임상의학에서 가장 오래된 이식 형태이다. 수혈의 주요 장애물은 외래 혈액형(blood group) 항원(ABO 항원을 원형으로 하는)이 있고 그런 항원에 대한 자연항체가 존재함이다(그림 10.15). 이런 항원은 적혈구, 혈관내피세포 및 다른 많은 세포 표면에 발현한다. ABO 항원은 세포막 glycoprotein이나 glycosphingolipids에 있는 탄수화물이다; 그들은 효소의 작용으로 인해 말단에 둘 중 한 가지 종류의 당(sugar) 잔기가 더해지도록 변형된 core glycan을 포함한다. 이런 당을 추가하는 효소를 만드는 유전자에는 세 개의 대립유전자가 있다; 하나는 N-acetylgalactosamine을 더하는 효소를, 다른 하나는 galactose를 더하는 효소를 만든다. 세 번째 대립유전자는 비활성적이고 어떤 당도 더하지 못한다. 그러므로 사람은 어떤 대립유전자가 유전되었는지에 따라 4가지 다른 ABO 혈액형 중 하나가 된다: A형인 사람은 core glycan에 N-acetylgalactosamine가 더해져 있다; B형인 사람은 말단 galactose를 갖고 있다; AB형인 사람은 여러 glycolipid 또는 glycoprotein 분자에 두 종류의 말단 당을 모두 갖고 있다; O형인 사람은 말단 당 없는 core glycan을 발현한다.

한 혈액형 항원을 발현하는 사람은 그 항원에 대해 관용을 보이지만, 자신이 발현하지 않는 항원에 특이적인 항체를 만든다. 그래서 A형인 사람은 항-B 항체를, B형인 사람은 항-A 항체를, O형인 사람은 항-A와 항-B 항체 둘 다를 만들며, AB형인 사람은 둘 다를 만들지 않는다. 이 항체는 자연항체라 불리는데, 이는 그들이 인식하는 혈액형 항원에 명백히 노출되지 않은 상태에서 만들어지기 때문이다. 이 항체는 장내 미생물 중 구조적으로 유사한 항원에 반응하는 B세포에서 생산되어 ABO 혈액형 항원과 교차반응하는 것으로 여겨진다. 혈액형 항원이 당류인 관계로 아부류 전환(isotype switching)을 유발하는 T세포 반응을 일으킬 수 없어서, A형 또는 B형 항원에 특이적인 항체는 대부분 IgM이다. 이미 체내에 존재하는 항체는 표적항원을 발현하는 수혈된 혈액세포에 대해 반응하고 보체를 활성화하여 적혈구를 용해한다; 그 결과 강한 전신 염증 반응, 혈관속 혈전증(thrombosis), 콩팥 손상 등의 소견을 보이는 심한 **수혈반응(transfusion reaction)**이 일어날 수 있다. 이 문제는 이제는 의학 표준 관행인 혈액 공여자–수여자 짝짓기 과정으로 방지되는데, 이 과정을 통해 공여자의 항원이 수여자 속에 존재하는 항체에 의해 인식되는 과정을 피할 수 있다.

ABO 항원 외 다른 혈액형 항원도 수혈 반응에 관여하지만, 이들은 대체로 덜 심하다. 중요한 일례로 적혈구 막 단백질인 RhD 항원을 들 수 있다. 이 단백질은 약 90%의 사람에 발현한다. 태아가 부계로부터 RhD유전자를 물려받고 모계는 RhD가 음성인 경우에, 산모는 출산 중 태아로부터 유래한 RhD 발현 적혈구에 노출되어 면역화될 수 있다. 이 산모는 항-RhD 항체를 생산할 수 있는데, 이 항체는 다음 번 임신 동안 태반을 통과하여 RhD 양성인 태아세포를 공격하고, 그 결과 태아 또는 신생아에 용혈성 질환을 일으킬 수 있다. 이런 문제는 산모가 첫 출산할 시기에 항-RhD 항체를 투여하여 예방할 수 있다; 투여된 항체는

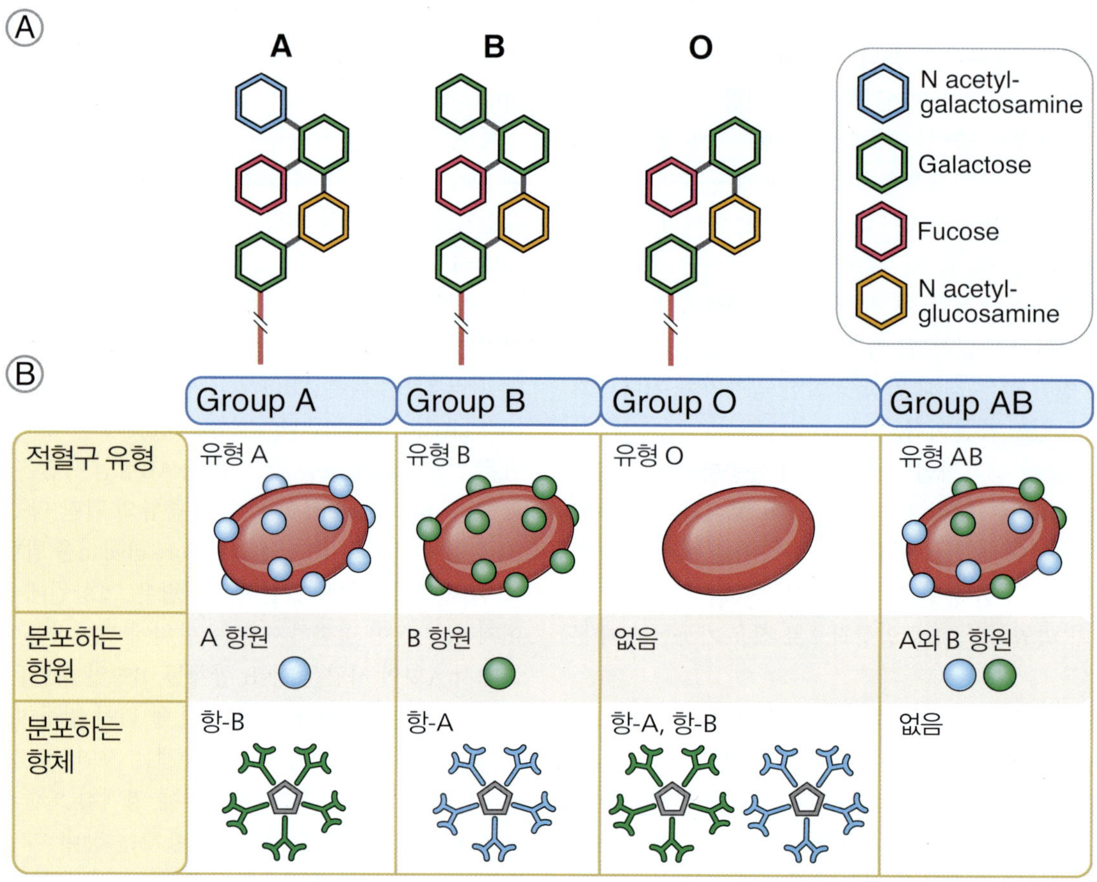

그림 10.15 ABO 혈액형 항원. A, ABO 항원의 화학 구조. B, ABO 혈액형을 가진 사람에 존재하는 항원과 항체.

Rh 양성 태아세포를 산모 순환계로부터 없애고 Rh 항원을 차단하여 면역원성(immunogenicity)을 줄인다.

조혈줄기세포(hematopoietic stem cell, HSC) 이식은 혈액암(예, 백혈병, 골수종)을 치료하거나 조혈 결손을 바로잡기 위해 점점 더 많이 시행되고 있다. 공여자의 혈액에서 얻은 골수세포 또는 더 빈번하게 조혈줄기세포를 수여자의 순환계 내로 주입하면 그 세포들이 골수로 이동한다. 조혈줄기세포 이식은 많은 특별한 문제를 야기한다. 이식 전에 수여자의 골수 일부를 파괴하여 이식된 골수세포를 받아들일 공간을 마련해야 하고, 이렇게 수여자의 골수를 고갈시키는 일은 불가피하게 면역세포를 비롯한 혈액세포의 결핍을 초래한다. 이는 이식된 줄기세포가 혈액세포를 충분히 복원하기 전에 심각한 면역 결핍을 일으킬 소지가 있다. 면역체계는 동종 조혈줄기세포에 대해 매우 강하게 반응하므로, 성공적인 이식을 위해서는 공여자와 수여자의 면밀한 HLA 짝짓기가 요구된다. 만일 성숙한 동종 T세포가 줄기세포와 함께 이식되면, 이 T세포는 공여자 조직을 공격하여 이식편대숙주병(graft-versus-host disease)이 초래될 수 있다. 공여자가 HLA가 동일한 형제일 때 이런 반응은 부조직적합 항원에 대해 일어난다. 같은 반응이 백혈병 세포를 죽이는 데 이용되며, 이를 **이식편대백혈병(graft-versus-leukemia)** 효과라 부른다. 따라서 이식편대숙주병을 예방하기 위해 공여자 조혈줄기세포에서 T세포를 제거하면 항백혈병효과도 감소한다. 이러한 문제에도 불구하고, 조혈줄기세포 이식은 조혈계 및 림프계를 침범하는 다양한 질환들에 대해 성공적인 치료법이다.

요약
SUMMARY

- 적응 면역체계는 종양의 성장을 근절하거나 예방할 수 있다.
- 종양은 항체, $CD4^+$ T세포 반응, $CD8^+$ T세포 반응 등을 유도할 수 있지만, $CD8^+$ CTL에 의한 종양 세포 죽임이 가장 중요한 항종양 작동 기작으로 여겨진다.
- T세포 반응을 일으키는 암항원 대부분은 무작위로 돌연변이(수송자 돌연변이)된 유전자에 의해 지정된 신생항원이며, 이들은 암세포의 악성화에 관여치 않는다. 다른 종양항원에는 종양유전자 또는 종양억제유전자의 산물, 과발현되거나 이상 발현된 구조적으로 정상인 분자들, 종양발생 바이러스의 산물 등이 있다.
- CTL은 1형 MHC 분자에 전시된 종양 항원 유래 변이 펩티드

를 인식한다. 종양항원에 대한 CTL반응은 종양세포나 그 항원을 수지상세포가 섭취, 그 항원을 숫CD8$^+$ T세포에 교차제시, T세포가 활성화되어 CTL 세포로 분화, CTL이 혈액을 따라 종양으로 이동, CTL이 종양 세포 표면의 종양 항원을 인식하고 종양세포를 죽임의 과정으로 진행된다.

- 종양은 항원을 더 이상 발현하지 않고, MHC 분자 또는 항원처리와 관련된 분자의 발현을 중단하고, T세포 억제수용체의 리간드를 발현하고, 면역반응을 억제하는 조절T세포를 유도하거나 사이토카인을 분비함으로써 면역반응을 피할 수 있다.
- CAR-T 면역치료는 새로운 돌파구적인 접근이며 현재 임상적용 중이다. CAR-T세포는 암환자 T세포에 종양항원이 결합하는 항체 유사 부위와 강력한 신호 기능을 가진 세포질 부위를 가진 재조합 수용체가 발현하도록 체외에서 유전자 도입하여 제작한다. CAR-T세포를 환자에 다시 입양전달(adoptive transfer)하는 것이 B세포 유래 백혈병, 골수종, 림프종 치료에 성공적이다.
- 면역관문 차단제는 현재 임상에서 적용하는 주된 암 면역치료 기법이다. CTLA-4, PD-1과 같은 T세포 억제분자의 기능을 차단하는 단클론항체를 환자에 주사하여 종양항원에 의한 종양 특이적 T세포의 활성화를 향상할 수 있다. 이 시도는 많은 종류의 진행형 암환자를 치료하는 데 성공적이었으나, 다양한 암 환자의 15% 내지 40% 만이 반응을 보였고 많은 유형의 암에 불응적일 뿐만 아니라 많은 환자에서 자가면역 부작용이 발생하였다.
- 개인형 신생항원 백신이 이제 임상시험 중이다. 이런 백신의 제작은 암 게놈 시퀀싱 기법으로 환자의 MHC 분자에 결합하는 환자 개개인 종양 고유의 신생항원 펩티드를 동정할 수 있기에 가능하다.
- 사람 사이의 장기 또는 조직 이식은 많은 질환을 치료하는 데 널리 사용되지만, 외래 조직을 성공적으로 이식하는 데 주된 걸림돌은 CD8$^+$ CTL, CD4$^+$ 보조T세포, 항체 등을 포함하는 적응 면역반응에 의한 거부이다.
- 이식거부를 자극하는 가장 중요한 항원은 동종 MHC 분자이다. 이는 펩티드를 전시한 자기 MHC 분자와 유사하여 이식편 수여자의 T세포에 인식될 수 있기 때문이다. 동종 MHC 분자는 항원처리 과정 없이 이식편 APC에 의해 수여자 T세포에 제시되거나(직접 제시), 또는 숙주 APC에 의해 처리되고 자기 MHC에 결합된 펩티드로 제시된다(간접 제시).
- 이식편의 거부는 여러 다른 기작으로 일어날 수 있다. 초급성 거부는 기존에 형성된 혈액형 항원이나 HLA 분자에 대한 항체가 매개하며, 이식편내 혈관내피 손상과 혈관 혈전증을 일으킨다. 급성 거부는 이식편 세포와 혈관내피에 손상을 입히는 T세포와 혈관내피에 부착하는 항체가 매개한다. 만성 거부는 혈관 민무늬근육세포와 조직 섬유모세포의 성장을 자극하는 사이토카인을 생산하는 T세포가 일으킨다.
- 이식거부 치료는 T세포반응과 염증을 억제하기 위한 것이다. 면역억제 약물이 치료의 중심이 되어왔고, 이에는 corticosteroid, calcineurin 저해제, mTOR 저해제, 기타 다른 것이 포함된다.
- 혈액세포 수혈은 가장 오래되고 가장 널리 사용되는 형태의 이식이며, 공여자와 수여자 간에 ABO 혈액형 부합이 필요하다. ABO 혈액형 항원은 적혈구, 혈관내피세포 등과 같은 세포의 표면에 있는 당류이다. 사람들은 자기가 발현하지 않는 ABO 항원에 특이적인 자연항체를 생산한다.
- 조혈줄기세포 이식은 혈액세포암 치료를 위해, 또는 면역계통과 조혈계통의 비정상적인 성분을 대체하기 위해 널리 사용된다. 이런 세포 이식은 강한 거부반응을 일으키고 이식편대숙주병의 위험을 안고 있으며, 대개 수여자에 일시적인 면역결핍을 일으킨다.

연습문제_*REVIEW QUESTIONS*

1. 면역체계가 반응하는 종양항원의 주된 유형은 무엇인가?
2. 종양거부가 면역학적 현상이라는 증거는 무엇인가?
3. CD8$^+$ T세포는 어떻게 종양항원을 인식하며, 작동 CTL로 분화하기 위해 어떻게 활성화 되는가?
4. 종양이 면역반응을 피할 수 있는 기작은 무엇인가?
5. 자기 MHC 분자에 결합된 외래 펩티드 항원을 인식하는 정상 T세포가 어떻게 이식편의 동종 MHC 분자에 강하게 반응하는가?
6. 동종이식 거부의 주된 기작은 무엇인가?
7. 임상에서 어떻게 이식거부를 줄일 수 있는가?
8. 조혈줄기세포 이식과 관련된 문제에는 어떤 것이 있는가?

연습문제의 답과 설명은 301쪽에서 볼 수 있음.

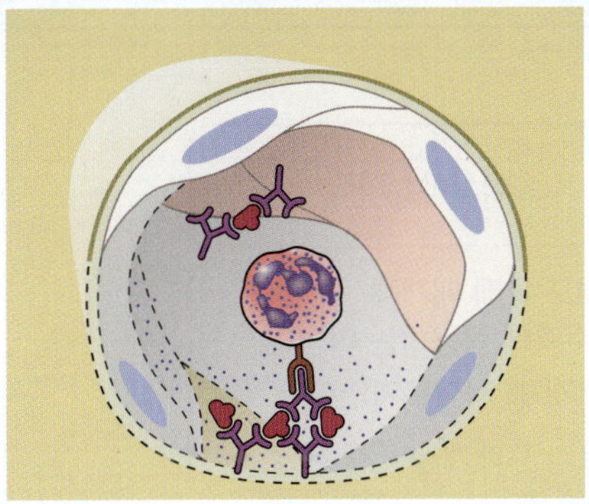

11

과민반응

면역반응에 의한 신체기능의 장애

Hypersensitivity

Disorders Caused by Immune Responses

이 장의 개요_*Chapter Outline*

앞서 면역체계가 감염으로부터 숙주를 방어하는 데 필요하다는 사실은 충분히 강조되었다. 하지만 면역반응은 때때로 숙주의 조직 손상이나 질환을 일으키기도 한다. 해로운, 즉 병리학적으로 우리 몸에 해가 되는 면역반응은 과도한 혹은 잘못된 면역반응으로 **과민반응(hypersensitivity reaction)**이라고 한다. 과민반응은 두 가지 상황에서 일어날 수 있다. 첫 번째로, 외부 항원(미생물 또는 비감염성의 환경적 항원)에 대한 반응이 반복적이고 조절이 잘 안되면 조직 손상을 유발할 수 있다. 두 번째로, 자기관용(9장 관련)에 문제가 생겨 우리 몸의 면역반응이 자기항원(자가항원)에 대해 반응하는 것이다. 자기항원에 대한 반응은 **자가면역(autoimmunity)**이라고 불리며, 이 자가면역으로 인해 일어나는 질환을 **자가면역질환(autoimmune disease)**이라고 한다.

이 장에서는 과민반응의 주요한 특징들과 그로 인한 질환들을 병리학적인 소견에 초점을 두어 설명할 것이다. 과민반응의 임상병리적 특징들은 간략하게 설명되어 있으며 다른 의학서적에서 자세하게 찾아볼 수 있을 것이다. 아래의 물음에 대해 생각해보자.

- 과민반응의 종류에 따른 기작들은 각각 어떻게 되는가?
- 이러한 반응에 의해 유발되는 질환의 주요한 임상적 또는 병리적 소견이 무엇인가?
- 이러한 질환에 대한 치료의 원리는 무엇인가?

과민반응의 종류

TYPES OF HYPERSENSITIVITY REACTIONS

과민반응은 조직의 손상이나 질환에 영향을 미치는 면역학적 기작의 종류에 의해서 분류된다(그림 11.1). 우리는 이 장 전체에서 걸쳐 이해하기 쉬운 서술적인 분류법을 사용하겠지만, 수치적 명칭도 널리 사용되고 있기 때문에 각 서술적 분류에 상응하는 수치적 분류도 병기하겠다.

- 즉시형 과민반응 또는 제1형 과민반응이란 비만세포로부터 방출되는 매개체에 의해 유발된다. 이 반응은 흔히 외부항원에 특이적인 면역글로불린 E (IgE)가 생산되고 그 IgE가 여러 조직에 있는 비만세포에 결합을 하면서 발생한다.
- 세포나 조직 항원에 대한 항체(흔히 IgG)는 이러한 세포나 조직을 손상시키거나 기능을 방해할 수 있다. 이러한 질환을 항체 매개성 혹은 제2형 과민반응이라고 부른다.
- 때로는 혈중에 있는 수용성 항원에 대한 항체(흔히 IgG)들은 항원들과 함께 복합체를 형성하는 경우도 있는데, 이 면역복합체가 다양한 조직내의 혈관에 침착되면서 염증과 조직손상을 일으키기도 한다. 이러한 질병을 면역복합체에 의한 질환

과민반응의 종류	병리학적인 면역 기작	조직 손상 기작
즉시형 과민반응 (1형)	Th2 세포, IgE 항체, 비만세포, 호산구 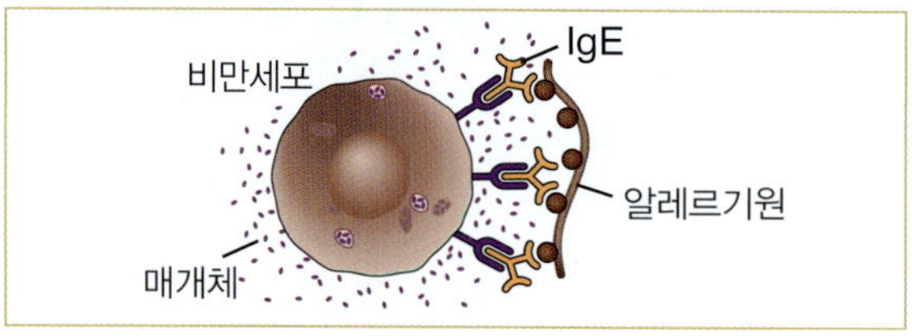	비만세포 유래 매개체 (혈관수축에 작용하는 아민기, 지질매개체, 사이토카인) 사이토카인 매개성 염증 유발 (호산구, 호중구)
항체 매개성 질환 (2형)	세포 표면 또는 세포외 기질 항원에 대한 IgM, IgG 항체 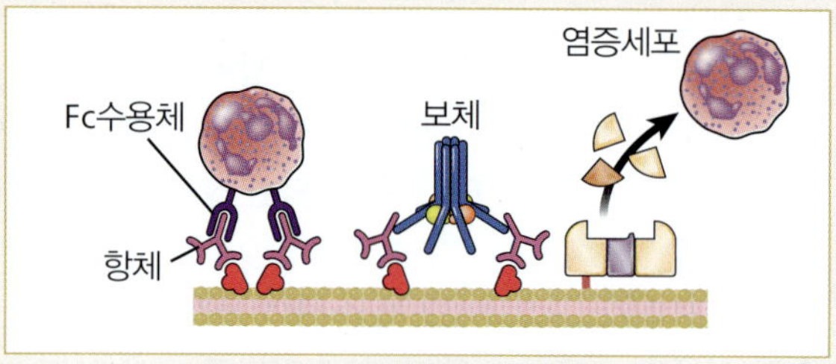	보체와 Fc수용체에 의해 백혈구(호중구, 큰포식세포) 동원 및 활성화 옵소닌화와 세포의 포식작용 세포기능의 비정상을 유발 (예, 호르몬 또는 신경전달물질 수용체 신호전달)
면역복합체 매개성 질환(3형)	혈관 기저막에 침착된 IgM 또는 IgG 항체와 순환하고 있는 항원들 간의 면역복합체 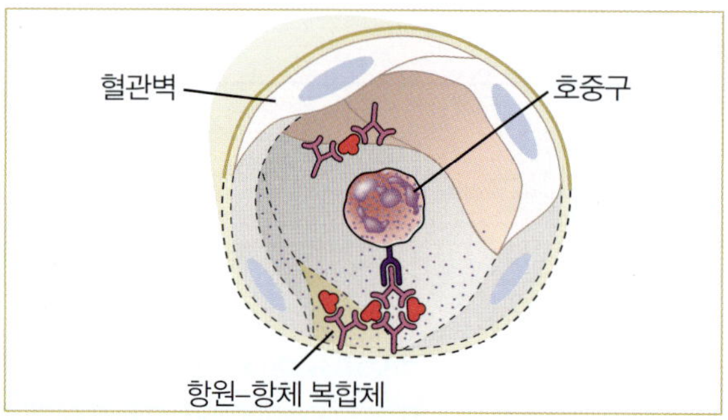	보체와 Fc수용체에 의해 백혈구 동원 및 활성화
T세포매개질환 (4형)	1. 사이토카인 매개성 염증(CD4$^+$ T세포) 2. T세포 매개 세포사멸(CD8$^+$ CTLs) 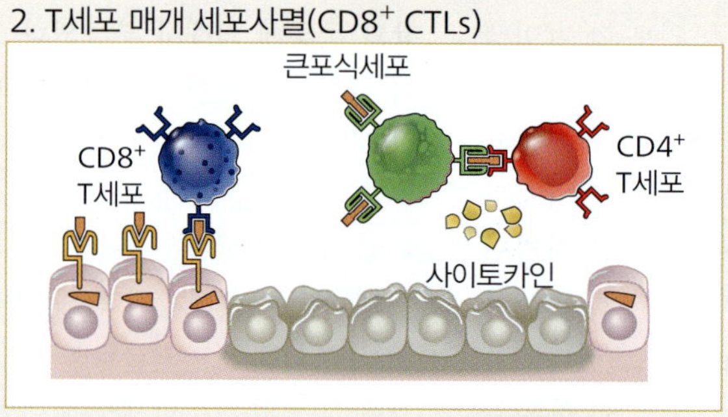	1. 큰포식세포가 활성화, 사이토카인에 의한 염증 유발 2. 표적세포에 대한 직접적인 용해, 사이토카인에 의한 염증

그림 11.1 과민반응의 유형. 네 가지 주된 유형의 과민반응들은 각 유형 마다 조직 손상과 질환을 일으키는 면역작동기작이 다르다. *CTLs*, cytotoxic T lymphocytes; *Ig*, immunoglobulin; *Th2*, T helper 2 cell.

또는 제3형 과민반응이라고 부른다.

- 어떤 질환은 조직내의 자기항원 또는 조직내의 미생물에 특이적인 T림프구의 반응에 의해 유발된다. 이것을 T세포 매개성 질환 또는 제4형 과민반응이라고 부른다.

이러한 분류는 면역관련 조직 손상의 기작을 구분해주기 때문에 유용하다고 할 수 있다. 그러나 사람의 면역학적 질환에서는 흔히 항체 매개성과 T세포 매개반응이 겹치기 때문에 명확하게 한 가지 타입의 과민반응이라고 단정하기는 어렵다.

즉시형 과민반응

IMMEDIATE HYPERSENSITIVITY

즉시형 과민반응은 특정 항원에 대한 IgE 항체와 비만세포를 매개로 한 반응이다. 이는 흔히 염증이 뒤따르며, 급속한 혈관의 누출과 과도한 점액분비, 기관지 및 장 민무늬근 수축을 유발한다. IgE 매개성 즉시형 과민반응이 두드러지는 질병을 **알레르기(allergy)** 또는 아토피(atopy)라고 불리며, 이러한 반응이 잘 생기는 경향을 가진 사람들을 "아토피성이 있다"라고 말한다. 즉시형 과민반응이라는 명칭은 예전에 알레르기원에 노출된 경험이 있는 사람에서 피부로 알레르기원을 주사했을 경우 발생하는 신속한 반응 때문이다. 그러나, 많은 종류의 알레르기는 만성염증과 연관되어 있고 신속한 반응이 일어나지 않을 수도 있다. 일반적인 종류의 알레르기로는 건초열, 음식물 알레르기, 천식, 접촉성 피부염 그리고 아나필락시스(anaphylaxis)가 있다. 알레르기는 면역체계 질환에 있어서 가장 흔하며, 약 10%에서 20%의 사람들이 가지고있고 알레르기 질환의 발생률은 특히 산업화된 사회에서 증가하고 있다.

즉시형 과민반응이 생기는 일련의 과정을 살펴보면 다음과 같다. Th2 세포와 IL-4와 IL-13을 분비하는 T소포보조세포(follicular helper T cell, Tfh cell)가 항원에 의해 활성화되어 IgE 항체가 생산된다. IgE가 비만세포의 Fc수용체에 결합하고 동일한 항원에 재차 노출되면, 항원에 의해 비만세포에 결합된 IgE가 교차연결이되어 활성화된 비만세포에서 다양한 매개체의 분비가 일어난다(그림 11.2). 이러한 반응 일부는 서로 다른 매개체의 생산 시기에 따라 두 단계로 구분될 수 있다(그림 11.3). 비만세포 매개체들은 혈관 투과성의 증가와 민무늬근의 수축을 일으켜서 즉시형 과민반응의 많은 증상을 야기한다. 항원에 감작(sensitized)된 사람에게 동일한 항원에 다시 노출되었을 시 몇 분 이내에 혈관투과성 증가와 민무늬근 수축반응이 일어날 수 있기 때문에 즉시형 과민반응이라 한다. 비만세포에서 분비된 어떤 매개체들은 수 시간 동안 반응부위에 호중구와 호산구들을 불러들이는 사이토카인들이다. 이 염증성 구성요소들의 유입을 후기반응(late-phase reaction)이라고 부르고, 즉시형 과민반응의 반복으로 인해 일어나는 조직 손상에 주요한 영향을 준다.

이러한 배경지식과 함께, 이제 즉시형 과민반응에 단계를 살펴보도록 하겠다.

Th2 세포의 활성과 IgE 항체의 생산

Activation of Th2 Cells and Production of IgE Antibody

알레르기가 발생하기 쉬운 사람에게는 어떤 항원에 노출되면 Th2 세포와 IL-4를 분비하는 T소포보조세포가 활성화되고 IgE 항체가 생산된다(그림 11.2A). 대부분의 사람들은 외부 항원에 대해서 Th2 세포가 강하게 활성화되지는 않는다. 이유는 아직 잘 모르지만 어떤 사람들은 꽃가루, 특정 음식, 벌레 독 또는 동물의 비듬에 존재하는 단백질 혹은 페니실린 같은 특정한 약물 등의 항원에 노출되었을 때 Th2 세포가 강하게 반응을 하면서 IL-4, IL-5, IL-13을 분비한다. 2형 선천 림프구세포(ILC2)는 IL-5과 IL-13을 일찍 생성할 수도 있지만, 알레르기 질환에서 이 세포의 역할은 아직 확립되지 않았다. Th2 세포와 ILC2 세포의 유사한 반응을 통틀어 2형반응(type 2 responses)이라고 한다. 즉시형 과민반응은 단백질 항원이나 단백질과 결합하는 화학물질에 반응하여 Th2 세포와 IL-4과 IL-13을 분비하는 Tfh 세포 활성화 때문에 일어난다. 즉시형 과민반응을 일으키는 항원들을 알레르기원(allergen)이라고 부른다. 아토피 환자는 한 가지 또는 그 이상의 항원들에 대해 알레르기성이 있을 수 있다. 주변 환경에 있는 여러 항원들 중 특정 항원만이 왜 이렇게 Th2 반응을 활성화시키고 IgE 생산을 일으키는지는 잘 모른다. 또한 알레르기원으로 작용하는 항원의 어느 특징 때문에 알레르기가 일어나는지도 잘 알려져 있지 않다.

일부 만성 알레르기 질환에서는 상피벽에 손상이 가서, 상피세포가 2형 면역반응을 유발하는 IL-25, IL-33, thymic stromal lymphopoietin (TSLP)와 같은 사이토카인을 분비해서 생길질도 모른다. 피부의 손상은 간혹 정상적인 방어 역할을 유지하는데 필요한 상피세포의 단백질인 필라그린(filaggrin)의 돌연변이와 연관되어 있다. 폐의 기관지에서는 바이러스 감염이 초기 손상의 잠재적 원인으로 생각되고 있다. IL-25, IL-33, TSLP는 ILC2 세포를 활성화시켜서 IL-5과 IL-13을 생성하게 하고, 생성된 사이토카인에 노출된 수지상세포는 림프절에 존재한 숫T세포로 하여금 Th 세포와 IL-4 또는 IL-13을 생성하는 Tfh 세포로 분화시킨다.

이차 림프조직에서는 T소포보조세포가 분비하는 IL-4와 IL-13이 B림프구 중사슬 클래스전환 일으켜서 IgE를 분비하는 형질세포로 분화시킨다. 그 결과, 알레르기 환자들은 정상인에 비해 외부 특정 항원에 대해서 많은 양의 IgE 항체를 생산해낸다. Th2 세포가 분비하는 IL-4와 IL-13은 장 운동을 증가시키고, 과도한 점액 분비 등 알레르기에서 볼 수 있는 조직에서의 반응을 유도한다. 또한, Th2 세포는 IL-5를 분비하여 알레르기 질환 조

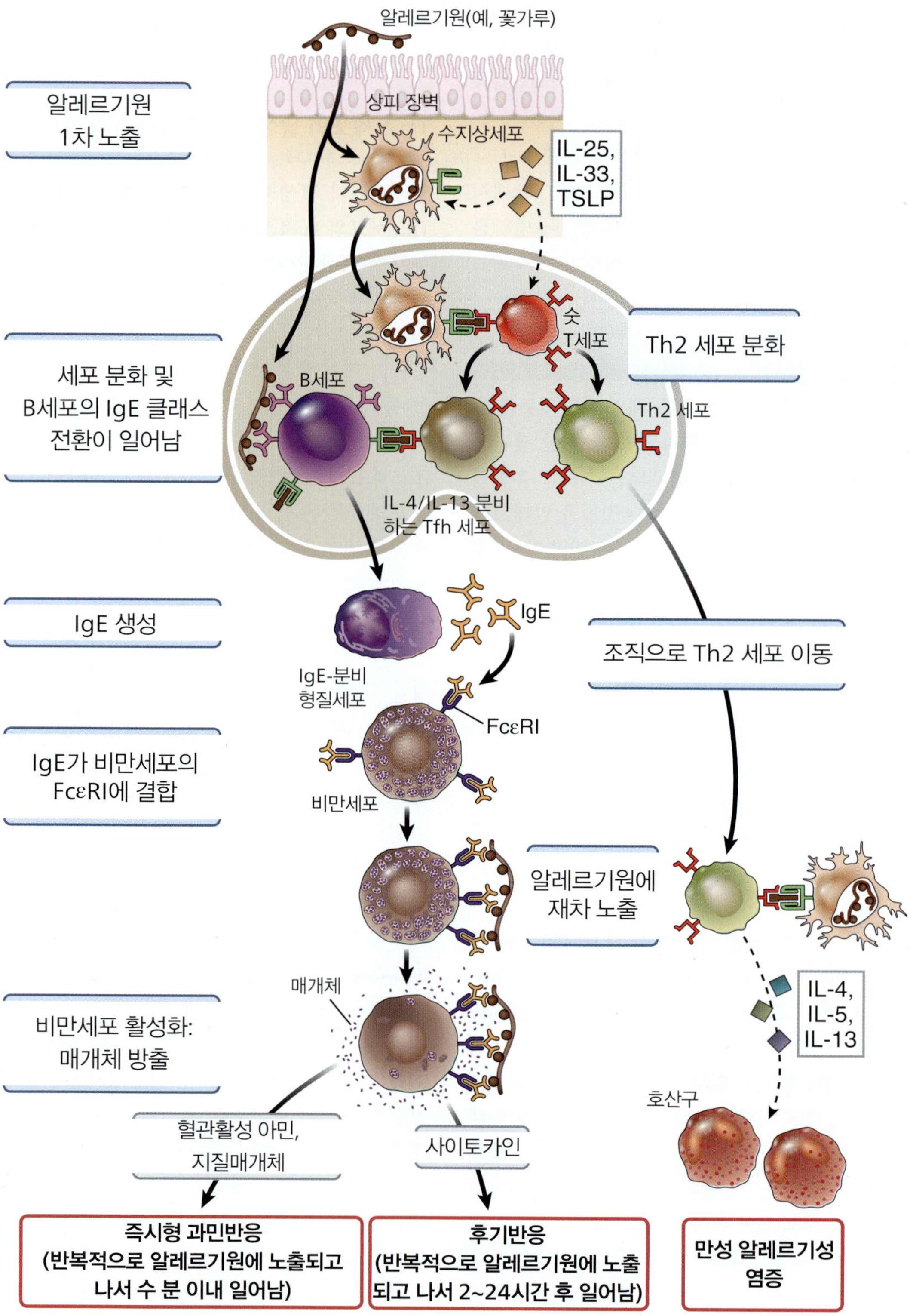

그림 11.2 즉시형 과민반응 순서. 즉시형 과민반응은 알레르기원이 유입되면서 상피세포에서 분비하는 사이토카인과 더불어 Th2 세포와 IL-4/IL-13을 분비하는 Tfh 세포를 자극하면서 시작된다. 유입된 항원과 Tfh 세포에 의해 생성된 IgE 항체가 비만세포 표면의 Fc수용체(FcεRI)에 결합하며, 이후 알레르기원에 노출되면 비만세포를 활성화시켜 즉시형 과민반응의 병적인 반응을 일으키는 매개체들을 분비하게 된다. 비만세포, Th2 세포 그리고 기타 다른 세포들이 사이토카인을 생성하여 후기반응과 호산성구를 동반한 만성 알레르기 질환을 야기한다. *APC*, antigen-presenting cell; *TSLP*, thymic stromal lymphopoietin.

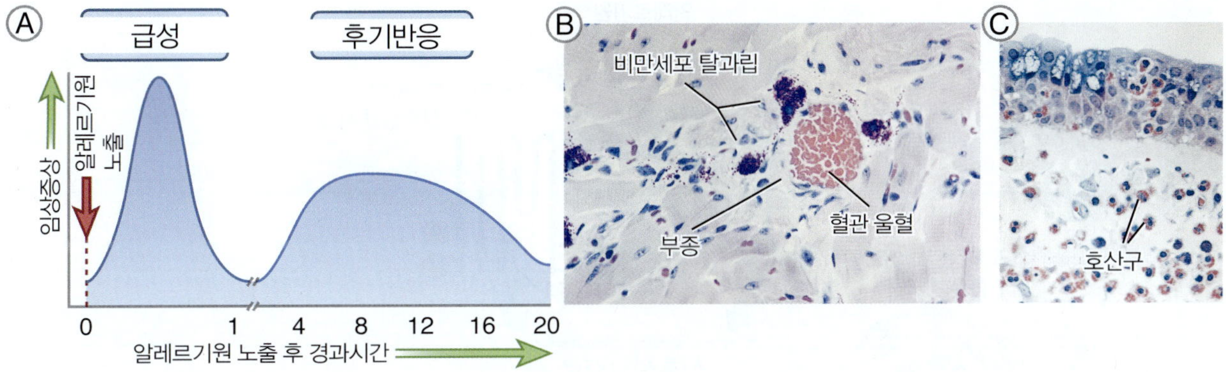

그림 11.3 알레르기 과민반응 단계. **A,** 즉시형 반응과 후기반응 단계. 알레르기원에 노출된 직후 몇 분 내에 혈관이 확장되고 민무늬근의 수축이 일어난다(이전에 알레르기원에 감작된 사람에서 일어남). 후기반응은 2~24시간 뒤에 일어난다. **B,** 즉시형 과민반응의 특징은 혈관 확장, 울혈, 그리고 부종으로 나타난다. **C,** 후기반응은 호산구와 호중구 그리고 T세포의 침투가 특징이다. (그림 제공: Dr. Daniel Friend, Department of Pathology, Brigham and Women's Hospital, Boston, U.S.A.)

직에서 특징인 호산구성 염증을 촉진한다.

IL-4와 IL-5를 분비하는 활성화된 T세포의 분화 경향과 천식과 같은 아토피성 질환은 유전적인 요인이 강한 것으로 알려져 있다. 아토피성 질환 발병의 주요한 위험인자로 가족력을 들 수 있으며, 많은 유전자들이 알레르기를 일으키는 데 있어서 기여를 한다고 알려져 있다. 이러한 유전자 중 일부는 IL-4, IL-5, IL-13 사이토카인과 IL-4 수용체와 같이 T림프구와 B림프구 반응에 관여하는 것으로 알려져 있다 있지만, 이러한 유전자들이 림프구의 기능과 사이코카인의 발현과 기능을 어떻게 변화시켜서 아토피성 질환에 기여하는지는 알려지지 않았다.

다양한 환경요인들이 알레르기 발병에 지대한 영향을 미친다. 산업화된 사회에서는 대기오염에 잠재적 알레르기원을 가지고 있을 수 있다. 전에 언급했듯이 호흡 기관의 바이러스 감염은 알레르기 발병을 증가시킬 수 있다. 초년 시기에 어떤 감염과 알레르기원 노출은 반대로, 추후에 알레르기 질환 발병을 감소시킬 수 있다. 이러한 현상으로 인해 위생가설(hygiene hypothesis)이 대두되었다. 위생가설이란 초년에 많은 양의 미생물과 알레르기원에 노출되면 추후에 알레르기 질환(그리고 자가면역 질환)이 덜 생긴다는 가설이다. 이러한 효과가 나타나는 이유와 그 의미도 불투명하다. 산업화된 국가에서 알레르기 질환 발병률이 증가하는 추세는 대기오염 및 초년 시절에 미생물과 알레르기원에 대한 노출이 적다는 이유일 수도 있다. 알레르기원에 어릴 적에 노출되면 알레르기 질환으로부터 보호받는다는 예시로는 유아기 및 어린이에게 소량의 땅콩 성분이 함유된 음식을 섭취하게 하는 것이다. 이러한 요법으로 추후에 땅콩 알레르기 발병률을 감소시킬 수 있다.

비만세포의 활성과 매개체의 분비

Activation of Mast Cells and Secretion of Mediators

알레르기원에 대한 반응으로 생산된 IgE 항체는 비만세포 표면에 발현되어 있는 ε 중사슬에 특이적인 Fc수용체에 강한 친화성을 가지고 결합한다(그림 11.2B). 아토피 환자에서의 비만세포는 알레르기를 일으키는 특정 항원에 대해 특이성을 지닌 IgE 항체로 코팅되어 있다. 이러한 IgE의 비만세포에 대한 코팅과정을 감작(sensitization)이라고 부르는데, 이 작용이 특정 항원에 재차 노출 시 비만세포를 예민하게 활성화시키기 때문이다. 반대로 정상인에서 비만세포는 다양한 항원특이적인 IgE가 결합되어 있기 때문에 어느 특정 항원과 결합해도 즉시형 과민반응을 일으킬 만한 충분한 활성을 유발하지 못한다.

비만세포는 모든 결합조직(connective tissue), 특히 상피세포층 아래쪽에 많이 존재하는데 흔히 혈관 주위에 위치한다. 신체 어떤 부위의 비만세포가 알레르기원과 결합해서 활성화되는지는 알레르기원의 유입경로에 의해 달라진다. 예를 들면, 알레르기원을 호흡기로 흡입했을 시에는 기관지의 점막하조직에 있는 비만세포가 활성화되고 알레르기원을 섭취했을 경우 장점막에 있는 비만세포가 활성화된다. 장에서 흡수되어 혈액으로 유입되거나 주사로 직접 혈액으로 유입되는 알레르기원은 모든 조직에 전달될 수 있고, 그 결과 전신적으로 비만세포 활성화가 일어난다.

FcεRI라 불리는 IgE에 대해 높은 친화성을 가진 수용체는 세 개의 폴리펩티드 사슬로 구성되어 있는데 그 사슬 중 하나는 Fc 부위에 있는 ε 중사슬과 10^{-11} M K_d 값으로 매우 강한 결합을 할 수 있다(혈장에 있는 IgE의 농도는 대략 10^{-9} M로, 이러한 이유 때문에 정상인에서는 비만세포들은 항상 IgE로 표면이 코팅되어 있다). FcεRI 수용체를 구성하는 나머지 두 개의 사슬은 신호전달 단백질이다. 동일한 FcεRI가 비만세포와 특징이 유사한

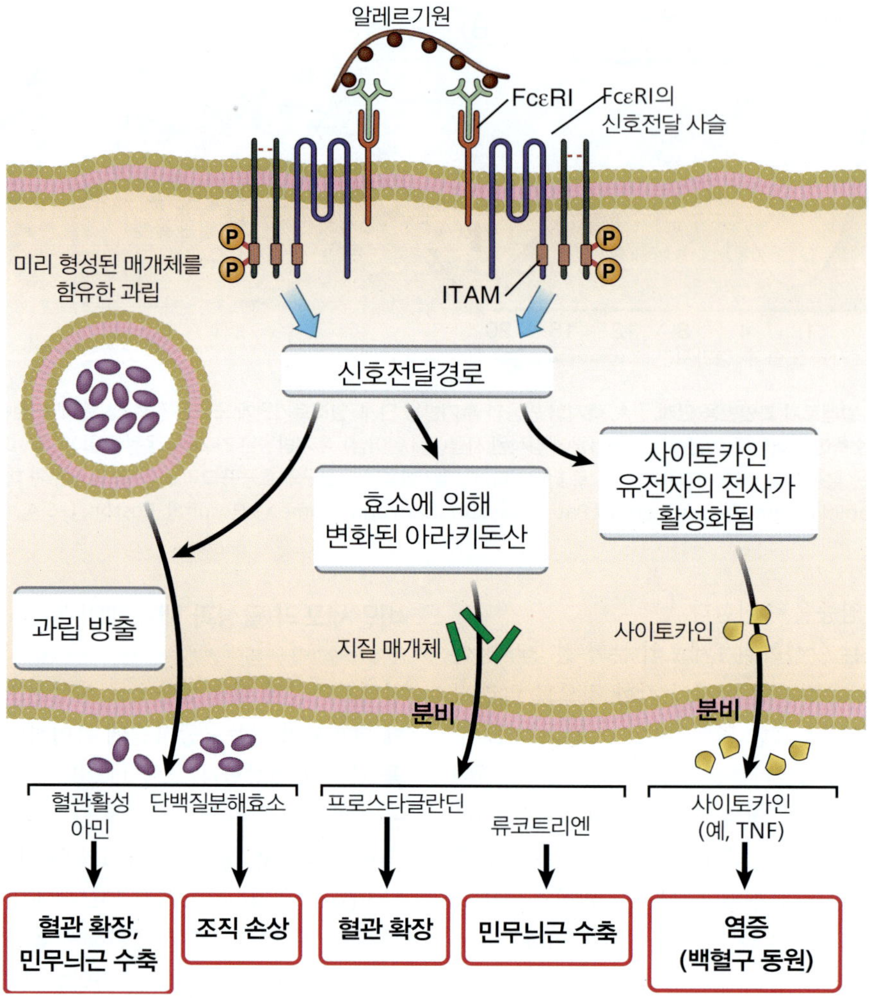

그림 11.4 비만세포 매개체의 생성와 작용. 알레르기원이 비만세포 표면의 IgE를 교차 연결하면서, IgE Fc수용체(*FcεRI*) 신호 전달 사슬 내 immunoreceptor tyrosine-based activation motifs (*ITAMs*)를 인산화시킨다. 이로 인해 다수의 신호전달경로들이 개시된다. 이 신호전달경로는 비만세포 과립내용물(아민, 단백질분해효소들)의 방출, 아라키돈산 대사산물(프로스타글란딘, 류코트리엔)의 합성, 그리고 다양한 사이토카인의 합성을 자극한다. *TNF*, tumor necrosis factor.

혈중에 순환하는 호염기구에도 존재하지만, 호염기구는 혈중에서 농도는 매우 낮으며 조직내에서는 존재하지 않기 때문에 비만세포만큼 즉시형 과민반응에 기여하는지는 잘 알려져 있지 않다.

IgE에 의해 감작된 비만세포가 알레르기원에 노출되었을 때, 비만세포들은 매개체를 분비한다(그림 11.4). 비만세포의 활성은 적어도 두 개 또는 그 이상의 IgE 항체가 알레르기원에 결합함으로써 시작된다. 그러면 IgE에 결합되어 있는 FcεRI 수용체가 상호연결되고, FcεRI 수용체의 신호전달 사슬에서 생화학적 신호가 개시된다. 이러한 신호가 염증성 매개체를 분비하게 한다.

비만세포에 의해 분비되는 가장 중요한 매개체는 과립에서 보관 후에 방출되는 혈관 수축에 작용하는 아민(amine)과 단백질분해효소, 아라키돈산 대사과정에서 새롭게 생긴 분비 산물 그리고 사이토카인이다(그림 11.4). 이 매개체들은 제각각 다른 역할을 한다. 주요한 아민인 히스타민은 혈관 투과성과 혈관 확장을 증가시켜서 조직 내로 액체와 혈장 단백질 유입이 일어난다. 또한, 히스타민은 기관지 및 장 민무늬근의 일시적인 수축을 자극한다. 단백질분해효소는 국소적 조직의 손상을 일으킬 수 있다. 아라키돈산 대사산물인 프로스타글란딘(prostaglandin)은 혈관 확장을 일으키고 또 다른 대사산물인 류코트리엔(leukotrienes)은 기관지 민무늬근의 지속적인 수축을 유발한다. 분비된 사이토카인은 국소적인 염증을 유발한다(이를 후기반응이라고 하고 뒤에 곧 설명하겠다). 결론적으로, 비만세포 매개체들은 즉시형 과민반응의 전형적인 특징인 급성 혈관성 반응, 급성 민무늬근 반응, 그리고 지속적인 염증을 유발한다.

비만세포에 의해 분비된 사이토카인들은 후기반응을 일으키게 하는 백혈구들을 불러모으는 데 영향을 미친다. 후기반응과 관련된 백혈구는 호산구, 호중구 그리고 Th2 세포이다. 비만세포에서 분비된 종양괴사인자(TNF)와 IL-4는 호중구와 호산구가 풍부한 염증을 촉진한다. 조직의 비만세포와 상피세포에서 나온 케모카인(chemokine) 역시 백혈구를 불러들이는 역할을 한다. 호산구와 호중구는 단백질분해효소를 분비하는데, 이는 조직의 손상을 유발한다. 또한 Th2 세포는 더욱더 많은 사이토카인을 생산하면서 이 반응을 더욱 악화시킬 수 있다. 호산구는 많은 알레르기반응의 중요 인자이며 이러한 반응에서 조직 손상에 크게 기여한다. 호산구는 Th2 세포와 ILC2 세포에서 분비되는 사이토카인인 IL-5에 의해서 활성화된다.

알레르기 질환 및 치료

Allergic Diseases and Therapy

즉시형 과민반응은 다양한 임상적 및 병리학적인 소견들을 유발하는데, 이는 비만세포에서 분비되는 각종 매개체들에 의한 것이며 조직부위와 매개체의 분비량 양에 따라 소견이 달라진다 (그림 11.5).

- 알레르기성 비염(allergic rhinitis)이나 부비동염(sinusitis)과 같은 **건초열(hay fever)**에서 일어나는 증상들은 많은 식물에서 발견되는 꽃가루 단백질과 같은 알레르기원이 비강을 통해 흡입되어 일어난다. 비강 점막의 비만세포는 히스타민을 분비하고, Th2 세포는 IL-13을 분비하는데, 이 두 매개체들은 점액의 생성을 촉진한다. 후기반응은 더욱 지속적인 염증반응을 일으키게 된다.
- **음식 알레르기(food allergy)**의 경우, 알레르기원을 섭취 시에 비만세포의 탈과립을 유도하고 분비된 히스타민에 의해 장 연동운동이 활발하게 일어나게 되어 구토와 설사가 유발된다.
- **천식(asthma)**은 간헐적인 날숨 장애로 인해 호흡곤란, 기침, 그리고 쌕쌕거림(천명)과 같은 임상적 증상이 특징이다. 천식의 가장 흔한 원인은 호흡기계 알레르기인데, 이 경우 알레르기원을 흡입함으로써 기관지의 비만세포를 자극하여 류코트리엔과 같은 매개체를 분비하게 하여 반복적으로 기관지 수축과 기도 폐쇄의 원인이 된다. 만성적 천식에서는 많은 수의 호산구들이 기관지 점막에 축적되고, 기도에 점액을 과도하게 분비하며, 기관지 민무늬근이 비대해지고 다양한 자극에 대해 과민반응을 일으키게 된다. 어떤 종류의 천식은 IgE 항체의 생산과는 관련 없이 추위나 운동에 의해 천식이 유발될 수 있는데, 비만세포가 탈과립을 하는 원인에 대해서는 잘 알려진 바가 없다.
- **아토피성 피부염**(흔히 습진이라고 함)의 특징으로는 발적을 동반한 가려운 빨간 삼출물(exudate)을 가진 구진(papule, 살갗에 돋아나는 발진)과 만성적 건조한 각질화 피부(scale)이다. 피부벽의 기능장애(예를 들면, filaggrin 돌연변이) 결과로 *Staphylococcus aureus*의 증식이 잘 일어나고, 피부세포가 활성화되어 type 2 면역반응을 향상시키는 사이토카인이 분비된다. 습진 환자는 흔히 피부에서 만성적 후기반응이 일어나는데, 습진을 가진 어린이는 음식 알레르기와 천식이 생길 가능성이 높다. 이처럼 세 가지의 알레르기 반응(아토피성 피부염, 음식물 알레르기, 천식)이 한 환자에서 공존할 경우 흔히 알레르기 삼인조(atopic triad)라고 하며, 어린 시절부터 진행되는 순차적인 질병의 진행을 아토피행진(atopic march)라고 한다.
- 즉시형 과민반응에서 가장 심각한 증상으로는 **아나필락시스(anaphylaxis)**를 들 수 있다. 아나필락시스는 전신성 반응으로서 후두를 포함한 많은 조직에서 부종이 일어나고, 혈압의 감소(아나필락시스 쇼크)가 일어난다. 또한, 후두부종(laryngeal edema), 점액마개 형성(mucus plugging), 그리고 기관지연축(bronchospasm)으로 인해 기도 폐쇄로 저산소혈증(hypoxemia)가 일어난다. 아나필락시스 반응을 일으키는 가장 흔한 원인으로는 벌에 쏘이는 경우나 페니실린 계열 항생제를 주사받거나 투여받았을 때, 또는 조개류나 견과류를 섭취했을 경우를 들 수 있다. 아나필락시스는 온몸으로 퍼진 항원에 대하여 전신에 분포한 비만세포의 탈과립에 의해 갑작스런 혈압 강하나 기도 폐쇄가 일어날 수도 있기 때문에 치명

임상적 증상	임상적, 병리학적 소견들
알레르기성 비염, 부비동염 (건초열)	점액분비의 증가; 상기도 염증, 비강염
음식 알레르기	위장근육의 수축으로 인한 연동운동의 증가
기관지 천식	기관지 민무늬근의 과반응으로 인해 기도 폐쇄; 염증과 조직 손상
아나필락시스 (약물이나 벌침, 음식에 의해 일어날 수 있음)	혈관 확장으로 인해 혈압 감소 (쇼크); 후두 부종과 기관지 수축으로 기도 폐쇄
아토피성 피부염	발적을 동반한 가려운 빨간 삼출물을 가진 구진과 만성적 건조한 각질화 피부

그림 11.5 즉시형 과민반응의 임상적 소견. 즉시형 과민반응은 피부의 질병으로 두드러기(urticaria), 습진(eczema)과 같은 여러 형태로 다양한 소견을 보일 수 있다.

증상	치료	작용기작
아나필락시스	에피네프린	혈관 민무늬근 수축을 유발, 쇼크에 대응하기 위해 심박출량을 증가, 그리고 기관지 민무늬근 세포 수축을 억제
천식	코르티코스테로이드	염증 감소
	류코트리엔 대항제(antagonists)	기관지 민무늬근을 이완시키고 염증을 감소시킴
	베타 아드로널지 대항제(antagonist)	기관지 민무늬근을 이완
다양한 알레르기성 질환	탈감작화(항원을 소량 반복적으로 투여 시)	알려진 바는 없음; IgE의 생산을 억제하고 다른 면역글로불린을 생산; T세포의 관용을 유도하는 것으로 추정
	항-IgE항체	IgE를 중화시키고 제거함
	항히스타민	혈관과 민무늬근에서 히스타민 작용을 억제
	크로몰린(Cromolyn)	비만세포의 탈과립을 억제
	사이토카인과 사이토카인 수용체를 억제하는 항체: TSLP, IL-33, IL-4, IL-5R (천식); IL-4R(아토피성 피부염)	사이토카인 기능을 억제함

그림 11.6 즉시형 과민반응의 치료. 이 표는 즉시형 과민반응의 치료에 사용되는 다양한 약제의 작용기작을 요약하였다. *Ig*, immunoglobulin; *IL*, interleukin; *TSLP*, thymic stromal lymphopoietin.

적일 수 있다.

현재 즉시형 과민반응에 의한 질환의 치료는 비만세포의 탈과립을 방지하거나 비만세포가 분비한 매개체들의 기능을 억제하는 것, 그리고 염증반응을 약화시키는 것이다(그림 11.6). 즉시형 과민반응을 완화시키는 일반적인 약물로는 건초열 약인 항히스타민, 천식에서 기관지 민무늬근 수축을 약화시키고 호흡기 염증을 감소시키는 흡입용 베타 아드로널지 작용제(beta-adrenergic agonist)와 류코트리엔(leukotrienes) 및 프로스타글란딘(prostaglandin) 길항제(antagonist) 그리고 코르티코스테로이드(corticosteroids)가 있다. 또한, 아나필락시스 약인 에피네프린을 예로 들 수 있다. 많은 환자들이 반복된 소량의 알레르기원 투여를 통해서 치료를 받고 있는데, 이것을 탈감작 면역요법(desensitization immunotherapy) 또는 알레르기원 특이 면역요법(allergen-specific immunotherapy)이라고 부른다. 이 치료법은 알레르기원 특이적인 T세포에서 면역학적 관용(tolerance)을 일으키거나 억제T세포(Treg)를 자극함으로써 Th2 세포의 우세적인 반응을 완화시키거나 IgE 항체 반응을 회피하게 한다고 생각된다. IgE가 비만세포 수용체에 결합하는 것을 억제하거나, IL-4, IL-5, TSLP, IL-33와 같은 사이토카인 및 사이토카인 수용체를 억제하는 단클론항체는 일부 천식과 아토피성 피부염 치료제로 허가받았다.

즉시형 과민반응에 대해 논의를 마치기 전에, 인류가 왜 IgE 항체 매개성반응과 비만세포 매개성 면역반응을 진화론적으로 여태까지 보존해 왔는지를 생각해 보도록 하자. 정확한 해답은 알 수 없지만, 즉시형 과민반응은 우리 몸에 해를 끼칠 수 있는 병원인자나 독소에 대한 즉각적인 방어기작으로 진화되어 왔을 것이라는 가설이 지배적이다. 호산구는 기생충 감염에 대한 방어작용에 중요한 역할을 하는 것으로 알려져 있고, 비만세포는 특정 세균에 대한 선천면역반응이나 거미와 독사가 생산하는 강한 독소를 제거하는 데 있어서 중요한 역할을 하는 것으로 알려져 있다.

세포와 조직항원에 특이적인 항체가 유발하는 질환
DISEASES CAUSED BY ANTIBODIES SPECIFIC FOR CELL AND TISSUE ANTIGENS

항체는, 특히 IgG 항체, 여러 조직 내의 특정 항원과 결합함으로써 제2형 과민반응(type II hypersensitivity) 질환을 유발할 수 있다. 세포나 세포외 기질 구성물에 대한 항체는 해당 항원이 발현되는 곳이면 신체 어느 곳에서든 침착된다. 이런 항체에 의해서 생기는 질환은 특정한 조직에 특이성을 가지게 된다. 질병을 일으키는 항체는 대체로 자가항원과 결합하는 자가항체이다. 자가항체의 생산은 자기관용 기작의 실패로 인해 일어난다. 9장에서 면역관용의 실패에 기여하는 기작에 대해서 살펴보았다. 하지만 이러한 사람의 자가면역질환이 왜 일어나는지는 아직 알 수 없는 실정이다.

항체에 의해 매개되는 조직 손상 기작 및 질환
Mechanisms of Antibody-Mediated Tissue Injury and Disease

세포와 조직 항원에 대해 특이성을 가진 항체들은 조직에 침착되고 국소적 염증을 유발하고 탐식작용을 일으키고, 항체와 결합한 세포를 파괴하고, 정상적인 세포 기능을 방해한다(그림 11.7).

- **염증**. 조직 항원과 결합한 항체는 백혈구를 불러 모아 활성화시킴으로써 염증을 유발한다. IgG1과 IgG3와 같은 항체가 항원과 교차결합하면 항체는 호중구와 큰포식세포의 Fc수용체에 결합하여 이들을 활성화시키고 염증을 유발한다(8장 참

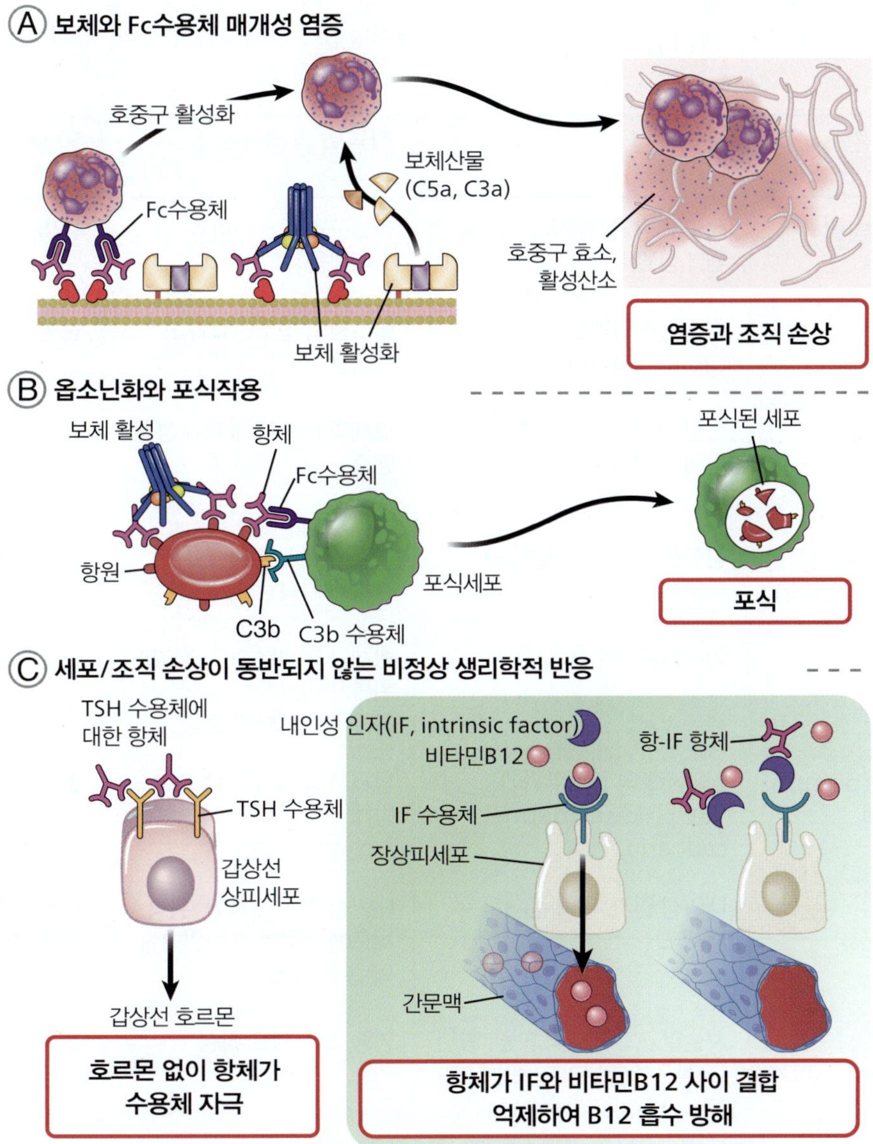

그림 11.7 세포와 조직 항원 특이적인 항체 매개성 질환의 병리. 항체가 (A) 조직에 침착되어 염증을 유도할 수 있고, (B) 적혈구와 같이 세포를 탐식할 수 있고, (C) 호르몬 수용체 신호전달체계 및 필요한 식이인자 흡수와 같이 정상적인 세포학적 기능을 방해할 수 있다.

조). 항원과 교차결합한 IgG1/IgG3와 IgM도 마찬가지로, 고전 보체 활성화 기작을 통해서 보체 분해 산물을 형성하여 백혈구를 불러 모으고 염증을 일으킨다. 항체가 침착된 곳에서 백혈구들이 활성화가 되면, 백혈구들은 활성산소와 같은 물질이나 용해소체(lysosome) 유래 효소를 분비하여 인접조직에 손상을 가져온다.

- **옵소닌화 및 탐식**. 만약 항체가 적혈구나 혈소판에 붙으면, 세포는 옵소닌화(opsonization)되고 숙주의 큰포식세포에 의해서 포식되고 파괴된다.
- **비정상적인 세포 반응**. 어떤 항체들은 조직의 손상을 직접적으로 유발하지 않고도 질환을 일으키기도 한다. 예를 들면, 악성빈혈(pernicious anemia)의 경우, 비타민 B_{12} 흡수에 필요한 특이적인 단백질인 intrinsic factor (IF, 내인성 인자)에 대한 자가항체가 형성되어 장에서 비타민 B_{12}의 흡수가 저해되어, 이로 인해 빈혈이 특징인 다체계(multisystem) 질환이 생긴다. 또한 어떤 자가항체는 세포 수용체와 결합하여 정상적인 리간드(ligand)처럼 수용체를 자극해서 세포의 생리적인 기능을 향상시킨다. 유일하게 알려진 예로는 갑상선 기능항진증의 일종인 그레이브스질환(Graves disease)에서는 자가항체가 갑상선 자극 호르몬 수용체와 결합하여 호르몬이 부재한 경우에도 갑상선 세포를 자극하는 경우이다.

세포 또는 조직에 특이적인 항체가 유발하는 질환의 예와 치료

Examples and Treatment of Diseases Caused by Cell- or Tissue-Specific Antibodies

세포와 조직 항원에 특이적인 항체는 혈구세포, 심장, 신장, 폐, 그리고 피부를 포함한 많은 질병의 원인이다(그림 11.8). 이러한 조직항원에 결합하는 항체의 예로는 사구체 기저막(glomerular

항체매개성 질환	표적항원	질환의 발생기작	임상병리학적 징후
자가면역 용혈빈혈	적혈구 막단백질(Rh 혈액형 항원, I 항원)	적혈구의 옵소닌화와 포식작용	용혈, 빈혈
자가면역성 혈소판감소성	혈소판 막단백질 (gpIIb/IIIa integrin)	혈소판의 옵소닌화와 포식작용	출혈
굿파스튜어(Goodpasture) 증후군	신장 사구체와 허파꽈리 기저막의 단백질	보체와 Fc수용체 매개성 염증	사구체신염, 폐출혈
그레이브스(Graves) 질환(갑상선 기능 항진증)	갑상선 자극호르몬(TSH) 수용체	항체를 매개로 한 TSH 수용체 자극	갑상선 기능 항진증
중증근무력증	아세틸콜린 수용체	항체가 아세틸콜린 결합부위를 막음, 보체 매개성 신경근육 연접부위 손상	근무력증, 마비
심상성 천포창(pemphigus vulgaris)	상피세포의 연접부위에 있는 단백질(epidermal cadherin)	항체가 상피세포 간 부착 방해	물집(수포)
악성빈혈	내인성 인자, 위에 존재하는 벽세포	내인성 인자의 중화, 위벽세포에 손상로 비타민 B_{12}의 흡수 감소	비정상 적혈구생성으로 빈혈, 신경 손상
류마티스성 열	사슬알균의 세포벽 항원; 항체가 심근성 항원과 교차반응함	염증, 포식세포 활성	심근염, 관절염

그림 11.8 사람에서 일어나는 항체 매개성 질환(2형 과민반응). 항체가 일으키는 질환을 그림으로 나열했다. 이 대부분의 질환에서 항체의 역할은 혈액이나 환부 내에서 항체가 검출된 것으로 추론한 것이며, 몇몇 사례에서는 항체를 동물모델에 투여함(transfer study)으로써 명백히 입증되었다. 일부 질환에서는 T세포에 의해 매개되는 조직손상도 동시에 일어난다. *TSH*, thyroid-stimulating hormone.

basement membrane)과 결합하는 항체가 염증을 유도하여 사구체신염(glomerulonephritis)를 일으킨다. 세포항원과 결합하는 항체의 예로는 항체가 적혈구와 결합하여, 적혈구가 포식되어 자가면역용혈빈혈(autoimmune hemolytic anemia, 적혈구 파괴)을 일으키는 경우와 항체가 혈소판과 결합하여, 혈소판이 포식되는 자가면역 혈소판감소증(autoimmune thrombocytopenia)이 있다. 호르몬이나 호르몬 수용체의 기능을 방해하는 항체에 대해서는 앞서 언급되었다. 위에서 언급한 항체에 경우 대부분은 자가항체이지만 가끔은 미생물과 결합하는 항체가 조직 항원과 교차반응 하는 경우도 있다. 드물기는 하지만 사슬알균 감염 후에 생기는 항-사슬알균 항체가 사람의 심장에 존재하는 자기항원과 교차반응을 일으킬 수 있다. 이러한 경우 심장에 염증이 발생하여 류마티스성 열(rheumatic fever)을 일으킨다.

항체 매개 질환에 대한 치료법은 주로 염증과 그에 따른 유해한 결과를 제한하고자 하는 것이며 코르티코스테로이드와 같은 약물이 사용된다. 아주 심한 경우에는 혈장분리반출술(plasmapheresis)을 통해 순환하는 항체 양을 줄여주기도 한다. 자가면역용혈빈혈과 자가면역 혈소판감소증의 경우 옵소닌화된 혈구세포가 주로 비장(지라)에서 포식되기 때문에 비장절제술은 임상적으로 유익하다. 이러한 질환에서는 정상인으로부터 분리한 IgG를 정맥주사로 환자에게 투여(intravenous IgG, IVIG)하면 증상이 호전되는 경우가 많다. IVIG가 어떻게 효력을 발휘하는지에 대해서는 아직 알려진 바가 없다. 아마도 IVIG는 골수성계세포(myeloid cell)와 B세포에 있는 억제성 Fc수용체와 결합하면서 세포의 활성을 감소하거나(그림 7.15), 혈관내피세포를 비롯한 큰포식세포에 표면에 있는 신생아 Fc수용체에 자가항체가 붙기 전에 IVIG가 결합함으로써 자가항체의 반감기가 감소한다고 생각된다(그림 8.2). 보체단백질 C5를 억제하는 단클론항체는 중증근육무력증(myasthenia gravis) 치료에 사용된다. 또한 B세포 표면 단백질인 CD20와 결합하는 특이 항체를 주사하면 B세포가 제거되어 항체 매개성 질환을 치료하는 데 유용하다. 항-CD20 항체는 처음에는 B세포에서 유래된 림프종(lymphoma) 또는 백혈병(leukemia) 치료에 사용되었지만 현재는 일부 자가면역질환 치료에도 사용된다. 인공적으로 합성된 IgG 항체의 Fc 부위는 FcRn과 결합하여 자가항체를 (8장 참조) 포함한 IgG 제거를 향상시켜서 전신성 중증근육무력증 치료에 임상 허가를 받았다. 자가항체 생산을 억제할 수 있는 다른 방법으로는 환자에게 CD40 혹은 CD40 리간드와 결합하는 항체를 투여하여 Th 세포에 의존적인 B세포 활성화를 억제하는 것이 있고 항체를 투여하여 B세포와 형질세포의 증식에 필요한 사이토카인을 억제하는 방법도 있다. 또한 자기항원이 알려져 있는 경우에는 면역관용 유도에 대해서도 큰 관심이 모아지고 있다.

항원-항체 복합체가 유발하는 질환

DISEASES CAUSED BY ANTIGEN-ANTIBODY COMPLEXES

항체(보통 IgG)들은 항원-항체 복합체를 형성함으로써 혈관내에 침착되어 질환을 일으킬 수도 있다(그림 11.9). 급성 및 만성적 과민반응 질환의 대부분은 면역복합체에 의해서 일어난다(그림 11.10). 이러한 질환을 제3형 과민반응(type III hypersensitivity)이라고 부른다.

면역복합체 질환의 기작 및 예

Mechanisms and Examples of Immune Complex-Mediated Diseases

정상적인 면역반응에서 형성되는 항원-항체 복합체는 과도하게 형성되어 탐식세포에 의해 효과적으로 제거되지 않아서 조직에 침착되는 경우에만 질병을 일으킨다. 양전하(positive charge)를 띠는 항원이 포함된 복합체는 유난히 위험한데 그 이유는 혈관의 기저막 또는 신장 사구체 기저막에 존재하는 음전하(negative

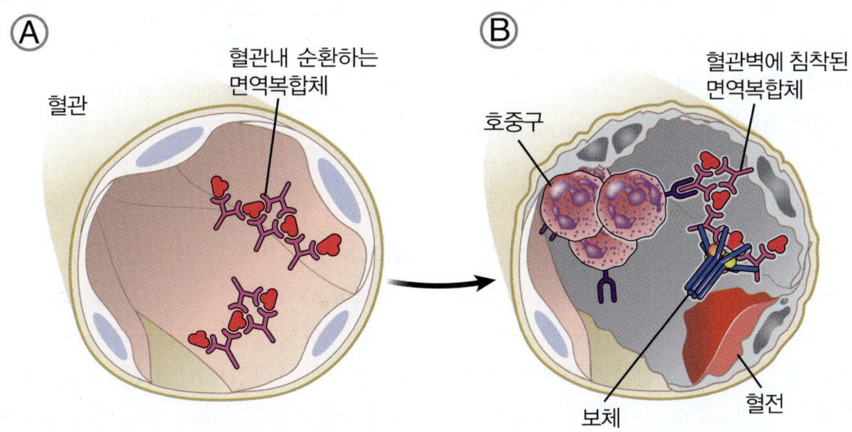

그림 11.9 항체 매개성 질환의 작동기작. 면역복합체는 순환계에서 형성되며 혈관에 침착된어 보체매개성 및 Fc수용체 매개성 염증을 일으킨다.

면역복합체 질환	항체 특이성	임상병리학적 소견
전신홍반루푸스	DNA, 핵단백질 등	신장염, 관절염, 혈관염
다발성 동맥염	경우 따라 미생물 항원(예, B형 간염바이러스의 표현 항원); 대부분은 알려져 있지 않음.	혈관염
사슬알균성 사구체신염	사슬알균의 세포벽 항원(들)	신장염
혈청병(임상적, 실험적)	다양한 단백질 항원들	전신성 혈관염, 신장염, 관절염
아르투스 반응(실험적)	다양한 단백질 항원들	피내 혈관염

그림 11.10 면역복합체 질환(3형 과민반응). 면역복합체 침착으로 일어나는 사람 질환들의 예와 두 가지 실험 모델 예를 들었다. 면역복합체 질환에서는 면역복합체가 혈액내 또는 손상 조직에서 검출된다. 보체 및 Fc수용체에 의해 매개된 염증이 초래된다.

charge)를 띠는 물질과 강하게 결합하기 때문이다. 면역복합체는 보통 혈관에 침착되는데, 특히 고압으로 인해 혈장이 빠져나가는 부위(예, 신장 사구체, 관절활막)에 많이 쌓이게 된다. 그러나 어느 장기에 존재하는 혈관도 영향을 받을 수 있다. 그래서, 세포 및 조직항원에 특이적인 항체로 생기는 질환에 반해 면역복합체에 의한 생기는 질환은 전신성인 경우가 많다. 흔히 전신성 혈관염으로 진행되며 신장과 관절처럼 면역복합체가 잘 침착되는 장기에 특히 잘 생긴다. 복합체가 혈관벽에 침착되면 항체의 Fc 부위가 보체를 활성화시키고 또한 Fc 부위가 호중구의 Fc 수용체와 결합하여 세포를 활성화시켜서 해로운 단백질 분해효소와 활성 산소종(reactive oxygen species, ROS)을 방출한다. 혈관염(vasculitis)이라고 부르는 혈관벽에서의 염증반응은 국소 출혈과 혈전을 유도하여 허혈조직손상(ischemic tissue injury)를 일으킬 수 있다. 신장 사구체에서 발생하는 혈관염은 정상적인 여과 기능을 방해하여 신장 질환이 생길 수 있다.

처음으로 연구된 면역복합체 질환은 **혈청병(serum sickness)**이다. 사람에서 혈청병은 감염 시 치료를 위해 다른 동물로부터 만들어진 항독소(antitoxin) 혈청을 주사받았을 시에 일어난다. 치료를 받은 이들 중 일부에서는 열, 발진, 관절염을 동반한 전신적인 염증반응이 일어났다. 이 질병은 동물에게 외부 단백질을 주사하여 생성된 항체가 사람에게 투여 시, 사람 인체 내에 유입된 외부 단백질과 결합하여 형성된 면역복합체가 다양한 조직에 침착되어 생긴다. 이 질병은 동물실험에서 재현이 가능하며, 동물에게 단백질 항원을 주사하면 항체반응이 일어나고 그 결과 면역복합체가 전신적으로 형성된다. 이러한 현상은 외부 단백질을 주사하는 어느 치료법에서도 부작용으로 발생할 수 있다. 예를 들면, 염소나 토끼에서 만들어진 미생물 독소, 뱀독 또는 T세포에 대한 항체를 주사하는 경우가 있다. 심지어는 다양한 질환을 치료하기 위해 사용되는 인간화 항체(humanized antibody) 투여도 사람의 정상 항체와 약간 다를 경우 혈청병이 생긴다.

아르투스 반응(Arthus reaction)은 국소 부위에서 일어나는 면역복합체 반응이며 처음에는 동물실험을 통해 확인되었다. 어느 특정 항원에 면역된 동물의 피하에 동일한 항원을 재투여하는 것으로 일어난다; 항원이 주사된 부위에는 면역복합체가 형성되고 국소적인 혈관염도 일어난다.

사람 면역복합체 질환에서 생기는 항체는 자기항원 또는 미생물 항원에 특이성이 있을 수 있다. 몇 개의 전신성 자가면역 질환에서 많은 임상증상은 항체와 자기항원 복합체가 다양한 장기의 혈관에 침착되어 혈관 손상으로 비롯된다. 예를 들면, 전신홍반루푸스(systemic lupus erythematosus)라는 질환에서는 항-DNA 항체와 DNA 면역복합체가 거의 모든 장기에 있는 혈관에 침착될 수 있어서 혈관염을 일으키고 혈류를 방해하여 다양한 질병과 증상을 유발한다. 또 다른 면역복합체 질환은 감염으로부터 비롯된다. 예를 들면, 사슬알균 감염(streptococcal infection) 후에는 항-사슬알균 항체가 형성되어 세균 항원과 복합체를 형성한다. 이러한 복합체가 신장 사구체에 쌓여 사슬알균성 사구체신염(poststreptococcal glomerulonephritis)이라고 불리는 염증질환이 일어나서 신부전증(renal failure)이 일어나기도 한다. 또 다른 면역복합체성 질환들은 항체와 미생물 항원의 복합체가 혈관염을 일으킨다. 이런 경우는 바이러스 만성 감염(예, 간염바이러스) 또는 기생충 감염(예, 말라리아)으로 인해 일어날 수 있다.

면역복합체 질환 치료에는 항염증성 약물 또는 스테로이드계열 면역억제성 약물이 주로 사용되고 있다.

T림프구에 의한 질환

DISEASES CAUSED BY T LYMPHOCYTES

T세포는 염증이 중요한 만성 면역질환의 중심적 역할을 한다. 이러한 질환에서 새로 개발된 효과적 치료법의 대부분은 T세포의 이동과 활성을 억제하는 약물이 많다.

T세포매개 질환의 원인

Etiology of T Cell–Mediated Diseases

T세포를 매개로 한 과민반응의 원인은 자가면역이며 혹은 미생물 또는 다른 외부항원에 대한 지나치거나 지속적인 반응 때문이다. 이러한 자가면역반응은 일반적으로 특정 조직에 제한된 세포항원에 대해 일어난다. 따라서 T세포매개 자가면역질환은 일반적으로 전신성이 아닌 몇 개의 특정 장기에 국한된다. 외부항원에 대한 T세포매개 과민반응의 예로는 화학물질(예, 화학약제) 또는 미국 옻나무 넝쿨(poison ivy)이 가지고 있는 화학물질, 그리고 보석에 포함된 니켈 금속이 있다. 이러한 경우 약제 또는 화학물질이 피부에 존재하는 자기항원과 결합하고 구조를 변형시켜서 신생항원(neoantigen)을 형성하여 T세포에 의해서 인식된다. 미생물에 대해서도 T세포매개반응이 일어날 수 있으며, 조직 손상이 수반될 수 있다. 예를 들면, 결핵균(*Mycobacterium tuberculosis*)의 단백질 항원에 대한 T세포매개면역반응이 결핵균을 제거하지 못해서 만성염증이 일어난다. 그 결과로 생긴 육아종성 염증(granulomatous inflammation)은 감염부위의 정상 조직에도 손상을 가져온다.

몇몇 세균 및 바이러스가 생산하는 미생물독소에 의한 과도한 다클론 T세포 활성화는 다량의 염증 사이토카인의 생산을 유발할 수 있으며 패혈성 쇼크 유사 증후군이 발생할 수도 있다. 이러한 독소들은 **초항원(superantigens)**으로 불리는데, 이 독소가 많은 수의 T세포들을 자극하기 때문이다. 이 초항원은 T세포 수용체의 불변부에 결합하여 항원특이성과 상관없이 많은 T세포를 활성화시킨다.

조직 손상의 기작

Mechanisms of Tissue Injury

T세포매개 질환에서 조직 손상은 $CD4^+$ T세포가 생산하는 사이토카인에 의해서 생기는 염증으로부터 혹은 $CD8^+$ CTLs가 직접 세포를 손상시켜서 일어난다(그림 11.11). 조직 손상의 기작은 T세포가 세포에 감염된 미생물을 제거할 때 사용하는 기작과 동일하다.

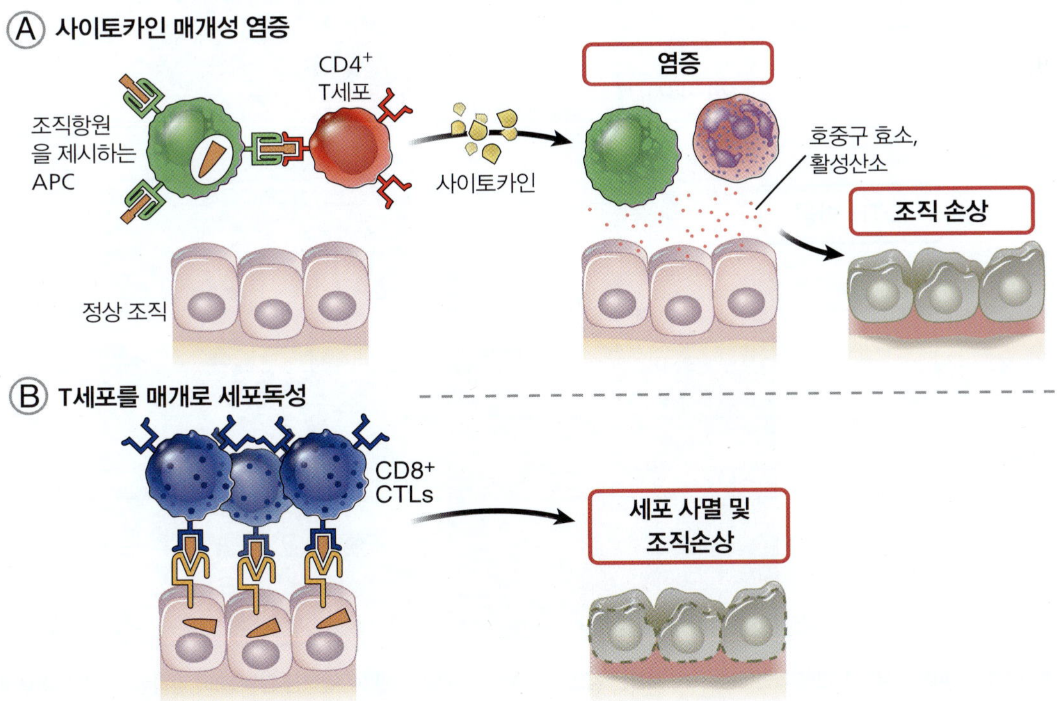

그림 11.11 T세포매개 조직 손상의 기작(4형 과민반응). T세포는 두 가지 기작으로 조직 손상이나 질환을 일으킬 수 있다. **A,** CD4+ T세포에서 분비된 사이토카인이 큰포식세포와 염증세포들을 활성화시켜서 조직 손상을 일으킨다. **B,** $CD8^+$ 세포독성 T림프구(CTL)가 세포를 직접 죽인다. *APC*, antigen-presenting cell.

CD4⁺ T세포는 세포나 조직 항원에 대한 반응으로 사이토카인을 분비하여 국소염증을 일으키거나 큰포식세포를 활성화시킬 수 있다. 질환들은 각자 Th1과 Th17 세포의 활성과 관련되어 있다. Th1 세포는 큰포식세포를 활성화시키는 사이토카인인 IFN-γ를 분비하고, Th17 세포는 호중구를 비롯한 백혈구를 불러들이는 역할을 하고 있다. 이러한 질환에서 실제적으로 조직의 손상을 유발하는 세포는 큰포식세포와 호중구이다.

T세포의 사이토카인에 의해서 일어나는 반응을 **지연형 과민반응(delayed-type hypersensitivity, DTH)**이라고 하는데, 예전에 노출된 항원에 다시 노출되면 24~48시간 후에 반응이 일어나기 때문이다(즉, 반응이 지연되었다). 반응이 지연되는 이유는 우리 몸에 순환하고 있는 활성화된 T세포가 항원이 제시되어 있는 곳에 도착하고, 그 항원을 감지한 후 면역반응을 일으키는 데 시간이 걸리기 때문이다. 지연형 과민반응의 특징으로는 혈액의 단핵구나 T세포가 조직에 침투하고, CD4⁺ T세포가 생산한 사이토카인에 의해 혈관 투과성이 늘어나 부종과 섬유화가 일어나며, T세포에 의해 활성화된 큰포식세포가 조직 손상을 일으키는 것이 있다(그림 11.12). 지연형 과민반응은 보통 환자가 특정 항원에 예전에 노출되었는지를 알아보기 위해서 사용된다. 예를 들면 피부에 주사한 결핵균 항원인 PPD (purified protein derivative)에 대한 지연형 과민반응이 양성일 경우 결핵균에 특이적인 T세포면역반응이 있다는 뜻이다. 그러므로 PPD 검사를 이용해서 이전에 결핵균이 감염되었거나 현재 감염이 되어있는지 알 수 있다.

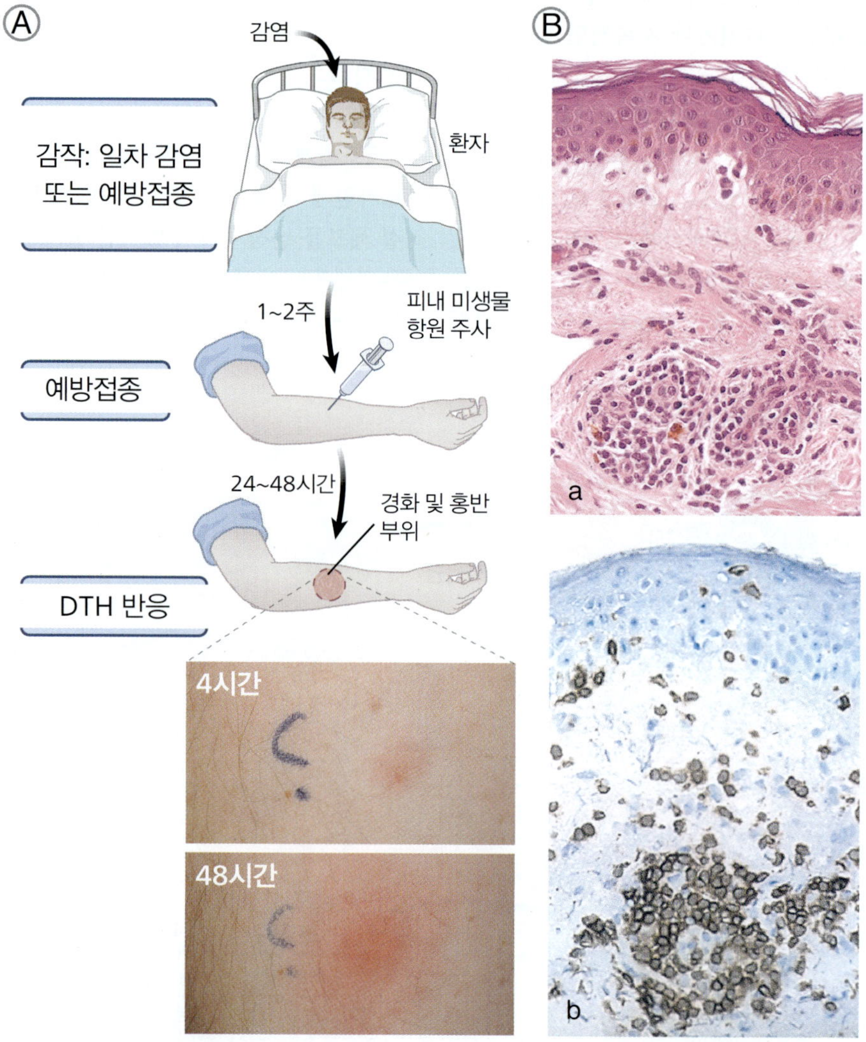

그림 11.12 피부에서의 지연형 과민반응. A, 사람은 감염 또는 백신에 의해 항원(예, 결핵균 단백질)에 감작될 수 있다. 추후에 항원을 피내로 주사하면 눈으로 식별할 수 있는 반응(홍반, 부종)이 48시간 내에 일어난다. **B,** 반응이 일어난 조직검체에서 혈관주위(cuffing)에 단핵성 염증세포(림프구와 큰포식세포)가 보이고 진피부종과 섬유소 침착이 보인다***(a)***. Immunoperoxidase 염색법으로 혈관주위 세포유입물에서 많은 항-CD4 항체로 염색되는 세포가 보인다***(b)***. *DTH*, delayed type hypersensitivity (B, 그림 제공: Dr. Louis Picker, Department of Pathology, Oregon Health Sciences University, Portland, OR, U.S.A.)

숙주의 세포 표면에 있는 항원에 대해 특이성을 가지고 있는 $CD8^+$ T세포는 세포 자체를 직접적으로 죽일 수 있다(예, 제1형 당뇨병과 자가면역 심근염). $CD8^+$ T세포는 또한 IFN-γ와 같은 사이토카인을 분비하여 과민반응에서 염증을 유도할 수 있다(예, 접촉성 과민반응). T세포매개 자가면역질환에서 자기항원에 대해 특이적인 $CD4^+$ T세포와 $CD8^+$ T세포를 동시에 가지고 있는 경우가 많으며 모두 다 조직 손상에 관여한다.

T세포매개성 질환 예와 치료

Examples and Therapy of T cell-mediated Diseases

특정 장기에 나타나는 사람의 여러 자가면역질환들은 T세포가 일으키는 것으로 보이는데, 이는 염증부위에서 T세포가 발견될 뿐만 아니라 동물 모델에서 볼 수 있는 T세포매개 질환과 유사점이 많기 때문이다(그림 11.13). 이 질환들은 일반적으로 만성적이고 진행성인 경우가 많다. 그 이유는 오랜 기간 동안 생존하는 기억T세포가 형성되고 또한 조직 항원 또는 미생물 항원이 사라지지 않고 계속 존재하기 때문이다. 그리고, 조직 손상 시 자기단백질 항원이 방출되고 변형되어 이렇게 새로 생긴 항원에 대한 면역반응을 초래할 수 있다. '에피톱 확산(epitope spreading, 항원결정기 확산)'이라고 불리는 이 현상은 자기항원의 항원결정기 한두 개에 대한 초기 면역반응으로 인해 더 많은 종류의 자기항원에 대한 반응을 유도할 수 있음을 나타낸다.

T세포매개 과민반응의 치료는 T세포의 반응을 억제하고 염증을 줄이는 방향으로 이루어지고 있다. 이러한 질환들의 보편적 치료는 항염증성 스테로이드를 사용하는 것이지만, 부작용이 있다는 것이 단점으로 알려져 있다. 이러한 질환들의 기초적인 발생기작에 입각해 표적치료법을 개발하는 것이 면역학에서는 가장 큰 성과라고 할 수 있겠다. 염증성 사이토카인 길항

질환	병원성 T세포의 항원 특이성	임상병리적 소견
류마티스성 관절염	관절에 있는 미확인 항원	윤활막의 염증과 관절에 있는 연골과 뼈가 짓무름
I형 당뇨병	이자섬 항원	포도당 대사 이상, 혈관 질환
크론병	미정; 장내세균 관여 가능	대소장 염증; 복통, 설사, 출혈
건선(psoriasis)	미정	만성피부염
다발경화증	수초 단백질	중추신경계의 탈수초, 감각과 운동신경의 장애
접촉에 의한 감수성 (예, 미국 옻나무 넝쿨, 약제 반응)	변성된 피부 단백질	피부에서 일어나는 DTH 반응, 발진
만성감염(예, 결핵)	미생물 단백질	만성염증 (예, 육아종성 염증)

그림 11.13 T세포매개 질환. T세포가 주도적인 역할을 하는 질환들이며 항체와 면역복합체도 기여할 수 있다. 1형 당뇨병, 류마티스성 관절염(rheumatoid arthritis) 및 다발경화증(multiple sclerosis)은 자가면역질환이다. 염증성 장질환(inflammatory bowel disease)의 일종인 크론병(Crohn's disease)은 장내 미생물에 대한 면역반응에 기인하며 자가면역질환의 성격을 가질 수 있다. 그 외에 나열된 질환에서는 외래(미생물 또는 환경) 항원에 대한 반응으로 생긴다. 이들 질환에서 T세포가 관여한다는 사실은 혈액이나 환부에서 다양한 항원에 반응하는 T세포가 분리되는 것으로부터 추론된 것이다. 또한, 이 질환을 연구하는 데 사용되는 동물모델에서 T세포의 역할이 입증된 실험모델에서 추론한 것이다. 병원성 T세포의 항원 특이성은 동물모델과 환부에 있는 T세포에서 일부 규명되었다. 다발성경화증(multiple sclerosis, MS)은 오랫동안 T세포 매개질환으로 여겨졌으나, 가장 효과적인 치료는 B세포의 제거이다. 간염바이러스에 의해서 생기는 간염과 독소쇼크증후군(toxic shock syndrome)은 T세포가 관여하는 질환이지만 과민반응이 아니다. *DTH*, delayed-type hypersensitivity.

제(antagonist)는 각종 염증성 질환과 자가면역성 질환 환자에게 매우 효과적인 것으로 판명되었다. 예를 들어, 이제는 류마티스관절염(rheumatoid arthritis) 치료제로 TNF 또는 IL-6 수용체를 억제하는 단클론 항체가 있다. 또한, IL-17, IL-23, TNF 특이적인 항체는 건선(psoriasis) 치료제로 사용된다. 그리고, 염증성장질환(inflammatory bowel disease) 치료에는 Th1세포와 Th17 세포 유도를 일으키는 IL-12과 IL-23를 억제하는 항체가 사용되고 있다. 위 세가 질환에는 염증성 사이토카인 신호전달 물질인 Janus kinase 3 (JAK3)을 억제하는 작은 분자의 억제제가 임상허가를 받았다. T세포의 반응을 억제하기 위하여 B7과 같은 공동자극자들을 억제하는 물질도 개발되었다. 다발경화증(multiple sclerosis)와 류마티스관절염과 같이 T세포 매개성 질환으로 간주되는 일부 질환에서는 항-CD20 항체를 사용해서 B세포를 제거하는 것이 하나의 효과적인 치료법이다. 이러한 질환에서 B세포가 병원성 항체를 생성하는 것인지 아니면 병원성 T세포(특히 기억세포)에게 APC로 작용하는지에 대한 B세포의 역할이 잘 규명되지 않았다. 제1형 당뇨병과 루푸스 자가면역질환 치료법으로는 시험관에서 배양한 Treg 세포를 사람에게 주사하는 방법과 사람이 가지고 있는 Treg의 수를 증가시키기 위해 IL-2를 주사하는 치료법도 임상실험 중이다. 또한 병원성 T세포에서 관용(tolerance)을 유도하는 방법도 활발히 연구되고 있다.

요약
SUMMARY

- 조직 손상을 일으키는 면역반응을 과민반응이라고 부르며, 이러한 반응으로 인해 일어나는 병들을 과민질환이라고 한다.
- 과민반응은 외래 항원에 대한 반응이 잘 조절되지 않거나 비정상적인 경우 또는 자기항원에 대한 자가면역반응으로 일어난다.
- 과민반응은 조직 손상의 기작에 따라 분류된다.
- 즉시형 과민반응(1형, 보통 알레르기라고 함)이 생기는 일련의 과정을 보면 Th2 세포와 IL-4/IL-13을 분비하는 Tfh 세포의 활성화, 외부항원 또는 약물(알레르기원)에 특이적인 IgE 항체 생산, IgE에 의한 비만세포 감작, 그리고 비만세포들이 이후 동일한 항원에 또 노출되었을 때 탈과립함으로써 일어난다.
- 즉시형 과민반응의 임상 및 병리학적 증상은 비만세포들이 분비하는 매개체들의 작용에 의한다. 여기에는 혈관을 확장시키고 투과성을 증가시키는 아민들; 기관지 민무늬근을 수축시키는 arachidonic acid 대사물질; 그리고 후기반응의 주된 특징인 염증을 일으키는 사이토카인이 있다. 알레르기의 치료는 매개체들의 생산을 억제하고, 그 작용을 중화시키며 최종적으로 장기에 대한 이들의 영향을 상쇄시키기 위한 것이다.
- 세포와 조직항원에 대한 항체는 조직 손상과 질환(2형 과민반응)을 일으킬 수 있다. IgM과 IgG 항체는 보체를 활성화시켜서 보체가 결합한 세포를 포식되게 하며, 항체는 염증을 일으키고 세포용해를 유도한다. 또한, IgG는 Fc수용체에 의해 매개되는 세포포식을 향상시키고 백혈구를 동원한다. 항체는 중요한 물질과 수용체에 결합하여 세포의 기능을 방해하기도 한다.
- 항체는 순환하는 항원과 결합하여 면역복합체를 만들 수 있으며, 이것이 혈관에 침착되면서 염증을 일으킨다(3형 과민반응). 그 결과 혈액순환 장애를 일으켜서 조직에 손상을 준다.
- T세포매개 질환(4형 과민반응)은 $CD4^+$ Th1 세포와 Th17이 분비하는 염증성 사이토카인과 $CD8^+$ CTLs에 의한 숙주세포 사멸로 인해 일어난다.

연습문제_*REVIEW QUESTIONS*

1. 과민반응의 종류는 무엇이 있는가?
2. 어떤 항원들이 과민반응을 일으키는가?
3. 즉시형 과민반응에서 볼 수 있는 현상의 순서는? 후기반응(late-phase reaction)은 무엇이며 어떻게 일어나는가?
4. 즉시형 과민질환의 예를 들면서 발병기전과 치료법에 대해서 설명하라.
5. 항체는 어떻게 조직 손상이나 질환을 일으키는가?
6. 세포외 기질에 대한 항체와 세포 표면에 특이적인 항체가 일으키는 질환을 예를 들어서 설명하라.
7. 면역복합체가 어떻게 질환을 일으키며 그 임상 및 병리학적 소견은 세포외 기질에 대한 항체와 세포 표면에 특이적인 항체가 일으키는 질환과 다른가?
8. T세포가 일으키는 질환은 어떤 것들이 있으며, 발병기전과 주된 임상 및 병리학적 소견은 어떤 것인가?

연습문제의 답과 설명은 302쪽에서 볼 수 있음.

12

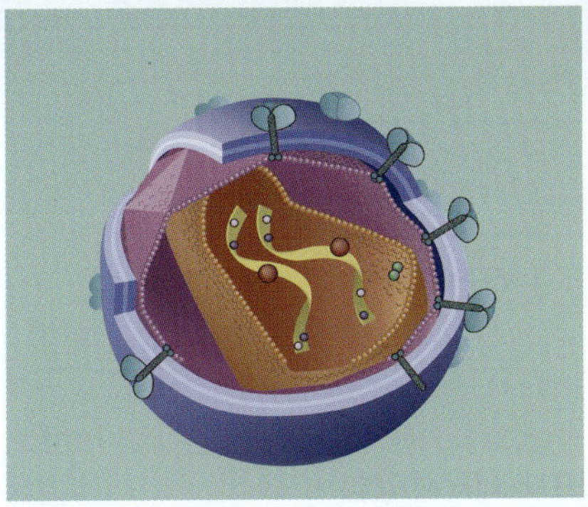

선천 및 후천 면역결핍질환

면역 결함으로 일어나는 질환

Congenital and Acquired Immunodeficiencies

Diseases Caused by Defective Immunity

이 장의 개요 _Chapter Outline

면역체계의 발달과정이나 기능에 결함이 있으면 감염에 대한 감수성이 증가한다. 감염의 경우 새로 얻은 감염일 수도 있고 아니면 정상적인 면역반응으로 감염은 억제하지만 근절시키지 못하는 cytomegalovirus, Epstein-Barr virus, 결핵 등과 같은 잠복감염(latent infection)이 있다. 이 책에서 강조되어 있듯이 이러한 결함이 있는 면역체계의 결과로 질병이 유발되는데, 그 이유는 정상적인 면역체계는 감염으로부터 우리 몸을 보호하는 쪽으로 작용하기 때문이다. 면역체계의 결함으로 인한 장애를 **면역결핍질환(immunodeficiency disease)**이라고 한다. 이런 질환들 중 어떤 것은 특정 암과 자가면역의 증가로 연관된다. 어떤 면역결핍은 면역체계 구성요소의 유전자 돌연변이로 이상으로 초래될 수 있다; 이를 **선천**(또는 **1차**)**면역결핍질환**이라고 한다. 한편 감염이나 영양상태의 이상, 또는 치료과정에 의해서도 갖가지 면역체계 요소의 기능부전 및 상실이 일어나는데 이로 인해 질환이 일어날 수도 있다; 이런 면역결핍을 **후천**(또는 **2차**)**면역결핍질환**이라고 한다.

이 장에서는 선천 및 후천면역결핍질환의 원인과 발병기전에 대해서 알아보고자 한다. 후천면역결핍질환 중에서는 사람 면역결핍 바이러스(human immunodeficiency virus, HIV) 감염으로 초래되는 전 세계적으로 가장 큰 피해를 입히고 있는 건강문제 중 하나인 후천면역결핍 증후군(acquired immunodeficiency syndrome, AIDS)에 중점을 두겠다. 다음의 질문들을 살펴보자:

- 일반적인 면역결핍질환에서의 면역이 약화되는 기작은 무엇인가?
- HIV가 어떻게 AIDS의 임상 및 병리학적 이상을 일으키는가?
- 면역결핍질환을 치료하기 위해 시도하고 있는 치료법은 어떤 것이 있는가?

이 병들의 임상적인 특징에 관해서는 소아청소년과 혹은 내과 교과서를 참조하기 바란다.

1차(선천)면역결핍질환
PRIMARY (CONGENITAL) IMMUNODEFICIENCIES

선천면역결핍질환은 여러 면역체계 요소들의 성숙과정 차단 혹은 기능억제를 야기시키는 유전적 결함(genetic defect)으로 인해 발생한다. 미국과 유럽인 500명 중 1명은 다양한 경중의 선천면역결핍질환에 시달린다. 선천면역결핍질환은 몇 가지 공통적인 특징을 가지고 있는데 가장 흔한 특징은 감염에 대한 감수성이다(그림 12.1). 그러나 선천면역결핍질환은 임상 또는 병리학

면역결핍질환의 종류	조직병리학 소견 및 진단 검사 이상	흔한 감염 결과
B세포 결핍증	림프기관에서 소포와 배중심의 감소 혹은 부재 혈청 항체 농도 감소	화농성세균 감염, 장내 세균이나 바이러스성 감염
T세포 결핍증	림프기관에서 T세포 영역 감소 가능 일반항원에 대한 DTH 반응 감소 Mitogen에 대한 T세포의 증식 결함(세포실험 결과)	바이러스성 또는 세포내 세균성 감염 (예, *Pneumocystis jirovecii*, 기타 진균, 비결핵성 mycobacteria) 일부 암 (예, EBV 관련성 림프종, 피부암)
선천면역결핍증	선천면역의 어떤 구성물에 결함이 있는지에 따라 증상이 다양함	다양함; 화농성 세균이나 바이러스 감염

그림 12.1 면역결핍질환의 특성. 이 면역체계의 여러 구성요소들에 나타나는 중요한 진단적 특징 및 면역결핍 임상적 소견들을 요약하였다. 각 그룹 내, 서로 다른 질환들 사이, 또는 같은 질환을 가진 환자들끼리도 상당한 차이점을 보일 수 있다. 몇몇 질환에서는 순환하는 B세포 또는 T세포의 감소가 흔히 발견되기도 한다. *DTH*, delayed-type hypersensitivity; *EBV*, Epstein-Barr virus; *Ig*, immunoglobulin.

적 소견에서 상당한 차이를 보일 수 있다. 이 중 몇몇 질환은 출생 무렵부터 감염에 대한 매우 큰 감수성을 초래하여 면역결함이 교정되지 않는 이상 치명적으로 작용하는 경우도 있다. 다른 선천면역결핍질환에서는 가벼운 감염만 발생하기 때문에 성인이 된 이후에 발견되기도 한다.

선천면역결핍질환을 일으키는 돌연변이 유전자가 450개 넘게 확인되었다. X 염색체 연관 유전자의 돌연변이로 인한 질환이 선천면역결핍질환 중에서 처음으로 유전자 결함이 발견된 질환이지만, 대부분의 선천면역결핍질환에서는 체세포 열성(autosomal recessive) 형태를 보인다. 체세포 열성 유전자는 흔히 양쪽 부모로부터 동일한 돌연변이 유전자를 물려받은 경우라서 혈족(cosanguinous)으로부터 받았다고 한다. 혈족이 아닌 부모의 자식인 경우 한 부모로부터 어느 특정 결함유전자를 물려받고, 다른 부모로부터 또 다른 결함유전자를 받은 경우도 있다; 이러한 체세포 열성 유전자를 물려받은 개체를 흔히 복합이형접합자(compound heterozygotes)라고 한다. 가끔 양부모에게 없는 환자에서 새롭게 생성되는 돌연변이가 발생하는 경우도 있다. 동일한 유전 변이일지라고 질환의 임상적 소견과 표현은 다양할 수 있다. 개체 간에 여러 가지의 변수에 의해 표현형의 다양성이 달라질 수 있다. 예를 들면, 유전자 발현에 영향을 미치는 유전자의 공동 유전, 환경적 요인, 후성유전자(epigenetic) 변화 등이 있다. 대부분의 경우 동일한 유전자의 돌연변이가 왜 서로 다르게 표현되는지는 알려져 있지 않다.

다음 토의에서는 몇 가지 면역결핍질환의 발병기전을 알아보도록 하겠다. 이들 중 여럿은 앞서 면역체계의 여러 유전자와 단백질을 설명한 장에서 이미 언급된 바 있다. 이러한 예제는 면역체계의 다양한 구성요소의 생리학적 중요성을 강조하고 있다.

선천면역의 결함

Defects in Innate Immunity

선천면역의 두 구성요소인 포식세포와 보체계의 이상은 면역결핍의 중요한 원인이다(그림 12.2).

- **만성육아종질환(chronic granulomatous disease, CGD)**은 포식세포 NADPH산화효소(oxidase) 단백질에서 돌연변이로 인해 발생하는데, 이 효소는 용해소체내에서 미생물을 죽이는 활성산소종(reactive oxygen species)의 생산을 촉진한다(2장 참조). 따라서 이러한 돌연변이가 있는 경우 미생물을 포식한 호중구와 큰포식세포들이 포식한 미생물들을 죽이지 못하게 된다. CGD 환자에서 가장 빈번하게 발생하는 감염은 *Staphylococcus*와 같은 세균과 진균 중 *Aspergillus*와 *Candida* 종이다. CGD 환자에게 특히 문제가 되는 대부분의 미생물은 과산화수소분해효소(catalase)를 생산해서 활성산소 자유라디칼(free radical)로부터 합성하는 항미생물 물질인 과산화수소를 분해하기 때문이다. 면역체계는 이 결함을 보완하기 위해서 더욱더 많은 큰포식세포들을 불러모으게 되고, T세포를 활성화시키는 데 더 많은 큰포식세포들이 동원되어 활성화된다. 그렇게 되면 포식세포가 미생물에 감염된 세포 주위에 모여서 미생물을 제거하려고 노력한다. 이 모양이 육

질환	기능적인 결함	결함의 원인
만성육아종환	포식세포에서 활성산소 생산의 결함; 반복되는 세포내 세균 및 진균 감염	포식세포 산화효소(oxidase)를 만드는 유전자의 돌연변이; X연관 형태phox-91 (cytochrome b_{558} α subunit)가 돌연변이 됨
백혈구부착 결핍증 1	β2 integrin 발현 감소 또는 부재로 백혁구가 내피세포에 부착을 못하고, 조직으로 이동이 결여됨; 반복되는 세균 및 진균 감염	β2 integrin의 β 사슬(CD18) 유전자의 돌연변이
백혈구부착 결핍증 2	혈관내피세포 E-selectin/P-selectin과 결합하는 리간드 감소 또는 부재로 백혈구가 내피세포에 "rolling"과 조직으로 이동하는 것이 저하됨; 반복되는 세균 및 진균 감염	GDP-fucose transporter-1 유전자의 돌연변이. 이 단백질은 Golgi체로 fucose를 수송하여 최종적으로 sialyl-Lewis X 합성에 필요함
체디악 히가시 증후군	호중구, 큰포식세포, 수지상세포, NK 세포, 세포독성세포, 기타 세포에서 소낭 융합(fusion) 및 용해소체 기능 결함; 반복되는 화농성 세균 감염.	소낭(용해소체 포함) 융합에 관여하는 단백질 유전자인 LYST의 돌연변이
Toll-like receptor 신호전달경로 결함	TLR 신호전달경로 이상으로 반복된 감염 유발	TLR3과 MyD88 유전자 돌연변이로 미생물에 대한 NF-κB 활성 및 type I interferon 생성 장애

그림 12.2 선천면역 결함으로 인한 선천면역결핍질환. 선천면역체계의 다양한 구성요소들의 결함으로 인한 면역결핍질환. *NF-κB*, nuclear factor κB; *NK*, natural killer, *TLR*, Toll-like receptors.

아종과 비슷하다 하여 만성육아종질환이라고 부른다. CGD의 가장 흔한 형태는 X염색체에 위치한 포식세포의 *PHOX91* 유전자의 결함으로 발생하기 때문에 CGD는 X염색체와 연관(X-linked)되어 있다고 한다.

- **백혈구부착결핍증(leukocyte adhesion deficiency)**은 integrin을 만드는 유전자나 selectin에 결합하는 리간드물질을 발현하는 유전자, 혹은 integrin을 활성화하는 데 있어 필요한 케모카인(chemokine) 수용체가 활성화되는 신호전달분자 유전자의 돌연변이에 의해 일어난다. Integrin과 selectin는 백혈구가 다른 세포에 부착하는 데 관여한다. 이러한 물질의 돌연변이로 인해서 혈액의 백혈구는 혈관내피세포에 제대로 부착할 수 없게 되고 감염부위에 정상적으로 이동하지 못한다(2장 참조).
- 거의 모든 종류의 보체 단백질과 보체 제어단백질의 결핍증상이 이미 알려진 바 있다(8장 참조). C3의 결핍은 심한 감염을 초래하며 대개는 치명적으로 작용할 수 있다. 고전경로의 두 성분인 C2와 C4의 결핍은 세균이나 바이러스의 감염을 증가시키고, 더 흔하게는 전신홍반루푸스(systemic lupus erythematosus)를 일으키는데, 이는 면역복합체의 불완전한 제거과정에 의해 발생한다고 생각된다. 보체 제어단백질의 결핍은 보체 활성화를 지나치게 증가시켜 다양한 질환들을 일으킬 수 있다.
- **체디악 히가시 증후군(Chédiak-Higashi syndrome)**은 용해소체와 과립들이 제대로 이동하지 않아 발생하는 면역결핍 증후군이다. 이 면역결핍 증후군은 포식세포를 비롯하여 여러 종류의 면역세포에서 볼 수 있다. 정상적인 포식세포는 용해소체에서 포식한 미생물물 죽이고, 자연살해세포와 CTL은 단백질을 이용해서 특수한 용해소체를 분비하여 미생물에 감염된 숙주세포를 죽인다. 그러나 체디악 히가시 증후군에서는 이러한 기작이 작동되지 않아서 그 결과 세균성 감염에 높은 감수성을 가지게 된다.
- TLRs나 TLR의 신호전달경로 그리고 nuclear factor-κB (NF-κB) 전사인자에 돌연변이가 생긴 환자들이 드물게 보고되고 있다. 이러한 돌연변이를 가진 환자들은 국한된 감염사례만을 보인다. 예를 들면, 많은 TLR 신호전달경로에 관여하는 어댑터(adaptor) 단백질인 MyD88의 돌연변이는 심각한 세균성 폐렴과 관련이 있고, TLR3의 돌연변이는 헤르페스 바이러스 뇌염(herpesvirus encephalitis) 재발과 심한 독감과 관련이 있다.

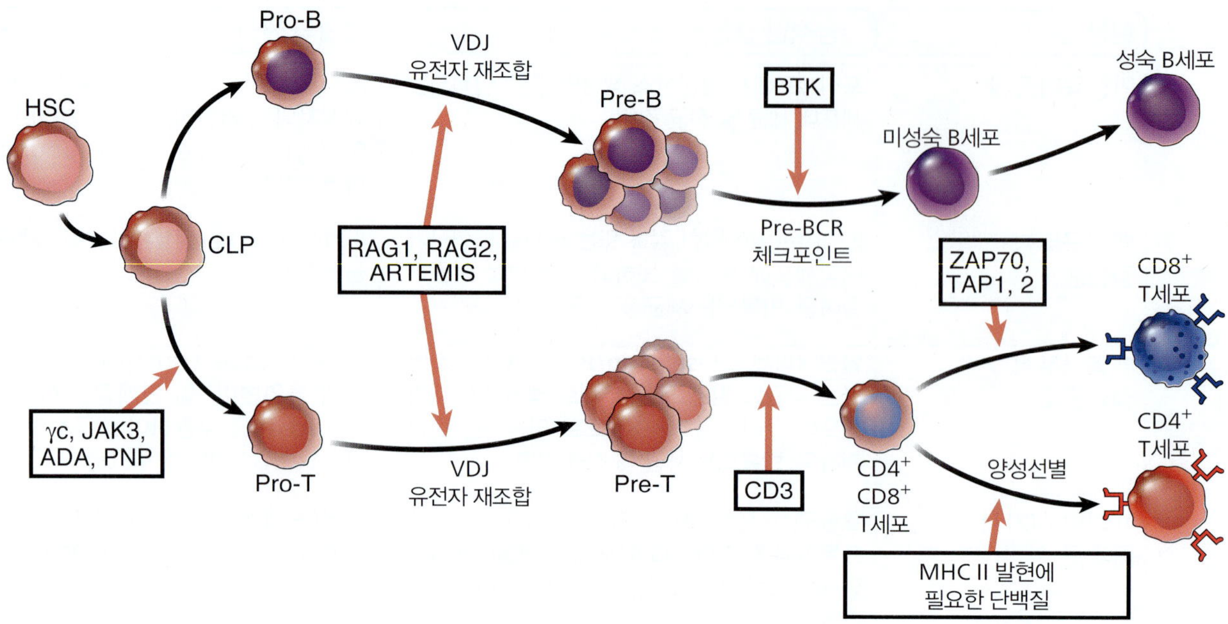

그림 12.3 림프구 성숙의 유전결함으로 인한 선천면역결핍질환. 림프구 성숙경로는 4장에 기술되었다. 돌연변이로 인해 단백질 발현 및 기능이 상실된 것은 박스 안에 표기되었다. 해당 단백질의 기능은 본문에 서술되었다. *ADA*, adenosine deaminase; *CLP*, common lymphoid progenitor; *HSC*, hematopoietic stem cell; *PNP*, purine nucleoside phosphorylase; *RAG*, recombination-activating gene; *TCR*, T cell receptor.

림프구 성숙과정의 결함

Defects in Lymphocyte Maturation

많은 선천면역결핍질환이 어떤 유전적 결함으로 인하여 B림프구 또는 T림프구 혹은 두 세포 모두의 성숙을 차단하여 일어난다(그림 12.3, 12.4).

중증복합면역결핍

Severe Combined Immunodeficiency (SCID)

적응면역체계의 B림프구와 T림프구에서 결함이 함께 일어나는 질환은 중증복합면역결핍(SCID)으로 분류된다. SCID가 유발되는 근본적인 이유는 T세포의 성숙 혹은 기능의 장애다; 체액성 면역의 이상은 일반적으로 T도움세포의 기능상실로 일어난다. 여러 가지 서로 다른 유전적 이상으로 SCID가 유발될 수 있다.

- **X연관 SCID (X-linked SCID)**는 SCID 환자의 절반을 차지하고 남자아이에서만 나타난다. 이 중 X연관 SCID의 약 99%는 여러 종류의 사이토카인(예, IL-2, IL-4, IL-7, IL-9, IL-15, IL-21) 수용체 신호전달 소단위(signaling subunit)를 구성하는 common γ사슬(γc)의 돌연변이로 인해 발생한다(γc사슬은 최초에 IL-2수용체의 구성성분 세 개 중 하나로 발견되었기 때문에 흔히 IL-2Rγ사슬로 불린다). γc사슬이 기능을 못하면 미성숙된 림프구, 특히 pro-T세포들이 세포의 주요 성장인자인 IL-7에 반응하여 증식하는 것이 불가능해진다. 그렇게 되면 림프구 전구세포들의 생존 및 성숙률이 감소하게 된다. 사람에서는 이 결함이 주로 T림프구의 성숙과정에 영향을 미치지만 B세포의 발달은 정상적으로 일어난다. 이런 성숙과정의 차단으로 성숙된 T세포의 수가 감소하고, 세포매개 면역반응이 감소하며 T세포의 감소로 인해서 체액면역결함(B세포는 거의 정상적으로 성숙할 수 있음에도 불구하고)이 발생할 수 있다. 자연살해(NK)세포 또한 증식 및 성숙에 관여하는 주된 사이토카인인 IL-15의 수용체가 γc사슬을 이용하기 때문에 수가 줄어든다. 체세포 열성 SCID의 또 하나의 중요 원인은 γc사이토카인 수용체 사슬의 신호전달에 관여하는 인산화효소인 Janus kinase 3 (JAK3)의 돌연변이이다. 이런 돌연변이는 γc돌연변이에 의해 발생되는 X연관 SCID와 동일한 이상을 초래한다.
- **체세포 열성(autosomal recessive)** SCID의 절반가량은 adenosine deaminase (ADA)로 불리는 adenosine의 분해에 관여하는 효소의 돌연변이로 인해 일어난다. ADA의 결핍은 DNA을 활발하게 합성(즉, 분열하는)하는 세포내에서 독성 purine의 대사물질이 축적되는 것을 촉진한다. 특히 림프구는 성숙과정에서 세포분열이 활발하게 일어나기 때문에 purine 대사물의 영향을 많이 받는다. ADA의 결핍은 B세포에 비해 T세포의 성숙과정에 더 큰 영향을 미친다. 이와 비슷한 증상은 purine nucleotide phosphorylase (PNP) 효소가 결여된 환자에서도 관찰된다.
- 드물게는 면역글로불린 및 T세포 수용체(TCR) 유전자의 재

T세포와 B세포 발달 장애		
질환	기능 장애	결함 기작
중증복합면역결핍질환		
X연관 중증복합면역결핍질환	T세포의 현저한 감소; B세포의 증가 (혹은 정상); 혈청 항체 감소	사이토카인 수용체의 γ사슬 유전자 돌연변이, IL-7 신호전달 부재로 T세포 성숙장애
ADA, PNP 결손에 따른 체세포성 열성 SCID	T세포와 B세포의 점진적인 감소 (주로 T세포); ADA 결핍 시 혈청항체 감소, PNP 결핍 시 B세포와 혈청 Ig 수치 정상	ADA 또는 PNP의 결핍은 림프구 내의 독성 대사물의 축적을 유발
VDJ 재조합 결함으로 체세포성 열성SCID	T세포와 B세포의 현저한 감소; 혈청 항체 감소	VDJ 재조합에 관여하는 RAG 유전자 및 기타 유전자 돌연변이
MHC II 발현 결함: 베어림프구 증후군	CD4+ T세포 발달 및 활성화 이상; 세포매개면역 및 체액성면역 결함	MHC II 유전자 발현에 필요한 전사인자 유전자 돌연변이
DiGeorge증후군 (22q11 결핍증후군)	T세포 감소; B세포 정상; 혈청내 항체 정상 혹은 감소	갑상선 형성부전을 일으키는 제 3,4 인두낭의 비정상적인 형성
B세포 발달 이상		
X연관 무감마글로불린혈증	모든 혈청 항체 동형 감소; B세포 수 감소	Bruton tyrosine kinase (BTK)의 돌연변이로 인한 pre-B세포 단계 다음에 성숙 장애

그림 12.4 림프구 성숙결함으로 인한 선천면역결핍질환의 특성. 이 그림에서는 유전적 차단이 알려진 가장 흔한 선천면역결핍질환 및 그 주요 특징을 요약하였다. *ADA*, adenosine deaminase; *Ig*, immunoglobulin; *IL-7R*, interleukin-7 receptor; *MHC*, major histocompatibility complex; *PNP*, purine nucleoside phosphorylase; *RAG*, recombination-activating gene.

조합과 림프구 성숙에 필요한 VDJ 재조합효소인 *RAG1* 혹은 *RAG2* 유전자에 돌연변이가 일어나 체세포 열성 SCID가 일어나는 경우도 있다. RAG1 혹은 RAG2 부재 시, B세포와 T세포가 발달하지 못한다(4장 참조). VDJ 재조합 과정에 관여하는 endonuclease (*ARTEMIS* gene)의 돌연변이도 역시 B세포와 T세포가 발달하지 못한다.

- **DiGeorge증후군**(22q11 결핍증후군으로도 알려져 있음)은 T세포의 성숙과정의 결함으로 발생한다. 이 질환은 염색체 22의 일부가 결손되어서 그 결과 가슴샘(부갑상샘 포함) 발달에 지장이 초래된다. 이 질환을 가진 환자들은 나이가 들면서 증상이 호전되는 경향을 보이는데, 이는 적은 양이나마 가슴샘조직이 발달하여 T세포 성숙을 어느 정도 지원해줄 수 있기 때문이라고 생각된다.

신생아에서 선천면역결핍질환을 진단하는 기술이 널리 사용되면서 희귀한 SCID의 원인이 많이 밝혀지고 있다.

선별적 B세포 결핍

Selective B Cell Deficiencies

B세포 성숙과정의 차단으로 일어나는 가장 흔한 임상적 증후군은 **X연관 무감마글로불린혈증**(Bruton's 무감마글로불린혈증으로 처음 보고됨)이다. 이 질환에서는 골수의 B세포가 pre-B세포 성숙하지 못하며, 그 결과로 성숙 B림프구와 혈청 면역글로불린이 크게 감소하거나 아예 없는 경우다. 이 질환은 Bruton tyrosine kinase (BTK)라고 불리는 인산화효소 유전자의 돌연변이로 인해서 이 효소의 생산이나 기능에 결함이 생겨서 발생한다. 이 효소는 pre-B세포에서 발현되는 pre-B세포 수용체에 의해 활성화되며 세포의 생존과 분열과 성숙을 촉진하는 신호를 전달해주는 역할을 한다. *BTK* 유전자는 X염색체상에 존재한다. 따라서 두 X염색체 중 하나의 *BTK* 유전자의 돌연변이 대립유전자를 가진 여성은 이 병의 보인자(carrier)이며, 비정상 X염색체를 물려받은 남자아이는 발병하게 된다. X연관 무감마글로불린혈증

환자의 약 4분의 1에서 자가면역질환, 특히 관절염이 발생한다. 면역결핍과 자가면역과의 연관성은 모순으로 보일 수 있다. 이에 대해 가장 유력한 가설로는 BTK가 BCR신호전달과 연관성이 있고 B세포의 관용에 필요하기 때문에 BTK의 결함은 B세포의 자가면역을 유발할 수 있다는 것이다.

림프구의 활성화 및 기능의 결함

Defects in Lymphocyte Activation and Function

림프구의 활성화에 관여하는 분자에서 일어나는 돌연변이가 수많은 면역결핍 질환을 유발한다(그림 12.5 참조).

B세포 반응 결함

Defects in B Cell Responses

B세포 또는 도움T세포에서의 이상은 항체합성 결함을 유발할 수 있다.

- **X연관 고IgM증후군(X-linked hyper-IgM syndrome)**은 B세포의 중사슬 동형전환의 결함문제로서 IgM이 주된 혈청 항체가 되며 세포내 미생물에 대한 세포매개면역반응의 결핍이 특징이다. 이 질환은 X염색체 돌연변이로 일어나며, 도움 T세포의 단백질인 CD40리간드(CD40L)의 이상으로 B세포나 수지상세포(dendritic cell) 그리고 큰포식세포에 있는 CD40에 결합하지 못하여 이들의 T세포의존 활성화가 일어나지 않는다(6장과 7장 참조). CD40L발현의 결함으로 배중심(germinal center)에서 T세포의존적인 B세포 반응이 결핍되어 동형전환이 거의 일어나지 못하고 친화력 성숙(affinity maturation)도 부재하다. 또한, T세포의존 큰포식세포 및 수지상세포의 활성화의 결함으로 세포매개 면역도 감소한다. 이러한 질환을 가진 남자아이들이 특히 *Pneumocystis jirovecii* 감염에 취약한데, 이 진균은 T세포의 도움이 없을 시 포식세포내에서 생존하기 때문이다. 고IgM증후군의 또 다

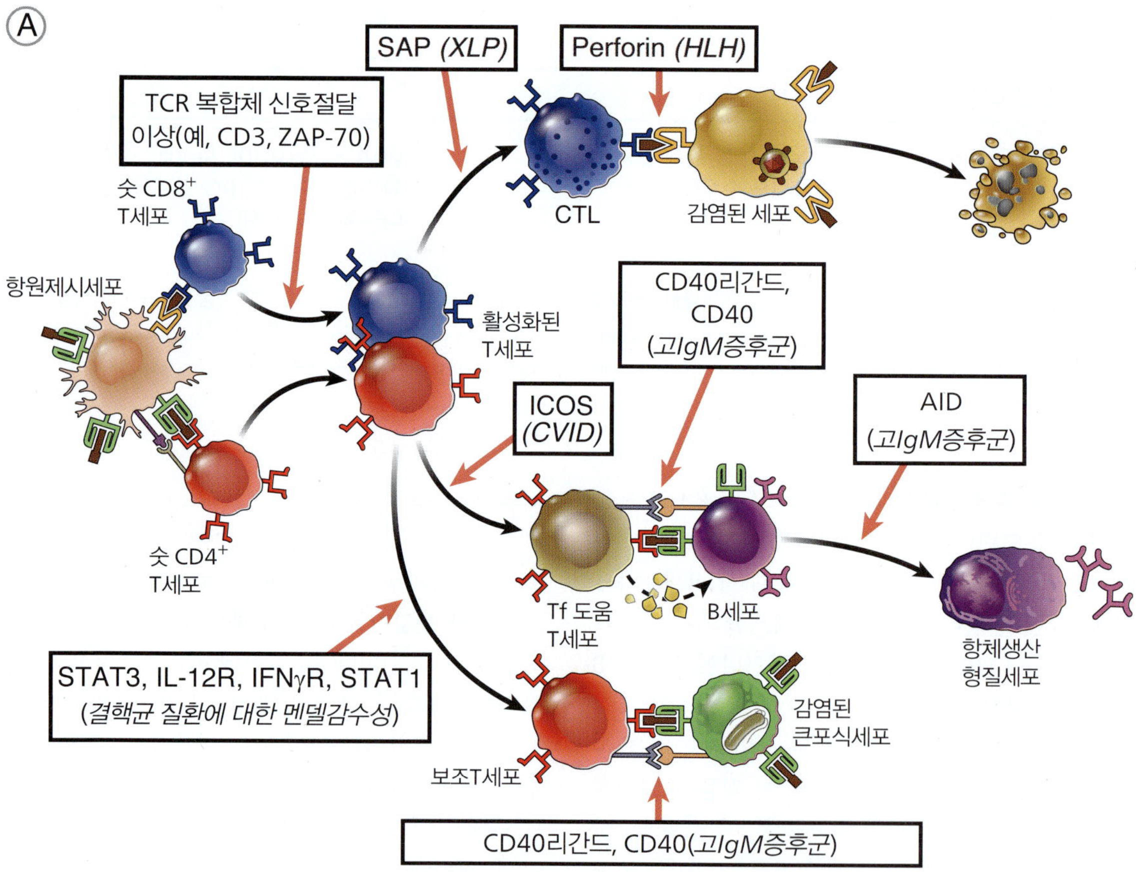

그림 12.5 림프구 활성화 및 작동기능 결함으로 인한 선천면역결핍질환. 선천면역결핍은 T세포에 항원을 제시하는 데 필요한 분자들의 발현, T 및 B림프구 항원수용체 신호전달, 보조T세포에 의한 B세포와 큰포식세포의 활성화, 항체를 생산 B세포의 분화 등의 유전적 결함에 의해 발생할 수 있다(박스에 해당 분자 발현 표기). **A,** 면역반응이 차단될 수 있는 위치를 표시함. *AID*, activation-induced deaminase; *CVID*, common variable immunodeficiency; *ICOS*, inducible costimulatory; *IFNγR*, IFN-γ receptor; *Ig*, immunoglobulin; *IL-12R*, IL-12 receptor; *MHC*, major histocompatibility complex; *SAP*, SLAM-associated protein; *ZAP-70*, ζ chain–associated protein of 70 kD.

Ⓑ

T세포와 B세포의 활성과 기능 장애		
질환	기능적 결손	결손 기작
X연관 고IgM증후군	T세포의존 B세포 활성 및 T세포의존 큰포식세포의 활성 결핍	CD40 리간드 돌연변이
특정 Ig 결핍	특정 Ig 동형 감소 또는 부재; 감염에 대한 감수성 또는 임상적 소견이 없음	Ig 유전자 돌연변이 또는 알려져 있지 않는 돌연변이
공통 가변성 면역결핍질환	면역글로불린 생산 감소; 세균성 감염에 대한 감수성	B세포 성장인자 수용체 및 공동자극자의 돌연변이
혈구포식성 림프조직구증	CTL과 NK세포의 세포사멸 기능 이상; 조절되지 않는 큰포식세포 활성화 향상	Perforin 유전자 돌연변이 및 CTL와 NK세포 과립 세포외배출에 필요한 유전자 돌연변이
결핵균 질환에 대한 멘델감수성	Th1세포매개 큰포식세포 활성 감소; 비정형 결핵균 및 기타 세포내 병원체에 대한 감수성 증가	IL-12, IL-12 수용체, IFN-γ 수용체, STAT1 유전자 돌연변이
T세포 수용체 복합체의 발현 및 신호전달의 결함	T세포 수 감소 또는 $CD4^+$세포와 $CD8^+$세포 간의 비정상적인 비율; 세포매개면역의 감소	CD3단백질, ZAP-70 단백질 유전자의 돌연변이 또는 결손
피부점막캔디다증, 세균성 피부농양	Th17 매개 염증반응 감소	STAT3, IL-17, IL-17R 유전자 돌연변이
X연관 림프구증식질환	EBV에 의한 과도한 B세포 증식과 CTL 활성화; NK 세포와 CTL 기능 결함과항체 반응 결함	림프구 신호전달에 관여하는 SAP 유전자 돌연변이

그림 12.5 계속. B, A에서 보여준 유전적 원인이 밝혀진 면역결핍 질환의 특성 요약. MHC II 발현이상과 TCR 복합체 신호전달 이상이 T세포 성숙의 결함의 원인이 될 수 있다(그림 12.2 참조). 또한, 여기에서 보여주는 것처럼, 성숙된 세포라도 세포활성에 결함이 있을 수 있다. *CTL*, cytotoxic T lymphocyte; *EBV*, Epstein-Barr virus; *NK*, natural killer.

른 형태의 X염색체 연관 체세포 열성 질환에서는 CD40 돌연변이로 유사한 증상이 보인다. 또 다른 체세포 열성 형태의 고IgM증후군에서는 동형전환과 친화력 성숙에 필요한 효소인 activation-induced deaminase (AID)의 돌연변이로 인해 CD40 신호전달경로에 이상이 생겨서 체액성면역에는 결함이 생기지만 세포성면역에는 이상이 없다(7장 참조).

- **특정 동형에 한정된 면역글로불린 이상(selective Ig class deficiencies)**. 특정 항체 동형 생산의 유전적 결핍은 비교적 흔한 편이다. **IgA 결핍(IgA deficiency)**은 인구 700명 중 1명 꼴로 나타나지만, 대부분의 환자에서는 증상이 없고, 극히 일부에서는 비강, 폐, 장에 감염 증상을 보인다. 대부분의 IgA 결핍 환자에서는 그 이유가 밝혀지지 않았지만 드물게 면역글로불린 중사슬의 일정부위 유전자 돌연변이가 이런 결핍의 원인이 될 수 있다.
- **공통 가변성 면역결핍질환(common variable immunodeficiency, CVID)**. CVID는 다양한 면역결핍질환들로 구성된 질환의 통칭이다. 이 질환들은 감염에 대한 항체반응이 잘 일어나지 않고 혈청내 IgG, IgA 그리고 때로는 IgM의 양이 감소하는 공통된 특징을 갖는다. 이 질환들의 근본적 원인은 B세포의 활성화에 관여하는 유전자의 결함, 혹은 T-B세포 간 상호작용에 필요한 수용체 유전자의 결함으로 일어난다. 이 환자들은 재감염, 자가면역질환, 림프종 등의 질환을 앓는다.

T림프구 활성화 결함

Defective Activation of T Lymphocytes

다양한 유전적 이상이 T세포 활성을 방해할 수 있다.

- **베어림프구증후군(bare lymphocyte syndrome)**. 이 질환에서는 MHC II가 발현되지 않아 생기는 질환으로 MHC II

발현을 유도하는 전사인자에 돌연변이가 일어나 발생한다. $CD4^+$ T세포가 성숙하고 활성화하기 위해서 MHC II/펩티드를 인식하는 과정이 필수적이다. 이 질환은 흉선에서 $CD4^+$ T세포의 심한 감소로 나타나는데(SCID 일종), 이는 이 세포들의 가슴샘내 성숙 및 말초림프기관내 활성화의 결함 때문이다.

- **혈구포식성 림프조직구증(hemophagocytic lymphohistiocytosis, HLH)**은 일반적으로 감염에 대해서 큰포식세포와 같은 면역세포가 활성화되는 것이 특징인 때로는 치명적이고 전신적인 질환이다. HLH의 대부분은 세포독성 $CD8^+$ T세포와 NK 세포가 바이러스에 감염된 세포를 죽이지 못할 때 일어나는 유전적 질환이다. 이러한 환자들은 퍼포린(perforin) 유전자와 과립 세포외배출(granule exocytosis)에 관여하는 단백질 유전자에 돌연변이를 가지고 있는 경우가 있다. 이러한 돌연변이로 인해 주로 바이러스가 지속적으로 감염되어 있으며 T세포와 NK 세포가 과도하게 IFN-γ를 분비하여 그 결과 큰포식세포가 지나치게 활성화된다. 이렇게 과도하게 활성화된 큰포식세포는 일부는 적혈구를 포식하기 때문에 위와 같은 이름이 붙었다.
- **결핵질환에 대한 멘델의 감수성(Mendelian susceptibility to mycobacterial disease).** IL-12, IL-12 수용체, 인터페론-γ(IFN-γ) 수용체, 혹은 연관된 신호전달인자의 유전자에 돌연변이가 있으면, Th1의 발달 또는 Th1세포매개 큰포식세포 활성화에 결함이 발생하여 세포매개면역 결핍이 생긴다(6장 참조). 이러한 환자는 병원성이 미약한 환경 결핵균(흔히 비정형 결핵균이라고 함)과 *Salmonella*균과 다양한 세균성, 진균성, 바이러스성 세포내 병원성 미생물 취약하다.
- T세포의 신호전달경로, 사이토카인 및 여러 수용체의 돌연변이로 인해서 숫T세포가 작동T세포로 분화하지 못해 면역결핍이 발생한 환자들도 가끔씩 보고되는 편이다. 돌연변이와 결함의 정도에 따라 T세포가 심하게 결핍될 수 있고 또는 Th1 반응(주로 비정형 mycobacterial 감염증과 관련)과 Th17반응(주로 진균과 세균성 감염과 관련됨)과 같은 특정한 T세포에 대하여 결핍증이 일어날 수 있다. 이런 결함들은 드물지만 다양한 T세포 활성화 과정들의 중요성을 보여준다.

그 외 다른 질환과 관련된 림프구 이상

Lymphocyte Abnormalities Associated With Other Diseases

여러 장기체계에 증상을 나타내는 전신질환들은 주된 증상이 비록 면역학적인 것은 아니지만 면역결핍의 요소를 갖기도 한다.

- **Wiskott-Aldrich 증후군**은 습진(eczema), 혈소판 감소 및 면역결핍이 특징적으로 나타난다. 이 X염색체 관련 질환은 세포의 신호전달, 면역시냅스 형성, 세포골격 재구성에 필요한 엑틴 세포골격(actin cytoskeleton) 조절인자의 돌연변이로 인해 발생한다. 이 단백질의 부재로 인해서 혈소판과 백혈구가 정상적으로 발달하지 못하며, 크기가 작고 다른 신체부위로 정상적으로 이동하지 못한다고 알려져 있다.
- **조화운동불능(ataxia-telangiectasia)**은 걸음걸이의 이상(ataxia), 혈관 기형(telangiectasia) 및 면역결핍을 특징으로 가지는 질환이다. 이 질환은 DNA복구에 관련된 단백질 유전자의 돌연변이로 발생한다. 이 돌연변이는 DNA복구에 이상을 초래하여(예, 항원수용체 유전자 조각의 재조합의 이상) 림프구의 성숙에 있어 장애를 가져온다.
- *AIRE* 돌연변이(9장 참조)로 발생하는 자가면역질환 환자에서는 사이토카인에 대한 자가항체가 생겨서 사이토카인이 손실되어 면역결핍증이 나타나는 경우가 있다. 과도한 자가면역이 없는 경우에도 제1형 IFN 사이토카인에 대한 자가항체(2장 참조)가 생성되는 경우가 있으며 심각한 COVID-19 질환에서도 볼 수 있다.

선천면역결핍질환 치료

Therapy of Primary Immunodeficiencies

선천성 면역결핍질환의 치료법은 질환마다 다르다. SCID는 환자의 면역체계가 재건되지 않는 한 출생 초기부터 위험할 수 있다. SCID에 가장 널리 이용되는 치료법으로는 골수이식인데, 심각한 이식편대숙주질환(graft-versus-host disease)의 위험성을 피하기 위해 공여자와 수여자 간의 면밀한 cross-matching이 필요하다. 특정 B세포에 국한된 결함의 경우(예, X연관 무감마글로불린혈증), 건강한 사람으로부터 얻은 pooled 면역글로불린을 환자에게 투여하는 식의 수동적 면역치료법이 가능하다. 모든 선천면역결핍질환의 이상적인 치료방법은 유전자 치환 요법(replacement gene therapy)이지만, 아직 대부분의 질환에서는 치료법이 없는 실정이다. 가장 잘된 유전자요법의 사례로는 X연관 SCID 환자들에서 정상 γc유전자를 도입한 자신의 골수세포를 대체요법에 사용한 사례이다. ADA 결핍 환자에게는 효소치환(enzyme replacement) 또는 유전자 치료법이 있다. 이러한 유전질환을 가진 모든 환자에게는 필요에 따라 항생제로 감염을 치료하는 방법이 사용하고 있다.

후천(2차)면역결핍질환

ACQUIRED (SECONDARY) IMMUNODEFICIENCIES

많은 면역체계의 결함은 유전적 이상이 아니라 살아가는 도중에 얻게 되는 후천적 이상으로 인해 발생한다(그림 12.6). 이러한 이상들 중 전 세계적으로 가장 심각한 것이 이 장의 후반부에서 설명하는 HIV 감염이다. 선진국에서 나타나는 2차 면역결핍의 가장 빈번한 원인은 골수에 생긴 암(백혈병)과 다양한 면역억

원인	기작
HIV의 감염	$CD4^+$ 보조T세포 부재
암의 치료를 위한 방사선조사 또는 약물치료	골수에서 모든 백혈구 전구세포 수 감소
염증질환과 이식거부 반응 억제 약물	림프구의 결손 또는 림프구의 기능장애
암에 의해서 유발되는 골수질환 (전이, 백혈병)	백혈구 발생 장소의 감소
단백질-열량 영양부족	대사 이상으로 림프구의 성숙과 기능에 장애가 발생
비장 제거 (외상 또는 경색증 치료 위한 외과수술)	미생물의 포식작용 감소

그림 12.6 후천(2차)면역결핍질환. 이 그림에서는 후천면역결핍질환의 가장 흔한 원인과 이 결핍이 어떻게 면역반응의 결함으로 이어지게 되는지를 열거하였다.

제 치료법들 때문이다. 암을 치료하기 위한 화학요법과 방사선요법은 골수 전구세포와 성숙 림프구를 비롯한 여러 증식세포에 손상을 입혀 면역결핍 증후군을 초래할 수 있다. 이식거부를 억제하거나 또는 염증질환을 치료하는 데 사용되는 최신 면역억제 약물(예, 사이토카인 대항제, 백혈구 흡착 억제제)은 면역반응을 억제하기 위한 방법이다. 그러므로 면역결핍 증후군은 이러한 요법들의 합병증이다. 단백질 열량 영양실조는 면역체계의 거의 모든 요소들의 결핍을 불러일으키며 빈곤 또는 기근이 만연한 개발도상국에서 나타나는 면역결핍의 흔한 원인이다.

후천면역결핍 증후군

ACQUIRED IMMUNODEFICIENCY SYNDROME(AIDS)

처음 AIDS가 등장한 시기는 1980년대로, 그 이후 AIDS는 인류 역사상 가장 큰 피해를 주는 재난 중 하나가 되었다. AIDS는 HIV에 의한 감염으로 발생한다. 전 세계적으로 3,800만 명이 HIV에 감염되어 있는데 그중 70%는 아프리카, 20%는 아시아에 거주하고 있다. 이 질환으로 이미 3,500만 명이 사망했고, 매년 100만 명이 죽어나가고 있는 실정이다. 이 질환에 대한 효과적인 치료법이 개발되어 있으나 아프리카와 같이 아직 널리 통용되지 못하는 지역에서는 HIV가 계속 확산되고 있다. 아프리카의 어떤 나라에서는 인구의 30%가 HIV에 감염되어 있다. 다음에는 HIV의 중요한 특징과 HIV가 어떻게 사람을 감염시키고 어떤 질환을 일으키는지 설명하겠다. 그리고 현재 HIV에 대한 현재 사용되는 치료법과 백신개발 상황에 대한 간략한 논의로 이 장을 끝맺고자 한다.

사람 면역결핍 바이러스

Human Immunodeficiency Virus (HIV)

HIV는 면역체계의 세포들 중 주로 $CD4^+$ T림프구를 감염시켜서 이 세포들을 점차적으로 파괴해 나가는 retrovirus이다. 감염을 일으키는 HIV입자는 두 가닥의 RNA를 포함한 단백질 core와 이를 감싸는 숙주세포에서 유래한 지질과 바이러스 단백질로 된 외피(lipid envelope)로 이루어진다(그림 12.7). 바이러스의 RNA는 구조단백질, 다양한 효소, 그리고 바이러스 유전자 전사 및 바이러스 생활주기를 조절하는 단백질들을 가지고(encode) 있다.

HIV의 생활주기는 다음의 순차적인 단계들로 이루어진다: 세포감염, 바이러스 DNA 생산과 숙주 유전체 내로의 편입(integration), 바이러스 유전자의 발현, 바이러스입자의 생산이다(그림 12.8). HIV는 주요 외피 당단백질인 gp120 (120 kD glycoprotein)이 사람 세포의 CD4 및 특정 케모카인 수용체(주로 CXCR4과 CCR5)에 부착함으로써 세포에 감염된다. 세포표면에 이러한 단백질을 발현하는 주요 세포에는 $CD4^+$ 단백질을 발현하는 림프구가 있다. 추가적으로 어떤 HIV 변이는 큰포식세포를 감염시킬 수 있고, 큰포식세포와 수지상세포는 HIV를 포식하여 감염될 수 있다. 세포의 수용체에 부착한 HIV는 바이러스의 외피가 숙주 세포막과 융합하고 바이러스는 세포질 내로 들어간다. 세포질 내에서 바이러스는 단백질 core를 벗겨내고

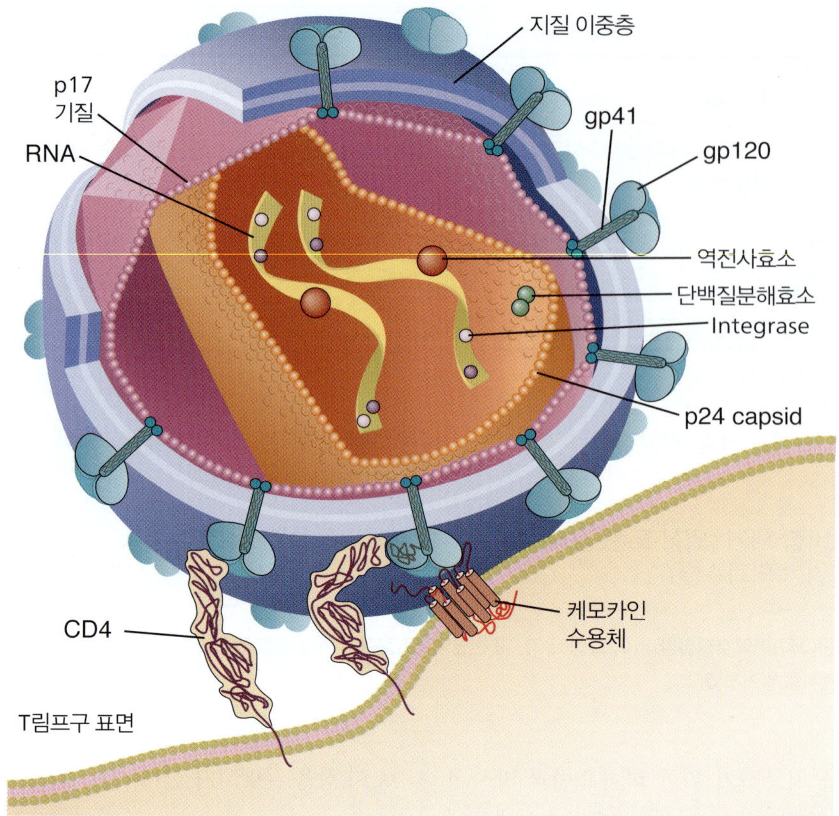

그림 12.7 사람 면역 결핍바이러스(human immunodeficiency virus, HIV)의 구조. T세포 표면에 붙은 HIV-1 바이러스 입자(virion). HIV-1은 동일한 두 가닥의 RNA(바이러스 유전체)와 reverse transcriptase(역전사효소), integrase 및 protease(단백질분해효소)을 담은 원뿔 모양의 p24 capsid 단백질로 이루어진 core와 이를 에워싼 p17단백질 기질, 이 전체를 감싸고 있는 숙주세포 유래 외피(envelope)로 이루어진다. 외피의 막에는 바이러스 유전자 산물인 막단백질(gp41과 gp120)이 숙주세포 표면의 CD4와 케모카인 수용체와 결합한다. *MHC*, major histocompatibility complex. (Adapted from © 1996 Terese Winslow. Reproduced with permission)

RNA를 방출한다. 그러면 바이러스의 역전사효소에 의해서 바이러스 RNA의 이중DNA copy가 합성되고(이 과정은 모든 retrovirus의 공통적인 특징이다) 이 DNA는 바이러스 integrase 효소의 작용으로 숙주세포의 DNA로 삽입(integrate)된다. 이렇게 삽입된 바이러스 DNA를 프로바이러스(provirus)라고 부른다. 감염된 T세포가 다른 미생물의 감염 또는 사이토카인과 같은 어떤 외부자극으로 활성화되면 T세포는 자신의 유전자를 많이 전사 시키기 시작하고 스스로 사이토카인을 생산한다. 이런 정상적인 보호반응으로 인해 사이토카인과 세포활성화 과정 그 자체가 프로바이러스를 유전자를 활성화시켜서 바이러스의 RNA가 생산된다. 바이러스 RNA는 단백질 전구체로 번역되고, 이러한 단백질은 바이러스 및 세포의 단백질분해효소에 의해 성숙되 바이러스 단백질로 바뀐다. RNA 복제를 통해 바이러스 RNA가 만들어지고, 구조단백질에 감싸여 바이러스는 core 구조를 형성한다. 이러한 RNA core 구조는 세포막으로 이동한 후 숙주세포로부터 지질 외피를 획득한 후에 다른 세포를 감염시킬 수 있는 바이러스입자가 되어 흩어지게 된다. 숙주 유전체에 편입된 HIV 프로바이러스는 감염된 세포 안에서 수개월 혹은 수년 동안 환자의 면역체계로부터(심지어 앞으로 논의될 항바이러스요법으로부터도) 숨어서 잠복해 있을 수 있다.

AIDS 질환의 대부분은 HIV-1(예, 1형 HIV)에 의해서 유발된다. 일부 AIDS 질환은 비슷한 바이러스인 HIV-2에 의해서 유발된다.

AIDS의 발병기전

Pathogenesis of AIDS

AIDS는 수년에 걸쳐서 잠복기 상태로 발달하며, HIV가 활성화되면 면역체계의 세포들을 파괴하기 시작한다. 바이러스의 생산은 감염된 세포의 죽음뿐만 아니라 감염되지 않은 림프구를 죽게 만들고 면역결핍 증후군과 임상적 AIDS를 초래한다(그림 12.9). HIV 감염은 성교, 약물중독자 간의 오염된 정맥 주사기바늘 이용, 태반을 통한 전달 또는 드물게는 감염된 혈액이나 혈액제제의 수혈로 일어난다. 감염 직후에는 바이러스가 혈액 내에서 발견되는 급성 바이러스혈증(viremia)이 일시적으로 나타날

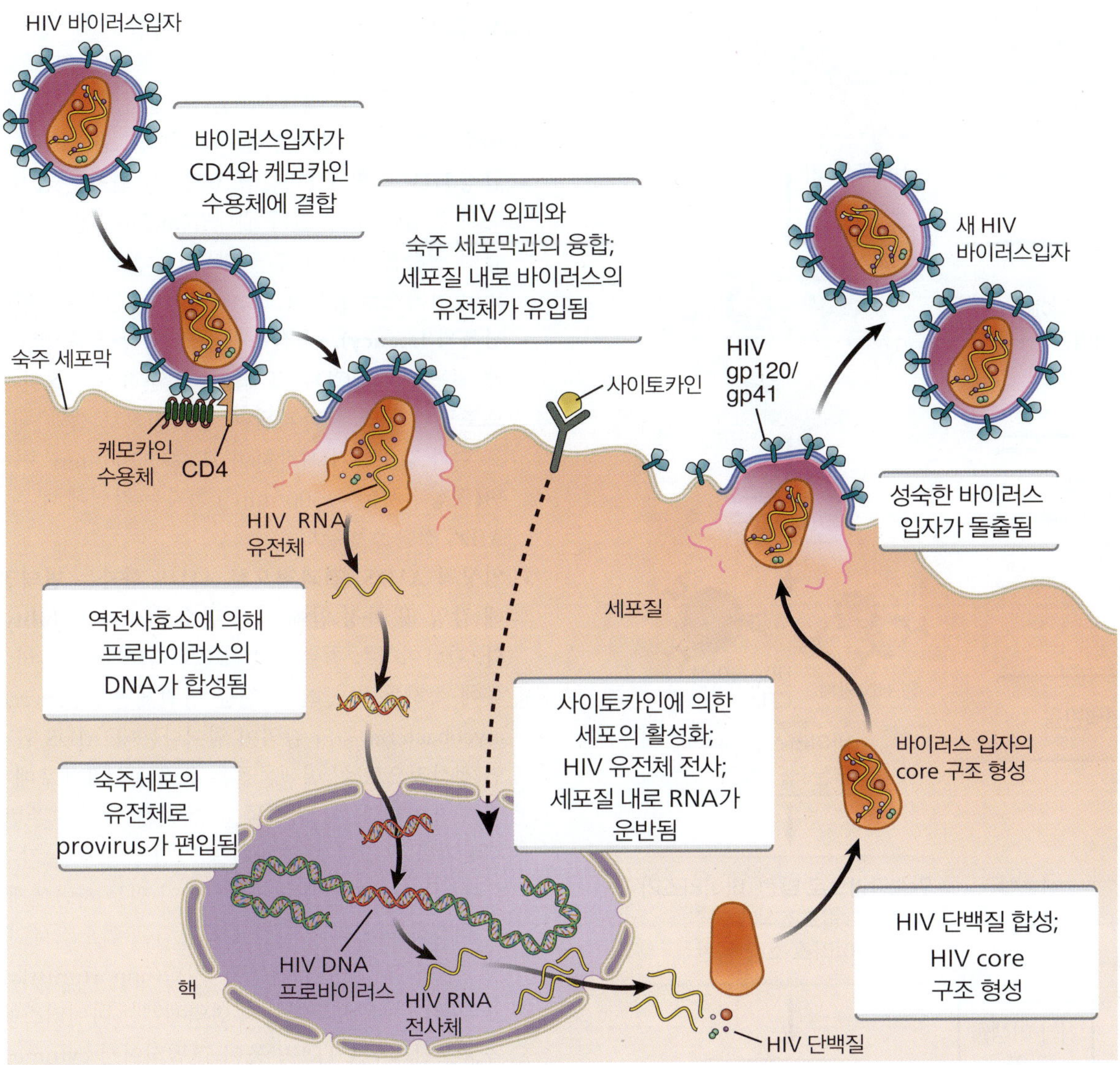

그림 12.8 사람 면역결핍 바이러스(HIV)의 생활주기. 최초 숙주세포 감염에서 새 바이러스입자(virion)의 방출에 이르기까지 HIV 증식의 순차적인 단계를 나타냈다.

수 있다. 이 바이러스는 주로 점막상피조직에 있는 $CD4^+$ T세포를 감염시키고, 상당수의 감염된 T세포 파괴가 일어난다. 우리 몸의 많은 림프구는(특히 기억T세포) 점막조직에 상주하며 점막조직에 있는 T림프구의 소멸은 혈중에 감염된 림프구의 수 혹은 혈관에서 순환하는 T림프구의 수에 반영이 안 될 수도 있다. 편입된 프로바이러스는 앞서 설명한 것처럼 감염된 세포 안에서 활성화되어 바이러스입자 생산과 감염확산을 일으킬 수 있다. HIV감염이 진행되는 동안 감염성 바이러스입자의 주된 공급처는 활성화된 $CD4^+$ T세포이다. Tfh 세포와 큰포식세포는 감염 저장소 역할을 하여 바이러스가 잠복해 있다가 수개월 혹은 수년 후에 다시 활성화된다.

HIV 감염 후 $CD4^+$ T세포가 고갈되는 현상은 바이러스의 세포병변효과(cytopathic effect)에 기인하며, 이는 감염된 세포가 바이러스입자를 생산함으로써 발생한다. 바이러스 유전자의 발현과 단백질의 생산이 활발하게 일어나면 T세포의 합성기능이 방해를 받게 된다. 그러므로 바이러스의 복제가 일어나고 있는 감염된 T세포는 이 과정에서 죽는다. 그런데 AIDS의 진행 동안 HIV에 감염되어 소실되는 T세포보다 감염되지 않았는데도 소실되는 T세포가 더 많다. 이러한 T림프구의 소실의 기작은 아직 명확히 밝혀지지 않았다.

T림프구 외에 수지상세포나 큰포식세포와 같은 다른 감염세포들 역시 죽으며 림프기관의 구조를 망가뜨리게 된다. 여러 연구에 의하면 면역결핍질환은 T세포의 고갈뿐만 아니라 T림프구와 그 외 다른 면역세포들의 다양한 기능적 이상에 의해서 발생하는 것으로 보인다. 하지만 이런 기능적 결함에 대해서는 아직 많이 알려진 바가 없으며, T세포의 소실(혈액의 $CD4^+$ T세포 수

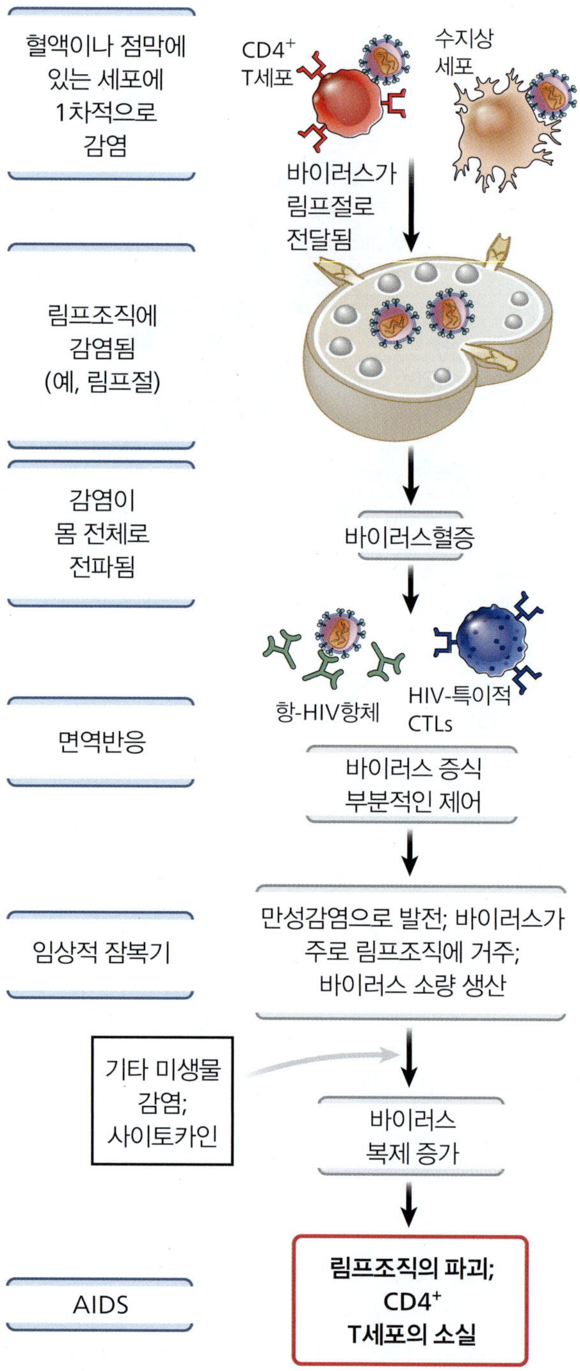

그림 12.9 사람 면역결핍 바이러스(HIV)가 일으키는 질환의 발병기전. HIV 질환에서는 HIV가 초기 감염 부위로부터 몸 전체 림프조직으로 점차 전파된다. 숙주의 면역반응은 급성 감염을 일시적으로 통제하지만 림프조직의 세포에 만성 감염이 확립되는 것을 막지는 못한다. HIV 및 다른 미생물들에 대한 반응으로 생산되는 사이토카인들은 HIV생산 및 HIV감염이 후천면역결핍 증후군(AIDS)으로 진행되는 것을 조장한다. *CTLs*, cytotoxic T lymphocytes.

의 감소로 이어짐)만이 질환의 진행에 있어서 가장 중요한 지표로 사용되고 있다.

HIV 감염과 AIDS의 임상적인 특징

Clinical Features of HIV Infection and AIDS

HIV 감염의 임상적 진행경로는 몇 개의 단계로 구분되며, 마지막에서는 면역결핍질환에 이르게 된다(그림 12.10A).

- **급성 HIV 증후.** HIV 감염 초기에는 환자는 초기 바이러스혈증과 관련이 있는 열과 권태감(malaise)을 동반하는 가벼운 급성 질환을 경험할 수 있다. 이 증상은 수일 내에 가라앉으며 바이러스는 임상적으로 잠복기에 들어가게 된다.
- **잠복기(latency).** 이 잠복기 동안 임상적 증상은 가벼우며 대개 림프조직의 $CD4^+$ T세포의 점진적인 소실이 일어나고 림프조직의 구조가 파괴된다. 궁극적으로 혈액 내 $CD4^+$ T세포 수가 감소하기 시작하며 그 수가 200/mm^3 이하로 떨어지면(정상수치는 ~1500/mm^3) 환자는 감염에 매우 취약해지고 AIDS 진단을 받는다.
- **임상적 AIDS. 결과적으로 AIDS 환자는 면역결핍으로 인해 감염 및 특정 암에 대한 감수성(susceptibility)이 증가한다.** 항바이러스 치료를 받지 않는 환자들은 흔히 세포내미생물에 속하는 바이러스, 진균 병원체인 *P. jirovecii*와 비정형 mycobacteria 등의 감염이 일어나는데, AIDS 환자가 아니라면 정상적으로 이 미생물들은 우리 몸의 T세포매개면역에 의해서 제거된다. 이 미생물들 중 많은 종류는 주변 환경에 존재하지만 온전한 면역체계를 가진 사람들은 감염시키지 못한다. 이런 감염은 면역결핍질환이 있는 사람에게서 볼 수 있고 미생물들이 이런 사람에게 감염을 일으킬 수 있는 일종의 기회를 얻은 것이기 때문에 '기회(opportunistic)' 감염이라고 부른다. AIDS 환자들의 면역체계는 바이러스에 대해 세포독성 T림프구(CTL) 반응이 결핍되어서 cytomegalovirus나 Epstein-Barr virus (EBV)와 같은 잠복된 바이러스가 다시 활성화되어 심각한 질병을 유발하는 경우가 있다. HIV는 $CD8^+$ T세포를 감염시키지는 않지만, 이는 여러 바이러스 항원들에 대해 완전하게 $CD8^+$ CTL 반응이 일어나기 위해서는 $CD4^+$ 도움T세포(HIV의 주된 표적세포)의 작용이 필요하기 때문이다(5장과 6장 참조). AIDS 환자는 세포외 세균감염에도 취약한데, 이는 세균항원에 대한 도움T세포 의존성 항체반응이 제대로 일어나지 못하기 때문이라고 추측된다. AIDS 환자들은 또한 종양발생 바이러스(oncogenic virus)들이 일으키는 암에 대해서도 취약해진다. 가장 흔하게 일어나는 두 가지 암으로는 EBV가 일으키는 B세포성 림프종과 herpesvirus가 일으키는 Kaposi's sarcoma로 불리는 작은 혈관종양이 있다. 병이 많이 진행된 AIDS 환자들은 대사 변화와 칼로리 섭취의 감소로 인해 심각한 신체질량 감소를 수반하는 소모 증후군(wasting syndrome)을 앓게 되는 경우가 많다. 몇몇 AIDS 환자에게서 나타나는 치매(dementia) 증상은 뇌의 큰포식세포인 microg-

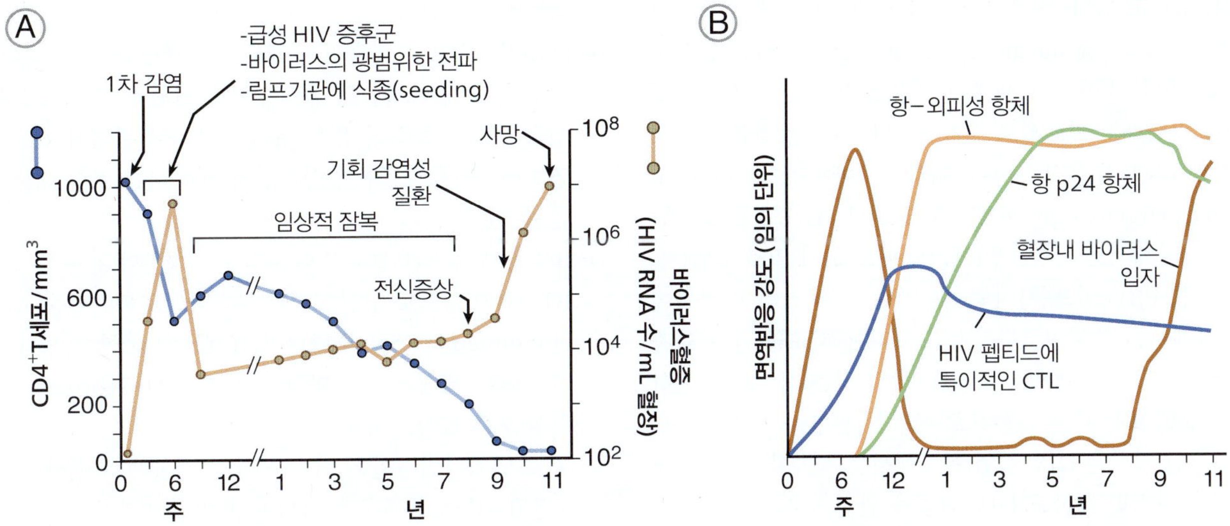

그림 12.10 사람 면역결핍 바이러스(*HIV*)질환의 임상적 진행과정. **A**, 감염 초기, 혈액내 바이러스가 나타나며(혈장 바이러스혈증), 급성 HIV증후군의 전형적인 전신증상들이 수반되기도 한다. 바이러스는 림프기관으로 전파되지만 혈장 바이러스혈증은 아주 낮은 수준으로 떨어져(아주 예민한 reverse transcriptase polymerase chain reaction 분석으로만 검출됨), 여러 해 동안 그대로 있다. $CD4^+$ 세포 수는 이 임상적 잠복기간 중 꾸준히 감소하는데, 이는 바이러스의 활발한 증식과 림프조직내 T세포의 파괴에 기인한다. $CD4^+$ T세포 수가 감소함에 따라 감염 위험성과 더불어 후천면역결핍 증후군(AIDS)의 다른 임상 증상들이 늘어난다. **B**, 면역반응의 규모와 역동학이 임의적인 상대적 단위로 표시됨. *CTLs*, cytotoxic T lymphocytes. (Reproduced with permission from Pantaleo G, Graziosi C, Fauci A: The immunopathogenesis of human immunodeficiency virus infection. *New England Journal of Medicine* 328:327-335, 1993.)

lia cell(미세교세포)의 감염에 의해 일어날 수 있고, 또는 사이토카인 혹은 방출된 바이러스 입자 때문에 일어날 수 있다.

항바이러스요법의 개발로 인해 치료 시작 후 질환의 임상적 경과가 눈에 띄게 달라졌다. 적절한 치료로 인해서 환자의 질환 진행이 훨씬 느려졌고 기회감염이 줄었으며 암과 치매의 발생 수가 크게 줄었다.

HIV에 대한 면역반응은 바이러스 전파나 그 병리적인 작용을 막는 데 있어서 소용이 없다. HIV에 감염된 사람에서는 바이러스 항원에 대하여 항체 및 CTL 반응이 일어나서 초기의 급성 HIV증후군을 감소시키는 데 도움이 된다(그림 12.10B). 그러나 이러한 면역반응은 보통 질환의 진행을 막지 못한다. gp120과 같은 외피 당단백질에 대한 항체는 보통 효력이 없는데, 왜냐하면 바이러스가 대다수 항체의 표적이 되는 gp120의 특정 부위에 매우 빠르게 돌연변이를 일으키기 때문이다. CTL 역시 감염된 세포를 죽이는 데 있어 종종 무력한데 그 이유는 바이러스가 감염된 세포의 MHC I 분자의 발현을 억제하기 때문이다. 역설적으로 HIV에 대한 면역반응은 오히려 감염의 전파를 조장할 수도 있다. 항체로 코팅된 바이러스입자는 림프기관내에서 큰포식세포와 소포수지상세포(follicular dendritic cell)의 Fc수용체에 부착할 수 있으며, 이 때문에 세포내로 바이러스의 침입이 증가하고 결과적으로 감염 저장고(reservoirs of infection)의 수만 늘어나게 되기 때문이다. 만약 CTL이 감염된 세포를 죽이면, 죽은 세포들은 큰포식세포의 포식작용에 의해서 탐식되며 바이러스는 결국 큰포식세포에 의해 다른 조직으로 전파된다. 바이러스는 면역세포를 감염시키고 그 기능을 방해함으로써 자신이 면역세포로부터 죽는 것을 막을 수 있다.

어떤 환자들은 치료 없이도 HIV 감염을 통제할 수 있다; 이런 사람들을 상류 조절자(elite controller) 또는 장기간 비진행자(long-term nonprogressors)라고 부른다. 현재 이런 사람들이 가지고 있는 기작에 대한 관심이 많은데, 그 이유는 이러한 기작에 대한 연구가 치료법에 도움이 될 수 있기 때문이다. HLA-B57과 HLA-B27과 같은 특정 HLA 대립유전자는 HIV를 예방할 수 있다고 보는데, 왜냐하면 아마도 이런 HLA 분자들은 특히 효과적으로 특정 HIV 펩티드를 $CD8^+$ T세포에 제시할 수 있기 때문이라고 생각된다. 이러한 HIV 펩티드에는 돌연변이가 일어나면 바이러스가 죽기 때문이다. 또한, 특히 북유럽인 중에 비교적 흔한 32개의 nucleotide가 제거된 CCR5 유전자를 보유하고 있는 사람들이 있다. 이러한 유전자를 2개 가지고 있는 사람의 경우 결손된 CCR5를 보유하기 때문에 HIV 감염이 일어나지 않는다.

치료와 백신개발의 전략

Therapy and Vaccination Strategies

현재 AIDS 치료법은 HIV의 복제와 감염에 의한 합병증을 막

는 데 초점을 두고 있다. 현재는 감염 초기에 바이러스의 역전사효소, 단백분해효소 및 integrase 기능을 차단하는 약물들을 혼합투여하고 있다. 또한, 세포내로 바이러스 침투 및 세포막 융합(fusion)을 억제하는 치료제로 개발되었다. 이 치료법을 고활성 항레트로바이러스 요법 또는 혼합 항레트로바이러스[combination antiretroviral therapy (ART)]로 불린다. ART 치료법이 널리 보급된 나라에서는 기회감염(예, *P. jirovecii*)과 일부 종양(예, Kaposi 육종, EBV 림프종)처럼 과거에는 치명적인 합병증이 AIDS 환자에서는 드물어졌다. 사실, 이러한 치료를 받은 환자들은 수명이 정상인과 동일하고 HIV 감염 없는 사람과 비슷하게 혈관계 질환 또는 다른 질환으로 사망한다(무슨 이유인지 모르지만 이러한 질환은 HIV 감염 환자에서는 가속화된다). 하지만 이처럼 효과적인 약물도 HIV 감염을 완전치 치유하지는 못한다. 바이러스는 유전자를 돌연변이시켜 약물에 내성이 생기고 잠복 바이러스 저장고(예, 림프조직)에는 약물이 도달하지 못할지 모른다.

범세계적으로 HIV를 통제하기 위해서는 효과적인 백신의 개발이 요구된다. 성공적인 백신은 반드시 높은 역가의 항체중화반응, 강한 T세포의 반응 그리고 점막면역을 유도할 수 있어야 할 것이다. 현재 예방접종 전략으로는 이 모든 목표의 달성이 어려워 보인다. HIV는 돌연변이 빈도가 매우 높은 바이러스이므로 대부분의 중화항체가 결합하지 못한다. 따라서 현재 백신개발 목표는 다양한 중화항체를 유도할 수 있는 면역원을 개발하는 것이다. 이 목표는 아직 달성하지 못했고 HIV 백신 임상실험 결과는 실망스러울 뿐이다.

요약
SUMMARY

- 면역결핍질환은 면역체계의 다양한 구성요소들의 결함으로 인해 발생하며 감염과 몇 가지 종류의 암에 대한 감수성 증가가 초래된다. 1차(선천)면역결핍질환은 유전적인 이상으로 발생한다. 후천(2차)면역결핍질환은 면역체계의 세포에 해로운 영향을 미치는 감염, 암, 영양부족 또는 다른 질환을 치료하면서 일어난다.
- SCID는 림프구 성숙이 방해되어 발생한다. SCID는 사이토카인 수용체 γc사슬의 돌연변이로 인해 IL-7이 유발하는 미성숙 림프구 증식의 감소, purine 대사에 관여하는 효소의 돌연변이, 또는 림프구 성숙과정의 어떤 다른 결함 때문에 일어날 수 있다.
- B세포에 국한된 성숙 결함은 B세포 성숙에 관여하는 효소인 BTK의 이상으로 인한 X연관 무감마글로불린혈증(agammaglobulinemia)에서 나타나고, T세포에 국한된 성숙 결함은 가슴샘이 정상적으로 발달하지 않는 DiGeorge증후군에서 찾아볼 수 있다.
- 몇몇 면역결핍질환은 림프구 활성 결함에 의해서 발생한다. X연관 고IgM증후군은 CD40L 돌연변이 때문에 발생하는데, 이 돌연변이로 인해서 도움T세포의존 B세포반응(예, 면역글로불린 중사슬의 동형전환) 및 T세포의존 큰포식세포 활성화에 결함이 생기기 때문이다. 베어림프구증후군(bare lymphocyte syndrome)은 MHC II 단백질 발현이 감소함으로써 $CD4^+$ T세포의 성숙과 활성에 결함이 생겨서 발생한다.
- AIDS는 retrovirus인 HIV가 일으킨다. HIV는 외피단백질(gp120)을 이용하여 CD4 및 케모카인 수용체에 부착함으로써 $CD4^+$ T세포, 큰포식세포, 수지상세포를 감염시킨다. 바이러스의 RNA는 역전사되며 숙주의 유전체 내로 DNA가 편입되는데 그곳에서 활성화되면 감염성 바이러스가 생산된다. 감염된 세포는 바이러스 복제가 일어나는 동안 죽으며 이런 면역체계 세포의 죽음이 이 바이러스가 면역결핍질환을 일으키는 주된 기작이다.
- HIV감염의 전형적인 임상 경로는 급성 바이러스혈증(viremia), 점차적인 $CD4^+$ T세포의 파괴 및 림프조직의 해체다. 궁극적으로 AIDS로 진행되어 심한 면역결핍으로 인한 기회감염, 암, 체중감소 및 치매 증상이 나타난다. HIV 감염의 치료는 바이러스의 생활주기를 방해하는 것이다. 백신개발은 진행 중에 있다.

연습문제_*REVIEW QUESTIONS*

1. 면역결핍질환에서 가장 일반적인 임상 및 병리학적 증상은 무엇인가?
2. 면역결핍질환에서 T림프구 및 B림프구의 성숙과정을 차단하는 돌연변이는 어떤 것이 있는가?
3. $CD4^+$ T세포와 B세포의 활성화나 작동기능을 차단하는 돌연변이에는 어떤 것이 있는가? 그리고 이러한 돌연변이의 임상 및 병리학적으로 어떻게 나타나는가?
4. HIV는 어떻게 세포를 감염시키며, 또한 어떻게 감염세포 안에서 복제되는가?
5. 진행된 HIV 감염의 주된 임상적 증상은 무엇이며 이 증상의 발병기전은 무엇인가?

연습문제의 답과 설명은 303쪽에서 볼 수 있음.

용어해설

Glossary

A

αβ T cell receptor (αβ TCR, αβ T세포 수용체) 가장 빈번하게 나타나는 TCR의 유형이며 $CD4^+$와 $CD8^+$T세포에 나타난다. αβ TCR은 MHC에 결합하고 있는 펩티드를 인지한다. α와 β 사슬은 항원과 결합하는 변이가 심한 가변부위(V)와 불변부위(C)를 포함하고 있다. TCR V와 C 부위는 구조적으로 면역글로블린 (Ig)의 V와 C 부위와 유사하다.

ABO blood group antigens (ABO 혈액형 항원) 적혈구를 비롯한 여러 유형의 세포 표면에 있는 단백질이나 지질에 결합되어 나타나는 탄수화물 항원. 탄수화물을 생성하는 효소의 대립유전자(allele)에 따라 개인마다 다르게 나타난다. ABO 항원은 수혈반응과 동종이식편(allograft)의 초급성거부현상(hyperacute rejection)을 일으키는 동종항원(alloantigen)으로 작용한다.

Acquired immunodeficiency (후천면역결핍) 출생 후에 획득되는 면역체계의 결핍현상이다. 대개 감염(예를 들어 AIDS) 등에 의해 일어나며 유전과는 무관하다. 일명 2차면역결핍이라 부른다.

Acquired immunodeficiency syndrome (AIDS, 후천면역결핍 증후군) Human immunodeficiency virus (HIV; 사람면역결핍바이러스) 감염으로 인한 병이며, $CD4^+$T세포가 제거되는 되는 것이 특징이며, 결국 심각한 세포-매개면역의 결함에 이른다. 임상적으로 기회감염(opportunistic infection), 종양, 소모 증후군(wasting syndrome) 및 뇌병증(encephalopathy) 등이 나타난다.

Activation-induced cell death (AICD) 일반적으로 T세포에서 일어나는 세포자멸사(apoptosis).

Activation-induced (cytidine) deaminase (AID, 활성화-유도 deaminase) B세포에 나타나는 효소로서 시토신을 우라실로의 전환을 촉매함. 이러한 전환 단계는 Ig 가변부위 고도 체세포 돌연변이/친화력 성숙과 동형(isotype) 전환에 필수적임.

Activation protein 1 (AP-1) DNA-결합 전사인자의 한 종류로 leucine zipper라 불리는 공통 구조 모티프를 통해 결합하는 이형이량체 단백질이다. 대표적인 AP-1 인자는 Fos와 Jun으로 구성되어 있다. AP-1은 cytokine 유전자와 같은 면역체계에서 중요한 유전자의 전사조절에 관여한다.

Active immunity (능동면역) 적응면역의 한 형태이며 외부항원에 노출되고 림프구가 활성화됨으로써 유도된다. 면역된 개체는 항원에 대해 능동적으로 반응한다. 이러한 유형의 면역은 수동면역(passive immunity)과 대조된다. 수동면역은 이미 능동면역된 개체로부터 획득된 항체나 림프구를 받는다.

Acute-phase proteins (급성기 단백질) 대부분 간에서 생성되는 단백질로 IL-1. IL-6, TNF와 같은 염증성 cytokine에 대한 반응으로 일어나며, 급성기반응의 일환으로 감염 직후에 그 농도가 혈장에서 증가한다. C-reactive 단백질, 보체 단백질, fibrinogen(섬유소원) 및 혈청 amyloid A 등이 이에 해당된다. 급성기 단백질은 감염에 대한 선천면역반응에서 다양한 역할을 수행한다. 급성기반응물(acute phase reactants)이라고도 불림.

Acute phase response (급성기 반응) 급성기 반응물질(acute phase reactant)이라 불리는 몇 종류의 혈장단백질의 농도가 높아지는 반응으로, 감염에 대한 선천면역반응의 초기단계에 일어난다.

Acute rejection (급성거부) 이식거부의 한 형태로 T세포, 큰포식세포 및 항체에 의해 혈관과 세포군이 손상된다. 대개 이식 후 수일에서 수 주에 걸쳐 일어나며, 면역억제제가 제대로 작동할 때에는 좀 더 늦게 일어나기도 한다.

Adaptive immunity (적응면역) 림프구에 의해 일어나는 면역의 유형으로 외부항원에 노출됨으로써 시작된다. 적응면역은 선천면역과는 달리 항원 특이적으로 정교하게 일어나고 기억되는 특징이 있는데, 이로 인해 동일 항원에 재차 노출되는 경우에는 좀 더 강하게 반응하게 된다. 특이면역이나 획득면역으로 불리기도 한다.

Adaptor protein (어댑터 단백질) 세포내 신호전달에 관여하는 단백질로, 세포막에 다른 신호전달물질들을 부착하게 하는 역할을 담당한다. 림프구 항원수용체나 사이토카인수용체가 자극되었을 때 이 단백질의 티로신 잔기가 인산화되어 다른 단백질의 Src homology 2 (SH2) 영역과 결합하기도 한다. T세포 활성화에 관여하는 adaptor protein에는 LAT, SLP-76, Grb-2 등이 있다.

Addressin (어드레신) 곳곳에 분포하는 내피세포에 발현되는 부착 분자로서 기관특이적인 림프구의 회귀를 가능하게 한다. 예를 들어 mucosal addressin cell adhesion molecule 1 (MadCAM-1)은 장벽에 있는 파이어스 패치에서 발현되는 어드레신으로서 장-회귀 T세포의 α4β7 인테그린에 결합한다.

Adhesion molecule (부착분자) 세포표면분자로서 다른 세포나 세포외 기질과의 부착을 증진시킨다. 백혈구는 selectin, integrin, Ig superfamily에 속하는 다양한 부착분자를 발현하며, 이 분자들은 선천면역과 적응면역반응에서 세포의 이동 및 활성화에 중요한 역할을 담당한다.

Adjuvant (항원보강제) 항원과 구분되는 물질로 주로 선천면역을 증진시킴으로써 T세포와 B세포 활성을 증진시킨다. 항원보강제는 항원이 노출된 부위에 항원제시세포(APC)가 모이도록 하고 활성화시킨다. 나아가 T세포를 활성화시킬 수 있는 항원제시세포의 공동자극자(costimulator)와 사이토카인의 발현을 증진시키고 APC 표면에 나타나는 peptide-MHC 복합체의 발현을 좀 더 지속시키기도 한다.

Adoptive transfer (입양전달) 한 개체로부터 다른 개체로 림프구를 전달하거나 동일한 개체에 in vitro에서 증식/활성시킨 후에 전달하는 과정이다. 입양전달은 특정 세포집단(예를 들어 T세포)의 기능을 규명하는 연구에 사용된다. 임상적으로 종양-특이적인 T림프구나 종양 항원-제시 수지상세포의 입양전달은 암 치료에 사용되고 있다. 또한 자가면역질환이나 이식거부에도 조절T세포의 입양을 통해 치료하고자 하는 연구가 진행되고 있다.

Affinity (친화력) 한 분자(예, 항체)의 단일결합부위와 그 ligand(예, 항원결정기) 간 결합의 세기. X 분자에 대한 ligand Y에 대한 친화력은 해리상수(Kd)로 표시한다. Kd는 수용액 상태에서 X 분자들의 절반에 해당하는 결합부위를 차지하는 Y의 농도를 의미한다. 따라서 Kd가 작을수록 친화력이 강함을 뜻하며 이는 ligand의 낮은 농도로 여기에 도달한다는 의미이다.

Affinity maturation (친화력 성숙) T세포-의존적인 항체반응 과정이 진행되면서 특정 항원에 대한 항체의 친화력이 증가되는 현상이다. 친화력 성숙은 림프조직의 배중심에서 면역글로불린 유전자의 체세포돌연변이(somatic mutation)에 의해 일어나며, 그 결과로 선택된 B세포는 최종 분화되어 대단히 높은 친화력을 갖는 항체를 생산한다.

Alarmin (알라민) 염증반응을 일으키는 스트레스 받은 또는 손상된 세포로부터 분비되는 분자를 지칭하는 일반적인 용어. 알라민은 가끔 danger associated molecular patterns (DAMPs)와 동일어로 사용됨. DAMP는 패턴인식수용체(PRR)에 부착하는 자기분자(self molecule)인데 일부 사이토카인(예, IL-33, IL-25)과 일부 항미생물 펩티드(예, defensin, cathelicidin)도 보통 알라민으로 불린다.

Allele (대립유전자) 특정 염색체 유전자 자리(locus)에 위치하는 동일한 유전자(gene)에 나타나는 다른 유형 중 하나임. 하나의 유전자 자리가 이질적인 개인에서는 두 종류의 대립유전자를 가지고 있다. 이들은 한 쌍의 염색체에 각각 존재한다(하나는 부계로부터, 다른 하나는 모계로부터 유전됨). 만약에 군집에서 특정 유전자가 다른 대립유전자를 갖고 있으면 이 유전자 또는 유전자 자리는 다형화(polymorphic)되어 있다고 말한다. MHC 유전자군은 많은 대립유전자를 가지고 있다(즉, 극심하게 다형화되어 있음).

Allelic exclusion (대립유전자배제) 양 부모로부터 물려받은 면역글로불린 중쇄(heavy chain)/경쇄(light chain)유전자 그리고 TCR β 유전자 중에서 한 부모의 allele만 발현되고, 다른 부모의 allele의 발현을 배제시키는 현상이다. 대립유전자배제가 일어나는 이유는 한쪽 염색체에 존재하는 유전자 자리에서 성공적으로 재조합이 일어나서 단백질이 생성되면 다른쪽 염색체 해당 자리의 발현이 차단되기 때문이다. 이러한 원리로 각각의 림프구는 유일한 항원수용체를 발현하게 된다. 즉, 한 종류의 림프구 클론에서 발현되는 모든 항원수용체는 동일한 특이성을 갖게 된다. TCR α 유전자는 대립유전자배제 현상을 보이지 않기 때문에 일부 T세포는 두 종류의 TCR을 발현한다.

Allergen (알레르기원) 즉시형 과민반응을 일으키는 항원. Allergen은 단백질 또는 단백질에 결합한 화학물질로, 아토피가 있는 사람에서 IgE 항체 반응을 유도한다.

Allergy (알레르기) 즉시형 과민반응에 의해서 일어나는 장애 현상으로 음식 알레르기, 벌침 알레르기, 페니실린 알레르기 등이 있다. 이러한 모든 증상은 IL-4를 생성하는 보조T세포의 자극에 의한 IgE 생성의 결과이며, 이어서 알레르기원과 IgE-의존성 비만세포의 활성이 뒤따른다.

Alloantibody (동종항체) 동종항원에 대한 항체인데, 동종항원은 동일한 종의 일부에서만 나타난다.

Alloantigen (동종항원) 한 종에서, 일부 개체의 세포나 조직에서만 나타나는 항원이다. 동종항원은 동종이식 시에 외래항원으로 인지되며, 이는 대개 다형유전자(polymorphic genes)의 산물이다.

Alloantiserum (동종항혈청) 한 개 이상의 동종항원에 이미 노출된 사람의 혈청으로, 이 혈청에는 동종항체를 포함하고 있다. 이와 같은 혈청을 동종항혈청이라고 한다.

Allograft (동종이식체) 동일한 종이지만, 유전적으로 다른 두 개체 간에 실시하는 장기나 조직의 이식체(allogeneic graft라고도 불린다).

Alloreactive (동종반응성) 동종이식 시에 동종항원에 대해 나타나는 T세포나 항체의 반응성.

Alternative macrophage activation (대체 큰포식세포 활성화) IL-4나 IL-13에 의해 큰포식세포가 활성화되는 경우로 항염증과 조직 손상회복을 가능하게 한다. 이와 같은 현상은 interferon-γ와 TLR에 의해 이뤄지는 고전 큰포식세포 활성화(classical macrophage activation)와 대조된다.

Alternative pathway of complement activation (보체 활성화 대체경로) 항체와 무관하게 일어나는 보체계 활성화 경로로 C3단백질의 C3b 조각이 미생물 세포 표면에 결합함으로써 일어난다. 대체경로는 선천면역체계의 한 가지 유형이며, 미생물의 직접 용해시킬 뿐만 아니라 감염에 대한 염증반응도 일으킨다. 대체경로는 고전경로나 렉틴경로와 마찬가지로 membrane attack complex (MAC)를 형성하면서 종결된다.

Anaphylatoxins (아나필락시스독소) 보체 활성화 시에 생성되는 C5a, C4a, C3a 보체성분. anaphylatoxin은 특정 세포 표면 수용체에 결합하며, 호중구의 화학주성과 비만세포의 활성화를 자극함으로써 급성염증반응을 증진시킨다.

Anaphylaxis (아나필락시스) 즉시형 과민반응의 심각한 형태로서 비만세포나 호염기구의 활성화로 전신에 걸쳐 일어난다. 분비되는 매개물질들은 기관지수축, 조직부종 및 심(장)혈관허탈(cardiovascular collapse)을 일으킨다.

Anchor residues (고착 잔기) 펩티드의 아미노산 잔기로서 그 side chain이 MHC 분자의 펩티드-결합 틈새 공간에 잘 부합하며, 이 side chain은 MHC 분자의 아미노산에 상보적으로 결합함으로써 펩티드를 MHC 분자의 틈새에 잘 고정되도록 한다.

Anergy (무반응) 항원 자극에 대한 무반응성. 림프구 무반응(또는 클론성 무반응)은 T세포 또는 B세포 클론이 항원에 대해 반응하지 않는 현상이며, 자기항원에 대한 면역관용을 유지하는 기작이기도 하다. 임상에서 무반응은 일반적인 항원에 대한 T세포의존 피부 지연과민반응의 결함을 의미한다.

Angiogenesis (신생혈관형성) 새로운 혈관형성은 선천/적응면역체계의 세포들에 의해 발현되는 다양한 단백질 요소에 의해 조절되며 대개 만성염증이나 종양이 자랄 때 동반된다.

Antibody (항체) 당단백질의 일종으로 면역글로불린(Ig)으로도 불리며, 항원과 결합한 B림프구가 생산한다. 대개 높은 특이성과 친화력을 갖고 있다. 항체구조의 기본단위는 동일한 두 개의 중사슬(heavy chain)과 동일한 두 개의 경사슬(light chain)로 이루어진다. 중사슬과 경사슬의 아미노(N)-말단의 가변 부위는 항원과 결합하는 부위이며, 중사슬 카르복시(C)-말단의 불변 부위는 면역체계의 다른 분자에 부착한다. 우리 몸에는 천문학적인 종류의 항원결합부위를 갖고 있는 항체들이 존재하고 각각의 항체는 독특한 항원결합부위를 갖고 있다. 분비된 항체는 항원 중화, 보체 활성, 백혈구-의존성 미생물제거 등 다양한 작동기능을 수행한다.

Antibody-dependent cell-mediated cytotoxicity (ADCC, 항체의존 세포매개 세포독성) 자연살해세포(NK cell)가 IgG로 둘러싸인 세포를 공격하여 세포용해를 일으키는 현상. IgG의 불변 부위에 대한 특이수용체(FcγRIII, CD16)가 자연살해세포의 세포막에 발현되어 표적세포를 둘러싼 IgG와 결합한다.

Antibody feedback (항체되먹임) 이미 분비된 IgG 항체가 항체생산을 하향 조절하는 기작. 항원-항체 복합체가 B세포의 항원수용체인 면역글로불린(Ig)과 세포막에 존재하는 Fcγ 수용체(FcγRIIb)에 동시에 결합할 때 일어난다. 이 상태에서, Fcγ 수용체의 세포질 돌출부위(cytoplasmic tail)가 B세포의 항체 생산에 부정적인 신호를 전달한다.

Antibody repertoire (항체레퍼토리) 한 개체에서 발현되는 다양한 항체 특이성의 집합.

Antibody-secreting cell (항체분비세포) Ig을 분비할 수 있는 단계까지 분화를 마친 B림프구. 이러한 항체-분비 세포는 항원에 대한 반응으로 나타나며, 비장과 림프절, 골수에 존재한다. 보통 이러한 항체분비세포를 형질세포(plasma cell)라 부른다.

Antigen (항원) 항체 또는 T세포 항원수용체(TCR)에 결합하는 분자. 항체와 결합하는 모든 종류의 분자를 항원이라 부른다. 대부분의 TCR은 MHC 분자와 복합체를 이룬 펩티드 조각만 결합한다. 이 펩티드 ligand와 이 펩티드를 파생시킨 단백질을 T세포 항원이라 부른다.

Antigen presentation (항원제시) 림프구의 인지를 위해 MHC 분자에 결합된 펩티드가 항원제시세포 표면에 제시되는 것. 대개의 경우, MHC 분자에 결합된 펩티드는 TCR에 의해 특이적으로 인식되며 T세포의 활성화를 일으킨다.

Antigen-presenting cell (APC, 항원제시세포) 단백질 항원의 펩티드 조각을 세포 표면의 MHC 분자에 결합시켜 제시함으로써 항원특이적인 T세포를 활성화시키는 세포. APC는 펩티드-MHC 복합체 제시뿐만 아니라 공동자극 분자를 적절히 발현해야만 T림프구가 온전히 활성화된다.

Antigen processing (항원처리) 세포 밖에서 유입되었거나 세포질에서 유래한 단백질 항원이 세포내에서 펩티드로 전환되어 MHC와 함께 세포 표면에 제시되는 과정.

Antigenic variation (항원변이) 미생물이 다양한 유전적 기작으로 변이를 보이는 과정. 이를 통해 미생물은 면역반응을 회피할 수 있다. 대표적으로 독감바이러스 표면단백질인 hemagglutinin과 neuraminidase를 예로 들 수 있는데, 이와 같은 이유로 해마다 새로운 백신의 접종이 필요하다.

Antimicrobial peptide (항미생물 펩티드) 양전하를 띠는 소수성 아미노산 잔기를 갖고 있는 펩티드 그룹 중 한가지이며, 세균과 일부 바이러스의 세포외막에 침투하여 이를 파괴시킨다. 항미생물 펩티드에는 cathelicidin, defensin, 그리고 RegIII peptide가 있다. 이들은 상피장벽세포와 백혈구에서 분비되며 선천면역 작동분자로 기능한다.

Antiretroviral therapy (ART, 항레트로바이러스 치료법) HIV 감염에 대한 혼합 화학요법으로 대개 역전사효소 억제제와 바이러스 단백질분해효소 억제제(또는 비뉴클레오시드 역전사 억제제)로 구성된다. ART는 일년 이상 혈장에서 바이러스 역가(titer)를 감지하지 못할 정도로 낮출 수 있으며 HIV 질환의 진행을 늦출 수 있다. 고활성 항레트로바이러스 치료법(HAART)이라 부르기도 한다.

Antiserum (항혈청) 항원으로 면역된 개체의 혈청으로, 그 항원에 대한 특이적인 항체를 포함하고 있다.

Apoptosis (세포자멸사) 세포내 caspase의 활성화로 일어나는 세포사멸 과정으로, DNA 절단(cleavage), 핵 응축(nuclear condensation)과 분절(fragmentation), 세포막 물집 형성(blebbing) 등의 특징이 나타난다. 이와 같은 현상으로 죽은 세포는 포식세포작용으로 제거되며 염증반응이 일어나지 않는다. 세포자멸사는 림프구의 발생, 감염에 대한 면역반응을 마친 후에 요구되는 항상성, 자기항원에 대한 관용유지, 세포독성 T세포와 자연살해세포에 의한 감염된 세포의 제거에 중요하다.

Arthus reaction (아르투스 반응) 이미 면역되었거나 또는 항원특이적인 항체를 정맥에 주입된 동물의 피하에 항원을 주사함으로써 실험적으로 유도되는 면역복합체-매개성 혈관염이며 이는 국소적으로 일어난다. 순환하는 항체가 주입된 항원과 결합하여 항원주입 부위의 작은 동맥 혈관벽에 면역복합체를 형성하면서 침착된다. 그 결과로 괴사를 동반하는 국소 피부혈관염이 발생한다.

Asthma (천식) 대개 기관지에서 반복적으로 일어나는 급작성 과민성반응으로 나타나는 폐질환으로, 간헐적이고 가역적으로 기도를 차단하며 만성기관지염을 일으킨다. 여기에는 호산구, 기관지 평활근의 비대와 과잉반응이 관련되어 있다.

Atopy (아토피) 다양한 환경항원에 대한 반응으로 IgE 항체가 생성되어 강력한 즉시형 과민반응(알레르기)을 일으키는 성향. 꽃가루나 집먼지 같은 환경항원에 알레르기를 보이는 사람에 대해 아토피성이 있다고 말한다.

Autoantibody (자가항체) 자기항원에 대해 특이적으로 생성되는 항체. 자가항체는 세포와 조직에 손상을 줄 수 있다. systemic lupus erythematosus(전신홍반루푸스)와 myasthenia gravis(중증근무력증)과 같은 자가면역질환에서 과도하게 생성된다.

Autocrine factor 해당 인자를 생성한 동일한 세포에 작용하는 분자. 예를 들어, IL-2는 이를 생성한 T세포에 작용하여 세포분열을 촉진한다.

Autoimmune disease (자가면역질환) 자기관용현상이 깨지면서 나타나는 질환으로, 적응면역체계가 자기항원에 대해 반응하여 세포와 조직의 손상을 일으킨다. 자가면역질환은 특정 장기나 조직에만 나타나거나[예, multiple sclerosis(다발성 경화증), thyroiditis(갑상선염), type 1 diabetes(1형 당뇨병)] 또는 전신에 걸쳐 나타난다(예, 전신홍반루푸스).

Autoimmune lymphoproliferative syndrome (ALPS, 자가면역림프증식증후군) 림프구의 자멸사 조절을 교란시키는 유전적 변이에 의해 발생하는 증상이다. 특징은 임파선염, 간비대증, 비장비대증, 림프종의 고위험도, 조혈세포에 영향을 미치는 자가면역현상 등을 동반한다. 대개 ALPS는 FAS를 코딩하는 유전자의 돌연변이에 의해 발생한다. 일부의 경우, FAS-리간드 또는 CASPASE-10을 코딩하는 유전자의 돌연변이에 의해 발생하기도 한다.

Autoimmune polyendocrine syndrome type 1 (APS-1, 다내분비성 증후군) Autoimmune polyendocrinopathy-candidiasis–ectodermal dystrophy/dysplasia (APECED)라 불리기도 함. 희귀한 자가면역질환으로 autoimmune regulator protein (AIRE, 아래 용어설명 참조)의 유전적 결핍으로 발생한다. APS-1 환자는 다발내분비샘이 면역 손상되어 고통을 받는다.

Autoimmune regulator (AIRE) 몸에 퍼져 있는 조직 단백질 항원을 가슴샘 상피세포에 발현되도록 자극하는 단백질이다. 사람과 마우스에서 AIRE 유전자에 돌연변이가 생기면 조직 특이적인 자가면역질환 (APS-1)이 나타난다. 왜냐하면 가슴샘에서 조직항원이 발현되지 못하므로 이 항원에 반응할 T세포가 제거되지 않거나 자가항원 특이적인 조절T세포가 제대로 발생되지 못하기 때문이다.

Autoimmunity (자가면역) 자기항원에 대해 적응면역체계가 반응하는 상태. 이는 자기관용 기작이 실패해서 일어난다.

Autologous graft [autograft (자가이식, 한몸내이식)] 공여자와 수여자가 동일한 개체에서 이루어지는 조직이나 기관이식. 임상적으로 자가 골수이식이나 자가 피부이식이 행해진다.

Autophagy (자가소화작용) 세포내 성분을 용해소체(lysosome)를 통해 분해하는 정상적인 과정. 자가소화작용은 감염에 대한 선천면역 방어 역할을 하며, 자가소화작용을 조절하는 유전자의 다형화 현상은 일부 자가면역질환에 걸릴 위험

도와 관련성이 있다.

Avidity (결합력) 두 분자 사이에 일어나는 전체적인 결합의 세기(예를 들어 항체와 항원 사이). 결합력은 두 분자 사이의 친화력뿐만 아니라 결합가(valency)에 의해 결정된다. 그러므로 열 개의 항원결합 부위를 가지고 있는 오량체인 IgM 항체는 동일 항원에 대한 단일 항체 결합부위의 친화력보다 훨씬 크다. 결합력은 세포표면 분자 사이의 결합에 의해서 이루어지는 세포–세포 상호작용의 세기를 결정하는 데도 사용된다.

B

B lymphocyte (B림프구) 항체분자를 생산할 수 있는 유일한 세포군이며, 따라서 체액면역반응을 담당한다. B림프구(B세포)는 골수에서 발생한다. 성숙한 B세포는 주로 2차림프조직의 림프소포, 골수, 순환계에서 나타난다.

B-1 lymphocytes (B-1 림프구) 개체발생에서 흔한 (소포성) B세포보다 먼저 나타나고 V 유전자의 다양성이 제한적으로 나타난다. T세포 비의존적인 항원에 결합하는 IgM 항체를 분비하며 대부분의 B-1 세포는 CD5 (Ly-1) 분자를 발현한다.

Bare lymphocyte syndrome (Bare 림프구 증후군) 2형 MHC 분자가 결핍되어 나타나는 면역결핍질환으로 $CD4^{+}$T 세포의 성숙과 활성, 세포매개면역에 결함이 생긴다. 이 질환은 2형 MHC 유전자의 전사인자 유전자에 돌연변이가 생겨 발생한다.

Basophil (호염기구) 골수에서 유래하며 순환계에서 나타나는 과립백혈구 유형 중 하나이다. 기능적으로 비만세포와 유사한 면이 있으며, 많은 염증을 매개하는 과립과 고친화력 IgE Fc수용체를 가지고 있다. 호염기구는 항원이 있는 조직 부위로 몰려가 즉시형 과민반응이 일어나는 데 기여한다고 알려져 있다.

BCL-2 family proteins 구조적으로 미토콘드리아 막단백질과 유사하며 미토콘드리아 외막 투과성에 영향을 미쳐 세포자멸사를 조절하는 단백질 가계이다. 이 가계의 단백질 중 Bax, Bad, Bak는 세포자멸사를 일으키고, 반면 Bcl-2와 Bcl-XL는 세포자멸사를 저해하는 것으로 알려져 있다.

BCL-6 배중심 B세포와 Tfh 세포 발생에 필요한 전사 억제자 (repressor).

B cell receptor (BCR, B세포 수용체) B림프구 세포 표면에 나타나는 항원수용체로 세포막 면역글로불린 분자이다.

B cell receptor (BCR) complex (B세포 수용체 복합체) B림프구 세포 표면에서 나타나는 여러 단백질로 이루어진 복합체로, 항원을 인식하고 활성화 신호를 세포내로 전달한다. BCR 복합체는 항원을 인지하는 세포막 면역글로불린(Ig)과 신호전달을 담당하는 Igα, Igβ 단백질로 구성되어 있다.

BLIMP-1 형질세포 형성에 필요한 전사억제자.

Bi-specific T cell engagers (Bi-특이적 T세포 인게이저, BiTEs) 두개의 단일 사슬 가변 조각(scFvs)이 융합된 재조합항체 분자로서 한쪽은 T세포의 CD3에 특이적이고 다른 쪽은 종양 항원에 대한 특이성을 갖고 있다. 이 분자는 T세포와 종양세포를 결합시킴으로써 T세포를 활성화시켜 종양세포를 죽인다. BITE는 종양 B세포를 치료하는 데 임상적으로 사용되고 있다.

Bone marrow (골수) 뼈의 중심 부위 (central cavity)에 위치하며 태어난 후 순환하는 혈구세포가 발생되는 장소이다. B세포는 여기에서 대부분의 발생이 이루어지고, T세포의 경우는 T 원모세포가 여기에서 생성된 후 흉선으로 이동해서 발생과정을 거쳐 성숙한 T세포가 된다.

Bone marrow transplantation (골수이식) 조혈줄기세포 이식(hematopoietic stem cell transplantation)을 참조하세요.

Bruton's tyrosine kinase (Btk) B세포 성숙에서 핵심적인 역할을 하는 Tec 가계의 타이로신인산화효소(tyrosine kinase)이다. BTK를 코딩하는 유전자에 생긴 돌연변이는 X연관 무감마글로불린혈증(X-linked agammaglobulinemia)을 일으키며 이 질환은 pre-B세포 단계 이상으로 성숙되지 않는 특징을 보인다.

Burkitt's lymphoma 조직학적으로 뚜렷하게 진단되는 악성 B세포 종양으로, 8번 염색체의 *MYC* 유전자와 *Ig* 유전자자리 간에 상호 염색체 전좌(reciprocal chromosomal translocation)로 인해 발생한다. 아프리카에서 발생하는 대부분의 Burkitt's lymphoma는 Epstein-Barr virus의 감염과 연관되어 있다.

C

C (constant region) gene segments (불변부위 유전자 조각) Ig의 중사슬과 경사슬, 그리고 TCR의 α, β, γ, δ 사슬의 불변부위를 코딩하고 있는 유전자자리에 나타나는 DNA 서열.

C1 혈청 보체 단백질의 한 종류로서 보체 활성의 고전경로(classical pathway)를 시작되게 한다. 이 단백질은 항원과 결합한 IgG와 IgM의 Fc 부위에 결합함으로써 이와 같은 작용을 가능하게 한다.

C1 inhibitor (C1 INH) 보체 활성의 고전경로를 저해하는 혈장 단백질이다. C1 INH는 C1r과 C1s의 정상적인 기질을 닮은 세린 단백질분해효소 저해제(serpin)이다. 이 성분이 결핍되면 유전병인 혈관신경성 부종에 걸린다.

C2 고전경로에서 활성화된 C1에 의해 가수분해되는 단백질로 C2a로 변하는데 이는 C3 전환효소의 일부가 된다.

C3 보체계 중 가장 대표적이고 많이 존재하는 단백질이다. 이 단백질은 고전경로와 대체경로 진행과정에 관여한다. 보체의 활성화 과정에서 C3는 C3a와 C3b 조각으로 가수분해된다. C3b는 세포나 미생물의 표면에 공유결합으로 단단하게 붙어 있으며, C3a는 다양한 작용으로 염증반응을 조장한다.

C3 convertase (C3 전환효소) 보체 활성의 고전, 랙틴, 대체 경로의 초기단계에서 형성되는 단백질 효소복합체이다. 이 효소는 C3를 분해하여 C3a와 C3b라 불리는 두 종류의 분해 산물을 생성한다.

C4 활성화된 C1에 의해 가수분해되는 고전경로 단백질로 C4b로 변하는데, 이는 C3 전환효소의 일부가 된다.

C5 모든 보체경로에서 C5 전환효소에 의해 분해되는 단백질로, C5b 조각은 막공격복합체(membrane attack complex, MAC) 형성이 시작되게 하고, 배출된 C5a 조각은 다양한 작용으로 염증반응을 조장한다.

C5 convertase (C5 전환효소) 여러 단백질로 이루어진 효소복합체로서 C3b가 C3 전환효소에 접촉함으로써 생성된다. C5를 분해하여 보체 활성화의 후기 단계를 시작하게 한다. 궁극적으로 막공격복합체(membrane attack complex, MAC)를 형성하여 세포를 용해시킨다.

Calcineurin 세포질에 존재하는 세린/트레오닌 탈인산화효소로서 전사인자인 NFAT를 탈인산화시킨다. 그러면 NFAT는 핵으로 들어간다. Calcineurin은 항원 자극에 의한 TCR 신호전달을 통해 형성된 칼슘신호에 의해 활성화된다. 면역억제제로 사용되는 cyclosporine과 FK506은 clacineurin 활성을 차단한다.

Carcinoembryonic antigen (CEA, CD66) 고당 성분의 막단백질로 흔히 대장, 이자, 유방의 상피성 암(carcinoma)에서 발현이 증가되어 혈청에 나타난다. CEA 혈청 농도는 치료 후 전이성 carcinoma의 잔류 또는 재발을 모니터하는 데 사용된다.

Caspase 활성부위에 시스테인을 갖고 있는 세포내 단백질분해효소로서 아스파르트산의 C-말단에 있는 기질을 분해한다. 대부분은 세포자멸사를 일으키는 효소로 작용하는데, caspase-1은 인플라마좀을 구성하는 성분 중 하나로 비활성형의 IL-1과 IL-18를 활성화시켜 염증반응을 일으키는 데 관여하기도 한다.

Cathelicidin 호중구와 여러 장벽(barrier) 상피세포가 생산하는 폴리펩티드로서 선천면역에서 여러 기능을 수행한다. 미생물에 대해 직접적으로 독성을 보이거나, 백혈구를 활성시키고, lipoplysaccharide (LPS)를 중화시키는 기능이 있다. Defensin과 함께 **항미생물 펩티드(antimicrobial peptides, AMPs)**로 불린다.

Cathepsin Thiol과 aspartyl기를 갖고 있는 단백질분해효소로 광범위한 기질특이성을 보인다. Cathepsin은 APC의 엔도솜(endosome)에 풍부히 존재하는 단백질분해효소이며 외부 유래 단백질 항원을 펩티드 조각으로 분해하는 데 중요한 역할을 담당한다. 이를 통해 펩티드 조각은 2형 MHC 분자와 결합한다.

CD molecule (CD 분자) 면역세포 표면에 발현되는 분자로 CD는 'cluster of differentiation'의 약자이다(부록 I 참조).

Cell-mediated immunity (CMI, 세포매개면역) T림프구가 매개하는 적응면역의 유형으로 포식세포에 포획된 미생물이나 비포식세포를 감염시킨 미생물에 대한 방어를 담당한다. 세포매개면역반응에는 미생물을 포식한 큰포식세포의 활성화를 담당하는 CD4^{+}T세포의 작동기능과 감염된 세포를 죽이는 CD8^{+}세포독성T림프구의 작동기능이 여기에 포함된다.

Central tolerance (중추관용) 1차림프기관(generative or central lymphoid organ)에서 일어나는 자기관용현상이다. 이런 현상은 자기항원을 인지하는 미성숙 림프구가 제거되거나 비활성화됨으로써 나타난다. 중추관용을 통해 골수나 가슴샘에서 나타나는 자기항원에 대해 높은 친화력의 수용체를 갖는 림프구의 출현을 막는다.

Centroblast 2차림프조직의 배선 어두운 부위(dark zone)에서 활발하게 증식하는 B세포군. 수많은 centroblast는 activation-induced deaminase (AID)를 발현하는데 이들의 *V* 유전자에서 체세포 돌연변이가 일어난다. centroblast는 배선 밝은 부위(light zone)에서 centrocyte로 된다.

Centrocyte 2차림프조직의 배선 밝은 부위(light zone)에 있는 B세포군으로 dark zone에서 증식하는 centroblast의 자손이다. 높은 친화력의 Ig를 발현하는 centrocyte는 긍정적으로 선택되어 생존, 동형전환(isotype switching)이 일어나고 더욱 분화되어 장수형 형질세포나 기억 B세포로 된다.

Checkpoint blockade (관문억제) 종양 면역치료의 한가지로 T세포 억제분자(예, PD-1, PD-L1, CTLA-4) 특이적인 항체를 암환자에게 투여하여 T세포반응을 증진시키는 치료법이다. 면역관문억제(immune checkpoint blockade)라 불리기도 함. 이 접근법은 다른 치료법으로는 효과가 없는 몇 가지 전이성 암 치료에 효과적이라고 알려져 있다.

Chédiak-Higashi syndrome (체디악 히가시 증후군) 흔하지 않은 체세포성 열성(autosomal recessive) 면역결핍질환으로, 호중구와 큰포식세포의 용해소체와 자연살해세포와 CTL의 과립에 결함이 생겨 화농성 세균에 대한 저항력이 현저히 저하되어 있다.

Chemokine receptor (케모카인 수용체) 백혈구의 이동을 자극하는 신호를 전달하는 세포표면 케모카인 수용체. 적어도 19가지가 알려져 있으며, 각각은 다른 종류의 케모카인에 붙는다. 이 수용체는 seven-transmembrane α-helix형의 수용체 멤버이며, 동시에 G 단백질-결합 수용체 가계이다.

Chemokine (케모카인) 구조적 상동성을 보이는 저분자량의 사이토카인이다. 백혈구의 부착분자를 활성화시키어 백혈구 이동을 조절하여 혈액에서 조직으로 향하게 한다. 또한 림프기관에서 여러 림프구군(subset)과 항원제시세포의 공간분포를 유지하게 한다.

Chemotaxis (화학주성) 화학적 농도구배에 따라 일어나는 세포의 이동. 여러 조직에서의 백혈구들의 이동은 대개 케모카인 농도구배로 이루어진다.

Chimeric antigen receptor (CAR) 유전공학적으로 제조된 종양항원-특정 결합부위를 가진 수용체로 재조합 Ig 가변부위 유전자와 TCR/공동자극분자의 신호전달 도메인을 포함하는 세포질 꼬리부위(cytoplasmic tail)를 코딩하고 있다. 이러한 CAR를 발현하도록 제조된 T세포는 이 세포밖 부위(extracellular domain)가 인지하는 세포를 죽일 수 있다. CAR-발현 T세포를 입양전달함으로써 몇몇 혈액암을 성공적으로 치료한 바 있다.

Chromosomal translocation (염색체 전좌) 염색체의 일부 조각이 다른 염색체로 옮겨진 비정상적인 현상. 여러 림프구 악성종양 질병이 이런 현상으로 일어나는데 여기에는 Ig, TCR 유전자좌 그리고 세포성 발암유전자 등이 해당된다.

Chronic granulomatous disease (CGD, 만성육아종질환) 다형핵백혈구와 큰포식세포가 미생물을 제거할 때 필요한 산화효소의 일부 유전자 결함이 원인이 되어 발생하는 희귀한 유전성 면역결핍질환. 반복적으로 세포내감염 세균(intracelualr bacteria)과 진균이 나타나며, 대개 만성 세포매개면역 반응과 육아종 형성이 수반된다.

Chronic rejection (만성거부) 동종이식체(allograft)거부의 한 유형으로, 장기간에 걸쳐 정상 장기구조의 손상을 가져오는 섬유증(fibrosis)이 일어나는 것이 특징이다. 많은 경우에 만성 거부의 결과로 혈관내막(intimal) 평활근세포 증식에 따른 이식조직의 동맥 폐쇄(occlusion) 등이 나타나며, 이식편 동맥경화(graft arteriosclerosis)라 불린다.

c-Kit ligand (stem cell factor, SCF) T세포나 비만세포의 초기 조혈과정에 관여하는 단백질. c-Kit 리간드는 골수와 가슴샘의 지지세포(stromal cell)에서 세포막형이나 수용성으로 생성되며, 이는 줄기세포에 발현된 c-Kit 막수용체에 결합한다.

Class I major histocompatibility complex (MHC) molecule [1형 주조직적합복합체(MHC) 분자] 항원제시세포의 표면에서 단백질항원의 펩티드 조각과 결합하여 T림프구가 인식할 수 있도록 제시하는 분자이다. 이 분자는 이형이량체(heterodimeric)이며 다형화의 특징을 보이는 세포막단백질의 한 가지 유형이다. 1형 MHC 분자는 대개 세포질에 있는 프로테오좀에서 분해된 펩티드를 제시하는데, 이는 $CD8^{+}$T세포에 의해 인지된다.

Class II-associated invariant chain peptide (CLIP) 2형 MHC의 펩티드-결합 틈새(cleft)를 차지하고 있는 불변사슬(invariant chain) 중 마지막까지 남아있는 펩티드 잔기. CLIP은 HLA-DM 분자의 작용으로 제거되며, 이 틈새에 세포 밖에서 들어온 단백질항원으로부터 분해되어 형성된 펩티드가 붙는다.

Class II major histocompatibility complex (MHC) molecule [2형 주조직적합복합체(MHC) 분자] 항원제시세포의 표면에서 단백질항원의 펩티드 조각과 결합하여 T림프구가 인지할 수 있도록 제시하는 분자이다. 이 분자는 이형이량체이며 다형화의 특징을 보이는 세포막단백질의 한 가지 유형이다. 2형 MHC 분자는 소낭(vesicle)내로 포식/세포내섭취(endocytosis)된 단백질에서 유래된 펩티드를 제시하는데, 이는 $CD4^{+}$T세포에 의해 인지된다.

Classical macrophage activation (고전 큰포식세포 활성화) 인터페론(interferon)-γ, Th1세포, TLR 리간드에 의해 큰포식세포가 활성화되는 과정으로 활성화된 큰포식세포는 염증반응이 잘 일어나도록 하고 항미생물작용의 특징을 보인다. '고전적으로 활성화된' 큰포식세포는 M1 큰포식세포(M1 macrophage)로 불리기도 한다.

Classical pathway of complement activation (보체 활성화 고전경로) 고전경로는 체액면역체계의 한 가지 유형이며, 염증을 매개하고, 항원포식작용을 위한 옵소닌(opsonin)으로 작용하며, 세포를 파괴하는 세포용해복합체의 형성 등을 가능하게 한다. 고전경로는 항원-항체 복합체가 C1분자에 결합함으로써 개시되며 계속해서 C4와 C2 단백질의 가수분해를 통해 C3전환효소를 생성한다. 대체경로, 렉틴경로를 포함하여 고전경로는 세포용해복합체의 형성하면서 종결된다.

Clonal anergy (클론무반응) 실험적으로 T림프구 클론이 항원을 인지할 때 공동자극 (costimulatory signal)이 병행되지 않으면 T세포는 항원에 대한 무반응성을 보임. 클론무반응은 자기항원에 대한 관용 기작의 한 가지로 여겨지며, 유사한 현상이 B림프구에서도 일어나는 것으로 보인다.

Clonal deletion (클론결손) 림프구 관용의 대표적인 기작으로 가슴샘에서 미성숙한 T세포와 골수에서 B세포는 자기항원을 인지했을 때 세포자멸사가 일어난다.

Clonal expansion (클론팽창) 항원의 자극을 받은 후 항원특이적인 B, T림프구의 숫자가 대략 1000~10,000배 증가하는 현상. 클론팽창은 림프조직에서 일어나며, 이는 항원특이적인 작동T림프구와 형질세포를 충분히 만들어 감염체를 제거하는 데 필요하다.

Clonal ignorance (클론무시) 림프구 무반응의 한 유형으로 면역체계가 자기항원을 무시하는 현상인데, 이때 자기항원에 대한 특이적인 림프구는 여전히 존재하며 그 기능도 정상이다.

Clonal selection (클론선택) 면역체계의 기본적인 특성으로 모든 사람은 무수한 클론성 림프구를 보유하고 있으며, 각 클론은 단일 항원수용체를 지닌 단일 전구세포에서 유래한다. 각 클론의 림프구는 특정 항원결정기를 인식하고 반응한다. 즉, 어떤 항원이 체내에 들어오면 그 항원은 자신에 특이적인 클론 하나를 선택하고 활성화시킨다.

Clone (클론) 단일 공통 전구세포로부터 유래한 세포군으로 유전형과 표현형이 원모세포와 동일함. 적응면역에서, 모든 림프구 클론은 독특하게 재조합된 *Ig* 또는 *TCR*을 가지고 있다. 그런데 동일한 B cell 클론에서 유래한 세포군의 *Ig V* 유전자는 체세포돌연변이로 달라질 수 있다.

Coinhibitor pathway (공동저해제 경로) T세포 활성을 조절하는 생리적인 기작으로서 항원제시세포(APC)에 결합하여 항원과 공동자극분자에 의한 T cell의 활성을 차단한다. 한 가지 예로 APC에 발현되는 PD-L1은 T세포의 PD-1에 결합하여 T세포의 TCR과 공동자극 신호를 차단하는 저해신호를 발생시킨다. 또한 T세포에 있는 CTLA-4는 APC에 있는 B7-1과 B7-2에 결합함으로써 B7-1과 B7-2가 T세포에 있는 CD28과 결합하는 것을 차단한다. 공동저해제 경로의 차단은 항암반응을 증진시키는 치료 전략으로 활용되고 있다(관문 봉쇄, checkpoint blockade).

Collectin 만노스(mannose)결합 렉틴을 포함하는 단백질 가계로, 콜라젠-유사(collagen-like) 영역과 렉틴(즉, 탄수화물-결합) 영역이 존재하는 것이 특징이다. Collectin은 선천면역체계에서 미생물 패턴인식수용체(pattern recognition receptor, PRR)의 역할을 하며, C1q에 결합함으로써 보체계를 활성화시킬 수 있다.

Colony-stimulating factors (CSFs, 집락자극인자) 골수 전구세포의 수적 팽창과 분화를 촉진하는 사이토카인. CSF는 적혈구, 과립세포, 단핵구 및 림프구의 성숙에 필수적이다. CSF의 종류로는 granulocyte-monocyte colony-stimulating factor (GM-CSF), granulocyte colony-stimulating factor (G-CSF), IL-3 등이 있다.

Combinatorial diversity (조합 다양성) B세포나 T세포 발생 중, 면역글로불린과 T세포 수용체를 구성하는 유전자들, 즉 가변(variable, V), 다양성(diversity, D) 및 결합(joining, J) 유전자 조각의 다양한 체세포 재조합으로 획득되는 다양성. 조합 다양성은 제한된 수의 DNA 유전자 조각으로부터 무수히 많은 서로 다른 항원수용체 유전자를 생성할 수 있는 기작 중 한 가지이다.

Common variable immunodeficiency disease (CVID, 공통 가변 면역결핍증) 순환 항체가 줄어들고 감염이나 백신에 대한 항체반응이 손상된 특징을 보이는 이질적 장애의 한 종류이다. 아울러 전형적으로 인플루엔자균과 폐렴균의 감염 발생률이 높아지며, 다양한 자가면역질환과 림프종이 증가하는 특징을 보인다. 대부분의 경우는 산발적으로 일어나지만 환자의 25% 정도까지 가족력을 보이며, 일부는 *CTLA4* 유전자의 단일유전자 돌연변이에 기인하기도 한다.

Complement (보체) 선천 및 적응면역반응에서 중요하게 작동되는 혈청 단백질. 보체 활성화는 세 가지 경로가 알려져 있다. 항원-항체 복합체에 의한 고전(classical)경로; 미생물 표면에 의한 대체(alternative)경로; 미생물과 결합하는 혈장 렉틴에 의한 렉틴(lectin)경로. 모든 경로는 활성화되면 공통적으로 염증을 매개하는 기능, 항원포식을 위한 옵소닌으로의 기능이 있고, 마지막으로 세포를 파괴하는 세포용해복합체를 형성한다.

Complement receptor type 1 (CR1, 1형 보체수용체) C3b and C4b 조각에 대해 높은 친화도를 보이는 수용체이다. 포식세포는 CR1을 통해 C3b와 C4b로 둘러싸인 물질을 포획한다. 적혈구 표면에 있는 CR1은 순환계로부터 면역복합체(immune complex)를 제거하는 데 사용된다. CR1은 보체활성을 조절하기도 한다.

Complement receptor type 2 (CR2, 2형 보체수용체) B세포와 소포수지상세포(follicular dendritic cell) 표면에 발현되는 수용체로, C3 보체 단백질의 분해조각인 C3d, C3dg, iC3b와 결합한다. CR2는 항원에 의한 B세포 활성화를 증강시키고, 또한 배중심에 있는 항원-항체 복합체를 붙잡아 두는 작용을 증진시킴으로써 체액면역반응을 증진시킨다. CR2는 Epstein-Barr virus의 수용체이기도 하다.

Complement receptor type 3 (CR3, 3형 보체수용체) 주로 호중구와 큰포식세포에 발현되는 인테그린, iC3b라 불리는 C3 펩티드 조각에 부착하며 보체활성화의 결과로서 미생물 표면에 집적된다. CR3는 iC3b에 코팅된 미생물의 포식작용을 매개한다. CR3는 CD11b/CD18이라 불리기도 한다.

Complementarity-determining region (CDR, 상보성결정 부위) Ig과 TCR의 짧은 분절로서 B세포와 T세포 클론이 발현하는 항체와 TCR마다 다른 아미노산 서열을 포함하고 있으며 항원과 접촉한다. hypervariable region(고변이 부위)라고 불리기도 한다. 각 사슬의 가변부위에 3곳의 CDR이 존재한다. 이 CDR 부위는 고도변이(hypervariable)를 보이는 부위로 고리(loop) 구조를 이루어 서로 모이게 되는데, 결합하는 항원의 삼차원 구조에 상보성을 보인다.

Congenic mouse strains (유사유전자형 마우스) 인공적으로 선택된 특정 유전자자리(genetic locus) 이외의 모든 유전자자리가 동일한 순계마우스. 이러한 마우스는 반복적인 역교배 육종(backcross breeding)과 특정 형질의 선택을 병행함으로써 만들어진다. 특정 MHC 대립유전자만 다른 congenic 마우스는 MHC 분자의 기능을 연구하는 데 유용하게 사용되고 있다.

Congenital immunodeficiency (선천면역결핍질환) 유전자의 결함으로 선천면역체계나 적응면역체계에 결핍이 일어나 감염에 대한 감수성이 증가되어 있는 증후이다. 선천면역결핍질환은 주로 유아나 어린 시절에 나타나지만 가끔 증상이 나이 든 후에 나타나기도 한다. 1차 면역결핍질환이라고 부르기도 한다.

Constant (C) region (불변 부위) 면역글로불린(Ig) 또는 T세포 수용체(TCR) 폴리펩티드 사슬의 일부분으로, B세포와 T세포 클론마다 다르지 않고 동일하며 항원결합에는 무관하다.

Contact sensitivity (접촉과민) 특정 화학물질과 접촉했을 때 피부에 나타나는 T세포매개 지연형 과민반응(delayed-type hypersensitivity)의 상태. 접촉과민을 일으키는 화학물질로는 니켈이온, 덩굴옻나무의 urushiol, 그밖에 여러 치료약 등이 있으며, 이들은 항원제시세포 표면의 자기단백질을 변형시켜 $CD4^+$ 또는 $CD8^+$T세포가 이를 인지하도록 한다.

Coreceptor (보조수용체) 세포막 Ig 또는 TCR이 항원과 결합할 때에 동시에 항원복합체에 결합하는 림프구 수용체. 보조수용체는 림프구가 최상으로 활성화되는 데 필요한 신호를 전달한다. TCR이 MHC의 가변부위에 결합하는 동시에 T세포 보조수용체인 CD4와 CD8은 MHC의 불변부위에 결합한다. 세포막 Ig가 항원의 항원결정기(epitope)와 결합하는 동시에 B세포 보조수용체인 CR2는 보체로 둘러싸인 항원과 결합한다.

Costimulator (공동자극자) 선천면역 자극에 반응하여 항원제시세포가 발현하는 표면분자로서 숫T세포(naive T cell)의 활성화에 필요한 자극(2차 신호)을 제공한다(1차 신호는 항원). 가장 잘 알려진 공동자극자로는 항원제시세포 표면에 발현되는 CD80과 CD86 분자가 있으며 이들은 T세포의 CD28 분자와 결합한다.

COVID-19 감염성이 매우 큰 코로나 바이러스 SARS-CoV-2에 의한 질환으로 주로 호흡기에 영향을 주며, 흔히 폐렴을 일으키는데 다른 기관계에도 문제를 일으킨다. 이 바이러스에 의한 강력한 염증반응은 비가역적이며, 소수의 환자의 경우에는 치명적인 폐 손상을 야기한다. 2020~2022년에 걸쳐 일어난 COVID-19 판데믹 유행으로 전 세계적으로 수억 명이 감염되었고 6백만~1500만명이 사망하였다.

CpG nucleotides 선천면역반응을 자극하는 미생물의 DNA에서 발견되는 비메칠화된 cytidine-구아닌(unmethylated cytidine-guanine, CpG) 서열. 반복성의 CpG 뉴클레오티드는 TLR-9에 의해 인지되며 따라서 선천면역반응을 활성화시킨다.

C-reactive protein (CRP) 세균감염에 대한 선천면역 반응에 속하는 혈장단백질의 펜트라신 가계의 일원. CRP는 급성기 반응물(acute-phase reactant)로 폐렴균의 캡슐에 붙는다. 또한 CRP는 C1q에 결합하여 보체를 활성화시키기도 하며 옵소닌으로 작용하여 식세포 C1q 수용체에 결합하게 하기도 한다. 혈청 CRP의 상승은 염증의 표지로 사용된다.

Cross-matching (교차시험) 잘못된 수혈이나 이식거부를 최소화하기 위해 시행하는 검사로, 수혈이나 동종이식이 필요한 환자를 검사하여 공여자(donor)의 세포 표면 항원(주로 MHC)에 대해 이미 형성된 항체가 있는지 조사한다. 잠정적인 수여자(recipient)의 혈청과 공여자의 백혈구를 혼합하고 보체를 가한 후 세포용해의 유무를 관찰하는 단계를 포함하고 있다.

Cross-presentation (교차제시) 항원제시세포(APC)가 다른 세포(예, 바이러스에 감염된 세포 또는 종양세포)의 항원을 제시하여 숫 $CD8^+$ 세포독성 T림프구를 활성화(혹은 prime)시키는 기작. 감염된(또는 손상받은) 세포를 전문적인 APC가 포획한 후, 일반적으로 일어나는 2형 MHC 분자와 함께 제시되지 않고, 1형 MHC와 함께 제시됨으로써 이와 같은 현상이 일어난다. 수지상세포 역시 T세포를 위한 공동자극(costimulation)을 제공한다.

CTLA-4 활성화된 작동T세포/조절T세포 표면에 발현되는 Ig 가계 단백질로 B7-1과 B7-2와 높은 친화력으로 결합하므로써 T세포 반응을 억제하는 역할을 한다. CTLA4 (CD152)는 Treg 기능과 자가항원에 대한 T세포 관용에 핵심적인 역할을 함.

C-type lectin 칼슘-의존성 탄수화물-결합 단백질 가계로 이들 중 많은 수가 선천면역과 적응면역에서 중요한 역할을 담당한다. 예를 들어 수용성 C-type lectin은 미생물의 탄수화물 구조에 결합하여 포식작용과 보체 활성을 매개한다(예, mannose-binding lectin, dectins, collectins, ficolins).

Cutaneous immune system (피부 면역체계) 피부에서 볼 수 있는 선천면역체계와 적응면역체계의 성분. 이들은 특별한 방법으로 피부를 통해 들어오는 항원을 감지하고 반응한다. 피부 면역체계의 요소에는 각질세포(keratinocyte), 랑게르한스세포, 상피내림프구(intraepithelial lymphocyte) 및 진피림프구(dermal lymphocyte)가 있다.

Cyclic GMP-AMP synthase Cyclic GMP-AMP를 생성하는 세포질에 존재하는 DNA 센서로 2차 전달자로 작용하며, 이는 STING 어댑터와 상호작용하여 1형 인터페론 생성을 유도한다.

Cyclosporine Calcineurin의 저해제로 동종이식거부반응을 방지하기 위해 광범위하게 사용하는 면역억제제로 T세포 활성을 차단한다. Cyclosporine (Cyclosporine A로도 불림)은 cyclophilin이라는 세포질 단백질에 결합하고, cyclosporine-cyclophilin 복합체는 calcineurin에 부착하여 이 기능을 저해한다. 결과적으로 전사인자 NFAT의 활성화와 핵내이동(nuclear translocation)이 억제된다.

Cytokine (사이토카인) 여러 유형의 세포가 분비하는 단백질로 면역반응과 염증반응을 매개한다. 사이토카인은 면역세포 간의 신호교환을 매개하는 핵심적인 역할을 담당한다(부록 II 참조).

Cytokine storm (사이토카인 폭풍) 감염, 자가면역질환 또는 종양면역치료 환경에서 활성화된 T세포와 대식세포로부터 빠르게 방출되는 다량의 염증성 사이토카인에 의해 유발되는 매우 강력하고 잠재적으로 생명을 위협하는 염증 반응. 임상적 특징은 발열, 오한, 낮은 백혈구와 혈소판 수, 부종, 호흡 부전 및 쇼크를 포함한다.

Cytosolic DNA sensors (CDSs) 세포질 내에서 미생물의 이중나선 DNA를 감지하는 분자로 1형 인터페론과 자가소화작용(autophage)과 같은 항미생물반응을 시작하게 하는 신호경로를 활성화시킨다.

Cytotoxic (or cytolytic) T lymphocyte [CTL, 세포독성(세포용해) T림프구] 종양세포를 비롯하여 바이러스나 그밖에 세포내미생물에 감염된 숙주세포를 인식하고 죽이는 작동기능을 수행하는 T림프구의 한 유형. CTL은 대개 CD8을 발현하고 1형 MHC 분자가 제시하는 미생물 펩티드를 인지한다. 종양세포와 감염세포를 죽일 때 CTL은 세포질내 과립 내용물을 표적 세포의 세포질에 주입시켜 세포자멸사를 일으킨다.

D

Demage-associated molecular patterns (DAMPs) 손상된 세포나 죽은 세포로부터 생성되거나 분비되는 내재된(endogenous) 분자로 PRR에 결합하여 선천면역반응을 자극한다. 예로는 high-mobility group box 1 (HMGB1) 단백질, 세포 밖의 ATP, 요산(uric acid) 등이 있다.

Death receptors 다양한 세포에서 발현되는 세포막 수용체로서 리간드와 결합하자마자 신호를 전달하여 Fas-associated protein with death domain (FADD) 어댑터 단백질을 불러들인다. 그러면 caspase-8이 활성화되어 세포자멸사에 이르게 한다. 모든 death receptor (FAS, TRAIL, TNFR 등)은 TNF 수용체 대가계(superfamily)에 속한다.

Dectin (덱틴) 진균류 세포벽 탄수화물을 인지하는 수지상세포에 발현되는 PRR이며 염증반응을 촉진시키고 수지상세포를 활성화시키는 신호반응을 유도한다.

Defensin (디펜신) 피부, 장, 폐 등의 상피세포에서 생성되는 시스테인이 풍부한 펩티드로 호중구 과립에도 존재한다. 다양한 세균 및 진균을 죽이는 광범위 항생제(broad-spectrum antibiotics)로 작용한다. 디펜신의 생성은 선천면역 수용체 TLR이나 IL-1/TNF와 같은 염증 사이토카인과 같은 자극에 대한 반응으로 증가된다.

Delayed-type hypersensitivity (DTH, 지연형 과민반응) T세포-의존 큰포식세포 활성화와 염증으로 인해 조직 손상을 동반하는 면역반응. 피하주사된 항원에 대한 DTH 반응은 흔히 세포매개면역의 유무를 진단하는 데 이용된다[예, 결핵균에 대한 면역 여부를 알아보기 위한 purified protein derivative (PPD) 피부시험].

Dendritic cell (DC, 수지상세포) 상피를 비롯한 많은 장기에서 발견되는 골수유래 세포로 가느다란 세포막돌기가 형태상의 특징이다. DC에는 다양한 기능을 나타내는 여러 아부류(subset)가 있다. 전형적인 DC (classical DC)는 선천 감시세포로서 숫T림프구에 대한 항원제시세포로 작용하며, 이는 단백질 항원에 대한 적응면역반응을 일으키는 데 중요하다. 미성숙한 classical DC는 자기항원에 대한 관용유도에 중요하다. Plasmacytoid DC (형질세포성 DC)는 바이러스에 노출될 때에 1형 인터페론을 분비한다.

Desensitization (탈감작) 즉시과민질환(예, 알레르기)을 치료하는 한 가지 방법으로, 환자가 알레르기를 보이는 항원을 적은 용량으로 반복적으로 투여하는 방법. 종종 이 방법으로 후에 환경성 항원에 노출되었을 때 발생하는 심한 알레르기 반응을 방지할 수 있는데, 아직 그 기작에 대해서는 구체적으로 밝혀져 있지 않다.

Determinant (결정기, 결정인자) 항체 또는 T세포 수용체가 결합하는 거대분자 항원의 특정 부위. T세포에 의해 인지되는 단백질 항원의 경우, 결정기란 MHC 분자에 결합한 펩티드 부분으로 TCR이 이를 인지한다. epitope라 불리기도 한다.

Diacylglycerol (DAG) 림프구가 활성화되었을 때 세포막에 있는 phospholipid phosphatidylinositol 4, 5-bisphosphate (PIP2)가 phospholipase C (PLCγ1)에 의해 가수분해될 때 생성되는 신호물질. DAG의 주 기능은 전사인자를 활성화시키는 데 관여하는 단백질 인산화효소 C라는 효소를 할성화시키는 데 있다.

DiGeorge syndrome (DiGeorge증후군) 선천적 형성부전(congenital malformation)에 의해 일어나는 선택적인 T세포 결핍증으로 가슴샘, 부갑상선(parathyroid gland), 그리고 제3 및 제4 인두주머니(pharyngeal pouch)로부터 생기는 구조물의 발생에 결함이 나타난다.

Direct antigen presentation (직접항원제시, direct allorecognition) 이식편(graft)의 항원제시세포가 동종(allogeneic) MHC 분자를 수여자의 T세포에 제시하는 현상의 결과로 동종 T세포가 활성화된다. 직접항원제시의 경우에는 아마도 TCR이 동종 MHC 분자 + 펩티드를 인지하는 것으로 추정되는데, 동종이식(allograft)에 대한 강한 T세포 반응이 일어나는 데 부분적으로 기여한다.

Diversity (다양성) 어떤 개인에서나 다양한 항원 특이성을 갖는 림프구가 무수히 존재하는 것. 다양성은 적응면역체계의 기본적인 특성이며, 림프구 항원수용체(항체와 TCR)의 항원-결합 부위 구조의 다양한 변이에 기인한다.

Diversity (D) segment (다양성 조각) 면역글로불린 중사슬과 TCR β, δ사슬에서 나타나며, 가변(*V*) 및 불변(*C*) 유전자조각 사이에 *J* 조각과 함께 위치하며, 림프구 발생 중에 V 조각과 체세포 유전자재조합을 한다. 그 결과로 생긴 재조합 *VDJ* DNA는 가변부위의 카르복시말단(3번째 고도변이 부위인 CDR을 포함)을 코딩한다.

DNA vaccine (DNA 백신) 해당 단백질 항원을 코딩하고 있는 DNA를 포함하고 있는 세균 plasmid로 구성된 백신. 이러한 DNA 백신이 작동하는 이유는 아마도 전문 항원제시세포(professional APCs)가 plasmid에 의해 생체내에서 형질이 도입되어 특이적인 반응을 일으킬 면역원성 펩티드를 발현하기 때문일 것이다. 나아가 plasmid DNA는 항원보강제(adjuvant) 역할을 하는 unmethylated CpG 핵산염기를 포함하고 있기 때문에 면역증강 효과가 나타날 수 있다.

Double-negative thymocyte (이중음성 가슴샘세포) CD4나 CD8을 발현하지 않는 발생도중의 가슴샘 T세포 아부류(subset). 이중음성 가슴샘세포는 발달초기에 나타나는 세포이며 아직 항원수용체를 발현하지 않는다. 이 세포는 후에 중간단계인 '이중양성(double-positive)' 단계로 진행되며 CD4와 CD8을 동시에 발현한다. 더욱 성숙하여 최종적으로는 CD4나 CD8 하나만을 발현하는 단일양성 T세포가 된다.

Double-positive thymocyte (이중양성 가슴샘세포) CD4와 CD8을 동시에 발현하는 발생 도중의 가슴샘 T세포 아부류(subset). 이중양성 가슴샘세포는 T세포 수용체도 함께 발현하며 선택과정을 거친다. 선택과정에서 살아남은 세포는 CD4나 CD8 하나만을 발현하는 단일양성 T세포로 성숙한다.

E

Ectoparasite (외부 기생체) 동물 표피에 사는 기생체. 예를 들어 진드기(tick과 mite)를 들 수 있다. 선천/적응면역체계가 외부기생체 방어에 기여하는 것으로 보인다, 보통 유생단계에서.

Effector cell (작동세포) 면역반응이 일어나는 동안 작동기능을 수행하는 세포. 작동기능으로는 사이토카인 분비(예, 보조T세포), 미생물 살상(예, 큰포식세포, 호중구, 호산구), 미생물에 감염된 숙주세포 살상(예, 세포독성 T림프구), 항체분비(예, 분화된 B세포).

Effector phase (작동단계) 외부항원이 파괴되거나 불활성화되는 면역반응단계. 예를 들어, 체액면역에서의 작동단계는 항체의존적으로 보체가 할성화되거나 항체로 포획된 세균이 포식작용을 당하는 단계 등이다.

Endosome (엔도솜) 세포 안에 세포막으로 이루어진 소낭(vesicle)으로, 항원처리과정에서 세포 밖에 있던 단백질이 이 소낭 안쪽으로 들어온다. 엔도솜 내부는 산성 pH이며, 단백질을 펩티드로 분해할 수 있는 단백질분해효소를 함유하고 있다. 펩티드는 2형 MHC 분자와 결합한다. 2형 MHC-rich 엔도솜(일명 MIIC라 불림)은 2형 경로에 의한 항원의 처리 및 제시에서 특별한 역할을 담당한다(엔도솜은 모든 세포에서 나타나는데 항원제시와 무관하게 내포작용에 관여한다).

Endotoxin (내독소) 그람음성 세균 세포벽에 있는 **lipopolysaccharide** (LPS) 성분이다. 죽어가는 세균으로부터 방출되며 사이토카인 분비 및 큰포식세포의 활성 유도, 백혈구의 내피세포 부착분자의 발현 등의 선천면역반응을 일으킨다. endotoxin은 지질과 탄수화물 성분을 포함하고 있다.

Enhancer (증폭자) 프로모터의 5′이나 3′에 위치하여 유전자 발현을 조절하는 DNA 서열. 증폭자는 전사인자에 결합하며 프로모터의 활성을 증가시킨다. 면역체계에서 증폭자는 세포 신호를 통합하여 사이토카인과 같은 작동 단백질을 코딩하고 있는 유전자의 전사가 일어나도록 한다.

Envelope glycoprotein (Env) 리트로바이러스가 코딩하고 있는 막당단백질로 감염된 세포의 세포막이나 바이러스를 들러싼 숙주세포-유래 세포막에 나타난다. Env 단백질은 보통 바이러스 감염에 요구된다. HIV의 Env 단백질로는 gp41과 gp120가 있으며, 이들은 T세포의 CD4와 케모카인수용체에 각각 결합하여 바이러스와 T세포막의 결합을 매개한다.

Enzyme-linked immunosorbent assay (ELISA, 효소면역측정법) 고형성 플라스틱 표면에 항원을 고정시키고, 효소가 달라 붙어있는 특이적인 항체를 이용하여 항원을 정량하는 방법. 시료에 있는 항원의 양은 그 항원에 결합하는 항체의 양에 비례하므로, 항원-항체 결합 후 항체에 연결된 효소가 무색의 기질을 유색의 산물로 전환시키는 정도를 분광광도계로 측정하여 항원을 정량한다.

Eosinophil (호산구) 골수유래 과립세포로, 즉시과민 후기반응(late phase reaction)의 염증성 침윤 내에 많이 나타나며 여러 알레르기질환의 발병과정에 관여한다. 또한 호산구는 연충과 같은 세포외 기생충 방어에 중요하다.

Epitope (에피톱, 항원결정인자) 거대분자 항원의 특정 부분으로 여기에 항체가 결합한다. T세포가 인식하는 단백질 항원인 경우에 epitope는 T세포 수용체가 인식할 수 있는 MHC 분자에 결합된 펩티드 부분이다. **determinant**와 동의어.

Epitope spreading (에피톱 확산) 어떤 자가면역질환에서 원래 하나의 에피톱에 대해 자가면역이 일어났는데 후에 여러 에피톱에 대한 면역반응으로 발전된 양상. 이는 초기반응으로 자극된 염증과정을 통해 추가적으로 관용이 무너지고 조직항원이 노출된 결과로 보인다.

Epstein-Barr virus (EBV) herpesvirus 가계의 이중나선 DNA 바이러스. 감염성 단핵구증을 일으키는 병원체이며, B세포 악성종양 및 코인두암종(nasopharyngeal carcinoma)과 밀접한 관계가 있다. EBV는 CR2 (CD21)에 특이하게 결합하여 B림프구와 일부 상피세포를 감염시킨다.

Experimental autoimmune encephalomyelitis (EAE, 실험적 자가면역 뇌수막염) 다발경화증(multiple sclerosis)의 실험동물 모델로 중추신경계의 탈수초성 질환이다. EAE는 설치류에 신경수초 성분(즉, myelin basic protein, 수초염기성 단백질)과 면역보강제를 접종하면 유도된다. 이 질환은 신경수초단백질에 특이적인 사이토카인- 분비성 $CD4^+$T세포에 의해 일어난다고 알려져 있다.

F

Fab (fragment, antigen-binding; Fab 조각) 항체분자의 일부로서 IgG 항체로부터 최초로 단백질 가수분해를 통해 만들어진 조각으로, 완전한 경사슬 하나와 짝이 되는 중사슬 조각(가변영역과 첫 번째 불변영역) 하나가 포함된 분자이다. 모든 항체로부터 만들어질 수 있는 Fab 조각은 항원과 결합하는 능력은 지니고 있지만 세포 표면의 IgG Fc수용체나 보체와는 서로 결합할 수 없다. 이러한 특징으로 Fab는 작동기능을 보이지 않으면서 항원 결합만 요구되는 연구 및 치료분야에 이용된다(Fab′ 조각은 중사슬의 hinge 부분도 갖고 있다).

F(ab′)2 fragment [F(ab′)2 조각] Ig 분자의 분해된 조각(IgG 항체로부터 최초로 단백질 가수분해를 통해 만들어짐)으로, 경사슬은 모두 온전히 포함되어 있지만 중사슬은 가변영역, 첫 번째 불변영역과 경첩(hinge) 부위만이 포함되어 있다. $F(ab')_2$ 조각은 IgG 분자가 갖고 있는 원래의 2가(bivalent) 항원 결합부위를 포함하지만 보체나 IgG Fc수용체와는 결합하지 못한다. 항체의 작동기능을 제외한 항원 결합만이 요구되는 연구 및 치료분야에 이용된다.

Fas (CD95) TNF(종양괴사인자) 수용체 가계의 일원으로, T세포를 비롯한 여러 유형의 세포 표면에 발현되며 세포자멸사에 이르는 신호전달을 촉발시킨다. 세포자멸사 경로는 Fas와 활성화된 T세포 표면에 발현되는 Fas 리간드의 결합으로 개시된다. Fas가 매개하여 일어나는 림프구의 죽음은 자기관용 유지에 중요하다. *FAS* 유전자의 돌연변이는 전신자가면역질환의 원인이 된다(death receptor 참조).

Fas ligand (CD95 ligand) TNF 단백질 가계의 일원으로, 활성화된 T세포 표면에 발현되는 막 단백질. Fas 리간드는 death receptor Fas와 결합하여 Fas-발현 세포가 자멸사에 이르는 신호전달을 자극한다. Fas 리간드 유전자 돌연변이는 Fas의 돌연변이처럼 마우스에서 전신 자가면역질환을 일으킨다.

Fc (fragment, crystalline) IgG의 분해조각으로 이산화황 결합으로 연결된 두 개의 중사슬의 카르복시말단 부위만 포함하고 있다. Ig의 분자의 Fc는 그 수용체나 C1q 보체 단백질에 결합함으로써 작동기능을 매개한다(Fc 조각은 수용액 상태에서 결정화 되는 성향이 있기 때문에 이렇게 명명되었다).

Fc receptor (FcR, Fc수용체) Ig 분자의 카르복시말단의 불변부위에 특이적으로 결합하는 세포막 수용체. Fc수용체는 전형적인 다사슬(multichain) 단백질 복합체로, Ig과 결합하는 부위와 신호를 전달하는 부위를 포함하고 있다. 여러 유형의 Fc수용체가 존재한다(여러 IgG subisotype, IgE, IgA에 특이적인 수용체가 존재함). Fc수용체는 항체로 도포된(opsonized) 미생물의 포식, 항원에 의한 비만세포 활성화, 자연살해세포의 활성화 등을 포함한 다양한 항체의 작동기능을 매개한다.

FcεRI IgE 분자의 카르복시말단 불변 부위에 대한 고친화력의 수용체로, 비만세포와 호염기구 표면에 발현된다. 비만세포 표면의 FcεRI분자에 IgE가 결합하며, 이 IgE-FcεRI 복합체를 항원이 교차연결(cross-linking)시킴으로써 비만세포가 활성화되며, 그 결과 즉시형 과민반응을 일으킨다.

Fcγ receptor (FcγR, Fcγ 수용체) IgG 분자의 카르복시말단

불변부위에 특이적인 세포막 수용체. 큰포식세포와 호중구의 포식작용을 매개하는 고친화력 FcγRI, B세포와 골수유래 세포에 억제신호를 전달하는 저친화력 FcγRIIB, 자연살해세포의 표적지향 및 활성화를 매개하는 저친화력 FcγRIIIA를 비롯, 여러 유형의 Fcγ 수용체가 있다.

Fibroblastic reticular cell (FRC, 섬유아성 망상세포) 배발생 과정 중 2차 림프기관을 형성하게 하는 중간엽 유래 세포로서 이 기관의 구조와 기능에 여러 가지 면에서 관여한다.

Ficolin 오량체의 선천면역체계 혈장 단백질로 콜라겐과 유사한 영역과 피브리노겐과 유사한 탄수화물 인식 영역을 가지고 있다. 이 단백질은 그람양성균의 세포벽에 결합하고 도포하여 보체를 활성화시킨다.

First-set rejection (1차거부반응) 사전에 이식을 받지 않았거나 또는 동일한 공여자의 동종항원을 받아 본 적이 없는 사람에게서 일어나는 동종이식거부반응. 1차거부반응은 대개 7일에서 14일 정도 걸린다.

FK506 **Tacrolimus**를 참조.

Flow cytometry (유세포분석기) 세포군의 표현형을 분석하는 유세포장치(flow cytometer)를 사용하여 형광 probe가 결합한 세포수와 상대적인 양을 결정할 수 있는 분석기. 먼저 세포를 형광으로 표지된 항체나 다른 probe에 결합시킨다. fluorimeter의 laser 발생 입사광선 속으로 세포를 하나씩 통과시킴으로써 각각 세포에 결합한 probe 양을 결정한다.

Fluorescence-activated cell sorter (FACS, 형광표지세포분리기) 유세포분석기를 적용하여 이질적인 세포군으로부터 세포를 순수분리하는 장치. 먼저 세포를 형광으로 표지된 probe(예, 특정세포군의 표면항원에 대한 항체)로 염색한다. fluorimeter의 laser 발생 입사광선 속으로 세포가 한 개씩 통과할 때, 그 형광신호의 크기에 비례하여 세기 및 방향이 변하는 전자장에 의해 세포마다 진행 방향이 달리 굴절되어, 결국 각각 세포는 특정 구역으로 보내진다.

Follicle (소포) **Lymphoid follicle** 참조.

Follicular dendritic cell (FDCs, 소포수지상세포) 림프소포내에서 발견되는 세포로, 보체 수용체, Fc수용체를 발현한다. 기다란 세포질돌기는 림프소포 구조물의 근간이 되는 그물 모양을 이룬다. FDC는 그 표면에 B세포가 인식할 항원을 제시하며, 친화력 성숙과정 동안에 높은 친화력의 세포막 Ig를 발현하는 B세포의 활성화 및 선택에 관여한다. 이들은 조혈모세포에서 유래하지 않음(비골수세포임)

Follicular helper T cell (Tfh) **T follicular helper (Tfh) cells** 참조.

***N*-formylmethionine** 모든 세균 단백질의 개시 아미노산이며 포유류에서는 나타나지 않는다(포유류의 미토콘드리아는 예외적으로 생성됨). 이는 선천면역체계에 대한 감염신호로 작용. *N*-formylmethionine을 포함하는 펩티드(*N*-formylmethionine-containing peptides)에 대한 특이적인 수용체가 호중구에 발현되며 이는 호중구 활성을 매개한다.

FoxP3 Forkhead 가계에 속하는 전사인자로, $CD4^+$ 조절T세포에 발현되며, 또한 이 세포의 발생에 필요하다. 사람과 마우스에서 FoxP3에 돌연변이가 나타나면 $CD25^+$조절T세포가 만들어지지 않으며 전신에 걸친 자가면역질환을 초래한다.

G

γδ T cell receptor (γδ TCR) 흔히 나타나는 αβ TCR과는 구별되는 TCR의 다른 유형으로 주로 상피장벽 조직(epithelial barrier tissues)에 나타난다. γδ TCR은 구조적으로 αβ TCR과 유사하지만 γδ TCR에 의해 인지되는 항원의 특징에 대해서는 별로 알려진 게 없다; γδ TCR은 다형의 MHC 분자에 결합된 펩티드를 인지하지 않는다.

G protein-coupled receptor family (G 단백질결합 수용체 가계) 호르몬, 지질 염증매개체, 케모카인과 같은 다양한 수용체 계열. 이들은 세포내 신호전달을 담당하는 삼량체의 G 단백질과 연계되어 있다.

G protein (G 단백질) Guanyl nucleotide와 결합하는 단백질로, 결합한 GDP를 GTP로 전환하는 작용을 촉매하는 교환분자로 작용. GTP와 결합한 G 단백질은 여러 신호전달경로에서 다양한 세포내 효소들을 활성화시킨다. 삼량체(trimer) GTP결합 단백질은 여러 세포 표면 수용체의 세포질 부위에 결합되어 있다(예, 케모카인 수용체). 그 외에 Ras나 Rac과 같은 작은 수용성 G 단백질은 어댑터 단백질에 의해 신호전달경로에 몰려든다.

GATA-3 숫T세포로부터 Th2 세포로의 분화를 촉진하는 전사인자.

Generative lymphoid organs (중추림프기관) 미성숙한 전구세포로부터 림프구가 발생하는 기관. 골수와 가슴샘은 각각 B세포와 T세포가 발생하는 대표적인 중추림프기관이다.

Germinal center (배중심) T세포의존성 체액면역반응이 일어나는 말초(2차)림프기관의 특정 구조로 왕성하게 B세포의 증식이 일어나고 항체전환, 체세포돌연변이, 기억 B세포 생성, 그리고 장수형 형질세포가 나타난다. 장, 림프절 또는 점막 림프조직내 림프소포 중심에 희미하게 염색되는 부위로 보인다.

Germline organization (배선 유전자 구조) 비림프계 세포나 림프구로 운명이 결정되지 않은 세포의 수용체 유전자자리에서 보이는 V, D, J, C 유전자 조각의 본래 배치모습. 발생하는 B세포와 T세포에서는 이 germline organization이 체세포재조합에 의해 기능적인 *Ig*나 *TCR* 유전자로 변한다.

Glomerulonephritis (토리콩팥염, 사구체신염) 콩팥 사구체의 염증으로 대개 면역병리학적 기작에 의해 시작되는데, 이는 사구체 기저막에 순환 중이던 항원–항체 복합체가 침착되어 일어나거나 또는 사구체에서 발현되는 항원에 대한 항체 결합으로 유발된다. 항체는 보체 및 포식세포를 활성화시켜 염증반응을 일으키고, 이는 콩팥 기능 상실로 종결될 수 있다.

Graft (이식, 이식편) 어떤 신체 부위에서 다른 부위로 옮겨지는 조직 또는 장기. 주로 개인 사이에 행해짐.

Graft arteriosclerosis (이식편 동맥경화증) 내막(intimal) 평활근 세포의 증식으로 인한 이식편의 동맥 폐쇄 현상. 이는 이식 후 6개월 내지 1년 안에 나타나며, 혈관이 포함된 기관의 이식 시 만성거부현상이 일어나는 원인이 된다. 그 기작은 혈관벽 동종항원에 대한 만성 면역반응으로 여겨진다. 가속화(accelerated) 동맥경화증으로도 불린다.

Graft rejection (이식거부반응) 염증, 조직 손상, 또는 이식 실패라는 결과까지 가져올 수도 있는 기관/조직 이식에 대한 특이적인 면역반응.

Graft-versus-host disease (GVHD, 이식대숙주질환) 조혈모세포 이식 수여자에서 일어나는 병으로, 이식된 조혈모세포로부터 성숙한 T세포가 숙주세포의 표면에 나타난 동종항원에 대한 반응 때문에 일어난다. 이 질환은 대개 피부, 간, 장에 문제를 일으킨다.

Granulocyte colony-stimulating factor (G-CSF, 과립구–집락자극인자) 감염 부위에서 활성화된 T세포, 큰포식세포, 내피세포가 만드는 사이토카인으로, 염증반응에서 소모된 호중구를 빠르게 보충하기 위해 골수에 작용한다.

Granulocyte-monocyte colony-stimulating factor (GM-CSF, 과립구–단핵구–집락자극인자) 활성화된 T세포, 큰포식세포, 내피세포 및 골수의 기질 섬유모세포가 생산하는 사이토카인. 골수내 전구세포에 작용하여 호중구 및 단핵구 생산을 증가시킨다. GM-CSF는 또한 큰포식세포 활성인자이며 수지상세포의 성숙을 촉진하기도 한다.

Granuloma (육아종) 활성화된 큰포식세포 및 T림프구 무리가 만드는 염증조직의 결절로 종종 괴사 및 섬유화가 수반된다. 육아종성 염증은 일종의 만성 지연형 과민반응으로, 흔히 집요한 미생물 감염(예, *Mycobacterium tuberculosis*, 몇몇 진균)이나 쉽게 식작용되지 않는 입자 항원에 대한 반응으로 일어난다.

Granulysin (그레뉴리신) CTL이나 NK 세포의 과립에 존재하는 단백질로 세포가 활성화 될때에 분비되어 미생물과 감염된 숙주세포의 세포막을 터트린다. granulysin은 약물에 대한 일부 CTL-매개 반응에서 조직손상을 초래하기도 한다.

Granzyme B CTL과 NK세포 과립에서 발견되는 serine 단백질분해효소. exocytosis(세포외배출)로 방출되어 표적세포 안으로 들어가 caspase를 가수분해함으로써 활성화시킨다. 활성화된 caspase는 여러 기질을 분해하여 표적세포의 세포자멸사를 유도한다.

Gut-associated lymphoid tissue (GALT) 위장관의 점막에 있는 림프구와 APC가 모여있는 조직으로 장내 미생물총과 흡수된 항원에 대한 적응면역반응이 시작되는 곳이다(**Mucosa-associated lymphoid tissues** 참조).

H

H-2 molecule (H-2 분자) 마우스의 주조직적합복합체(MHC) 분자. 애초에 마우스 MHC를 H-2 유전자자리로 불렀다.

Haplotype (일배체형) 부모 중 한 사람으로부터 물려받고 한 염색체에 연관(linked)되어 존재하는 한 벌(set)의 MHC 대립유전자.

Hapten (불완전항원, 합텐) 단독으로 항체와 결합할 수 있으나, 특이적인 적응면역반응을 일으키기 위해서는 운반단백질(carrier)에 부착되어야 하는 작은 화학물질. 예를 들어, dinitrophenol (DNP)만으로 면역하면 항-DNP 항체반응이 일어나지 않지만, DNP hapten을 단백질에 결합시켜 면역하면 항-DNP 항체생산을 일으킬 수 있다.

Heavy chain class (isotype) switching (중사슬 클래스전환) B림프구가 항체의 특이성은 변화시키지 않으면서 자기가 생산하는 항체의 동형을 IgM에서 IgG, IgE 또는 IgA로 바꾸는 과정. 중사슬 클래스전환은 보조T세포의 사이토카인과 CD40 리간드에 의해 조절되며, (유전자자리에서) 중사슬 *VDJ* 조각이 아래쪽(downstream) 불변 부위 유전자조각과 재조합된다.

Helminth (연충) 기생충(parasitic worm). 연충 감염은 흔히 Th2 반응을 일으키며, 이에 따라 호산구가 풍부한 염증 침윤 및 IgE 생산이 수반된다.

Helper T cells (보조T세포) T림프구의 기능적 소집합의 하나로, 주요 작동기능은 큰포식세포를 활성화시키고 세포매개 면역반응에서 염증을 야기시키고, 체액면역반응에서 B세포 항체생산을 촉진하는 것이다. 이러한 작동기능은 사이토카인 분비, 그리고 큰포식세포 또는 B세포 CD40와 T세포 CD40 리간드 분자의 결합으로 매개된다. 도움 T세포는 CD40 리간드를 발현하고 MHC II에 제시된 peptide를 인지한다.

Hematopoiesis (조혈작용) 골수 및 태아의 간에서 다능성(pluripotential) 줄기세포로부터 적혈구, 백혈구, 혈소판을 비롯한 성숙 혈액세포가 발달하는 과정. 조혈은 골수 기질세포, T세포 및 그 외 여러 유형의 세포가 생산하는 집락자극인자(colony-stimulating factor)로 조절된다.

Hematopoietic stem cell (HSC, 조혈줄기세포) 아직 분화하지 않은 골수세포로서 지속적으로 일생 동안 비대칭으로 분열하며 다양한 종류의 세포로 분화할 수 있는 세포이다. 골수에 있는 조혈세포는 림프계, 골수계, 적혈구계로 분화가 가능하다. 조혈줄기세포는 태아의 간에서도 발견된다.

Hematopoietic stem cell transplantation (조혈줄기세포 이식) 혈액 또는 골수에서 채취한 조혈줄기세포를 이식하는 것. 조혈줄기세포이식은 혈구세포의 유전된 결함과 혈구세포 암 치료를 위해 임상적으로 수행하고 있다. 또한, 실험동물에서 다양한 면역관련 실험에도 사용된다. 골수에서 조혈줄기세포를 채취했기에 예전에는 골수이식이라고 부른 적이 있다.

High endothelial venules (HEVs, 큰키내피세정맥) 림프구가 혈액으로부터 이차림프절 기질(stroma)로 나가게 해주는 특별한 세정맥. HEV는 그 내면이 혈관 내강쪽으로 돌출된 통통한 내피세포로 이루어지며, 숫(중추 기억)T세포와 B세포 결합에 관여하는 특유한 부착분자를 발현한다.

Hinge region (경첩 부위) 면역글로불린 중사슬의 한 부위로, 첫 번째 일정영역과 두 번째 일정영역 사이에 위치한다. 경첩 부위는 구조가 융통성있게 변화함으로써 두 항원-결합 부위의 거리와 방향에 유연성을 부여한다. 이 경첩 부위 덕택으로 항체는, (두 항원-결합 부위 사이의) 최대거리 안에 존재하는 어느 두 개의 항원결정기(epitope)와도 동시에 결합할 수 있다.

Histamine (히스타민) 비만세포의 과립에 저장된 혈관활성 아민(amine)으로, 즉시과민의 중요한 매개체들 중 하나이다. 히스타민은 다양한 조직의 특이 수용체에 결합하여, 혈관투과성과 기관지 및 창자 민무늬근의 수축을 증가시킨다.

HLA **HLA human leukocyte antigens** 참조.

HLA-DM 2형 주조직적합복합체(MHC) 항원제시경로에서 매우 중요한 역할을 하는 펩티드 교환분자. HLA-DM은 MHC II 항원제시경로에 있는 엔도솜 안에서 발견되며, 2형 MHC 분자에 결부된 불변사슬(invariant chain)로 유래된 CLIP펩티드 제거 및 다른 펩티드와 2형 MHC 분자의 결합을 촉진한다. HLA-DM 유전자는 MHC 유전자에 포함되며, 2형 MHC분자와 구조적으로 유사하지만 다형(polymorphic)은 아니다.

Homeostasis (항상성) 적응면역체계에서 일정한 림프구 수 및 다양한 림프구 레퍼토리(repertoire)를 유지하는 것. 항상성은 면역원에 대한 반응 중에 일어날 수 있는 새로운 림프구의 출현과 개별 클론의 엄청난 팽창 후에도 일어나며, 또한 방사선 조사 또는 항체매개(antibody-mediated depletion)로 제거된 림프구가 생겨도 항상성은 유지된다.

Homing receptor (귀소수용체) 림프구의 재순환 및 조직 귀소에서 서로 다른 경로를 가게 하는 림프구 표면에 발현되는 부착분자. 귀소 수용체는 특정 혈관의 내피세포 표면부위에 발현되는 리간드(addressin으로 불림)와 결합한다.

Human immunodeficiency virus (HIV, 사람 면역결핍 바이러스) 후천면역결핍 증후군(AIDS)의 원인. HIV는 $CD4^+$ 도움 T세포, 큰포식세포, 수지상세포를 비롯한 여러 유형의 세포를 감염시키는 retrovirus이며, 면역체계의 만성 진행성 파괴를 불러일으킨다.

Human leukocyte antigens (HLA, 사람백혈구항원) 사람 세포 표면에 발현되는 MHC 분자. 사람 MHC분자는 세 종류의 제1형 MHC 분자(HLA-A, HLA-B, HLA-C)와 세 종류의 제2형 MHC 분자(HLA-DP, HLA-DQ, HLA-DR)로 구성되어 있다. [**주조직적합복합체(MHC)** 참조.]

Humanized antibody (인간화 항체) 재조합된 융합 유전자가 코딩하는 단클론항체로서, 마우스 단클론항체-유래 항원결합 부위와 사람 항체-유래 불변부위로 이루어진다. 인간화 항체는 마우스 단클론항체에 비해 사람에서 항-항체 반응이 적게 일어난다. 인간화 항체는 임상적으로 염증질환, 종양, 이식거부 치료에 이용된다. 현재 개발중인 치료제로 마우스 인간화 항체를 완전한 사람 재조합 단클론항체로 교체되었다.

Humoral immunity (체액면역) 적응면역반응의 한 유형으로 B림프구가 생산하는 항체가 매개한다. 체액면역은 세포외 미생물 및 그 독소에 대항하는 주 방어기전이다.

Hybridoma (하이브리도마) 정상 림프구와 불멸화 종양림프구의 세포융합으로 얻은 세포주. 특정 항원에 대해 알려진 특이성을 가진 정상 B세포와 myeloma 세포주의 융합으로 생성된 B세포 hybridoma는 단클론항체 생산에 이용된다. 특이성이 알려진 정상 T세포와 종양 T세포주를 융합하여 얻는 T세포 hybridoma는 주로 연구용으로 이용된다.

Hyper-IgM syndrome (고IgM증후군) CD40 단백질과 관련된 유전자 결함으로 발생하는 면역결핍증. B세포에서는 중사슬 전환재조합(class switch recombination)과 체세포고돌연변이(somatic hypermutation)가 작동하지 않아 세포외 병원성 미생물에 대하여 항체면역반응이 일어나지 않는다. 큰포식세포에서는 세포내 감염에 대한 방어력이 감소한다. 이 질환의 가장 흔한 원인은 X 염색체사에 있는 CD40 리간드 유전자에 돌연변이가 원인이지만, CD40 유전자 혹은 CD40 신호전달경로에 돌연변이도 유사한 질환을 일으킨다. Activation-induced cytidine deaminase 또는 uracil-DNA glycosylase 유전자 돌연변이도 B세포에서 CD40 리간드 결핍증과 비슷한 결과를 초래하지만 큰포식세포에는 영향이 없다. 환자는 화농성 세균 및 원생동물 감염을 앓게 된다.

Hyperacute rejection (초급성 거부반응) 동종이식(allograft) 또는 이종이식(xenograft) 거부반응의 한 형태. 이식 후 수 분 내지 수 시간 내에 시작되며, 이식조직 혈관의 혈전폐쇄(thrombotic occlusion)가 특징이다. 초급성 거부반응은 수여자의 순환계통 내에 이미 생성되어 있는 항체가 공여자의 항원혈액형 항원 또는 MHC 분자와 같은 혈관내피 동종항원과 결합하여 보체를 활성화시킨다.

Hypersensitivity diseases (과민질환) 면역반응으로 인한 질환. 과민질환은 자기항원에 대해 면역반응이 일어나는 자가면역질환과 미생물과 알레르기원(allergen)과 같은 외래항원에 대한 조절되지 않는 과도한 반응으로 초래되는 질환들을 포함한다. 과민질환에서 나타나는 조직손상은 미생물에 대한 면역체계의 보호 작동기전과 똑같은 기작으로 일어난다.

Hypervariable region (고변이부위) 항체 또는 T세포 수용체(TCR) 단백질의 가변부위 안에 있는 약 10개의 아미노산으로 이루어진 짧은 부분으로, 항원과 접촉하는 고리(loop) 구조를 만든다. 각 항체의 중사슬 및 경사슬, 그리고 각 TCR α 사슬과 β 사슬에 세 개의 고변이부위가 있다. 항체 및 TCR에서 항원 특이성은 대부분을 이 부위에서 찾아볼 수 있다. [상보성결정 부위(complementarity-determining region)로도 불림].

I

Idiotype (개별특이형) 개별 림프구 클론이 생산하는 항체 또는 T세포 수용체의 특이적인 염기서열로 구성된 항원결합부위로서 어느 특이적인 항체가 인지할 수 있다.

Igα and Igβ B세포에서 세포막형 면역글로불린(Ig)의 발현 및 신호전달기능에 필요한 단백질. Igα와 Igβ의 짝은 disulfide-결합으로 서로 연결되어 있으며, 막 Ig의 세포질꼬리(cytoplasmic tail)에 비공유 결합으로 연결되어 B세포 수용체를 이룬다. Igα와 Igβ 단백의 세포질 영역은 항원 유발 B세포 활성화 초기 신호전달에 관여하는 ITAM를 지닌다.

IL-1 receptor antagonist (IL-1RA, IL-1 수용체 길항제) 큰포식세포 및 기타 세포에서 분비되는 IL-1 억제제로서 IL-1과 구조적으로 유사하여 IL-1R과 붙을 수는 있으나 신호전달은 할 수 없는 물질이다. 재조합IL-1RA는 과도한 IL-1 생산으로 야기되는 자가면역질환이나 류머티스성 관절염과 같은 질환에서 치료제로 사용된다.

Immature B lymphocyte (미성숙 B림프구) 골수 전구세포로부터 유래된 IgM^+/IgD^-인 B세포. 항원에 결합시 증식하거나 분화하지 않고, 오히려 수용체 편집, 세포자멸사나 기능적 무반응을 일으킬 수 있다. 이러한 성격은 골수에 있는 자기항원에 특이성을 가진 미성숙 B세포가 자기항원과 만나 음성선별(negative selection)되어 성숙을 마치지 못하게 하는 데 중요하다.

Immediate hypersensitivity (즉시형과민반응) 알레르기 질환을 일으키며, IgE가 코팅된 조직 비만세포 활성화에 의존하는 면역반응 유형. 비만세포는 혈관투과성(permeability) 증가, 혈관확장(vasodilation), 기관지와 내장의(bronchial and visceral) 민무늬근 수축, 국소부위 염증 등을 일으키는 매개체를 방출한다.

Immune complex (면역복합체) 여러 개 항체와 항원이 결합한 복합체. 각 항체가 2~10개의 항원-결합 부위를 가지고 있고 많은 항원은 다수의 항원결정기를 가지고 있으므로, 형성되는 면역복합체의 크기는 매우 다양하다. 면역복합체는 고전 보체경로 및 Fc수용체-매개 포식세포 활성화 같은 체액면역 작동기작을 활성화시킨다. 순환 면역복합체가 혈관벽 또는 신장사구체(renal glomeruli)에 침착되면 혈관염 및 신사구체염이 발생할 수 있다.

Immune complex disease (면역복합체질환) 혈관벽에 항원-항체 복합체가 침착되어, 보체 활성화 및 포식세포 동원이 국소적으로 일어나는 염증성 질환. 면역복합체는 미생물 항원에 대한 과도한 항체 생산이나, 자가면역질환(예, 전신홍반루푸스)에서 자가항체 생산에 따라 생길 수 있다. 신장 사구체의 기저막에 면역복합체가 침착되면 사구체신염이 생기거나 신기능의 손상을 가져올 수 있다. 면역복학체가 관절에 침착되면 관절염을 유발하고, 동맥의 벽에 면역복합체가 침착되면 다양한 기관에 혈전증이나 허혈성 손상을 동반한 혈관염을 유발할 수 있다.

Immune response (면역반응) 외래물질이 몸 안에 들어오면 면역체계의 세포 및 분자들이 일으키는 집단적이고(collective) 잘 조화된 대응반응.

Immune response *(Ir)* genes (면역반응 유전자) 본래 설치류 순계인 종에서 유래된 Mendelian 우성 인자로서 동물에서는 간단한 합성폴리펩티드에 대한 항체를 생산하는 데 기여한다. 이제는 *Ir* 유전자는 다형 MHC 유전자로 알려져 있다. MHC는 T세포로 펩티드를 제시해서 T세포를 활성화시켜서 단백질 항원에 대해 T세포의존 B세포(항체) 반응에 필요하다.

Immune surveillance (면역감시) 변형된 세포 클론이 종양으로 발달하기 전에 이를 인식, 파괴하고 이미 형성된 종양을 죽이는 것이 면역체계의 생리적 기능에 관한 개념. *면역감시*라는 용어는 꼭 종양세포가 아니더라도, 외래항원(예, 세포내

미생물에 감염된 경우)을 발현하는 어떤 세포든지, T세포가 찾아서 파괴하는 기능의 일반적인 의미로 사용하기도 한다.

Immune system (면역체계) 감염 병원체에 또는 종양에 대해 분자, 세포, 조직 및 기관이 합동으로 작용하여 우리를 보호하는 체계.

Immunity (면역) 질환, 특히 감염성 질환에 대한 보호작용으로 세포나 조직에 의해서 이뤄지며 이들을 면역체계라고 불린다. 더 넓은 관점에서는 면역은 외부 물질인 미생물이나 비감염성 분자에 대해 반응할 수 있는 능력을 말한다.

Immunoblot (면역블롯) 항체를 이용해 필터 페이퍼와 같은 고형 매트릭스에 결합한 항원을 검출해내기 위한 분석적인 방법을 일컫는 말이다(Western blot으로도 알려져 있다).

Immunodeficiency (면역결핍질환) **Acquired immunodeficiency(후천면역결핍)**와 **Primary immunodeficiency (1차면역결핍)** 참조.

Immunodominant epitope (면역우세 항원결정인자) 단백질 항원의 항원결정인자로 그 단백질에 대한 면역반응을 주로 유도하는 부위를 말한다. T세포의 면역우세 항원결정인자는 항원제시세포 안에서 단백질이 분절되어서 생성되며 MHC 분자에 가장 잘 결합하고, 따라서 T세포 자극 가능성이 제일 높은 펩티드이다.

Immunodysregulation polyendocrinopathy enteropathy X-linked syndrome (IPEX 증후군) 드물게 생기는 자가면역 질환으로 FOXP3 전사인자 돌연변이로 인해 T regulatory 세포가 형성되지 못한다. IPEX 환자는 다양한 내분비 장기에서 조직 손상을 일으키는 면역반응이 발생하며 알레르기, 피부염 및 장염도 수반된다.

Immunofluorescence (면역형광법) 어떤 분자를 찾을 때, 항체를 형광 탐색자(probe)로 표지하여 이용하는 기술. 예를 들어 면역형광현미경 관찰의 경우에는 특정 표면항원을 발현하는 세포를 형광물질을 결합시킨 항원특이 항체로 염색하여 형광현미경으로 관찰한다.

Immunogen (면역원) 면역반응을 일으키는 항원. 모든 항원이 다 면역원인 것은 아니다. 예를 들어, 작은 분자량의 화합물(hapten)은 항체와 결합할 수 있기에 항원이라고 할 수 있지만, hapten은 거대분자(macromolecule)에 연결되지 않는 한, 면역반응을 일으키지 못하기 때문에 면역원이 아니다.

Immunoglobulin (Ig, 면역글로불린) 항체와 동의어(**Antibody** 참조).

Immunoglobulin domain (면역글로불린 영역) 면역체계의 많은 단백질(예, 항체, TCR, MHC)에서 볼 수 있는 삼차원 구형(globular)구조. Ig 영역은 아미노산 약 110개의 크기로, 내부 disulfide 결합을 갖고 있고, 한 층이 3~5가닥(strand)의 antiparallel(역-평행) 폴리펩티드 사슬로 이루어진 두 층의 β-pleated sheet를 포함한다.

Immunoglobulin heavy chain (면역글로불린의 중사슬) 항체분자를 이루는 두 가지 유형의 폴리펩티드 사슬 중 하나. 항체의 기본 구조 단위에는 disulfide 결합으로 서로 연결된 두 개의 동일한 중사슬과 두 개의 동일한 경사슬이 포함된다. 각 중사슬은 한 개의 가변(V) Ig 영역과 세 개 내지 네 개의 일정(C) Ig 영역을 갖는다. IgM, IgD, IgG, IgA 및 IgE로 대별되는 각 항체 동형은, 그 중사슬 일정부위(constant region)의 구조적인 차이로 구별된다. 중사슬 일정부위는 보체 활성화, 포식세포 활용 같은 작동기능을 매개한다.

Immunoglobulin light chain (면역글로불린 경사슬) 항체를 구성하는 두 종류의 단백질 사슬 중 하나. 항체의 기본 구조 단위는 두 개의 중사슬 각각에 disulfide 결합으로 연결된 두 개의 동일한 경사슬을 포함한다. 각 경사슬은 한 개의 가변(V) Ig 영역과 한 개의 일정(C) Ig 영역을 갖는다. κ와 λ로 불리는 두 종류의 경사슬 동형이 있으며 그 기능은 동일하다. 사람항체의 약 60%는 κ 경사슬을 가지고, 40%는 λ 경사슬을 가진다.

Immunoglobulin superfamily (면역글로블린 대가계) 면역글로불린 영역(또는 Ig fold)으로 불리는 구형구조 모티프(motif)를 가지고 있는 단백질의 대가계(superfamily) 항체에서 처음 기술되었다. 면역체계에서 중요한 많은 단백질이 이 대가계의 구성원이며 항체, TCR, MHC, CD4, CD8 등을 포함한다.

Immunohistochemistry (면역조직화학) 효소에 결합된 항원특이 항체를 이용하여, 조직절편에서 항원의 존재 여부를 검색하는 기술. 효소는 무색의 기질을 유색의 불용성 물질로 전환시켜 항원이 있는 부위를 찾게 해 준다. 유색 침전물, 즉 항원의 위치는 광학현미경으로 관찰할 수 있다. 면역조직화학은 진단병리학을 비롯한 다양한 연구 영역에서 일상적으로 이용되는 기술이다.

Immunologic synapse (면역시냅스) T세포와 항원제시세포가 접촉하는 막부위. 두 세포간의 막단백질이 접촉부위 위치한다. T세포에 있는 TCR 복합체, CD4/CD8, 공동자극자 수용체(co-stimulatory receptor), 인테그린(integrin)이 있고, 이러한 단백질은 항원제시세포의 MHC-peptide 복합체, 공동자극자, 인테그린 수용체과 각각 결합한다. 면역시냅스는 T세포와 항원제시세포간 양방 신호전달 시 필요하고 CTL이 표적세포에게 과립을 전달하는 경우와 같이 T세포가 항원제시세포로 분비물질을 정확하게 전달할 수 있도록 해준다.

Immunologic tolerance (면역관용) **Tolerance** 참조.

Immunologically privileged site (면역특별격리 부위) 면

역반응이 접근하지 못하거나 면역반응이 능동적으로 억제되는 신체 부위. 눈의 앞방(anterior chamber), 고환(testes), 뇌 등이 면역특별격리 부위의 예이다.

Immunoperoxidase technique (면역과산화효소법) Horseradish peroxidase-결합 항체를 이용하는 통상적인 면역조직화학적 기법으로, 조직절편내 항원의 존재를 식별하는데 이용된다. 이 과산화효소는 무색의 기질을 광학현미경으로 관찰할 수 있는 불용성 갈색산물로 전환시킨다.

Immunoprecipitation (면역침전) 수용액에 있는 특정 물질을 항체와 결합시키고, 그 항원-항체 복합체를 불용성(insoluble)이 되게 하여 용액으로부터 분리하는 기법. 불용성으로 전화시키는 방법으로는 이차 항-항체를 이용하거나 불용성 입자 또는 구슬(bead)에 결합된 일차항체를 이용한다.

Immunoreceptor tyrosine-based activation motif (ITAM) 신호전달에 참여하는 다양한 면역체계 막단백질의 세포질꼬리에서 볼 수 있는, 두 개(copy)의 tyrosine-x-x-leucine 서열—x는 불특정 아미노산—로 이루어진, 보존된(conserved) 모티프. ITAMs는 T세포 수용체 복합체의 ζ 및 CD3 단백질, B세포 수용체 복합체의 Igα 및 Igβ 단백질, 공동자극자 수용체 그리고 Fc수용체의 신호전달 subunit 안에 존재한다. 이러한 수용체들이 각 리간드에 결합하면 ITAMs의 타이로신 잔기가 인산화되어, 신호전달경로에 있는 세포활성화 신호파급관련 분자들의 부착 부위(docking site)를 제공한다.

Immunoreceptor tyrosine-based inhibition motif (ITIM) 면역체계의 여러 억제 수용체—B세포의 FcγRIIB, 자연살해세포의 killer inhibitory receptor 등—의 세포질꼬리에서 볼 수 있는 여섯—아미노산-isoleucine-x-tyrosine-x-x-leucine (x는 불특정 아미노산)—모티프. 이 수용체들이 각 리간드에 결합하면, ITIMs의 타이로신 잔기가 인산화되어, 단백질 타이로신탈인산화효소(tyrosine phosphatase)가 부착할 부위를 만든다. 이 효소는 다음으로, 다른 신호전달경로를 억제하게 된다.

Immunoreceptor tyrosine-based switch motif (ITSM) 일부 수용체 세포질 꼬리에서 발견되는 여섯 개의 아미노산(tyrosine-x-tyrosine-x-x-valine/isoleucine) 모티프. 때때로 tyrosine phosphatase와 결합하여 억제기능을 발휘한다. 예로는 PD-1 세포질꼬리에 존재하는 ITSM이 있고, 다른 SLAM 계열 수용체가 있다. ITSM은 tyrosine phosphatase를 결합하는 모티프에서 tyrosine kinase와 결합하는 모티프로 전환이 가능하여 억제기능에서 활성화 기능을 갖게 해줄 수 있다.

Immunosuppression (면역억제) 어떤 내재질환(underlying disease)이나 의도적인—의식거부 및 자가면역질환을 방지하거나 치료할 목적—약물 투여로 적응면역체계나 선천면역체계의 성분 중 한 가지 이상을 억제하거나, 또는 이를 유도하는 것. 가장 일반적으로 사용되는 면역억제약물은 cyclosporine이며, T세포 사이토카인 생산을 차단한다.

Immunotherapy (면역요법) 면역반응을 촉진하거나 억제하는 치료제(therapeutic agent)를 이용하는 질환 치료. 예를 들어 암면역요법에서는 종양항원에 대한 능동면역반응을 촉진하거나, 수동면역의 수립을 위해 항-종양항체 혹은 T세포를 투여한다.

Immunotoxins (면역독소) 암치료에 사용되는 시약으로 종양세포 표면에 발현되는 항원에 특이성을 가진 항체에 피마자씨독(ricin, 리신) 또는 디프테리아독소(diphtheria toxin)와 같은 강한 독소를 공유결합시켜서 사용한다. 이러한 시약이 정상세포를 손상시키지 않고 종양세포만 선별적으로 죽일 수 있기를 희망한다.

Inbred mouse strain (순계 마우스) 동기(sibling) 간의 반복 교배로 만든 마우스로, 모든 유전자자리(genetic locus)에서 homozygosity(동종접합성)를 보인다. 한 순계(inbred strain) 내 모든 마우스는 유전적으로 동일하다(syngeneic, 동계).

Indirect antigen presentation (indirect allorecognition, 간접항원제시) 이식면역에서, 공여자(donor; allogeneic)의 주조직적합복합체(MHC) 분자가 수여자의 항원제시세포에 의해 미생물 단백질이 제시될 때와 동일한 기작으로 제시되는 경로. 동종 MHC 단백질을 수여자의 전문 APC가 처리해서 나온 펩티드는 수여자(자기; self)의 MHC 분자에 결부되어 숙주 T세포에 제시된다. 이 현상은, 이식세포 표면의 온전한 동종 MHC 분자를 수여자의 T세포가 바로 인식하는 직접 항원제시와 대조된다.

Inflammasome (인플라마좀, 염증조절복합체) 단핵성 포식세포, 수지상세포 등 세포질에 형성하는 단백질 복합체로서 caspase-1이 비활성 IL-1β과 IL-18전구물질을 분절시켜 활성 싸이토카인을 생산한다. 인플라마솜 형성은 다양한 종류의 미생물 산물과 세포손상분자(cell damage-associated molecules)에 의해 야기되며 innate recognition protein, 어댑터 단백질(adapter protein), procaspase-1 단백질로 형성되었다. 인플라솜이 형성된 후에는 procaspase-1은 추후에 분절되어 활성화된 caspase-1가 된다.

Inflammation (염증) 혈관이 많은 조직에서 일어나는 복합적인 반응으로, 백혈구와 혈장 단백질이 감염 부위 또는 세포손상 부위에 축적되는 현상. 급성 염증은 흔히 선천면역반응의 결과로 일어나며, 국소적인 적응면역반응 역시 염증을 유발한다. 비록 염증은 감염 통제 및 조직 복구(repair) 촉진의 보호기능을 하지만 조직손상과 질환을 일으킬 수도 있다.

Inflammatory bowel disease (IBD, 염증성 장질환) 궤양결장염(ulcerative colitis)과 크론병(Crohn's disease)을 비롯한 일군의 질환으로, 위장관(gastrointestinal tract)의 만성염증이 특징이다. IBD의 원인은 알려져 있지 않으나, 몇몇 보고들에 의하면 장내상재균에 대한 우리 몸의 부적절한 T세포 반응과 선천면역에 의해서 일어난다고 알려져 있다. IL-2나 IL-10가 부재된 유전자결핍 마우스에서 IBD가 발생한다.

Innate immunity (선천면역) 감염에 대한 보호기전으로, 감염 발생 전에 미리 존재하는 기작에 의존하고, 미생물에 대해 신속하게 반응할 수 있고, 또한 반복되는 감염에도 본질적으로 똑같이 반응한다. 선천면역체계는 상피장벽, 포식세포(호중구, 큰포식세포), 선천 림프구세포, 자연살해세포, 보체계 그리고 주로 수지상세포와 큰포식세포가 분비하는 사이토카인을 포함한다. 선천면역 반응은 또한 손상된 조직 및 괴사조직을 제거한다.

Innate lymphoid cells (ILCs, 선천 림프구세포) 조직에 존재하며 골수에서 공통림프구 전구체에서 유래된 세포로서 림프구의 형태를 가지고 있고 T세포와 비슷한 사이토카인을 분비하지만 항원특이적 TCR을 발현하지 못한다. 세 종류(ILC1, ILC2, ILC3)의 선천성 림프구세포가 존재하고 각각은 사이토카인 분비와 전사체 발현이 독특하며 세 종류(Th1, Th2, Th17)의 $CD4^+$ 효과 T세포와 상응하는 기능을 가지고 있다. NK 세포는 ILC1의 한 종류이며 CTL과 유사한 기능을 가지고 있다.

Integrin (인테그린) 세포 표면의 이형이량체(heterodimeric) 단백질로, 주요 기능은 세포와 세포 및 세포와 세포외 기질간 부착을 매개하는 것이다. Integrin은 T세포와 항원제시세포의 상호작용과 혈액에서 조직으로 백혈구 이동에 중요하다. Integrin의 리간드-결합 친화력은 케모카인(chemokine)과 케모카인 수용체 간의 결합에 의해 향상된다. 면역체계에 중요한 인테그린에는 VLA-4 (very late antigen 4)과 LFA-1 (leukocyte function-associated antigen 1)이 있다.

Interferon regulatory factors (IRFs, 인터페론 조절인자) DNA와 RNA와 결합하는 다양한innate immune receptor에 의해 활성화되는 전사인자 대계로 바이러스 복제를 억제하는 1형 인터페론 사이토카인을 생성한다.

Interferons (인터페론) 바이러스 감염을 방해(interfere)하는 기능이 있는 사이토카인이라고 해서 이름 붙여졌지만 다른 중요한 면역조절 기능도 담당한다. I형 인터페론에는 IFN-α와 IFN-β가 있으며 주 기능은 세포내 바이러스의 복제 억제이다. IFN-γ라고 불리우는 II형 인터페론은 큰포식세포와 다양한 세포를 활성화한다. 세 종류의IFN-λ를 포함하는 III형 인터페론은 항바이러스성 I형 인터페론과 유사한 기능을 가지고 있다(부록 II 참조).

Interleukins (인터루킨) 발견된 대략적인 순서나 단백질 특성에 따라 접미사에 숫자를 붙인 잘 규명된 사이토카인(예, 인터루킨-1, 인터루킨-2). 어떤 사이토카인은 전형적인 인터루킨의 명칭을 따르지 않고 생물학적 활성에 따라 명명된 것도 있다(부록 II 참조).

Intracellular bacterium (세포내세균) 일반적으로 세포내 endosome에서 생존하거나 증식할 수 있는 세균. *Mycobacterium tuberculosis* 같은 세포내 세균에 대한 주 방어는 T세포 매개면역이다.

Intraepithelial lymphocyte (상피내 림프구) 피부의 상피와 점막상피에 존재하는 T림프구로, 일반적으로 다양성이 아주 제한된 항원수용체를 발현한다. 불변 NKT세포(invariant NKT cells)라고 불리는 이 림프구는 비다형(nonpolymorphic)이며 MHC-I과 유사한 단백질과 결합한 당지질과 같은 미생물 산물을 인지할 수 있다. γδ T세포라고 불리는 다른 세포들은 MHC 단백질에 제시되지 않는 비-펩티드(nonpeptide) 항원을 인지한다. 상피내 림프구는 선천면역의 작동세포일 수 있다.

Invariant chain (I_i, 불변 사슬) 세포질그물(endoplasmic reticulum) 안에서 갓 합성된 MHC II와 결합하는 비다형 단백질. 이 불변 사슬은 MHC II 펩티드-결합 틈새에 세포질그물 내에 존재하는 펩티드가 실리는(loading) 것을 방지함으로써 이 펩티드가 MHC I 분자에 결합하게 한다. 또한 이 불변 사슬은 MHC II 조립 및 접기(folding)를 촉진하고, 갓 형성된 MHC II에 펩티드가 실리는 특별 구획인 엔도솜으로 인도한다.

Isotype (동형) 다섯 개의 중사슬 중 어느 사슬이 존재하는지에 따라 결정되는 항체 유형. 항체 동형은 IgM, IgD, IgG, IgA 및 IgE가 있으며, 각 동형은 서로 다른 작동기능들을 수행한다. 추가적인 구조 차이로 구분되는 4종류 IgG 아형(subtype)과 2종류의 IgA 아형이 있다.

J

J (joining) chain (연결사슬) IgM과 IgA 꼬리 부분에 disulfide 결합으로 부착된 작은 단백질. 이 결합으로 IgM은 오량체, IgA은 이량체를 형성한다. J chain은 항체가 상피조직을 통과하는 데에도 기여한다.

JAK-STAT signaling pathway (JAK-STAT 신호 경로) 1형과 2형 사이토카인 수용체에 결합하는 사이토카인에 의해서 개시되는 신호전달체계이다. 이 체계는 수용체에 붙어있는 JAK 타이로신인산화효소(tyrosine kinase)의 활성화 과정과 사이토카인 수용체 세포질연결끝의 JAK매개 타이로신의 인산화과정, signal transducers and activators of transcription (STAT)와 인산화된 수용체 사슬, 결합된 STAT의 JAK 매개 타이로신인산화, STAT의 dimerization 및 핵으로의 이동, 유전자와 STAT의 결합 그리고 유전자의 발현으로 구성되어 있다.

Janus kinases (JAKs) 4종류의 유사한 타이로신인산화효소(tyrosine kinase) 대계(family)로 IL-2, IL-3, IL-4, IL-7, IFN-γ, IL-12 등 다양한 사이토카인 수용체의 세포질 부분과 결합한다. 수용체가 사이토카인과 결합하고 수용체가 dimerization되면 JAK가 사이토카인 수용체를 인산화시키어서 STAT가 결합한다. 그 다음에 JAK은 STAT를 인산화시켜서 활성화시킨다. 다른 JAK은 서로 다른 사이토카인 수용체와 결합한다.

Joining (J) segment [연결(J) 조각] 모든 면역글로불린과 T세포 수용체 유전자자리에 있는 가변(*V*) 및 불변(*C*) 유전자 조각 사이, 짧은 유전부호-지정 서열(coding sequences). *D* 조각과 함께 림프구 발달과정에서 *V* 조각과 체세포 유전자재조합을 한다. 그 결과로 생긴 재조합 *VDJ* DNA가 항원수용체 V 부위 유전부호를 지정하며 CDR3 영역을 형성한다. 무작위로 선택되어 사용된 *J* 유전자조각들은 항원수용체의 다양성에 기여한다.

Junctional diversity (접합 다양성) *V*, *D* 및 *J* 유전자조각들의 접합 부위에 핵산염기의 무작위적인 추가 또는 제거에 의해 생성되는 항체 및 T세포 수용체 레퍼토리의 다양성.

K

Kaposi sarcoma (카포시육종) 혈관 종양으로서 특히 항바이러스 치료를 받지 않은 AIDS 환자에서 흔히 볼 수 있다. 카포시육종은 Kaposi sarcoma-associated herpesvirus (human herpesvirus 8)의 감염과 연관되어 있다.

Killer cell Ig-like receptors (KIRs, 사멸세포 Ig-유사 수용체) 면역글로불린 대가계 수용체로서 HLA-A, HLA-B, HLA-C 분자의 다른 대립유전자를 인식한 자연살해세포에 의해 발현된다. 어떤 KIR은 사멸세포 세포질꼬리에 ITIMs 같은 신호전달 부위를 가지고 있고 이 운반 억제신호가 자연살해세포를 불활성화시킨다. KIR의 일부는 ITIMs이 없는 짧은 세포질꼬리를 가지고 있지만 ITAM을 포함한 다른 폴리펩티드와 결합하여 활성화수용체의 기능을 가진다.

Knockout mouse (유전자결손 마우스) 상동 재조합(homologous recombination) 기술로 또는 CRISPR-Cas9 유전자편집 기술로 선택적으로 하나 이상의 유전자를 파괴한 마우스. 사이토카인, 세포 표면 수용체, 신호전달분자 및 전사인자 기능을 갖는 유전자가 결여된 knockout mice는 이 분자들이 면역체계에서 하는 역할에 대한 중요한 정보를 제공해 주고 있다.

L

Lamina propria (고유판) 대장이나 기도와 같은 점액성 조직상피 아래에에 존재하는 엉성한 결합조직 층이다. 수지상세포, 비만세포, 림프구, 큰포식세포가 이 지역에서 우리 몸에 침입하는 병원성 인자들을 면역반응을 통해서 방어한다.

Langerhans cells (랑게르한스세포) 피부 표피층내에 연속 그물을 이루고 있는 미성숙 수지상세포. 주요 기능으로는 피부를 침투한 미생물과 항원을 포획하여 림프절로 운반하는 것이다. 림프절로 이동하는 동안 랑게르한스세포는 성숙된 수지상세포로 분화할 수 있으며 항원을 효과적으로 T세포에게 제시한다.

Large granular lymphocyte (큰과립림프구) 자연살해(NK)세포의 또 다른 이름. 혈액내 이 세포의 형태학적인 모양에 근거했다.

Late phase reaction (후기반응) 항원과 결합한 후 비만세포의 빠른 탈과립 2~4시간 이후에 일어나는 즉시형 과민반응의 일부분. 호산구, 호염기구, 호중구 및 림프구의 염증성 침윤이 특징이다. 후기반응이 여러 차례 반복되면 조직손상이 발생할 수 있다(예, 천식).

Lck T세포 CD4 및 CD8 분자 세포질꼬리에 비공유결합적으로 결부된 Src 가계의 비수용체 타이로신인산화효소로, 항원으로 유발된 T세포 활성화의 초기 신호전달과정에 참여한다. Lck는 T세포 수용체 복합체의 CD3 및 ζ 단백질의 세포질꼬리에 있는 타이로신의 인산화를 시킨다.

Lectin pathway of complement activation (보체 활성화 렉틴경로) 미생물 다당류를 순환한는 렉틴(lectin)이 결합하여 개시되는 경로다(예, MBL). MBL은 구조적으로 C1q와 유사하여, C1q처럼 C1r-C1s 효소복합체를 활성화하거나, 또는 만노스결합 단백질-관련 serine esterase로 불리(MASP)는 또 다른 serine esterase를 활성화시킨다. C4가 잘리는 것으로 시작되는 렉틴경로의 나머지 단계는 전형적 보체 활성화 경로와 동일하다.

***Leishmania* (리슈만편모충)** 큰포식세포를 감염시키는 절대(obligate) 세포내 원형동물 기생충으로, 여러 조직의 만성 염증질환을 일으킬 수 있다. 마우스의 리슈만편모충 감염은 여러 사이토카인 및 이러한 사이토카인을 생산하는 도움 T세포 소집합들의 작동기능을 연구하는 모델 시스템 역할을 하고 있다.

Lethal hit CTL이 표적세포와 결합하여 비가역적인 손상을 줄 때 일어나는 일련의 과정을 설명할 때 사용되는 단어. Lethal hit 과정에는 CTL이 과립을 분비하고 apoptosis를 유도하는 효소(perforin)가 표적세포의 세포질로 전달하는 것을 포함한다.

Leukemia (백혈병) 골수 혈액전구세포의 암. 보통 많은 백혈병 세포가 골수를 점유하며, 또한 흔히 혈류를 따라 순환한다. 림프구 백혈병은 B 혹은 T 전구세포에서, 골수(myelogenous) 백혈병은 과립백혈구 혹은 단핵구 전구세포에서, 적혈구계(erythroid) 백혈병은 적혈구 전구세포에서 유래한다.

Leukocyte adhesion deficiency (LAD, 백혈구부착결핍증) 포식세포 및 림프구 조직동원에 필요한 백혈구 부착분자의 발현결함으로 일어나는, 드문 선천성 면역결핍질환의 집단. LAD-1은 β2 integrin의 일부인 CD18 단백질 유전자의 돌연변이에 기인한다. LAD-2는 내피세포 selectin의 백혈구 리간드의 합성에 참여하는 fucose transporter 유전자의 돌연변이가 일으킨다. LAD-3는 케모카인으로 활성화된 integrin에 영향을 주는 단백질 유전자의 돌연변이로 생긴다.

Leukotrienes (류코트리엔) 여러 세포 유형에서 lipoxygenase 경로로 만들어지는 arachidonic acid-유래 lipid 염증매개체의 한 종류. 비만세포는 다량의 leukotriene C_4 (LTC_4)와 그 분해산물인 LTD_4 및 LTE_4를 만들며, 이들은 민무늬근 세포 특이수용체에 결합하여 지속적인 기관지수축을 일으킨다. Leukotriene은 천식의 병리에 기여한다.

Lipopolysaccharide (지질다당질) **endotoxin**과 유사어.

Live virus vaccine (생바이러스백신) 살아있으나 병원성이 없는(약독화된) 형태의 바이러스로 구성된 백신. 약독화된 바이러스는 바이러스의 생활사나 병원체의 활성을 방해하는 돌연변이인자를 가지고 있다. 살아있는 바이러스는 숙주세포를 감염시킬 수 있기 때문에, 면역반응을 효과적으로 일으킬 수 있으며 야생형 바이러스 감염으로부터 숙주를 보호하기에 적합하다. 흔히 사용되는 생백신으로는 홍역, 볼거리, 독감, 수두, 황열병이 있다.

Lymph (림프) 혈액으로부터 유래된 사이간질액(interstitial fluid)으로 림프관으로 유입되어 결국 다시 혈관계로 순환되는 액체. 림프는 신체의 대부분의 조직과 장기로부터 림프절로 수용성 항원과 수지상세포을 운반하며, 림프절에서는 운반된 물질 및 세포는 특이적인 림프구에의해 인식되어 적응면역을 개시한다. 또한, 림프는 림프구를 림프절으로 보내고, 다신 혈관계로 보내는 역할을 한다.

Lymph node (림프절) 몸 전체에 걸쳐 림프관을 따라 있는, 작은 결절형의 피막이 있는 림프구가 풍부한 조직 집합체. 림프액를 타고 들어온 항원에 대한 적응면역반응이 시작되는 곳이다. 2차 혹은 말초림프기관인 림프절은 보호면역반응을 최적화시키기 위해 특화된 조직학적 구조로 B세포, T세포, 수지상세포, 큰포식세로, 항원의 상호작용을 조절한다. 림프절은 간질액(조직체액)에 있는 미생물과 기타 유해성 물질을 여과하여 림프액에서 혈액으로 이동을 막는다.

Lymphatic system (림프계) 몸 전체에 분포하는, 림프로 불리는 조직액이 모이는 관 계통. 림프는 애초 혈액에서 유래되며, 가슴림프관(thoracic duct)과 우측림프관을 경유, 순환계통으로 되돌아간다. 이 관을 따라 산재하는 림프절들이 림프내 항원을 포집하고, 계속해서 지닌다.

Lymphocyte homing (림프구 귀소) 특정 부위로 순환하는 림프구가 이동하는 현상이다. 림프구 귀소현상은 내피세포의 부착물질과 케모카인의 선택적인 발현으로 인해서 조직마다 다르게 조절된다. 예를 들면 어떤 림프구는 장점막으로만 선택적으로 이동하는데, 이는 소화관에서 발현되는 케모카인 CCL25와 내피 부착물질 중 하나인 MAdCAM에 의해서 조절된다. 이 물질들은 각각 림프구의 CCR9 케모카인 수용체와 α4β1 integrin과 결합한다.

Lymphocyte maturation (림프구 성숙) 다능성 조혈줄기세포가 림프구로 성숙하는 과정으로 항원 수용체를 발현하는 B림프구 또는 T림프구가 되어 말초림프조직으로 이동한다. 이 과정은 골수(B세포)나 흉선(T세포)에서 특수한 환경에서 이루어진다. **림프구 발달(lymphocyte development)**과 유사한 단어다.

Lymphocyte migration (림프구 이동) 림프구가 혈액에서부터 조직으로 이동하는 현상을 말한다.

Lymphocyte recirculation (림프구 재순환) 혈액에 있는 숫림프구 또는 일부 기억림프구가 이차림프절로, 그리고 다시 혈액으로 이동하는 림프구의 지속적인 순환을 말한다.

Lymphocyte repertoire (림프구 레퍼토리) 항원수용체들의 총 집합이다. 즉, 사람의 B세포와 T세포에 의한 항원 특이성의 총 합을 의미한다. B세포와 T세포의 레퍼토리는 각각 10^7개의 수용체로 추측된다.

Lymphoid follicle (림프소포) 림프절이나 비장 같은 말초림프기관에서 B세포가 많이 분포한 지역으로, 항원으로 유발된 B세포 증식 및 분화가 일어나는 부위. 단백질항원에 대한 T세포의존 B세포 반응에서, 이 소포 안에 배중심이 형성된다.

Lymphoid tissue inducer cell (LTi, 림프조직 유발 세포) 조혈계에서 비롯된 선천성 림프구로부 유래된 세포이다. 이 세포는 림프절과 다른 2차 림프계 기관의 발달을 촉진하는데, 림프독소-α (LTα)와 림프독소-β (LTβ)라는 사이토카인의 작용을 통해서 일어난다. LTi는 선천 림프구세포 3 (ILC3)의 한 종류이다.

Lymphokine (림포카인) 림프구가 생산하는 사이토카인(면역반응을 매개하는 수용성 단백질)의 옛 이름.

Lymphokine-activated killer (LAK) cell (림포카인 활성 살해세포) IL-2의 과도한 노출로 생성된 암세포에 대한 세포독성 활성도가 증가된 자연살해세포이다. 시험관 내에서 생성된 LAK 세포를 암환자에 다시 주사하여 종양치료에 사용된다.

Lymphoma (림프종) 림프조직에서 생성되고 그 조직들 사이에서 확산되는 B 혹은 T림프구의 악성종양. 대개 자신들이 유래된 정상 림프구의 특징적인 표현형을 발현한다.

Lymphotoxin α (LT α, 림프독소 α, 예전에는 TNF-β라고 함) T세포와 B세포가 생성하는 사이토카인으로 종양괴사인자(TNF)와 유사하며 TNF가 결합하는 동일한 수용체에 결합한다. TNF처럼, LT는 내피세포 및 호중구 활성화 등의 염증효과를 갖는다. 또한, LT는 림프기관의 정상발달에 필수적이다.

Lysosome (용해소체) 포식세포내에 많이 존재하는, 세포막 감싸인 산성 소기관. 세포 밖 환경 유래 단백질과 세포내 단백질을 주로 분해하는 효소들을 지닌다. 용해소체는 MHC II 항원제시경로에 관여한다.

M

M cells (M 세포) 장에 있는 Peyer's patch를 덮고 있는 분화된 장상피세포를 말한다. 주로 Peyer's patch에 항원을 전달해 주는 역할을 한다.

M1 macrophages (M1 큰포식세포) **Classical macrophage activation** 참조.

M2 macrophages (M2 큰포식세포) **Alternative macrophage activation** 참조.

Macrophage (큰포식세포) 조혈세포로부터 유래한 포식세포로 선천 및 적응면역반응에서 중요한 역할을 한다. 큰포식세포는 내독소 같은 미생물산물, 인터페론-γ 같은 T세포 사이토카인으로 활성화된다. 활성화된 큰포식세포는 미생물을 포식하여 죽이고, 염증성 사이토카인을 분비하고, 항원을 도움 T세포에 제시한다. 혈액에 있는 단핵구가 염증부위로 이동해서 큰포식세포로 분화할 수 있고 또한 태아 조혈장기에서 유래된 큰포식세포는 조직에서 장기간 체류한다. 조직에 존재하는 큰포식세포는 이름이 다양하며 특화된 기능을 수행한다. 예를 들어, 중추신경계의 microglia(미세아교세포), 간의 Kupffer 세포, 허파의 폐포 큰포식세포 및 뼈의 파골세포처럼 조직마다 다른 모양을 갖는다.

Major histocompatibility complex (MHC, 주조직적합복합체) T림프구가 인식하는 펩티드-결합, 고도 다형(polymorphic) 분자를 지정하는 유전자가 든 큰 유전자자리(사람의 6번 염색체와 마우스의 17번 염색체에 있다). 또한 *MHC* 유전자 자리는 사이토카인 유전자, 항원처리에 관여하는 분자들의 유전자 및 보체 단백질의 유전자를 포함한다.

Major histocompatibility complex (MHC) molecule (주조직적합복합체 분자) 주조직적합복합체(*MHC*) 유전자자리가 지정하는 이형이량체 막단백질로, T림프구가 인식할 펩티드를 제시하는 분자. 구조적으로 다른 두 유형의 MHC 분자가 존재한다. 1형 MHC 분자는 대부분의 유핵세포 표면에 존재하고, 세포질 단백질-유래 펩티드를 결합하며, $CD8^{+}$T 세포에 의해 인식한다. 2형 MHC 분자는 대체로 전문 항원제시세포, 큰포식세포 및 B림프구에서만 발현된다; 세포내 이입 단백질-유래 펩티드와 결합하고, $CD4^{+}$T세포에 의해 인식한다.

Mannose binding lectin (MBL, 만노스결합렉틴) 혈장 단백질로서 세균의 세포벽에 있는 만노스(mannose)에 결합하여 보체 활성화 렉틴경로(lectin pathway)를 개시한다. MBL의 다른 명칭은 mannose binding protein (MBP)이다. 큰포식세포 표면에는 C1q와 결합하는 수용체가 MBL에도 결합할 수 있고 옵소닌화를 한 물질들을 포식하는 데 도움을 준다.

Mannose receptor (만노스 수용체) 큰포식세포가 발현하는 탄수화물-결합 단백질(lectin)로, 미생물 세포벽의 만노스(mannose) 및 fucose 잔기와 결합하며 미생물의 포식을 매개한다.

Marginal zone (가장자리구역) 다당류 항원을 특히 잘 포획하는 큰포식세포가 있는, 비장 림프소포 주변 부위. 이런 항원들은 가장자리구역 큰포식세포 표면에 장기간 머물러 있으면서 특이 B세포에 의해 인식되거나, 아니면 소포내로 운반될 수 있다.

Marginal zone B lymphocytes (가장자리구역 B림프구) 비장의 가장자리구역에서만 볼 수 있는 B림프구의 한 소집합. 혈액내 미생물 항원에 대해 다양성이 제한된 IgM을 생산하는 것으로, 신속히 반응한다.

Mass cytometry (질량세포분석법) 다양한 세포들이 혼합된 샘플에서 여러 종류의 분자를 동시에 검출하고 분석하는 기법. 질량세포분석법은 유세포분석기와 time-of-flight mass spectrometer가 결합된 특수한 기기가 필요하다. 이 기법에는 유세포분석기에서 사용하는 형광물질 대신 중금속이 결합된 항체를 사용한다.

Mast cell (비만세포) 즉시형 과민(알레르기)반응의 주 작동세포. 비만세포는 조혈세포로부터 유래하고, 혈관과 가까운 조직에 존재하며, IgE에 대한 고친화력 Fc수용체(FcεRI)를 발현하고, 매개체들로 채워진 많은 과립을 지니고 있다. 항원이 비만세포 표면 Fc수용체(FcεRI)에 결합된 IgE를 교차연결시키면, 과립내용물의 방출뿐 아니라 다른 매개체의 합성과 분비를 일으키며, 이로 인해 즉시과민반응이 일어난다.

Mature B cell (성숙 B세포) IgM과 IgD를 발현하는 수행 기능을 갖춘(competent) 숫 B세포. 비장에서 성숙과정의 마지막 단계를 마치고 말초림프기관에 거주한다.

Medullary thymic epithelial cells (MTECs) 흉선의 수질에 존재하는 일종의 간질세포(stromal cell)로서 조직제한 항원(tissue-restricted antigens, TRA)이라고 부르는 특정 조직에서만 발현되는 단백질에 대한 중추 T세포 관용을 유도하는데 중요한 역할을 한다. MTECs 소집단 세포가 발현하는 유전자는 여러가지 말초조직세포에서 전사하는 유전자와 유사하며 그러한 조직의 TRA를 발현한다. MTECS는 이러한 TRA를 성숙 중인 T세포에게 제시하여, TRA-특이적인 T세포사멸을 유도하거나, TRA-특이적인 조절T세포의 형성을 일으킨다. AIRE 단백질이 이러한 항원의 발현을 증가시킨다.

Membrane attack complex (MAC, 막공격복합체) 보체(활성화) 연속단계의 최종 요소들로 된 용해성 복합체로, C5, C6, C7, C8과 여러 개의 C9으로 구성되어 있고, 보체 활성화가 일어난 표적세포의 막에 형성된다. 이 MAC은 세포에 치명적인 이온 변화 및 삼투압 변화를 일으킨다.

Memory (기억) 동일한 항원을 재차 만났을 때 처음 노출 때보다 더 빠르고, 더 강하게, 또한 더 효과적인 반응을 일으키는 적응면역체계의 능력.

Memory lymphocytes (기억림프구) 기억 B와 T세포는 숫림프구가 항원 자극을 받아서 분화되며 항원이 제거된 이후에도 수년간 기능적으로 잠재된 상태로 존재한다. 기억림프구는 항원에 대한 2차 감염 시에 더욱 빠르고 강화된 면역반응을 일으키게 해준다.

MHC restriction (MHC 제한) 특정 대립유전자형 주조직적합복합체(MHC) 분자에 결합한 외래 펩티드 항원만을 인식하는 T림프구의 특성.

MHC tetramer (주조직적합복합체 사량체) 특정 MHC-펩티드 복합체를 인식하는 T세포의 종류를 분별하기 위한 단백질 합성물. MHC tetramer은 네 개의 재조합물로 이루어져 있으며 형광물질로 표지된 avidin 분자에 바이오틴이 펩티드결합으로 붙은 MHC 분자(일반적으로 1형)로 이루어져 있다. MHC tetramer가 결합되어 있는 T세포는 유세포분석법(flow cytometry)으로 검출할 수 있다.

β2-Microglobulin 1형 주조직적합복합체(MHC) 분자의 경사슬로 MHC 분자의 구조적 안정성에 필수적이다. β2-Microglobulin 유전자는 MHC 유전자 부위 밖에 존재하는 비다형 유전자이며, β2-Microglobulin 단백질은 구조적으로 Ig 영역과 상동이며, 모든 1형 분자에서 동일(불변)하다.

Mitogen-activated protein (MAP) kinase cascade (MAP kinase 신호경로) 여러 종류의 막단백질과 리간드가 결합하여 게시되는 세포내 신호경로 중 하나로, 단계적인 인산화효소에 의해 매개되며, 다양한 종류의 MAP kinase의 이중 인산화로 최종적으로 활성화를 일으키는 신호경로. 활성화된 MAP kinase는 다른 효소 또는 전사 인자를 인산화하고 활성화시켜 결국 세포의 반응을 일으킨다. T세포에서는 항원이 TCR과 결합하면, MAP kinase 경로가 게시되고, 이 경로에는, Ras 단백질과 세 종류의 kinase의 연속적인 활성화가 일어나고, 최종적으로는 ERK라고 부르는 MAP kinase가 활성화된다.

Mixed leukocyte reaction (MLR, 림프구혼합배양반응) 한 사람의 동종반응 (alloreactive) T세포가 다른 사람 혈액세포의 주조직적합복합체 항원에 대해 일으키는 시험관 내 반응. MLR에서는 $CD4^+$와 $CD8^+$ T세포 모두 증식하며 사이토카인 분비가 일어난다.

Molecular mimicry (분자모방) 자가면역의 한 기작으로 여겨지는 현상. 자기항원과 교차반응하는 항원을 가진 미생물에 의한 감염으로 유발되며, 결국 미생물에 대한 면역반응이 자기조직에 대한 반응으로 귀결된다.

Monoclonal antibody (단클론항체) B세포 hybridoma(정상 B세포 하나와 죽지 않는 종양 B세포주의 융합으로 만들어진 잡종세포)가 생산하는 한 항원에 대해 특이한 항체. Phage display 기술로도 생산이 가능하다. 단클론항체는 연구와 임상 진단 및 치료 분야에서 광범위하게 이용된다.

Monocyte (단핵세포, 단핵구) 골수에서 유래하고 순환하는 혈액세포의 한 종류로 염증부위 또는 손상된 조직으로 이동한다. 조직으로 이동한 후 단핵구는 큰포식세포로 분화하여 미생물를 파괴하고 손상된 조직을 복구한다.

Mononuclear phagocytes (단핵포식세포) 주 기능이 포식인 공통 골수세포 직계(lineage)의 세포. 이 세포는 선천면역과 적응면역에서 기능을 발휘한다. 단핵포식세포는 완전히 분화되지 않은 단핵구 형태로 혈액내를 순환하며, 조직에 자리 잡고 나면 큰포식세포로 불리는 세포로 성숙한다. 조직에 상주하기도 한다.

Mucosa-associated lymphoid tissue (MALT, 점막연관림프조직) 위장관계과 호흡계의 점막에 존재하는 림프구, 수지상세포 그리고 그 외의 세포의 더미로서 항원에 대한 적응면역이 이루어지는 장소이다. MALT는 capsule로 덮여있지 않지만, 림프구의 정형화된 집단을 이루고 있다. MALT는 림프절과 유사하게 T세포와 B세포의 영역이 있고, 위장관 또는 인두편도선의 점막상피조직 아래에 위치한다.

mRNA vaccine (mRNA 백신) 미생물 항원 유전자를 담

고 있는 mRNA (messenger RNA)으로 구성된 백신. 현재 사용중인 mRNA 백신은 항-바이러스 백신으로 바이러스 mRNA를 변화시켜서 단백질 번역 및 안정성이 향상되었고, 선천면역반응을 강하게 활성시키는 기능은 감소되었다. mRNA는 지질 나노입자(nanoparticle)에 감싸여 있어서 RNA 분해가 방지되며 수지상세포로 들어가는 것이 향상되었다. SARS-CoV-2 mRNA 백신을 수백만 명에게 예방접종시킨 결과, 여러 개의 변이 바이러스 감염 후에도 중증 질병으로부터 효과적인 보호능력이 입증되었다.

Mucosal-associated invariant T (MAIT) cells (점막연관 불변T세포) 비다형(nonpolymorphic) MHC I 유사 단백질이 제시하는 진균 또는 세균 riboflavin 대사산물에 특이성을 가진 invariant αβ TCR를 발현하는 T세포의 일종. 대부분의 MAIT세포는 $CD8^+$이며 미생물 riboflavin 유도체 또는 사이토카인에 의해 활성화되고 염증과 세포독성 기능을 가질 수 있다. MAIT세포는 사람 간에 있는 T세포의 20~40% 차지한다.

Mucosal immune system (점막면역체계) 위장관(gastrointestinal tract) 및 기도(respiratory tract) 같은 점막 표면을 통해 들어오는 미생물에 대해 반응하고, 미생물로부터 보호하는 면역체계의 일부분. 또한 점막면역체계는 점막상피세포층 바깥쪽에 서식하는 상재균에 대해서는 면역관용을 유지한다. 점막면역체계는 Peyer's patch와 같은 점막연관 림프조직과 고유판에 널리 분포하는 세포들로 구성되어 있다.

Multiple myeloma (다발골수종) 항체생산 B세포의 악성종양으로, 대개 면역글로불린 혹은 그 면역글로불린 일부분을 분비한다. 다발골수증이 생산하는 단클론항체는 항체 구조의 초기 생화학적 분석에 결정적인 역할을 했다.

Multiple sclerosis (다발성경화증) 중추신경계의 만성이고 진행성인 자가면역 질환으로 신경세포의 말이집(myelin sheath)의 염증성 손상이 특징적이다. B세포, 자가면역 $CD4^+$T세포, 큰포식세포에 의해 매개되며 감지기능 및 운동기능이 저해되는 것이 특징이다.

Multivalency (다가) **Polyvalency** 참조.

***Mycobacterium* (결핵균)** 한 세균 속(genus)명으로, 이 속에 속하는 많은 세균종이 포식세포 안에 생존 가능하며 질병을 일으킨다. *Mycobacterium tuberculosis* 등의 mycobacteria에 대한 주요 숙주방어기전은 세포매개면역이다.

Myeloid cells (골수세포) 조혈세포 전구체 중 골수계통으로부터 유래된 세포로 과립구, 단핵구, 수지상세포가 포함된다. 골수계세포는 림프계 세포와 구분되며, 림프계 세포는 공통 림프계 전구체에서 유래되었으며 B세포, T세포, 선천 림프구, 자연살해세포를 포함한다.

Myeloid-derived suppressor cells (MDSCs, 골수유래억제세포) 다양한 성질을 가진 미성숙 골수계 전구체 세포집단으로 호중구와 단핵구로 분화하지만 항염증 및 면역억제 기능을 갖는다. MDSCs는 림프조직, 혈액, 동물 종양, 암 환자에서 발견된다. 이 세포들은 항종양 면역반응을 억제하는 것으로 알려져 있다.

N

N nucleotides (N 뉴클레오티드) 림프구 발달과정에서 *Ig* 또는 *TCR* 유전자의 *V*, *D* 및 *J* 유전자 조각 연결 부위에 무작위적으로 더해지는 nucleotide에 붙이는 이름. Terminal deoxyribonucleotidyl transferase 효소의 매개로 20개까지 더해지는 이 nucleotide는 항체 및 TCR 레퍼토리 다양성에 기여한다.

Naive lymphocyte (숫 림프구) 아직 항원을 만나지 않은 성숙 T림프구와 B림프구. 숫림프구가 항원으로 자극받으면, 작동 림프구, 항체를 분비하는 B세포, 사이토카인을 분비하는 도움 T세포 혹은 표적세포를 죽이는 CTL로 분화한다. 숫 림프구는 기존에 활성화된 림프구와는 다른 표면분자 및 재순환(recirculation) 양상을 나타낸다("*Naive*"라는 말은 또한 '면역원에 노출되지 않았던 사람'이라는 뜻도 의미한다).

Natural antibodies (자연항체) 특별한 항원노출이 없어도 B-1세포가 주로 생산하는 IgM 항체로, 환경 혹은 장내에 흔히 존재하는 세균에 대해 특이성이 있다. 정상인은 별다른 감염없이 자연적으로 항체를 갖고 있으며, 이 항체는 상피장벽을 뚫고 들어온 미생물에 대해 미리 형성된 방어기작이 된다. 자연항체는 ABO 혈액형 항원 특이적으로 반응하여 수혈반응을 일으킨다.

Natural killer (NK) cells (자연살해세포) ILC1과 유사한 림프구세포의 아부류(subset)로 선천면역반응에서 미생물에 감염된 세포를 직접 죽이거나 인터페론-γ를 분비하여 세포를 죽인다. NK세포는 면역글로불린이나 T세포 수용체와 같은 클론-분포 항원수용체를 발현하지 않으며, 그 활성화는 세포 표면 자극 수용체 및 억제 수용체의 조합으로 조절된다. 억제 수용체는 자기 1형 주조직적합복합체 분자를 인식한다.

Natural killer T cells (NKT cells, 자연살해 T세포) 수적으로 적은 림프구의 한 종류로서 T세포 수용체와 자연살해세포의 표면 단백질 일부를 발현한다. 불변기 자연살해-T세포(iNK-T)라고 불리는 몇몇 자연살해 T세포들은 제한된 αβ T세포 제한된 항원수용체를 갖고 있고 CD1 분자에 제시된 지질항원을 인식한다. NKT세포의 생리학적 기능은 잘 알려져 있지 않다.

Negative selection (음성선별) 자기항원-특이 항원수용체를 발현하는 발달 도중의 림프구가 제거되는 과정이며, 이로써 자기관용 유지에 공헌한다. 발달 중인 T림프구(가슴샘세포)의 음성선별이 제일 잘 알려져 있으며, 미성숙 T세포가 자기 펩티드와 결합한 가슴샘 항원제시세포-표면 자기 주조직적합복합체 분자와 높은 결합력(avidity)으로 결합하면 T세포의 세포자멸사가 뒤따른다.

Neoantigen (신생항원) 화학적 변화 또는 단백질의 경우 돌연변이된 유전자에 의해 새롭게 변형된 거대분자로서 항체 또는 T세포에 의해 인식되는 항원. 때로는 신생에피토프(neoepitope)라고 부른다. 신생항원 중에서 돌연변이된 단백질은 종양 특이적인 T세포 반응을 잘 유도한다.

Neonatal Fc receptor (FcRn, 신생아 Fc수용체) IgG에 특이성을 지닌 Fc수용체로서 부모의 IgG를 태반을 통과시켜주거나 신생아의 장상피조직을 통과시켜주는 역할을 한다. 신생아 Fc수용체가 혈액에 있는 IgG 항체를 포식세포와 혈관내피세포로부터 분해되는 것을 보호해줌으로써 IgG의 반감기를 증가시켜 준다.

Neonatal immunity (신생아면역) 생후 첫 몇 달간, 면역체계가 완전히 발달하기 전 감염에 대한 포유류의 수동 체액면역. 신생아면역은 모체가 생산한 항체가 출생 전 태반을 거쳐 운반되어 태아 순환 내로 들어오거나, 섭취한 모유로부터 창자 상피를 통해 운반된다.

Neutrophil (also polymorphonuclear leukocyte, PMN; 호중구) 분획된 핵엽과 단백질분해효소들로 채워진 과립을 가지고 있는 포식세포이다. PMN은 혈관내에 순환하는 백혈구 중 가장 많은 비율로 조직으로 이동하여 세균에 의한 감염 또는 조직손상에 대한 급성염증 반응을 담당한다.

Nitric oxide (산화질소) 광범위의 활성을 갖는 물질로, 큰포식세포에서는 포식한 미생물을 죽이는 강력한 살미생물제이다.

Nitric oxide synthase (산화질소합성효소) L-arginine을 이용해서 혈관활성과 살균기능을 갖춘 복합체인 산화질산을 합성하는 효소이다. 큰포식세포는 사이토카인 혹은 미생물 자극을 받으면 이 효소 발현이 유도된다.

NOD-like receptors (NLR, NOD유사 수용체) 세포질에 있는 다중도메인 단백질의 군집으로서 세포질내의 PAMPs와 DAMPs를 감지하고 다른 단백질을 모아 신호전달 복합체를 형성하여 염증을 유발하는 역할을 한다.

Notch-1 세포 표면에 존재하는 신호전달 수용체로서 리간드와 결합 후 Notch 1은 분절된다. 분절된 세포질 부위는 핵으로 이동하고 유전자 발현을 조절한다. Notch-1 신호전달은 T세포 전구체가 αβ T세포로 분화시키는데 필수적이다.

Nuclear factor κB (NF-κB) c-Rel 단백질과 상동(homologous) 단백질인 동형이량체(homodimer) 또는 이형이량체(heterodimer)로 구성된 전사인자 집단. NF-κB 단백질은 선천 및 적응면역반응에서 중요한 많은 유전자의 전사에 필요하다.

Nuclear factor of activated T cells (NFAT) IL-2와 IL-4, 그리고 그 외 사이토카인 유전자들의 발현에 필요한 전사인자. 네 종류의 NFAT가 있으며, 각각 별개의 유전자에 의해 지정된다. NFATp과 NFATc는 T세포에서 발견된다. 세포질 NFAT는 calcium/calmodulin-의존 calcinurin-매개 탈인산화로 활성화되며 핵으로 이동하여 대개 AP-1 같은 다른 전사인자와 함께 IL-2, IL-4 및 그 외 사이토카인 유전자의 조절부위 consensus-binding sequence에 결합한다.

Nude mouse (누드마우스) 흉선의 발생이 결여된 마우스의 종류로서 TBX1 전사인자의 발현에 영향을 주는 유전자 돌연변이로 일어나며 T림프구와 더불어 모낭이 결여되어 있다. 누드마우스는 실험적으로 면역과 질환에서의 T림프구의 역할을 규명하는 데 사용된다.

O

Oncofetal antigen (태아종양 항원) 몇몇 암세포 및 정상적으로 발달 중인 태아에서 높은 수준으로 발현되는 단백질이다(성인 조직에서는 발현되지 않음). 이 단백질에 대해 특이적인 항체는 종양의 조직병리학적 동정이나 환자의 종양 성장 진행을 모니터링하는 데 종종 이용된다. CEA (CD66)와 α-fetoprotein이 특정 암에서 일반적으로 발현되는 두 가지 태아종양 항원이다.

Opsonin (옵소닌) 미생물의 표면에 부착되며 호중구와 큰포식세포의 표면 수용체에 의해 인식될 수 있는 분자로서 그 미생물에 대한 포식작용 효율을 증가시킨다. 옵소닌의 종류에는 포식세포에 있는 Fcγ 수용체에 의해 인식되는 IgG 항체와 CR1 (CD35) 보체수용체 및 백혈구 인테그린 Mac-1에 의해 인식되는 C3 보체 단백질 단편이 있다.

Opsonization (옵소닌화) 포식작용에 대한 미생물을 표적으로 삼기 위해 IgG와 보체 단편과 같은 옵소닌이 미생물 표면에 부착하는 과정.

Oral tolerance (경구관용) 항원을 경구 투여한 후, 항원특이 T세포 무반응(anergy) 및 TGF-β와 같은 면역억제 사이토카인 생산이 일어남으로써 그 항원에 대한 전신성 체액 및 세포매개면역반응이 억제되는 현상. 경구관용은 음식물 항원 및 장강에 정상적으로 거주하는 편리공생세균에 대한 면역반응을 방지하기 위해 가능한 기작 중 하나이다.

P

P nucleotide (P 뉴클레오티드) 재조합된 *Ig*과 *TCR* 유전자

의 VDJ 접합점에 있는 짧고 거꾸로 반복되는 뉴클레오티드 서열로서, 체세포 재조합이 일어나는 동안에 헤어핀 DNA 중간 생성물이 RAG-1과 RAG-2에 의해 비대칭적으로 분할되어 생성된다. P 뉴클레오티드는 항원수용체의 접합 다양성에 기여한다.

Paracrine factor (주변분비 인자) 그 인자를 생산하는 세포 부근에 있는 세포에 작용하는 분자. 대부분의 사이토카인이 주변분비(paracrine) 방식으로 작용한다.

Passive immunity (수동면역) 특정 항원에 대해 면역된 한 개체의 항체나 림프구를 다른 개체에 전해줌으로써, 전달받은 개체 내에서 자리 잡게 되는 그 항원에 대한 면역 형태. 이와 같은 전달의 수여자는 해당 항원에 대한 노출이나 반응한 적이 없어도 그 항원에 대한 면역을 가질 수 있다. 산모에서 태아로의 IgG의 태반을 통한 전달은 신생아를 감염으로부터 보호하는 데 필수적인 수동 면역의 생리학적 형태다. 치료적 수동면역의 한 예는 잠재적으로 치명적인 미생물 독소, 바이러스 또는 뱀독에 특이적인 항체가 포함된 사람 혈청을 노출된 개체에게 전달하는 것이다.

Pathogen-associated molecular pattern (PAMP, 병원체연관분자패턴) 포유동물(숙주) 세포가 아닌, 미생물에 의해 생산되는 구조로서 선천면역체계에 의해 인식되고 선천면역체계를 자극한다. 그 예로, 세균의 지질다당질 및 바이러스의 이중나선 RNA가 있다.

Pathogenicity (병원성, 발병성) 질환을 일으키는 미생물의 능력. 독소 생산, 숙주 염증반응 자극, 숙주 세포 대사작용 교란 등 다양한 기작들이 병원성에 기여한다.

Pattern recognition receptor (패턴인식수용체) 선천면역체계의 신호전달 수용체로 PAMP와 DAMP를 인식해서 선천면역반응을 활성화한다. 그 예로 Toll유사 수용체(Toll-like receptor, TLR)와 NOD유사 수용체(NOD-like receptor, NLR)가 있다.

PD-1 활성화된 T세포에 발현되는 CD28과 상동성이 있는 억제수용체이며 다양한 세포에서 발현되는 B7 가계 단백질 멤버인 PD-L1 또는 PD-L2와 결합한다. PD-1은 만성감염이나 암 환경에서 반복적이거나 지속적인 자극 후 T세포에서 발현이 증가한다.

Pentraxin (펜트락신) 다섯 개의 동일한 구형 아단위를 포함하는 혈장 단백질 가계; 급성기 반응 물질인 C-반응성 단백질(C-reactive protein)이 여기에 포함된다.

Peptide-binding cleft (펩티드결합틈새) T세포로 제시되는 펩티드가 결합하는 MHC 분자의 부분. 이 틈새는 여덟 가닥으로 된 β-pleated sheet로 만들어진 층 위에 α-helix 쌍이 놓여 만들어진다. 각각의 MHC 대립유전자 간 다양한 아미노산의 다형 잔기들이 이 틈새의 내부와 주변에 위치한다. 펩타이드 결합 홈(peptide-binding groove)이라고도 한다.

Perforin (퍼포린) CTL과 자연살해세포의 과립에 있는 한 가지 단백질. 활성화된 CTL과 자연살해세포의 과립으로부터 방출된 퍼포린은 인접한 감염세포나 암세포의 원형질막으로 삽입되어 세포질로의 그랜자임(granzyme) 침투를 촉진시켜 세포사멸을 이끌어 낸다.

Periarteriolar lymphoid sheath (PALS, 세동맥주위 림프집) 비장내 소동맥 주변을 에워싸는 림프구 집단으로, 림프소포에 인접해 있다. PALS는 주로 T림프구를 포함하며, 그 중 약 2/3는 $CD4^+$이고 1/3은 $CD8^+$이다. 단백질 항원에 대한 체액면역반응에서, B림프구는 PALS와 소포의 접촉면에서 활성화되며 배중심을 형성하기 위해 소포로 이동한다.

Peripheral lymphoid organ and tissue (말초림프기관과 조직) 림프구와 보조세포들의 조직화된 집단으로 비장, 림프절, 점막연관림프조직 등이 있으며, 적응면역반응이 시작되는 곳이다; 2차 림프기관이라고도 부른다. **Secondary lymphoid organs and tissue** 참고.

Peripheral tolerance (말초관용) 말초조직에는 존재하지만 생성적인 림프기관에는 일반적으로 존재하지 않는 자기항원에 대한 무반응. 말초관용은 다양한 기전을 통해 유도되는데, 여기에는 림프구 활성화를 위해 요구되는 적절한 수준의 공동자극자가 없는 항원 인식 또는 조절T세포 매개 억제에 의해 것이 포함된다.

Peyer patches (파이어반) 작은 창자의 점막고유판에 있는 조직화된 림프조직으로, 장의 병원체나 다른 섭취된 항원에 대한 면역반응이 시작될 수 있는 곳이다. 파이어반은 대부분의 B세포, 적은 수의 T세포 및 부대적인 세포들로 구성되어 있으며, 모두 림프절에서 보이는 것과 유사한 소포들로 배열되어 있고, 보통 배중심을 가지고 있다.

Phagocytosis (포식작용) 큰포식세포 및 호중구를 포함하는 선천면역체계의 특정 세포들이 본래의 미생물과 같은 큰 입자(직경 0.5 μm 이상)를 삼키는 과정. 이 세포들은 에너지— 및 세포뼈대(cytoskeleton)—의존 과정에 의해 원형질막을 내뻗어 입자를 에워싼다. 이러한 과정에 의해 섭취한 입자를 포함하는 포식소체(phagosome)라 불리는 세포내 소낭이 형성된다. 포식소체는 활성산소와 단백질분해효소를 생성하는 효소를 포함하는 용해소체와 융합하여, 섭취된 미생물을 죽이는 역할을 한다.

Phagosome (포식소체) 세포 밖 환경으로부터 들어온 미생물이나 미립 물질을 포함하고 있는 막으로 된 세포내 소낭. 포식소체는 포식작용 동안 형성된다. 포식소체는 용해소체(lysosome)와 같은 다른 소낭성 구조물과 융합하여 포식용해소체(phagolysosome)을 형성함으로써 섭취한 물질의 효소 분해를 유도한다.

Phosphatase (protein phosphatase) [탈인산화효소(단백질탈인산화효소)] 단백질의 특정 아미노산 잔기의 곁사슬(side chain)로부터 인산기를 제거하는 효소. SHP-1 및 SHP-2, CD45 및 calcineurin 같은 림프구에 존재하는 단백질 탈인산화효소는 여러 가지의 신호전달분자와 전사인자의 활성을 조절한다. 몇몇 단백질 탈인산화효소는 인산타이로신 잔기에 대해 특이적일 수 있으며 다른 것들은 인산세린 및 인산트레오닌 잔기에 대해 특이적이다.

Phospholipase Cγ (인지질가수분해효소 Cγ, PLCγ) 원형질막 인지질인 PIP_2의 가수분해를 촉매하여 두 가지 신호전달분자(IP-3와 DAG)의 생성을 유도하는 효소. PLCγ은 항원이 항원수용체에 결합한 후 림프구내에서 활성화된다.

Phytohemagglutinin (식물적혈구응집소, PHA) 식물에 의해 생산되는 탄수화물-결합 단백질(혹은 lectin)로서, T세포 수용체를 비롯 사람 T세포 표면분자들과 교차결합함으로써 T세포의 다클론적 활성화와 응집을 유도하는 물질. PHA는 T세포 활성 연구를 위한 실험 면역학에 이용되어 왔다. 임상의학에서 PHA는 환자의 T세포가 기능을 하는지 검사할 때나 핵형 결정 자료를 생성하는 목적으로 T세포의 유사분열을 유도하기 위해 사용된다.

Plasmablast (형질모세포) 형질세포의 전구체가 되는 순환성 항체분비세포로서 골수와 그 외 다른 조직에 존재한다.

Plasma cell (형질세포) 달걀 모양, 편심성 핵, 핵주위무리 등의 특징적인 조직학적 모양을 띠고 있는 최종 분화된 항체분비 B림프구. 형질세포는 골수, 점막조직 및 만성염증의 많은 부위에서 발견된다.

Platelet-activating factor (혈소판활성화인자, PAF) 비만세포 및 내피세포 등 몇몇 세포의 막인지질로부터 파생되는 지질매개자. PAF는 기관지수축, 혈관확장 및 누출을 유발하여 천식의 중요 매개자로서 작용할 수 있다.

Polyclonal activator (다클론 활성제) 항원 특이성에 상관없이, 림프구의 여러 클론을 활성화킬 수 있는 제제. 다클론 활성제의 예로는 B세포에 대한 항-IgM 항체 및 T세포에 대한 항-CD3 항체, 세균성 초항원, PHA 등이 있다.

Poly-Ig receptor (Poly-Ig 수용체) 장 상피세포를 통해 장강(intestinal lumen)으로 장 고유판의 형질세포에 의해 분비되는 IgA와 IgM의 운반을 매개하는 Fc수용체로서 점막 상피세포에 의해 발현된다.

Polymerase chain reaction (중합효소 연쇄반응, PCR) 약 1 kb 길이까지의 특이적 DNA 서열을 신속하게 복사하고 증폭시킬 수 있는 방법으로서, 분자생물학의 모든 부문에서 예비 및 분석적 기법으로 사용된다. 증폭시키고자 하는 DNA의 끝에 있는 염기서열과 상보적인 짧은 올리고핵산 길잡이(oligonucleotide primer)를 사용하며, DNA 융해(melting), 풀림(annealing), 합성의 반복적 순환과정을 갖는다.

Polymorphism (다형태, 다형성) 하나의 유전자에 대해 두 개 혹은 그 이상의 대체형(또는 변이형)이 존재하는 것을 말하며, 이것은 개체군 내에서 안정적인 빈도로 나타난다. 하나의 다형성 유전자의 각각의 공통 변이형을 대립유전자라 하며, 한 개체는 부모로부터 각각 유전된, 한 유전자에서 두 개의 서로 다른 대립유전자를 가질 수 있다. MHC 유전자들 중 어떤 것들은 수천 개의 대립유전자를 가지고 있는데, 포유동물 유전체 내에서 가장 다형적인 유전자이다.

Polyvalency (다가) 하나의 단일 항원 분자, 세포 표면 혹은 입자에 있는 하나의 에피토프가 다수의 동일한 카피들로 존재하는 것. 세균 협막 다당질과 같은 다가 항원은 보조T세포의 도움 없이 B림프구를 활성화시킬 수 있다. multivalency와 유사한 뜻으로 쓰인다.

Positive selection (양성선별) 자기 MHC 분자와 결합하는 TCR을 가진, 가슴샘에서 발달 중인 T세포가 세포자멸사로부터 구제되는 과정. 반면에, 자기 MHC 분자를 인식 못하는 수용체를 가진 가슴샘세포(thymocyte)는 죽는다. 양성선별을 통해 성숙 T세포는 자기 MHC에 제한되며, $CD8^{+}$T세포는 1형 MHC 분자와 복합체를 이룬 펩티드에 대해, $CD4^{+}$T세포는 2형 MHC 분자와 복합체를 이룬 펩티드에 대해 특이적이다.

Pre-B cell (Pre-B세포) 조혈 조직에만 존재하는 발달 중인 B세포로, 세포질 Ig μ 중사슬과 대리(surrogate) 경사슬은 발현되지만, Ig 경사슬은 발현되지 않는 특징이 있는 단계에 있는 세포. μ 사슬과 대리 경사슬로 이루어진 pre-B세포 수용체는 pre-B세포가 미성숙 B세포로 더욱 성숙하도록 자극하는 신호를 전달한다.

Pre-B cell receptor (Pre-B세포 수용체) Pre-B세포 단계에서 발달 중인 B림프구에 발현되는 수용체로, Ig μ 중사슬과 불변 대리 경사슬로 구성된다. Pre-B세포 수용체는 Igα 및 Igβ 신호전달 단백질과 결합하여 Pre-B세포 수용체 복합체를 형성한다. Pre-B세포 수용체는 발달 중인 B세포의 증식과 지속적인 성숙을 자극하는 데 요구되며 생산적인 μ 중사슬 VDJ 재배열을 하게 하는 검문소로서의 역할을 한다. Pre-B세포 수용체가 특이적 리간드와 결합하는지는 알려져 있지 않다.

Pre-T cell (Pre-T세포) 가슴샘에서 발달 중인 T림프구로, TCR β사슬은 발현하지만 α사슬 또는 CD4 또는 CD8은 발현하지 않는 특징이 있는 성숙 단계의 세포이다. Pre-T세포에서, TCR β사슬은 pre-T세포 수용체의 일부분으로서 세포 표면에서 발견된다.

Pre-T cell receptor (Pre-T세포 수용체, pre-TCR) Pre-T세포 표면에 발현되는 수용체로, TCR β사슬과 불변 pre-Tα 단백질로 구성된다. 이 수용체는 CD3 및 ζ 분자와 결합하여 pre-TCR 복합체를 형성한다. 이 복합체의 기능은 B세포 발달에서 pre-B세포 수용체가 갖는 기능과 유사하다. 즉 후속 증식, 항원수용체 유전자의 재배열 및 그 밖의 성숙에 관련된 것들을 자극하는 신호를 전달한다. Pre-TCR는 생산적인 TCR β사슬 VDJ 재조합을 보장하는 체크포인트 역할을 한다. Pre-TCR이 특이적인 리간드와 결합하는지는 알려져 있지 않다.

Pre-Tα 단일 세포외 Ig-유사 영역을 포함하는 불변 막경유(transmembrane) 단백질로서, pre-T세포에서 TCR β 사슬과 결합하여 pre-T세포 수용체를 형성한다.

Primary immune response (1차 면역반응) 한 개체가 하나의 외래 항원에 처음 노출된 후 일어나는 적응면역반응. 1차반응은 두 번째 혹은 연이은 노출 이후에 일어나는 2차 면역반응(또는 기억반응)과 비교하여 상대적으로 느리며 반응의 크기가 작다.

Primary immunodeficiency (1차 면역결핍증) 선천 또는 적응 면역체계의 일부 측면에서 유전적 결핍으로 인해 감염에 대한 감수성이 증가하는 유전적 결핍이다. 1차 면역결핍질환은 유아기 및 아동기 초기에 자주 나타나지만 때로는 나중에 임상적으로 발견되는 경우도 있다. 선천면역결핍증(congenital immunodeficiency)과 동의어다.

Pro-B cell (Pro-B세포) 골수 내에서 발달하는 B세포로, B림프구 계통으로 분화될 때의 가장 초기 세포. Pro-B세포는 Ig을 생산하지 않지만, CD19와 CD10 같은 B 직계-제한적 표면 분자의 발현으로 다른 미성숙세포와 구별될 수 있다.

Pro-T cell (Pro-T세포) 골수로부터 최근에 도착하여 가슴샘 피질에서 발달하는 T세포로서 TCR, CD3, ζ사슬, 또는 CD4나 CD8 분자를 발현하지 않는다. Pro-T세포를 이중음성 가슴샘세포(double-negative thymocyte)라고도 부른다.

Professional antigen-presenting cell (전문 항원제시세포, 전문 APC) T림프구를 활성화시키는 APC를 때때로 일컫는 용어; 수지상세포, 단일핵 포식세포, B세포가 포함되며, 이들 모두는 2형 MHC 분자와 공동자극자를 발현할 수 있다. 1차 T세포반응을 시작하는 데 있어서 가장 중요한 전문 APC는 수지상세포이다.

Programmed cell death (세포자멸사) **Apoptosis** 참조.

Promoter (촉진자) 한 유전자의 전사 시작 부위 바로 5′쪽의 DNA 서열로서 전사를 개시하는 단백질이 결합하는 곳이다. *촉진자*라는 용어는 강화자(enhancer)를 비롯 전사인자가 결합하고 전사 개시율을 증가시키기 위한 기본적인 전사 복합체와 상호작용하는 추가적인 염기 서열을 포함하는 '한 유전자의 완전한 5′조절 부위'라는 의미로 종종 사용된다. 그 밖의 다른 강화자들은 해당 유전자의 촉진자로부터 5′ 혹은 3′쪽으로 상당한 거리만큼 떨어져 위치할 수 있다.

Prostaglandin (프로스타글란딘) 시클로옥시게나아제(cyclooxygenase) 경로를 통해 많은 세포 유형에서 아라키돈산(arachidonic acid)으로부터 유래되는 지질 염증매개자의 종류로서, 혈관확장제, 기관지수축제 및 화학주성 활성을 갖고 있다. 비만세포에 의해 만들어지는 프로스타글란딘은 알레르기반응의 중요한 매개자이다. 일반적으로 사용되는 많은 항염증제는 프로스타글란딘의 합성을 차단하는 시클로옥시게나아제 억제제다.

Proteasome (프로테아좀, 단백질분해효소복합체) 대부분의 세포의 세포질에서 발견되는 광범위한 단백질분해 활성을 가지고 있는 커다란 다중단백질분해효소복합체로서, 잘못 접힌 세포질 단백질을 분해하는 데 중요하다. 단백질은 유비퀴틴(ubiquitin) 분자와의 공유 결합에 의해 프로테아좀 분해에 대한 표적이 된다. 항원제시세포에서의 특수한 형태인 면역프로테아좀(immunoproteasome)은 세포질 단백질을 펩티드로 분해하며 이 펩티드는 새롭게 합성된 I형 MHC 분자에 결합할 수 있도록 소포체로 운반된다.

Protein kinase C (단백질인산화효소 C, PKC) 많은 다양한 단백질 기질내 세린 및 트레오닌 잔기의 인산화를 매개하는 효소로서, 몇 가지 동형단백질(isoform)이 있으며, 전사인자의 활성을 유도하는 다양한 신호전달경로를 전파하는 데 관여한다. T 및 B림프구에서 PKC는 항원수용체 결합에 대한 반응에서 생성되는 diacyl glycerol (DAG)에 의해 활성화된다.

Protein tyrosine kinase (단백질타이로신인산화효소, PTK) 단백질내의 타이로신 잔기의 인산화를 매개하는 효소로서, 인산타이로신의존 단백질-단백질 상호작용을 촉진시킨다. PTK는 면역체계 세포에서의 수많은 신호전달경로에 관여한다.

Protozoa (원생동물, 원충) 단일 세포로 된 진핵생물로서, 대다수가 사람 기생충이고 질환을 유발한다. 병원성 원생동물의 예로는 아메바 이질을 일으키는 *Entamoeba histolytica*; 말라리아를 일으키는 *Plasmodium*; 리슈만편모충증(leishmaniasis)을 일으키는 *Leishmania* 등이 있다. 원생동물은 선천 및 적응면역반응을 모두 자극한다.

Provirus (프로바이러스) Retrovirus 유전체의 DNA 카피로서, 숙주세포 유전체내로 통합(integration)되어 이곳으로부터 바이러스 유전자가 전사되며 바이러스 유전체가 재생된다. HIV 프로바이러스는 장기간 불활성으로 남아 있을 수 있어서 면역 방어가 접근하기 어려운 HIV 잠복 감염 형태가 나타난다.

Pyogenic bacteria (화농성 세균) 그람양성 포도알균(staphylococci) 및 사슬알균(streptococci)과 같은 세균은 다형핵 백혈구가 풍부한 염증반응을 유도한다(고름이 생성됨).

Pyroptosis (파이롭토시스) Caspase-1의 표준적(canonical) 인플라마솜 활성[및 사람 Caspase-4 또는 Caspase-5를 이용하는 비표준적(noncanonical) 인플라마솜 경로]에 의해 유도되는 큰포식세포와 DC의 세포자멸사의 한 가지 형태로서, 세포종창, 원형질막 온전함 소실 및 IL-1β와 같은 염증매개자들의 방출이 특징이다. 파이롭토시스에서, 활성화된 Caspase는 단백질 gasdermin D의 단편을 단백질 분해적으로 생성하며, 이 단편은 중합되어 원형질막에 구멍을 형성한다.

R

Radioimmunoassay (방사선면역측정법) 항원에 대한 특이적인 방사성 표지 항체를 이용하여 용액 내 항원 농도를 측정하는 고도로 민감하고 특이한 면역학적 방법. 대개 두 종류의 항원특이적 항체가 사용된다. 첫 번째 항체는 표지되지 않았지만, 고체 지지체에 부착하여 이곳에서 농도를 측정할 항원과 결합하여 그 항원을 고정한다. 고정된 항원과 결합하는 표지된 두 번째 항체의 양은 방사성 붕괴 검출기로 측정할 수 있는데, 이는 시료 용액 내 항원의 농도와 비례한다. 방사선면역측정법은 주로 ELISA와 같은 비방사성 면역측정법으로 대체되고 있다.

Rapamycin (라파마이신) 동종이식거부반응을 억제하기 위해 임상적으로 이용되는 면역억제제(sirolimus 라고도 불림). Rapamycin은 rapamycin의 분자 표적 단백질인 mTOR의 활성을 저해한다. mTOR는 인터루킨-2-매개 T세포 증식을 위해 요구되는 경로를 비롯하여 가지각색의 대사 및 세포 성장 경로에 있어서 중요한 신호전달분자이다.

Ras 내재성 GTPase 활성을 갖는 21-kD 구아닌 뉴클레오티드-결합 단백질 가계의 한 종류로서, 다양한 세포 유형에서 많은 여러 가지 신호전달경로에 관여한다. 돌연변이된 *RAS* 유전자는 종양세포로의 형질전환과 관련된다. T세포 활성에서, RAS는 타이로신인산화된 어댑터 단백질들에 의해 원형질막으로 모여들고 여기에서 GDP-GTP 교환 인자들에 의해 활성화된다. GTP·Ras는 그 다음에 MAP 인산화효소 캐스케이드를 시작시켜서 FOS 유전자의 발현과 AP-1 전사인자의 조립을 유도한다.

Reactive oxygen species (활성 산소종, ROS) 과산화물 음이온(superoxide anion), 히드록실 라디칼(hydroxyl radical), 과산화수소(hydrogen peroxide) 등 고도의 반응성을 지닌 산소 대사산물로서, 활성화된 포식세포(특히 호중구)에 의해 생산된다. ROS는 포식세포가 포식한 세균에 손상을 입히는 옥시할로겐화물(oxyhalide)을 형성하는 데 이용된다. ROS는 또한 세포로부터 방출되어 염증반응을 촉진하거나 조직 손상을 유발할 수 있다.

Reagin (레아긴, 즉시과민항체) 즉시과민반응을 매개하는 IgE 항체.

Receptor editing (수용체 편집) 골수에서 자기항원을 인식한 몇몇 미성숙 B세포들이 그들의 Ig 특이성을 변화시킬 수 있도록 하는 과정. 수용체 편집은 *RAG* 유전자의 재활성화, 추가적인 경사슬 *VJ* 재조합 및 새로운 Ig 경사슬 생산을 필요로 하며, 세포가 자기반응하지 않는 다른 항원수용체를 발현할 수 있게 한다.

Recombination activating gene 1 and 2 (*RAG1* 및 *RAG2*) RAG-1과 RAG-2 단백질을 코딩하는(encoding) 유전자로서, V(D)J 재조합효소를 만들어 내며 발달하는 B 및 T세포에서 발현된다. RAG 단백질은 재조합 신호 염기서열(recombination signal sequence)에 결합하며 기능적인 *Ig*과 *TCR* 유전자를 형성하는 DNA 재조합을 위해 중요하다. 따라서 RAG 단백질은 항원수용체 발현과 B 및 T림프구의 성숙에 요구된다.

Recombination signal sequence (재조합 신호 염기서열) 항원수용체 자리에서 *V*, *D*, *J* 단편에 인접한 곳에서 발견되는 특이적인 DNA 염기서열이며 *V(D)J* 재조합 동안에 RAG-1/RAG-2 복합체에 의해 인식된다. 고도로 보존된 일곱 개의 뉴클레오티드로 구성된 인식 염기서열을 헵타머(heptamer)라 부르는데, 이것은 *V*, *D*, *J* 코딩 염기서열 부근에 위치해 있고, 잇달아 정확히 12 혹은 23개의 비보존적 뉴클레오티드 스페이서(spacer)와 노나머(nonamer)라 불리는 고도로 보존된 아홉 개의 뉴클레오티드가 자리한다.

Red pulp (적색수질) Vascular sinusoid로 구성된 비장의 해부학적/기능적 구획으로, 많은 수의 적혈구, 큰포식세포, 수지상 세포, 성긴 림프구 및 형질 세포가 서로 산재해 있다. 적색수질 큰포식세포는 혈중 미생물, 그 외 다른 외래 입자 및 손상된 적혈구를 제거한다.

Regulatory T cell (조절T세포) 다른 T세포의 활성화를 억제하는 T세포 집단으로, 자기항원에 대한 말초관용을 유지하는 데 필수적이다. 대부분의 조절T세포는 $CD4^+$이며 전사인자 FOXP3, IL-2 수용체(CD25)의 α 사슬 및 CTLA-4를 발현한다.

Respiratory burst (호흡터짐) 과산화물 음이온, 히드록실 라디칼 및 과산화수소와 같은 활성 산소 중간 생성물이 호중구와 큰포식세포에서 생산되는 과정. 호흡터짐은 포식세포 산화효소에 의해 매개되며, 일반적으로 LPS와 같은 세균 산물에 의해 자극된다.

Reverse transcriptase (역전사효소) HIV와 같은 retrovirus에 의해 코딩되는 효소로서, RNA 유전체 주형으로부터 바이러스 유전체의 DNA 카피를 합성한다. 이 과정은 RNA 바이러스 복제에 필수적이며, 역전사효소 억제제는 HIV-1 감염을 치료하는 데 사용된다. 정제된 역전사효소는 분자생물학 연구에서, 전령RNA (messenger RNA, mRNA)로부터 관심 유전자를 코딩하는 상보적인 DNA를 클로닝하는 목적으로 널리 이용된다.

Rh blood group antigen (Rh식 혈액형 항원) 적혈구 세포막에 발현되는 단백질 동종항원의 체계로서, 수혈 반응과 신생아 용혈성 질환의 원인이 된다. 대부분 임상적으로 중요한 Rh 항원은 RhD라고 불린다.

Rheumatoid arthritis (류마티스관절염) 관절의 염증성 손상이 주된 특징이고, 때때로 혈관, 폐 및 그 외 다른 조직에 염증이 나타나는 자가면역질환. $CD4^+$T세포, 활성화된 B림프구 및 형질세포가 염증관절 활막(synovium)에서 발견되고, IL-1 및 TNF를 비롯한 수 많은 염증성 사이토카인이 관절 활액(synovial fluid)내에 존재한다.

RNA vaccine (RNA 백신) **mRNA** 백신 참조.

RIG-like receptor (RIG유사 수용체, RLR) 선천면역체계의 세포질 수용체로서, 바이러스 RNA를 인식하고 1형 인터페론 생산을 유도한다. 가장 잘 알려진 RLR은 RIG-I (retinoic acid-inducible gene I)과 MDA5 (melanoma differentiation-associated gene 5)이다.

RORγT (retinoid-related orphan receptor γ T) Th7세포에 발현되는 전사인자로서 Th7세포 및 3그룹 선천림프세포(group3 innate lymphoid cell, ILC3)의 분화를 위해 요구되며, *RORC* 유전자에 의해 코딩된다.

S

SARS-CoV-2 **COVID-19** 참조.

Scavenger receptor (청소수용체) 큰포식세포에 발현되는 세포 표면 수용체의 가계로, 원래는 산화 또는 아세틸화된 저밀도 지질단백질 입자의 세포내섭취를 매개하는 수용체로 알려졌으나, 다양한 미생물과 결합하여 포식작용도 매개할 수 있다.

SCID **Severe combined immunodeficiency** 참조.

SCID mouse (SCID마우스) 골수 전구세포로부터의 성숙이 조기에 차단됨에 따라 B 및 T세포가 없는 마우스 종. SCID 마우스는 DNA의존 단백질 인산화효소의 한 구성성분에 돌연변이를 가지고 있는데, 이 효소는 끊어진 이중나선 DNA 수선에 요구된다. 이 효소의 결핍으로 인해 재조합과정 중 *Ig* 및 *TCR* 유전자가 비정상적으로 연결됨으로써 항원수용체가 발현되지 않는다.

Secondary immune response (2차 면역반응) 하나의 항원에 대해 두 번째로 노출될 때 일어나는 적응면역반응. 2차 반응은 첫 번째 노출 때 일어나는 1차 면역반응에 비해 상대적으로 더 빠르며 훨씬 더 큰 규모로 일어난다.

Secondary immunodeficiency (2차 면역결핍증) **Acquired immunodeficiency** 참조.

Second-set rejection (2차 거부반응) 사전에 공여자의 조직 동종항원에 대해 민감해진 개체에서 나타나는 동종이식 거부반응으로서, 그 공여자로부터 또 다른 이식편이나 수혈을 받을 때 일어날 수 있다. 사전에 공여자 동종항원에 대해 민감해지지 않은 개체에서 일어나는 1차 거부반응(first-set rejection)과는 대조적으로, 2차 거부반응은 빠르며 면역학적 기억의 결과로 3~7일 내에 일어난다.

Secondary lymphoid organ (2차 림프기관) 적응면역반응이 시작되는 비장, 림프절 및 MALT가 여기에 속하며, 림프구 및 부속 세포들의 조직화된 집합체이다. **말초림프기관 (peripheral lymphoid organ)**의 동의어임.

Secretory component (분비성 성분) Poly-Ig 수용체의 세포외 영역이 단백질 분해에 의해 잘려 남은 부분으로서, 점막으로 분비되는 IgA 분자에 결합되어 있다.

Selectin (셀렉틴) 내피세포에 대한 백혈구의 부착을 매개하는 탄수화물-결합 단백질로서, 세 개로 분리되어 있지만 밀접하게 서로 연계되어 있다. 정맥 내피 표면에서 백혈구가 굴러가게 하는 역할을 한다. 각각의 셀렉틴 분자는 세포외 칼슘의존 렉틴 영역을 포함하는 유사 단위 구조를 가진 단일 사슬 막경유(transmembrane) 당단백질이다. 셀렉틴에는 백혈구에 발현되는 L-셀렉틴(CD62L), 혈소판 및 활성화된 내피세포에 발현되는 P-셀렉틴(CD62P), 활성화된 내피세포에 발현되는 E-셀렉틴(CD62E)이 있다.

Selective immunoglobulin (Ig) deficiency (선택성 면역글로불린결핍) 오직 한 개 혹은 몇 개의 Ig 클래스 또는 서브클래스(subclass)가 결핍된 면역결핍. IgA 결핍은 가장 일반적인 선택성 Ig 결핍이며, 그 다음이 IgG3와 IgG2 결핍이다. 이러한 장애를 가진 환자는 세균성 감염에 대한 위험성이 증가할 수 있지만, 많은 경우 정상이다.

Self MHC restriction (자기 MHC 제한) T세포가 가슴샘에서 성숙하는 동안 만난 MHC 분자를 자신의 MHC로 인식하는 T세포의 제한.

Self tolerance (자기관용, 자가관용성) 자기항원에 대한 적응면역체계의 무반응성으로, 주로 자기항원에 노출에 의해 자기반응성 림프구가 불활성화 또는 사멸 또는 조절T세포에 의해 억제됨으로써 일어난다. 자기관용은 정상 면역체계의 주요 특징이며, 자기관용에 실패하면 자가면역질환이 생긴다.

Septic shock (패혈쇼크) 혈류로 퍼지는 세균성 감염의 심각한 합병증(sepsis, 패혈증)으로, 혈관기능 정지(vascular collapse), 파종 혈관내 응고(disseminated intravascular coagulation) 및 대사장애(metabolic disturbances)가 특징적 증상이다. 세균 감염에서, 이 증후군은 LPS 및 펩티도글리칸과 같은 세균 세포벽 성분이 다양한 세포 종류의 TLR에 결합함으로써 일어나며, TNF와 IL-12와 같은 염증성 사이토카인의 발현을 유도한다.

Seroconversion (혈청전환) 감염 과정 동안 또는 예방접종에 대한 반응에서, 혈청내에서 발견되는 미생물에 대해 특이적인 항체 생산.

Serology (혈청학) 혈액(혈청) 항체 및 이들이 항원과 반응하는 것을 연구하는 학문. 때때로 혈청학이라는 용어는 혈청에 있는 미생물특이 항체를 검출하여 감염성 질환을 진단하는 것을 의미하기도 한다.

Serotype (혈청형) 하나의 감염성 미생물의 한 가지 종에서 항원적으로 구별되는 아부류로서, 혈청학적(즉, 혈청 항체) 검사에 의해 다른 아부류와 구별된다. 미생물(예, 인플루엔자 바이러스)의 한 가지 혈청형에 대한 사람 면역반응은 그 미생물의 또 다른 혈청형에 대한 보호 반응을 갖지 못한다.

Serum (혈청) 혈액 또는 혈장이 응고할 때 세포가 없는 액체 성분. 혈액 항체는 이러한 혈청 부분에서 발견된다.

Serum amyloid A (혈청 아밀로이드 A, SAA) 감염과 염증 반응에서 혈청 농도가 현저하게 증가하는 급성기 단백질로서, 주로 간에서 사이토카인-유도성 합성에 의해 생김. SAA는 백혈구 화학주성 및 포식작용을 활성화한다.

Serum sickness (혈청병) 다량의 단백질항원이 혈액내로 주입되어 발생하는 질환으로, 혈관벽(특히, 신장 및 관절 내)에 항원-항체복합체(면역복합체)가 침착되는 것이 특징이다. 면역복합체 침착은 보체 고정 및 백혈구 보충을 유도하며, 그 결과 사구체신염과 관절염이 발생한다. 혈청병은 본래 디프테리아를 예방하기 위한 항독소 항체를 포함하는 동물(말 또는 염소) 혈청을 주입받은 환자에게서 발생하는 질환으로 알려졌었다.

Severe combined immunodeficiency (중증복합면역결핍질환, SCID) B 및 T림프구 모두 발달하지 않거나 제대로 기능하지 않는 면역결핍질환. 따라서 체액면역과 세포매개면역이 모두 손상된다. SCID가 있는 어린이는 일반적으로 생후 1년 안에 여러 감염에 걸리게 되고 면역결핍이 치료되지 않으면 감염으로 사망한다. SCID에는 여러 다양한 유전적 원인이 있다.

Shwartzman reaction (슈와르츠만 반응) 토끼에 LPS를 24시간 간격으로 두 번 정맥 주사하여 세균성 LPS와 TNF가 나타내는 병리학적 효과를 실험적으로 알아보는 모델. 두 번째 주사 후, 토끼는 파종성 혈관내 응고 및 작은 혈관이 호중구와 혈소판으로 막히는 현상을 겪게 된다.

Signal transducer and activator of transcription (STAT) 1형 및 2형 사이토카인 수용체에 대한 사이토카인의 결합에 대한 반응에 있어서 신호전달분자 및 전사인자로서 기능을 갖는 단백질 집단의 한 요소. STAT은 세포의 세포질내에서 불활성 단량체로 존재하다가 교차연결된 사이토카인 수용체의 세포질 미부로 모여들게 되면 이곳에서 JAK에 의해 STAT의 타이로신이 인산화된다. 인산화된 STAT 단백질은 이합체(dimer)를 형성하여 핵으로 이동하며, 이곳에서 여러 가지 유전자들의 촉진자 부위에 있는 특이 염기서열에 결합하여 전사를 자극한다. 여러 가지의 STAT이 여러 가지 사이토카인에 의해 활성화된다.

Single-chain variable fragment (scFv) 알려진 특이성을 갖는 항체결합부위를 형성하기 위해 Ig 중사슬 및 경사슬 V 영역만을 포함하고 있는 유전공학적으로 만들어진 폴리펩티드로서, 연구시약 또는 종양면역요법[예: 이중특이성 T세포 엔게이저(bispecific T cell engager, BiTE) 및 키메라항원수용체(chimeric antigen receptors, CAR)]에서 종양 항원을 인식하는 데 사용된다.

Single-positive thymocyte (단일양성 가슴샘세포) 가슴샘에서 성숙하는 T세포 전구체로서, CD4나 CD8 분자 중 하나만 발현한다. 단일양성 가슴샘세포는 주로 속질(medulla) 안에서 발견되며, CD4와 CD8 분자를 모두 발현하는 이중양성(double-positive) 단계의 가슴샘세포로부터 성숙한 것이다. 단일양성 T세포(single-positive T cell)라고도 부른다.

Smallpox (천연두, 마마) 천연두바이러스(variola virus)에 의해 일어나는 질환. 천연두는 예방(백신)접종으로 예방할 수 있는 것으로 입증된 최초의 감염성 질환이며 전 세계적인 예방접종프로그램에 의해 완전히 박멸된 첫 번째 질환이다.

Somatic hypermutation (체세포고돌연변이) 배중심 B세포에서 일어나는 Ig 중사슬 및 경사슬의 고빈도 점돌연변이. 이 돌연변이에 의한 항원에 대한 증가된 항체 친화력은 그 항체를 생산하는 B세포를 선택적으로 생존하게 하는 이점을 부여하며, 체액면역반응의 친화력 성숙으로 유도한다.

Somatic recombination [체세포(유전자)재조합] 림프구가 발달하는 동안에 항원수용체의 가변 부위를 코딩하는 기능적인 유전자가 형성되는 DNA 재조합 과정. 초기에 다른 하나로부터 분리된, 유전된(혹은 germline) DNA 염기서열의 비교적 한정된 집단이 중간 염기서열의 효소적인 제거와 재연결에 의해 합쳐진다. 이 과정은 발달 중인 B 또는 T림프구에서만 일어나며 RAG-1과 RAG-2 단백질에 의해 매개된다. 이 과정을 V(D)J 재조합이라고도 부른다.

Specificity (특이성) 적응면역체계의 중요 특징으로서, 면역반응이 개개의 항원들이나 거대분자 항원의 소부분 사이를 구분하도록 하거나 그렇게 할 수 있는 것을 의미한다. 이러한 미세한 특이성을 통해 림프구 항원수용체는 하나의 특이 분자에만 결합하며, 구조가 아주 비슷한 분자라 할지라도 결합할 수 없다.

Spleen (비장, 지라) 복부의 왼쪽 위쪽 사분 구역 내에 있는 2차 림프기관. 비장은 혈액을 통해 들어온 항원에 대한 적응면역반응이 일어나는 주요 부위이다. 비장의 적색수질(red pulp)은 옵소닌화된 항원을 섭취한 활성 포식세포와 손상된 적혈구에 의해 채워진 blood-filled vascular sinusoid로 구성되어 있다. 비장의 백색수질(white pulp)은 림프구와 B세포가 활성화되는 곳인 림프소포를 포함하고 있다.

SRC family kinases (SRC 가계 인산화효소) SRC 타이로신 인산화효소와 상동성이 있는 단백질 타이로신 인산화효소의 한 가지 가계로서, ITAM 모티프에 있는 인산화시키는 타이로신 잔기에 의해 면역수용체들의 하위 신호전달을 시작시킨다. LCK는 T세포에서 잘 알려진 SRC 가계 인산화효소이며, B세포에서는 LYN이다.

SRC homology 2 (SH2) domain (SRC 상동 2영역) 많은 신호전달 단백질에 존재하는 약 100 아미노산 잔기로 이루어진 3차원 영역 구조로서, 인산타이로신에 대한 결합에 의해 다른 단백질과의 특이적인 비공유 상호작용을 담당한다. 각각의 SH2 영역은 표적 단백질에 있는 인산타이로신에 인접한 아미노산 잔기에 의해 결정되는 고유의 결합 특이성을 갖는다. T 및 B림프구에서 초기 신호전달에 관여하는 몇몇 단백질은 SH2 영역을 통해 서로 상호작용한다.

SRC homology 3 (SH3) domain (SRC 상동 3영역) 많은 신호전달 단백질에 존재하는 약 60 아미노산 잔기로 이루어진 3차원 영역 구조로서, 단백질-단백질 결합을 매개한다. SH3 영역은 프롤린 잔기에 결합해서 동일한 단백질의 SH2 단백질과 협력하여 기능한다. 예를 들어, RAS에 대한 구아닌 뉴클레오티드 교환인자인 SOS는 SH2와 SH3를 모두 포함하며 둘 모두 어댑터 단백질 GRB-2에 대한 SOS 결합에 관여한다.

Stem cell (줄기세포) 끊임없이 분열하면서 추가적인 줄기세포 및 여러 가지 서로 다른 직계의 세포를 만들어내는 미분화 세포. 예를 들어, 모든 혈액 세포는 하나의 공통 조혈줄기세포로부터 생겨난다.

STING (Stimulator of IFN Gene) 소포체막에 위치하는 어댑터 단백질 중 하나로서, 신호를 전달하기 위해 몇몇 세포질 DNA 감지(cytoplasmic DNA sensor, CDS) 분자에 의해 활용되며, IRF3 전사인자를 활성화하여 1형 인터페론 유전자 발현을 이끌어 낸다.

Subunit vaccine (아단위 백신) 정제된 항원이나 미생물 일부분(아단위)로 구성된 백신. 이런 유형의 백신으로는 디프테리아와 파상풍 변성독소(toxoid), *Pneumococcus* 및 *Haemophilus influenzae* 다당류 백신, B형 간염바이러스와 인플루엔자 바이러스의 정제 폴리펩티드 백신 등이 있다. 정제 항원 백신은 항체 및 보조T세포 반응을 자극할 수 있지만, 강력한 CTL 반응은 생성하지 않는 경우가 많으므로 장기간 지속되는 면역을 위해서는 추가 접종이 필요할 수 있다.

Superantigen (초항원) 특정 Vβ *TCR* 유전자 집단을 발현하는 하나의 개체에서 모든 T세포와 결합하고 활성화시키는 미생물 단백질. 초항원은 APC의 2형 MHC 분자의 비다형(nonpolymorphic) 부위에 결합함으로써 T세포에게 제시되며, TCR Vβ 영역의 보존된 부위와 상호작용한다. 몇 가지 포도알균의 내독소가 초항원이다. 이 항원의 중요성은 많은 T세포를 활성화시키는 데 있는데, 그 결과 다량의 사이토카인이 생산되며 패혈쇼크와 유사한 임상증상이 나타난다.

Suppressor T cell (억제 T세포) 다른 T림프구의 활성화와 기능을 억제하는 T세포. 이 세포들은 1970년대에 기술되었었지만, 억제 T세포나 그 작용 방식을 명확하게 정의하기가 어려워서 이 용어는 더 이상 사용되지 않는다.

Surrogate light chain (대리 경사슬) Pre-B세포에서 Ig μ 중사슬과 연합하는 두 개의 불변단백질로서, pre-B세포 수용체를 형성한다. 두 개의 대리 경사슬 단백질은 경사슬 V 영역과 상동한 V pre-B 단백질과의 이황화 결합에 의해 μ 중사슬과 공유 결합하는 λ5를 가지고 있다.

Switch recombination [전환(유전자)재조합] Ig 동형전환을 일으키는 분자적 기작으로서, 하나의 항체생산 B세포에 있는 재조합된 VDJ 유전자 단편이 아랫부분에 있는 하나의 C 유전자와 재조합되는 과정이다. 이때 중간에 있는 C 유전자는 제거된다. 이러한 DNA 재조합은 CD40 리간드(CD40L)와 사이토카인에 의해 자극되며, 각각의 CH 자리 5′ 끝의 인트론에 위치해 있는 전환부위(switch region)라 불리는 뉴클레오티드 염기서열이 관여한다.

SYK T세포에 있는 ZAP-70와 유사한 세포질 단백질 타이로신인산화효소로서, 항원유도 B세포 활성의 초기 신호전달 단계에서 중요하다. SYK는 BCR 복합체의 Igα와 Igβ 사슬의 세포질 미부에 있는 인산화된 타이로신과 결합하여 신호전달 캐스케이드를 위한 다른 구성성분들을 끌어 모으는 어댑터 단백질들을 인산화시킨다.

Syngeneic (동계) 유전적으로 동일하다. 순계의 모든 동물과 일란성 쌍둥이는 '동계(syngeneic)'이다.

Syngeneic graft (동계이식) 수여자와 유전적으로 동일한 공여자로부터의 이식편. 동계이식은 거부되지 않는다.

Synthetic vaccine (합성백신) 재조합 DNA-유래 항원으로 구성된 백신. 현재 B형 간염바이러스와 단순헤르페스바이러스에 대한 합성백신이 이용되고 있다.

Systemic inflammatory response syndrome (전신염증반응증후군, SIRS) 파종성 세균 감염 및 화상과 같은 광범위한 염증을 유도하는 그 밖의 다른 조건들을 가진 환자에서 관찰되는 전신변화. 가벼운 형태로, SIRS는 중성구증가증(neutrophilia), 열 및 혈장에서 급성기 반응 물질의 증가로 이루어진다. 이러한 변화는 LPS와 같은 세균 산물에 의해 자극되며 선천면역체계의 사이토카인에 의해 매개된다. 심한 경우, SIRS에는 파종혈관내응고(disseminated intravascular coagulation), 성인호흡곤란증후군(adult respiratory distress syndrome) 및 쇼크가 포함될 수 있다.

Systemic lupus erythematosus (전신홍반루푸스, SLE) 대부분 여성에게 영향을 주는 만성 전신 자가면역질환으로서, 발진(rash), 관절염(arthritis), 사구체신염(glomerulonephritis), 용혈성 빈혈(hemolytic anemia), 저혈소판증(thrombocytopenia) 및 중추신경계 장애가 특징이다. SLE 환자에서는 많은 다양한 자가항체가 관찰되는데, 특히 항-DNA 항체가 나타난다. 대부분의 SLE 증상은 자가항체와 이에 특이적인 항원으로 구성된 면역복합체 형성에 의해 야기되며, 다양한 조직의 작은 혈관에 이러한 복합체의 침착을 가져온다. SLE에서 자기관용이 와해되는 기작에 대해서는 아직 알려져 있지 않다.

T

T cell receptor (T세포 수용체, TCR) T림프구 표면에 클론적으로 분포되어 있는 항원수용체. TCR의 가장 일반적인 형태는 α와 β로 불리는 두 개의 이황화-결합 막경유 폴리펩티드 사슬의 이형이량체로 구성되는데, 각 사슬은 한 개의 아미노-말단 Ig-유사 가변(V)영역, 한 개의 Ig-유사 불변(C)영역, 하나의 소수성 막경유 부위 및 하나의 짧은 세포질 부위를 갖고 있다. αβ TCR은 $CD4^+$와 $CD8^+$ T세포에 발현되며 APC 표면에 있는 자기 MHC 분자에 결합되어 있는 외래 펩티드 복합체를 인식한다(덜 일반적인 TCR은 γ 및 δ 사슬로 구성되어 있는데, T세포 일부 집단에서 발견되며 다른 형태의 항원을 인식한다).

T cell receptor (TCR) transgenic mouse [T세포 수용체(TCR) 형질전환 마우스] 한 가지의 한정된 특이성을 가진 TCR을 코딩하는 기능적인 TCR α 및 β 유전자가 유전공학적 방법을 통해 도입된 마우스로서, 해당 마우스는 이 유전자를 발현하게 된다. 내인성 TCR 유전자의 대립유전자배제 때문에, TCR 형질전환 마우스에서 대부분의 혹은 모든 T세포는 동일한 항원 특이성을 갖는데, 이것은 다양한 연구목적에 유용한 특성이다.

T follicular helper (Tfh) cell [T소포보조(Tfh)세포] 림프소포내에 존재하는 $CD4^+$ 보조T세포 중 한 아부류로, 체세포고돌연변이, 동형전환, 기억 B세포 및 장수형질세포 생성을 자극하는 배중심 반응에서 B세포에게 신호를 제공하는 데 중요한 역할을 한다. Tfh는 CXCR5, ICOS, PD-1, IL-21 및 BCL-6을 발현한다.

T lymphocyte (T림프구) 적응면역체계 중 세포매개면역반응을 담당하는 주요 세포. T림프구는 가슴샘에서 성숙하고 혈액을 순환하며, 2차 림프조직에 거주하고 항원이 노출된 말초 부위로 모집(recruitment)된다. 이 세포는 자기 MHC 분자에 결합한 외래 단백질 펩티드 단편을 인식하는 항원수용체(TCR)를 발현한다. T림프구의 기능적 아부류에는 $CD4^+$ 보조T세포와 $CD8^+$ CTL(세포독성 T림프구)가 있다.

T-BET T-box 가계에 속하는 전사인자로서 Th1 세포 및 ILC1 분화를 위해 요구된다.

T-dependent antigen (T의존 항원) 항체반응을 자극하기 위해 B세포와 보조T세포 모두가 요구되는 항원. T의존 항원은 T세포에 의해 인식되는 몇몇 에피토프와 B세포에 의해 인식되는 또 다른 에피토프를 포함하고 있다. 보조T세포는 B세포 성장 및 항체분비세포 분화를 자극하는 사이토카인과 세포 표면 분자를 생산한다. T의존 항원에 대한 체액면역반응에서는 동형전환, 친화력 성숙 및 기억이 나타난다.

Tacrolimus (타크로리무스) 동종이식거부반응 시 사용하는 칼시뉴린(calcineurin) 억제자 종류 중 하나인 면역억제제(FK506으로도 알려짐)로서, 사이클로스포린(cyclosporine)과 유사하게 T세포 사이토카인 유전자 전사를 막는 기능을 가지고 있다. 타크로리무스는 FK506-결합 단백질이라 불리는 세포질 단백질에 결합하고, 그 결과 칼시뉴린과 결합하여 복합체를 이룸으로써 NFAT 전사인자의 활성과 핵으로의 이동을 억제한다.

Tertiary lymphoid organ (3차 림프기관) B세포 소포와 T세포 구역으로 조직화된 림프구와 항원제시세포의 집합체로서, 류마티스관절염 환자의 관절 활막과 같은 만성 면역매개 염증 부위에서 발달한다.

Th1 cell (Th1 세포) $CD4^+$ 보조T세포의 한 가지 아부류로, IFN-γ를 비롯 특정 부류의 사이토카인을 분비한다. 주요 기능은 감염(특히 세포내 감염 미생물에 대한)에 대한 포식세포 매개방어를 자극하는 것이다.

Th2 cell (Th2 세포) $CD4^+$ 보조T세포의 한 가지 기능적 아부류로, IL-4, IL-5 및 IL-13을 비롯 특정 부류의 사이토카인을 분비한다. 주된 기능은 IgE 합성 및 호산구/비만세포매개 면역반응을 자극하는 것이다.

Th17 cell (Th17 세포) $CD4^+$ 보조T세포의 한 가지 아부류로, IL-17과 IL-22를 비롯하여 특정 부류의 염증성 사이토카인을 분비한다. 이러한 사이토카인은 세균 및 진균성 감염에 대한 보호와 자가면역 및 염증성 질환에서 염증반응을 매개한다.

Thymic epithelial cell (가슴샘 상피세포) 가슴샘의 피질 및 속질 기질(stroma)에 풍부한 상피세포로서, T세포를 발달시키는 데 중요한 역할을 한다. 양성선별 과정에서 가슴샘 상피세포 표면의 MHC 분자와 결합되어 있는 자기 펩티드을 약하게 인식하는 성숙 중인 T세포는 세포자멸사로부터 구제받을 수 있다.

Thymocyte (가슴샘세포) 가슴샘에 존재하는 성숙 T림프구의 전구세포.

Thymus (가슴샘) 앞 세로칸(anterior mediastinum)에 위치하고 있는 이엽(bilobed) 기관으로, 골수유래 전구세포로부터 T림프구가 성숙하는 부위이다. 가슴샘은 하나의 바깥쪽 피질(cortex)과 하나의 안쪽 속질로 나뉘며, 기질(stromal) 가슴샘 상피세포, 큰포식세포, 수지상 세포 및 다양한 성숙 단계의 수많은 T세포 전구세포(가슴샘세포)를 포함하고 있다.

T-independent antigen (T비의존 항원) 다당질 및 지질 같은 비단백질 항원으로서, 항원특이 보조T림프구 도움 없이 항체반응을 자극할 수 있다. T비의존 항원은 일반적으로 다수의 동일한 에피토프를 포함하고 있으며 B세포에 있는 막형 Ig을 교차결합시켜 B세포를 할성화시킨다. T비의존 항원에 대한 체액면역반응은 보조T세포로부터의 신호가 요구하는 두 가지 과정인 중사슬 동형전환이나 친화력 성숙이 상대적으로 적다.

Tissue typing (조직형검사) 동종이식편 공여자와 수여자를 맺을 목적으로 한 개체에 발현되는 특정 MHC 대립유전자를 결정하는 것. 조직형검사를 HLA 검사라고도 부르는데, 대체로 HLA 대립유전자의 분자적(PCR-기반) 염기서열분석이나 혈청학적 방법들을 통해 이루어진다(항-HLA 항체 패널을 통해 개개의 세포가 용해됨).

TNF receptor-associated factor (TNF 수용체-관련 인자, TRAF) TNF-RII, 림포독소(lymphotoxin, LT)-β 수용체 및 CD40를 비롯 다양한 TNF 수용체의 세포질 영역과 상호 작용하는 어댑터 분자를 의미한다. 이러한 수용체는 여러 가지의 TRAF과 결합하는 세포질 모티프를 가지고 있어서 AP-1과 NF-κB 전사인자의 활성을 유도하는 다른 신호 분자들을 끌어들일 수 있다.

Tolerance (관용) 항원특이 림프구의 불활성화나 사멸의 결과로 인해 항원에 대한 적응면역체계가 반응하지 않는 것으로, 항원에 대한 노출에 의해 유도된다. 자기항원에 대한 관용은 적응면역체계의 정상적인 특징이며, 외래 항원에 대한 관용은 특정 항원 노출 조건하에서 유도될 수 있다.

Tolerogen (관용원) 면역반응을 유도하는 면역원과는 대조적으로 면역학적 관용을 유도하는 항원. 많은 항원들은 체내로 어떠한 방식으로 투여되는지에 따라 관용원 혹은 면역원이 될 수도 있다. 모든 자기항원은 관용원성(tolerogenic) 항원이다. 관용원성 항원의 형태에는 면역보강제(adjuvant) 없이 다량 투여된 단백질과 구강으로 투여된 항원이 있다.

Toll-like receptor (Toll유사 수용체, TLR) 많은 세포 유형에서 발현되고 플라젤린, 지질다당질(LPS), 펩티도글리칸, dsRNA 및 CpG DNA와 같은 미생물 구조를 인식하는 선천면역체계의 패턴인식수용체 가계이다. TLR은 염증 및 항바이러스 유전자의 발현으로 이어지는 신호를 전달한다. 사람 TLR은 10개가 있는데, 그 중 7개는 세포의 원형질막에 발현되고 3개는 엔도솜막에 위치한다.

Tonsil (편도) 코인두와 입인두의 상피장벽 아래에 위치한 부분적으로 싸인 2차 림프조직으로서 아데노이드(인두편도), 목구멍편도 및 혀편도를 포함한다. 편도는 상기도에서 미생물에 대한 적응면역반응이 시작되는 부위이다.

Toxic shock syndrome (독소쇼크증후군) 쇼크, 피부 탈락(exfoliation), 결막염 및 설사를 특징으로 하는 급성 질병으로서 탐폰 사용과 관련이 있고, Vβ 유전자의 특정 하위 그룹을 사용하여 TCR을 발현하는 모든 T세포의 다클론 활성자(polyclonal activator)인 황색포도알균(*Staphylococcus aureus*) 초항원에 의해 유발된다.

Transfusion (수혈) 순환 혈액세포, 혈소판, 또는 혈장을 한 개체에서 다른 개체로(사람으로) 이식하는 것. 수혈은 출혈로 인한 혈액손실을 치료하거나 불충분한 생산 또는 과잉 파괴로 인한 하나 혹은 그 이상의 혈액세포 종류(적혈구와 혈소판 같은)의 결핍을 치료하기 위해 시행된다.

Transfusion reaction (수혈반응) 수혈받은 혈액산물에 대한 면역학적 반응으로, 대개 수여자에게서 이미 형성되어 있던 항체에 의해 매개된다. 이 항체는 ABO 혈액형 항원이나 조직적합성 항원과 같은 공여자 혈액세포 항원에 결합한다. 수혈반응은 혈관내 적혈구 용혈과 심한 경우에는 신장 손상, 발열, 쇼크 및 파종성 혈관내 응고를 유발할 수 있다.

Transgenic mouse (형질전환마우스) 마우스 수정란의 난핵(pronuclei)으로 특이적 DNA 염기서열의 주입에 의해 유전체내로 도입된 외부 유전자가 발현되는 마우스. 도입유전자(transgene)는 염색체의 분리영역에 무작위적으로 끼어들고 그 이후 단순한 멘델 법칙 특성으로 유전된다. 조직특이 조절 염기서열을 가진 도입유전자 고안에 의해, 특정 조직에서만 특정 유전자를 발현시키는 마우스를 만들 수 있다. 형질전환마우스는 여러 가지 사이토카인, 세포 표면 분자 및 세포내 신호전달분자의 기능을 조사하는 면역학적 연구에서 광범위하게 사용된다.

Transplantation (이식) 하나의 개체에서 다른 개체 혹은 동일 개체의 한 부위에서 다른 부위로 세포, 조직 혹은 기관(즉, 이식편)을 옮기는 과정. 이식은 특정 조직이나 기관에 기능적인 장애가 있는 다양한 질환을 치료하는 데 이용된다. 개체 간 성공적 이식을 방해하는 주된 장벽은 이식된 이식편에 대한 면역학적 반응(거부반응)이다.

Transporter-associated with antigen processing (TAP) ATP-의존 펩티드 운반체로, 세포질로부터 세포질세망 안쪽의 1형 MHC 분자가 조립되는 곳으로 펩티드 능동 수송을 매개한다. TAP은 TAP-1과 TAP-2 폴리펩티드로 구성된 이형이량체 분자로, 두 폴리펩티드 모두 MHC내 유전자에 의해 코딩된다. 펩티드는 1형 MHC 분자가 안정적으로 조립되는 데 필요하기 때문에, TAP이 결핍된 동물은 세포 표면에 1형 MHC 분자가 아주 적게 발현되며, 그 결과 $CD8^+$ T세포의 발달과 활성화가 감소한다.

Tuft cell (솔세포) 기생충 감염에 대한 반응으로 점액 분비를 향상시키는 데 관여하는 특수한 장 상피세포 유형이다. 솔세포는 기생충에 의해 활성화되어 IL-25를 분비하는데, 이는 ILC2가 IL-13을 분비하도록 자극하며, 이어서 점액 분비 술잔세포의 형성을 촉진한다.

Tumor immunity (종양면역) 면역체계에 의해 종양 발달이 방지되는 것. 자연적으로 발생하는 암에 대한 면역반응이 빈번하게 입증되지만, 암은 이러한 반응을 종종 회피한다. PD-1과 같은 T세포 억제 분자를 표적으로 하는 새로운 치료법이 T세포매개 항암면역을 강화하는 데 있어서 효과적임이 입증되고 있다.

Tumor-infiltrating lymphocyte (종양침윤 림프구, TIL) 고형 종양의 외과적 절제술 표본 내부 및 그 주변에 존재하는 염증성 침윤물로터 분리된 림프구로서, 종양특이 CTL과 자연살해세포가 풍부하게 함유되어 있다. 실험적인 암 치료법에서, TIL을 높은 농도의 IL-2 존재하에서 시험관내에서 키울 수 있으며, 이 세포를 종양 환자에게 다시 도입시킨다.

Tumor necrosis factor receptor superfamily (종양괴사인자수용체 대가계, TNFRSF) 구조적으로 상동성을 갖는 막경유 단백질의 큰 집단 중 하나로서, 종양괴사인자 대가계 단백질과 결합하여 세포 증식, 분화, 사멸 및 염증성 유전자 발현을 조절하는 신호를 생성한다(부록 II 참조).

Tumor necrosis factor superfamily (종양괴사인자 대가계, TNFSF) 구조적으로 상동성을 갖는 막경유 단백질의 큰 집단 중 하나로서, 세포 증식, 분화, 사멸 및 염증성 유전자 발현을 비롯한 반응성 세포의 다양한 기능들을 조절한다. TNFSF 멤버는 일반적으로 원형질막내에서 혹은 막으로부터 단백질 분해로 방출된 후 동형삼량체(homotrimer)를 형성하며, 동형삼량체 종양괴사인자수용체 대가계(TNF receptor superfamily, TNFRSF) 분자에 결합하여 다양한 신호전달경로를 개시한다(부록 II 참조).

Tumor-specific antigen (종양특이 항원) 정상 세포에서는 발현되지 않고 특정 종양에 대해서만 제한적으로 발현하는 항원. 종양특이 항원은 항종양 면역반응에 대한 표적 항원으로 쓰일 수 있다.

Tumor-specific transplantation antigen (종양특이 이식항원, TSTA) 실험동물 종양 세포에서 발현되는 항원으로, 이러한 항원은 종양 이식하여 그 종양 이식물의 면역학적 거부 유도에 의해 검출될 수 있다. TSTA는 본래 화학적으로 유도된 설치류 육종(sarcoma)에서 규정되었으며 이식된 종양의 CTL매개거부반응을 자극한다.

Two-signal hypothesis (두 가지 신호 가설) '림프구 활성화는 두 가지의 구분되는 신호를 요구한다'는 것을 증명한 가설. 첫 번째 신호는 항원이며 두 번째 신호는 미생물 산물이나 미생물에 대한 선천면역반응 성분이다. 항원(제1신호)이 요구되는 것은 잇따라 일어나는 면역반응이 특이적임을 말하며, 미생물이나 선천면역반응에 의해 자극되는 추가적인 자극(제2신호)이 요구되는 것은 면역반응(자기항원을 비롯 무해한 물질에 대한 것이 아닌, 미생물과 그 외 다른 유해한 물질에 대한 면역반응)이 이들이 필요할 때 일어남을 의미한다. T세포에서 제2신호는 공동자극으로 간주되며, B7 단백질과 같은 전문적인 APC에 있는 막분자에 의해 종종 매개된다.

Type 1 diabetes (1형 당뇨병) 인슐린 결핍의 특징을 갖는 질환으로서, 다양한 대사적, 혈관 이상을 유도한다. 췌장에 있는 랑게르한스섬의 인슐린생성 β세포의 자가면역적 파괴로 인한 인슐린 결핍은 대체로 어린 시절에 일어난다. $CD4^+$와 $CD8^+$ T세포, 항체 및 사이토카인이 섬세포(islet cell) 손상에 영향을 끼친다.

U

Ubiquitination (유비퀴틴화) 유비퀴틴이라 불리는 작은 폴리펩티드의 하나 혹은 몇 개의 카피가 단백질에 공유 결합된 것. 유비퀴틴화는 프로테아좀에 의한 단백질 분해를 위해 그 표적 단백질에 종종 공급되며, 항원 가공 및 제시를 위한 1형 MHC 경로에서 중요한 단계이다.

Uracil N-glycosylase (UNG) DNA로부터 우라실 잔기를 제거하여 그곳을 무염기 상태로 남기는 효소. UNG는 동형전환 과정의 핵심적인 참여물질이며 동형(homozygous) UNG 돌연변이는 고면역글로불린M증후군(hyper-IgM syndrome)을 낳게 한다.

Urticaria (두드러기) 즉시과민반응 중 작은 혈관으로부터 진피내로 체액과 혈장 단백질이 새어 나와 피부에 형성되는 일시적인 국소적 종창과 발적.

V

V gene segment (가변 유전자 조각) Ig 중사슬나 경사슬 또는 TCR α, β, γ 및 δ 사슬의 가변 영역을 코딩하는 DNA 염기서열. 각 항원수용체 자리(locus)는 많은 서로 다른 *V* 유전자 조각을 포함하며, 그중 어느 하나가 림프구 성숙 과정 동안에 아래쪽 *D* 또는 *J* 조각과 결합하여 기능적인 항원수용체 V 유전자를 형성한다.

V(D)J recombinase [V(D)J 재조합효소] 림프구 항원수용체 유전자 재조합을 촉매하는 RAG-1 및 RAG-2의 복합체.

Vaccine (백신) 미생물 감염에 대한 보호 면역을 유도하기 위해 개체에 투여되는 미생물 항원제제로서, 종종 면역보강제를 섞는다. 백신은 살아있지만 독성이 없는 미생물, 죽인 미생물, 미생물로부터 정제된 거대분자 구성 성분, 미생물 병원체 항원을 코딩하는 유전자를 운반하는 비병원성 바이러스, 바이러스 항원을 코딩하는 RNA를 운반하는 지질 나노입자의 형태일 수 있다. 암을 치료하기 위해 종양항원을 함유한 백신(암백신)이 개발 중이다.

Variable region (가변부) Ig 중사슬이나 경사슬 또는 TCR α, β, γ 및 δ 사슬의 세포외 아미노-말단 부위로, 림프구의 모든 클론마다 서로 다른 변화무쌍한 아미노산 서열을 포함하고 있으며, 항원에 대한 특이성을 갖는 부분이다. 항원-결합 가변 서열은 뻗은 루프(loop) 구조나 고변이(hypervariable) 조각에 국한된다.

Vasoactive amines (혈관작용아민) 히스타민과 같은 저분자량의 비지질 화합물들로서, 모두 아민 그룹을 갖고 있으며 비만세포의 세포질 과립으로부터 방출되어 즉시과민(알레르기)반응의 많은 생물학적 효과들을 매개한다(생체아민이라고도 불림).

Virus vector vaccine (바이러스벡터 백신) 복제되지 않도록 설계된 살아있는 비병원성 바이러스로 구성되어 있으며 병원성 바이러스의 항원을 코딩하는 유전자를 통합한 백신이다. 예방접종은 잡종바이러스(hybrid virus)에 의한 단기간 감염과 병원체 항원의 발현을 유발하며, 이는 해당 병원체에 대한 보호면역반응을 유발한다. 가장 널리 사용되는 바이러스벡터 백신은 COVID-19를 예방하는 데 사용되며, SARS-CoV-2 스파이크 단백질 유전자를 운반하는 아데노바이러스 벡터로 구성된다. 항-SARS-CoV-2 바이러스벡터 백신은 수백만 명의 사람들을 면역시키는 데 사용되었으며, 바이러스의 여러 변종에 의해 감염된 후 심각한 질병에 대해 강력한 보호를 제공하는 것으로 입증되었다.

Virus (바이러스) 절대 세포내미생물 또는 감염성 입자로서, 단백질 캡시드내에 포장된 하나의 단순한 핵산 유전체로 구성되어 있으며, 어떤 바이러스는 막 외피(envelope)로 둘러싸여 있다. 많은 병원성 동물 바이러스는 광범위한 질환을 유발한다. 바이러스에 대한 체액면역반응은 세포 감염을 차단하는데 효과적일 수 있으며, 자연살해세포 및 CTL은 이미 감염된 세포를 죽이는 데 요구된다.

W

Western blot 생물학적 시료에서 특정 단백질의 존재를 결정하기 위한 면역학적 기법. 전기영동으로 시료내 단백질을 분리하고, 전기영동 젤에 있는 분리 단백질을 모세관 현상을 이용하여 지지막(support membrane)으로 옮긴 후(blotting), 효소 또는 방사성으로 표지한 항-단백질 특이항체를 해당 단백질에 결합시켜 검출한다.

Wheal and flare reaction (두드러기와 발적 반응) 즉시과민반응이 나타난 부위의 피부에 생기는 국소 종창과 발적. 두드러기(wheal)는 증가된 혈관투과성을 나타내며, 발적(flare)은 혈액 흐름이 국소적으로 증가함으로써 나타난다. 두 변화 모두는 활성화된 진피 비만세포로부터 방출된 히스타민과 같은 매개자들이 유발한다.

White pulp (백색수질) 대부분 림프구로 구성된 비장의 일부분으로서, 세동맥주위 림프집(periarteriolar lymphoid sheath, PALS), 소포(follicle) 및 다른 백혈구들이 배열되어 있다. 비장의 나머지 부분은 적색수질(red pulp)로 불리는 곳으로, 포식세포로 내부가 메워진 굴맥관(sinusoid)과 혈액으로 채워져 있다.

Wiskott-Aldrich syndrome (비스코트-올드리치증후군) X 연관 질환으로, 습진(eczema), 저혈소판증(thrombocytopenia) 및 세균 감염에 대한 감수성으로 나타나는 면역결핍 등의 특징이 있다. 신호전달 캐스케이드와 액틴 세포뼈대(cytoskeleton)의 조절에 관여하는 세포질 단백질을 코딩하는 유전자에 결함이 있다.

X

XBP-1 비접힘단백질반응(unfolded protein response, UPR)과 형질세포 발달에 요구되는 전사인자.

Xenoantigen (이종항원) 다른 종으로부터의 이식편에 있는 항원.

Xenograft (xenogeneic graft, 이종이식) 수여자와 다른 종으로부터 유래한 기관이나 조직 이식편. 사람에 대한 이종이식(예, 돼지로부터의)의 이식은 면역학적 거부반응과 관련된 특수한 문제점들 때문에 아직 실용적이지 못하다.

Xenoreactive 다른 종으로부터의 이식편 상에 있는 항원(이종항원)을 인식하고 반응하는 T세포 또는 항체를 말한다. 이 T세포는 본래의 이종 MHC 분자 또는 자기 MHC 분자에 결합되어 있는 이종 단백질로부터 유래한 펩티드를 인식할 수 있다.

X-linked agammaglobulinemia (X연관 무감마글로불린혈증) 초기 B세포 성숙과정의 차단 및 혈청 Ig 결여 등의 특징을 갖는 면역결핍질환으로, Bruton's 무감마글로불린혈증이라고도 부른다. 환자는 화농성 세균감염으로 고통받는다. 이 질환은 발달 중인 B세포의 신호전달에 관여하는 효소인 BTK를 코딩하는 유전자의 돌연변이나 결손에 의해 유발된다.

X-linked hyper-IgM syndrome (X연관 고면역글로불린M 증후군) CD40 리간드 유전자의 돌연변이로 인한 희귀한 면역결핍질환으로, B세포 중사슬 동형전환 실패와 세포매개면역 기능 결함이 특징이다. 환자들은 화농성 세균 및 세포내 감염으로 고통받는다.

Z

ζ chain (ζ사슬) TCR 복합체의 일부분으로서 T세포에서 발현되는 막경유 단백질. 세포질 미부에 ITAM을 포함하며 T세포 활성화 동안, ZAP-70 단백질 타이로신인산화효소에 결합한다.

Zeta-associated protein of 70 kD (ZAP-70) B세포에서의 Syk와 유사한 세포질 단백질 타이로신인산화효소로서, 항원유도 T세포 활성화의 초기 신호전달 단계에서 결정적으로 중요하다. ZAP-70은 TCR 복합체의 ζ사슬 및 CD3 사슬의 세포질 미부에 있는 인산화된 타이로신에 결합해서 신호전달 캐스케이드에 관여하는 다른 구성 요소들을 끌어오는 어댑터 단백질을 인산화시킨다.

주요 CD분자의 핵심 특징

Principal Features of Selected CD Molecules

아래 표는 이 책에서 언급된 CD분자를 선별하여 다루었다. 많은 사이토카인과 그 수용체는 CD 번호가 부여되어 있는데, 실제로 우리는 이들을 좀 더 서술적인 사이토카인 명칭으로 부르며, 이들은 부록 II에서 다루었다. CD분자 리스트에 대한 좀 더 완벽한 최신 정보는 http://www.hcdm.org에서 찾아볼 수 있다.

CD Number (Other Names)	Molecular Structure, Family	Main Cellular Expression	Known or Proposed Function(s)
CD1a–e	35-44 kD; class I MHC-like Ig superfamily; β_2-microglobulin associated	Thymocytes, dendritic cells (including Langerhans cells)	Presentation of nonpeptide (lipid and glycolipid) antigens to some iNKT cells
CD2 (LFA-2)	50 kD; Ig superfamily	T cells, NK cells	Adhesion molecule (binds CD58); T cell activation; cytotoxic T lymphocyte (CTL) and natural killer (NK) cell–mediated lysis
CD3γ (CD3g)	25–28 kD; associated with CD3 δ and CD3ε in TCR complex; Ig superfamily; ITAM in cytoplasmic tail	T cells	Cell surface expression of and signal transduction by the T cell antigen receptor
CD3δ (CD3d)	20 kD; associated with CD3γ and CD3ε in TCR complex; Ig superfamily; ITAM in cytoplasmic tail	T cells	Cell surface expression of and signal transduction by the T cell antigen receptor
CD3ε (CD3e)	23 kD; associated with CD3δ and CD3γ in TCR complex; Ig superfamily; ITAM in cytoplasmic tail	T cells	Cell surface expression of and signal transduction by the T cell antigen receptor
CD4	55 kD; Ig superfamily	Class II MHC-restricted T cells; some macrophages	Coreceptor in class II MHC-restricted antigen-induced T cell activation (binds to class II MHC molecules); thymocyte development; receptor for HIV

(계속)

CD Number (Other Names)	Molecular Structure, Family	Main Cellular Expression	Known or Proposed Function(s)
CD5	67 kD; scavenger receptor family	T cells; B-1 B cell subset	Signaling molecule; binds CD72
CD8α (CD8a)	34 kD; expressed as a homodimer or heterodimer with CD8β chain	Class I MHC-restricted T cells; subset of dendritic cells	Coreceptor in class I MHC-restricted antigen-induced T cell activation (binds to class I MHC molecules); thymocyte development
CD8β (CD8b)	34 kD; expressed as a heterodimer with CD8α chain Ig superfamily	Class I MHC-restricted T cells	Same as CD8α
CD10	100 kD; type II membrane protein	Immature and some mature B cells; lymphoid progenitors, granulocytes	Metalloproteinase; unknown function in the immune system
CD11α (LFA-1α chain)	180 kD; noncovalently linked to CD18 to form LFA-1 integrin	Leukocytes	Cell-cell adhesion; binds to ICAM-1 (CD54), ICAM-2 (CD102), and ICAM-3 (CD50)
CD11β (MAC-1; CR3)	165 kD; noncovalently linked to CD18 to form MAC-1 integrin	Granulocytes, monocytes, macrophages, dendritic cells, NK cells	Phagocytosis of iC3b-coated particles; neutrophil and monocyte adhesion to endothelium (binds CD54) and extracellular matrix proteins
CD11c (p150,95; CR4α chain; integrin αX)	145 kD; noncovalently linked to CD18 to form p150,95 integrin	Dendritic cells, monocytes, macrophages, granulocytes, NK cells	Similar functions as CD11b
CD14	53 kD; GPI linked	Dendritic cells, monocytes, macrophages, granulocytes	Binds complex of LPS and LPS-binding protein and displays LPS to TLR4; required for LPS-induced macrophage activation
CD16a (FcγRIIIA)	50–70 kD; transmembrane protein; Ig superfamily	NK cells, macrophages	Binds Fc region of IgG; phagocytosis and antibody-dependent cellular cytotoxicity
CD16b (FcγRIIIB)	50–70 kD; GPI linked; Ig superfamily	Neutrophils	Binds Fc region of IgG; synergizes with Fcγ RII in immune complex–mediated neutrophil activation
CD18	95 kD; noncovalently linked to CD11a, CD11b, or CD11c to form β_2 integrins	Leukocytes	See CD11a, CD11b, CD11c

(계속)

CD Number (Other Names)	Molecular Structure, Family	Main Cellular Expression	Known or Proposed Function(s)
CD19	95 kD; Ig superfamily	Most B cells	B cell activation; forms a coreceptor complex with CD21 and CD81 that delivers signals activating signals in B cells
CD20	35–37 kD; membrane-spanning 4A (MS4A) family	B cells	Possible role in B cell activation or regulation; calcium ion channel
CD21 (CR2; C3d receptor)	145 kD; regulators of complement activation (RCA) family	Mature B cells, follicular dendritic cells	Receptor for complement fragment C3d; forms a coreceptor complex with CD19 and CD81 that delivers activating signals in B cells; receptor for Epstein-Barr virus
CD22 (Siglec-2)	130–140 kD; Ig superfamily; Siglec family; ITIM in cytoplasmic tail	B cells	Inhibits B cell activation
CD23 (FcεRIIB)	45 kD; C-type lectin	Activated B cells, monocytes, macrophages	Low-affinity Fcε receptor, induced by IL-4; unknown function
CD25 (IL-2 receptor α chain)	55 kD; noncovalently associated with IL-2Rβ (CD122) and IL-2Rγ (CD132) chains to form the high-affinity IL-2 receptor	Activated T and B cells, regulatory T cells (Treg)	Together with CD122 and CD132, binds IL-2 and promotes responses to low concentrations of IL-2; delivers signals required for Treg differentiation and survival
CD28	Homodimer of 44-kD chains; Ig superfamily	T cells (all $CD4^+$ and >50% of $CD8^+$ cells in humans; all mature T cells in mice)	Receptor on T cells for costimulatory molecules CD80 (B7-1) and CD86 (B7-2)
CD29	130 kD; noncovalently linked to CD49a–d chains to form VLA (β_1) integrins	T cells, B cells, monocytes, granulocytes	Leukocyte adhesion to extracellular matrix proteins and endothelium (see CD49)
CD30 (TNFRSF8)	120 kD; TNFR superfamily	Activated T and B cells; NK cells, monocytes, Reed-Sternberg cells in Hodgkin disease	Not established
CD31 (platelet/endothelial cell adhesion molecule 1 [PECAM-1])	130–140 kD; Ig superfamily	Platelets, monocytes, granulocytes, B cells, endothelial cells	Adhesion molecule involved in leukocyte transmigration through endothelium

(계속)

CD Number (Other Names)	Molecular Structure, Family	Main Cellular Expression	Known or Proposed Function(s)
CD32 (FcγRII)	40 kD; Ig superfamily; A, B, and C forms are products of different but homologous genes; ITAM in cytoplasmic tail of A form; ITIM in cytoplasmic tail of B form.	B cells, macrophages, dendritic cells, granulocytes	Fc receptor for antigen-complexed IgG; B form acts as inhibitory receptor that blocks activation signals in B cells and other cells
CD34	105–120 kD; sialomucin	Hematopoietic stem and progenitor cells; endothelial cells in high endothelial venules	Marker for hematopoietic stem cells; function not established
CD35 (type 1 complement receptor, CR1)	190–285 kD (four products of polymorphic alleles); regulator of complement activation (RCA) family	Granulocytes, monocytes, erythrocytes, B cells, follicular dendritic cells, some T cells	Binds C3b and C4b; promotes phagocytosis of C3b- or C4b-coated particles and immune complexes; regulates complement activation
CD36	85–90 kD	Platelets, monocytes, macrophages, endothelial cells	Scavenger receptor for oxidized low-density lipoprotein; platelet adhesion; phagocytosis of apoptotic cells
CD40	Homodimer of 44- to 48-kD chains; TNFR superfamily	B cells, macrophages, dendritic cells, endothelial cells	Binds CD154 (CD40L); role in T cell–mediated activation of B cells, macrophages, and dendritic cells
CD44	80–>100 kD, highly glycosylated	Leukocytes, erythrocytes	Binds hyaluronan; involved in leukocyte adhesion to endothelial cells and extracellular matrix
CD45 (leukocyte common antigen [LCA], B220)	Multiple isoforms, 180–220 kD (see CD45R); protein tyrosine phosphatase receptor family; fibronectin type III family	Hematopoietic cells	Tyrosine phosphatase that regulates T and B cell activation
CD45R	CD45RO: 180 kD CD45RA: 220 kD CD45RB: 190, 205, and 220 kD isoforms	CD45RO: memory T cells; subset of B cells, monocytes, macrophages CD45RA: naive T cells, B cells, monocytes CD45RB: B cells, subset of T cells	See CD45

(계속)

CD Number (Other Names)	Molecular Structure, Family	Main Cellular Expression	Known or Proposed Function(s)
CD46 (membrane cofactor protein [MCP])	52–58 kD; regulators of complement activation (RCA) family	Leukocytes, epithelial cells, fibroblasts	Regulation of complement activation
CD47	47–52 kD; Ig superfamily	All hematopoietic cells, epithelial cells, endothelial cells, fibroblasts	Leukocyte adhesion, migration, activation; ligand for signal regulatory protein α (SIRPα); "don't eat me" signal to phagocytes
CD49d	150 kD; noncovalently linked to CD29 to form VLA-4 ($\alpha_4\beta_1$ integrin)	T cells, monocytes, B cells, NK cells, eosinophils, dendritic cells, thymocytes	Leukocyte adhesion to endothelium and extracellular matrix; binds to VCAM-1 and MadCAM-1; binds fibronectin and collagens
CD54 (ICAM-1)	75–114 kD; Ig superfamily	T cells, B cells, monocytes, endothelial cells (cytokine inducible)	Cell-cell adhesion; ligand for CD11aCD18 (LFA-1) and CD11bCD18 (Mac-1); receptor for rhinovirus
CD55 (decay-accelerating factor [DAF])	55–70 kD; GPI linked; regulators of complement activation (RCA) family	Broad	Regulation of complement activation
CD58 (Leukocyte function—associated antigen 3 [LFA-3])	55–70 kD; GPI-linked or integral membrane protein	Broad	Leukocyte adhesion; binds CD2
CD59	18–20 kD; GPI linked	Broad	Binds C9; inhibits formation of complement membrane attack complex
CD62E (E-selectin)	115 kD; selectin family	Endothelial cells	Leukocyte-endothelial adhesion
CD62L (L-selectin)	74–95 kD; selectin family	B cells, T cells, monocytes, granulocytes, some NK cells	Leukocyte-endothelial adhesion; homing of naive T and B cells to lymph nodes
CD62P (P-selectin)	140 kD; selectin family	Platelets, endothelial cells (present in granules, translocated to cell surface on activation)	Leukocyte adhesion to endothelium, platelets; binds CD162 (PSGL-1)
CD64 (FcγRI)	72 kD; Ig superfamily; noncovalently associated with the FcR common γ chain	Monocytes, macrophages, activated neutrophils	High-affinity Fcγ receptor; role in phagocytosis, ADCC, macrophage activation
CD66e (carcinoembryonic antigen	180–220 kD; Ig superfamily; CEA	Colonic and other epithelial cells	? Adhesion; clinical marker of carcinoma burden

(계속)

CD Number (Other Names)	Molecular Structure, Family	Main Cellular Expression	Known or Proposed Function(s)
CD69	23 kD; C-type lectin	Activated B cells, T cells, NK cells, neutrophils	Binds to and reduces surface expression of S1PR1, thereby promoting retention of recently activated lymphocytes in lymphoid organs
CD74 (Class II MHC invariant chain [I_i])	33-, 35-, and 41-kD isoforms	B cells, dendritic cells, monocytes, macrophages; other class II MHC-expressing cells	Binds to and directs intracellular sorting of newly synthesized class II MHC molecules
CD79a (Igα)	33, 45 kD; forms dimer with CD79b; Ig superfamily; ITAM in cytoplasmic tail	Mature B cells	Required for cell surface expression of and signal transduction by the B cell antigen receptor complex
CD79b (Igβ)	37–39 kD; forms dimer with CD79α; Ig superfamily; ITAM in cytoplasmic tail	Mature B cells	Required for cell surface expression of and signal transduction by the B cell antigen receptor complex
CD80 (B7-1)	60 kD; Ig superfamily	Dendritic cells, activated B cells and macrophages	Costimulator for T lymphocyte activation; ligand for CD28 and CD152 (CTLA-4)
CD81 (target for antiproliferative antigen 1 [TAPA-1], TSPAN-28)	26 kD; tetraspanin family (TM4SF)	T cells, B cells, NK cells, dendritic cells, thymocytes, endothelial cells	B cell activation; forms a coreceptor complex with CD19 and CD21 that delivers activating signals in B cells
CD86 (B7-2)	80 kD; Ig superfamily	B cells, monocytes; dendritic cells; some T cells	Costimulator for T lymphocyte activation; ligand for CD28 and CD152 (CTLA-4)
CD88 (C5a receptor)	43 kD; G protein—coupled, seven membrane-spanning receptor family	Granulocytes, monocytes, dendritic cells, mast cells	Receptor for C5a complement fragment; role in complement-induced inflammation
CD89 (Fcα receptor)	55–75 kD; Ig superfamily; noncovalently associated with the common FcRγ chain	Granulocytes, monocytes, macrophages, T cell subset, B cell subset	Binds IgA; mediates IgA-dependent cellular cytotoxicity
CD90 (Thy-1)	25–35 kD; GPI linked; Ig superfamily	Thymocytes, mature T cells (mice), $CD34^+$ hematopoietic progenitor cells, neurons	Marker for T cells; unknown function
CD94	43 kD; C-type lectin; on NK cells, covalently assembles with other C-type lectin molecules (NKG2)	NK cells; subset of $CD8^+$ T cells	CD94/NKG2 complex functions as an NK cell inhibitory receptor; binds human leukocyte antigen E (HLA-E) class I MHC molecules

(계속)

CD Number (Other Names)	Molecular Structure, Family	Main Cellular Expression	Known or Proposed Function(s)
CD95 (FAS)	Homotrimer of 45-kD chains; TNFR superfamily	Broad	Binds FAS ligand; delivers signals leading to apoptotic death
CD102 (ICAM-2)	55–65 kD; Ig superfamily	Endothelial cells, lymphocytes, monocytes, platelets	Ligand for CD11aCD18 (LFA-1); cell–cell adhesion
CD103 (α_E integrin subunit)	Dimer of 150- and 25-kD subunits; noncovalently linked to β_7 integrin subunit to form $\alpha_E\beta_7$ integrin	Intraepithelial lymphocytes, other cell types	Role in T cell homing to and retention in mucosa; binds E-cadherin
CD106 (VCAM-1)	100–110 kD; Ig superfamily	Endothelial cells, macrophages, follicular dendritic cells, marrow stromal cells	Adhesion of cells to endothelium; receptor for CD49dCD29 (VLA-4) integrin; role in lymphocyte trafficking
CD134 (OX40, TNFRSF4)	29 kD; TNFR superfamily	Activated T cells	Receptor for T cell CD252; T cell costimulation
CD141 (BDCA-3, thrombomodulin)	60 kD; EGF-like domains	Cross-presenting dendritic cells, monocytes, endothelial cells	Binds thrombin and prevents blood coagulation
CD150 (signaling lymphocyte activation molecule [SLAM])	37 kD; Ig superfamily	Thymocytes, activated lymphocytes, dendritic cells, endothelial cells	Regulation of B cell–T cell interactions and lymphocyte activation
CD152 (cytotoxic T lymphocyte–associated protein 4 [CTLA-4])	33, 50 kD; Ig superfamily	Activated T lymphocytes, regulatory T cells	Mediates suppressive function of regulatory T cells; inhibits T cell responses; binds and internalizes CD80 (B7-1) and CD86 (B7-2) on antigen-presenting cells
CD154 (CD40 ligand [CD40L])	Homotrimer of 32- to 39-kD chains; TNF superfamily	Activated $CD4^+$ T cells	Activation of B cells, macrophages, and endothelial cells; binds to CD40
CD158 (killer Ig-like receptor [KIR])	50, 58 kD; Ig superfamily; KIR family; ITIMs or ITAMs in cytoplasmic tail	NK cells, T cell subset	Inhibition or activation of NK cells on interaction with appropriate class I HLA molecules
CD159a (NKG2A)	43 kD; C-type lectin; ITIM in cytoplasmic tail; forms heterodimer with CD94	NK cells, T cell subset	Inhibition or activation of NK cells on interaction with class I HLA molecules
CD159c (NKG2C)	40 kD; C-type lectin; forms heterodimer with CD94	NK cells	Activation of NK cells on interaction with the appropriate class I HLA molecules

(계속)

CD Number (Other Names)	Molecular Structure, Family	Main Cellular Expression	Known or Proposed Function(s)
CD162 (P-selectin glycoprotein ligand 1 [PSGL-1])	Homodimer of 120-kD chains; sialomucin	T cells, monocytes, granulocytes, some B cells	Ligand for selectins (CD62P, CD62L); adhesion of leukocytes to endothelium
CD178 (FAS ligand [FASL])	Homotrimer of 31-kD subunits; TNF superfamily	Activated T cells	Ligand for CD95 (FAS); triggers apoptotic death
CD206 (mannose receptor)	166 kD; C-type lectin	Macrophages	Binds high-mannose-containing glycoproteins on pathogens; mediates macrophage endocytosis of glycoproteins and phagocytosis of bacteria, fungi, and other pathogens
CD223 (lymphocyte-activation gene 3 [LAG3])	57.4 kD; Ig superfamily	T cells, NK cells, B cells, plasmacytoid DCs	Binds class II MHC; inhibits T cell activation
CD244 (2B4)	41 kD; Ig superfamily; CD2/CD48/CD58 family; SLAM family	NK cells, CD8 T cells, γδ T cells	Receptor for CD148; modulates NK cell cytotoxic activity
CD247 (TCR ζ chain)	18 kD; ITAMs in cytoplasmic tail	T cells; NK cells	Signaling chain of TCR complex– and NK cell–activating receptors
CD252 (OX40 ligand)	21 kD; TNF superfamily	Dendritic cells, macrophages, B cells	Ligand for CD134 (OX40, TNFRSF4); costimulates T cells
CD267 (TACI)	31 kD; TNFR superfamily	B cells	Receptor for cytokines BAFF and APRIL; promotes T-independent B cell responses and B cell survival
CD268 (BAFF receptor)	19 kD; TNFR superfamily	B cells	Receptor for BAFF; promotes B cell survival
CD269 (B cell maturation antigen [BCMA])	20 kD; TNFR superfamily	B cells	Receptor for BAFF and APRIL; promotes plasma cell survival
CD273 (PD-L2)	25 kD; Ig superfamily; structurally homologous to B7	Dendritic cells, monocytes, macrophages	Ligand for PD-1; inhibits T cell activation
CD274 (PD-L1)	33 kD; Ig superfamily; structurally homologous to B7	Leukocytes, other cells	Ligand for PD-1; inhibits T cell activation
CD275 (ICOS ligand)	60 kD; Ig superfamily; structurally homologous to B7	B cells, dendritic cells, monocytes	Binds ICOS (CD278); T cell costimulation

(계속)

CD Number (Other Names)	Molecular Structure, Family	Main Cellular Expression	Known or Proposed Function(s)
CD278 (inducible costimulator [ICOS])	55–60 kD; Ig superfamily; structurally homologous to CD28	Activated T cells	Binds ICOS-L (CD275); T cell costimulation and follicular T helper cell differentiation
CD279 (PD-1)	55 kD; Ig superfamily; structurally homologous to CD28; ITIM and ITSM in cytoplasmic tail	Activated T and B cells	Binds PD-L1 and PD-L2; inhibits T cell activation
CD303 (BDCA2, C-type lectin domain family 4 member C [CLEC4C])	25 kD; C-type lectin superfamily	Plasmacytoid dendritic cells	Binds to microbial carbohydrates; inhibits dendritic cell activation
CD304 (BDCA4, Neuropilin)	103 kD; complement-binding, coagulation factor V/VIII, and meprin domains	Plasmacytoid dendritic cells, many other cell types	Vascular endothelial growth factor A receptor
CD314 (NKG2D)	42 kD; C-type lectin	NK cells, activated $CD8^+$ T cells, NK-T cells, some myeloid cells	Binds MHC class I, and the class I–like molecules MIC-A, MIC-B, Rae1, and ULBP4; role in NK cell and CTL activation
CD357 (GITR, TNFRSF18)	26 kD; TNFR superfamily	$CD4^+$ and $CD8^+$ T cells, Treg	? Role in T cell/Treg function
CD363 (type 1 sphingosine-1-phosphate receptor 1 [S1PR1])	42.8 kD; G protein–coupled, seven membrane-spanning receptor family	Lymphocytes, endothelial cells	Binds sphingosine 1-phosphate and mediates chemotaxis of lymphocytes out of lymphoid organs
CD365 (hepatitis A virus cellular receptor 1 [HAVCR1], TIM-1)	38.7 kD; Ig superfamily, T cell transmembrane, Ig, and mucin family	T cells, kidney and testis	Receptor for several viruses
CD366 (hepatitis A virus cellular receptor 2 [HAVCR2], TIM-3)	33.4 kD; Ig superfamily, Ig superfamily, T cell transmembrane, Ig, and mucin family	T cells, macrophages, dendritic cells, NK cells	Receptor for several viruses; binds phosphatidylserine on apoptotic cells; inhibits T cell responses
CD369 (CLEC7A, DECTIN 1)	27.6 kD; C-type lectin family	Dendritic cells, monocytes, macrophages, B cells	Pattern recognition receptor specific for fungal and bacterial cell wall glucans

The lowercase letters affixed to some CD numbers refer to CD molecules that are encoded by multiple genes or that belong to families of structurally related proteins.

ADCC, antibody-dependent cell-mediated cytotoxicity; *APRIL,* a proliferation-inducing ligand; *BAFF,* B cell–activating factor belonging to the TNF family; *CTL,* cytotoxic T lymphocyte; *gp,* glycoprotein; *GITR,* glucocorticoid-induced TNFR-related; *GPI,* glycophosphatidylinositol; *ICAM,* intercellular adhesion molecule; *Ig,* immunoglobulin; *IL,* interleukin; *ITAM,* immunoreceptor tyrosine-based activation motif; *ITIM,* immunoreceptor tyrosine-based inhibition motif; *ITSM,* immunoreceptor tyrosine-based switch motif; *LFA,* lymphocyte function–associated antigen; *LPS,* lipopolysaccharide; *MadCAM,* mucosal addressin cell adhesion molecule; *MHC,* major histocompatibility complex; *NK* cells, natural killer cells; *TACI,* transmembrane activator and CAML interactor; *TCR,* T cell receptor; *TLR,* Toll-like receptor; *TNF,* tumor necrosis factor; *TNFR,* TNF receptor; *VCAM,* vascular cell adhesion molecule; *VLA,* very late activation.

사이토카인
Cytokines

Cytokine and Subunits	Principal Cell Source	Cytokine Receptor and Subunits*	Principal Cellular Targets and Biologic Effects
Type I Cytokine Family Members			
Interleukin-2 (IL-2)	T cells	CD25 (IL-2Rα) CD122 (IL-2Rβ) CD132 (γc)	*T cells:* proliferation and differentiation into effector and memory cells; regulatory T cell development, survival, and function *NK cells:* proliferation, activation
Interleukin-3 (IL-3)	T cells	CD123 (IL-3Rα) CD131 (βc)	*Immature hematopoietic progenitors:* maturation of all hematopoietic lineages
Interleukin-4 (IL-4)	$CD4^+$ T cells (Th2, Tfh), mast cells	CD124 (IL-4Rα) CD132 (γc)	*B cells:* isotype switching to IgE, IgG4 (in humans; IgG1 in mice) *T cells:* Th2 differentiation, proliferation *Macrophages:* alternative activation and inhibition of IFN-γ–mediated classical activation
Interleukin-5 (IL-5)	$CD4^+$ T cells (Th2), group 2 ILCs	CD125 (IL-5Rα) CD131 (βc)	*Eosinophils:* activation, increased generation
Interleukin-6 (IL-6)	Macrophages, endothelial cells, T cells, fibroblasts	CD126 (IL-6Rα) CD130 (gp130)	*Liver:* synthesis of acute phase proteins *B cells:* proliferation of antibody-producing cells *T cells:* Th17 differentiation

(계속)

Cytokine and Subunits	Principal Cell Source	Cytokine Receptor and Subunits*	Principal Cellular Targets and Biologic Effects
Interleukin-7 (IL-7)	Fibroblasts, bone marrow stromal cells	CD127 (IL-7R) CD132 (γc)	*Immature lymphoid progenitors:* proliferation of early T and B cell progenitors *T lymphocytes:* survival of naive and memory cells
Interleukin-9 (IL-9)	$CD4^+$ T cells	CD129 (IL-9R) CD132 (γc)	*Mast cells, B cells, T cells, and epithelial cells:* survival and activation
Interleukin-11 (IL-11)	Bone marrow stromal cells	IL-11Rα CD130 (gp130)	Production of platelets
Interleukin-12 (IL-12): IL-12A (p35) IL-12B (p40)	Macrophages, dendritic cells	CD212 (IL-12Rβ1) IL-12Rβ2	*T cells:* Th1 differentiation *NK cells and T cells:* IFN-γ synthesis, increased cytotoxic activity
Interleukin-13 (IL-13)	$CD4^+$ T cells (Th2), NKT cells, group 2 ILCs, mast cells	CD213a1 (IL-13Rα1) CD213a2 (IL-13Rα2) CD132 (γc)	*B cells:* isotype switching to IgE *Epithelial cells:* increased mucus production *Macrophages:* alternative activation
Interleukin-15 (IL-15)	Macrophages, other cell types	IL-15Rα CD122 (IL-2Rβ) CD132 (γc)	*NK cells:* proliferation *T cells:* survival and proliferation of memory $CD8^+$ cells
Interleukin-17A (IL-17A) Interleukin-17F (IL-17F)	$CD4^+$ T cells (Th17), group 3 ILCs	CD217 (IL-17RA) IL-17RC	*Epithelial cells, macrophages and other cell types:* increased chemokine and cytokine production; GM-CSF and G-CSF production
Interleukin-21 (IL-21)	Tfh cells	CD360 (IL-21R) CD132 (γc)	*B cells:* activation, proliferation, differentiation
Interleukin-23 (IL-23): IL-23A (p19) IL-12B (p40)	Macrophages, dendritic cells	IL-23R CD212 (IL-12Rβ1)	*T cells:* differentiation and proliferation of Th17 cells
Interleukin-25 (IL-25; IL-17E)	T cells, dendritic cells, macrophages, epithelial cells, mast cells, eosinophils	IL-17RB	*T cells:* Th2 differentiation *ILCs:* ILC2 activation

(계속)

Cytokine and Subunits	Principal Cell Source	Cytokine Receptor and Subunits*	Principal Cellular Targets and Biologic Effects
Interleukin-27 (IL-27): IL-27 (p28), EBI-3	Macrophages, dendritic cells	IL-27Rα CD130 (gp130)	*T cells:* enhancement of Th1 differentiation; inhibition of Th17 differentiation *NK cells:* IFN-γ synthesis?
Stem cell factor (c-Kit ligand)	Bone marrow stromal cells	CD117 (KIT)	*Pluripotent hematopoietic stem cells:* maturation of all hematopoietic lineages
Granulocyte-monocyte CSF (GM-CSF)	T cells, macrophages, endothelial cells, fibroblasts	CD116 (GM-CSFRα) CD131 (βc)	*Immature and committed progenitors, mature macrophages:* maturation of granulocytes and monocytes, macrophage activation
Monocyte CSF (M-CSF, CSF1)	Macrophages, endothelial cells, bone marrow endothelial cells, fibroblasts	CD115 (CSF1R)	*Committed hematopoietic progenitors:* maturation of monocytes
Granulocyte CSF (G-CSF, CSF3)	Macrophages, fibroblasts, endothelial cells	CD114 (CSF3R)	*Committed hematopoietic progenitors:* maturation of granulocytes
Thymic stromal lymphopoietin (TSLP)	Keratinocytes, bronchial epithelial cells, fibroblasts, smooth muscle cells, endothelial cells, mast cells, macrophages, granulocytes and dendritic cells	TSLP-receptor CD127 (IL-7R)	*T cells:* Th2 differentiation *ILCs:* ILC2 activation *Dendritic cells:* activation *Eosinophils:* activation *Mast cells:* cytokine production
Type II Cytokine Family Members			
Interferon-α (IFN-α, type I IFN) (multiple proteins)	Plasmacytoid dendritic cells, macrophages	IFNAR1 CD118 (IFNAR2)	*All cells:* antiviral state, increased class I MHC expression *NK cells:* activation
Interferon-β (IFN-β, type I IFN)	Fibroblasts, plasmacytoid dendritic cells	IFNAR1 CD118 (IFNAR2)	*All cells:* antiviral state, increased class I MHC expression *NK cells:* activation
Interferon-γ (IFN-γ, type II IFN)	T cells (Th1, $CD8^+$ T cells), NK cells, group 1 ILCs	CD119 (IFNGR1) IFNGR2	*Macrophages:* classical activation (increased microbicidal functions)

(계속)

Cytokine and Subunits	Principal Cell Source	Cytokine Receptor and Subunits*	Principal Cellular Targets and Biologic Effects
			B cells: isotype switching to opsonizing and complement-fixing IgG subclasses (established in mice, not humans) *T cells:* Th1 differentiation *Various cells:* increased expression of class I and class II MHC molecules, increased antigen processing and presentation to T cells
Interleukin-10 (IL-10)	Macrophages, T cells (mainly regulatory T cells)	CD210 (IL-10Rα) IL-10Rβ	*Macrophages, dendritic cells:* inhibition of expression of IL-12, costimulators, and class II MHC
Interleukin-22 (IL-22)	Th17 cells, group 3 ILCs	IL-22Rα1 *or* IL-22Rα2 IL-10Rα2	*Epithelial cells:* production of defensins, increased barrier function *Hepatocytes:* survival
Interferon-λs (IFN-λa; type III IFNs)	Dendritic cells	IFNLR1 (IL-28Rα) CD210B (IL-10Rβ2)	*Epithelial cells:* antiviral state
Leukemia inhibitory factor (LIF)	Embryonic trophectoderm, bone marrow stromal cells	CD118 (LIFR) CD130 (gp130)	*Stem cells:* block in differentiation
Oncostatin M	Bone marrow stromal cells	OSMR CD130 (gp130)	*Endothelial cells:* upregulation of cytokine and adhesion molecule expression *Intestinal stromal cells:* production of inflammatory cytokines, chemokines
TNF Superfamily Cytokines[†]			
APRIL (CD256, TNFSF13)	T cells, dendritic cells, monocytes, follicular dendritic cells	TACI (TNFRSF13B) *or* BCMA (TNFRSF17)	*B cells:* survival, proliferation
BAFF (CD257, TNFSF13B)	Dendritic cells, monocytes, follicular dendritic cells, B cells	BAFF-R (TNFRSF13C) *or* TACI (TNFRSF13B) *or* BCMA (TNFRSF17)	*B cells:* survival, proliferation

(계속)

Cytokine and Subunits	Principal Cell Source	Cytokine Receptor and Subunits*	Principal Cellular Targets and Biologic Effects
Lymphotoxin-α (LTα, TNFβ, TNFSF1)	T cells, B cells	CD120a (TNFRSF1) or CD120b (TNFRSF2)	Same as TNF
Lymphotoxin-αβ (LTαβ)	T cells, NK cells, follicular B cells, lymphoid inducer cells	LTβR	*Lymphoid tissue stromal cells and follicular dendritic cells:* chemokine expression and lymphoid organogenesis
Tumor necrosis factor (TNF, TNFα TNFSF2)	Macrophages, NK cells, T cells	CD120a (TNFRSF1) *or* CD120b (TNFRSF2)	*Vascular endothelium:* activation (inflammation, coagulation), increased permeability *Neutrophils:* activation *Hypothalamus:* fever *Muscle, fat:* catabolism (cachexia) *Heart:* reduced cardiac output
Osteoprotegerin (OPG, TNFRSF11B)	Osteoblasts	RANKL	*Osteoclast precursor cells:* inhibits osteoclast differentiation
IL-1 Family Cytokines			
Interleukin-1α (IL-1α)	Macrophages, dendritic cells, fibroblasts, endothelial cells, keratinocytes, hepatocytes	CD121a (IL-1R1) IL-1RAP *or* CD121b (IL-1R2)	*Endothelial cells:* activation (inflammation, coagulation) *Hypothalamus:* fever
Interleukin-1β (IL-1β)	Macrophages, dendritic cells, fibroblasts, endothelial cells, keratinocytes; major type of biologically active IL-1	CD121a (IL-1R1) IL-1RAP *or* CD121b (IL-1R2)	*Endothelial cells:* activation (inflammation, coagulation) *Hypothalamus:* fever *Liver:* synthesis of acute-phase proteins *T cells:* Th17 differentiation
Interleukin-1 receptor antagonist (IL-1RA)	Macrophages	CD121a (IL-1R1) IL-1RAP	*Various cells:* competitive antagonist of IL-1
Interleukin-18 (IL-18)	Monocytes, macrophages, dendritic cells, Kupffer cells, keratinocytes, chondrocytes, synovial fibroblasts, osteoblasts	CD218a (IL-18Rα) CD218b (IL-18Rβ)	*NK cells and T cells:* IFN-γ synthesis *Monocytes:* expression of GM-CSF, TNF, IL-1β *Neutrophils:* activation, cytokine release
Interleukin-33 (IL-33)	Epithelial cells, endothelial cells, dendritic cells, smooth muscle cells, fibroblasts	ST2 (IL1RL1) IL-1 receptor accessory protein (IL1RAP)	*T cells:* Th2 differentiation *ILCs:* ILC2 activation

(계속)

Cytokine and Subunits	Principal Cell Source	Cytokine Receptor and Subunits*	Principal Cellular Targets and Biologic Effects
Other Cytokines			
Transforming growth factor-β (TGF-β)	T cells (mainly Tregs), macrophages, other cell types	TGF-β R1 TGF-β R2 TGF-β R3	*T cells:* inhibition of proliferation and effector functions; differentiation of Th17 and Treg *B cells:* inhibition of proliferation; IgA production *Macrophages:* inhibition of activation; stimulation of angiogenic factors *Fibroblasts:* increased collagen synthesis

*대부분의 사이토카인 수용체는 이질적인 폴리펩티드 사슬로 이루어진 이량체나 삼량체이다. 이들 중 일부는 다른 사이토카인에 대한 수용체를 공유하기도 한다. 각 사이토카인에 대한 기능적인 수용체(사이토카인 부착 및 신호전달)를 구성하는 폴리펩티드 세트가 기재되어 있다. 각각의 소단위 폴리펩티드 기능은 기재하지 않음.

†모든 TNF 대가계(superfamiy, TNFSF)는 막통과형 단백질로 발현된다. 그러나 단백질 가수분해되어 수용성 사이토카인으로 분비되는 주로 활성형인 아류(subset)만 표에 기재되어 있다. 주로 세포막형으로 기능하는 TNFSF 멤버(엄격하게 말해 사이토카인이 아닌)는 표에 기재되어 있지 않음. 이러한 세포막 단백질과 이들이 부착하는 TNFSF 수용체에는 다음이 포함된다. OX40L (CD252, TNFSF4):OX40 (CD134, TNFRSF4); CD40L (CD154, TNFSF5):CD40 (TNFRSF5); FasL (CD178, TNFSF6):Fas (CD95, TNFRSF6); CD70 (TNFSF7):CD27 (TNFRSF27); CD153 (TNFSF8):CD30 (TNFRSF8); TRAIL (CD253, TNFSF10):TRAIL-R (TNFRSF10A-D); RANKL (TNFSF11):RANK (TNFRSF11); TWEAK (CD257, TNFSF12):TWEAKR (CD266, TNFRSF12); LIGHT (CD258, TNFSF14):HVEM (TNFRSF14); GITRL (TNFSF18):GITR (CD357 TNFRSF18); and 4-IBBL:4-IBB (CD137).

APRIL, A proliferation-inducing ligand; *BAFF*, B cell–activating factor belonging to the TNF family; *BCMA*, B cell maturation protein; *CSF*, colony-stimulating factor; *IFN*, interferon; IgE, immunoglobulin E; *ILCs*, innate lymphoid cells; *MHC*, major histocompatibility complex; *NK* cell, natural killer cell; *NKT* cell, natural killer T cell; *OSMR*, oncostatin M receptor; *RANK*, receptor activator for nuclear factor κB ligand; *RANKL*, RANK ligand; *TACI*, transmembrane activator and calcium modulator and cyclophilin ligand interactor; *Th*, T helper; *Tfh*, T follicular helper; *TNF*, tumor necrosis factor; *TNFSF*, TNF superfamily; *TNFRSF*, TNF receptor superfamily; *Treg*, regulatory T cell.

임상 사례
Clinical Cases

이 부록은 면역체계가 관련된 다양한 질환을 설명하는 여섯 가지 임상사례를 제시한다. 이 사례들은 임상 기술을 가르치기 위한 것보다는 기초과학인 면역학이 어떻게 사람의 질환을 이해하는 데 기여하는지를 보여주기 위한 것이다. 각 사례는 질환이 나타나는 전형적인 방법, 진단에 사용된 검사, 그리고 치료의 일반적인 방식을 설명한다. 이 부록은 Boston 소재 Brigham and Women's Hospital, Department of Pathology의 Dr. Richard Mitchell과 Dr. Jon Aster; Boston 소재 하바드 의과대학의 Dr. Robin Colgrove; Boston 소재 Beth Israel-Deaconess Hospital, Department of Medicine의 Dr. George Tsokos; San Francisco 소재 University of California, Department of Medicine의 Dr. David Erle과 Dr. Laurence Cheng; 그리고 Boston Massachusetts General Hospital의 Dr. Zachary Wallace, Dr. Seth Bloom, Dr Jonathan Hermann의 도움으로 작성되었다.

사례 1: 림프종
CASE 1: LYMPHOMA

E.B.는 평생 동안 무탈하게 잘 살고 있는 58세의 화학기사였다. 어느 날 아침, 그는 샤워 중에 그의 왼쪽 사타구니에 덩어리가 생긴 것을 발견하였다. 이 덩어리는 만져도 아프지 않았고, 이를 덮고 있는 피부도 정상이었다. 몇 주가 지난 후에도 덩어리가 사라지지 않아 그는 걱정하기 시작했다. 그리고 그는 두 달 후 마침내 의사를 만나보기로 했다. 진찰을 통해, 의사는 왼쪽 사타구니 부위에 직경 약 3 cm의 단단하고 움직임이 있는 피하 결절을 관찰하였다. 의사는 E.B.에게 최근에 그의 왼쪽 발이나 다리에 어떤 감염이 있었냐고 질문하였다. E.B.는 없다고 했다. E.B.는 밤에 자주 깨고 땀을 흘려 흠뻑 젖는다고 대답하였다. 의사는 E.B.의 오른쪽 목 림프절이 약간 비대해진 것도 관찰하였다. 그 밖의 진찰 결과는 정상이었다. 의사는 사타구니의 덩어리는 아마도 어떤 감염에 대한 반응으로 림프절이 비대해진 것이라고 설명하였다. 그러나 그는 검사를 위해 혈액을 채취하였고, 림프절로부터 세침흡인 세포검사(fine-needle aspiration)를 수행하던 의사에게 E.B.를 데려갔다. 흡입된 세포로부터 준비된 시료를 검사한 결과, 대부분 작고 비정상적인 림프구가 발견되었다. 이러한 세포를 유세포분석법으로 조사한 결과, κ Ig 경사슬을 가지는 세포에 비해 λ Ig 경사슬을 가지고 있는 B세포가 10배 이상 많았다.

B세포 림프종(B세포 직계의 악성종양 세포)의 가능성 때문에 의사는 전체 림프절을 제거하기에 이르렀다. 조직 검사를 통해 림프절이 비대해진 것을 알았는데, 그 이유는 작거나 중간 정도 크기의 림프구 수가 늘어나 소포 구조(follicular structure)가 커져 있었기 때문이었다. 이 림프구는 부정형으로 갈라진 핵의 모습을 보였는데, 이보다는 적은 수로 보이는 인(nucleoli)이 돌출된 큰 림프구와 혼재되어 나타났다(그림 A.1). 이러한 세포들에 대한 유세포분석 결과, IgM, λ 경사슬, CD10, 그리고 CD20을 발현하는 B세포가 주로 보였고, 면역조직화학 진단결과 세포질에서 BCL-2가 강하게 염색되었다. 이를 근거로, 약한 조직 등급의 소포림프종(follicular lymphoma)이라는 진단이 내려졌다.

1. 림프절 안에 B세포의 대부분이 λ 경사슬을 발현하는 것이 왜 감염에 대한 반응이 아닌 종양임을 나타내는 것인가?
2. 만약 림프절 세포를 Ig 중사슬 재배열을 평가하기 위해 PCR로 분석한다면 어떤 비정상적인 관찰을 예상하는가?

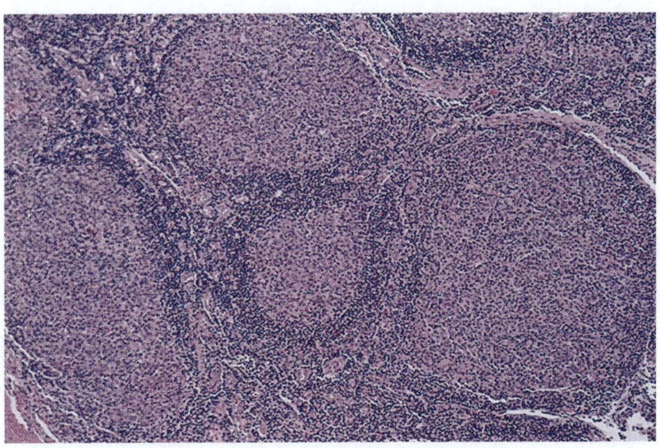

그림 A.1 소포림프종(follicular lymphoma) 림프절의 생검. 환자의 사타구니 부위 림프절의 현미경 모습. 종양세포가 단조롭게 모여있는 비정상적인 소포 구조이다. 이와 대조적으로 이상증식하는(hyperplasia) 림프절은 배중심(germinal center)이 있고, 이질적인 세포로 구성된 소포를 보인다.

3. 정상적인 소포중심 B세포는 BCL-2를 발현하지 않는다. 왜 종양세포는 BCL-2를 발현할까?

E.B의 혈액 검사는 빈혈을 나타내었다(적은 적혈구 수). 그에게 종양의 크기를 알아보기 위한 단계 검사(staging test)가 실시되었다. 양전자방출 단층 촬영술(positron emission tomography, PET)과 컴퓨터 단층촬영(CT)에 의해 비대해진 폐문(肺門)과 종격(縱隔) 림프절, 비장 비대증, 그리고 간 병변이 확인되었다. 또한 골수 생검(bone marrow biopsy)으로 종양의 존재가 확인되었다. 치료차 E.B.에게 인간 CD20에 특이적인 리툭시맙(rituximab)이라고 부르는 마우스/사람 단일클론(monoclonal) IgG 항체 주사가 실시되었다. 리툭시맙 치료를 한 지 6개월 후에 수행된 영상분석 결과, 병변의 크기가 줄어드는 것이 관찰되었다. E.B.는 직장 일을 지속할 수 있겠다고 느꼈다.

4. 항 CD20 항체는 어떤 기작으로 이 환자에 도움을 주었을까?
5. 마우스 항체 대신 리툭산(rituxan)과 같은 '인간화' 항체의 사용은 어떤 장점이 있는가?

사례 1의 질문에 대한 답

Answers to Questions for Case 1

1. B세포가 성숙하는 동안 세포는 먼저 재배열된 μ 중사슬 유전자를 발현한다. 그리고 대리경사슬(surrogate light chain)과 짝을 이루어 pre-B세포 수용체를 형성한다(4장 참조). 그런 다음 세포는 경사슬 유전자: 처음에는 κ, 후에 λ와 재배열한다. 만약 κ 단백질이 만들어지면 λ 유전자는 재배열하지 않는다: 만약에 κ 재배열이 실패하거나 조립된 Ig이 강하게 자가-반응적인 경우에만 λ 재배열이 일어난다. 그리하여 B세포는 둘 중 하나의 경사슬을 생성할 수 있게 된다. 사람에서는 성숙한 B세포의 50~60%가 κ를 40~50%가 λ를 발현한다. 감염이나 또는 다른 자극에 대한 다클론반응에서는 이러한 비율이 유지된다. 그러나 만약에 유난히 한가지 경사슬(이번 경우에는 λ)만 과발현된다면 이는 λ-생성 B세포가 대규모로 증식했음을 나타낸다. 이것이 B세포 종양(lymphoma, 림프종)의 특성이며, 하나의 B세포에서 유래한 것이다.
2. B세포 클론은 각자 독특한 V, (D), 그리고 J 유전자 조각의 재배열을 통해 중사슬과 경사슬의 V 영역을 코딩하는 유전자를 형성한다. B세포 림프종은 단일클론으로 동일한 Ig 중사슬과 경사슬 유전자 재배열로 이루어진 세포로 구성되어 있다. 이러한 종양은 재배열된 Ig 경사슬(IgH) 유전자 조각에 대한 PCR 증폭을 통해 정확히 식별될 수 있다. 이 방법은 모든 IgH의 V 유전자 조각과 J 유전자 조각을 혼합한 PCR primer를 사용한다(예, 비대한 림프절로부터 준비된 DNA). 이들 primer는 시료에 있는 모든 중사슬 유전자 재배열을 증폭하기 위한 PCR에 사용된다. 증폭된 산물의 크기는 모세관 전기영동법으로 분석된다. 이것은 PCR 산물을 단일 뉴클레오티드(single nucleotide) 정도의 작은 크기까지도 분리할 수 있다. IgH 유전자의 V, D, J 조각들이 pre-B세포에서 항원수용체 재배열 동안에 연결될 때에, 재배열된 조각들은 nuclease와 TdT 효소의 활성 때문에 길이가 다르게 된다. 정상 B세포 집단에서는 많은 다양한 크기의 PCR 산물이 생성되며, 이들은 광범위하게 분포한다. B세포 림프종의 경우, 모든 B세포가 똑같은 VDJ가 재배열되기 때문에 PCR 산물은 크기가 동일하고 예리한 단일 피크로 나타난다.
3. 대부분의 림프종은 특정 발암유전자가 비정상적으로 조절되는 후천성 염색체 전좌나 돌연변이가 일어나는 특징을 보인다. 90% 이상의 소포림프종은 후천성 14;18염색체 전좌가 일어나 *BCL2*(세포자멸사를 저해하는 단백질을 코딩하고 있는 18번 염색체에 위치하는 유전자) 코딩 서열을 14번 염색체에 위치하는 Ig 중사슬 유전자좌 내에 있는 전사 증폭자 옆에 접합시킨다. 그 결과로 BCL-2는 소포림프종에서 과발현된다. 부연해서 설명하자면, 대부분의 경우에 전좌에 연류된 IgH 유전자의 염색체 절단점(breakpoint)은 RAG 단백질이 정상적으로 Ig 유전자 재배열이 일어나고 있는 B세포 DNA를 자르는 바로 그 지점이다. 이와 같은 현상은 전좌가 정상적인 항원수용체의 유전자 재배열 중에 일어나는 오류로 나타났음을 시사한다. 임상적으로, *BCL-2*/*IgH* 접합유전자[t(14:18)의 결과]의 존재는 *IgH*와 *BCL-2*에 특이적이며 색깔이 다른 probe를 사용한 형광 가시적 분자결합화(in situ hybridization)로 확인할 수 있다. 이러한 probe는 소포림프종이 포함된 조직절편과 결합한다. 종양세포의 핵 안에 있는 probe의 공간 합성화면은 *IgH*/*BCL-2*의 접합 유전자의 존재를 보여준다. 또다른 방법으로는 PCR로 가능한데 종양세포에서 추출된 DNA에 한쪽은 *IgH* 특이적으로, 다른 한쪽은 *BCL-2* 특이적인 프라이머를 사용하면 된다. 이 두 프라이머에 의한 산물은 *IgH*와 *BCL-2* 유전자가 서로 접합되었을 때만 생긴다. 이러한 결과는 t(14;18)의 간접적인 증거로 받아들일 수 있다.
4. CD20은 대부분의 성숙한 B세포에서 발현되며 소포림프종에서 모든 종양세포에서 균일하게 발현된다. 그러므로 주입된 리툭시맙(리툭산)은 종양세포에 결합하며, 마치 항체가 미생물을 정상적으로 파괴시키는 것처럼 이들을 파괴한다. 즉, 환자의 여러 단백질에 결합한 리툭시맙의 Fc 부위가 큰포식세포의 Fc수용체에 결합하여 림프종을 포식작용하며, 또한 보체 단백질에 결합하여 보체-매개성 살상이 일어나기도 한다(8장 참조). 많은 정상 B세포는 리툭시맙에 의해 파괴될 것이다. 그러나 이때 CD20을 발현하지 않는 항체 분비 형질세포에는 별다른 영향이 없다. 정상적인 B세포의 부재로 인한 면역결핍은 건강한 공여자의 IgG 풀을 수동면역 형태로 주입함

으로써 교정될 수 있다.

5. 비인간 B세포(예, 마우스)로부터 유래된 단클론항체는 사람의 면역체계로부터 외부물질로 취급될 것이다. 이러한 단클론항체를 여러 차례 주입하면, 사람은 체액면역이 증가할 것이고 주입된 외부 단클론항체에 대한 특이적인 항체가 생성될 것이다. 이러한 항-항체 반응은 순환하는 단클론항체의 제거를 촉진할 것이며 결국 단클론항체의 치료상의 이점을 감소시킬 것이다. 나아가, 사람 IgG의 Fc 부분은 마우스 IgG의 Fc보다 사람의 Fc수용체와 보체 단백질에 더 잘 결합한다. 이 두 가지 특징은 단클론항체 약물의 효능에 중요하다(정답 3 참조). 이러한 이유로, 약물로 사용되는 최근에 개발된 대부분의 단클론항체는 유전적으로 조작되어 대부분 또는 모든 Ig 아미노산 서열을 사람의 것으로 하고 있다. 사람들이 자신의 항체에 대한 관용이 생기는 것처럼 환자들은 이러한 약물에 대해 관용이 생길 것이다. 리툭시맙은 마우스 IgG로부터 유래한 CD20과 결합하는 가변부위로 된 chimeric 단클론항체이며, 인간 IgG로부터 유래된 Fc 부분을 포함하는 항체이다. 리툭시맙에 있는 소량의 마우스 서열이 환자에게서 항-항체 반응을 유도하는 것으로 보이지 않는다. 그 이유는 아마도 반응하는 B세포가 약물에 의해 파괴되기 때문일 것이다.

사례 2: 동종이식거부로 인한 심장이식 합병증

CASE 2: HEART TRANSPLANTATION COMPLICATED BY ALLOGRAFT REJECTION

48세 소프트웨어 판매원인 C.M.은 피로하고 자주 숨이 차는 증세로 주치의를 찾았다. 그는 이전에 정기적인 진찰을 받은 적이 없었고, 1년 전부터 층계를 오르거나 아이들과 농구하기가 힘들게 느껴지기 시작하였다. 6개월 전부터는 침대에 누우면 숨쉬기가 어려워졌다. 그는 이전에 심한 가슴 통증을 경험한 적이 없었으며, 심장병에 대한 가족력도 없다. 다만, 18개월 전쯤 독감과 비슷한 심한 질환으로 이틀간 쉰 적이 있음을 기억해냈다.

진찰한 결과, 맥박은 분당 105, 호흡수는 분당 32, 혈압은 100/60 mm Hg이었으며, 열은 나지 않았다. 담당 의사는 양쪽 폐의 기저부에서 거품소리(rales; 폐에 비정상적으로 물이 찼다는 증거)를 들을 수 있었다. 그의 발과 발목은 부어 있었다. 가슴 X-선 사진에서 폐부종 및 흉막 삼출(pleural effusion)과 좌심실(left ventricle)이 상당히 커진 소견이 보였다. 이러한 증세는 좌우심실 울혈성심부전증(right and left ventricular congestive heart failure)과 일치하였는데, 이는 정상적인 혈액량을 펌프하기에는 심장용적이 협소하여 결과적으로 여러 조직에 체액이 축적된다. C.M.은 대학병원의 심장전문부서로 보내졌다. 심혈관조영술(coronary angiography)과 심장초음파검사(echocardiography)를 비롯한 추가 검사들을 통해 확장성 심근병증(dilated cardiomyopathy, 심방이 늘어나 피를 비효율적으로 펌프하게 되어 점진적으로 심장이 멈추는 치명적인 증상)이라는 진단이 내려졌다. 의사는 심근 수축을 강화하거나, 심장의 부하를 줄여주는, 또는 이뇨를 증가시키는 약물을 투여하는 등 공격적인 의료 관리를 받으면 나아질 것이라고 말하였다. 그러나 그의 현재 심장질환이 계속 진행된다면, 장기적으로 볼 때 이상적인 선택은 심장이식을 받는 것이라 말하였다. 불행하게도 최선의 의료관리에도 불구하고, 그의 울혈성심부전증(congestive heart failure)은 그가 더 이상 일상생활을 할 수 없을 정도로 악화되었다. 그리하여 심장이식 대기자 명단에 오르게 되었다.

그가 동종항원(alloantigen)에 대해 이미 감작되어 있는지를 알아보기 위해, C.M.의 혈청에 대한 패널-반응성 항체(panel-reactive antibody, PRA) 검사를 실시하였다. 매달 검사결과, C.M.은 HLA 항원(human leukocyte antigens)에 대한 순환 항체를 갖고 있지 않았으며, 면역학적인 검사는 더 이상 시행하지 않았다. 2주 후 인근 도시 건설현장에서 사고를 당한 희생자로부터 심장을 공여받을 수 있게 되었다. 공여자는 C.M.과 같은 ABO식 혈액형을 갖고 있었다. 심장을 떼어 낸 지 4시간 후에 시작된 이식 수술은 성공적으로 진행되었고, 동종이식편(allograft)은 수술 후 정상적으로 기능하기 시작하였다.

1. 만일 이식 수여자와 공여자의 혈액형이 다르거나, 수여자의 항-HLA 항체 수준이 높다면 어떤 문제가 발생할까?

C.M.은 이식받은 다음 날부터 매일 tacrolimus, 마이코페놀산, 프레드니손과 같은 면역억제제를 투여받았다. 수술 일주일 후에 심내막심근 생검(endomyocardial biopsy)을 실시하였는데 심근의 손상이나 염증세포는 보이지 않았다. 수술 10일 뒤에는 퇴원을 하였고, 한 달이 지나지 않아 별 문제 없이 가벼운 운동을 할 수 있었다. 이식 후 3개월 내의 통상적인 심내막심근 생검 소견은 정상이었는데, 수술 후 14주째 생검에서 심근(myocardium)내에 림프구의 수가 증가하였고 약간의 괴사한 근섬유가 나타났다(그림 A.2). 이 결과는 동종이식에 대한 급성 세포성 동종 거부반응으로 받아들여졌다.

2. 환자의 면역체계는 무엇에 대해 반응하는 것이며, 급성 거부반응의 작동기작은 무엇인가?

C.M.은 혈청에서 신장의 기능을 나타내는 크레아티닌 수치가 높았다(2.2 mg/dL; 정상치는 1.5 mg/dL 미만). 이 때문에 담당의사는 신장에 독성이 있을 수 있는 tacrolimus의 투여량을 늘리는 것을 원치 않았다. 대신 이후 18시간 동안 추가로 메칠 프레드니손(스테로이드 약물)을 세 차례 더 투여하였고, 1주일 후의 생검에서는 약간의 흩어진 큰포식세포가 보였고, 작은 치유조직을 관찰할 수 있었다. C.M.은 집으로 돌아와 매일 tacrolimus, 마이코페놀산, 프레드니손을 투여하면서 비교적 정상적인 생활을 할 수 있었다.

3. 면역억제 약물 치료의 목표는 무엇인가?

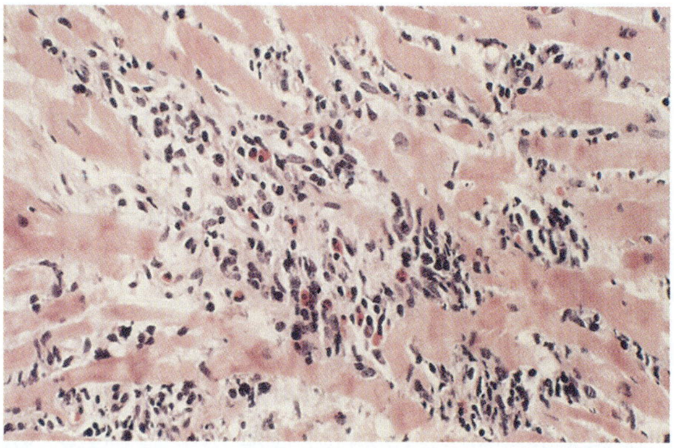

그림 A.2 급성 세포성 거부를 보이는 심내막심근 생검. 심근에 림프구가 침투되어 있고, 괴사된 근섬유가 있다. (Boston, MA 소재 Brigham and Women's Hospital, Department of Pathology의 Dr. Richard Mitchell의 배려.)

이식 후 매년 시행한 관상동맥조영술(coronary angiograms)에서 관상동맥의 내강이 점점 범위를 확대하면서 좁아지는 것으로 나타났다. 이식 6년 후 C.M.은 가벼운 운동 후에 약간의 호흡곤란을 경험하기 시작했고, X-선 사진에서는 좌심실 팽창이 나타났다. 혈관내 초음파검사에서는 혈관벽이 상당히 널리 두꺼워져 있었고 관상동맥 내강이 좁아져 있었다(그림 A.3). 심내막심근 생검에서는 치사량에 가까운 괴사(sublethal ischemia, 근세포 동공화)뿐만 아니라 미세한 심내막하경색증(microscopic subendocardial infarction)이 일어난 부위가 보였다. C.M.과 의사는 현재 두 번째 심장이식의 가능성을 고려하고 있다.

4. 어떤 과정으로 6년이 지난 후에 이식이 실패에 이르게 된 것일까?

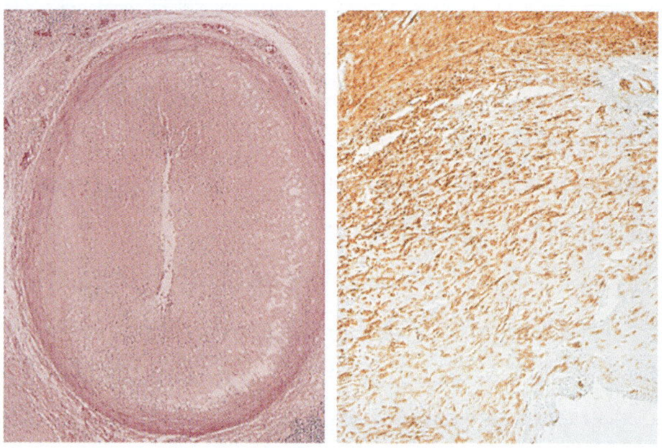

그림 A.3 이식편–관련 동맥경화가 나타난 관상동맥. 이 조직절편은 이식 후 5년만에 이식이 실패하여 제거된 동종이식 심장의 관상동맥에서 나온 것이다. 내막 평활근 세포에 의해 내강이 뚜렷하게 좁아져 있다. (Boston, MA 소재 Brigham and Women's Hospital, Department of Pathology의 Richard Michell 박사의 배려.)

사례 2의 질문에 대한 답

Answers to Questions for Case 2

1. 만일 수여자와 심장 공여자의 혈액형이 다르거나, 수여자가 높은 수준의 항-HLA 항체를 갖고 있다면, 이식 후에 초급성 거부반응(hyperacute rejection)이 일어날 수 있다(10장 참조). A, B 또는 O 혈액형을 가진 사람은 그들이 갖고 있지 않은 항원(각각 B, A, 또는 둘 다)에 대한 순환 IgM 항체를 가지고 있다. 수혈 혹은 이식을 받았거나 또는 임신한 적이 있는 사람은 순환 항-HLA 항체를 가지고 있을 수 있다. 내피세포 표면에는 혈액형 항원과 HLA 항원이 존재한다. 이식할 무렵에 수여자의 몸 안에 존재하는, 이미 형성된 항체는 이식된 내피세포 표면 항원에 결합하여 보체를 활성화시키고, 백혈구를 모이게 하고 혈전증을 일으킬 수 있다. 그 결과 이식편이 혈액공급에 지장을 받게 되고, 이식 장기는 매우 신속하게 허혈성 괴사에 빠지게 된다. 이식을 필요로 하는 환자가 무작위로 선택된 사람들의 HLA 항원에 대한 특이적인 항체를 이미 갖고 있는지 검사하기 위해 PRA 검사를 시행한다. 이 테스트는 환자의 혈청과 보유하고 있는 여러 종류의 HLA로 코팅된 미세 비드를 혼합하는 과정을 포함하고 있다. 항체 결합은 형광이 표지된 인간 면역글로불린에 대한 항체를 첨가한 후, 비드의 유세포분석법(flow cytometry)을 통해 검출한다. 결과는 환자의 혈청 항체에 결합한 다양한 HLA가 코팅된 비드의 백분율(0~100%)로 표시된다. PRA 수치가 높을수록 수여자가 이식체에 대해 반응하여 잠재적으로 초급성거부반응을 일으킬 수 있는 항체를 가질 수 있다. 이 검사는 통상 심장을 기다리면서 한 달 간격으로 실시한다. 왜냐하면, 많은 경우에 새로운 항 HLA 항체가 유도될 수 있기 때문이다. 예를 들어 수혈, 또는 새로운 미생물이나 약물에 노출되면 잠재적으로 공여자 HLA에 우연히 교차반응할 수 있는 항체가 생성될 수 있다.
2. 급성거부가 일어나면 환자의 면역체계는 이식편의 동종항원에 반응한다. 주 항원은 수여자와는 다른 공여자의 대립인자에 의해 코딩된 MHC이며; 부수적으로 수여자와는 다른 공여자의 대립형질이 발현하는 다른 단백질(부조직적합항원, minor HLA)이 조금은 약하게 관여할 수 있다. 이 동종항원은 이식편의 내피세포, 백혈구 및 기증자의 심장 실질세포에서 발현된다. 급성거부반응의 작동기작에는 세포매개면역과 체액면역반응이 모두 관여한다. 수여자의 $CD4^+$ T림프구는 큰포식세포 활성과 염증반응을 촉진하는 사이토카인을 분비하며, 이로 인해 근세포나 내피세포에 손상이 생겨 기능 장애가 일어날 수 있으며, $CD8^+$ 세포독성T세포는 이식편 세포를 직접 죽인다. 이식편 항원에 반응하여 수여자에서 생성된 항체는 이식편의 세포에 결합하여 (특히 내피세포) 보체 활성을

일으키고 백혈구를 불러오게 한다.

3. 면역억제 약물치료의 목표는 이식편에 존재하는 동종항원에 대한 수여자의 면역반응을 억제함으로써 거부반응을 방지하는 것이다. 이 약물들은 T세포를 제거하거나(antithymocyte globulin), T세포 활성화를 차단하거나(tacrolimus, cyclosporine, rapamycin), 림프구 증식을 차단하거나(마이코페놀산), 염증성 사이토카인 생산을 차단하는(프레드니손) 작용을 한다. 감염에 대한 일부 면역 기능을 보존하려는 노력이 병행되고 있다.
4. 이식편의 동맥벽이 두꺼워지고 내강이 좁아지는 현상을 보이는 만성거부반응으로 인해 이식이 실패하였다(10장 참조). 이런 혈관 변화는 이식 동맥경화증 또는 이식 관련 동맥경화증으로 불리며, 관상동맥에서 광범위하게 일어나 심장에 허혈성 손상을 가져오는데, 만성 이식 실패의 가장 빈번한 이유이다. 이 현상은 혈관벽의 동종항원에 대한 T세포매개 염증반응에 의해 일어나는 것으로 보이는데, 이는 이어서 만성적인 큰포식세포-매개성 손상으로 나타나고 결과적으로 사이토카인의 자극을 받은 평활근세포가 내막(intima)으로 이동하여 증식하고 세포간질 형성이 증가된다.

사례 3: 알레르기 천식

CASE 3: ALLERGIC ASTHMA

10세 소녀인 I.E.는 11월 어느 날, 이틀간 계속되는 기침과 들을 수 있을 정도의 쌕쌕거림(wheezing), 그리고 가슴이 조이는 느낌 때문에 소아과를 찾았다. 그녀의 증상은 특히 밤에 심각하였다. 일상적인 건강진단 외에 이따금씩 귀와 상기도 감염으로 의사를 찾은 적은 있지만, 쌕쌕거림이나 가슴통증을 경험한 적은 없었다. 습진을 제외하면 그녀는 건강하였고 정상적으로 성장하였다. 백신 접종도 예정대로 모두 받았다. 그녀는 부모와 12세와 4세인 두 자매, 그리고 고양이 한 마리와 함께 살고 있었다. 그녀의 부모는 끽연자이며, 아버지는 알레르기성 비염으로 고생하였다.

건강진단 당시, I.E.는 체온 37°C (98.6°F), 혈압 105/65 mm Hg, 그리고 분당 호흡수는 28회였다. 그녀는 숨이 가빠보이지 않았다. 중이염이나 인두염의 증상도 없었다. 청진기에서 양쪽 폐의 전반적인 부위로부터 쌕쌕거리는 소리가 들렸지만, 폐렴의 증상은 없었다. 의사는 bronchospasm(기관지연축)으로 추정하고 I.E.를 소아 알레르기-면역전문가에게 보냈다. 그동안 환자에게는 증상을 완화시키기 위해 단기간 작용하는 β2-adrenergic agonist 기관지 확장 흡입제(bronchodilator inhaler)를 처방하였고, 4시간마다 투여하도록 지시했다. 이 약물은 기관지 평활근세포(bronchial smooth muscle cell)의 β2-adrenergic receptor에 결합하여 근육을 이완시킴으로써, 세기관지(bronchiole)를 확장시킨다. 가족에게도 spacer를 처방하였다. 이 것은 투약보조장치로 이 spacer를 사용하여 흡입제를 투약하도록 가르쳤다.

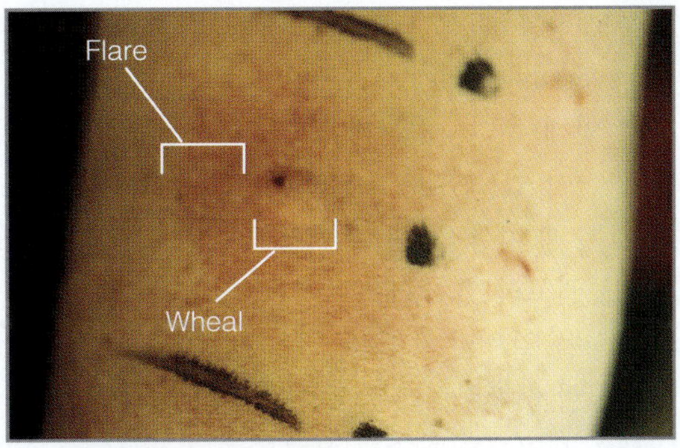

그림 A.4 환경 항원에 대한 피부단자검사(prick skin test)의 양성반응 결과. 소량의 항원을 짧은 주사기로 피부를 찔러 상피 내로 주입한다. 만약에 비만세포가 검사 항원에 특이적인 IgE와 결합되어 있다면, 항원은 IgE가 결합되어 있는 Fc 수용체를 교차연결한다. 그 결과로 비만세포의 탈과립이 유발되고 매개체가 방출되어 두드러기/발적(wheal-and-flare) 반응을 일으킨다.

1. 천식은 아토피성 질환이다. 특히 6~8세 되는 나이의 환자에게 나타나는 임상적인 아토피 증세를 달리 알아볼 수 있는 방법은 무엇인가?

일주일 후에 I.E.는 알레르기 전문가에게 다시 보내졌다. 의사는 그녀의 폐를 청진하고 쌕쌕거림을 확인하였다. 의사는 I.E.에게 유량계(flowmeter)를 불게 한 결과, 그녀의 초당 강제호기량(forced expiratory volume in 1 second, FEV1)은 최대 날숨 또는 강제폐활량(forced vital capacity, FVC)의 65%였는데, 이는 기도폐쇄(airway obstruction)를 의미하는 수치였다. 의사는 기관지 확장제를 분무하고 10분 후에 다시 검사하였다. 반복된 FEV1은 FVC의 85%로 기도폐쇄가 가역적임을 나타내었다. 전체 혈구 및 감별 혈구수 계산과 IgE 수준 검사를 위해 혈액을 채취하였다. 뿐만 아니라, 다양한 항원에 대한 과민성을 알아보는 피부검사에서, 고양이 비듬과 집먼지 진드기, 나무 화분에 양성 반응이 나타났다(그림 A.4). 환자는 흡입용 corticosteroid 사용을 시작하고 기관지 확장제는 호흡기 증상이 있을 때만 사용하도록 처방받았다. 그녀의 부모에게는 I.E.에 대해 재평가도 하고 혈액검사 결과에 대해 논의하기 위해 2주 후 다시 방문할 것을 지시하였다.

2. 피부검사가 양성이라고 판정하는 면역학적인 근거는 무엇인가?

2주 후 I.E.가 알레르기 전문가의 진료실을 다시 찾았을 때 나온 검사 결과에서, 그녀의 혈청 IgE는 1,200 IU/mL(정상 범위: 0~180), 전체 백혈구 수치는 7,000/mm^3(정상: 4,300~10,800/mm^3)로 그 중 호산구는 700/mm^3(정상, <500)였다. 그녀가 일주일 후 다시 진료실을 찾았을 때는 증상이 많이 호전되어, 진찰 시 더 이상 쌕쌕거리는 소리가 들리지 않았다. I.E.의 FEV1

은 정상의 85%로 나아졌다. 의사는 가족들에게 I.E.에게 가역성 기도폐쇄(reversible airway obstruction)가 있으며, 이는 바이러스병으로 인해 유발되었거나 또한 고양이나 먼지에 대한 알레르기와 관련이 있을 가능성이 있다고 하였다. 의사는 고양이를 입양시키는 게 이상적이지만 적어도 I.E. 침실에 들어오지 못하게 할 것을 권고하였다. 어머니에게는 집 안에서의 흡연도 필시 I.E.의 증상을 일으키는 원인이 될 수 있다고 알려 주었다. 의사는 I.E.가 급한 쌕쌕거림과 숨이 차는 일이 나타날 때를 대비하여 단기-작용 흡입제를 계속 사용하도록 권장하였다. I.E.는 석 달이 지나 찾아오고, 만약에 한 달에 두 번 이상, 특히 한 달에 한 번 이상 밤에 증상이 나타나서 흡입제를 사용하면 그 전에 찾아올 것을 권장하였다.

3. 알레르기 증상이 있는 환자에서 IgE 수준이 높아지는 기작은 무엇인가?

가족들은 고양이를 이웃에게 주었고, I.E.는 몇 번 경미한 쌕쌕거림을 겪었을 뿐, 약 6개월의 치료기간을 잘 보냈다. 그런데 다음 해 봄, 그녀는 더 자주 기침과 쌕쌕거림을 겪기 시작했다. 축구게임이 있었던 어느 토요일, I.E.는 호흡이 매우 가빠져서 그녀의 부모는 지역 병원의 응급실로 I.E.를 데리고 갔다. 쌕쌕거림과 보조호흡근을 사용하고 있음을 확인한 의사는 그녀에게 분무식 β2-agonist 기관지 확장제와 경구용 corticosteroid를 투여하였다. 여섯 시간 경과 후 그녀의 증상이 호전되어 집에 올 수 있었다. 그다음 주에 I.E.는 담당 알레르기 의사를 찾았고, 의사는 그녀의 흡입용 처방을 복합corticosteroid/장기-작용 β 아고니스트로 바꾸었다. 그 후 그녀는 곧바로 나아졌으며, 때때로 경미한 증상이 나타났지만 기관지 확장제 사용으로 해결되었다.

4. 알레르기 천식에 효과적인 치료방법은 무엇인가?

사례 3의 질문에 대한 답

Answers to Questions for Case 3

1. 본질적으로 환경성 항원(알레르기원, allergen)에 대한 아토피 반응은 IgE와 비만세포가 매개하지만, 그 양상은 여러 가지로 나타날 수 있다(11장 참조). 대개 알레르기원이 체내로 들어오는 부위에 따라 징후와 증상이 결정된다. 건초열(알레르기성 비염)과 천식은 대개 흡입된 알레르기원에 대한 반응이고, 두드러기(urticaria)와 습진은 알레르기원이 피부접촉이나 섭취 시 흔히 일어난다. 음식물 알레르기원도 소화기와 호흡기 증상을 일으키기도 한다. 벌레의 독, 음식, 혹은 약물에 대해 나타나는 가장 심한 알레르기 증상이 아나필락시스(anaphylaxis)이며, 전신에 걸친 혈관확장(vasodilation), 혈관투과성 증가 및 기관지 장애(후두수종이나 기관지 수축)가 일어난다. 방치하면 아나필락시스 환자는 질식(asphyxia)과 심혈관 허탈(collapse)로 진행될 수 있다.
2. 만약에 알레르기 환자에게 소량의 알레르기원을 피부에 주입하면 자극받은 비만세포로부터 히스타민이 신속하게 방출됨으로써, 중심 두드러기 부종(혈장의 유출로)과 그 주변의 혈관울혈(vascular congestion, 혈관 확장으로)인 발적이 나타난다. 주입된 알레르기원은 이미 생성된 IgE 항체에 결합하여 비만세포의 Fcε 수용체에 부착하여 비만세포를 둘러싼다. 알레르기 피부검사를 결핵균과 같은 감염체에 대해서 생긴 감작성을 검사하는 피부검사와 혼동해서는 안 된다. 양성 결핵 피부검사는 항원-자극을 받은 1형 보조T세포(Th1)가 매개하는 지연성 과민반응이고, Th1은 인터페론-γ와 같은 사이토카인을 방출하여 큰포식세포 활성화와 염증을 일으킨다(6장 참조). 혈청 알레르기-특이적인 IgE 테스트도 일상적으로 행해지는데 이는 전통적인 알레르기 피부검사를 보완하는 정보로 활용된다.
3. 아직은 잘 알려지지 않은 이유로, 아토피 환자들은 본질적으로 무해한 다양한 단백질 항원에 대해 Th2 유형의 보조T세포 반응을 일으키며, Th2세포는 IL-4와 IL-5, IL-13을 생산하고 소포성 보조T세포(Tfh)는 IL-4와 IL-13을 생산한다. IL-4와 IL-13은 B세포에서 IgE 동형전환을 유도한다. IL-5는 호산구를 활성화시키고, IL-13은 점액 분비를 자극한다(6장과 11장 참조). 아토피는 집안 내력의 경향이 있으므로 유전적 감수성이 분명히 관련되어 있다. 특히 5번 염색체의 긴 팔(long arm of chromosome 5; 5q)에 있는 유전자는 몇 가지 Th2 사이토카인을 코딩; 11q 상에는 IgE 수용체의 α 사슬을 코딩하는 유전자가 위치; 염색체 2번, 9번에는 IL-33 수용체(ST2)와 IL-33을 각각 코딩하고 있다. 상피세포가 분비하는 IL-33은 group 2 innate lymphoid cell (ILC2)를 활성화시킨다고 알려져 있는데, 이 세포는 강력한 Th2 반응을 유도하기도 한다.
4. 알레르기에 대한 대표적인 치료접근법은 문제의 알레르기를 회피함으로써 방지하는 것이다. 해당 알레르기는 알레르기 피부테스트나 혈청 IgE 측정으로 동정할 수 있다. 예전에는 세포내 cAMP 양을 높여(β2-adrenergic agent와 cAMP 분해 억제제를 사용) 기관지 수축 증상을 치료하는 약물요법에 중점을 두었지만, 최근에는 치료의 중심이 항염증제제로 옮겨지고 있다. 이러한 약물로는 corticosteroid(사이토카인 방출 차단)와 지질 매개체(예, leukotrienes)에 대한 수용체 길항제를 들 수 있다. 천식과 기타 알레르기에 대한 새로운 치료법으로 IgE, IL-4/IL-13 수용체, IL-5, IL-33과 thymic stromal lymphopoietin (TSLP)를 표적으로 하는 단클론항체가 개발되고 있다. 항-사이토카인 치료는 강한 2형 면역반응[호산구 수가 높고 호산구성 기도 염증(T2-high asthma라 부름)과 같은]의 특징이 보이는 심각한 천식 환자를 치료하는 데 대개 효과적이다. 가장 효과적인 아나필락시스 치료는 에피네프린

을 근육주사로 주입하는 것이다. 에피네프린은 혈관을 수축시키고, 기관지를 확장시키며, 심장출력이 증가되어 강하된 혈압과 기관지 폐색을 역전시킬 수 있다.

사례 4: 전신홍반루푸스

CASE 4: SYSTEMIC LUPUS ERYTHEMATOSUS

N.Z.는 25세의 여성으로 손목과 손가락, 발목 관절의 통증 때문에 주치의를 찾아갔다. 진료실을 방문했을 때 N.Z.의 체온, 심장박동수, 혈압, 호흡수는 모두 정상이었다. 그녀의 뺨에는 발진이 있었으며, 특히 팔자주름 부분을 제외한 코 주변에서 매우 뚜렷했다. 또한 그녀는 한두 시간 햇빛을 쬐면 발진이 더 심해진다고 했다. 그녀의 손과 손목의 관절은 붓고 말랑말랑해졌다. 그 외에 다른 물리적인 검진 결과는 평이했다.

그녀의 의사는 여러 가지 검사를 위해 혈액을 채취했다. 그녀의 hematocrit(적혈구 용적률)은 35%(정상 37~48%), 전체 백혈구 수치는 9,800/mm^3(정상범위)이며 감별혈구계산 수치도 정상이었고, 적혈구침강속도(erythrocyte sedimentation rate, ESR)는 시간당 40 mm(정상 1~20)이었는데, 이는 사이토카인에 의해 유도된 급성기 단백질 (acute phase protein) 생성으로 인한 전신성 염증이 일어나고 있음을 반영한다. serum antinuclear antibody (ANA, 항－핵 항체) 검사는 일관되게 1:2560 희석에서 양성(정상일 때는 1:40 희석에서 음성)이었다. 그 외 다른 검사에서는 특이사항이 없었다. 이러한 결과에 기초하여, 전신홍반루푸스(systemic lupus erythematosus, SLE) 진단이 내려졌다. 의사는 N.Z.에게 corticosteroid인 경구용 prednisone을 처방하였다. 그녀는 이 치료를 받아 관절 통증이 가라앉게 되었다.

1. ANA test에서 양성인 결과의 의미는 무엇인가?

석 달 후 N.Z.는 평소와 달리 피곤함을 느껴 독감에 걸렸다고 생각했다. 일주일가량 발목이 부어서 신발을 신는 것이 힘들었다. 그녀는 다시 주치의를 찾아갔다. 그녀의 발목과 발은 심각한 부종(조직내 체액이 과다하여 붓는 것)이 일어난 상태였다. 또한 복부가 약간 팽창되어 있었고, 타진(percussion)을 했을 때 둔탁함을 느끼는 위치가 움직임에 따라 변했다(복강 내에 비정상적으로 체액이 많다는 징후). 의사는 몇 가지 검사를 지시했다. 혈청 항-dsDNA는 25 IU/ml(정상 <10 IU), 적혈구침강속도(ESR)는 시간당 120 mm, 혈청 알부민은 0.8 g/dL(정상 3.5~5.0), 혈청 보체 단백질은 C3가 42 mg/dL(정상 80~180), 혈청 보체 단백질을 측정해보니 C3는 42 mg/dl(정상, 80~180), C4가 5 mg/dL(정상, 15~45)이었다. 소변검사 결과 4+의 단백뇨, 적혈구와 백혈구 그리고 수많은 초자원주(hyaline cast)와 과립원주(granular cast)가 나타났다. 24-시간 소변 샘플은 4 g의 단백질을 포함하고 있었다.

2. 혈액내 보체 감소, 혈액 이상 및 단백뇨가 나타나는 이유는 무엇일까?

소변검사 결과가 비정상적이기 때문에 의사는 신장 생검을 권하였고, 일주일 후에 생검을 시행하였다. 생검 조직은 통상적인 조직학적 방법과 면역형광법 및 전자현미경으로 검사하였다 (그림 A.5).

3. 신장에 나타나는 병증을 어떻게 설명할 수 있는가?

의사는 증식성 루푸스 사구체신염(proliferative lupus glomerulonephritis) 진단을 내렸고, N.Z.가 이전에 복용하던 양보다 더 많은 양의 prednisone을 처방하였다. 또한 세포독성약물 (mycophenolate) 치료를 권장하였다. 그 후 2주일에 걸쳐 단백뇨와 부종이 가라앉았고, 혈청 C3는 정상수준을 되찾았다. 그녀에게 처방한 corticostetoid 용량도 차차 줄여나갔다. 수년간 그

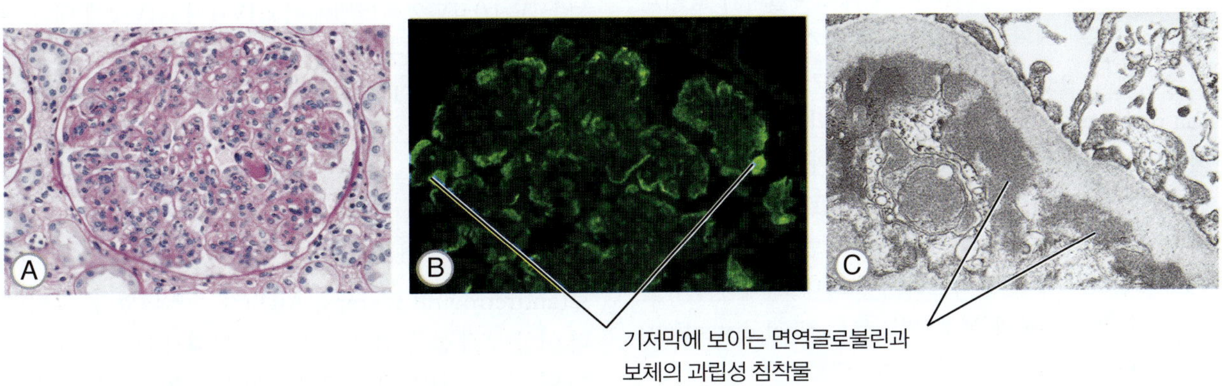

그림 A.5 면역복합체가 침착된 전신홍반루푸스의 사구체신염. **A,** 사구체에 호중구 침윤이 보이는 신장 생검 광학현미경사진. **B,** 기저막을 따라 IgG가 과립성으로 침착된 것을 보여주는 면역형광현미경사진(면역형광현미경법으로 불리는 이 기법에서는, 신장의 냉동절편을 형광을 띤 IgG 항체와 반응시킨다. 형광이 나타나는 곳이 IgG가 침착된 부위이다). **C,** 면역복합체 침착이 나타나는 동일 조직의 전자현미경 사진. (Boston, MA 소재 Brigham and Women's Hospital, Department of Pathology의 Dr. Helmut Rennke의 배려.)

녀의 병은 가끔씩 되살아나 관절 통증, 조직 부종이 일어났고 검사 결과 C3 수치가 감소하고 단백뇨가 나타났다. 이럴 때마다 corticosteroid로 효과적으로 치료할 수 있었고, 그녀는 활기차게 생활할 수 있었다. 지난 2년 이상, 경구로 하루에 2번씩 voclosporin이라는 칼시뉴린 저해제를 복용했다. 그녀의 신장 기능은 안정화되었고, 활기 있는 생활을 해왔다.

사례 4의 질문에 대한 답

Answers to Questions for Case 4

1. ANA 검사에서 양성의 의미는 세포핵 성분에 결합하는 혈청 항체가 존재함을 나타낸다. 이 검사는 슬라이드 글라스에 놓인 사람 세포 단층(monolayer) 위에 여러 농도의 환자 혈청을 첨가하고, 형광 표지된 항-면역글로불린 항체를 넣은 후 형광현미경으로 관찰하여 핵에 결합한 혈청 항체를 찾는 것이다. ANA 역가는 검출가능한 핵 염색을 일으키는 혈청의 최대 희석 배수이다. 대부분의 SLE 환자는 히스톤, 다른 핵단백질, 또는 이중가닥 DNA에 특이한 ANA를 가지고 있다. 이러한 ANA는 자가항체이며, 이것들이 생성되었다는 것은 자가면역이 일어났음을 의미한다. ANA는 SLE에 특이적이지 않는데, 점점 SLE 진단용으로 간주되는 이중가닥 DNA, Smith, 리보핵단백질, SS-A, 그리고 SS-B 항원에 좀더 특이적인 항체 테스트로 보완되고 있다. 자가항체는 또한 여러 세포막 단백질 항원에 대해 생성되기도 한다. 자가항체가 생성되기 시작하여 SLE가 발병되기까지는 대개 9~10년이 걸린다. 항-dsDNA 역가는 질환 활성도를 파악하는 데 사용될 수 있다.
2. 자가항체 중 일부는 혈액내에 순환하는 항원과 결합함으로써 순환하는 면역복합체(immune complex)를 형성한다. 핵항원은 SLE 환자의 순환계에서 증가되기도 한다. 왜냐하면 몇가지 세포(예, 백혈구, 각질세포)의 세포자멸사가 증가하고 또한 사멸세포를 제거하는 데 결함이 있기 때문이다. 이러한 면역복합체가 혈관벽의 기저막에 쌓이게 되면 고전경로(classical pathway)를 통해 보체가 활성화되고, 이에 따라 보체 단백질이 계속적으로 소모되어 고갈되게 된다. 면역복합체로 인해 신장에 염증이 발생하면 소변으로 단백질과 적혈구가 유출된다. 소변으로 단백질이 유출되면 혈장 알부민이 감소하고, 혈장의 삼투압이 감소하며 조직내로 체액이 유출된다. 이 것이 발의 부종과 복부팽창(abdominal distention)의 원인이 된다.
3. 신장의 병리학적인 변화는 신장 사구체의 기저막내에 순환하는 면역복합체가 침착되어 일어난다. 그리고 자가항체는 직접 조직항원에 결합하여 그 자리에서 면역복합체를 형성하기도 한다. 이러한 침착은 면역형광법(침착된 항체의 종류를 가리킴)과 전자현미경(정확한 위치를 보여줌)으로 관찰할 수 있다. 면역복합체는 보체를 활성화시키고 보체의 부산물(C3a, C5a)의 작용과 백혈구 Fc수용체에 면역복합체내 IgG 항체가 부착함으로써 백혈구가 모이게 된다. 이 백혈구가 활성화되어 활성산소(ROS)와 용해소체효소(lysosomal enzyme)를 생성함으로써 사구체 기저막을 손상시킨다. SLE는 면역복합체-매개 조직손상의 특징을 보이며, 면역복합체는 신장뿐만 아니라 여러 부위에 있는 관절과 작은 혈관에도 침착될 수 있다(11장 참조). SLE는 전형적인 면역복합체질환이다.

사례 5: 사람 면역결핍 바이러스 감염: 후천면역결핍 증후군

CASE 5: HUMAN IMMUNODEFICIENCY VIRUS INFECTION: ACQUIRED IMMUNODEFICIENCY SYNDROME

목수 보조 일을 하는 J.C.가 처음 의사를 보았을 때는 28세였으며 당시에 3주 동안 미열과 인후염, 그리고 임파선염을 앓고 있었다. 건강검진 결과, 피부손상 흔적(track marks)을 보였는데, 환자가 말하기를 2달 전에 거리에서 파는 마약 용량을 더 이상 올릴 경제적 여유가 없어서 공동으로 사용하는 주사바늘로 헤로인(heroin) 사용을 시작하였다고 한다. 또 다른 건강검진 결과, 임파선염과 희미하고 넓게 퍼진 발진이 보였다. Epstein-Barr virus 감염과 구강인두 연쇄상구균에 대한 현장현시검사(Point-of-care test), 그리고 세균/곰팡이 배양 결과는 모두 음성으로 나왔다. 그는 바이러스 증세로 추정되어서 퇴원하였다.

1. 3주 동안에 일어난 미열과 임파선염의 의미는 무엇인가?

J.C.의 모습이 그 다음 주에 감염질병 진찰실에서 보였다. 이곳에서 행한 혈액 샘플에 대한 효소면역정량법(enzyme-linked immunosorbent assay, ELISA) 검사에서 항-HIV 항체는 음성이었으나, HIV nucleocapsid p24는 양성이였다. 다음으로 실시된 HIV-1/HIV-2 식별법에서 HIV-1나 HIV-2에 대한 항체가 검출되지 않았다. 혈중 HIV 바이러스 유전체(바이러스 양)의 농도는 700,000/ml, $CD4^+$ T세포 수는 300/mm^3이었다(그림 A.6). B형 간염 바이러스(HBV) ELISA에서 HBV 표면 항원과 코어 항원에 대한 항체는 음성이었다. HIV 유전자형 검사는 HIV 역전사효소 유전자의 코돈103 (K103N)에서 라이신이 아스파라진으로 돌연변이가 나타났음을 보여주었다. 항레트로바이러스 치료(antiretroviral therapy, ART)가 추천되었다. 그러나 환자는 더 이상 추적 돌봄 업무, 치료가 시작되지 않았다.

2. 이 환자가 HIV에 감염된 주된 위험요소는 무엇인가? 그밖에 다른 위험 요소는?
3. HIV 테스트에서 HIV 항체와 p24 단백질을 측정하는 이유는?

6개월 후에 J.C.는 주사부위의 농양 때문에 어느 지역 병원

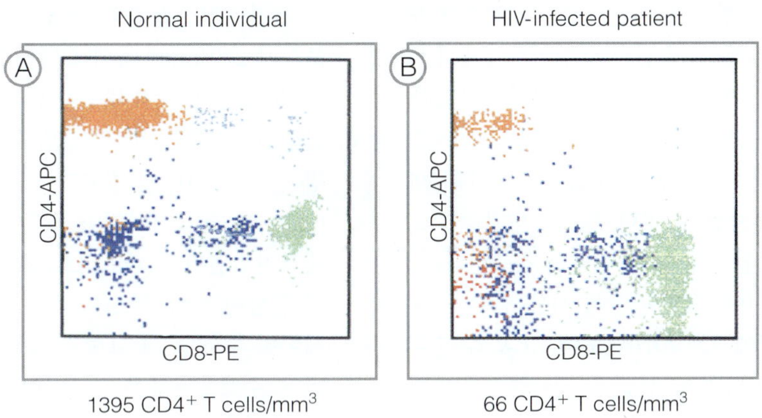

그림 A.6 HIV 감염환자 혈액의 CD4$^+$와 CD8$^+$T세포의 유세포분석 결과. 환자의 백혈구 부유액을 CD4와 CD8에 특이적인 단클론항체와 함께 반응시켰다. 항-CD4 항체는 형광을 나타내는 allophycocyanin (APC)으로, 항-CD8 항체는 phycoerithrin (PE)으로 표지되어 있다. 이 두 가지 형광 색소는 적절한 파장에 의해 들뜬 상태가 되었을 때 빛을 방출한다. 세포 부유액은 유세포 분석법으로 분석되는데 각각 다르게 표지된 항체에 의해 세포수를 셀 수 있다. 이 방법으로 CD4$^+$와 CD8$^+$ T세포수를 측정할 수 있다. 이 그림에서 두 가지 색깔의 점은 정상 표준 혈액 표본**(A)**과 환자의 혈액 표본이다**(B)**. CD4$^+$ T세포는 *주황색으로(사분면의 왼쪽 위)*, CD8$^+$ T세포는 *초록색으로(사분면의 오른쪽 아래)* 나타난다. *유의: 그림에서 보이는 색깔은 APC와 PE 형광물질이 방출하는 빛의 색이 아님.

에 나타났다. 상처를 째어 배농한 후에 그는 추가적인 진단이 필요하다는 의사의 권고를 무시하였다. 당시에 CD4$^+$ T세포 수는 200이었고 바이러스 양은 15,000이었다. 그는 여전히 ART 치료를 거부하였다. 6년이 지난 후에, J.C.는 일주일간 열이 나고 숨이 가빠져서 내원하였다. 흉부 X-선은 희미하고 넓게 퍼진 침윤물을 보여주었고 산소포화도는 90%이였다. 최초 현미경검사로 살펴본 바, 객담 진균류 염색(silver stain)은 나타나지 않았다. 그러나 그에게 항생제(trimethoprim-sulfamethoxazole)와 프레디손이 처방되었다. 객담에 대한 PCR 테스트 결과, 주폐포자충(*Pneumocystis jirovecii*)에 대해 양성이였다. J.C.의 상태는 처음에는 악화되었지만, 나중에는 완전히 회복하였다. 반복적으로 측정된 CD4$^+$ T세포 수는 150이었고 바이러스 양은 50,000/ml이었다. 이 시점에서 J.C.는 ART를 개시하겠다는 욕구를 드러냈다. dolutegravir(HIV integrase 저해제), 그리고 두 종류의 HIV 역전사효소 nucleoside/nucleotide 유사 저해제(tenofovir/emtricitabine)를 처방받았다. 또한 trimethoprim-sulfamethoxazole 항생제도 약한 농도로 예방차원에서 지속적으로 사용되었다. 금연도 권고되었다.

4. HIV에 대한 ART 치료에 일반적으로 3가지 항바이러스 약물을 포함하는 이유는?
5. J.C.의 CD4$^+$ T세포 수가 점차 감소하는 이유는?
6. PCR로 주폐포자충 감염을 진단하기 전에 환자에게 항생제와 프레디손을 먼저 시작한 이유는?

1년 후에 그의 CD4 수는 800이었으며 바이러스는 검출되지 않았다. 그러나, 그는 왼방실판막(mitral valve)이 methicillin-저항성 포도상구균(MRSA)에 감염(staph endocarditis, 포도상구균 심내막염)되어서 수술용 생체밸브(bioprosthetic valve)로 대체할 필요가 있었다. 수술 전에 심장도관 삽입은 상당한 관상동맥질환을 보였다. 수술 후에는 헤로인을 끊고 마타돈으로 유지할 수 있었다. 그의 항레트로바이러스 약물은 지속되었으나 trimethoprim-sulfamethoxazole는 끊었다. 그후 그의 건강은 아주 좋았다. 그의 오랜 배우자도 여전히 HIV 음성이다.

7. 지금 시점에서 J.C. 생애에 대표적인 위험요소는 무엇인가?

사례 5의 질문에 대한 답
Answers to Questions for Case 5

1. 이 유형은 급성 HIV 증세로 알려져 있다. 비록 많은 수의 감염체가 며칠 동안 급성 바이러스 증세를 일으키지만, 이번처럼 지속성을 보이는 경우는 젊고 건강한 사람에서는 HIV 감염을 포함하여 상대적으로 흔치 않은 감염이다. 그러나, 급성 HIV 감염도 무증상이거나 이 환자가 겪고 있는 증상보다는 훨씬 약하다.
2. 정맥 약물주사는 이 환자에게 있어서 HIV 감염을 유발하는 대표적인 위험 요인이다. 약물 중독자들 사이에서 주사 바늘의 공유로 혈행성 감염 바이러스 입자(blood-borne viral particles)가 감염된 사람으로부터 다른 이에게 전염된다. HIV 감염에 있어서 또다른 중요한 위험 요인으로는 감염된 사람과의 성행위, 감염된 혈액 산물의 수혈, 감염된 여성의 출산 등이 있다(12장 참조). 미국에서 정맥 약물주사는 10% 미만의 HIV의 원인이고, 대부분(70%)의 남자는 동성 성행위

자, 나머지 25%는 이성 간의 성행위자이다. 전 세계적으로 보면, 새로 감염되는 90% 이상은 이성 간의 성행위자에게서 발병한다. 유행병 발생 통계가 지난 수십 년에 걸쳐 변화하였다.

3. 급성 감염에서는 흔히 항체반응이 일어나는 데 필요한 시간이 충분하지 않지만 바이러스는 높은 수준을 보이기 때문에 바이러스 단백질은 쉽게 검출될 수 있다. 일명 4세대 테스트는 바이러스 p24 단백질 항원과 항-HIV 항체를 검출한다. 그러므로 항체가 생성되기 전에 HIV 진단에 사용될 수 있다. 이런 혼합 선별검사가 미국에서는 2010년도에, 그 후 수년 뒤에는 다른 국가에서도 승인되었다. 선별검사가 양성이면 이어서 HIV-1과 HIV-2 감염을 구별하기 위해서는 좀 더 특이적인 정량법이 필요하다. PCR 테스트는 순환 중인 바이러스 숫자와 바이러스의 핵산 유전형을 결정할 수 있다.
4. HIV는 돌연변이율이 매우 높다. 역전사효소 유전자의 돌연변이로 뉴클레오사이드 억제제에 대한 환자의 내성이 쉽게 나타난다. 단백질분해효소 억제제에 대한 내성도 비슷한 기작으로 나타나기도 한다. 적어도 2종류의 항바이러스제(또는 최근에는, integrase 저해제와 또다른 종류의 약물)를 포함한 3가지 투약 치료는 바이러스 약물내성을 현격하게 줄여준다. 그러나 이를 준수하지 않으면 몇 가지 약물에 대한 내성을 갖는 돌연변이 바이러스가 나타나게 된다. 비뉴클레오사이드 유사 역전사효소 억제제(nonnucleoside analog reverse transcriptase inhibitor, NNRTIs)도 약효가 우수하다. 그러나, HIV 역전사효소 유전자의 코돈103(K103N)에서 라이신이 아스파라진으로 돌연변이(진단 중에 발견됨)가 일어나는데, 이 환자의 바이러스는 1세대의 NNRTI에 대해 내성을 보일 것이다(특징적으로, 다른 여러 저항 돌연변이와 다르게 K103N 돌연변이를 보이는 바이러스는 사람 사이에서 보통 이동한다. 왜냐하면, 이 돌연변이가 바이러스에게 적응에 필요한 특별한 비용을 부과하지 않기 때문이다. 그러므로 이 바이러스는 ART의 선택적인 압박이 없어도 유지될 수 있다). Integrase 저해제[특히 integrase strand transfer inhibitors (INSTIs)]는 혼합치료에 사용되는 또다른 중요한 항 HIV 치료제 계열이다. 이는 최근에 들어와 1차 ART 처방에 사용되는 핵심 성분이 되었다. 또 다른 치료제로는 바이러스 단백질 가수분해 효소 저해제와 세포융합 시 진입을 차단하는 저해제가 있다.
5. 대개 점막조직에서 시작되는 초기감염 후, HIV는 빠르게 여러 세포로 들어가는데 주로 $CD4^+$ T림프구이며, 또한 수지상세포, 단핵포식세포도 포함된다. 이 환자에서 점점 $CD4^+$ T세포가 감소되는 이유는 림프기관에 존재하는 $CD4^+$ T세포에 HIV가 반복적인 주기로 감염하기 때문이다. 결국 세포가 사멸된다. 대부분의 AIDS-관련된 감염과 종양의 발생과 같은 후천면역결핍 증후군(AIDS)의 증상은 혈액 내 $CD4^+$ T세포수가 200/mm^3 아래로 떨어진 후에 대개 나타난다. 이 수치는 림프기관에서 T세포가 심각하게 고갈되었음을 반영한다.
6. 알려진 HIV에 감염된 사람에 대해 제시된 사항만으로도 확정 진단을 기다릴 필요가 없이 주폐포자충폐렴[*P. jirovecii* pneumonia (PJP)]임이 농후하다. AIDS 환자에게는 T세포-매개면역결핍이 바이러스, 진균 그리고 원생동물에 대한 면역 결함이 나타난다. 이 들은 정상적인 면역체계에서는 쉽게 제어될 수 있는데 그렇지 않으면 기회주의적 감염으로 진전된다. 주폐포자충은 진균이며 식세포 내에서 살 수 있다. 그러나 대개의 경우 활성화된 $CD4^+$ T세포의 작용으로 제거된다. PJP 치료를 실시한 처음 수일 내에 죽어가는 미생물에 대한 강력한 염증반응으로 위험할 정도로 악화될 수도 있는데, 이렇게 심한 경우에는 즉시 항염증 스테로이드를 투여해야 한다.
7. 적절히 조절된 HIV 감염치료를 통해 환자는 거의 정상에 근접한 수명을 누릴 수 있다. 대부분의 사망 원인은 HIV 감염과 직접적인 관계가 없다. HIV 감염 자체와 일부 항레트로바이러스 약물은 관상동맥질환을 악화시킨다. 따라서 항레트로바이러스 약물로 효과적으로 치료되는 사람은 바이러스 감염과 직접 관련이 없는 부작용으로 사망하는 경우가 다반사다. 이 환자의 가장 큰 위험요소는 활발한 정맥 약물주사의 사용이였다. 지금은 중지됨. HIV 감염을 효과적으로 억제한 사람은 다른 사람에게 거의 전염시키지 않는다. 결론적으로 치료는 감염을 예방할 수 있고 전염의 진행 사이클을 차단할 수도 있다.

사례 6: SARS CoV-2 감염: COVID-19

CASE 6: SARS CoV-2 INFECTION: COVID-19

C.V.는 63세의 편의점 지배인으로 제2형 당뇨병 및 고혈압 병력이 있으며 4일 이상 지속된 새로운 근육통, 기침, 두통이 발생했다. 그는 여전히 식욕이 있었고 음식의 냄새와 맛을 느낄 수 있었기 때문에 자신이 COVID-19에 걸렸을 가능성이 낮다고 생각했다. 그는 8개월 전 mRNA SARS-CoV-2 백신을 1회 접종받았지만 지난 몇 달 동안 지역사회의 감염 파동이 감소하기 시작했기 때문에 추가 접종을 하지 않기로 결정했고, 자신이 근무하는 상점에서 마스크를 거의 착용하지 않았다. 증상이 발생한 지 5일째 되는 날, 그는 훨씬 더 기분이 나빠졌고, COVID-19에 걸릴 수도 있다고 우려되어 1차 진료실에 전화를 했다. 그들은 그가 이웃에 있는 드라이브 스루 검사 센터에서 SARS-CoV-2 감염 검사를 받은 후 검사 결과가 나올 때까지 파트너 및 다른 사람들과 격리하라고 조언했다. 검사 센터에서 돌아온 후, 그는 집의 침실 계단을 오르는 동안 피곤하고 숨이 차며 그날 밤 호흡 곤란을

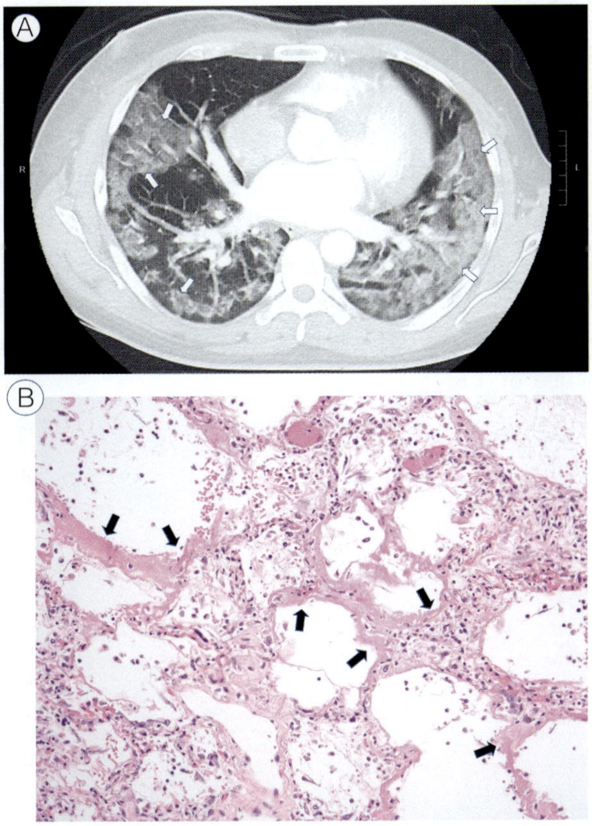

그림 A.7 중증 COVID-19의 폐질환. **A,** SARS-CoV-2 감염으로 인한 심각한 질병의 치명적인 경우에 손상된 폐의 모습을 보여주는 흉부 CT 스캔이다. "지상 유리 불투명도"(*화살표*)라고 불리는 흰색으로 보이는 영역은 가스교환이 불가능한 염증성 침윤물과 체액으로 가득 찬 공기 공간을 나타낸다. 이 공기 공간은 정상 폐에서는 어둡다(방사성). **B,** 부검에서 얻은 폐 조직의 H&E 염색된 단면은 손상된 혈관에서 누출된 혈장 단백질로 구성된 히알린막과 폐포 벽(*화살표*)을 보여주며, 이는 패널 B에서 보이는 지상 유리 불투명도(ground-glass opacities)에 해당하는 전형적인 확산성 폐포 손상이다. 이 조직병리학은 치명적인 COVID-19의 대부분의 경우에서 볼 수 있는 급성 호흡곤란증후군(ARDS)의 임상 진단에 해당한다. (Boston, MA 소재 Brigham and Women's Hospital, Department of Pathology의 Dr. Robert Padera의 배려.)

경험했다. 다음 날 아침, 그의 파트너는 그를 지역 병원의 응급실로 데려갔고, 초기 평가에서 37.5°C의 열, 빠른 호흡 속도, 실내 공기에서 혈액 O_2 포화도가 88%로 나타났다(정상 >95). 흉부 CT 검사에서 양측성 폐렴증세(그림 A.7)가 나타났다. 전날의 SARS-CoV-2 PCR 검사 결과는 양성으로 나왔다. 그는 중환자실에 입원하여 호흡관을 삽입한 후 덱사메타손(코티코스테로이드)과 렘데시비르(바이러스 RNA 의존성 중합효소 억제제)로 치료받았다.

1. SARS-CoV-2는 많은 바이러스들처럼 감염된 숙주의 선천면역 반응을 자극한다. 어떻게 이런 일이 일어나고 바이러스는 선천면역을 어떻게 회피할 수 있을까?

만성 건강에 큰 문제가 없는 65세 여성인 C.V.의 파트너 W.V.는 전년도 mRNA 코로나 백신 2회 접종을 받았고 3개월 전 추가로 접종했다. C.V.가 입원한 날 가벼운 인후통과 콧물이 나와 SARS-CoV-2 검사를 받았다. 결과는 양성이었지만 상기도 증상은 2일 동안 완화되었다.

2. 적응면역체계가 SARS-CoV-2로부터 보호하는 주요 방법은 무엇인가? 백신 접종이 이러한 보호를 강화하는 데 어떻게 작용하는가?

중환자실에서 C.V.의 임상 과정은 지속적인 기계적 환기의 필요성, 항응고가 필요한 폐색전증, 심부전 등으로 복잡하였다. 그는 점차 호전되어 4주 후 호흡관을 제거하였고 6주 후 퇴원하였다. 2주 후 백신을 접종하였고 이후 지속적인 피로감, 흉통, 머리가 멍한 증세에 시달렸다.

3. 코로나19 대유행으로 인해 해결된 백신 개발 및 새 제도 실현의 주요 과제는 무엇인가?

사례 6에 대한 질문에 대한 답변

Answers to Questions for Case 6

1. SARS-CoV-2와 같은 바이러스가 선천면역반응을 활성화하는 주요 방법은 ssRNA를 인식하는 엔도솜 톨유사수용체(TLR) 7과 포유류 RNA가 아닌 바이러스의 전형적인 특징을 인식하는 세포질 RIG-I 및 MDA5를 포함한 세포내 패턴인식 수용체(PRR)에 결합하는 바이러스 핵산이다. 이들이 리간드에 결합하면 이 수용체들은 신호경로를 활성화하여 숙주세포에서 제1형 IFN을 생성하게 하는데, 그러면 이 사이토카인은 숙주세포의 수용체와 결합하여 항바이러스 상태를 유도한다. SARS-CoV-2는 선천면역 인식으로부터 보호하는 게놈 RNA의 구조적 특징과 제1형 IFN을 유도하는 신호전달 및 제1형 IFN 수용체 다음에 이어지는 신호를 차단함으로써 선천면역을 회피한다.
2. 적응면역이 SARS-CoV-2 감염을 방어하는 주요 기작은 안지오텐신 전환 효소-2 (ACE2)에 결합하는 바이러스 스파이크 단백질의 일부를 인식하는 고친화성 중화 항체이다. SARS-CoV-2는 ACE2에 결합하여 숙주 세포로 들어가므로 항-스파이크 단백질 항체는 세포의 바이러스 감염을 차단한다. 바이러스 스파이크 단백질을 인식하는 비중성화 항체는 보체를 활성화하고, 바이러스의 식작용을 돕거나, 다른 Fc 수용체 작용을 유발할 수도 있다. 효과적인 항체의 생산은 $CD4^+$ Tfh 세포의 자극에 의존하는데, $CD4^+$ Tfh세포는 숙주 2형 MHC 분자에 결합된 바이러스 단백질에서 유래한 펩티드를 인지한다. Tfh 세포는 스파이크 단백질-특이적인 B 세포와 협력하여 배중심반응을 유도하여 고친화성 항-스파이크 단백질 항체를 생성하는 수명이 긴 형질세포와 기억B세포를 생산한다. 그 밖에 다른 바이러스 단백질로부터 유래된 펩티드에 특이적인 $CD8^+$ 세포독성T림프구(CTL) 또한 감염된 세포를 사

멸시킴으로써 SARS-CoV-2 감염과 싸우는 역할을 한다.

3. 다른 RNA 바이러스와 마찬가지로 SARS-CoV-2 RNA 게놈의 복제는 오류가 발생하기 쉬우며, 이로 인해 많은 돌연변이가 발생한다. COVID-19 팬데믹 기간 동안, 여러 연쇄적인 감염 파동이 전 세계적으로 빠르게 확산되었으며, 각각은 스파이크 단백질 구조를 변형시키는 돌연변이를 가지고 있으며, 따라서 적어도 부분적으로 이전 형태의 바이러스에 의한 감염에 대한 반응에서 생성된 항체에 의한 중화를 피할 수 있다. (이 돌연변이는 바이러스의 감염 및 확산 능력을 증가시킬 가능성이 있다.) 이러한 변종의 우세는 SARS-CoV-2 백신뿐만 아니라 바이러스 감염에 대한 적응면역반응의 선택적 압력하에서 진화해 왔다. 이것이 SARS-CoV-2가 적응면역을 회피하는 주요한 방법이며, 향후 SARS-CoV-2 백신개발의 주요 과제이다. 그럼에도 불구하고, 2019년과 2020년의 첫 번째 감염 파동에서 발견된 스파이크 단백질 서열을 기반으로 하는 대량 백신 접종 프로그램에 사용된 백신은 이후의 SARS-CoV-2 변종으로 인한 심각한 질병과 사망을 예방하는데 높은 효과를 유지하고 있다. 백신 접종 프로그램의 두 번째 주요 과제는 전 세계적으로 높은 백신 접종률을 달성하는 것이며, 이는 빈곤, 거부감 및 잘못된 정보로 인해 논리적으로 방해를 받고 있다.

연습문제에 대한 정답

Answers to Review Questions

1장

CHAPTER 1

1. 선천면역은 항상 존재하고 기능적인 작동세포와 분자로 감염과 손상에 즉시 반응하는 반면, 적응면역반응은 감염과 싸울 수 있는 작동세포로 증식되고 분화하기 위해서는 림프구 클론의 활성화를 필요로 하는데, 이 과정은 며칠이 걸린다. 선천면역시스템은 많은 종의 미생물에 공통적인 다른 분자 패턴을 인식하는 제한된 수의 수용체를 사용하는 반면, 적응면역시스템은 두 종류의 매우 특이적인 수용체를 사용한다. 각각은 수백만 가지의 다양성을 가지고 있고, 이들은 항원의 뚜렷한 분자적 특징을 인지하는 다른 림프구 클론에 의해 발현된다. 선천면역반응은 동일한 유형의 미생물에 반복적으로 노출될 때 질적으로 양적으로 거의 동일한 반면, 적응면역시스템은 동일한 종에 의한 후속 감염으로부터 보호할 수 있도록 오랫동안 기억을 할 수 있고, 반복 감염을 제거하기 위해 전문화된 방식으로 더 빠르게 반응할 수 있다.
2. 적응면역의 두 가지 유형은 세포매개면역과 체액면역이다. T세포에 의해 매개되는 세포매개면역은 조직 세포나 식세포를 감염시키는 병원균에 대한 방어에 필수적이다. 항체에 의해 매개되는 체액면역은 주로 세포 외부에 위치한 병원체를 방어한다. 많은 병원체는 바이러스와 같이 수명 주기에서 세포외 및 세포내 단계를 가지고 있으며, 세포매개 면역과 체액면역에 의해 방어된다.
3. B림프구는 항원수용체 역할을 하는 세포막형 면역글로불린(Ig)을 발현하여 체액면역을 매개하며, 활성화된 후 B림프구는 항체를 분비하는 형질세포로 분화하며, T림프구는 T세포 항원수용체(TCR)와 CD4 또는 CD8 중 하나를 발현하여 세포매개면역반응을 매개하며, 세포막 주조직적합복합체(MHC) 분자에 의해 제시된 펩티드 항원에 의해 활성화 후 $CD4^+$T세포는 사이토카인을 분비하고 세포막에 결합된 활성화 리간드를 발현하여 염증을 유발하고, 식세포의 기능을 강화하며, B세포 항체반응을 촉진한다. MHC 분자에 의해 제시된 펩티드 항원에 의해 활성화된 $CD8^+$T세포는 감염된 세포와 종양세포를 죽이는 세포독성단백질을 방출한다.
4. 숫림프구는 아직 외부 항원을 인지하지 전의 성숙한 B 또는 T세포이다. 항원에 의한 활성화에 따라 숫림프구는 증식하여 병원체로부터 보호하거나 제거할 수 있는 능력을 획득하는 세포로 분화한다. 이 림프구들은 작동세포로 알려져 있다. 대부분의 작동세포는 항원이 제거된 후 죽지만 기억세포로 알려진 활성화된 림프구의 일부는 오랫동안 생존한다. 기억림프구는 항원에 대해 숫림프구보다 더 빠르고 강력하게 반응한다.
5. B림프구는 2차림프기관의 소포에 존재하며, T세포는 림프절의 소피하피질과 비장의 동맥주위림프집(PALS)에 존재한다. B세포와 T세포는 림프기관의 다른 영역에 있는 기질세포에 의해 분비되어, B세포와 T세포에 발현된 다른 케모카인수용체에 결합하는, 케모카인이라는 특정 사이토카인의 작용에 의해 이 위치에 자리잡는다.
6. 숫림프구는 혈액에서 2차림프기관으로 이동한 다음 림프절에서 림프절을 빠져나가는 림프를 통해, 또는 비장의 혈관을 통해 혈액으로 다시 이동하고 다른 2차림프기관을 통해 재순환한다. 작동림프구는 2차림프기관에서 생성되고 대부분은 혈액으로 이동한 다음, 항원이 있는 조직 부위로 이동한다.

2장

CHAPTER 2

1. 선천 면역은 다양한 미생물 및 손상된 세포의 생성물이 공유하는 공통 분자 패턴을 대상으로 하며, 이는 세포막(세포외 미생물을 인식하는 곳), 엔도솜 소낭(섭취한 미생물) 및 세포질에 위치한 세포 수용체들에 의해 매개된다. 제한된 다양성을 갖는 일부의 분비 단백질들도 미생물을 인식한다. 적응면역은 광범위한 미생물 및 비미생물 항원을 인식하기 위해 극도로 다양한 항원 수용체(세포 표면 및 분비된 항체와 세포 표면 TCR)를 사용한다.
2. 선천 면역계에 의해 인식되는 미생물 물질의 예로는 Toll 유사 수용체 4 (TLR-4)에 의해 인식되는 lipopolysaccharide, TLR-2에 의해 인식되는 펩티도글리칸(peptidoglycan), TLR-5에 의해 인식되는 flagellin, TLR-9 및 세포질 DNA 센서에 의해 인식되는 미생물 DNA, 엔도솜 TLR-3, -7 및 -8 및 세포질 RIG 유사 수용체에 의해 인식되는 바이러스 RNA, 세포질 NOD 유사 수용체에 의해 인식되는 세포벽 펩티도글리칸 및 혈액의 세포 표면 만노스 수용체 및 만노스 결합 단백질에 의해 인식되는 만난(mannan)이 있다.
3. 인플라마좀(inflammasomes)은 포식세포, 수지상 세포(DC)

및 기타 몇몇 세포의 세포질에서 발견되는 다중단백질 복합체로, 병원균이나 세포 스트레스에 대해 염증성 사이토카인 분비나 세포사멸을 통해 반응한다. 다양한 종류의 인플라마좀은 interleukin-1β (IL-1β) 사이토카인의 전구체를 분해하여 활성 형태의 IL-1β를 생성시켜 세포 외부로 분비하는 효소를 생성한다. 한 예로는 NOD 계열 분자인 NLRP3와 단백질 분해 효소 caspase-1을 포함하는 인플라마좀이 있다. NLRP3는 세포 감염 또는 손상을 나타내는 여러 가지 자극에 반응하여 caspase-1 활성화를 유도하며, 이는 IL-1β 전구체를 분해한다. NLRP3 인플라마좀을 활성화시키는 자극은 다양한 미생물 생성물과 sodium urate 나 콜레스테롤등의 결정(crystals), 감소된 칼륨(potassium) 농도, 그리고 활성산소종 들이 포함된다.

4. 피부는 피부 상피 세포인 각질형성세포(keratinocytes)가 생성하는 케라틴 표면 층과 각질형성세포 간의 밀착연접(tight junction)에 의해 상대적으로 투과성이 낮은 다중 물리적 상피 장벽을 제공한다. 소장관(intestinal tract)은 상피세포의 단일층으로 덮여 있고, 여기도 상피세포의 밀착연접에 의해 묶여 있다. 소장관 상피 세포 중 일부는 미생물 장벽으로 작용하는 점액층을 분비한다. 피부와 소장관 상피 세포 모두 항미생물 펩티드 항생제를 분비하며, 이러한 상피 장벽은 또한 미생물 방어에 도움을 줄 수 있는 상피내 림프구를 포함하고 있다.
5. 포식세포(phagocytes)는 미생물의 탄수화물을 인식하는 다양한 수용체, 항체로 코팅된(옵소닌화된) 미생물에 결합하는 Fc 수용체, 그리고 보체 단백질에 의해 옵소닌화 되는 보체 수용체 들을 발현한다. 이러한 수용체에 결합하는 미생물들은 포식소체로 내부화 되며, 리소좀과 융합되어 미생물들은 활성 산소종, 질소 물질 및 리소좀 효소에 의해 파괴된다.
6. 자연살해세포(NK세포)는 건강한 숙주 세포의 1형 MHC 분자를 인식하는 억제 수용체를 표현하며, 그래서 NK 세포의 활성화를 억제할 수 있다. 바이러스에 감염된 세포에서는 1형 MHC 분자 발현이 감소하여 억제 수용체와 상호 작용하지 못하며 동시에 NK 세포 수용체를 활성화시키는 리간드가 발현된다. 결과적으로, NK 세포는 이러한 감염된 세포를 사멸시키기 위해 활성화된다.
7. 종양괴사인자(TNF)와 IL-1은 혈관 안쪽의 내피세포를 활성화 하여 혈관에서 호중구와 단핵구를 감염 부위로 이동시키는 분자를 발현시키고 부분적으로 염증을 자극한다. 큰포식세포와 수지상세포에서 생성된 IL-12는 NK세포 및 T 세포의 활성화에 기여한다. 제1형 인터페론은 바이러스 복제를 억제하여, 감염된 이웃 세포에서 항바이러스 상태를 유도하며, 또한 T 세포의 인식을 위한 바이러스 항원 표시를 증가시킨다.
8. 선천면역 반응은 항원 인식에 의해 생성된 신호와 함께 작용하는 T세포 활성화를 위한 신호를 제공하는 수지상세포의 공동자극자 발현을 유도한다. 선천면역 세포는 또한 적응면역 반응을 촉진하는 사이토카인을 생산한다. 선천면역 반응의 일부로서 보체 활성화는 B세포 활성화를 강화하는 보체 조각의 생성을 유도할 수 있다.

3장
CHAPTER 3

1. 피부나 장 같은 상피 장벽을 통해 들어오는 항원들은 피부나 장 상피 내 또는 상피 아래에 존재하는 수지상세포에 의해 포획되며, 이 수지상세포들은 항원을 배수 림프절로 운반하고, 거기에서 림프구들에게 항원을 표시한다. 무세포 항원들 또한 2차 림프기관으로 들어가서 상주하는 수지상세포에 의해 포획될 수 있다.
2. 주조직접합성 복합체(MHC) 분자는 단백질 항원에서 유래한 펩티드와 결합하여 T세포에 의해 인식되도록 표시하는 세포 표면 단백질이다. 인간의 MHC 단백질은 인간 백혈구 항원(HLA) 분자로 불린다. 이들의 생리학적 기능은 T세포에 펩티드 항원을 제시하는 것이다. 이들은 초기에 이식 거부를 중재하는 다형성 유전자의 생성물로 발견되었으며(그래서 MHC라고 명명됨) 다산 여성에서 항백혈구 항체 반응을 유발한다(그래서 HLA라고 명명됨).
3. 세포질에서 유래하거나 세포 외부에서 엔도좀으로 내부화되어 이후 세포질로 전달되는 단백질은 세포질 소기관인 프로테아좀에 의해 분해되며, 프로테아좀에서 생성된 펩티드는 1형 MHC 분자에 제시된다. 세포 외부에서 세포내 소낭으로 내부화된 단백질은 리소좀의 단백질분해효소(protease)에 의해 분해되며, 생성된 펩티드는 2형 MHC 분자에 전시된다.
4. 세포질의 단백질 항원들은 프로테아좀에 의해 펩티드로 분해되며, 이 펩티드들은 TAP 분자에 의해 소포체로 운반된다. 소포체에서 이 펩티드들은 새로 합성된 1형 MHC 분자에 결합한다. 펩티드-1형 MHC 복합체는 이후 세포 표면으로 운반되어 제시된다. 2형 MHC의 α 및 β 사슬은 ER에서 생산되어, 이 곳에서 두 사슬과 항원 결합 틈새를 막는 불변사슬이 함께 조립된다. 2형 MHC-불변사슬 복합체는 불변 사슬이 분해되는 후기 엔도좀/리소좀 구획으로 전달되고, 불변사슬이 분해되면 틈새에 CLIP라는 펩티드가 남는다. 세포내섭취(endocytic) 경로로 내부화된 단백질들은 후기 엔도좀과 리소좀에 있는 단백질분해효소에 의해 펩티드로 분해된다. 이러한 방식으로 생성된 많은 펩티드들은 CLIP을 대체하고, 2형 MHC 분자의 틈새에 강하게 결합하며, 이후 세포표면으로 운반되어 제시된다.

5. $CD4^+$ T세포[숫세포 및 숫세포에서 유래한 보조T(Th) 세포]는 2형 MHC 분자에 결합한 펩티드 항원을 인식하며, $CD8^+$ T림프구(숫세포 및 숫세포에서 유래한 세포독성 T림프구)는 1형 MHC-펩티드 복합체를 인식한다. T세포의 CD4 보조수용체는 항원제시 세포의 2형 MHC 분자에 결합하며, T세포의 CD8 보조수용체는 항원제시 세포 및 감염된 표적세포의 1형 MHC 분자에 결합한다.

4장
CHAPTER 4

1. 항체와 TCR 단백질은 항원 인지에 관여하는 가변영역(부위)과 항체의 경우 작동기능을 매개하는 불변영역을 포함한다. 가변영역은 항원의 결합부위를 형성하는 고변이영역(다른 항체 또는 TCR 간에 다른 서열)을 포함한다.
2. 항체는 작은 화학물질, 단백질, 탄수화물, 지질 및 핵산을 포함하여 많은 유형의 분자를 인지할 수 있다. 단백질에서 항체는 에피톱이라고 불리는 입체적인 또는 선형의 모양을 인지할 수 있다. TCR은 단백질로부터 가수분해되어 생성된 8~20개의 아미노산 잔기에 이르는 선형 펩티드가 MHC 분자의 틈새에 결합되었을 때 인지할 수 있다.
3. 항체와 TCR의 다양성은 V-D-J 재조합에 의해 생성되는데, 이는 발생 중인 림프구에서 항체와 TCR 유전자좌의 DNA에서 공간적으로 분리되어 있는 개별 V, D, J DNA 조각이 선택되어 접합된다. 다양한 V, D, J 조각 조합에 의한 변이(조합 다양성), V-D-J 결합 중 조각 간의 비유전성 서열의 소실과 효소적 도입(접합 다양성)이 다양성에 기여하며, 접합부 변경이 가장 크게 기여한다.
4. 림프구 발생의 체크포인트는 세포의 생존과 추가적인 성숙을 허용하기 위해 성공적으로 완료되어야 하는 단계이다. B와 T세포 성숙의 첫 번째 체크포인트는 B직계 세포의 경우, μ 중사슬 유전자를 생산적으로 재배열한 pre-B와 pre-T 세포를 선택하는 것이고, 두 번째 체크포인트는 완전한 항원수용체의 생성 후이며, 적절한 V-D-J 재결합을 가진 세포만이 성숙할 수 있도록 보장하는 것이다. 양성선별은 스스로 MHC 분자를 약하게 인지할 수 있는 T세포가 생존할 수 있도록 하고, 인지한 MHC 분자의 종류와 일치하는 공동수용체의 종류(CD4 또는 CD8)를 발현하는 과정이다.
5. 음성선별의 결과, T세포의 경우 가슴샘에서, B세포의 경우 골수에서 강한 자기반응성 림프구는 제거되거나 편집된다. 이 과정은 많은 자기항원-반응성 림프구를 제거한다.

5장
CHAPTER 5

1. TCR 복합체는 TCR α와 β 사슬로 구성되어 있고, 항원인식을 담당하며, CD3와 ζ 단백질은 신호전달에 필요하다.
2. T세포가 항원에 반응하기 위하여 TCR 외에 사용하는 분자에는 각각 2형 및 1형 MHC 분자와 결합하는 CD4와 CD8 보조수용체, 활성화된 항원제시세포에서 발현되는 공동자극자와 결합하는 CD28과 같은 공동자극수용체, T세포의 항원제시세포 부착(T세포의 이동도 매개)을 매개하는 인테그린 LFA-1과 같은 부착분자가 포함된다.
3. 공동자극은 항원수용체 신호와는 독립적으로 림프구 활성화를 위하여 항원수용체 신호에 더하여 전달되는 필요 신호를 말한다. 공동자극 신호는 일반적으로 "2차 신호"(항원에 의한 신호는 "1차 신호")라 하며, 인식하는 항원이 미생물에서 유래한다는 정보를 림프구에 제공한다. B7-1 (CD80)과 B7-2 (CD86)이 항원제시세포의 주된 공동자극자이며, 이들은 T세포의 CD28과 결합한다.
4. T세포의 CD4 혹은 CD8은 항원 인식에 의하여 세포질 꼬리에 부착되어 있는 LCK 타이로신 키나아제를 CD3와 ζ 사슬의 ITAM에 인접하여 위치하게 한다. LCK에 의한 ITAM의 인산화는 ZAP-70 타이로신 키나아제의 모집과 활성화를 이루어지게 하여 다른 여러 어댑터 단백질과 효소를 다시 인산화시키게 되며, 하부의 각각 다른 효소들을 활성화시켜 많은 다른 신호 경로를 시작하게 한다. 이러한 경로에는 포스포리파아제 Cγ 활성화에 의한 칼슘 신호 전달과 이어지는 NFAT 전사인자의 활성화; PKCΦ 활성화에 따른 NF-κB 전사인자의 활성화; MAP 키나아제 활성화에 의한 AP-1 전사인자의 생산이 포함된다. 이들 전사인자는 핵으로 들어가서 T세포 클론 팽창, 분화, 그리고 작동 기능에 요구되는 단백질을 지시하는 많은 유전자의 발현을 촉진한다.
5. T세포의 주된 성장인자는 인터루킨-2 (IL-2)이다. 이는 항원수용체 및 공동자극에 의하여 T세포에서 생산된다. 항원을 인식한 T세포는 IL-2에 대한 수용체 발현 수준이 증진되기 때문에 항원에 대한 면역반응 동안 이 성장인자에 우선적으로 반응한다. 조절 T세포(Tregs, regulatory T cell)도 생존과 기능을 위하여 역시 IL-2를 필요로 한다.
6. $CD4^+$ 보조 T세포는 다른 세포(B 림프구, 큰포식세포)를 활성화시키는데, 이는 다른 세포에 발현하는 CD40와 CD40 리간드의 결합 및 분비된 사이토카인의 작용에 의한다.
7. 기억세포는 항원이 제거된 후에도 천천히 분열하여 수 개월에서 수 년간 그 숫자를 유지하는데, 항원 노출에 대하여 숫세포보다 빨리, 그리고 강력하게 반응한다.
8. T세포 표면에 발현되어 T세포 반응을 저해하는 CD28 가계

의 두 가지 단백질에 CTLA-4와 PD-1가 있다. CTLA-4는 활성화된 일반적인 T세포에서 발현되며, 조절 T세포에서는 항상 발현된다. CTLA-4는 CD28보다 B7-1및 B7-2에 높은 친화도로 결합하기 때문에 B7 단백질이 T세포를 공동자극하는 것을 방지한다. PD-1은 활성화된 T세포 표면에 발현되는데, 항원제시세포의 PD-L1 혹은 PD-L2에 결합하여 TCR과 CD28 결합에 의하여 생산되는 활성화 신호를 차단하는 저해 신호를 전달한다.

9. 숫 T세포는 L-selectin이라는 부착분자와 CCR7이라는 케모카인 수용체를 발현하는데, 이들은 림프절과 같은 2차 림프기관으로의 숫 T세포 귀소(homing)를 매개한다. 분화된 작동세포는 이들 분자의 발현이 없어지고, 대신 염증성 사이토카인에 노출된 상피세포가 발현하는 분자와 결합할 수 있는 부착분자를 발현하게 된다. 작동세포는 염증위치에서 생산되는 케모카인에 대한 수용체도 발현하기 때문에 염증 부위로 우선적으로 이동하게 된다.

6장
CHAPTER 6

1. 큰포식세포의 포식소체에 사는 세포내 미생물에는 여러 세균 및 곰팡이 종이 포함되며 이들은 보조 T세포에 의하여 제거되는데, 특히 섭취된 미생물을 파괴시킬 수 있도록 식세포를 활성화시키는 Th1 아부류에 의하여 제거된다. 바이러스와 같이 생활사에 세포질 존재가 포함되는 미생물의 경우 감염된 세포의 $CD8^+$ T세포 매개 사멸에 의하여 제거되기 때문에 감염의 저장고가 없어지게 된다.
2. Th1 세포는 인터페론-γ (IFN-γ)라는 사이토카인을 분비하는데, 이는 큰포식세포를 활성화시켜 섭취된 미생물을 죽이게 한다. Th2 세포는 내장 점액 분비와 장 연동운동을 촉진하는 IL-4와 IL-13, 그리고 호산구를 활성화시키는 IL-5를 분비한다. 소포보조 T (Tfh, follicular helper T)세포에 의하여 분비되는 IL-4와 IL-13은 B세포의 IgE 생산을 유도하여 연충에 대한 면역에 기여한다. Th2 세포는 연충에 대한 방어에 관여한다. Th17 세포는 세포외 곰팡이와 세균을 섭취하여 파괴하는 호중구 반응을 증진시키는 IL-17과 미생물에 의하여 손상된 상피장벽의 수선을 촉진하는 IL-22를 분비한다.
3. Th1 세포는 인터페론-γ를 분비하여 큰포식세포를 활성화시킬 뿐만 아니라, CD40 리간드를 발현하여 큰포식세포의 CD40와 결합함으로써 큰포식세포를 활성화시킨다. Th1 세포에 의하여 활성화된 큰포식세포는 증가된 산화질소 및 활성산소종을 생산한다. 이들 유리 래디칼(free radical)은 섭취된 미생물을 파괴한다. 활성화된 큰포식세포에서는 미생물을 파괴하는 용해소체 효소의 생산, 그리고 염증반응 증진 및 더 많은 백혈구가 반응에 참여하도록 하는 IL-1, TNF, IL-6 및 케모카인과 같은 사이토카인의 생산도 증진된다.
4. 감염된 조직에 발현되는 1형 MHC가 전시하는 미생물 펩티드 항원을 인식하는 $CD8^+$ 세포독성 T림프구(CTL, cytotoxic T lymphocyte)는 perforin과 granzyme을 함유하고 있는 과립을 분비하는데, 이들은 감염된 세포에 들어가 세포자멸사에 의하여 세포를 죽이게 된다.
5. 일부 세포내 미생물은 식용해소체 융합을 방지하여 면역반응을 회피한다. 많은 바이러스는 항원제시를 저해하며, 일부는 작동 T세포를 불활성화시킨다.

7장
CHAPTER 7

1. 단백질 항원에 대한 B세포 반응을 유도하는 신호에는 단백질 항원이 B세포의 세포막 면역글로불린(Ig)에 결합하는 것과 뒤 이은 Tfh세포에 의한 신호가 포함된다. Tfh세포가 분비하는 사이토카인은 B세포의 사이토카인 수용체에 결합하며, 활성화된 Tfh세포의 CD40 리간드(CD40L)는 B세포의 CD40에 결합한다. 다당류 항원에 대한 B세포 반응을 유도하는 신호는 다가 다당류가 B세포의 여러 세포막 Ig 분자에 결합하여 B세포 수용체를 교차결합시키고 신호전달경로를 활성화함으로써 생성된다. 항원에 결합된 보체 단편은 B세포의 보체 수용체 CR2 (CD21)와 결합하여 B세포 활성화를 증가시키는 신호를 생성한다. 이는 특히 보조T세포를 활성화시킬 수 없는 다당류 및 기타 비단백질 항원에 대해 중요하다. B세포 수용체(BCR)에 의한 항원 인식과 동시에 미생물 분자에 의한 B세포의 Toll유사 수용체 활성화도 B세포 활성화에 기여할 수 있다.
2. 2차 항체반응은 1차 면역반응보다 더 빨리 발달하고 규모도 더 크다. 또한 단백질 항원에 대한 2차 반응에서는 더 높은 친화력(고친화력)의 IgG, IgA 또는 IgE 항체가 생산되는데, 이는 주로 낮은 친화력(저친화력)의 IgM 항체가 생산되는 1차 반응과 다르다.
3. B세포는 온전한(intact) 단백질과 결합하고 세포내이입(내재화)을 촉진하는 세포막 Ig 분자를 발현한다. 내재화된 단백질은 펩티드로 가공되고, 펩티드는 2형 MHC 분자에 결합되어 B세포 표면에 제시된다. B세포에 의해 제시된 펩티드-MHC 복합체에 대해 특이적인 Th세포는 T세포의 활성화로 이어진다. 따라서 B세포와 T세포는 동일한 단백질의 서로 다른 부분을 순차적으로 인식한다. B세포 인식이 먼저 일어나며 T세포와 독립적이며, T세포 인식은 두 번째로 발생하며 항원 펩티드 단편의 B세포 제시를 필요로 한다. 초기 B-T 상호작용은 림프절이나 비장의 소포 바로 바깥쪽, B세포 영역과 T세

포 영역의 경계면에서 발생한다. 이러한 상호작용은 보조T세포의 Tfh세포로의 분화를 유도한 다음, 활성화된 B세포와 Tfh세포 모두 소포로 이동하여 배중심 반응이 일어난다. Tfh세포에 대한 펩티드-MHC 항원의 B세포 제시와 사이토카인 및 CD40L를 통한 B세포의 Tfh세포 활성화는 배중심에서 계속된다.

4. Th세포에 의해 전달되는 신호는 B세포에서 중사슬 클래스(동형)전환을 유도한다. 이러한 신호에는 B세포의 CD40에 결합하는 CD40L와 B세포의 사이토카인 수용체에 결합하는 Th세포에서 분비되는 사이토카인이 포함된다. 사이토카인 신호는 어느 중사슬 유전자 위치가 전환재조합을 위해 접근 가능해질 것인지를 결정하며, CD40 신호는 전환재조합에 필요한 DNA 절단을 시작하는 역할을 하는 AID 효소의 발현을 유도한다. 중사슬 클래스전환은 특정 위치와 미생물 유형에 대해 항체반응을 전문화시킬 수 있기 때문에 중요하다. 예를 들어, IgE는 기생충 감염을 제거하는 데 중요하며, 장으로 분비되는 IgA는 장내 병원체와 싸우는 데 중요하고, IgG는 태반을 통해 운반되며 신생아를 감염으로부터 보호하는 데 중요하다. IgG의 일부 아형(subtype)들로 전환하면 미생물에 대한 보체 및 포식세포 매개 방어가 강화되는데, 이는 이러한 아형들이 포식세포 Fc수용체 또는 보체 단백질에 가장 강력하게 결합하기 때문이다.
5. 친화력 성숙은 면역반응이 시간이 지나면서 발달함에 따라 단백질 항원에 대한 항체의 평균 친화력의 증가하는 것을 의미한다. 이 과정은 배중심에서 발생하며 B세포에서 AID 효소의 발현을 유도하는 Th세포의 신호를 필요로 하는데, DNA 절단 및 오류 발생이 쉬운(error-prone) 수선 과정을 유발한다. 따라서 빠르게 분열하는 B세포는 중사슬 및 경사슬 유전자 좌(locus)의 가변부 유전자에서 점돌연변이를 겪는다. 이러한 변이로 인해 생성되는 항체 친화력이 증가된 B세포는 소포수지상세포에 의해 제시되는 항원에 결합하고 Tfh세포에 항원을 제시하는 데 선택적 장점을 갖는다. 이러한 B세포는 세포자멸사를 방지하는 신호를 받기 때문에 가장 친화력이 높은 B세포가 선택되어 생존하고 항체를 분비하는 형질세포로 발달한다.
6. T비의존 다당류 및 지질 항원에 대해 생산된 항체는 주로 상대적으로 낮은 친화력을 갖는 IgM 항체다. 이러한 항원들은 Th세포 신호가 없기 때문에 장수형질세포와 기억B세포를 생성하는 데 비효율적이므로 TI 항원에 대한 IgM 반응은 상대적으로 빠르게 감소한다.

8장
CHAPTER 8

1. 항체의 N 말단 가변부는 항원 결합과 미생물 및 독소의 중화에 관여한다. 중사슬 불변부의 Fc 부위는 보체 결합 및 활성화와 다양한 세포의 Fc수용체에 대한 결합에 관여하며, 이는 포식작용, NK세포에 의한 항체의존세포독성, 점막 상피 및 태반을 통한 수송 및 혈액 내의 장기간 반감기 유지를 위해 중요하다.
2. 클래스전환은 항체가 특정 감염에 특히 적합한 다양한 작동 기능을 수행할 수 있게 하며, 항체를 특정 감염 부위로 전달할 수 있게 한다. 예를 들어, 일부 IgG 서브클래스(subclass)는 포식세포의 Fc수용체에 잘 결합하여 세포 외 미생물의 내재화와 사멸에 기여한다. IgG 항체는 또한 태반을 통해 태아에게 운반되어 신생아를 감염으로부터 보호한다. IgA 항체는 장의 내강으로 분비되어 병원성 미생물에 결합하여 장 상피 장벽을 통해 침입하는 것을 막을 수 있다. 친화력 성숙은 항체가 병원체에 더 강하게 결합할 수 있는 능력을 향상시켜, 미생물을 더 효과적으로 중화시키고 보체 또는 포식세포에 의한 파괴를 위해 미생물을 표적으로 삼게 한다.
3. 중화는 점막 분비물, 혈액 또는 세포 외 조직액에 위치한 미생물이 세포 수용체에 결합하는 것을 막아 세포 감염의 첫 단계를 방지한다. 예를 들어, 바이러스가 세포에 침입하려면 특정 세포의 표면 수용체에 결합해야 한다. 바이러스 외피 항원에 결합하는 항체는 바이러스가 수용체에 결합하는 것을 차단한다. 중화는 또한 감염된 세포에서 다른 세포로 미생물이 퍼지는 것을 억제한다.
4. IgG 항체의 가변부는 미생물 표면의 항원에 특이적으로 결합한다. 이 과정을 옵소닌화라고 하며, 이어서 IgG 항체의 Fc 부위에 있는 불변부가 포식세포 또는 호중구의 Fc수용체에 결합한다. 항체가 Fc수용체에 결합하면 포식작용에 의해 미생물의 내재화가 자극되고 포식세포가 활성화되며, 세포 내에서 다양한 기작에 의해 미생물이 사멸된다.
5. 보체의 고전경로는 보체 단백질 C1이 항체-항원 복합체에 있는 IgG 또는 IgM 분자의 Fc 부위에 결합할 때 활성화된다. 대체경로에서는 보체 단백질 C3이 자발적으로 가수분해되어 C3b를 형성한 후 미생물 세포 표면에 공유 결합한다. 렉틴 경로에서의 첫 번째 단계는 단백질 만노스결합렉틴(MBL)이 미생물 표면의 만노스 잔기에 결합하는 것이다. 세 가지 경로 모두에서 첫 번째 단계는 단백질분해효소의 연쇄(cascade) 활성화로 이어지며, C3전환효소라고 불리는 효소 복합체가 생성되는데, 이 복합체는 미생물 표면에 공유결합으로 부착한다. 이 효소는 C3을 분해하여 많은 수의 활성 단백질을 생성하고 보체 활성화의 후기 단계를 시작한다.

6. 숙주세포는, 건강한 숙주세포에서 C3 전환효소의 형성을 막는 감쇠가속인자(DAF), 1형 보체수용체(CR1), C4 결합 단백질(C4BP)과 같은 조절 단백질을 세포 표면에 가지고 있다. 이러한 조절 단백질은 미생물에 의해서는 발현되지 않는다. 대체경로 보체 단백질은 또한 정상 숙주세포에 결합하지 않는 경향이 있다. 그러나 대량의 항체가 숙주세포에 부착되면 조절 단백질이 압도당하여 이 세포에서 보체 활성화가 일어날 수 있는데, 이러한 현상은 일부 자가면역질환에서 나타난다.
7. 보체계의 주요 기능은 염증을 촉진하고, 포식세포의 포식작용을 위해 미생물을 옵소닌화하며, 미생물을 직접 용해시키는 것이다. 염증은 보체 단백질 단편 C5a 및 C3a에 의해 촉진된다. 옵소닌화는 주로 C3b에 의해 매개된다. 용해는 C5b, C6, C7, C8 및 C9중합체로 구성된 막공격복합체(MAC)에 의해 매개된다.
8. IgA 및 일부 IgM 항체는 고유판(생성되는 곳)에서 poly-Ig 수용체에 의해 점막 상피세포를 통해 장이나 기도의 내강으로 운반되어 병원체를 중화시킨다.
9. 모체의 IgG는 신생아 Fc수용체에 의해 태반을 통해 태아 순환계로 운반되므로 아기는 산모가 과거에 노출되었던 미생물에 대한 모든 범위의 항체를 갖고 태어난다. 또한 모유에 들어 있는 IgA와 IgG는 수유 중인 아기가 섭취하여 장 내 병원체로부터 보호한다.

9장
CHAPTER 9

1. 적응면역체계는 정상적으로 자기 분자에 대해 효과적인 면역반응을 일으키지 않는다. 이런 면역 무반응 상태를 관용이라 한다. 관용이 중요한 이유는 자기항원을 인식할 수 있는 항원수용체를 발현하는 T세포, B세포가 림프구 발생 동안 생기기 때문이다. 자가면역질환을 예방하기 위해 이런 림프구는 반드시 제거되거나 통제되어야 한다. 또한 면역체계는 태아 속 외래(부계의) 항원 혹은 공생미생물에 대해 관용적이어야 한다. 관용 유도 기작은 알레르기원(allergen), 자기항원, 이식편에 대한 해로운 면역반응을 방지하기 위해 임상적으로 이용될 수 있다.
2. 중추관용은 자기반응적 T세포, B세포를 각각 가슴샘, 골수의 발생과정 동안 제거하거나 불활성화시키는 것이다. 중추관용은 가슴샘내 미성숙 T세포에서 TCR 발현 이후에 유도된다. 만약 발생 중인 T세포가 가슴샘 항원제시세포(APC)에 있는 자기 MHC에 결합된 자기 단백질 유래 펩티드를 높은 결합력으로 인식하면, 그 T세포에 세포자멸사를 일으키는 신호가 생성된다(클론제거 혹은 음성선별). 생존한 CD4$^+$ T세포는 보호적인 조절T세포로 발달할 수 있다. 게다가, 특수한 말초조직유형이나 장기 속 세포에 주로 발현되는 일부 단백질은 수질 가슴샘 상피세포(MTEC)에 AIRE 단백질의 작용에 의해 발현될 수 있다. 이런 자기단백질 유래 펩티드와 자기 MHC 복합체를 인식하는 발생 중인 T세포는 제거된다. 중추관용은 미성숙 B세포에서 기능적인 막(membrane) BCR 복합체 발현 이후에 발달한다. 미성숙 B세포가 자가항원을 인식하면 세포자멸사 또는 수용체 편집이 일어난다. 수용체 편집을 통해 경사슬 유전자에 V-J 재조합이 다시 진행되어 자기반응적이지 않은 새 특이성이 생긴다.
3. 대부분의 조절T세포(Treg)는 IL-2수용체α사슬인 CD25와 FOXP3 전사인자를 발현하는 CD4$^+$ T세포이다. Treg은 가슴샘에서 자기항원 인식의 결과로 미성숙 가슴샘세포(thymocyte)로부터 생긴다. Treg은 또한 TGF-β와 같은 사이토카인 신호와 함께 항원 인식의 결과로 말초림프조직 속의 성숙 숫T세포로부터 분화할 수 있다. Treg은 항원제시세포(APC)에 의한 자기반응적 T세포의 활성화를 억제하거나 직접 T세포를 방해하여 자가면역을 방지한다. Treg이 면역반응을 억제하는 주된 기작은 APC 상의 B7 공동자극자 차단 및 제거, 면역억제 사이토카인(예, TGF-β, IL-10) 분비, 성장인자인 IL-2의 소모 등이다.
4. 말초관용은 자기반응적 T세포의 기능 장애 상태를 유도하는 여러 기작에 의해 유도될 수 있다. 무반응(anergy)은 T세포가 항원 자극에 반응하지 않게 하는 장기 지속적 조건이다. 무반응은 숫T세포가 공동자극 없이 펩티드-MHC 항원을 인식할 때 유도된다. 또한, 미생물자극에 노출된 적 없는 "미성숙" 수지상세포가 자기 펩티드-MHC를 처리하고 T세포에 제시할 때 무반응이 일어날 수 있다. 그런 수지상세포는 B7-1, B7-2, 혹은 다른 분자들을 공동자극이 제공되기에 충분한 정도로 발현하지 않아서 자기반응적 T세포가 무반응에 빠지게 될 수 있다. 또한, 조절T세포가 CTLA-4를 통해 공동자극을 차단할 때 무반응이 유도될 수 있다. T세포가 미생물에 대한 선천반응에 의해 활성화되었던 수지상세포의 자기 펩티드-MHC를 인식할 경우에 감염 기간 동안 무반응은 관용기작으로 작동하지 않을 수 있다. "소진(exhaustion)"이라 불리는 관련된 현상이 T세포가 반복적으로 자극되었을 때 일어난다(예, 종양, 만성 감염). 이런 T세포는 처음에는 반응하다가 PD-1 같은 억제수용체가 발현하기 시작하면 더 이상 항원에 효과적으로 반응하지 않는다. 소진은 감염에 대한 반응이 과도하게 활발하거나 오래 지속될 때 교차반응적인 T세포에 의한 자기조직의 손상을 방지할 것이다.
5. 공생생물체에 대한 면역반응을 방지하는 기작에는 IL-10 분비 Treg 풍부, 창자 수지상세포에 Toll-유사 수용체 억제 신호,

창자 면역계로부터 미생물을 차단하는 점액과 상피장벽 등이 있다. 동종 태아에 대한 관용은 Treg, 염증세포를 임신한 자궁으로부터 배재, 항원제시 장애, 태반내 Th1 반응 방해 등에 의해 유지된다.

6. 다양한 유전자가 일반적인 자가면역질환에 관여하는 것 같다. 특정 MHC 대립유전자가 자가면역에 빈번히 연관된다. MHC 유전자는 자가면역 발달에 중요한데, 그 이유는 그들이 원형의 또는 화학적으로 변형된 자기 펩티드를 T세포에 제시하기 때문이다. 많은 비MHC 유전자도 다양한 자가면역질환에 연루되었으나 그들의 역할은 잘 알려지지 않았다. 여러 희귀 자가면역질환은 관용 기작을 방해하는 단독 유전자 돌연변이에 의해 일어난다. 이들에는 AIRE, CTLA-4, FOXP3, FAS, 보체 C2를 코딩하는 유전자들의 돌연변이가 있다.
7. 감염은 자가면역 발생을 촉진할 수 있는데, (a) 림프구에 자기 항원을 제시하는 APC에 공동자극 분자 발현을 유도함으로써, (b) 염증과 조직 손상을 일으켜 정상상태에서 면역계로부터 격리되어 있는 자기 항원을 노출시킴으로써, (c) 분자모방, 즉, 미생물이 분자적으로 유사한 자가항원을 발현하여 자기 항원과 교차작용하는 면역반응(항체 혹은 T세포)을 자극함으로써 가능하다.

10장
CHAPTER 10

1. 유전체 불안정성은 암세포의 큰 특징이므로, 종양은 정상적으로는 존재하지 않아서 면역계에 비자기로 인식되는 단백질(신생항원)을 생산하는 변이된 유전자를 흔히 갖고 있다. 종양은 정상조직에서는 정상적으로 낮은 수준으로 발현하거나 발생과정 중에만 발현하여 관용이 유도되지 않은 항원을 과발현하거나 부적절하게 발현할 수 있다. 종양발생 바이러스에 의해 생긴 일부 종양은 면역반응을 유도하는 바이러스 유전자를 발현한다.
2. 일부 종양은 정상 면역계를 가진 사람보다 면역체계가 약화된(immunocompromised) 사람에서 더 빈번히 일어난다. $CD8^+$, Th1 작동세포, 기억 T세포가 종양 속이나 주변에 풍부하게 분포하면 더 좋은 예후가 예측된다. 실험동물에서 종양의 면역학적 거부는 이미 종양세포로 감작된 동물에 종양을 이식함으로써, 또는 종양을 가진 동물의 T세포를 주입함으로써 규명되었다. T세포 억제수용체를 차단하는 약물은 환자의 종양에 대한 T세포 반응을 향상하여 종양 성장이 진행되는 것을 방지한다.
3. 숫$CD8^+$ T세포는 미생물 항원을 인식하는 것과 같은 방식으로 종양항원을 인식한다: TCR이 수지상세포 표면의 1형 MHC 분자에 제시된 종양 유래 펩티드에 결합함에 의해. 이는 수지상세포가 종양세포(또는 그 산물)를 내부로 들이고 1형 MHC 경로(proteasome을 통해 내부로 들어온 단백질을 펩티드로 분해하는 과정 포함)에 의해 종양 단백질을 처리해야만 함을 의미한다. 내부로 들어온 단백질에서 유래된 펩티드를 1형 MHC 상에 제시하는 것을 교차제시라 한다. 수지상세포는 단지 종양유래 펩티드뿐만 아니라 공동자극자도 숫 $CD8^+$ T세포에 제공한다. 항원과 공동자극자는 합동으로 숫 $CD8^+$ T 세포가 클론증식하고 작동 세포독성 T세포로 분화하는 것을 활성화한다.
4. 종양항원이 T세포 인식을 피하게 하는 종양의 면역회피 기작으로 다음과 같은 것이 있다: MHC 분자를 하향조정; 종양항원 발현 소실; 면역억제 사이토카인 분비(예, TGF-β); T세포 표면에 억제수용체 개입(예, CTLA-4, PD-1). 종양은 또한 다른 면역반응 억제세포(조절T세포, 골수유래억제세포 등)를 촉진한다.
5. 종양항원에 대한 숙주 면역반응은 종양을 가진 환자에게 T세포 억제수용체를 차단하는 항-CTLA-4 또는 항-PD-1과 같은 항체를 투여하여 증진시킬 수 있다. 이런 요법을 "면역관문 차단"이라 한다. 이 치료는 흔히 여러 조직에 대한 자가면역 반응으로 인해 복잡해진다. 일부 종양은 종양항원에 특이적인 CAR를 발현하도록 체외에서 유전학적으로 조작된 환자의 T세포를 적응전달하여 치료된다. CAR는 종양항원에 결합하는 항체 유사 부위와 T세포 내에서 활성화되는 신호 부위(TCR 복합체와 공동자극 수용체의 신호 부위)가 연결되어 있다. CAR-T 세포 치료는 활성화된 T세포에서 분비된 사이토카인에 의한 심한 전신 염증 및 잘 규명되지 않은 신경독성 등을 동반할 수 있다. 종양에 대한 수동면역은 종양 특이 항원 수용체를 발현하는 T세포나 항종양항체를 투여함에 위해 유도될 수 있다.
6. 어떤 펩티드라도 붙어있는 동종 MHC 분자는 자기 MHC에 외래 펩티드가 더해진 것과 유사하다. 그래서 정상 T세포는 동종 분자와 교차결합을 하는 것 같다. 많은 다른 공여자 펩티드를 전시하고 있는 모든 이식편 세포 표면에는 수천의 동종 MHC 분자가 있다. 이런 펩티드-MHC 복합체 중 다수는 이식편 수여자 T세포에 의해 인식될 수 있다. 개체는 자기항원(자기 펩티드-자기 MHC 복합체)에 대해 관용이 발달하지만, 이식편에서 온 외래항원(자기 또는 외래 펩티드와 외래 MHC 복합체)에 관용적이지 않다.
7. 동종이식편은 이식 후에 활성화된 동종반응적 T세포에 의해 공격받을 수 있다. $CD8^+$ 세포독성 T림프구는 이식편세포 상의 동종 1형 MHC 분자를 인식하여 그런 세포를 직접 죽인다. $CD4^+$ T세포는 동종 2형 MHC 분자를 인식하여 이식편

세포를 손상시키는 염증반응을 시작한다. 이런 T세포 반응은 세포성 급성거부에 관여한다. 만성거부에서 동종반응 T세포는 이식편 혈관병을 촉진하는 염증을 유발하며, 결국 부적절한 혈액 공급에 의한 이식 실패를 초래할 수 있다. 동종이식편은 동종 MHC 또는 다른 부조직적합항원에 대한 항체에 의해 거부될 수 있다. 이런 항체는 수여자가 전에 임신, 수혈, 이식 등을 받았던 결과로 생길 수 있다. 만약에 이런 항체가 수여자에 이미 형성되어 있으면, 그들은 이식편 혈관내피세포에 결합하여 초급성거부를 일으킬 수 있다. 만약에 이식 후 동종이식편에 노출된 결과로 항체가 생긴다면 그들은 체액성(humoral) 급성 거부를 일으킬 수 있다.

8. 이식이 필요한 환자는 다른 MHC 분자와 반응하는 혈청 항체 존재 유무 검사로 선별된다. 공여자가 환자의 항체에 의해 인식되는 MHC 분자를 가진 경우에 사용되지 않는다. 수여자는 그들이 갖고 있는 HLA 대립유전자 유형을 조사하여, 최고로 잘 맞는 대립유전자를 가진 장기를 이식물로 선별할 것이다. HLA 맞춤이 조혈줄기세포이식에서 필수적이나 고형 장기이식에서는 그만큼 중요하지 않다. 고형 장기이식편 거부는 주로 수여자에게 면역억제제를 처치하여 예방한다. 이런 면역억제제에는 calcineurin 저해제(예, cyclosporine, tacrolimus), mTOR 저해제(예, rapamycin), 항-T세포 항체, corticosteroids, 항대사체(mycophenolate mofetil) 등이 있다.

9. 조혈줄기세포와 함께 이식된 T세포는 수여자의 부조직적합 분자에 반응하여 이식편대숙주병을 일으킬 수 있다. 또한 수여자는 면역계가 재구성되어야 하기 때문에 보통 면역결핍 상태가 된다.

11장
CHAPTER 11

1. 과민반응이란 면역반응에 의해 발생되는 조직 손상 및 질환을 뜻한다. 즉시형 과민반응(1형 과민반응)은 비만세포의 IgE 특이적인 Fc수용체에 결합된 IgE가 항원과 교차 결합을 하여 비만세포가 매개체를 방출하면서 발생된다. 세포 또는 조직 항원에 특이적인 항체가 보체 및 포식세포를 활성화시켜서 손상을 일으킬 수 있다(2형 과민반응); 또한, 항체는 순환하는 세포를 죽일 수 있고, 필수 물질과 그 수용체를 억제할 수 있다. 항원–항체 복합체(면역복합체)는 혈관에 침착되어 염증과 혈전증(thrombosis)을 일으켜서 조직손상을 초래할 수 있다(3형 과민반응). 조직 자기항원에 반응하는 T세포는 흔히 염증과 조직손상을 일으킬 수 있다(4형 과민반응).

2. 질환을 일으키는 면역반응의 원인으로는 자기항원(자가면역), 환경 항원, 화학물질(알레르기 및 기타 다른 과민반응) 그리고 미생물 감염이 있다.

3. 환경항원에 노출되면 IL-4 분비하는 Tfh 세포가 분화되어 항원에 대한 IgE 항체반응을 유도한다. IgE 항체는 전신 조직에 분포한 비만세포의 IgE 특이적인 Fcε 수용체와 강하게 결합한다. 동일한 항원에 추후에 노출되면, 비만세포에 결합한 IgE 항체는 항원과 교차결합하고, Fcε 수용체는 신호를 전달하여 비만세포가 과립을 방출하고, 류코트리엔과 프로스타글란딘을 생성하고, 사이토카인을 합성한 후 분비한다. 과립에서 방출된 히스타민과 같은 혈관활성 아민과 프로스타글란딘은 항원에 노출된 수분 이내에 혈관투과성과 부종을 일으키는 급성 혈관변화를 유도한다. 후기반응은 염증반응으로서 몇 시간 동안 일어나며, 비만세포가 분비하는 TNF와 기타 다른 사이토카인으로 인해 백혈구가 탈과립한 비만세포 주위로 동원된다.

4. 알레르기성 비염과 부비동염은 즉시형 과민반응으로 꽃가루 단백질과 같은 흡인된 알레르기원으로 야기된다. 그 결과, 상기도 점막조직에 존재하는 비만세포는 히스타민을 분비하고 Th2 세포는 IL-13을 생성하여 여러 종류의 사이토카인 분비로 장기적으로 염증이 유발된다. 음식 알레르기는 알레르기원을 섭취 시에 장 점막조직에 존재하는 비만세포가 히스타민을 방출하여 장 연동운동이 증가한다. 알레르기성 기관지 천식은 흡인된 알레르기원에 의해 야기되며, 그 결과 기관지에 존재하는 비만세포가 류코트리엔과 같은 매개체를 방출하여 기관지 수축과 기도 폐쇄, 기도에 점액을 과도하게 분비하며 기관지 민무늬근 비대를 유발한다. 아토피성 피부염(습진)은 피부벽의 기능장애로 일어나며, 그 결과 국소적 세균감염이 일어나고, 피부세포가 활성화되어 type 2 면역반응을 향상시키는 사이토카인이 분비된다. 습진 환자는 피부에 만성 후기반응이 일어날 수 있다. 습진을 가지고 있는 어린이는 음식 알레르기와 천식이 생길 가능성이 높다. 아나필락시스는 심한 전신성 즉시형 과민반응으로 항원이 주사기를 통해 유입되거나 또는 항원 섭취 후 노출되면서 다양한 조직에서 비만세포가 탈과립을 하여 쇼크와 기도 폐쇄가 일어나는 것이 특징이다. 즉시형 과민반응 질환의 치료로는 비만세포의 탈과립을 방지하거나 비만세포가 분비한 매개체들의 기능을 억제하는 것, 그리고 염증반응을 감소시키는 것이다. 약물로는 건초열 약인 항히스타민제, 천식 약인 흡입용 베타 아드레날린 작용제와 코르티코스테로이드, 아나필락시스 약인 에피네프린이 있다. 일부 환자들은 반복된 소량의 알레르기원 투여를 통해서 효과를 볼 수 있는데, 이것을 "탈감작"이라고 한다. IgE가 비만세포 수용체에 결합하는 것을 억제하거나, IL-4, IL-5, IL-33, TSLP, IL-33와 같은 사이토카인 및 사이토카인 수용체를 억제하는 항체는 일부 천식과 아토피성 피부염 치

료제로 허가받았다.

5. 항체들은 주로 보체활성과 Fc수용체를 통한 옵소닌화 및 포식을 통해 세포독성 및 염증반응으로 조직손상과 질환을 일으킨다. 어떤 항체는 특정 단백질과 결합하거나 특정 단백질의 정상적인 기능을 방해함으로써 질병을 일으킨다.

6. 세포표면항원 또는 조직항원에 특이적인 항체로 인해 발생되는 질환에는 여러 종류가 예가 있다. 자가면역 혈소판감소증은 혈소판에 특이적인 항체에 의해 발생하며, 빈혈은 적혈구 막단백질에 특이적이 항체에 의해 발생한다. 심상성 천포창(pemphigus vulgaris)와 같은 물집을 동반한 질환의 경우 피부 세포의 세포간 연접 단백질에 특이적이 항체 때문에 발병한다. 악성빈혈의 경우 비타민 B_{12} 흡수에 필요한 내인성인자(intrinsic factor)에 특이적인 자가항체 때문에 장에서 비타민 B_{12}의 흡수가 저해되어 빈혈과 신경장애가 생긴다. 일부 사구체신염에서는 사구체 기저막 기질 단백질에 항체가 결합하여 염증성 손상을 일으킨다. 류마티스성열에서 보이는 심장에서 염증은 사슬알균 항원이 심근 항원과 교차반응 때문에 일어난다.

7. 면역복합체는 혈관벽에 침착되어 혈관에 염증을 일으킨다(혈관염). 그 결과, 혈관 내강에 혈액이 응고(혈전증)되고 혈관으로부터 혈액을 공급받는 조직에는 혈류량이 감소한다. 면역복합체가 침착되는 장소는 항체의 특이성과 무관하다. 따라서, 면엽복합체 질환은 여러 다른 조직에서 동시에 일어날 수 있다. 예시로는 전신홍반루푸스, 만성감염과 연관된 동맥염, 그리고 치료용으로 다른 동물에서 만들어진 항체를 주사받아서 생기는 혈청병이 있다. 세포 표면 단백질 또는 세포외기질 단백질에 결합하는 항체에 의해 생기는 질환의 특징은 그 단백질을 발현하는 장기 또는 조직에 국한되면서 손상과 기능장애를 초래한다. 제1형 당뇨병은 이자섬에 위치한 세포단백질에 특이적인 $CD4^+$와 $CD8^+$ T세포에 의해 발생한다. 이러한 T세포는 인슐린을 분비하는 세포를 죽여서 포도당 대상 이상을 일으키고, 심혈관 질환을 유발한다. 다발성경화증은 중추신경계의 수초 단백질에 특이적인 $CD4^+$ T세포에 발생하며 염증, 탈수초(demyelination), 중추신경계 운동 및 감각 이상 증상을 동반한다. 접촉성 과민반응(예, 미국 옻나무 넝쿨, 니켈 과민반응)은 식물 독소, 금속, 기타 화학물질이 피부에 존재하는 단백질을 변형시킨 것을 특이적인 T세포가 인지하여 발생하는 질환으로 염증과 물집이 생긴다.

12장
CHAPTER 12

1. 감염은 면역결핍질환에서 가장 흔하게 나타나는 임상적 소견이다. 결핍의 종류에 따라 감염이 다를 수 있다. B세포 또는 항체 결핍 질환에서는 세포 밖에 번식하는 세균과 진균 감염이 증가하고, 일반적으로 중화항체에 의해 죽는 호흡기 및 장내 바이러스 감염 또한 증가한다. 반면에. T세포 결핍 질환에서는 세포내에 번식하는 결핵균과 특정 진균 및 바이러스 감염이 증가한다. 악성종양도 면역결핍 환자에서 증가한다.

2. 사이토카인 수용체 common γ 사슬(γ_c), adenosine deaminase 효소, RAG1/RAG2 유전자의 돌연변이는 모두 T세포와 B세포의 성숙을 방해하여, 중증복합면역결핍질환(SCID)을 초래한다. Bruton tyrosine kinase 유전전의 돌연변이는 B세포의 성숙을 차단하여 X연관 무감마글로불린혈증을 유발한다. MHC II 발현에 필요한 전사인자 유전자의 돌연변이는 베어림프구증후군을 일으켜서 $CD4^+$T세포의 발달에 이상이 생기며, 그나마 성숙한 적은 수의 $CD4^+$T세포는 활성화되지 못한다. DiGeorge증후군에서는 염색체 22번의 일부가 손실되어 흉선이 발달하지 못해서 T세포의 성숙이 안 일어난다.

3. MHC II 결핍으로 (연습문제 2번 참조) 세포매개면역이 약해지고, T세포 의존 B세포 반응이 잘 일어나지 않아서 감염에 취약해진다. CD40리간드(CD40L) 유전자 돌연변이는 X연관 고IgM증후군을 유발하는데, 이 질환에서는 보조T세포가 B세포 및 큰포식세포를 활성화시키지 못해서 T세포 의존적인 B세포 반응과 큰포식세포의 활성이 일어나지 않는다. 이 질환을 가진 남자 아이들은 IgG 항체 농도가 낮고 세포매개면역이 결손되어 세포외 세균 감염과 *Pneumocystis jirovecii* 세포내 진균 감염에 취약하다. 다양한 T세포 및 B세포 신호전달경로와 수용체에 대한 돌연변이가 발견되었다. 예로는 결핵균 질환에 감수성을 보이는 멘델감수성으로, 이 질환에서는 IFN-γ를 생산하는 T세포 또는 IFN-γ 수용체 신호전달경로에 돌연변이가 있어서 Th1 매개면역에 이상이 있다. 또 다른 예제로는, 공통 가변성 면역결핍질환으로 B세포의 성숙과 활성에 관여하는 유전자의 돌연변이로 항체반응이 약하다.

4. HIV 바이러스는 T세포의 CD4와 CXCR4 또는 CCR5 케모카인 수용체와 결합하고, 바이러스 외피와 숙주세포의 세포막이 융합되어 세포에 들어간다. 세포 안으로 들어간 바이러스는 바이러스 단백질분해효소에 의해 껍질이 벗겨지고, RNA 유전체는 역전사효소에 의해 DNA로 복제된다. 복제된 DNA는 바이러스이 integrase 효소에 의해 숙주세포의 DNA에 삽입된다. 삽입된 바이러스 DNA는 숙주세포의 효소에 의해 바이러스 mRNA로 전사되고, 숙주세포의 효소에 의해 바이러스 단백질이 번역된다. 이렇게 만들어진 새로운 바이러스 입자는 세포막을 뚫고 방출된다.

5. HIV 감염 시 임상적으로 가장 문제가 되는 것은 기회감염, 종양바이러스(EBV, Kaposi 육종 헤르피스 바이러스)에 의해 발

생되는 특정 암, 치매 및 소모 증후군이다. 감염은 T세포 매개 또는 T세포 의존적 항체매개면역이 급격히 감소하여 발생하며, 주로 $CD4^+$ T세포의 사멸 때문에 일어난다. 종양의 증가는 종양바이러스와 종양세포에 대한 T세포매개반응이 감소해서 일어난다. 치매는 microglial cell의 결손과, 잘 알려지지 않는 신경기능 장애 때문일 것이라고 추측된다. 소모 증후군은 변화된 신진대사와 감소된 calorie 섭취으로 일어나는데, 반복되는 만성감염 시 생산되는 사이토카인이 원인일 것으로 추측된다. 이러한 임상적 소견 대부분은 항레트로바이러스 치료로 많이 감소하였다.

찾아보기
Index

핵심면역학 7판

면역체계의 기능 및 장애

Basic Immunology

Functions and Disorders of The Immune System

7판 1쇄 2025년 3월 20일

저 자 Abul K. Abbas, Andrew H. Lichtman, Shiv Pillai
역 자 김평현, 박석래, 유제욱, 윤지희, 이기종, 장용석
발 행 인 유성권
편 집 장 이재선
기 획 자 이경민
마 케 팅 김호철, 최성규, 김진형, 정명한, 김모란, 노예련, 한태수, 임예설, 김지현, 박수경
판 형 215mm × 275mm
발 행 처 범문에듀케이션
서울시 양천구 목동서로 211 범문빌딩 (우 07995)
전 화 02)2654-5131 **팩 스** 02)2652-1500
홈페이지 www.medicalplus.co.kr

등 록 제 2011-000001호
ISBN 979-11-5943-497-6 (93510)

편집 · 디자인 (주)우일미디어디지텍

※ 잘못된 책은 교환하여 드립니다.